妇产科疾病临床诊疗

（上）

李利娟等◎主编

吉林科学技术出版社

图书在版编目（CIP）数据

妇产科疾病临床诊疗 / 李利娟等主编. -- 长春：
吉林科学技术出版社，2017.9
ISBN 978-7-5578-3262-9

Ⅰ. ①妇… Ⅱ. ①李… Ⅲ. ①妇产科病－诊疗 Ⅳ.
①R71

中国版本图书馆CIP数据核字(2017)第232129号

妇产科疾病临床诊疗

FUCHANKE JIBING LINCHUANGZHENLIAO

主　　编　李利娟等
出 版 人　李　梁
责任编辑　许晶刚　陈绘新
封面设计　长春创意广告图文制作有限责任公司
制　　版　长春创意广告图文制作有限责任公司
开　　本　787mm×1092mm　1/16
字　　数　450千字
印　　张　37
印　　数　1—1000册
版　　次　2017年9月第1版
印　　次　2018年3月第1版第2次印刷

出　　版　吉林科学技术出版社
发　　行　吉林科学技术出版社
地　　址　长春市人民大街4646号
邮　　编　130021
发行部电话/传真　0431-85635177　85651759　85651628
　　　　　　　　　　　　85652585　85635176
储运部电话　0431-86059116
编辑部电话　0431-86037565
网　　址　www.jlstp.net
印　　刷　永清县晔盛亚胶印有限公司

书　　号　ISBN 978-7-5578-3262-9
定　　价　148.00元（全二册）

编 委 会

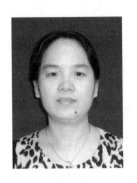

李利娟,女,主治医师,1975 年 1 月 3 日出生,现工作于济宁医学院附属医院,1998 年毕业于济宁医学院,从事妇产科临床医疗、教学及科研工作。擅长孕前咨询、产前保健、产前筛查、产前诊断、产程监护、产后保健等,尤其擅长产科各类急危重症如子痫、妊娠期急性脂肪肝、妊娠合并病毒性肝炎、羊水栓塞、产后出血、产科DIC 及凶险性前置胎盘的抢救及处理,对于各种妊娠合并症及并发症的诊断和处理积累了丰富的成功经验,熟练掌握各类难产的处理及新式剖宫产的手术技巧。发表文章 5 篇,主编(参编)著作2 部。

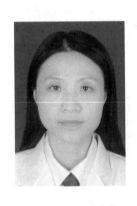

刘燕燕,南方医科大学兼职教授。主任医师,东莞市第三人民医院妇产科主任、妇科主任、妇产科教研室主任,美国腹腔镜医师协会(AAGL)会员,广东省中西医结合学会妇科肿瘤专业委员会委员,广东省计划生育委员会第三届委员,东莞医学会妇产科分会委员,东莞医学会妇产科分会微创组副组长,东莞市第三人民妇科微创培训基地副主任。从事妇产科临床工作 20 余年,善长妇科内分泌、肿瘤、不孕症的疾病治疗。发表专业论文 22 余篇,SCI 文章1 篇,主持参与省市级科研课题 7 项,荣获东莞市科技进步奖一等奖。

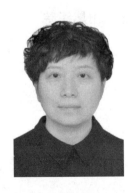

史艳馨,女,1973 年 1 月出生,工作于新疆乌鲁木齐市中医医院妇科,中医妇科副主任医师,1999 年毕业于新疆医科大学中医学院,中国民族医药学会委员,从事中西医妇科临床,科研、教学工作 18 年,师从全国第五批名老中医王小云主任,擅长中西医结合治疗妇科疑难疾病,擅长宫腔镜、腹腔镜手术,中医治疗月经病、不孕症等疾病。在省级以上医学期刊发表论著十余篇。主持参与完成省市级课题 5 项。

前　言

随着医学模式的转变和传统医学模式的更新,促使妇产科诊疗技术与手段也取得长足进步。发展日新月异的妇产科学,无论是在理论基础、诊断技术方法还是治疗手段,都在不断与时俱进。这就促使我们妇产科临床医务人员必须不断丰富临床经验,学习并掌握妇产科最新诊疗技术,以更好地帮助患者摆脱病困,提高妇产科的诊治水平。出于以上目的,本编委会特召集具有丰富的妇产科临床经验的医护人员在繁忙的一线临床工作之余认真编写了本书,为广大妇产科临床医护人员提供微薄帮助,以起到共同提高妇产科诊疗水平的目的。

本书共分为二十章内容,涉及妇产科常见疾病的诊治及护理,包括:妇产科超声诊断、妇科炎症、妇科肿瘤、女性生殖内分泌疾病、生殖器官发育异常、女性生殖器官损伤性疾病、子宫内膜异位症与子宫腺肌病、妇科内镜技术、中西医结合妇科疾病、中医妇科疾病、妇科护理、妊娠诊断与孕产期检查、产前保健与孕产期用药、产前腹部体检、盆骨测量与胎儿评估、出生缺陷的筛查和预防、正常分娩、正常产褥、病理妊娠、产科 DIC 以及产科护理。

本书中,临床疾病均给予了细致叙述,包括:病因、病理、临床表现、相关检查及结果、鉴别诊断、治疗、预防以及该病相关进展等。强调本书临床实用性,为广大临床妇产科医护人员起到一定的参考借鉴用途。

为了进一步提高妇产科医务人员诊疗水平,本编委会人员在多年临床经验基础上,参考诸多书籍资料,认真编写了此书,望谨以此书为广大妇产科临床医护人员提供微薄帮助。

本书在编写过程中,借鉴了诸多妇产科相关临床书籍与资料文献,在此表示衷心的感谢。由于本编委会人员均身负妇产科一线临床工作,故编写时间仓促,难免有错误及不足之处,恳请广大读者见谅,并给予批评指正,以更好地总结经验,以起到共同进步、提高妇产科临床诊治水平的目的。

《妇产科疾病临床诊疗》编委会

2017 年 9 月

目　　录

第一章　妇产科超声诊断 ……………………………………………………………………………… (1)

　　第一节　子宫颈病变 …………………………………………………………………………… (1)

　　第二节　子宫体疾病 …………………………………………………………………………… (4)

　　第三节　子宫内膜疾病 ………………………………………………………………………… (10)

　　第四节　卵巢瘤样病变 ………………………………………………………………………… (16)

　　第五节　卵巢肿瘤 ……………………………………………………………………………… (21)

　　第六节　滋养细胞疾病 ………………………………………………………………………… (27)

　　第七节　女性生殖器官发育异常 ……………………………………………………………… (39)

　　第八节　急、慢性盆腔炎症 …………………………………………………………………… (48)

　　第九节　盆底功能障碍性疾病 ………………………………………………………………… (53)

　　第十节　盆腔静脉淤血综合征 ………………………………………………………………… (55)

　　第十一节　妇科急腹症 ………………………………………………………………………… (55)

第二章　妇科炎症 ……………………………………………………………………………………… (68)

　　第一节　外阴及阴道炎症 ……………………………………………………………………… (68)

　　第二节　宫颈炎症 ……………………………………………………………………………… (76)

　　第三节　子宫内膜炎 …………………………………………………………………………… (80)

　　第四节　盆腔炎症 ……………………………………………………………………………… (83)

　　第五节　生殖器结核 …………………………………………………………………………… (90)

第三章　妇科肿瘤 ……………………………………………………………………………………… (95)

　　第一节　外阴肿瘤 ……………………………………………………………………………… (95)

　　第二节　阴道肿瘤 ……………………………………………………………………………… (107)

　　第三节　子宫内膜癌 …………………………………………………………………………… (119)

　　第四节　子宫肉瘤 ……………………………………………………………………………… (136)

　　第五节　子宫颈癌 ……………………………………………………………………………… (145)

第四章　女性生殖内分泌疾病 ………………………………………………………………………… (168)

　　第一节　多囊卵巢综合征 ……………………………………………………………………… (168)

　　第二节　功能失调性子宫出血 ………………………………………………………………… (188)

　　第三节　痛经 …………………………………………………………………………………… (201)

　　第四节　经前期综合征 ………………………………………………………………………… (207)

第五章　生殖器官发育异常 …………………………………………………………………………… (213)

　　第一节　两性畸形 ……………………………………………………………………………… (213)

　　第二节　处女膜闭锁 …………………………………………………………………………… (215)

　　第三节　处女膜坚韧 …………………………………………………………………………… (216)

　　第四节　阴道发育异常 ………………………………………………………………………… (216)

　　第五节　子宫发育异常 ………………………………………………………………………… (219)

第六节　输卵管发育异常 …………………………………………………………（223）

第七节　卵巢发育异常 ……………………………………………………………（224）

第六章　女性生殖器官损伤性疾病 …………………………………………………（226）

第一节　外阴阴道裂伤 ……………………………………………………………（226）

第二节　外阴血肿 …………………………………………………………………（227）

第三节　阴道异物 …………………………………………………………………（227）

第四节　阴道脱垂 …………………………………………………………………（230）

第五节　子宫脱垂 …………………………………………………………………（232）

第六节　子宫损伤 …………………………………………………………………（233）

第七节　生殖道瘘 …………………………………………………………………（236）

第七章　子宫内膜异位症与子宫腺肌病 ……………………………………………（241）

第一节　子宫内膜异位症 …………………………………………………………（241）

第二节　子宫腺肌病 ………………………………………………………………（253）

第八章　妇科内镜技术 ………………………………………………………………（256）

第一节　重度宫腔粘连分离术 ……………………………………………………（256）

第二节　黏膜下子宫肌瘤切除术 …………………………………………………（260）

第三节　子宫内膜切除术 …………………………………………………………（264）

第四节　子宫纵隔矫治术 …………………………………………………………（270）

第五节　全子宫切除术 ……………………………………………………………（274）

第六节　子宫内膜异位症与子宫腺肌病手术 ……………………………………（283）

第七节　子宫肌瘤剔除术 …………………………………………………………（291）

第八节　盆底功能障碍性疾病手术 ………………………………………………（295）

第九节　生殖道畸形相关手术 ……………………………………………………（302）

第十节　输卵管不孕与妊娠期相关手术 …………………………………………（309）

第九章　中西医结合妇科疾病 ………………………………………………………（318）

第一节　外生殖器相关疾病 ………………………………………………………（318）

第二节　内生殖器相关疾病 ………………………………………………………（332）

第三节　妇科杂病 …………………………………………………………………（339）

第十章　中医妇科疾病 ………………………………………………………………（351）

第一节　月经先期、月经过多、经期延长 ………………………………………（351）

第二节　月经后期、月经过少 ……………………………………………………（357）

第三节　功能失调性子宫出血 ……………………………………………………（367）

第四节　闭经 ………………………………………………………………………（374）

第五节　多囊卵巢综合征 …………………………………………………………（379）

第六节　痛经 ………………………………………………………………………（383）

第七节　子宫内膜异位症 …………………………………………………………（388）

第十一章　妇科护理 …………………………………………………………………（395）

第一节　女性生殖系统炎症的护理 ………………………………………………（395）

第二节　女性生殖内分泌疾病的护理 ……………………………………………（400）

第三节　子宫内膜异位症的护理 …………………………………………………… (403)

第四节　子宫脱垂的护理 ……………………………………………………………… (404)

第五节　子宫肌瘤的护理 ……………………………………………………………… (405)

第六节　宫颈癌的护理 ………………………………………………………………… (408)

第七节　子宫内膜癌的护理 …………………………………………………………… (409)

第八节　卵巢肿瘤的护理 ……………………………………………………………… (411)

第九节　妊娠滋养细胞疾病的护理 …………………………………………………… (413)

第十二章　妊娠诊断与孕产期检查 ……………………………………………………… (418)

第一节　妊娠诊断 ……………………………………………………………………… (418)

第二节　孕产期检查解析 ……………………………………………………………… (423)

第十三章　产前保健与孕产期用药 ……………………………………………………… (427)

第一节　概述 …………………………………………………………………………… (427)

第二节　孕产期首次检查和复诊检查 ………………………………………………… (435)

第三节　胎儿监护 ……………………………………………………………………… (436)

第四节　高危妊娠常见危险因素、主要筛查方法与管理措施 ……………………… (436)

第五节　孕产期用药 …………………………………………………………………… (441)

第十四章　产前腹部体检、盆骨测量与胎儿评估 ……………………………………… (449)

第一节　腹部体检 ……………………………………………………………………… (449)

第二节　骨盆测量 ……………………………………………………………………… (451)

第三节　胎儿监测与评估 ……………………………………………………………… (455)

第十五章　出生缺陷的筛查和预防 ……………………………………………………… (459)

第一节　受孕前咨询和出生缺陷的一级预防 ………………………………………… (459)

第二节　产前筛查 ……………………………………………………………………… (460)

第三节　产前诊断 ……………………………………………………………………… (462)

第四节　孕期用药 ……………………………………………………………………… (464)

第十六章　正常分娩 ……………………………………………………………………… (466)

第一节　影响分娩的因素 ……………………………………………………………… (466)

第二节　枕先露正常分娩机制 ………………………………………………………… (472)

第三节　分娩的临床经过及处理 ……………………………………………………… (475)

第十七章　正常产褥 ……………………………………………………………………… (484)

第一节　产褥期的处理及保健 ………………………………………………………… (484)

第二节　泌乳生理 ……………………………………………………………………… (487)

第三节　母乳喂养 ……………………………………………………………………… (489)

第四节　产褥期母体的生理变化 ……………………………………………………… (492)

第五节　哺乳期的用药问题 …………………………………………………………… (495)

第十八章　病理妊娠 ……………………………………………………………………… (497)

第一节　妊娠剧吐 ……………………………………………………………………… (497)

第二节　自然流产 ……………………………………………………………………… (499)

第三节　异位妊娠 ……………………………………………………………………… (504)

第四节　早产 …………………………………………………………（513）

第五节　过期妊娠 ………………………………………………………（518）

第六节　妊娠期肝内胆汁淤积症 ………………………………………（521）

第七节　产前出血 ………………………………………………………（527）

第八节　产后出血 ………………………………………………………（535）

第九节　剖宫产术 ………………………………………………………（540）

第十九章　产科 DIC …………………………………………………………（544）

第一节　概论 ……………………………………………………………（544）

第二节　产科 DIC 的诊断 ……………………………………………（547）

第三节　产科 DIC 的治疗 ……………………………………………（555）

第四节　产科 DIC 的预防 ……………………………………………（560）

第二十章　产科护理 …………………………………………………………（562）

第一节　妊娠并发症的护理 ……………………………………………（562）

第二节　胎儿窘迫的护理 ………………………………………………（572）

第三节　妊娠合并症的护理 ……………………………………………（574）

第四节　异常分娩的护理 ………………………………………………（577）

参考文献 ………………………………………………………………………（581）

第一章 妇产科超声诊断

第一节 子宫颈病变

慢性宫颈炎是妇科疾病中最为常见的一种疾病,宫颈局部多表现为子宫颈肥大、子宫颈管炎、子宫颈腺体囊肿及子宫颈鳞状上皮化生等。

一、宫颈肥大

（一）疾病概述

是慢性宫颈炎的一种。慢性炎症长期刺激可使宫颈水肿、充血,腺体和间质增生,宫颈呈不同程度肥大,可比正常大2～4倍。宫颈表面可表现糜烂或光滑。

（二）病因病理

病因:宫颈腺体黏液潴留、慢性炎症的长期刺激、病原体的入侵、宫腔瘀血、卵巢功能障碍、炎症引起等。

病理:改变是子宫肌层内平滑肌细胞及血管壁的变化,宫颈纤维结缔组织的增生,使宫颈质地变硬。

（三）超声诊断要点

宫颈增大,纵切面宫颈与宫体比例增大,常超过1/3,横切面直径大于2.5mm,宫颈的外形规则,宫颈管梭形结构存在,但回声增高或减低、不均匀(见图1—1及图1—2)。

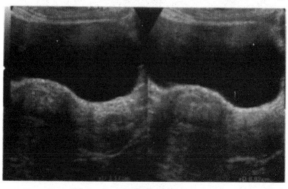

图1—1 宫颈前后径3.17cm

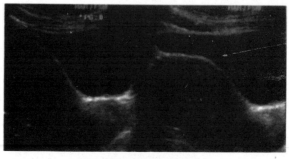

图1—2 宫颈前后径增大

二、宫颈腺囊肿（纳氏囊肿）

（一）疾病概述

宫颈糜烂愈合过程中，新生的鳞状上皮覆盖宫颈腺管口或伸入腺管，将腺管口阻塞；腺管周围的结缔组织增生或瘢痕形成压迫腺管，使腺管变窄甚至阻塞，腺体分泌物引流受阻，滞留形成的囊肿叫宫颈纳氏囊肿。

（二）超声诊断要点

宫颈前唇和后唇内单一或多个圆形无回声区，直径可从数毫米到数厘米，边界清，合并感染时囊肿内呈低回声（见图 1-3 及图 1-4）。

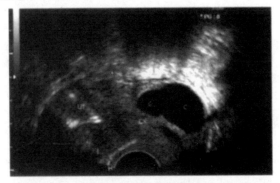

图 1-3　宫颈腺囊肿

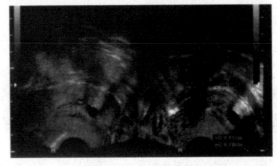

图 1-4　宫颈腺囊肿

三、宫颈息肉

（一）疾病概述

是慢性宫颈炎的一种，在已婚妇女中比较多见，慢性炎症长期刺激宫颈管，使局部黏膜增生，子宫有排除异物倾向，使增生的黏膜逐渐自基底部向宫颈外突形成息肉。一种来源于宫颈黏膜的息肉，另有一种来自宫颈阴道部分的息肉。

（二）病理病因

息肉形成的原因可能与炎症、内分泌紊乱、特别是雌激素水平过高有关。单个或多个，色鲜红，质软，易出血，蒂细长，直径多在 1cm 以下。来源于宫颈黏膜的息肉被覆一层柱状上皮，常伴有炎症细胞浸润。来自宫颈阴道部分的息肉表面为复层鳞形上皮。

（三）超声诊断要点

表现为颈管内不均质低或高回声，边界可辨，蒂部位于宫颈管内，较小或位于宫颈外口的息肉超声难以诊断(见图1-5及图1-6)。

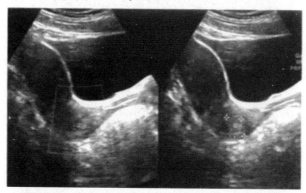

图1-5 宫颈外口处探及0.77×0.47cm稍高回声区

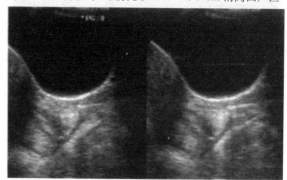

图1-6 宫颈处稍高回声区

(四)鉴别诊断

1.子宫颈癌 早期宫颈癌难与慢性宫颈炎鉴别,彩色多普勒超声发现有异常低阻力血流频谱时有助诊断,常常在宫颈刮片或活检提示宫颈癌后才考虑诊断。

2.子宫颈肌瘤 病灶边界较清,其内回声有不同程度衰减,结合彩色多普勒其边缘有环状血流信号有助于确诊。

3.子宫内膜息肉 经阴道超声可帮助分辨宫颈内息肉蒂部来源,若来自宫腔则为内膜息肉。

四、宫颈癌

(一)疾病概述

是最常见的妇科恶性肿瘤,早婚、早育、多产及性生活紊乱的妇女有较高的发病率,近年来还发现宫颈癌与性交时传染的某些病毒有关,如:人类疱疹病毒Ⅱ型、人类乳头瘤病毒、人类巨细胞病毒等。

(二)超声诊断要点

1.二维表现 宫颈癌早期病灶较小,宫颈大小、形态、宫颈管梭形结构仍正常,无论是经腹还是经阴道超声检查对诊断意义不大,癌肿增大造成宫颈形态学的改变时,经阴道超声结合彩色多普勒超声可有助于判断病变范围。

2.彩色多普勒超声表现 正常宫颈组织内血流信号较少,宫颈癌时宫颈肿块内部血流信号增多,呈散在条状、分支状(见图1-7及图1-8)。

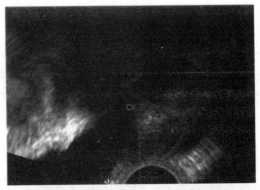

图 1-7　宫颈管内回声不均区边界不清

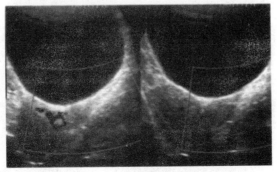

图 1-8　宫颈回声不均区血流信号丰富

（刘丹娜）

第二节　子宫体疾病

一、子宫腺肌病

（一）疾病概述

子宫腺肌病是由具有生长功能的子宫内膜腺体和间质侵入子宫肌层引起，称为子宫腺肌病，异位的腺体和间质引起纤维组织和肌纤维的反应性增生。多发生在 30～50 岁育龄期的经产妇，常合并子宫内膜异位症和子宫肌瘤，与子宫内膜异位症病因不同，但均受雌激素调节，主要临床表现为痛经进行性加重，月经过多，经期延长，子宫增大，有些患者无症状。

（二）病因及病理

1. 病因

（1）子宫腺肌病发病机制至今不清，部分子宫肌层中的内膜腺体与宫腔内膜基底层腺体直接相连，因此认为是由基底层子宫内膜侵入肌层生长所致，多次妊娠、分娩、人工流产、慢性子宫内膜炎等造成子宫内膜基底层损伤，使基底层内膜细胞增生，侵入到肌层间质。

（2）由于内膜基底层缺乏黏膜下层，无黏膜下层的保护作用，使基底层直接与肌层接触，因此子宫内膜易于侵入肌层。

（3）子宫腺肌病常合并子宫肌瘤和子宫内膜增生，考虑可能有高水平的雌孕激素刺激，也可能是促进内膜向肌层生长的原因之一。

（4）少数位于深肌层的孤立病灶,可能是子宫内膜碎片经血管或淋巴管扩散所致。

2.病理 镜下:距子宫内膜基底层以下至少2mm深处的子宫肌层内有呈岛状分布的子宫内膜腺体与间质,周围的平滑肌与纤维组织呈不同程度的增生,伴有淋巴细胞或嗜伊红细胞的浸润。肌层中的内膜岛常呈增生反应或呈腺囊型增生过长,对雌激素有反应,对孕激素缺乏反应,可能由于与子宫内膜基底来源有关。

由于内膜在子宫肌层中的生长方式不同,其病理形态及临床表现也各有特征,一般将子宫腺肌病分为弥漫型局限型两种。

（1）弥漫型:异位内膜在肌层内呈弥漫性浸润生长,刺激周围的平滑肌和纤维组织增生,子宫均匀增大,质地较硬。切面见肌层肥厚,以后壁更明显,增厚的子宫壁中散在大小不等的腔隙,其中含血性浆液或巧克力样液,有时可见棕色含铁血黄素沉着,腔隙周围可见平滑肌纤维呈漩涡状排列,边界不清,无包膜。

（2）局限型:异位内膜在肌层内呈局灶性浸润生长,局部纤维肌束增生,形成结节,但无包膜,结节内可见褐色或紫蓝色陈旧出血点或小囊腔。

（三）超声诊断要点

1.子宫多均匀性增大,外形饱满,球样增大。

2.肌层回声不均匀,回声增强,颗粒粗大,以后壁为多,肌层内见由于多个小出血灶而形成的小回声增强区,并可见小暗区,与周围组织分界不清,如果集聚在一起,则形成瘤样,但无包膜,无明显声衰减(见图1-9及图1-10)。

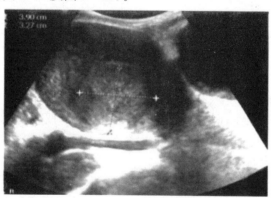

图1-9 肌层回声不均匀,肌层内见多个小回声增强区,后壁集聚在一起,形成瘤样

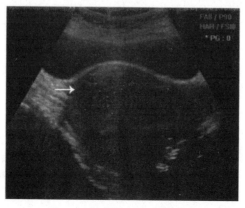

图1-10 肌层内多个小暗区

3. 子宫肌层增厚,使子宫内膜发生移位。腺肌病生长在前壁,子宫内膜发生后移,腺肌病生长在后壁,子宫内膜发生前移(见图1—11)。

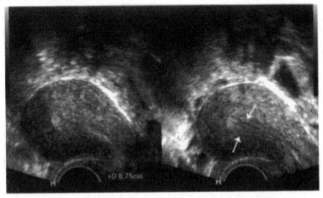

图1—11 后壁肌层回声不均,颗粒粗大,内膜前移

4. CDFI 内部见散在的血流信号,子宫动脉 RI 中等,肿块周围无环状或半环状血流信号。

(四)鉴别诊断

与子宫平滑肌瘤鉴别,本病子宫多均匀性增大,肌层内见小回声增强区及小暗区,肿块周围无环状或半环状血流信号可以鉴别。但约10%肌瘤可以合并子宫腺肌症,使鉴别增加了困难。

二、子宫平滑肌瘤

(一)疾病概述

子宫平滑肌瘤简称子宫肌瘤,是女性生殖器官中最常见的良性肿瘤,由平滑肌和结缔组织组成,肌瘤可位于肌层、浆膜下、黏膜下、宫颈、阔韧带等部位,可单发或多发,大小可悬殊,多呈球形或不规则形,质较硬,压迫周围肌纤维形成假包膜,肌瘤与假包膜之间为疏松网状间隙,内有肌瘤的营养血管。临床症状有盆腔疼痛及压迫感,过多的子宫出血等。

(二)病因及病理

1. 确切病因不明,好发于生育年龄,青春期前少见,绝经后萎缩或消退,其发生可能与过度的女性性激素刺激相关。

2. 病理 巨检:肌瘤可生长在子宫任何部位,可位于子宫肌层内,子宫浆膜下或子宫黏膜下,单发或多发,可多达数十个,大小可悬殊,肌瘤为实质性球状包块,表面光滑,质地较硬,压迫周围肌壁纤维形成假包膜。

镜下:主要由梭形平滑肌细胞和不等量纤维结缔组织构成。核多呈长杆状,比较密集,两端钝圆排列成束状或编织状。

(三)超声诊断要点

1. 子宫多不均匀性增大,外形不规则,多发肌瘤似不规则"土豆"样。

2. 子宫肌层回声不均匀,由于肌瘤内部成分不同,肌瘤回声表现不同,回声多为低回声,也可为中等回声或高回声,可以有钙化,后方伴声影,周围可见假包膜,大肌瘤后方可有衰减(见图1—12)。

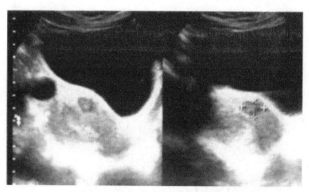

图 1—12　前壁肌层内低回声结节

3. **黏膜下子宫肌瘤**　瘤体凸向宫腔,宫腔内见实质性占位,子宫内膜被推移发生移位,宫腔变形,带蒂的肌瘤可以脱向宫颈,使宫颈管内见占位(见图 1—13)。

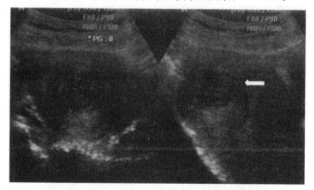

图 1—13　宫腔实质性占位,宫腔变形

4. **浆膜下肌瘤**　瘤体向子宫外表面凸起,子宫外形明显不规则,有蒂肌瘤子宫外形规则,肌瘤与子宫关系密切(见图 1—14)。

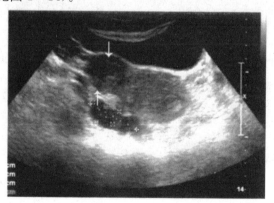

图 1—14　瘤体向子宫外表面凸起,子宫外形明显不规则

5. CDFI　肌瘤周边探及环状或半环状血流信号,实质内探及星点状或短棒状血流信号,肌瘤营养动脉 RI≥0.5(见图 1—15)。

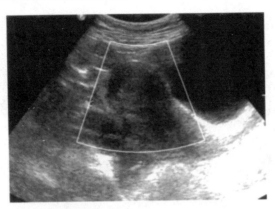

图1-15 肌瘤周边探及半环状血流信号,实质内探及星点状血流信号

6.肌瘤变性表现 回声较复杂,玻璃样变、囊性变、红色变性及坏死时肌瘤内部可见不规则囊性暗区及回声减低区,脂肪变性时回声增强,也可有钙化(见图1-16、1-17)。

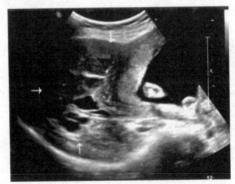

图1-16 妊娠合并子宫肌瘤,肌瘤内部分囊性变

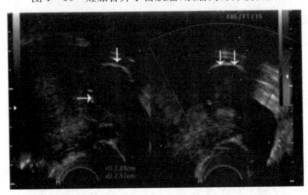

图1-17 子宫肌瘤周边环状钙化

(四)鉴别诊断

1.子宫腺肌瘤有痛经症状,肿块界限不清,周围无环状或半环状血流信号,无假包膜,子宫常均匀性增大,腺肌瘤很少有后方衰减。

2.子宫内膜息肉需与黏膜下子宫肌瘤区别,息肉回声多为中高回声,CDFI可见到营养血管沿蒂伸入。

3.卵巢实性肿瘤 需与浆膜下或阔韧带子宫肌瘤区别,卵巢实性肿瘤与子宫无明显关系,而肌瘤一般均能找到正常卵巢。

三、子宫肉瘤

(一)疾病概述

子宫肉瘤占子宫恶性肿瘤的 2%～4%,占女性生殖道恶性肿瘤的 1%,比较少见,但恶性程度高,多见于 40～60 岁以妇女,来源于子宫肌层、肌层内结缔组织、内膜间质,也可继发于子宫肌瘤,呈浸润性生长,常较大,回声较均匀。最常见症状为阴道不规则流血伴腹痛。

(二)组织发生与病理

1.组织发生 来源于中胚层,分为原发性和继发性,可来自子宫肌肉、结缔组织、血管、内膜基质或肌瘤,亦可来自中胚层的各种衍生成分。

2.病理 子宫一般为均匀性增大,也可不规则增大,质软,可弥漫性生长,与肌层没有界限,也可有清楚的假包膜,质较肌瘤脆。可为子宫壁内的孤立性结节,镜下见肉瘤细胞呈梭形,细胞大小不一,形态各异,排列紊乱,染色质深,核仁明显,有核异形。

(三)超声诊断要点

1.内部回声 边界模糊,回声较均匀,内部回声可以是均匀中低回声,实质回声较疏松,且无漩涡状结构,不均匀混合回声可呈蜂窝样,多伴明显肌层浸润,囊实性回声以囊性为主,散在低回声或强回声实性成分。混合型包块子宫增大,肌层内散在多处中低回声(见图 1—18、图 1—19、图 1—20)。

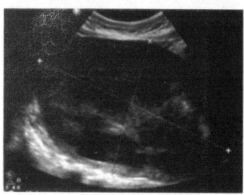

图 1—18 子宫内膜间质肉瘤:实质回声较疏松,且无漩涡状结构,不均匀混合回声可呈蜂窝样,肌层界限不清

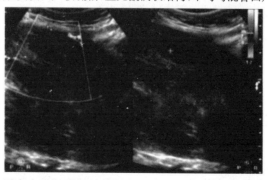

图 1—19 子宫内膜间质肉瘤:不均匀混合回声可呈蜂窝样,肌层界限不清

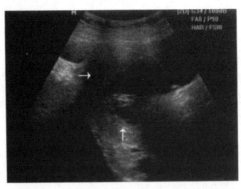

图1-20 囊实性回声以囊性为主,散在低回声或强回声实性成分

2.CDKI 血流信号较子宫肌瘤显著增多,流速增快,血管形成不规则,粗细不均,血流方向无规律,呈镶嵌样血流,子宫动脉 RI 明显低于子宫肌瘤。以 RI<0.4,病灶内部血流 PSV>41cm/s 诊断子宫肉瘤具有较高的准确率(见图1-21)。

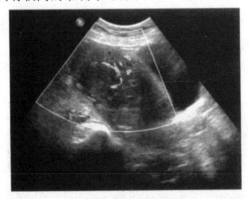

图1-21 血流信号较子宫肌瘤显著增多

(刘丹娜)

第三节 子宫内膜疾病

子宫内膜病变是妇科最常见病,临床表现为阴道不规则出血、不孕、腹痛等。内膜病变包括:内膜癌变、内膜息肉、内膜增生以及炎症等。

一、子宫内膜癌

(一)疾病概述

子宫内膜癌(carcinoma of endometrium)又称宫体癌(carcinoma of the corpus uteri),发病原因迄今尚不明确。其局危因素有雌激素持续与过多、肥胖、糖尿病、高血压、月经失调等。此病多发生于 50 岁以上。

子宫内膜癌是发生于子宫内膜的一组上皮性恶性肿瘤,以来源于子宫内膜腺体的腺癌最常见。为女性生殖系统常见三大恶性肿瘤之一,多数子宫内膜癌生长较缓慢,局限在内膜或宫腔内的时间较长。大体病理分为局限型和弥漫型。局限型肿瘤仅累及部分子宫内膜,多见于宫腔底部或宫角部,病灶小,呈息肉状或菜花状,易侵犯肌层。弥漫型肿瘤累及大部分甚至整个宫腔的内膜,并突向宫腔,表面有出血、坏死及溃疡形成,晚期病灶可侵及肌层及宫颈。

(二)超声诊断要点

1.子宫内膜变化　早期局限型内膜癌子宫内膜线尚可显示,不规则增厚并且回声不均匀;弥漫型内膜癌可表现为内膜回声不均匀,肌层分界不清,在肌层内可探及形态不规则的回声减低区(图1-22a),CDFI内膜及肌层血流信号明显增多,分布紊乱,呈高速低阻型血流频谱表现。

2.子宫肌层变化　当病变早期仅局限于宫腔时,肌层回声均匀,内膜与肌层之间界限尚清晰可见,子宫形态规则,边界清晰(图1-22b)。中晚期由于癌组织不断增加并向肌层浸润,子宫可表现为增大和形态改变,肌层回声偏低不均匀,内膜与肌层分界不清,CDFI可见肌层及内膜血流信号增多,可引出低阻力动脉频谱。

3.宫颈变化　当子宫内膜回声向宫颈管延伸,宫颈间质层连续完好,则判断宫颈黏膜层受累;当宫颈回声不均,间质连续中断,则判断宫颈间质层受累。

4.盆腔变化　若内膜癌向周围浸润生长时,可在宫旁探及低回声包块,形态不规则,内部回声不均匀,与子宫界限不清,可为囊实混合性包块。

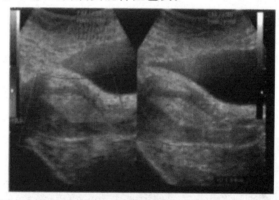

图1-22a　子宫内膜内膜线尚清晰,不规则增厚,回声增强欠均,较厚处约1.8cm

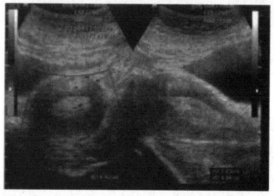

图1-22b　同前一病例内膜不规则增厚,CDFI内膜内可见血流信号。手术病检为子宫内膜腺癌

(三)鉴别诊断

1.局限型子宫内膜癌与子宫内膜息肉鉴别　一是观察内膜异常回声与周围正常内膜分界,内膜息肉界限清晰,而内膜癌界限不清;二是病灶与正常肌层有无清楚分界,内膜息肉内膜基底层完整,内膜与局部肌层分界清晰,而内膜癌常有肌层浸润,分界不清;三是病灶是否显示异常血流信号及检测到低阻力型动脉频谱,内膜息肉血流信号稀少,无低阻力型血流

频谱。

2.弥漫型子宫内膜癌与子宫内膜增生症鉴别 一是观察内膜回声是否均匀,内膜增生症内膜呈均匀性增厚,内膜癌内膜回声杂乱,强弱不均;二是内膜基底线是否清晰,内膜增生症内膜与基底分界清楚,内膜癌内膜与基底层分界不清、模糊,当累及肌层时,与肌层分界不清;三是内膜及肌层是否有丰富血流信号,特别是有无低阻力血流频谱,内膜癌血流丰富,容易记录到极低阻力的动脉血流频谱。但早期癌变难以鉴别,需结合诊刮病理检查。

3.子宫内膜癌与子宫肉瘤鉴别 多数情况下子宫肉瘤发生于肌层,子宫内膜癌则发生于内膜,此时鉴别诊断需依赖病理检查。

二、子宫内膜息肉

(一)疾病概述

子宫内膜息肉(endometrial polyp)为炎性子宫内膜局部血管和结缔组织增生形成息肉状赘生物突入宫腔内所致。病理是由内膜腺体及间质组成的一种瘤样病变,有蒂向腔内突出,可发生于任何年龄。病因尚不明确,可能与内分泌紊乱、炎症、雌激素水平过高等有关。阴道超声是诊断内膜息肉的无创,简捷有效的检查方法。

(二)超声诊断要点

1.子宫大小正常,形态尚规则,肌层回声均匀,内膜与肌层分界尚清。

2.子宫内膜回声不均,可见高回声团凸向宫腔(图1-23、24)可大可小,单发或多发,呈类圆形或乳头形。位置以宫腔内居多,也可见于宫颈内外口处,CDFI有时可见息肉蒂部血流信号(图1-25)。

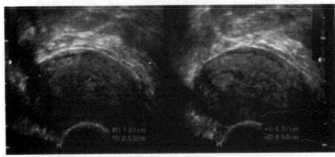

图1-23 子宫大小形态正常,肌层回声均匀,内膜线清晰,内膜回声不均,于宫底及宫腔中段处均可见一高回声团

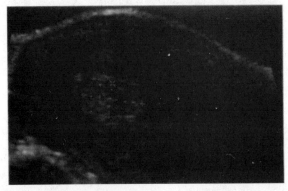

图1-24 子宫大小形态正常,宫腔近宫底处可见一高回声团,大小1.8×0.9cm,轮廓清

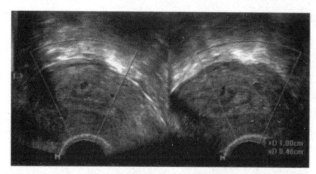

图1-25　子宫大小形态正常,宫内见多个高回声团,CDFI其蒂部可见血流信号伸入

（三）鉴别诊断

1.子宫内膜癌　常发生于围绝经期妇女,病变在内膜层,表现为内膜增厚,回声强弱不均,与肌层分界不清,CDFI:内膜层及肌层血流信号可增多。

2.子宫黏膜下肌瘤　子宫增大,肌层回声不均匀,宫腔内可见低回声结节自肌层向腔内突出,CDFI:其内可见血流信号。

三、子宫内膜增生症

（一）疾病概述

子宫内膜增生症(endometrial hyperplasia)与雌激素刺激有关。病理可分为单纯性增生、囊腺性增生及非典型增生。临床多表现为月经量增多,经期延长或小规则阴道出血。

（二）超声诊断要点

1.子宫形态规则,大小正常,肌层回声均匀。

2.内膜均匀性增厚,厚度约1.4~1.6cm以上,内膜与肌层分界清楚（图1-26、27）。

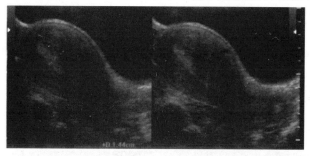

图1-26　子宫形态规则,大小正常,肌层回声均匀内膜线显示清晰,内膜增厚,厚约1.44cm

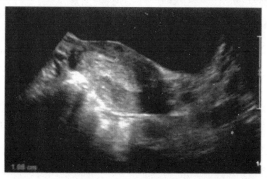

图1-27　内膜增厚,厚约1.66cm回声欠均可见小囊泡

3.内膜回声可均匀或不均匀,可作有小的囊腔,有出血时可显示内膜结构模糊不清(图1—28)。

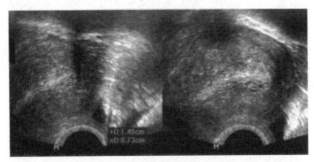

图1—28 内膜回声欠均,可见大小不一囊腔

4.CDFI 内膜层可见星点血流信号(图1—29)。

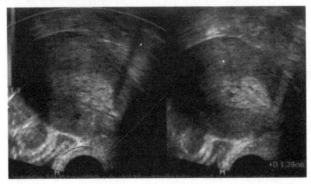

图1—29 阴道超声显示:CDFI内膜内见少许星点血流信号

四、子宫内膜炎

(一)疾病概述

子宫内膜炎(endometritis)是病原体侵袭子宫内膜引起的炎症,可侵犯肌层引起子宫肌炎。最常见于产褥感染、感染性流产等。患者多起病急,伴发热、下腹痛、阴道不规则出血等。

(二)超声诊断要点

1.子宫可轻度增大,外形规则,肌层回声均匀。

2.子宫内膜增厚,回声增强不均,宫腔内可有不规则液性暗区(图1—30)。

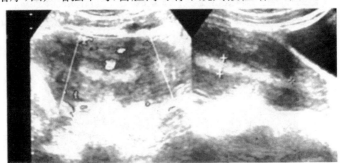

图1—30 子宫内膜增厚,厚约1.2cm回声增强不均,宫腔内可有不规则液性暗区,肌层增厚,CDFI:内膜及肌层内血流信号增多

3.当肌层受侵犯时,可见肌层增厚,回声减低不均,部分患者可同时伴有盆腔脓肿。

五、宫腔残留

常见于产后、清宫术后、流产术后等,患者出现持续地阴道不规则出血。

(一)超声诊断要点

1. 子宫可轻度增大,肌层回声均匀。

2. 宫腔内可见高回声不均区,CDFI 其内可见血流信号或血流信号不明显(见图 1－31、1－32)。

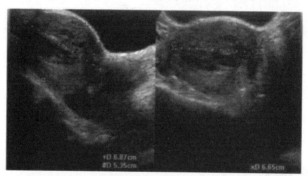

图 1－31　子宫外形饱满,宫内见回声不均区

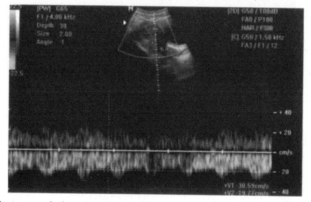

图 1－32　宫内回声不均区内可见较多血流信号,可引出动脉频谱

3. 宫腔可伴有分离。

六、子宫肥大症

(一)疾病概述

子宫均匀性增大,肌厚度超过 2.5cm,伴有不同程度的子宫出血的一种疾病。常见于 30～50 岁妇女。

(二)超声诊断要点

1. 子宫形态饱满,边界较清晰,各径线均明显增大,肌层均匀性增厚,大于 2.5cm,三径之和大于 15cm。

2. 子宫内膜线居中,回声无改变。

3. 彩色多普勒无特异性改变(图 1－33)。

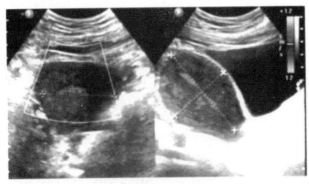

图1-33 肌层厚度增加,回声均匀,内膜线居中

(刘丹娜)

第四节 卵巢瘤样病变

一、功能性卵巢囊肿

(一)滤泡囊肿

1.疾病概述 滤泡囊肿是最常见的卵巢囊肿,由于成熟卵泡不破裂使卵泡液潴留、或闭锁卵泡持续存在、或卵泡单纯性囊性扩张而形成滤泡囊肿。多在4～6周内自然吸收消退,偶见囊肿破裂或蒂扭转。

2.病因病理

(1)病因:成熟卵泡不破裂或闭锁卵泡持续增长,使卵泡液潴留导致。

(2)病理:壁薄而透明,囊腔充满透明浆液,镜下:囊肿小时可见蜕变的粒层细胞和卵泡膜细胞,较大囊肿囊壁变薄细胞扁平。

3.超声诊断要点 圆形或椭圆形无回声区,直径多<4cm,偶可达7～8cm,多为单侧、单房、单发,壁薄,常靠近卵巢皮质,周围可见正常卵巢组织回声,不经治疗1～2月可以自行消退或缩小(见图1-34)。

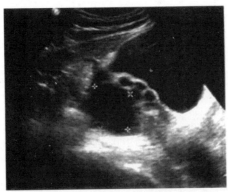

图1-34 单房、壁薄囊肿,靠近卵巢皮质,周围可见正常卵巢组织回声

(二)黄体囊肿

1.疾病概述 成熟卵泡排卵后,卵泡的颗粒细胞和卵泡膜内层细胞形成黄体,在血管形

成期,血液流入黄体腔内,形成黄体血肿,血液被吸收后,可形成黄体囊肿,若直径1.5～2.5cm,称为囊性黄体;若直径>2.5cm称为黄体囊肿。由于囊肿持续分泌孕激素,常使月经周期延迟。

2.病因及病理

(1)病因:正常黄体是囊性结构,若囊性黄体持续存在或增长,或黄体腔内血液流入较多,血液被吸收后均可形成黄体囊肿。

(2)病理:早期似血肿,血液吸收后,所含为透亮或褐色浆液。镜下:囊肿早期可见黄体细胞,囊壁内层纤维化,后期时囊壁纤维化伴有程度不等的透明变。

3.超声诊断要点 圆形或椭圆形无回声区,直径多<4cm,偶可达10cm,多单侧、单发,壁较滤泡囊肿厚,常靠近卵巢皮质,由于出血阶段不同,囊内回声可以为多样的、多变的,可见细小散在不均质回声,可以是囊性、囊实性和实性。CDFI:部分黄体囊肿周边可见环状或半环状血流信号,一般在排卵后1～2d出现,1周达高峰,频谱为低阻血流,不经治疗1～2月可以自行消退或缩小(见图1－35)。

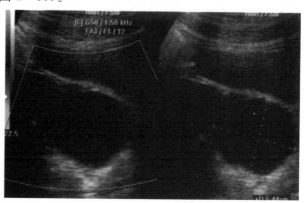

图1－35 圆形或椭圆形无回声区,壁较滤泡囊肿厚

4.鉴别诊断

(1)巧克力囊肿:超声二维声像图鉴别诊断困难,黄体囊肿周边可见环状或半环状血流信号,但应动态观察二维声像图变化。

(2)畸胎瘤:需要与囊实性黄体囊肿鉴别,典型的畸胎瘤内强回声回声较高,且较规则,而且复查声像图变化不大。

(三)卵泡膜黄素囊肿

1.疾病概述 由于大量绒毛膜促性腺激素(HCG)过度刺激引起卵泡膜细胞黄素化形成囊肿,多见于滋养叶细胞疾病及人工促排卵后。一般在分娩后或滋养细胞病变治愈后自然消退,偶可发生破裂或蒂扭转。

2.病理 病变多为双侧大小不等,多囊,壁薄,内含透明或淡褐色液体,囊壁由粒层细胞和卵泡膜细胞组成。

3.超声诊断要点 多双侧,可一侧,多房,囊性,囊肿直径可达3～20cm,多5～10cm,囊肿内多个1～3cm小无回声区,双侧卵巢改变常不对称,滋养叶细胞疾病治愈后或停用促排卵药,由于HCG下降,囊肿不经治疗3～5月可以自行消退或缩小(图1－36)。

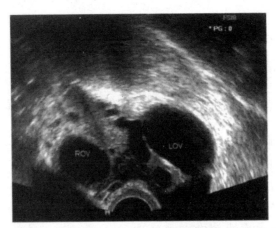

图 1—36　人工促排卵后,双侧卵巢大,多房,囊性,囊肿直径 5～10cm

二、炎症性卵巢囊肿

1.疾病概述　常为盆腔炎症的一部分,炎症较重,使得卵巢肿大、充血、水肿、积脓。此病为慢性炎症的后果而不是真性卵巢囊肿。

2.病理　囊肿表面光滑囊壁透亮,内含透明液体,囊壁由输卵管内膜和卵巢本身构成。

3.超声诊断要点　卵巢输卵管轮廓不清,可见不均质回声区,脓肿形成时液性暗区内见点状中等回声,壁厚、不规则,内壁可见实性凸起,CDFI 可探及点状或丰富血流信号,活动受限。

4.鉴别诊断

(1)急性阑尾炎:症状有转移性右下腹痛。

(2)异位妊娠:有停经史、不规则阴道流血史,HCG 升高,一侧下腹部突发性撕裂样疼痛或隐痛、坠痛。

三、卵巢多囊状态

1.疾病概述　本病不少见,发生于生育期,闭经、乳房萎缩、双侧卵巢多囊性增大等称为"斯—列二氏综合征",也称为多囊性卵巢综合征,卵巢多囊状态是多囊性卵巢综合征的卵巢形态学改变。

2.病理　双侧卵巢对称性增大,约为正常的 2～5 倍,外观呈灰白色,表面光滑,切面见白膜显著增厚、纤维化,其下见多发小囊肿,壁薄,内含透明液体。镜下:白膜增厚、致密,明显胶原化,白膜下为不同发育阶段的滤泡,并扩张成囊,囊壁为显著增生和黄素化的卵泡膜细胞,粒层细胞很少。

3.超声诊断要点　双侧卵巢增大,被膜增厚,回声增强,周界清楚,卵巢内见十个以上小卵泡,卵泡直径 2～9mm,围绕卵巢边缘,呈车轮状或蜂窝状排列,连续观察未见成熟卵泡及排卵征象(见图 1—37)。

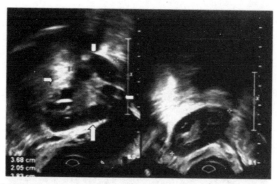

图1-37　卵巢多囊状态:双侧卵巢增大,被膜增厚,回声增强,卵巢内见十个以上小卵泡

4.鉴别诊断　卵巢过度刺激综合征(OHSS):双侧卵巢增大,其内见多个直径较大的卵泡,多向卵巢表面隆起,有使用促排卵药史。

多发性卵泡:多为单侧卵巢增大,其内见多个直径较大的卵泡,多向卵巢表面隆起。

四、卵巢子宫内膜异位症

1.疾病概述　异位到卵巢内的子宫内膜周期性出血,血液潴留于卵巢内,随月经周期性变化,潴留于卵巢内的血液逐渐增多,形成逐渐增大的小囊性包块,其内容物似巧克力色,糊状,故称卵巢"巧克力"囊肿。

2.病因病理

(1)病因:经输卵管移行学说:月经期脱落的子宫内膜碎片随经血经输卵管逆流进入盆腔在卵巢等处种植。体腔上皮化生学说:卵巢的表面上皮起源于体腔上皮,受刺激后,体腔上皮有向子宫内膜化生的能力。医源性内膜种植:剖宫产等手术人为地将子宫内膜种植于腹腔、腹壁、卵巢等处。良性转移学说:内膜细胞经血液、淋巴系统转移停留在卵巢上而发病。

(2)病理:常为双侧性,多小于10cm,囊壁厚薄不均,常与周围组织粘连,内壁可见粗糙的铁锈色斑块,可有弯曲的分泌良好的腺体和蜕膜样变的间质。

3.超声诊断要点　卵巢增大,内见圆形或椭圆形低回声区,直径一般5～7cm,壁厚,内壁不光整,内部回声不均,为低回声或无回声,见密集点状弱回声,可见不规则多条带状分割分成多房,后方回声加强,大小随月经周期变化,经期囊肿增大,月经过后逐渐缩小(见图1-38、图1-39)。

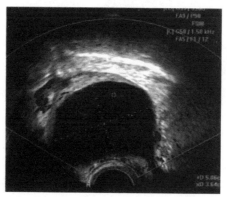

图1-38　卵巢内圆形或椭圆形低回声区,壁厚,内壁不光整,内部回声不均,见密集点状弱回声及条带状分割,后方回声加强

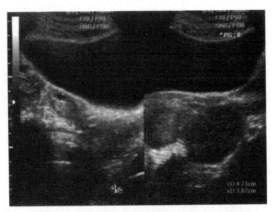

图1-39 左卵巢内见密集点状弱回声及条带状分割,后方回声加强,右卵巢正常

4.鉴别诊断 盆腔脓肿:临床表现不同,有发热,下腹痛,无痛经。超声见卵巢内囊实性包块,形态不规则、壁厚,CDFI:周边血流信号较丰富。卵巢恶性肿瘤临床表现无痛经,超声见肿块回声明显不均匀,CDFI:血流信号丰富,盆腹腔可见腹水。

五、卵巢旁囊肿

1.疾病概述 胚胎发育过程中中肾管遗迹形成。根据发生部位不同分为以下几类囊肿:卵巢冠泡状附件、卵巢冠囊肿、卵巢网囊肿、阔韧带内囊肿、输卵管泡状附件、输卵管系膜囊肿、中肾管囊腺瘤等。一般无临床症状,较大时可压迫输尿管,引起输尿管积水,也可压迫盆腔血管引起静脉瘀血。

2.病因病理

在胚胎发育过程中,中肾管或副中肾管残留引起。由于其发生位置不同,分类不同,大小从几厘米到二十几厘米不等,多为单房,内含透明浆液。

3.超声诊断要点 卵巢旁见囊性肿物,圆形或类圆形,大小几厘米到二十几厘米之间(见图1-40、图1-41)。

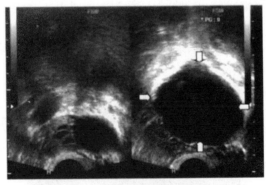

图1-40 卵巢旁类圆形囊性肿物

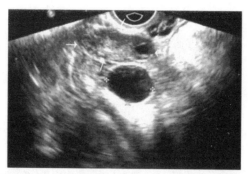

图 1—41　卵巢旁类圆形囊性肿物，↑所指为卵巢

4.鉴别诊断　输卵管积水有腹痛病史，可伴不孕，超声见长管状暗区，与宫角联通。

（刘丹娜）

第五节　卵巢肿瘤

一、卵巢浆液性肿瘤

占卵巢肿瘤 20%～50%，其中良性约 70%，交界性约 5%～10%，恶性约 20%～25%，后两者约占卵巢恶性肿瘤的 35%～40%。最常由卵巢表面体腔上皮包涵性囊肿化生而来，也有认为输卵管上皮剥脱经伞端逆流种植于卵巢表面而引起。

（一）卵巢浆液性囊腺瘤

1.疾病概述　多由卵巢表面体腔上皮包涵性囊肿化生而来，占卵巢良性肿瘤的 25%，可发生于任何年龄，生育期常见。单侧多见。

2.病理　球形，大小不等，表面光滑，多为单房，也可多房，囊壁较薄，囊内充满清亮透明的液体，偶尔可呈黏液样或血清样，囊壁上可见乳头状突起，可成簇、成团或散在，表面被覆与输卵管类似的上皮，由纤毛细胞、无纤毛分泌细胞、楔形细胞构成的单层立方或柱状上皮。

3.超声诊断要点　附件区见囊性肿物，圆形或椭圆形，多为单侧单房，也可为多房，囊壁较薄，内壁上可见乳头样突出物，囊内透声好，体积可较大，CDFI：壁或隔上见星点状或条状血流信号（见图 1—42、图 1—43）。

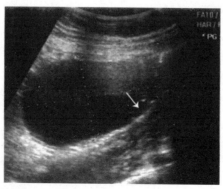

图 1—42　卵巢浆液性囊腺瘤：椭圆形单房，囊壁较薄，透声好，内壁上见突出物，→所指

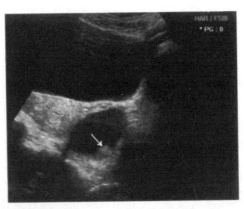

图1-43 卵巢浆液性囊腺瘤囊壁较薄,内壁上可见乳头样突出物,囊内透声好

(二)卵巢浆液性交界性囊腺瘤

1.疾病概述 中等大小,双侧,有乳头样物,上皮成分多不超过三层,细胞核轻度异型,核分裂象<1/HP,无间质浸润,预后好。

2.病理 多为囊性双侧,乳头较良性囊腺瘤更纤细更广泛,镜下见多发性分支乳头,被覆输卵管型上皮,上皮复层不超过3层,纤维性间质,瘤细胞轻-中度异型,核增大不规则,核深染。

3.超声诊断要点 囊性为主,单房或多房,内壁上见1个或多个乳头,CDFI:肿瘤包膜、分割、乳头上可探及低阻血流信号(见图1-44、图1-45)。

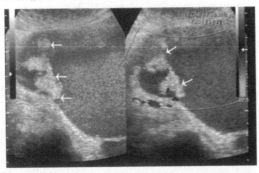

图1-44 囊性单房,内壁上见多个乳头,乳头上可探及低阻血流信号

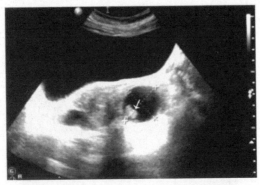

图1-45 囊性单房,内壁上见1个乳头

(三)卵巢浆液性囊腺癌

1.疾病概述 是最常见的卵巢恶性肿瘤,占所有卵巢恶性肿瘤的40%,多双侧,较大,发

病年龄 40～60 岁,囊壁上皮明显增生,复层排列细胞异型明显,向间质浸润。恶性度较子宫内膜样癌及黏液性癌高。

2.病理　肿瘤较大,可达 50cm 以上,常多房囊性或半实质性,组织脆而软,可见坏死及出血区域,乳头可充满整个囊腔,囊内液体为浆液血性,镜下:细胞异型明显,癌细胞侵入间质,囊壁上皮复层排列。

3.超声诊断要点　囊实性肿物,囊性、实性或囊实混合性。囊性为主的壁厚而不均匀,分隔粗细不均,实性为主的其内可见大小不等的小暗区,CDFI:肿瘤包膜、分割、实性区可探及丰富血流信号,低阻高速多见(见图 1—46)。

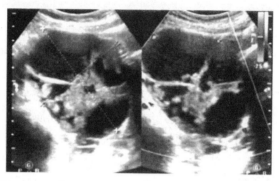

图 1—46　囊实性肿物,囊壁厚而不均匀,分隔粗细不均

二、卵巢黏液性肿瘤

黏液性肿瘤占所有卵巢肿瘤的 15％～25％,其中良性约 85％,交界性约 6％,恶性约 9％,恶性占所有卵巢癌的 6％～10％,多认为起源于卵巢表面上皮或体腔上皮包涵囊肿的化生,也可起源于生殖细胞。

(一)卵巢黏液性囊腺瘤:常见于 30～50 岁,占卵巢良性肿瘤的 20％。

1.病理　圆形或卵圆形,体积较大,表面光滑,常多房,多为单侧,囊腔内充满胶冻样黏液,囊内很少有乳头生长。镜下见,囊壁为纤维结缔组织,内衬单层柱状上皮,可见杯状细胞及嗜银细胞。

2.超声诊断要点　囊性为主,单房或多房,内壁上可见乳头,CDFI:肿瘤包膜、分割、乳头上可探及低阻血流信号(图 1—47)。

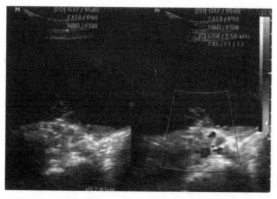

图 1—47　囊性为主,体积较大,单房,内后壁上可见乳头,CDFI:乳头上少探及低阻血流信号

（二）卵巢黏液性交界性肿瘤

1.疾病概述　中等大小,双侧,有乳头样物,多向囊外生长,上皮成分多不超过三层,细胞核轻度异型,核分裂象＜1/HP,无间质浸润,预后好。常见于40～70岁。

2.病理　一般较大,单侧多见,常多房,囊壁增厚,有实质区和乳头状形成,乳头细小质软,镜下:细胞轻度异型性,细胞核大,深染,有少量核分裂,上皮细胞不超过3层,无间质浸润,增生上皮向腔内突出形成短粗乳头。

3.超声诊断要点　囊性为主,单房或多房,内壁上见1个或多个乳头,CDFI:肿瘤包膜、分割、乳头上可探及低阻血流信号。

（三）卵巢黏液性囊腺癌

1.疾病概述　是最常见的卵巢恶性肿瘤,占所有卵巢恶性肿瘤的40％,占卵巢上皮癌20％,多双侧,较大,发病年龄40～60岁,囊壁上皮明显增生,复层排列细胞异型明显,向间质浸润。

2.病理　多为单侧,瘤体较大,囊壁可见乳头或实质区,切面为囊实性,囊液浑浊或血性。镜下:腺体密集,间质较少,上皮细胞超过3层,异型明显,有间质浸润。

3.超声诊断要点　囊实性肿物,囊性、实性或囊实混合性。囊性为主的壁厚而不均匀,分隔粗细不均,实性为主的其内可见大小不等的小暗区,CDFI:肿瘤包膜、分割、实性区可探及丰富血流信号,低阻高速多见。

三、卵巢生殖细胞肿瘤

（一）卵巢成熟畸胎瘤

1.疾病概述　卵巢成熟畸胎瘤又称皮样囊肿,是最常见的良性肿瘤,占卵巢良性肿瘤的10％～20％,占卵巢畸胎瘤95％以上,可以发生于任何年龄,以20～40岁居多,有时见蒂扭转,约20％恶变。

2.病理　由多胚层组织结构组成的肿瘤,偶见含一胚层成分,多为囊性,单房单侧,双侧占10％～17％。中等大,包膜薄,囊内常含皮脂毛发,可见牙齿骨骼。

3.超声诊断要点　二维超声表现为面团征、杂乱结构征、脂液分层征、瀑布征,壁结节征或其他征象。

（1）面团征:肿块内含脂质和毛发形成的团块,表现为边界较清晰的高回声团,似面团状（见图1－48、图1－49）。

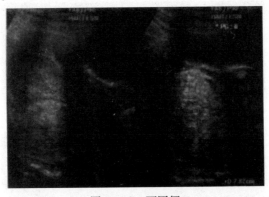

图1－48　面团征

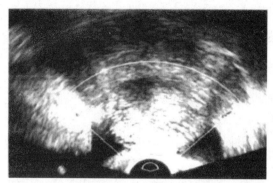

图1-49　面团征

（2）壁立结节征：肿块内含牙齿或骨组织，表现为囊肿内壁上隆起的单个或多个强回声结节，后方伴声影（图1-50）。

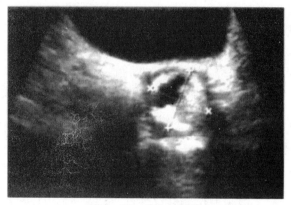

图1-50　壁立结节征

（3）杂乱结构征：肿块内含多种成分，表现为斑点状、团状强回声、线状回声等杂乱不均（图1-51）。

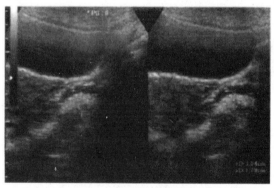

图1-51　杂乱结构征

（4）脂液分层征：肿块内含脂质及液体，两者不溶，分为上下两层，脂质比重小在上层。

（5）瀑布征或者垂柳征：肿块内含大量皮肤或骨组织，表现为强回声结节后伴声影，似瀑布或垂柳。

（6）CDFI少见或无血流信号。

（二）卵巢未成熟畸胎瘤

1.疾病概述　平均年龄11～19岁，多见于年轻患者，50岁后罕见，复发及转移率高。

2.病理　多为实性单侧,可有囊性区域,多呈球形,较大,常伴出血坏死散在小囊腔内,可含有浆液、黏液、毛发、皮质类物质,含2~3胚层,由分化程度不同的来成熟胚胎组织构成,主要为原始神经组织。

3.超声诊断要点　多为囊实性肿物,内可见实性回声团或结节状稍高回声,可伴声影,CDFI实性区可见或多或少血流信号,RI≤0.4,可与良性畸胎瘤区别。

(三)卵巢无性细胞瘤

1.疾病概述　占卵巢恶性肿瘤的5%,中等恶性,好发于青春期及生育期妇女,对放疗敏感。

2.病理　单侧多见,实性,圆形或椭圆形,中等大,切面软,均质色灰黄,镜下见大圆细胞,细胞核大,胞质丰富,间质中常有淋巴细胞浸润。

3.超声诊断要点　外形较规则,边界较清晰,内部为实性不均质稍低回声,可见树枝状稍高回声分隔,呈分叶状,CDFI分隔上可见血流信号,高速低阻频谱。

(四)卵巢卵黄囊瘤

1.疾病概述　罕见,肿瘤来源于胚外结构卵黄囊,其组织结构与大鼠胎盘的内胚窦特殊血管周围结构相似,又名内胚窦瘤,占卵巢恶性肿瘤1%,常见于儿童及年轻女性,平均年龄18岁,恶性程度高,生长迅速,产生甲胎蛋白(AFP),AFP升高,恶性度高,易早期转移,预后差,化疗敏感。

2.病理　单侧较大,圆形或椭圆形实性肿瘤,组织质脆,多有出血坏死区,易破裂,镜下见:疏松网状和内皮窦样结构,瘤细胞扁平、立方、柱状或多角形。

3.超声诊断要点　包膜完整,形态不规则,囊实性包块,实性部分为较均质的等回声或稍低回声,内见大小不一,边界清晰的小囊腔散在分布,CDFI:实性部分内血管扩张,血流信号非常丰富,低阻。

四、来源于卵巢性索间质细胞肿瘤

占卵巢肿瘤的4.3%~6%,常有内分泌功能故又称为卵巢功能性肿瘤,性索向上皮分化形成颗粒细胞瘤或支持细胞瘤,向间质分化形成卵泡膜细胞瘤或间质细胞瘤。

(一)颗粒细胞-间质细胞瘤

1.疾病概述　是卵巢性索间质肿瘤中较为常见的肿瘤,成人型颗粒细胞瘤占95%,属低度恶性肿瘤,发生于任何年龄,能分泌雌激素而引起相应症状。幼年型颗粒细胞瘤罕见,仅占5%,恶性度极高,主要发生在青少年。

2.超声诊断要点　肿物圆形或肾形,分叶状,包膜薄,光滑完整,内部呈实性或囊实性,囊性部分呈蜂窝状,呈"瑞士奶酪"征,CDFI血流信号丰富。

(二)卵巢支持细胞-间质细胞瘤

1.疾病概述　又称为睾丸母细胞瘤,罕见。多见于40岁以下妇女,单侧多见,较小,可局限在卵巢门区或皮质区,实性表面光滑,可呈分叶状,高分化者属良性,中低分化者为恶性,占10%~30%,有男性化作用,少数无内分泌功能,雌激素升高,呈现女性化。5年生存率70%~90%。

2.超声诊断要点

(1)实性:直径1~3cm者多为单纯的间质细胞瘤,较小;直径3~7cm者常为支持细胞间质细胞瘤。

（2）囊实性：肿块大小不一,3～18cm,多房实性肿瘤,CDFI 表现不一,可以是稀疏血流,也可为丰富血流。

五、卵巢库肯勃瘤(Krukenbery tumor)

1.疾病概述　即印戒细胞癌,是一种胃肠道原发肿瘤转移到卵巢的肿瘤,常为双侧性,中等大,卵巢原状或呈肾形。

2.超声诊断要点　不均质形态,多为多房和不规则边缘,肿块较大,CDFI 血流丰富,可见到主干血管呈树枝状结构穿入到肿块中央。

（刘丹娜）

第六节　滋养细胞疾病

滋养细胞疾病(gestational trophoblastic disease,GTD)是与妊娠有关的一组疾病,来源于胎盘绒毛的滋养细胞,包括葡萄胎、侵蚀性葡萄胎、绒毛膜细胞癌(简称绒癌)和胎盘位置滋养细胞肿瘤。超声(包括腹部超声和阴道超声)在其诊断及治疗效果的随访中具有重要价值。通过超声检查可以诊断葡萄胎,了解侵蚀性葡萄胎或绒毛膜细胞癌的浸润范围,从而判断治疗效果。

一、滋养细胞疾病的分类和病因

滋养细胞疾病是指来源于胎盘滋养细胞的疾病,绝大多数与妊娠有关,少数可以为卵巢原发性滋养细胞肿瘤。1975 年世界卫生组织(WHO)将滋养细胞疾病分为合体细胞子宫内膜炎、葡萄胎、侵蚀性葡萄胎和绒癌。1983 年 WHO 对此分类进行更改,将葡萄胎分为完全性葡萄胎和部分性葡萄胎,加入胎盘部位滋养细胞肿瘤(placental site trophoblastic tumor,PSTT),并将侵蚀性葡萄胎、绒毛膜癌和 PSTT 统称为妊娠滋养细胞肿瘤(gestationaltropho-blastic tumor,GTT)。1994 年 WHO 对滋养细胞疾病分类再次进行了修改,以形态学为标准,将不符合诊断标准的某些妊娠滋养细胞疾病归类为未分类滋养细胞病变。由于侵蚀性葡萄胎和绒癌在临床表现、诊断和处理原则等方面基本相同,组织学证据获得困难,2000 年国际妇产科联盟(FIGO)妇科肿瘤委员会建议滋养细胞疾病的临床分类不以组织学为依据,将侵蚀性葡萄胎和绒癌合称为妊娠滋养细胞肿瘤(gestationaltrophoblastic neoplasia,GTN),并进一步根据病变范围再分为两类:若病变局限于子宫,称为无转移性 GTN;若病变出现在子宫以外部位,称为转移性 GTN。

1.分类　根据病理学特点的不同,可以分类如下:

（1）葡萄胎:是滋养细胞疾病中的良性疾病,又根据胎盘发生葡萄胎变化的范围,分为完全性葡萄胎和部分性葡萄胎。

（2）侵蚀性葡萄胎:病理学特点类似于葡萄胎,但是具有浸润的特性。

（3）绒毛膜细胞癌:细胞可以来源胎盘绒毛,或来源于卵巢形成原发性绒毛膜细胞癌,但是无绒毛结构。

（4）胎盘部位滋养细胞肿瘤:足月妊娠产后,原胎盘部位滋养细胞残留并继续生长,可侵犯子宫肌层。在滋养细胞疾病中是最少见的一种。

（5）混杂的 GTT：超常胎盘部位反应和胎盘部位结节。

（6）未分类滋养细胞病变。

地域不同，滋养细胞发生率也有较大不同。东南亚、印度及非洲发病率高，而欧洲尤其意大利很少见。中国 26 省市 300 余万人的调查显示，葡萄胎的发生率为 1/238 次妊娠，葡萄胎的恶变率为 14.5%。

发病年龄分布特点：<20 岁及>40 岁妇女妊娠时易患葡萄胎，>50 岁妊娠时，葡萄胎的发生率 100 倍于育龄妇女。最低发病年龄在 20～29 岁。

2.病因 滋养细胞疾病的发生原因不明，与多种因素有关，有多种假说。

（1）营养不良学说：母体叶酸缺乏可能与滋养细胞肿瘤的发生有关，特别是胚胎的血管形成期（受孕后的 13～21d），叶酸缺乏会导致胎盘绒毛的血管缺失以及胚胎的坏死与吸收，葡萄胎绒毛的基本病理改变也正符合此点。近年来美国和意大利的研究表明，胡萝卜素的缺乏也可能与葡萄胎的发生有关。

（2）病毒学说：20 世纪 50 年代曾报道在葡萄胎和绒毛膜癌的组织中分离出一种滤过性病毒，60 年代在一些滋养细胞肿瘤组织标本中通过电镜检出胞质内包涵体，类似实验性白血病中见到的病毒颗粒。

（3）内分泌失调学说：卵巢功能紊乱可能导致卵巢产生的卵子不健全，临床发现停服口服避孕药近期内受孕的常见其绒毛有水泡样变性。

（4）细胞遗传学说：最受到大家认可的是从遗传学角度分析的细胞遗传学说。完全性葡萄胎通常是二倍体，其中 90% 为 46,XX，染色体均为父源性，是由一个正常精子（23X）与一个空卵受精后，核内 DNA 自身复制而成。约 10% 的完全性葡萄胎核型为 46,XY，它是 1 个空卵与 2 个正常精子受精而成。虽然完全性葡萄胎染色体成分均为父源性，但其胞质中线粒体DNA 却是母源性的。部分性葡萄胎核型常见为三倍体，是由 1 个正常卵子与 2 个精子受精而成，表现为 69,XXX。也有报道鼠核配子移植试验成功地解释了葡萄胎发生的机制，将父源或母源早期生殖细胞核移植至不含卵原核的卵细胞内，当受精卵染色体全部来自母方时，胚鼠可发育成 25 个中胚叶节阶段，但无滋养细胞生长。而当受精卵染色体全部来自父方时，滋养细胞增生活跃，父源性基因成分对控制滋养细胞增生十分重要，而母源性基因成分则对调整胚胎生长发育至关重要。完全性葡萄胎与部分性葡萄胎均表现为过多的父源性染色体，以致促使滋养细胞的重度增生。

二、滋养细胞疾病的病理学特点

（一）葡萄胎

葡萄胎（hydatidiform mole）是最常见的来源于滋养层细胞的良性疾病，由于其大体病理表现为绒毛水肿并形成水泡而得名，又称水泡状胎块。由于病变累及胎盘程度不同，一般分为完全性葡萄胎（complete hydatidiform mole）和部分性葡萄胎（partial hydatidiform mole），前者是指胎盘组织全部由葡萄胎组织代替，胎儿及其附属物（包括脐带、羊水和胎膜）消失。后者是指仅部分胎盘发生葡萄胎变化，胎儿多数死亡，或见小于孕周的胎儿或发育异常的胎儿；偶尔由于发生葡萄胎变化的胎盘面积较小，正常功能的胎盘仍能维持胎儿生长，胎儿可以生长至足月；极少数可以为双胎妊娠，其中一个胎儿死亡，其胎盘发生葡萄胎变化；而另一个胎儿正常生长。

完全性葡萄胎巨检示绒毛膜绒毛弥漫性水肿,形成大小不等的簇状圆形水泡,其间由纤细的索带相连成串,形如葡萄样水泡,其葡萄状结构的大小可以从数毫米至数厘米(一般可达3cm)。对于直径在2mm以下、肉眼不易发现的水泡状胎块,称为"镜下葡萄胎",此时诊断应慎重,需与流产变性相鉴别。镜检示水泡状胎块的基本病理形态是绒毛间质水肿,中心液化池形成,血管消失或极少血管,滋养细胞增生。有一定数量的滋养层细胞异型:核质比失调、核深染、核形不规则。

部分性葡萄胎巨检示宫腔内除水肿绒毛外尚混杂正常绒毛,可伴有正常或异常发育的胚胎、羊膜囊及(或)残存胎盘组织。镜检示水肿与正常绒毛并存在同一切片中,绒毛外周滋养细胞不同程度局限性簇状增生。

在病理上与胎盘的退行性变的区别,即葡萄胎的特征性病理表现是滋养细胞的增生。完全性葡萄胎的恶性变率为10%~25%,对滋养细胞高度增生或增生不典型、年龄偏大或葡萄状水泡小者,应注意其向恶性转变的可能性,应严密随访或采用预防性化疗。而部分性葡萄胎的恶性变可能性极小。

葡萄胎时由于绒毛的滋养细胞高度增生,使得细胞分泌人绒毛膜促性腺激素(human chorionic gonadatropin,HCG),刺激卵巢内颗粒细胞和卵泡膜细胞,使得大量小卵泡黄素化而形成囊肿,称为黄素囊肿。30%~50%的葡萄胎患者合并有卵巢黄素囊肿,一般为双侧性。

(二)侵蚀性葡萄胎

侵蚀性葡萄胎(invasive mole)是指葡萄胎组织超出宫腔、浸润子宫肌层或转移到子宫以外,为恶性肿瘤。均为葡萄胎发展而来,发生在葡萄胎清宫术后6个月内。发生率为15%~18%。

侵蚀性葡萄胎大体上可见子宫肌壁内有大小不等、深浅不一的水泡状组织,宫腔内可有原发病灶,也可以没有原发病灶。当侵蚀病灶接近子宫浆膜层时,子宫表面可见紫蓝色结节。常见直接转移的器官是阴道穹隆,在阴道的转移灶多呈结节状、紫蓝色,触及易出血,但一般不发生远处转移。镜下见侵入肌层的水泡状组织的形态与葡萄胎相似,可见绒毛结构及滋养细胞增生和异型性。滋养细胞更加高度增生和不典型增生,绒毛间质高度水肿,间质内无血管分布。肿瘤细胞常常侵犯子宫肌层血管,引起血管破裂,从而在肿瘤组织周围形成血窦,供应肿瘤细胞生长。肿瘤周围血管往往明显扩张,使得局部肉眼观察呈紫蓝色。常可在血管内发现肿瘤细胞。

同样,侵蚀性葡萄胎的肿瘤细胞可以产生大量的HCG,从而造成部分患者卵巢的黄素囊肿。

(三)绒毛膜细胞癌

绒毛膜细胞癌(choriocarcinoma)是一种恶性度较高的肿瘤,继发于足月妊娠产后、流产后或葡萄胎清宫术后甚或异位妊娠6个月以上的妊娠滋养细胞肿瘤。可以在早期即发生血行转移,从而临床上表现出转移灶的症状。卵巢原发性绒癌可发生在绝经后妇女。在美国绒癌与足月妊娠比例为1:4000,2%~5%的葡萄胎可发展为绒癌。约50%的绒癌来源于葡萄胎,20%来源于足月妊娠,30%来源于流产后。

绒癌多数发生在子宫上,少数患者可以在子宫上无明显的病灶,而仅表现为转移灶发生在子宫的绒癌病理表现为子宫不规则增大,呈紫蓝色,肌层内可见一个或多个病灶呈紫蓝色或暗红色,病灶组织极脆,触之易出血,病灶大小一般在 2～10cm,可位于子宫壁、子宫腔或突出在浆膜面。

组织学上肿瘤内无纤维结缔组织的间质细胞,无血管分布,来自滋养层的合体滋养细胞和细胞滋养细胞高度不典型增生,聚集呈团片状,侵蚀周围血管,造成血管破裂并开口于肿瘤周围,从而在肿瘤细胞周围形成血窦,为肿瘤细胞提供血液供应。因此,在肿瘤的中央部分常常有缺血坏死及血块形成。

(四)胎盘部位滋养细胞肿瘤

胎盘部位滋养细胞肿瘤(placental site trophoblastic tumor,PSTT)是一种少见而独特的子宫肿瘤。PSTT 通常发生在正常妊娠和流产后,仅 5％～8％发生在葡萄胎之后。按 Vardar 报道在英文文献迄今共有 74 例 PSTT,其死亡率为 20％。

病理表现为子宫肿块呈局部结节状或息肉样突向宫腔,或肿块向肌层内浸润性生长而呈界限不清的肿块。有时刮宫已将主要病变去除,子宫内可找不到明显病灶。病灶呈黄褐色或黄色,质软,可有小区出血灶。肿块浸润深浅不一,有时浸润可达浆膜层而致自发穿孔。镜下可见肿瘤细胞为一种细胞,并不含有两类滋养细胞,几乎完全由中间型滋养细胞组成,无绒毛结构。瘤细胞生长的特点为分离性浸润,单个瘤细胞或成束成片瘤细胞呈分离性浸润生长于肌细胞及肌纤维束之间。

目前按组织学检查 PSTT 有其特征,但尚不能区分本病的良恶性,如瘤细胞丰富、胞质透明、核分裂象＞5/10HPF,尤其是＞10/10HOF,且肿瘤内有大片出血坏死,常提示恶性。

三、临床表现

(一)葡萄胎

由于诊断技术的提高,在典型症状出现之前就得到诊断和治疗,所以症状典型的葡萄胎越来越少。典型症状:

1.停经后不规则阴道出血 停经 8～12 周后,出现不规则阴道出血,出血量不等,少者表现为阴道少量点滴状出血,多者可以是阴道大量出血,造成患者出血性休克。时出时停,反复发作,有时可见水泡状组织随出血排出。

2.子宫异常增大、变软 葡萄胎时滋养细胞高度增生、水肿及宫腔内积血,子宫体积往往明显大于停经月份,而质地较软。但是约 30％的患者子宫体积可以等于或小于停经月份,有可能是水泡停止生长或大量排出所致。

3.腹痛 由于子宫迅速增大,以及葡萄胎组织脱离或血块形成和排出,尤其是子宫平滑肌收缩,均可以造成患者不同程度的下腹部疼痛,常为阵发性。若并发卵巢黄素囊肿扭转或破裂,可出现急腹痛。

4.妊娠呕吐 由于子宫异常增大和 HCG 水平异常升高,妊娠呕吐出现得早,症状严重,持续时间长。可导致水电解质平衡紊乱。

5.卵巢黄素囊肿的形成 一般情况下卵巢黄素囊肿不引起临床症状,或较大的黄素囊肿可以造成下腹部隐痛不适。少数患者可因黄素囊肿扭转引起急腹症而就诊。

6.其他表现 少数患者由于体内大量 HCG 的存在,以及子宫体积迅速增大,可以出现妊娠高血压综合征。10％的患者可表现为甲状腺功能亢进。

（二）侵蚀性葡萄胎

侵蚀性葡萄胎患者均有半年内发生葡萄胎的病史,出现血 HCG 升高等表现而就诊,其常见的临床表现包括：

1. 阴道不规则出血　葡萄胎清宫术后患者常恢复正常。发生侵蚀性葡萄胎时常表现为阴道不规则出血,出血量可多可少,严重者可突然大量阴道出血,造成患者失血性休克。

2. 腹痛　由于肿瘤细胞侵犯子宫肌层,或宫腔积血刺激子宫平滑肌细胞,引起肌细胞痉挛性收缩,从而造成腹痛。或黄素囊肿引起下腹部不适。严重时癌组织穿破子宫壁,引起腹腔内大出血,表现为急腹症和失血性休克。

3. 转移灶表现　发生在阴道或外阴的转移灶,一般表现为紫蓝色结节状。可以在性交或妇科检查时溃破而大量出血。转移至肺部的病灶可引起患者胸痛、咳嗽或咯血。

4. 妇科检查　子宫不均匀性增大,质地较软。有黄素囊肿时,可以在子宫旁扪及囊性肿块。阴道或外阴转移时,可发现转移灶呈紫蓝色,触之易出血,且出血量往往较大。

5. 血或尿 HCG 明显升高。

（三）绒毛膜细胞癌

发生在葡萄胎清宫术后 6 个月以上或足月妊娠、流产后。最常见的转移器官是肺部,其他分别为阴道、脑、肝和肾。临床表现有：

1. 阴道不规则出血　表现为足月妊娠分娩后、流产后或葡萄胎清宫术后,再次出现不规则阴道出血,出血量变化较大。少数患者可以无阴道出血而仅出现转移灶症状。

2. 腹痛　由于肿瘤细胞侵犯子宫肌层,或宫腔积血均可引起肌细胞痉挛性收缩,从而造成腹痛。严重时癌组织穿破子宫壁,引起腹腔内大出血,表现为急腹症和失血性休克。

3. 转移灶表现　阴道转移灶呈紫蓝色结节状,触之易出血。肺部转移可引起胸痛、咳嗽或咯血,严重时可造成血胸或急性肺动脉栓塞。脑转移引起颅内压升高、脑组织损失,甚至脑疝死亡。

4. 妇科检查　子宫增大,质地较软。如果阴道内有转移灶可见紫蓝色结节。黄素囊肿时能扪及增大的卵巢。

5. 绒癌的临床分期　我国及 WHO 提出的临床分期见表 1-1。影响绒癌预后的因素及其对预后的影响程度见表 1-2。临床上绒癌需要与葡萄胎、侵蚀性葡萄胎、胎盘位置的滋养细胞肿瘤、合体细胞炎以及胎盘的残留鉴别,其鉴别要点见表 1-3。

表 1-1　绒毛膜细胞癌的临床分期

	我国采用的分期	WHO 分期
Ⅰ期	病变局限于子宫	病变局限于子宫,无转移
Ⅱ期	病变转移到盆腔、阴道	病变超出子宫,但仍局限于生殖器官
Ⅱa 期	子宫旁或附件转移	
Ⅱb 期	阴道转移	
Ⅲ期	肺部转移	肺部转移
Ⅲa 期	单个病灶直径小于 3cm,或片状阴影不超过一侧肺的一半	
Ⅲb 期	肺转移超出Ⅲa 期	
Ⅳ期	全身转移(脑、肝、肠、肾等)	其他部位转移

表1-2　绒癌预后评分表

预后因素	评分			
	0分	1分	2分	4分
年龄(岁)	≤39	>38		
妊娠	葡萄胎后	流产后	足月妊娠后	
病程(月)	<4	4～6	7～12	>12
HCG(U/L)	<10^3	10^3～10^4	10^5～10^6	>10^6
血型(ABO)		O×A	B	
肿瘤大小(cm)		3～5	>5	
转移部位		脾、肾	消化道、肝	脑
转移个数		1～4	5～8	>8
治疗后复发			单种药物	2种以上药物

表1-3　绒毛膜细胞癌的鉴别诊断

	葡萄胎	侵蚀性葡萄胎	绒毛膜细胞癌	胎盘位置滋养细胞肿瘤	合体细胞子宫内膜炎	胎盘残留
继发于	无	葡萄胎	流产、足月妊娠和葡萄胎等	流产、足月妊娠和葡萄胎等	流产、足月妊娠和葡萄胎等	流产、足月妊娠产后
潜伏期	无	<6个月	>6个月	<1年	无	无
绒毛	有	有	无	无	无	有,退化
细胞增生	轻→重	轻→重	重	中间型	不增生	无
浸润深度	蜕膜层	肌层	肌层	肌层	浅肌层	蜕膜层
组织坏死	有	有	有	无	无	无
转移	无	有	有	少	无	无
HCG	+	+	+	+/-	-	+/-

（四）胎盘位置滋养细胞肿瘤

PSTT 发生于育龄妇女,且发生于足月产、流产及葡萄胎后,前次妊娠至本次发病的间期为 3 个月至 15 年。临床表现为继发性闭经或阴道不规则出血,妇科检查时子宫有不同程度的增大。子宫增大为孕 40 天至 2 个月大小。

四、声像图特征

阴道超声检查是滋养细胞疾病诊断及观察随访治疗效果的最佳检查方法之一。对于绝大多数病例而言,均可见在阴道超声检查时获得满意的图像,为临床或超声诊断提供可靠的信息。通过阴道超声检查可以观察宫腔内病灶的范围、肌层是否有浸润及双卵巢形态和内部结构。阴道彩色超声的应用可以了解病灶局部血管扩张情况,对鉴别诊断具有较为重要的价值。但是,阴道超声检查在滋养细胞疾病的应用中有一定的禁忌证,其包括:①葡萄胎子宫体较大,尤其子宫底部已达脐水平时,阴道超声往往仅能观察到位于盆腔内的一部分子宫及宫腔情况,不能全面地了解子宫及宫腔内部的结构、回声变化。②阴道穹隆部位或外阴有转移灶存在时,阴道超声检查有造成转移灶溃破大出血的可能。故尽量不要行阴道超声检查,直到转移灶消失后。③卵巢黄素囊肿较大时,同样阴道超声检查不能显示肿块的全部,不宜直接阴道超声检查。

(一)葡萄胎

葡萄胎最常用的超声检查方法是腹部超声检查,尤其是停经时间较长、子宫较大时腹部超声检查对了解子宫形态、宫腔内病灶组织的回声情况具有极为重要的临床意义。而阴道超声检查适用于妊娠早期的葡萄胎,其子宫大小相当于妊娠 3 个月以下、子宫未超出盆腔者,可以更为仔细地观察宫腔内葡萄胎结构的回声,对于首次清宫后了解宫腔内是否仍有病灶残留均具有重要的临床价值。葡萄胎阴道超声检查包括:

1.葡萄胎的阴道超声特征

(1)子宫增大且大于停经时间:由于滋养细胞的增生、绒毛水肿及宫腔内出血或积血均可以引起子宫体积的明显增大。子宫壁肌层相对较薄(图 1-52),但厚度均匀且回声一致,呈低回声结构。

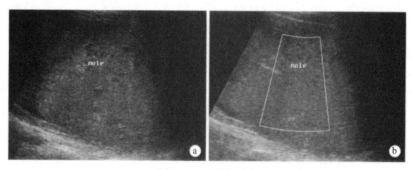

图 1-52　葡萄胎 1

停经 3 个半月,子宫增大,宫腔内见蜂窝状结构,见大小不等的小囊腔

(2)完全性葡萄胎时子宫腔内无胎儿、胎盘、羊水及脐带结构,取而代之的是大量大小不等、形态不规则的蜂窝状无回声区,小囊腔边界清晰、囊壁菲薄呈高回声状,有形容为"落雪状"回声。有宫腔内积血时可见较大的低回声囊腔,血块形成可表现为以高回声为主的不均匀回声结构(图 1-53a、b)。部分性葡萄胎时除可以观察到葡萄胎的特征性回声外,往往还可以探及胎儿和附属物,胎儿多已死亡或畸形,少数胎儿仍存活(图 1-54)。

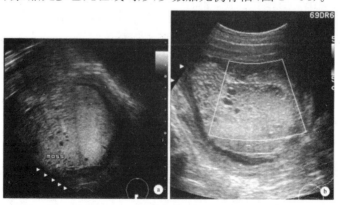

图 1-53　葡萄胎 2

a.停经 3 个月,显示宫腔内蜂窝状结构,见大小不等的小囊腔;b.停经 2 个月,显示宫腔内回声不均匀结构,见高回声区域和不规则小囊腔结构

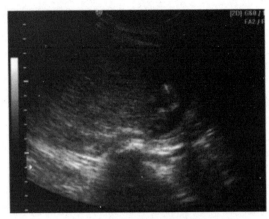

图 1—54　部分葡萄胎

显示宫腔内蜂窝状结构,见大小不等的小囊腔,并且可以见正常存活的胎儿继续生长

（3）彩色多普勒超声表现,子宫动脉阻力往往明显下降,舒张期血流明显增加,而子宫肌层内血管扩张不明显,宫腔病灶内较难探及血管。

（4）卵巢黄素囊肿的形成,表现为多房性的囊肿。

（二）葡萄胎的随访

葡萄胎的随访是其治疗的重要组成部分之一。通过首次清宫手术,绝大多数病灶组织可以被清除,但是往往还有部分病灶组织残留,需要再次清宫手术。以往清宫手术的次数是根据血 HCG 和前次清宫后的组织病理学检查结果而定,手术前或手术当时无法确定清宫的效果,有时会造成清宫过度、子宫内膜严重损失,从而引起宫腔粘连。因此,葡萄胎首次清宫手术后的超声（尤其阴道超声）随访对临床处理具有重要的意义。

葡萄胎首次清宫术后,阴道超声表现为子宫体积明显缩小,肌层因收缩而增厚,回声均匀。宫腔内是阴道超声观察的重点,表现为宫腔内实质不均匀结构,主要是由血块、脱落组织和葡萄胎组织造成,形态不规则,与肌层分界清晰。随着时间的推移,宫腔内容物逐渐随阴道出血而排出,宫腔内回声紊乱结构变小,部分区域可见正常的内膜层回声。一般情况下在 1 周后进行第二次清宫手术,如果手术彻底,患者往往在术后 2～3d 内阴道出血停止,阴道超声检查时发现宫腔内仅见少量积血或局部小的高回声血块,而子宫内膜层回声均匀,与肌层或两层内膜间的宫腔线清晰。如果宫腔内仍具有实质性结构,且回声不均匀,提示仍需要第三次清宫手术。阴道超声检查结合血 HCG 的下降或降至正常范围,对判断诊断疗效具有较大的价值。

（三）侵蚀性葡萄胎

除极少数患者无原发灶、仅表现为继发灶（肺部转移）的症状而无需阴道超声检查内生殖器官或外阴阴道穹隆部位转移不能进行阴道超声检查以外,阴道超声（尤其彩色阴道超声）是侵蚀性葡萄胎超声检查的最佳选择。其声像图特征表现为:

1.子宫增大,形态不规则　由于肌层内和宫腔内病灶的存在,往往子宫不规则增大（图 1—55）,且子宫质地柔软。

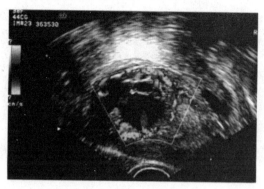

图 1-55　侵蚀性葡萄胎 1

显示子宫不规则增大,后壁突起明显,肌层内见不规则低回声区域,或囊腔结构

2.宫腔内见回声紊乱结构　宫腔内病灶组织及积血或血块的存在,使得局部回声不均匀,表现为低回声、高回声和等回声同时存在。

3.肌层内低回声或无回声结构　由于病灶向肌层的浸润性生长,肿瘤细胞常常造成局部血管壁破坏,在肿瘤组织周围形成血窦,因此病灶局部及周围血管明显扩张。阴道超声下可见病灶局部呈多房性囊性结构,囊腔大小不等、形态不规则(图 1-56)。彩色超声显示囊性结构均为扩张的血管,以静脉为主,而且动静脉短路的形成及涡流的存在,使得局部在彩色超声下呈团块状多种色彩。部分患者可以造成子宫旁静脉丛的明显扩张,从而形成宫旁静脉曲张,超声下局部呈蜂窝状囊性结构,彩色超声提示为扩张的血管(图 1-57~图 1-61)。

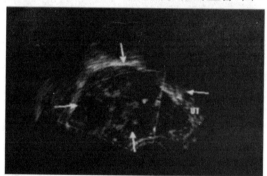

图 1-56　侵蚀性葡萄胎 11

子宫不规则增大,后壁肌层内见回声不均匀区域,内部有不规则小囊腔

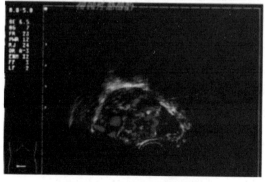

图 1-57　侵蚀性葡萄胎 12

彩色超声显示囊性结构区域为扩张的血管

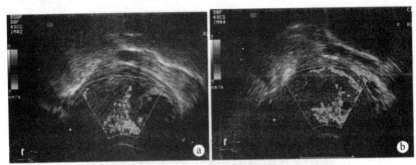

图 1—58　侵蚀性葡萄胎 13
子宫肌层内血管扩张明显,使得肌层回声不均匀

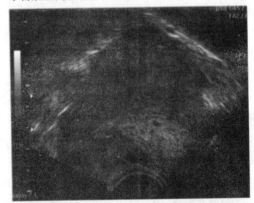

图 1—59　侵蚀性葡萄胎 14
子宫不规则增大,肌层内见不规则囊性结构,为病灶侵犯造成的血管扩张

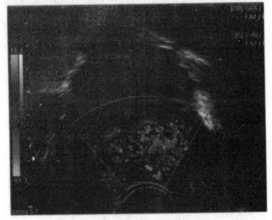

图 1—60　侵蚀性葡萄胎 15
肌层内呈蜂窝状改变,见不规则扩张的血管

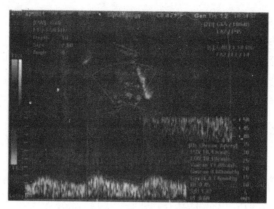

图 1—61 侵蚀性葡萄胎 16
见肌层内血管扩张呈团状

4.卵巢黄素囊肿的存在(图 1—62) 侵蚀性葡萄胎的治疗目前以药物化疗为主,其治愈率高达 70%~80%。因此,药物治疗期间或治疗间隙的随访对指导卵巢用药具有重要的价值。

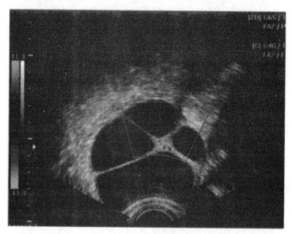

图 1—62 一侧卵巢黄素化囊肿

随着有效药物治疗方案的实施,子宫局部病灶逐渐缩小,肌层内血管扩张程度降低,子宫动脉阻力及病灶局部动脉阻力升高,局部血供减少,宫腔内病灶消失。当临床症状消失、血HCG 降为正常范围、月经恢复后,临床上进入治愈期,此时的超声表现可以分为:

(1)子宫完全恢复正常:包括子宫形态、大小、肌层厚度及肌层的回声均恢复正常。

(2)局部不规则高回声结构:由于肌层内病灶在药物治疗下逐渐愈合,局部出血或肿瘤细胞坏死区域可以为纤维结缔组织代替。因此,超声检查时可以发现原病灶部位呈形态不规则较小的高回声结构,边界不清,肌层内血管分别恢复正常。

(3)子宫旁及肌层内静脉丛曲张:由于肿瘤细胞或激素的作用,造成的子宫旁或肌层内扩张的静脉丛,可以在疾病治愈后仍继续存在,阴道超声下表现为蜂窝状结构,彩色超声显示多彩色团,从而形成盆腔静脉曲张症。

(四)绒毛膜细胞癌

绒癌与侵蚀性葡萄胎之间除有组织学和发生学方面的差异外,其临床表现、治疗方法、治疗效果及超声特征二者之间无明显差异。临床上由于二者均为恶性肿瘤,而且治疗方案相同,对于超声诊断而言仅根据肿瘤发生前妊娠情况来判断,如继发于葡萄胎后6个月以上或足月妊娠、流产后诊断为绒癌,其声像图特征类似于侵蚀性葡萄胎:

1.子宫增大、形态不规则　肌层内和宫腔内病灶的存在,且子宫质地柔软。

2.宫腔内见回声紊乱结构　宫腔内病灶组织以积血或血块的存在,使得局部回声不均匀。

3.肌层内低回声或无回声结构　由于病灶向肌层的浸润性生长,肿瘤细胞常常造成局部血管壁破坏,在肿瘤组织周围形成血窦,因此病灶局部及周围血管明显扩张。阴道超声下可见病灶局部呈多房性囊性结构,囊腔大小不等、形态不规则(图1-63和图1-64)。彩色超声显示囊性结构均为扩张的血管,以静脉为主,而且动静脉短路的形成及涡流的存在,使得局部在彩色超声下呈团块状多种彩色同时存在(图1-65)。部分患者可以造成子宫旁静脉丛的明显扩张,从而形成宫旁静脉曲张,超声下局部呈蜂窝状囊性结构,彩色超声提示为扩张的血管。

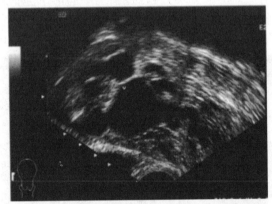

图1-63　绒毛膜细胞癌1
癌组织子宫肌层内侵犯,使得子宫不规则增大,肌层内见病灶区域呈现回声不均匀区

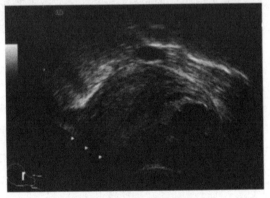

图1-64　绒毛膜细胞癌2
子宫肌层内侵犯,局部回声不均匀

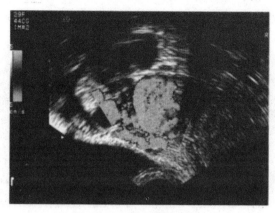

图1-65 绒毛膜细胞癌3

彩色及多普勒超声显示病灶局部血管扩张明显,并包绕病灶。病灶内部见坏死灶。血管呈现为低阻力型

4.卵巢黄素囊肿的存在 同样,药物治疗期间或治疗间隙的随访对指导临床用药具有重要的价值。

随着有效药物治疗方案的实施,子宫局部病灶逐渐缩小,肌层内血管扩张程度降低,子宫动脉阻力及病灶局部动脉阻力升高,局部血供减少,宫腔内病灶消失。当临床症状消失、血HCG降为正常范围、月经恢复后,临床上进入治愈期,此时的超声表现可以分为:

(1)子宫完全恢复正常:包括子宫形态、大小、肌层厚度及肌层的回声均恢复正常。

(2)局部不规则高回声结构:由于肌层内病灶在药物治疗下逐渐愈合,局部出血或肿瘤细胞坏死区域可以为纤维结缔组织代替。因此,超声检查时可以发现原病灶部位呈形态不规则较小的高回声结构,边界不清,肌层内血管分别恢复正常。

(3)子宫旁及肌层内静脉丛曲张:由于肿瘤细胞或激素的作用造成的子宫旁或肌层内扩张的静脉丛可以在疾病治愈后继续存在,阴道超声下表现为蜂窝状结构,彩色超声显示多彩色团,从而形成盆腔静脉曲张症。

(五)胎盘位置滋养细胞肿瘤

胎盘位置滋养细胞肿瘤是十分罕见的一种滋养细胞肿瘤,临床及超声观察均无详细的描述。主要超声特征是子宫体的增大,形态多不规则,宫腔内及肌层内出现坏死紊乱结构,部分肌壁间呈低回声区或腔内见光点紊乱区。Bajka报道1例PSTT经阴道超声发现在深肌层内有一血管扩张的肿块,部分呈实质性及部分为无回声区,呈多房性囊肿病灶,多普勒显示在囊性病灶处为扩张的血管,在整个肿瘤区伴有低阻力血管。

(屈娟娟)

第七节 女性生殖器官发育异常

一、正常子宫形态

子宫位于盆腔中央,在膀胱直肠之间,是一个肌性的空腔器官,呈现前后略扁的倒置梨形,前面稍凸。

子宫上部较宽称宫体,其上端隆起部分称子宫底,宫底两侧与输卵管相通为子宫角,子宫下部较窄呈圆柱状称宫颈,子宫体与子宫颈的比例,婴儿期为1:2,成年人为2:1,绝经后为1:1。见图1-66。

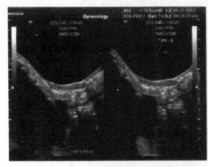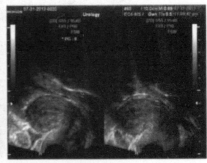

图1-66 左图为婴儿期子宫、宫颈,右图为绝经期子宫、宫颈

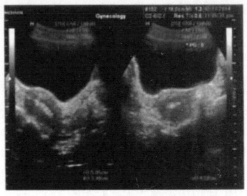

图1-66 成年人子宫、宫颈

二、子宫先天性畸形

女性内生殖器官由胚胎期生殖嵴外侧副中肾管发育而成。副中肾管的头端形成输卵管,两侧中段和尾段开始合并,构成子宫和阴道上1/3段。初合并时保持有中隔,使之分为两个腔,约在胎儿12周末中隔消失,成为单一内腔。副中肾管最尾段与泌尿生殖窦相连并同时分裂增殖,形成一实质圆柱状体,称为阴道板,继后阴道板由上向下打通,构成阴道中段和下端,其下极由阴道上皮、泌尿生殖窦上皮及间叶组织构成环状薄膜,即处女膜。

女性生殖器官在胚胎发育过程中,如受到任何内外因素的影响,发育停止或融合不全,将会导致各种的子宫发育畸形。

美国生殖协会(AFS,1988)将子宫畸形分为7种主要类型:

Ⅰ型 无子宫始基子宫幼稚子宫

Ⅱ型 单角子宫(或合并残角子宫)

Ⅲ型 双子宫

Ⅳ型 双角子宫

Ⅴ型 纵隔子宫

Ⅵ型 弓形子宫

Ⅶ型 己烯雌酚相关的子宫畸形 见图1-67。

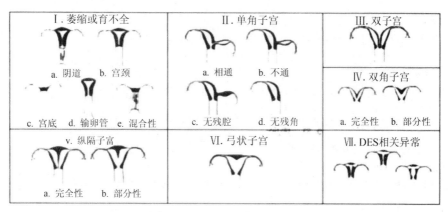

图 1-67 AFS 子宫畸形分类

三、先天性无子宫无阴道

(一)疾病概述

是由于副中肾管中段未发育,因而未能汇合成为子宫。常无阴道先天性无子宫无阴道,是生殖器官畸形中最常见的一种疾病。

(二)超声诊断要点

1.超声扫查膀胱后方空虚。

2.无阴道气体线的条状强回声。

3.未见子宫实性声像(见图 1-68)。

4.双侧卵巢可正常(见图 1-69)。

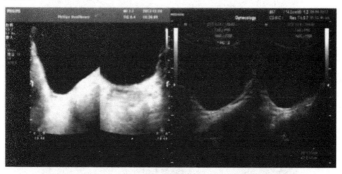

图 1-68 先天性无子宫膀胱后方空虚,无子宫回声

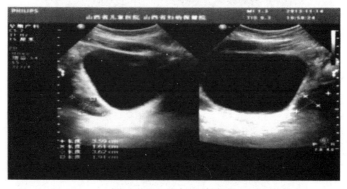

图 1-69 双侧正常卵巢

（三）预后

先天性无子宫无阴道青春期后无月经来潮，婚后无生育能力。

四、始基子宫

（一）疾病概述

又称痕迹子宫。是由于两侧副中肾管汇合后持续短时间后即停止发育而成。这种子宫很小，仅 1～3cm 长，多无宫腔，或虽存宫腔也无内膜生长。

（二）超声诊断要点

1.膀胱后方可见实性低回声条索状子宫。

2.无宫腔无内膜。

3.子宫厚度＜1cm（见图 1—70、图 1—71）。

4.双侧卵巢可正常（见图 1—72）。

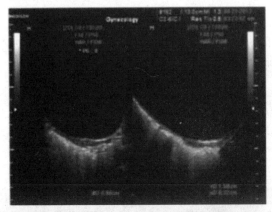

图 1—70　始基子宫，子宫厚度 0.32cm，内膜显示不清

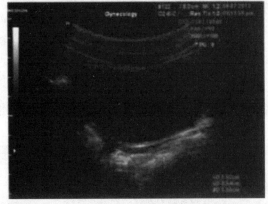

图 1—71　始基子宫子宫厚度 0.54cm，内膜线表显示

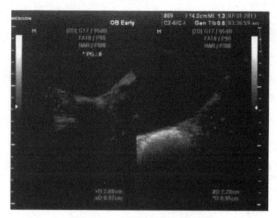

图1-72　显示正常双侧卵巢

(三)预后

始基子宫无月经来潮,婚后无生育能力。

五、幼稚型子宫

(一)疾病概述

又称子宫发育不良。是由于两侧副中肾管汇合后短时间内即停止发育所致。子宫较正常小,子宫颈相对较长,宫体与宫颈之比为1:1或2:3,子宫颈外口小。

(二)超声诊断要点

1.子宫形态可正常,各径线较正常小1~1.5cm。

2.宫颈相对较长。

3.子宫厚度<2.5cm。

4.有内膜声像,呈线样(见图1-73)。

5.两侧卵巢一般正常。

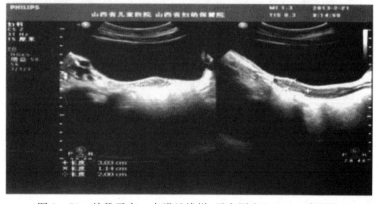

图1-73　幼稚子宫　内膜呈线样,子宫厚度1.14cm,宫颈长

(三)预后

幼稚子宫青春期后可无月经,也可有少量月经,若在青春期及时正确治疗,幼稚子宫可以增大,有些可正常来月经,甚至正常妊娠。

六、双子宫双阴道

（一）疾病概述

是由于两侧副中肾管未汇合所致，各自发育，形成两个子宫，各自一套输卵管、宫颈、卵巢及阴道。

（二）超声诊断要点

1.两个子宫完全独立，左右各一（见图1—74、图1—75）。

2.每个宫角分别连同侧的输卵管和卵巢。

3.两个子宫分别有各自的内膜，内膜向下见两个宫颈管内膜。

4.宫颈两个或融合双通道，宫颈较宽。

5.三维超声显示内膜呈完整的倒"八"字形。

6.阴道中间可见一低回声隔，呈双通道。

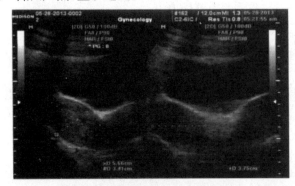

图1—74 双子宫，左右各一独立子宫

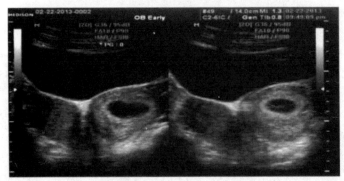

图1—75 双子宫，左右各一，左侧子宫妊娠

（三）鉴别诊断

要与完全中隔子宫鉴别，鉴别要点，中隔子宫由中隔将一个宫腔一分为二。因此完全中隔可行手术切除。

七、双角子宫

（一）疾病概述

又称鞍状子宫或弧形子宫，是由于副中肾管的尾端已大部分融合，纵隔已退化，形成单宫颈，单阴道，子宫底部汇合不全，导致子宫两侧各有一角突出，形成双角子宫。

(二)超声诊断要点

1.子宫底部较宽,不平。

2.两个子宫角之间弧形凹陷碟状(见图1—76)。

3.以宫颈内口水平为界的可可分为完全双子宫和不完全双角子宫(见图1—77)。

4.三维超声显示内膜为完整"Y"字形(见图1—77)。

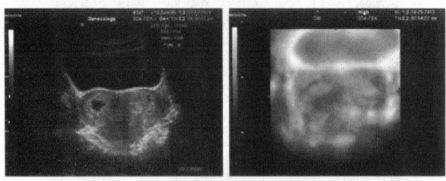

图1—76　双角子宫,左侧图右侧宫角妊娠,右侧侧图为三维双角子宫

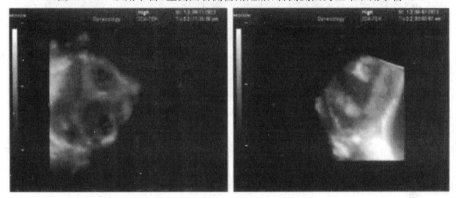

图1—77　三维双角子宫,左侧为不完全双角子宫,右侧为完全双角子宫,呈"Y"字型内膜

(三)鉴别诊断

双角子宫要与中隔子宫相鉴别。双角子宫两角之间凹陷。中隔子宫外形正常。

八、单角子宫或残角子宫

(一)疾病概述

是指一侧副中肾管发育正常,形成一发育正常的单角子宫伴有一侧正常输卵管,另一侧副中肾管发育不全所致。

(二)超声诊断要点

1.单角子宫　子宫细长,横切时,子宫宽度变窄,缺一侧角。正常一侧可有卵巢相连,残缺一角无卵巢(见图1—78)。

2.残角子宫　子宫外形异常,残角子宫宫腔可与正常宫腔相连,也可不相连,可显示内膜或无内膜有卵巢相连(见图1—79)。

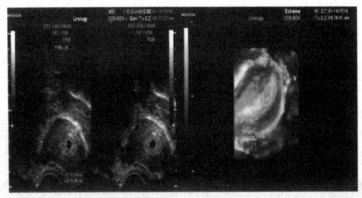

图1-78 单角子宫妊娠 左图为二维超声显示,右图为三维显示

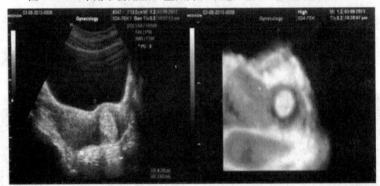

图1-79 残角子宫,左图为二维,右图为三维,三维较二维更清晰显示出残角子宫

(三)鉴别诊断

残角子宫要与浆膜下子宫肌瘤及卵巢实质性肿物相鉴别。超声检查时,注意肿物回声是否与子宫肌层一致,是否与子宫浆膜层相连,外侧有无卵巢等,有卵巢相连则为残角子宫,否则为肿瘤。

九、中隔子宫

(一)疾病概述

是由于双侧副中肾管已融合,中隔未消失。中隔子宫是临床最常见的女性生殖器官发育异常,其在正常人群中的发病率约为 $0.009\% \sim 12\%$。

(二)超声诊断要点

1.子宫外形正常,宫底部较宽无凹陷(见图1-80)。

2.横切面显示宫内中部有回声较宫壁略低的中隔,宫腔被完全或不完全中隔分开。

3.内膜呈"Y"字形。

4.三维超声显示内膜呈完整"Y"字型,宫底无凹陷(见图1-81)。

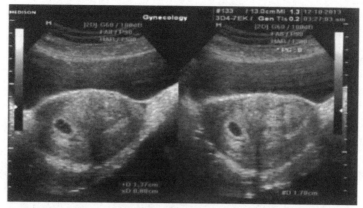

图1-80　中隔子宫,子宫外形正常,右侧宫腔内妊娠

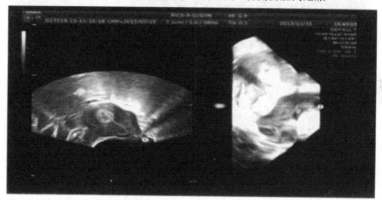

图1-81　三维成像,可清晰显示内膜呈完整"Y"字型

（三）鉴别诊断

中隔子宫尤其是不全中隔子宫,极易与双角子宫相混淆。超声检查时要仔细观察子宫外形,按查宫底打无凹陷。

十、处女膜闭锁或阴道闭锁

（一）疾病概述

是由于先天性中央部不退化或有孔后发生感染粘连阻塞所致。处女膜是位于阴道外门和会阴交界处的膜性组织,正常处女膜分为有孔型、半月形、筛状、格状等,若完全无空隙,则称为处女膜闭锁,又称无孔处女膜。

阴道闭锁:为双侧副中肾管汇合后的尾段与泌尿生殖窦相接处未贯穿所致。闭锁多为下段,其上段为正常阴道,症状与声像同处女膜闭锁。

（二）超声诊断要点

1.子宫增大,饱满,肌层变薄（见图1-82）。

2.子宫、阴道、或输卵管或盆腔积血而形成液性暗区（见图1-83）。

3.暗区内时见密集弱点状回声,放大增益,更趋明显。

4.暗区后方可见明显增强效应。

5.腹腔及盆腔内可有游离液体。

6.阴道闭锁,可见与宫颈连接处的阴道呈实性条索状（见图1-84）。

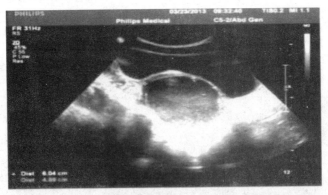

图 1-82　处女膜闭锁,宫腔内充满血液,子宫壁菲薄

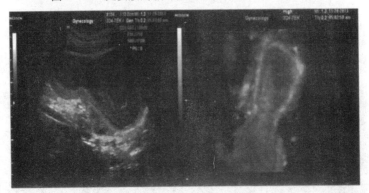

图 1-83　处女膜闭锁,左图为二维超声显示,右图为三维超声显示血液充满宫腔、宫颈及阴道

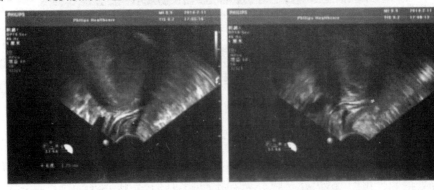

图 1-84　与宫颈连接阴道处呈闭锁条状回声

（三）预后

早期发现,选择适当的手术时机和手术方式,预后效果较好。

（刘丹娜）

第八节　急、慢性盆腔炎症

一、疾病概述

由于女性生殖器的自然防御功能减低,病原体侵入而引起女性内生殖器及其周围的结缔组织发生炎症,称为盆腔炎。包括急性盆腔炎和慢性盆腔炎,前者包括急性子宫体炎和急性附件炎(输卵管卵巢炎),其起病急,病情发展快,可引起弥漫性腹膜炎,败血症,甚至感染性休克等。慢性盆腔炎常常是由于急性盆腔炎未得治愈转变而来,实质为急性盆腔炎性疾病的后遗症,表现为输卵管炎性积水、积脓、输卵管卵巢囊肿、盆腔脓肿等。

二、超声诊断要点

1.急性子宫内膜炎、子宫肌炎 子宫轻度增大,回声减低,重者子宫轮廓模糊不清,肌层回声减低,子宫内膜因水肿而增厚。

2.急性输卵管卵巢炎

(1)急性输卵管卵巢炎:炎症早期仅表现为输卵管增粗,增粗的输卵管表现为附件区迂曲的管状回声,管壁增厚,呈"毛边"样,卵巢轻度增大,实质回声减低(见图1—85)。

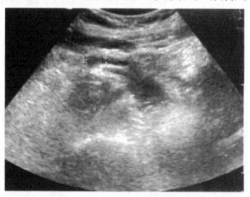

图1—85 单纯增粗的输卵管

(2)输卵管卵巢脓肿:输卵管脓肿表现为腊肠状低回声区,内含密集点状弱回声。卵巢内脓肿常为圆形或椭圆形囊性包块,粘连时可呈不规则形,囊壁较厚,内可见不光滑的分隔及密集点状回声沉积,其边缘隐约可见正常卵巢结构,但结构较模糊(见图1—86、图1—87)。

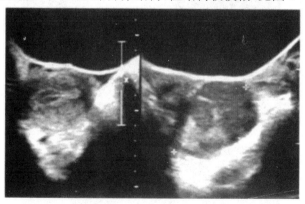

图1—86 输卵管卵巢脓肿声像

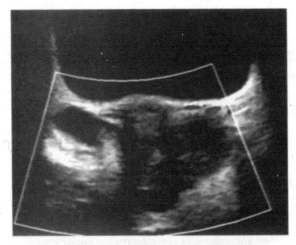

图 1-87 输卵管卵巢脓肿声像

（3）盆腔积脓：子宫略增大，浆膜层增厚、毛糙，肌层回声减低。子宫周围可见不规则形低或无回声，常位于子宫直肠窝，也可在子宫两侧出现。卵巢边界模糊难辨结构。脓肿广泛时弥漫分布于盆腔甚至腹腔内，呈不规则形，包绕子宫附件（见图 1-88、图 1-89）。

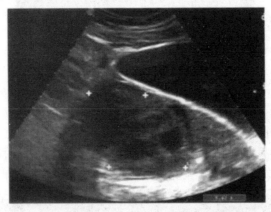

图 1-88 盆腔积脓声像

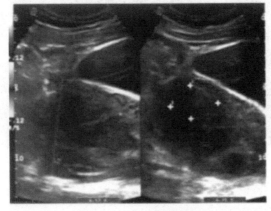

图 1-89 盆腔积脓声像

3.输卵管积水 输卵管积水常无症状，多数患者因不孕症检查发现呈腊肠状、弯曲肠管状或盲袋状，边界清，内为清亮无回声区，囊壁薄而光滑（见图 1-90、图 1-91）。其旁常可见到正常卵巢声像。

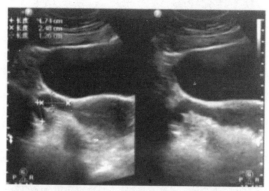

图1-90　输卵管积水声像

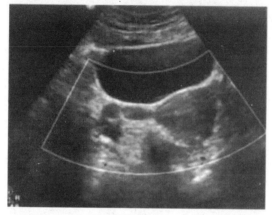

图1-91　输卵管积水声像

4.输卵管卵巢积液声像表现与输卵管积液相似,因合并卵巢积水,子宫旁可见多房性不规则囊状包块,囊的形状不规则,边界不清,囊内有粗细不等的分隔,囊内液清亮无回声,周边可见少许卵巢组织。彩超周边可探及血流信号,内部血流信号不明显(见图1-92、图1-93、图1-94、图1-95)。

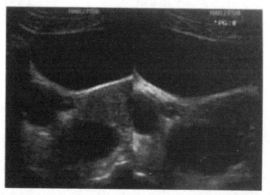

图1-92　输卵管卵巢积液声像

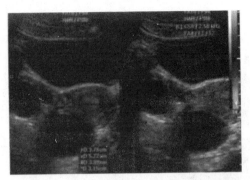

图 1—93 输卵管卵巢积液声像

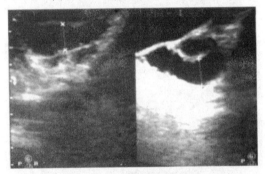

图 1—94 输卵管积液声像

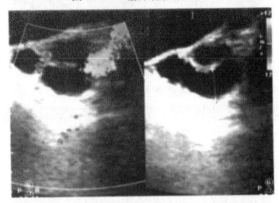

图 1—95 输卵管积液声像

5.慢性盆腔炎其他声像改变 由于感染粘连,常在盆腔形成包囊性积液或囊肿,壁不清,可有多个细带状分隔,呈不规则形,与卵巢囊肿不易区分,有时可见盆腔血管扩张(见图1—96)。

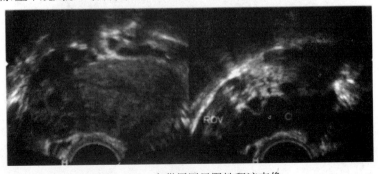

图 1—96 卵巢周围局限性积液声像

三、鉴别诊断

1.急性输卵管卵巢炎与附件肿瘤　附件肿块无法显示输卵管的特征性的管道状结构时，主要鉴别为病史和双合诊，若患者近期有下腹疼痛、发热、脓性白带、附件包块触痛阳性时，则提示有炎症存在，必要时可在短时间抗感染治疗后复查再下诊断。

2.输卵管卵巢积水与卵巢多房性囊腺瘤　两者均为多房囊性肿块，易误诊。鉴别要点为前者包块的形状不规则，囊内分隔纤细，囊腔多为圆形或管道状，彩超显示其分隔上无明显血流信号。后行外形较规则，瘤体内分隔和囊腔不规则，其囊壁和分隔上常可显示血流信号。

（刘丹娜）

第九节　盆底功能障碍性疾病

超声检查能清晰显示盆底结构，已经成为诊断盆底功能障碍性疾病的辅助手段之一，其探查路径有经腹、直肠、阴道、会阴等，可根据需要进行选择。经会阴超声将探头放置于阴道口及尿道外口下方，同一切面可以同时显示尿道、膀胱、膀胱颈、耻骨联合、阴道等盆腔脏器，可观察盆底肌肉弹性及收缩力，肌肉形态学改变，以及盆底肌肉血流情况，从而评估盆底结构和功能变化。

一、压力性尿失禁

（一）疾病概述

指腹压突然增加导致的尿液不自主流出，但不是由逼尿肌收缩压或膀胱壁对尿液的张力压所引起，正常状态下无遗尿，而腹压突然增高时尿液自动流出，也称真性压力性尿失禁、张力性尿失禁、应力性尿失禁。

（二）超声诊断要点

1.应力期尿道膀胱后角≥110°甚至消失（正常 90～100°）。

2.应力期膀胱颈移动度＞10mm。

3.应力期膀胱颈旋转角度≥20°。

4.尿道漏形成，膀胱颈漏斗化，膀胱颈和尿道形成的漏斗长度＞13mm（见图 1－97）。

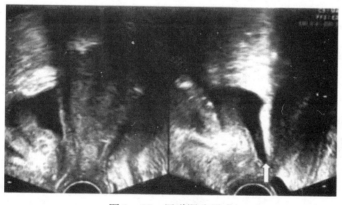

图 1－97　尿道漏斗形成

二、肛门括约肌撕裂

(一)疾病概述

由于分娩等原因可导致肛门括约肌撕裂。

(二)超声诊断要点

盆底双侧括约肌不对称,括约肌不连续可见撕裂(见图1—98)。

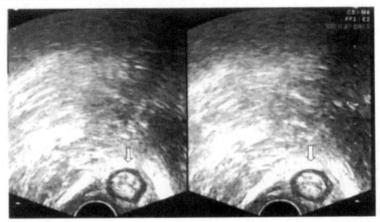

图1—98　肛门括约肌完整

三、盆底脏器脱垂

(一)疾病概述

因盆底肌肉和结缔组织缺陷引起盆腔器官偏离原有的正常位置,甚至疝入阴道。脱垂结构包括膀胱脱垂、子宫脱垂、直肠脱垂等。

(二)超声诊断要点

以耻骨联合内下缘为基线,测量在Valsalva动作时膀胱、子宫颈、直肠壶腹部下降的最大距离,同时观察膀胱颈移动的高度和旋转的幅度,从而定量分析盆底脏器脱垂。

前盆腔脱垂:膀胱颈下移至耻骨联合以下10mm甚至更低。

子宫脱垂:宫颈外口达坐骨棘以下甚至全部脱出阴道口以外。

后盆腔脱垂:直肠壶腹部下降至耻骨联合以下15mm甚至更低。

四、阴道旁缺损

(一)疾病概述

阴道自然分娩时阴道旁组织如盆内筋膜和耻骨尿道韧带会引起损伤,从而导致盆底功能障碍性疾病。三维超声可以观察整个生殖裂孔及其周围肌肉。

(二)超声诊断要点

肛提肌及筋膜可见损伤。

生殖裂孔面积正常<25cm^2,25～30cm^{2}为轻度膨出,30～35cm^{2}为中度膨出,35～40cm^{2}为显著膨出,≥40cm^{2}为严重膨出。

(刘丹娜)

第十节 盆腔静脉淤血综合征

一、疾病概述

又称卵巢静脉综合征。是由于慢性盆腔静脉血液流出不畅、盆腔静脉充盈、淤血所引起的一种独特疾病是引起妇科盆腔疼痛的重要原因之一。

二、超声诊断要点

1. 子宫大小正常或稍大,形态正常(见图 1—99)。
2. 肌层回声均匀或不均。
3. 子宫直肠窝处可探及液性暗区。
4. 宫旁可见片状管道、串珠样低或无回声区。
5. 宫旁血管增粗,管径＞6mm。
6. 彩色多普勒可见宫旁增粗条状或斑片状红蓝相间血流信号,呈琥珀状,大多数为静脉频谱。

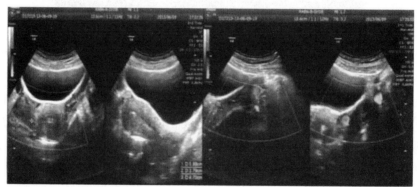

图 1—99   盆腔淤血综合征,子宫大小形态正常,其旁血管增粗

三、鉴别诊断

根据临床症状及超声声像图表现可诊断盆腔淤血综合征,但仍应与盆腔子宫内膜异位症、慢性附件炎、髂总静脉受压综合征、下腔静脉综合征等鉴别。

(刘丹娜)

第十一节 妇科急腹症

一、异位妊娠

(一)疾病概述

异位妊娠受精卵种植在子宫体部宫腔以外部位的妊娠称异位妊娠,包括输卵管妊娠、卵巢妊娠、腹腔妊娠、宫颈妊娠及残角子宫妊娠等,以输卵管妊娠最常见,占95％。病因:与慢性输卵管炎、输卵管发育或功能异常、受精卵发育异常、盆腔子宫内膜异位症等有关。异位妊娠的临床表现:停经史、腹痛、阴道不规则出血、严重时出现晕厥及休克。

(二)超声诊断要点

不同部位异位妊娠共同声像表现为子宫稍大,宫腔内未见妊娠囊,子宫内膜增厚或不增厚,有时可见子宫内膜分离征,形成假孕囊(见图 1—100)。一侧附件区可见类妊娠囊的环状高回声结构,内为小液性暗区,称 Donut 征即"面包圈"征。输卵管妊娠根据发病时间长短、症状的轻重、妊娠的转归分为 4 种类型。

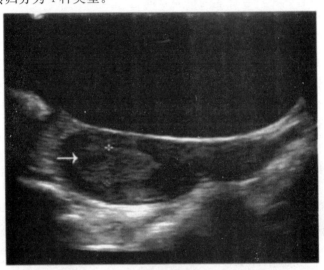

图 1—100 假孕囊声像

1.胎囊型 多在妊娠早期发现,输卵管尚未破裂,一侧附件区可见 Donut 征(见图 1—101、图 1—102)。停经 6 周以上胎囊型异位妊娠胚胎多存活,可见闪烁的胎心搏动信号,可测得单胎心搏动。在类妊娠囊的周围可记录到类滋养层周围丰富血流(见图 1—103,图 1—104)。阴道超声可以见到卵黄囊和胚芽,根据胚芽可推算孕周(见图 1—105、图 1—106)。此期盆腔和腹腔多无液性暗区。

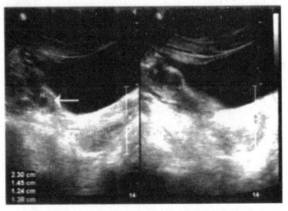

图 1—101 异位妊娠 Donut 征声像(腹部超声)

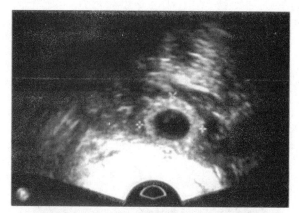

图 1-102　异位妊娠 Donut 征声像(阴道超声)

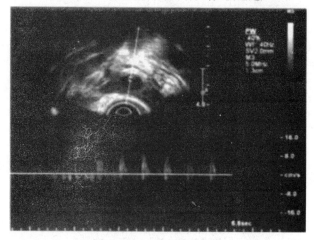

图 1-103　胎心搏动频谱

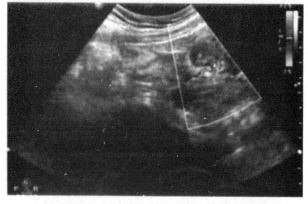

图 1-104　滋养层周围丰富血流

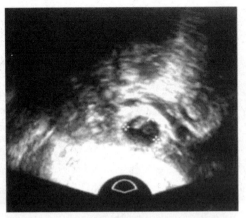

图1—105　活胎可见卵黄囊及胚芽

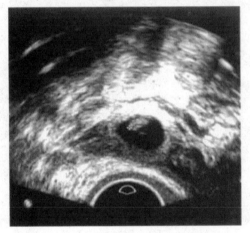

图1—106　活胎据胚芽大小推算孕周

2.流产型　一侧附件区见边界不清的回声不均质包块,包块内部可见不规则液性暗区,有时仍可见 Donut 征,阴道超声较容易发现位于子宫旁、卵巢外的妊娠囊(见图1—107、图1—108);盆腔内可见少量液性暗区。

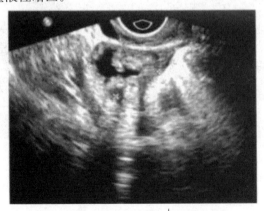

图1—107　流产型声像(木均质包块)

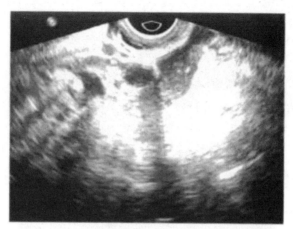

图 1-108　流产型声像(包块周围包绕液性暗区)

　　3.破裂型　一侧附件区或子宫周围探及回声杂乱包块,无明显边界,仔细扫查仍可见到 Donut 结构(见图 1-109、图 1-110、图 1-111、图 1-112);腹腔及盆腔探及大量游离液性暗区。

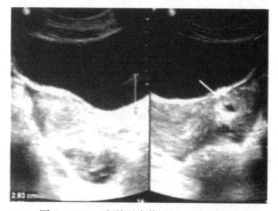

图 1-109　破裂型声像(Donut 征结构)

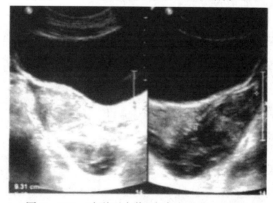

图 1-110　破裂型声像(宫旁杂乱积血肿块)

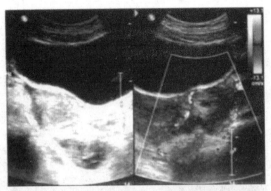

图 1-111　破裂型声像(类滋养层周围丰富血流)

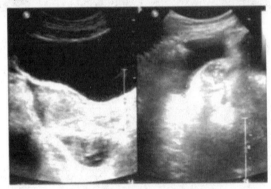

图 1-112　破裂型声像(腹腔大量积液)

4.陈旧型　一侧附件区见边界不清的不规则实性包块,呈不均质中等或高回声,可有少量盆腔积液

5.几种特殊部位异位妊娠的超声表现

(1)卵巢妊娠:超声可见一侧卵巢增大,内见一混合型回声包块或孕囊,包裹于卵巢内,与卵巢分界不清,另侧卵巢回声正常(见图 1-113、图 1-114)。与卵巢黄体鉴别,后者为卵巢内回声不均质区,周边环状血流包绕。

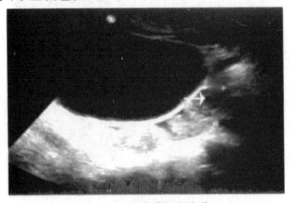

图 1-113　卵巢妊娠声像

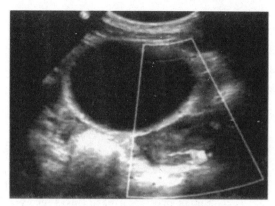

图 1-114　卵巢妊娠彩超声像

（2）输卵管间质部妊娠：超声可见子宫增大，宫底部膨隆，见与之相连的突出物，内见胚囊，囊内可见胚芽或胎儿，并可见胎心搏动，胚囊周围有薄层肌肉围绕，但其外上方肌层不完整或消失，内侧与子宫内膜不相连，与子宫腔不相通（见图 1-115、图 1-116、图 1-117）。宫角妊娠的鉴别在于后者胚胎周围见完整的肌层，且与子宫腔相通，与子宫内膜相连。

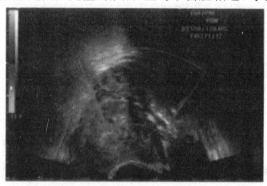

图 1-115　输卵管间质部妊娠声像（可见闪烁的血流信号）

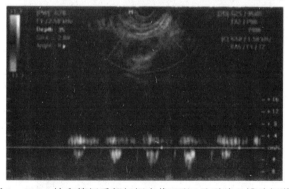

图 1-116　输卵管间质部妊娠声像（可记录到胎心搏动频谱）

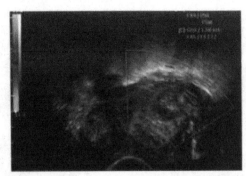

图 1—117 输卵管间质部妊娠声像(血供来源于子宫包绕)

(3)宫角妊娠:一侧宫角偏大或明显凸出,妊囊在纵切时靠近宫底或正常纵切时宫腔内看不到妊囊,横切时其偏左或右侧宫角,内膜可将其包绕,妊囊周边可行完整的肌层。首次检查发现妊娠囊种植在一侧宫角处时,不要直接下定位诊断,应观察5～7d,若妊娠囊向宫腔生长,可能会转化为宫腔内妊娠,若数次观察后孕囊位置变化不大,方可作出宫角妊娠诊断(见图1—118)。

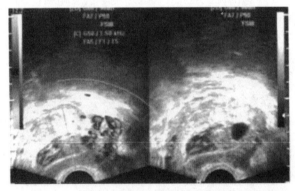

图 1—118 宫角妊娠声像

(4)宫颈妊娠:子宫体正常大小,宫颈膨大,明显大于宫体,宫颈管内见回声杂乱区或胚囊,宫颈内口关闭(见图1—119)。彩超可见宫颈部滋养层周围丰富血流,借此表现与宫腔内妊娠难免流产,孕囊脱落至宫颈管鉴别,若胚胎存活可明确诊断(见图1—120)。

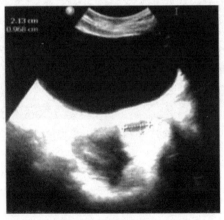

图 1—119 宫颈妊娠声像(子宫后位)

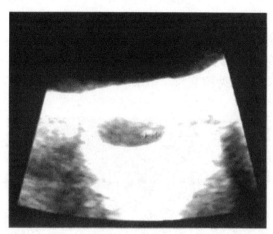

图 1-120 宫颈妊娠声像(活胎)

　　(5)创宫产术后子宫疤痕处妊娠:是一种特殊类型的异位妊娠,胚胎着床于剖宫产子宫的疤痕处,超声可见子宫及宫颈正常,子宫峡部膨大,妊娠囊位于子宫峡部前壁(见图1-121),膀胱与妊娠囊间肌层菲薄(见图1-122)。彩超表现为局部肌层血流信号异常丰富,胚胎存活时可见胎心搏动血流信号。

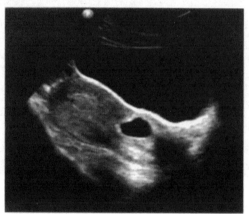

图 1-121 剖宫产术后疤痕处妊娠声像

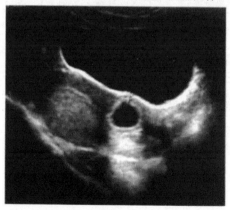

图 1-122 剖宫产术后疤痕处妊娠声像(局部肌层菲薄)

　　(6)残角子宫妊娠:子宫一侧上方包块,内为完整胎囊,可见胎儿结构,胎囊外包以薄而完好的肌壁。包块与子宫紧贴或有蒂相连,但与正常宫腔内膜不相连。

（7）宫内宫外同时妊娠：子宫内见妊娠囊，子宫外侧同时见妊娠图像。在自然怀孕中发病率非常罕见，近年由于辅助生殖技术的成用发病率有所增加。

（8）腹腔妊娠：子宫不在正常位置，常偏于一侧，宫腔内见增厚的内膜回声，在子宫外见到胎儿。较大孕周的腹腔妊娠可见胎儿与孕妇腹壁贴近，胎儿与胎盘周围未见子宫肌层回声（见图1－123，图1－124、图1－125）。

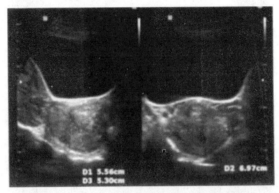

图1－123　膀胱后方见呈后位的子宫回声

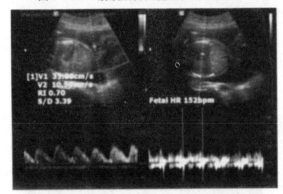

图1－124　腹腔内妊娠声像（23W＋4D胎儿存活）

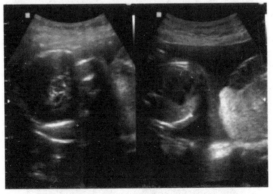

图1－125　腹腔妊娠声像（宫体上方见羊膜腔回声，内见一胎儿与胎盘，羊膜腔与孕妇腹壁贴近，周围未见子宫肌层回声）

（三）鉴别诊断

1.妊娠黄体或黄体破裂　未破裂型输卵管妊娠与妊娠黄体鉴别，前者环状高回声，内有小暗区，见血流。后者虽有环状血流，但内部呈网格状回声或絮状回声，较杂乱。黄体破裂腹痛多在月经之前,尿妊免试验阴性,多不伴阴道出血,超声检查盆腔多不能探及肿块,但子宫直肠窝可探及液性暗区。

2.宫内假孕囊 宫外孕宫内假孕囊与正常宫内孕囊区别:前者多在子宫中央,为单环状暗区;后者位于一侧内膜内且有"双环征"。

二、黄体囊肿破裂

(一)疾病概述

黄体囊肿破裂 正常黄体直径为 1.5cm 左右,多数演变为白体并在下一个周期的卵泡期向然消退。若黄体内出血量多,则形成黄体血肿,黄体血肿被吸收后形成黄体囊肿。妊娠黄体也可增大为囊肿,一般于妊娠 3 个月后自然消失。黄体囊肿可由于某种原因引起囊肿破损、出血,严重者可引起急腹症。

(二)超声诊断要点

可根据既往有黄体囊肿病史及腹痛发生在月经之前,盆腔探及液性暗区,有时可在一侧卵巢内探及边界欠清包块,结合 HCG 高低与宫外孕鉴别(见图 1—126,图 1—127)。

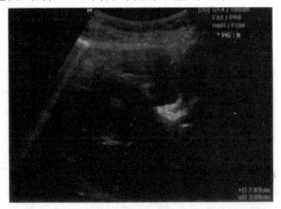

图 1—126 子宫前方及后方游离液性暗区,透声差

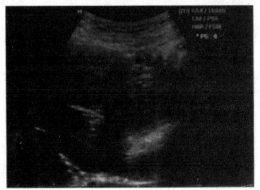

图 1—127 卵巢内不规则暗区,边界欠清

三、卵巢囊肿蒂扭转

(一)疾病概述

卵巢囊肿蒂扭转 卵巢囊肿蒂扭转是指供应卵巢囊肿的血管发生了扭曲,使卵巢囊肿缺血,甚至坏死破裂,引起剧烈腹痛。为妇科急腹症之一,约 10% 卵巢囊肿发生蒂扭转。好发于

瘤蒂长、中等大、活动度良、重心偏于一侧的肿瘤（如囊性畸胎瘤、黏液性及浆液性囊腺瘤最易发生蒂扭转），多发生在体位急骤变动时、妊娠早期或产后（见图1—128）。

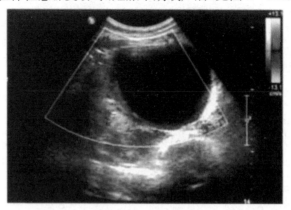

图1—128 宫内早孕合并右卵巢囊肿蒂扭转

（二）超声诊断要点

一侧附件区探及中等大囊肿，彩超显示血供减少或消失，有时在囊肿一侧可探及回声不均区，此为扭转的蒂，超声有时不能明确作出扭转诊断，需结合病史及体征（见图1—129、图1—130、图1—131）。

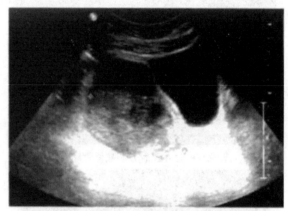

图1—129 子宫左后方左卵巢囊肿蒂扭转声像

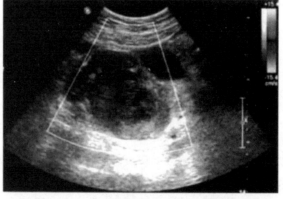

图1—130 上图左卵巢囊肿蒂扭转彩超声像

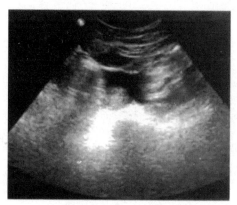

图 1-131 上图左卵巢囊肿蒂扭转囊肿周边积液

（刘丹娜）

第二章　妇科炎症

第一节　外阴及阴道炎症

外阴及阴道炎症是妇科最常见的疾病。外阴及阴道炎可单独存在,也可同时存在。

一、概述

(一)阴道自净作用

生理情况下,雌激素使阴道上皮增生变厚并富含糖原,增加对病原体的抵抗力,糖原在阴道乳杆菌作用下分解为乳酸,维持阴道正常的酸性环境(pH≤4.5,多在 3.8~4.4),使适应弱碱性环境中的病原体受到抑制,称为阴道自净作用。

1. 阴道正常菌群　正常阴道内有病原体寄居形成阴道正常菌群。正常阴道中以产生 H_2O_2 的乳杆菌占优势,乳杆菌一方面分解糖原,使阴道处于酸性环境;另一方面,产生的 H_2O_2 及其他抗微生物因子可抑制或杀灭其他细菌包括厌氧菌,在维持阴道正常菌群中起关键作用。

2. 阴道生态系统及影响阴道生态平衡的因素　虽然正常阴道内有多种细菌存在,但由于阴道与这些菌群之间形成生态平衡故并不致病,阴道环境影响菌群,菌群也影响阴道环境。阴道生态平衡一旦被打破或外源病原体侵入,即可导致炎症发生。影响阴道生态平衡的因素主要为 pH,体内雌激素水平、频繁性交、阴道灌洗等均可改变阴道 pH,进而影响阴道生态平衡。雌激素水平低,阴道上皮糖原含量下降,阴道 pH 升高;性交后阴道 pH 可上升至 7.2 并维持 6~8h;阴道灌洗,尤其是中性或碱性灌洗液可中和阴道分泌物,使阴道 pH 上升,不利于乳杆菌生长。阴道菌群的变化也可影响阴道生态平衡,如长期应用抗生素抑制乳杆菌生长,从而使其他致病菌成为优势菌。其他因素如阴道异物也可改变阴道生态平衡,引起炎症。

(二)阴道分泌物

正常妇女有一定量的阴道分泌物,分泌物清亮,透明或乳白色,无味,不引起外阴刺激症状,除外阴阴道炎外,宫颈炎症、盆腔炎症等疾病也可导致阴道分泌物增多,因此,对阴道分泌物异常者应做全面的妇科检查。

外阴及阴道炎症的共同特点是阴道分泌物增加及外阴瘙痒,但因病原体不同,分泌物特点、性质及瘙痒轻重不同。在进行妇科检查时,应注意阴道分泌物的颜色、气味及 pH。应取阴道上、中 1/3 侧壁分泌物作 pH 测定及病原体检查。

二、非特异性外阴炎

(一)病因

外阴与尿道、肛门临近,经常受到经血、阴道分泌物、尿液、粪便的刺激,若不注意皮肤清洁易引起外阴炎;其次,糖尿病患者糖尿的刺激、粪瘘患者粪便的刺激以及尿瘘患者尿液的长期浸渍等也可引起外阴炎;此外,穿紧身化纤内裤导致局部通透性差、局部潮湿以及经期使用卫生巾的刺激,亦可引起非特异性外阴炎(non-specific vulvitis)。

（二）临床表现

外阴皮肤瘙痒、疼痛、烧灼感，于活动、性交、排尿及排便时加重。

检查见局部充血、肿胀、糜烂，常有抓痕，严重者形成溃疡或湿疹。慢性炎症可使皮肤增厚、粗糙、皲裂，甚至苔藓样变。

（三）治疗

1. 病因治疗　积极寻找病因，去除可能的发病因素，若发现糖尿病应及时治疗糖尿病，若有尿瘘或粪瘘应及时行修补术。

2. 局部治疗　可用 0.1% 聚维酮碘或 1:5000 高锰酸钾液坐浴，每日 2 次，每次 15～30min。坐浴后擦涂抗生素软膏等。此外，可选用中药水煎熏洗外阴部，每日 1～2 次。急性期还可选用微波或红外线局部物理治疗。

三、前庭大腺炎

病原体侵入前庭大腺引起炎症，称前庭大腺炎（bartholinitis）。因前庭大腺解剖部位的特点，其位于两侧大阴唇后 1/3 深部，腺管开口于处女膜与小阴唇之间，在性交、分娩等其他情况污染外阴部时，易发生炎症。此病以育龄妇女多见，幼女及绝经后妇女少见。

（一）病原体

主要病原体为葡萄球菌、大肠埃希菌、链球菌、肠球菌。随着性传播感染发病率的增加，淋病奈瑟菌及沙眼衣原体已成为常见病原体。急性炎症发作时，病原体首先侵犯腺管，腺管呈急性化脓性炎症，腺管开口往往因肿胀或渗出物凝聚而阻塞，脓液不能外流、积存而形成脓肿，称前庭大腺脓肿（abscess of Bartholin gland）。

（二）临床表现

炎症多发生于一侧。初起时多为前庭大腺导管炎，表现为局部肿胀、疼痛、灼热感、行走不便，有时会致大小便困难。检查见局部皮肤红肿、发热、压痛明显，有时患侧前庭大腺开口处可见白色小点。当脓肿形成时，疼痛加剧，脓肿直径可达 3～6cm，局部可触及波动感。部分患者出现发热等全身症状，腹股沟淋巴结可呈不同程度增大。当脓肿内压力增大时，表面皮肤变薄，脓肿自行破溃，若破孔大，可自行引流，炎症较快消退而痊愈；若破孔小，引流不畅，则炎症持续不消退，并可反复急性发作。

（三）治疗

急性炎症发作时，需卧床休息，局部保持清洁。可取前庭大腺开口处分泌物作细菌培养，确定病原体。根据病原体选用口服或肌内注射抗生素。此外，可选用清热、解毒中药局部热敷或坐浴。脓肿形成后可切开引流并作造口术，因单纯切开引流只能暂时缓解症状，切口闭合后，仍可形成囊肿或反复感染。

四、前庭大腺囊肿

（一）病因

前庭大腺囊肿（Bartholin cyst）系因前庭大腺管开口部阻塞，分泌物积聚于腺腔而形成。

前庭大腺管阻塞的原因：①前庭大腺脓肿消退后，腺管阻塞，脓液吸收后由黏液分泌物所代替。②先天性腺管狭窄或腺腔内黏液浓稠，分泌物排出不畅，导致囊肿形成。③前庭大腺管损伤，如分娩时会阴与阴道裂伤后瘢痕阻塞腺管口，或会阴侧切开术损伤腺管。前庭大腺囊肿可继发感染形成脓肿反复发作。

（二）临床表现

前庭大腺囊肿多由小逐渐增大，有些可持续数年不变。若囊肿小且无感染，患者可无自觉症状，往往于妇科检查时方被发现；若囊肿大，患者可有外阴坠胀感或有性交不适。检查见囊肿多呈椭圆形，大小不等，囊肿多为单侧，也可为双侧。

（三）治疗

行前庭大腺囊肿造口术取代以前的囊肿剥出术，造口术方法简单，损伤小，术后还能保留腺体功能。近年采用 CO_2 激光或电刀作囊肿造口术效果良好，术中出血少，无需缝合，术后不用抗生素，局部无瘢痕形成，并可保留腺体功能。

五、滴虫阴道炎

滴虫阴道炎(trichomonal vaginitis)由阴道毛滴虫引起，是常见的阴道炎。阴道毛滴虫适宜在温度 $25\sim40℃$、pH $5.2\sim6.6$ 的潮湿环境中生长，pH 在 5 以下或 7.5 以上的环境中不生长。月经前后阴道 pH 值发生变化，经后接近中性，故隐藏在腺体及阴道皱襞中的滴虫于月经前、后常得以繁殖，引起炎症发作。滴虫能消耗或吞噬阴道上皮细胞内的糖原，阻碍乳酸生成，使阴道 pH 升高。滴虫阴道炎患者的阴道 pH 值一般在 $5\sim6.5$，多数 >6。滴虫不仅寄生于阴道，还常侵入尿道或尿道旁腺，甚至膀胱、肾盂以及男方的包皮皱褶、尿道或前列腺中。

滴虫性阴道炎属性传播感染，与沙眼衣原体感染、淋病奈瑟菌感染、盆腔炎性疾病、宫颈上皮内瘤样病变、人获得性免疫缺陷病毒感染，以及早产、胎膜早破、低出生体重儿存在相关性。

（一）传播方式

1.经性交直接传播　成人滴虫性阴道炎 90％由性交传播。由于男性感染滴虫后常无症状，易成为感染源。

2.间接传播　较少见，主要是幼女滴虫感染的主要原因。经公共浴池、浴盆、浴巾、游泳池、坐式便器、衣物、污染的器械及敷料等传播。

（二）临床表现

潜伏期为 $4\sim28$ 日。$25％\sim50％$ 的患者感染初期无症状，症状有无及症状轻重取决于局部免疫因素、滴虫数量多少及毒力强弱。

主要症状是阴道分泌物的增多及外阴瘙痒，间或有灼热、疼痛、性交痛等。分泌物的典型特点为稀薄脓性、黄绿色、泡沫状、有臭味。分泌物特点因炎症轻重及有无合并感染而不同。分泌物呈脓性是因分泌物中含有白细胞，若合并其他感染则呈黄绿色；呈泡沫状、有臭味是因滴虫无氧糖酵解，产生腐臭气体。瘙痒部位主要为阴道口及外阴。若尿道口有感染，可有尿频、尿痛，有时可见血尿。阴道毛滴虫能吞噬精子，并能阻碍乳酸生成，影响精子在阴道内存活，可致不孕。

检查见阴道黏膜充血，严重者有散在出血点，甚至宫颈有出血斑点，形成"草莓样"宫颈，后穹隆有多量白带，呈灰黄色、黄白色稀薄液体或黄绿色脓性分泌物，常呈泡沫状。带虫者阴道黏膜无异常改变。

（三）诊断

典型病例容易诊断，若在阴道分泌物中找到滴虫即可确诊。最简便的方法是生理盐水悬滴法,显微镜下见到呈波状运动的滴虫及增多的白细胞。在有症状的患者中,其阳性率达80%～90%。对可疑患者,若多次悬滴法未能发现滴虫时,可送培养,准确性达98%左右。取分泌物前24～48h避免性交、阴道灌洗或局部用药,取分泌物时窥器不涂润滑剂,分泌物取出后应及时送检并注意保暖,否则滴虫活动力减弱,造成辨认困难。目前聚合酶链反应(PCR)可用于滴虫的诊断,敏感性及特异性均与培养法相似,但较培养方法简单。

（四）治疗

硝基咪唑类药物是主要用于治疗滴虫性阴道炎的药物,滴虫性阴道炎经常合并其他部位的滴虫感染,故不推荐局部用药。主要治疗药物为甲硝唑。

1.推荐方案　全身用药:甲硝唑,2g,单次口服;或替硝唑,2g,单次口服。

2.替代方案　全身用药:甲硝唑,400mg,口服,2次/d,共7d。

对于不能耐受口服药物或不适宜全身用药者,可选择阴道局部用药,但疗效低于口服用药。

3.性伴侣的治疗　滴虫阴道炎主要经性行为传播,性伴侣应同时进行治疗,治疗期间避免无保护性交。

4.治疗后随诊　治疗后无临床症状及初始无症状者不需随访。

5.妊娠期滴虫性阴道炎的处理　对妊娠期滴虫性阴道炎进行治疗,可缓解阴道分泌物增多症状,防止新生儿呼吸道和生殖道感染,阻止阴道毛滴虫的进一步传播,但临床中应权衡利弊,知情选择。治疗可选择甲硝唑,400mg,口服,2次/d,共7d。

六、外阴阴道假丝酵母菌病

外阴阴道假丝酵母菌病(vulva vaginal candidiasis,VVC)是一种由念珠菌引起的机会性真菌感染,是常见的妇产科感染性疾病,约占微生物所致阴道炎的1/4～1/3。

（一）病原体及诱发因素

80%～90%的VVC由白色念珠菌引起,少数由非白色念珠菌(如光滑念珠菌、近平滑念珠菌以及热带念珠菌等)引起。有研究认为,近年来非白色念珠菌引起的VVC有上升的趋势。酸性环境适宜假丝酵母菌的生长,有假丝酵母菌感染的阴道pH值多在4.0～4.7,通常<4.5。

白假丝酵母菌为双相菌,有酵母相及菌丝相,酵母相为芽生孢子,在无症状寄居及传播中起作用;菌丝相为芽生孢子伸长成假菌丝,侵袭组织能力加强。假丝酵母菌对热的抵抗力不强,加热至60℃后1h即死亡;但对干燥、日光、紫外线及化学制剂等抵抗力较强。

白假丝酵母菌为条件致病菌,10%～20%非孕妇女及30%孕妇阴道中有此菌寄生,但菌量极少,呈酵母相,并不引起症状。只有在全身及阴道局部细胞免疫力下降,假丝酵母菌大量繁殖,并转变为菌丝相,才出现症状。

VVC是一种内源性疾病,念珠菌是人阴道内20多种微生物中的一种,在10%的正常女性阴道和30%妊娠女性阴道内可以存在而不致病,我们称之为定殖。在女性阴道内,占优势的乳杆菌对维持阴道正常菌群及阴道的自净作用起关键作用,同时它分泌的一些物质(如硬脂酸)可以抑制念珠菌由孢子相转为菌丝相,从而减少其繁殖的机会。任何原因造成的乳杆菌减少或消失,都可以给念珠菌提供繁殖的能源和条件。

常见发病诱因主要有以下几种。

1.妊娠　妊娠时机体免疫力下降,性激素水平高,阴道组织内糖原增加,酸度增高,有利于假丝酵母菌生长,雌激素还有促进假菌丝形成的作用。

2.糖尿病　糖尿病患者机体免疫力下降,阴道内糖原增加,适合假丝酵母菌繁殖。

3.大量应用免疫抑制剂　大量应用免疫抑制剂使机体抵抗力降低。

4.长期应用广谱抗生素　长期应用广谱抗生素改变了阴道内病原体之间的相互制约关系。

5.其他诱因　胃肠道假丝酵母菌、穿紧身化纤内裤及肥胖,后者可使会阴局部温度及湿度增加,假丝酵母菌易于繁殖引起感染。

（二）传染途径

主要为内源性传染,假丝酵母菌除作为条件致病菌寄生于阴道外,也可寄生于人的口腔、肠道,一旦条件适宜可引起感染。部分患者可通过性交直接传染或通过接触感染的衣物间接传染。

（三）临床表现

主要表现为外阴瘙痒、灼痛,严重时坐卧不宁,异常痛苦,还可伴有尿频、尿痛及性交痛。部分患者阴道分泌物增多,分泌物由脱落上皮细胞和菌丝体、酵母菌和假菌丝组成,其特征是白色稠厚呈凝乳或豆腐渣样。若为外阴炎,妇科检查外阴可见地图样红斑,即在界限清楚的大红斑周围有小的卫星病灶,另可见外阴水肿,常伴有抓痕。若为阴道炎,阴道黏膜可见水肿、红斑,小阴唇内侧及阴道黏膜上附有白色块状物,擦除后露出红肿黏膜面,急性期还可能见到糜烂及浅表溃疡。

（四）诊断

典型病例不难诊断。若在分泌物中观察到白假丝酵母菌即可确诊。

1.悬滴法　取少许凝乳状分泌物,放于盛有10%氢氧化钾的玻片上,混匀后在显微镜下找到芽孢和假菌丝。由于10%氢氧化钾可溶解其他细胞成分,使假丝酵母菌检出率提高,阳性率为70%～80%,高于生理盐水的30%～50%。

2.涂片法　取少许凝乳状分泌物,均匀涂在玻片上,革兰染色后在显微镜下找到芽孢和假菌丝。菌丝阳性率70%～80%。

3.培养法　若有症状而多次涂片检查为阴性,或为顽固病例,为确诊是否为非白假丝酵母菌感染,可采用培养法,应同时进行药物敏感试验。

pH值测定具有重要鉴别意义,若pH<4.5,可能为单纯假丝酵母菌感染,若pH>4.5,并且涂片中有多量白细胞,可能存在混合感染。

（五）治疗

消除诱因,根据患者情况选择局部或全身应用抗真菌药物。

1.消除诱因　消除诱因是减少或防止复发的关键。若有糖尿病应积极治疗,及时停用广谱抗生素、雌激素及皮质类固醇激素。

2.局部用药　可选用下列药物放于阴道内:①咪康唑栓剂,每晚200mg,连用7d;或每晚400mg,连用3d;或1200mg,单次应用。②克霉唑栓剂,每晚100mg,塞入阴道深部,连用7d;或500mg,单次用药。③制霉菌素栓剂,每晚10万U,连用10～14d。

局部用药前,是否行阴道冲洗及用何种液体冲洗,目前观点尚不一致。多数国内学者认为,急性期阴道冲洗可减少分泌物并减轻瘙痒症状。临床多用2%～4%硼酸液冲洗阴道,帮助阴道恢复为弱酸性环境。

3. 全身用药　症状严重者、经局部治疗未愈者、不能耐受局部用药者、未婚妇女及不愿采用局部用药者均可选用口服药物。首选药物:氟康唑 150mg,顿服。也可选用伊曲康唑每次 200mg,每日 2 次,仅用 1d。

4. 复发性外阴阴道假丝酵母菌病(recurrent vulvovaginal candidiasis,RVVC)的治疗　由于外阴阴道假丝酵母菌病容易在月经前后复发,故治疗后应在月经前后复查阴道分泌物。若患者经治疗临床症状及体征消失,真菌学检查阴性后又出现真菌学证实的症状称为复发,若 1 年内发作 4 次或以上称为复发性外阴阴道假丝酵母菌病。

外阴阴道假丝酵母菌病经治疗后 5%～10%复发,部分 RVVC 病例有诱发因素,但大部分患者的复发机制不明。对复发病例应检查并消除诱因,并应检查是否合并其他感染性疾病,如艾滋病、滴虫阴道炎、细菌性阴道病等。

应根据药物敏感试验结果及患者个人情况选择抗真菌药物,原则是先采用长疗程的强化治疗后,复查有效者开始长达半年左右的低剂量巩固治疗。

5. 性伴侣治疗　约 15%男性与女性患者接触后患有龟头炎,对有症状男性应进行念珠菌检查及治疗,预防女性重复感染。

6. 妊娠期 VVC 的处理　感染率为 9.4%～18.5%,可引起新生儿真菌感染。无症状者不需要治疗,如出现外阴瘙痒、白带增多时,应治疗。妊娠期 VVC 的治疗以阴道用药为主,可选用克霉唑或制霉菌素等。

七、细菌性阴道病

细菌性阴道病(bacterial vaginosis,BV)是以阴道乳杆菌减少或消失,相关微生物增多为特征的临床症候群。与盆腔炎、不孕、不育、流产、妇科和产科手术后感染、早产、胎膜早破、新生儿感染和产褥感染等发生有关。

(一)病因

与 BV 发病相关的微生物包括:阴道加德纳菌、普雷沃菌属、动弯杆菌、拟杆菌、消化链球菌、阴道阿托普菌(atopobium vaginae)和人型支原体等。

正常阴道内以产生 H_2O_2 的乳杆菌占优势。细菌性阴道病时,阴道内产生 H_2O_2 的乳杆菌减少而其他细菌大量繁殖,其中以厌氧菌居多,厌氧菌数量可增加 100～1000 倍。厌氧菌繁殖的同时可产生胺类物质(尸胺、腐胺、三甲胺),使阴道分泌物增多并有臭味。

促使阴道菌群发生变化的原因仍不清楚,推测可能与多个性伴侣、频繁性交或阴道灌洗使阴道碱化有关。

(二)临床表现

大约半数 BV 患者无临床症状,有症状者可表现为白带增多伴腥臭味,体检见外阴阴道黏膜无明显充血等炎性反应,阴道分泌物呈灰白色,均匀一致,稀薄,常黏附于阴道壁,但黏度很低,容易将分泌物从阴道壁拭去。

(三)诊断

下列 4 项中有 3 项阳性即可临床诊断为细菌性阴道病,其中线索细胞阳性必备。

1. 匀质、稀薄、白色的阴道分泌物。

2. 阴道 pH>4.5(pH 值通常为 4.7～5.7,多为 5.0～5.5)。

3.氨试验(Whiff test)阳性 取阴道分泌物少许放在玻片上,加入 10%氢氧化钾 1~2滴,产生一种烂鱼肉样腥臭气味,这是由于胺遇碱释放氨所致。

4.线索细胞(clue cell)阳性 取少许分泌物放在玻片上,加一滴生理盐水混合,高倍显微镜下寻找线索细胞,在严重病例,线索细胞可达 20%以上,但几乎无白细胞。线索细胞即阴道脱落的表层细胞,于细胞边缘贴附颗粒状物即各种厌氧菌,尤其是加德纳菌,细胞边缘不清。

此外,有条件者可采用阴道涂片 Nugent 评分诊断。

本病应与其他阴道炎相鉴别(表 2-1)。

表 2-1 细菌性阴道病与其他阴道炎的鉴别诊断

	细菌性阴道病	外阴阴道假丝酵母菌病	滴虫性阴道炎
症状	分泌物增多,无或轻度瘙痒	分泌物增多,重度瘙痒	烧灼感,轻度瘙痒
阴道分泌物特点	白色,匀质,腥臭味	白色,豆腐渣样	稀薄,脓性,泡沫状
阴道黏膜	正常	水肿、红斑	散在出血点
胺试验	阳性	阴性	阴性
显微镜检查	线索细胞,极少白细胞	芽孢及假菌丝,少量白细胞	阴道毛滴虫,多量白细胞
阴道 pH	>4.5(4.7~5.7)	<4.5	>5(5~6.5)

(四)治疗

选用抗厌氧菌药物,主要有甲硝唑、克林霉素。

1.治疗指征 有症状患者、妇科和产科手术前患者、无症状孕妇。

2.具体方案

(1)首选方案:甲硝唑 400mg,口服,每日 2 次,共 7d;或甲硝唑阴道栓(片)200mg,每日 1次,共 5~7d;或 2%克林霉素膏(5g),阴道上药,每晚 1 次,共 7d。

(2)替换方案:克林霉素 300mg,口服,每日 2 次,共 7d。

可选用恢复阴道正常菌群的制剂。

应用甲硝唑期间及停药 24h 之内禁止饮酒。

3.性伴侣的治疗 本病虽与多个性伴侣有关,但对性伴侣给予治疗并未改善治疗效果及降低其复发,因此,性伴侣不需常规治疗。

4.妊娠期细菌性阴道病的治疗 由于本病与不良妊娠结局有关,应在妊娠中期进行细菌性阴道病的筛查,任何有症状的细菌性阴道病孕妇及无症状的高危孕妇(有胎膜早破、早产史)均需治疗。妊娠期应用甲硝唑需采用知情选择原则。

(1)首选方案:甲硝唑 400mg,口服,每日 2 次,共 7d。

(2)替换方案:克林霉素 300mg,口服,每日 2 次,共 7d。

八、老年性阴道炎

老年性阴道炎(senile vaginitis)见于自然绝经及卵巢去势后妇女,因卵巢功能衰退,雌激素水平降低,阴道壁萎缩,黏膜变薄,上皮细胞内糖原含量减少,阴道内 pH 值增高,局部抵抗力降低,致病菌容易入侵、繁殖引起炎症。

(一)临床表现

主要症状为阴道分泌物增多及外阴瘙痒、灼热感。阴道分泌物稀薄,呈淡黄色,严重者呈脓血性白带。可伴有性交痛。检查见阴道呈老年性改变,上皮萎缩、菲薄,皱襞消失,上皮变平滑。阴道黏膜充血,有小出血点,有时见浅表溃疡。

（二）诊断

根据年龄及临床表现,诊断一般不难,但应排除其他疾病才能诊断。应取阴道分泌物检查,显微镜下见大量基底层细胞及白细胞而无滴虫及假丝酵母菌。应注意查找造成老年性阴道炎的致病微生物,多为需氧菌和厌氧菌感染引起。

对有血性白带者,应与子宫恶性肿瘤鉴别。对阴道壁肉芽组织及溃疡需与阴道癌相鉴别,可行局部活组织检查。

（三）治疗

治疗原则为增加阴道抵抗力及抑制病原微生物生长。

1.增加阴道抵抗力 给予雌激素制剂,可局部给药,也可全身给药。

2.抑制微生物生长 用1%乳酸或0.5%醋酸液冲洗阴道,每日1次,增加阴道酸度,抑制细菌生长繁殖。阴道冲洗后,应用抗生素如甲硝唑200mg或诺氟沙星100mg,放于阴道深部,每日1次,7～10d为1个疗程。

九、婴幼儿外阴阴道炎

婴幼儿阴道炎(infantile vaginitis)常见于5岁以下幼女,多与外阴炎并存。

（一）病因

1.婴幼儿解剖特点 幼女外阴发育差,不能遮盖尿道口及阴道前庭,细菌容易侵入。

2.婴幼儿的阴道环境 新生儿出生数小时后,阴道内即可检测出细菌,由于受母亲及胎盘雌激素的影响,阴道上皮内富含糖原,阴道pH低,约为4～4.5。此时,阴道内优势菌群为乳杆菌。出生后2～3周,雌激素水平下降,阴道上皮逐渐变薄,糖原减少,pH上升至6～8,乳杆菌不再为优势菌,易受其他细菌感染。

3.婴幼儿卫生习惯不良 外阴不洁、大便污染、外阴损伤或蛲虫感染均可引起炎症。

4.阴道误放异物 婴幼儿好奇,在阴道内放置橡皮、纽扣、果核、发夹等异物,造成继发感染。

（二）病原体

常见病原体有大肠埃希菌及葡萄球菌、链球菌等。其他有淋病奈瑟菌、滴虫、假丝酵母菌等。病原体常通过患病母亲或保育员的手、衣物、毛巾、浴盆等间接传播。

（三）临床表现

主要症状为阴道分泌物增多,呈脓性。临床上多由母亲发现婴幼儿内裤上有脓性分泌物而就诊。由于大量分泌物刺激引起外阴痛痒,患儿哭闹、烦躁不安或用手搔抓外阴。部分患儿伴有泌尿系统感染,出现尿急、尿频、尿痛。若有小阴唇粘连,排尿时尿流变细或分道。

检查可见外阴、阴蒂、尿道口、阴道口黏膜充血、水肿,有脓性分泌物自阴道口流出。病变严重者,外阴表面见溃疡,小阴唇可发生粘连,粘连的小阴唇有时遮盖阴道口及尿道口。在检查时还应做肛诊排除阴道异物及肿瘤。对有小阴唇粘连者,应注意与外生殖器畸形鉴别。

（四）诊断

婴幼儿语言表达能力差,采集病史常需详细询问女孩母亲,同时询问母亲有无阴道炎病史,结合症状及查体所见,通常可做出初步诊断。用细棉拭子或吸管取阴道分泌物找滴虫、假丝酵母菌或涂片染色作病原学检查,以明确病原体,必要时做细菌培养。

（五）治疗

1. 保持外阴清洁、干燥，减少摩擦。

2. 针对病原体选择相应口服抗生素治疗，或用吸管将抗生素溶液滴入阴道。

3. 对症处理有蛲虫者，给予驱虫治疗；若阴道有异物，应及时取出；小阴唇粘连者外涂雌激素软膏后，多可松解，严重者应分离粘连，并涂以抗生素软膏。

（热米拉·托乎提）

第二节　宫颈炎症

一、急性子宫颈炎

急性子宫颈炎（acute cervicitis）多见于不洁性交后，产后、剖宫产后引起的宫颈损伤，人工流产术时，一些宫颈手术时扩张宫颈的损伤或穿孔，以及诊断性刮宫时宫颈或宫体的损伤等，病原体进入损伤部位而发生的感染，如产褥感染，感染性流产等。此外，医务人员不慎在产道内遗留纱布，以及不适当的使用高浓度的酸性或碱性药液冲洗阴道等均可引起急性子宫颈炎。

（一）病原体

最常见的病原体为淋球菌及沙眼衣原体，淋球菌感染时 45%～60%常合并沙眼衣原体感染，其次为一般化脓菌，如葡萄球菌、链球菌、大肠杆菌以及滴虫、念珠菌、阿米巴原虫等。淋球菌及沙眼衣原体可累及子宫颈黏膜的腺体，沿黏膜表面扩散的浅层感染。其他病原体与淋球菌不同，侵入宫颈较深，可通过淋巴管引起急性盆腔结缔组织炎，致病情严重。

（二）病理

急性宫颈炎的病理变化可见宫颈红肿，颈管黏膜水肿，组织学表现可见血管充血，子宫颈黏膜及黏膜下组织、腺体周围见大量嗜中性粒细胞浸润，腺腔内见脓性分泌物，这种分泌物可由子宫口流出。

（三）临床表现

淋菌性宫颈炎和沙眼衣原体性宫颈炎主要侵犯宫颈管内黏膜腺体的柱状上皮，如直接向上蔓延则可导致上生殖道黏膜感染。一般化脓菌则侵入宫颈组织较深，并可沿两侧宫颈淋巴管向上蔓延导致盆腔结缔组织炎。淋菌性或一般化脓菌性宫颈炎表现为脓性或脓血性白带增多，下腹坠痛、腰背痛、性交疼痛和尿路刺激症状，体温可轻微升高。如感染沿宫颈淋巴管向周围扩散，则可引起宫颈上皮脱落，甚至形成溃疡。本病常与阴道炎症同时发生，也可同时发生急性子宫内膜炎。

妇科检查见宫颈充血、红肿，颈管黏膜水肿，宫颈黏膜外翻，宫颈触痛，脓性分泌物从宫颈管内流出，特别是淋菌性宫颈炎时，尿道、尿道旁腺、前庭大腺亦可同时感染而有脓液排出。沙眼衣原体性宫颈炎则症状不典型或无症状，有症状者表现为宫颈分泌物增多，点滴状出血或尿路刺激症状，妇科检查宫颈口可见黏液脓性分泌物。

（四）诊断

根据病史、症状及妇科检查，诊断急性宫颈炎并不困难，关键是确定病原体。疑为淋球菌感染时，应取宫颈管内分泌物作涂片检查（敏感性 50%～70%）或细菌培养（敏感性 80%～

90%),对培养可疑的菌落,可采用单克隆抗体免疫荧光法检测。检测沙眼衣原体感染时,可取宫颈管分泌物涂片染色找细胞浆内包涵体,但敏感性不高,培养法技术要求高,费时长,难以推广,目前推荐的方法是直接免疫荧光法(DFA)或酶免疫法(EIA),敏感性在89%~98%。注意诊断时要考虑是否合并急性子宫内膜炎和盆腔炎。

（五）治疗

以全身治疗为主,抗生素选择、给药途径、剂量和疗程则根据病原体和病情严重程度决定。目前,淋菌性宫颈炎推荐的首选药物为头孢曲松,备用药物有大观霉素、青霉素、氧氟沙星、左氧氟沙星、依诺沙星等,治疗时需同时加服多西环素(强力霉素)。沙眼衣原体性宫颈炎推荐的首选药物为阿奇霉素或多西环素,备用药物有:米诺环素、氧氟沙星等。一般化脓菌感染最好根据药敏试验进行治疗。念珠菌和滴虫性宫颈炎参见阴道炎的治疗方法。急性宫颈炎的治疗应力求彻底,以免形成慢性宫颈炎。

二、慢性子宫颈炎

慢性子宫颈炎(chronic cervicitis)多由急性子宫颈炎转变而来,往往是急性宫颈炎治疗不彻底,病原体隐居于子宫颈黏膜内形成慢性炎症。急性宫颈炎容易转为慢性的原因主要由于宫颈黏膜皱褶较多,腺体呈葡萄状,病原体侵入腺体深处后极难根除,导致病程反复、迁延不愈所致。阴道分娩、流产或手术损伤宫颈后,继发感染亦可表现为慢性过程,此外不洁性生活、雌激素水平下降、阴道异物(如子宫托)均可引起慢性宫颈炎。其病原体一般为葡萄球菌、链球菌、沙眼衣原体、淋球菌、厌氧菌等。也有患者不表现急性症状,直接发生慢性宫颈炎。

（一）病理

慢性子宫颈炎表现为宫颈糜烂、宫颈息肉、宫颈黏膜炎、宫颈腺囊肿以及宫颈肥大。

1.宫颈糜烂　宫颈糜烂(cervical erosion)是慢性宫颈炎的一种形式,宫颈糜烂形成的原因有3种。

（1）先天性糜烂:指女性胎儿在生殖系统发育时受母体性激素影响,导致鳞、柱交界向外迁移,宫颈外口为柱状上皮覆盖。正常时新生儿出生后糜烂仅存在较短时间,当来自母体的雌激素水平下降后即逐渐自然消退,但亦有个别患者糜烂长期持续存在,先天性糜烂的宫颈形状往往是正常或稍大,不甚整齐,宫颈口多为裂开。

（2）后天性糜烂:指宫颈管内膜柱状上皮向阴道方向增生,超越宫颈外口所致的糜烂,仅发生于卵巢功能旺盛的妊娠期,产后可自行消退。患者虽诉白带增多,但为清澈的黏液,病理检查在柱状上皮下没有炎症细胞浸润,仅见少数淋巴细胞,后天性糜烂的宫颈往往偏大,宫颈口正常或横裂或为不整齐的破裂。糜烂面周围的境界与正常宫颈上皮的界限清楚,甚至可看到交界线呈现一道凹入的线沟,有的糜烂可见到毛细血管浮现在表面上,表现为局部慢性充血。

（3）炎症性糜烂:是慢性宫颈炎最常见的病理改变,宫颈阴道部的鳞状上皮被宫颈管柱状上皮所替代,其外表呈红色,所以不是真正的糜烂,故称假性糜烂,光镜下可见黏膜下有多核白细胞及淋巴细胞浸润,间质则有小圆形细胞和浆细胞浸润,黏膜下结缔组织的浅层为炎性细胞浸润的主要场所,宫颈的纤维组织增生。宫颈管黏膜也有增生,突出子宫颈口外形成息肉状。

根据糜烂表面可分为几种不同类型:①单纯型,此型糜烂面的表面系一片红色光滑面,糜烂较浅,有一层柱状上皮覆盖。②颗粒型,此型的糜烂面的组织增生,形成颗粒状。③乳头型,糜烂组织增生更明显,形成一团成乳头状。

根据糜烂区所占宫颈的比例可分3度:①轻度糜烂,系糜烂面积占整个宫颈面积的1/3以内。②中度糜烂,系糜烂面积占宫颈的1/3～2/3。③重度糜烂,系糜烂面积占宫颈的2/3以上。

此外,在幼女及未婚妇女有时见宫颈红色,细颗粒状,形似糜烂,但无炎症,是颈管柱状上皮外移,不应称为糜烂。

宫颈糜烂在其修复的过程中,柱状上皮下的基底细胞(储备细胞)增生,最后分化为鳞状上皮,邻近的鳞状上皮也可向糜烂面的柱状上皮生长,逐渐将腺上皮推移,最后完全由鳞状上皮覆盖而痊愈。糜烂的愈合呈片状分布,新生的鳞状上皮生长于炎性糜烂组织的基础上,故表层细胞极易脱落而变薄,稍受刺激又可恢复糜烂,因此愈合和炎症的扩展交替发生,不容易彻底治愈。这种过程是受到卵巢内分泌、感染、损伤及酸碱度的影响。两种上皮细胞在争夺中不断地增生、增殖,而起到不同的变化。

基底层细胞增生:系基底层与基底旁层形成一界限清楚的厚层,其中细胞浆明显嗜碱,细胞层次清楚,都是成熟的细胞。

储备细胞增生:是在宫颈部表面或腺体内的柱状上皮细胞与基底层之间有1～2层细胞增生,这些细胞为多角形或方形,细胞浆有空泡,并稍嗜碱,胞核较大,呈圆形或椭圆形,染色质分布均匀,很少核分裂,这些细胞系储备细胞增生,如储备细胞超过3层,则系储备细胞增殖。

鳞状上皮化生:在宫颈部常有鳞状上皮细胞的化生,也是储备细胞的增殖,细胞核成熟,细胞分化良好,细胞间桥形成,深层细胞排列与基底层成直角,而浅层细胞的排列则与表面平行。鳞状上皮化生可能是柱状上皮部分或全部被鳞状上皮所代替,从而形成不规则大小片,层次不清的上皮层,这一过程可在宫颈部上,也可在腺腔内发生。

分化良好的正常鳞状上皮细胞:化生前阶段的上皮细胞则形成波浪式和柱状的上皮细胞团,伸入纤维组织,并可在宫颈管的腺体内看到。

2.宫颈息肉　由于炎症的长期刺激,使宫颈管局部黏膜增生,自基底层逐渐向宫颈外口部突出,形成一个或多个宫颈息肉(cervical polyp)。息肉色红,呈舌形,质软而脆,血管丰富易出血。蒂细长,长短不一,多附着于颈管外口或颈管壁内,直径1cm左右。镜下见息肉表面覆盖一层柱状上皮,中心为结缔组织,伴充血、水肿,及炎性细胞浸润,极易复发。息肉的恶变率不到1%。

3.宫颈黏膜炎　宫颈黏膜炎(endocervicitis)又称宫颈管炎,病变局限于子宫颈管黏膜及黏膜下组织。宫颈阴道部上皮表面光滑。宫颈口可有脓性分泌物堵塞。由于子宫颈黏膜充血增生,可使子宫颈肥大,可达正常宫颈的2～3倍,质硬。宫颈黏膜炎常与糜烂、腺囊肿同时发生。

4.宫颈腺囊肿　在宫颈糜烂愈合的过程中,新生的鳞状上皮覆盖宫颈腺管口或伸入腺管,将腺管口阻塞,腺管周围的结缔组织增生或瘢痕形成,压迫腺管,使腺管变窄甚至阻塞,腺体分泌物不能引流形成子宫颈腺囊肿(naboth cyst)。检查时见宫颈表面突出多个数毫米大小白色或青白色小囊肿,内含无色黏液。

5.宫颈肥大(cervical hypertrophy)　由于慢性炎症的长期刺激,宫颈组织充血、水肿,腺体和间质增生,还可能在腺体深部有黏液潴留形成囊肿,使宫颈呈不同程度的肥大,但表面多光滑,有时可见到潴留囊肿突起。最后由于纤维结缔组织增生,使宫颈硬度增加。

6.宫颈外翻　由于分娩、人工流产或其他原因发生宫颈损伤,宫颈口撕裂,未及时修补,以后颈管内膜增生并暴露于外,即形成宫颈外翻(cervical ectropion)。检查子宫颈口增宽,横裂或呈星状撕裂,可见颈管下端的红色黏膜皱褶,宫颈前、后唇肥大,但距离较远。

(二)临床表现

慢性宫颈炎主要表现为白带增多,常刺激外阴引起外阴不适和瘙痒。由于病原体种类、炎症的范围、程度和病程不同,白带的量、颜色、性状、气味也不同,可为乳白色黏液状至黄色脓性,如伴有息肉形成,可有白带中混有血,或宫颈接触性出血。若白带增多,似白色干酪样,应考虑是否合并念珠菌性阴道炎;若白带呈稀薄泡沫状,有臭味,则应考虑滴虫性阴道炎。如有恶臭则多为厌氧菌的感染。严重感染时可有腰骶部疼痛、下腹坠胀,由于慢性宫颈炎可直接向前蔓延或通过淋巴管扩散,当波及膀胱三角区及膀胱周围结缔组织时,可出现尿路刺激症状。较多的黏稠脓性白带有碍精子上行,可导致不孕。妇科检查可见宫颈不同程度的糜烂、肥大、宫颈裂伤,有时可见宫颈息肉、宫颈腺体囊肿、宫颈外翻等,宫颈口多有分泌物,亦可有宫颈触痛和宫颈触血。

(三)诊断

宫颈糜烂在诊断上不困难,但需与宫颈上皮内瘤样变、早期浸润癌、宫颈结核、宫颈尖锐湿疣等鉴别,还需与淋病、梅毒等鉴别,因此应常规进行宫颈刮片细胞学检查,细胞涂片尚可查出淋菌、滴虫、真菌,能做到与一般慢性宫颈炎鉴别。目前已有电脑超薄细胞检测系统(Thin Prep Pap Test),准确率显著提高。必要时需做病理活检以明确诊断,电子阴道镜辅助活检对提高诊断准确率很有帮助。宫颈息肉、宫颈腺体囊肿及宫颈尖锐湿疣可根据病理活检确诊。

1.阴道镜检查　在宫颈病变部涂碘后在碘不着色区用阴道镜检查,如见到厚的醋酸白色上皮及血管异形可诊断为宫颈上皮内瘤样变,在这类病变区取活体组织检查诊断早期宫颈癌准确率高。

2.活体组织检查　活体组织检查为最准确的检查方法,可检出宫颈湿疣、癌细胞、结核、梅毒等,从而与一般慢性宫颈炎糜烂鉴别。

(四)治疗

需做宫颈涂片先除外宫颈上皮内瘤样变及早期宫颈癌后再进行治疗。治疗方法中以局部治疗为主,使糜烂面坏死、脱落,为新生鳞状上皮覆盖,病变深者,疗程需6~8周。

1.物理治疗

(1)电熨(electrocoagulation):此法较简便,适用于糜烂程度较深、糜烂面积较大的病例。采用电灼器或电熨器对整个病变区电灼或电熨,直至组织呈乳白色或微黄色为止。一般近宫口处稍深,越近边缘越浅,深度为2mm并超出病变区3mm,深入宫颈管内0.5~1.0cm,治愈率50%~90%不等。术后涂抹磺胺粉或呋喃西林粉,用醋酸冲洗阴道,每日1次,有助于创面愈合。

治疗后阴道流液,有时呈脓样,需避免性交至创面全部愈合为止,需时6周左右。术后阴道出血多时可用纱布填塞止血。

(2)冷冻治疗:冷冻治疗术是利用制冷剂,快速产生低温,使糜烂组织冻结、坏死、变性而脱落,创面经组织修复而达到治疗疾病的目的。

操作方法:选择适当的冷冻探头,利用液氮快速达到超低温($-196℃$),使糜烂组织冻结、坏死、变性而脱落,创面修复而达到治疗目的。一般采用接触冷冻法,选择相应的冷冻头,覆盖全部病变区并略超过其范围 $2\sim3mm$,根据快速冷冻,缓慢复温的原则,冷冻 1min、复温 3min、再冷冻 1min。进行单次或重复冷冻,治愈率 80% 左右。

冷冻治疗后,宫颈表面很快发生水肿,冷冻后 $7\sim10d$,宫颈表层糜烂组织形成一层膜状痂皮,逐渐分散脱落。

(3)激光治疗:采用 Co 激光器使糜烂部分组织炭化、结痂,痂皮脱落后,创面修复达到治疗目的。激光头距离糜烂面 $3\sim5cm$,照射范围应超出糜烂面 2mm,轻症的烧灼深度为 $2\sim3mm$,重症可达 $4\sim5mm$,治愈率 70%$\sim$90%。

(4)微波治疗:微波电极接触局部病变组织时,瞬间产生高热效应($44\sim61℃$)而达到组织凝固的目的,并可出现凝固性血栓形成而止血,治愈率在 90% 左右。

(5)波姆光治疗:采用波姆光照射糜烂面,直至变为均匀灰白色为止,照射深度 $2\sim3mm$,治愈率可达 80%。

(6)红外线凝结法:红外线照射糜烂面,局部组织凝固,坏死,形成非炎性表浅溃疡,新生鳞状上皮覆盖溃疡面而达到治愈,治愈率在 90% 以上。

物理治疗的注意事项:①治疗时间应在月经干净后 $3\sim7d$ 进行。②排除宫颈上皮内瘤样病变、早期宫颈癌、宫颈结核和急性感染期后方可进行。③术后阴道分泌物增多,甚至有大量水样排液,有时呈血性,脱痂时可引起活动性出血,如量较多先用过氧化氢溶液(过氧化氢)清洗伤口,用消毒棉球局部压迫止血,24h 后取出。④物理治疗的持续时间、次数、强度、范围应严格掌握。⑤创面愈合需要一段时间($2\sim8$ 周),在此期间禁止盆浴和性生活。⑥定期复查,随访有无宫颈管狭窄。

2.药物治疗　适用于糜烂面积小和炎症浸润较浅的病例。

(1)硝酸银或重铬酸钾液:强腐蚀剂,方法简单,配制容易,用药量少,适宜于基层医院。

(2)免疫治疗:采用重组人干扰素 $\alpha-2a$,每晚 1 枚,6d 为一疗程。近年报道用红色奴卡放射线菌细胞壁骨架 N$-$CWs 菌苗治疗慢性宫颈炎,该菌苗具有非特异性免疫增强及抗感染作用,促进鳞状上皮化生,修复宫颈糜烂病变达到治疗效果。将菌苗滴注在用生理盐水浸透的带尾无菌棉球上,将棉球置于宫颈糜烂的局部,24h 后取出,每周上药 2 次,每疗程 10 次。

(3)宫颈管炎时,根据细菌培养和药敏试验结果,采用抗生素全身治疗。

3.手术治疗　宫颈息肉可行息肉摘除术或电切术。对重度糜烂,糜烂面较深及乳头状糜烂,或用上述各种治疗方法久治不愈的患者可考虑用宫颈锥形切除术,锥形切除范围从病灶外缘 $0.3\sim0.5cm$ 开始,深入宫颈管 $1\sim2cm$,锥形切除,压迫止血,如有动脉出血,可用肠线缝扎止血,也可加用止血粉 8 号、明胶海绵、凝血酶、巴曲酶(立止血)等止血。此法因出血及感染,现多不采用。

(热米拉·托乎提)

第三节　子宫内膜炎

子宫内膜炎多与子宫体部炎症(即子宫体内膜炎、子宫肌炎及子宫浆膜炎)并发。子宫体部炎症以子宫内膜炎为主,当炎症发展至严重阶段时感染至子宫肌层,成为子宫肌炎、子宫浆膜炎,单纯子宫肌炎基本上不存在。根据解剖部位可分为子宫颈内膜炎、子宫体内膜炎。根据发病经过可分为急性子宫内膜炎及慢性子宫内膜炎。根据发病原因可分为淋菌性子宫内膜炎、结核性子宫内膜炎、老年性子宫内膜炎等。

不孕机制:子宫内膜炎明显时可改变宫颈管液性质,分泌物呈炎性改变,不利于精子穿过宫颈及宫腔进入输卵管;大量炎性细胞可能抑制精子活力,对精子有直接杀伤作用;子宫内膜受损,可造成血管损伤,精子进入宫腔后与血液接触,有可能引起抗精子免疫反应,影响生殖功能;慢性子宫内膜炎可造成子宫内膜受损,不利于受精卵种植,有时可发生宫腔粘连,引起不孕。

一、急性子宫内膜炎

（一）发病机制

分娩、流产感染及产后感染,特别是不全流产后感染,是主要因素。性交(特别是经期、产后与不洁性交)、宫腔操作(如放置宫内节育器,子宫输卵管通气、通液与造影检查,刮宫、人流手术)、宫腔异物(宫腔手术后异物残留)、放射治疗(如宫腔内镭疗)、宫颈扩张及宫颈手术、不适当阴道冲洗(宫口开放时、高压冲洗阴道等)、内膜息肉坏死、黏膜下肌瘤或子宫内膜癌物理治疗、病原菌直接侵入等均能引起急性子宫内膜炎。病原体大多为寄生于阴道及宫颈的菌丛,如链球菌、大肠杆菌、变形杆菌、克雷伯杆菌、梭状芽孢杆菌,其他如葡萄球菌、厌氧菌、淋菌及沙眼衣原体等也为常见病原体。这些细菌通过性交、分娩、手术及其他物理、化学性损伤等多种因素,突破子宫颈的防御功能,侵入子宫内膜而发病,尤其是在子宫内膜受损时更易发病。

急性子宫内膜炎可分为四种。①卡他型,内膜主要是充血、水肿及渗血。②出血型,主要是内膜出血、渗血。③化脓型,明显白细胞浸润,内膜表面组织损伤、化脓,淋病、流产及产后严重感染最多见。④坏死型,内膜全面坏死,呈灰绿色,发生于产褥期、流产后重度感染者,或重度物理、化学性损伤(如宫腔内镭疗)者。

急性子宫内膜炎内膜充血、水肿,严重者表面可有脓性渗出物,甚至形成溃疡,向下可蔓延子宫肌层,形成多发性小脓肿。镜下内膜大量白细胞浸润。急性子宫内膜炎病理变化常是暂时性的,如果宫颈开放,引流通畅,很快自然清除腔内炎症,有时也可引起较重的并发症,如结缔组织炎、输卵管炎等,常见于多次反复宫腔内操作而有创面者。

（二）诊断

1.病史 绝大多数有相关病史,如分娩、流产、宫腔操作、宫颈扩张及宫颈手术、宫腔放射治疗、不适当阴道冲洗、不当性交等,少数可无明显诱因。

2.临床表现 除分娩或流产,宫腔内较大创面,或部分胎盘残留,或因病原体致病力强而发生严重的临床表现外,其他原因引起的急性子宫炎症多较轻,主要由于宫腔开口通向阴道,有利于炎性分泌物引流。炎症仅限于内膜功能层时,当月经来潮后内膜剥脱,病变可消失;若炎症侵入深部基底层,可有轻度发热,下腹痛,白带增多,血性或脓性白带,月经过多,经期紊乱,如合并厌氧菌感染有恶臭。妇科检查子宫可有轻度压痛。如发展为子宫肌炎,肌层出现多发性小脓肿,并可进一步发展为输卵管卵巢炎、盆腔腹膜炎等,甚至发生败血症,此时体温升高,下腹部压痛,子宫增大,子宫旁增厚等。

3.辅助检查 辅助检查为弄清病原体可行细菌学检查,如白带、分泌物涂片、细菌培养等。

(三)治疗

防止炎症扩散或转为慢性子宫内膜炎,减少子宫损伤,尽可能恢复子宫内膜功能,防止子宫内膜粘连等。

1.一般治疗 卧床休息,取半卧位,有利宫腔内分泌物引流。下腹热敷,促进炎症吸收,减轻疼痛。供给足够营养与水分,保持大便通畅。高热可推拿降温、酒精擦浴。

2.抗生素治疗 根据宫腔分泌物病原体培养及药敏试验选择抗生素。结果未明前,先用广谱抗生素静脉滴注,如头孢菌素类、喹诺酮类联合甲硝唑用药。头孢哌酮对革兰阳性、阴性、球菌、杆菌均有效,紧急时可将 1g,地塞米松 5～10mg,静脉滴注,每日 1～2 次,体温下降、病情好转时可改口服头孢氨苄 0.25g,每日 4 次,皮质激素逐渐减量,直至急性症状好转。青霉素过敏者可选林可霉素每次 300～600mg,每日 3 次,静脉滴注,必要时可增至每日 2.4～4.8g,分次给药,体温平稳后改口服,每日 1.5～2g,分 4 次,持续 1 周,病情稳定后停药。亦可选用其他抗生素,在药敏结果出来后调整抗生素。

一般情况下,如无宫内残留、宫内节育器或黏膜下肌瘤存在,治疗数天后炎症可被迅速控制。抗生素配合肾上腺皮质激素,如氟美松、氢化可的松、地塞米松等,可提高机体对应激时的耐受性与适应性,减轻致病因素对机体的损害,改善炎症局部与全身反应,尤其是急性炎症转入慢性炎症的后期,抑制纤维母细胞增生和肉芽组织的形成,减轻粘连和瘢痕形成。但应在有效的抗生素基础上,使用恰当剂量,及时逐渐减量,避免其不良后果。

3.手术治疗 宫腔内有残留物者是否及时清宫处理,要根据病情及治疗情况而定,既要考虑有利于尽快控制病情,又要注意防止子宫穿孔及炎症扩散。一般情况下应在病情控制后再行清宫。如果宫内残留物不及时清除将严重影响治疗效果时,或经使用抗生素疗效不满意时,可在使用抗生素的同时,小心清理宫腔,在清理时注意不要强行一次清完残留物,防止出现子宫穿孔。若宫腔内有残留物,或宫颈引流不通畅,可以扩张宫颈,轻轻取出宫腔内残留物,尽量不要刮宫,在抗生素达到一定剂量,病情稳定时再行刮宫,以防炎症扩散。

发生在流产或分娩后的子宫内膜炎,首先考虑是否有组织残留,情况许可尽快清除。流产后急性腐败性子宫内膜炎以保守治疗为主,除清除宫颈口外露胎盘组织外,不宜立即进行宫腔操作,待病情控制后再根据情况处理;对败血性不全流产,要在抗生素应用下清理宫腔,应注意防止子宫穿孔及炎症扩散。

放置宫内节育器或放射源者需取出,有利于病情迅速减轻。如疑有子宫内膜息肉或黏膜下肌瘤者应在炎症控制后考虑手术切除。子宫有活动性出血时,可在大量抗生素控制下清理宫腔。

4.理疗 可采用抗生素离子透入、下腹部超短波或红外线照射等。

二、慢性子宫内膜炎

因子宫内膜周期性剥脱的自然防御机制,大多数急性子宫内膜炎会痊愈,慢性子宫内膜炎不多见,仅少部分因防御机制受损,或病原体作用时间过长,或治疗不彻底而造成慢性子宫内膜炎。

(一)发病机制

子宫内膜周期性剥脱时其基底层并不随之剥脱,一旦基底层有慢性炎症即可长期感染内膜功能层,导致慢性子宫内膜炎。长期存在的输卵管卵巢炎或严重的宫颈炎可以导致慢性子宫内膜炎。宫内节育器长期放置,分娩或流产后少量胎盘胎膜残留,或胎盘附着部复旧不全;绝经后妇女体内雌激素水平明显减低,子宫内膜菲薄,失去自然防御功能,容易受到病原体侵袭,导致炎症发生,老年性子宫内膜炎往往与阴道炎并存。子宫黏膜下肌瘤、子宫内膜息肉可使子宫内膜反复感染,子宫内膜慢性炎症迁延不愈。无明显诱因者病原体多来自阴道菌丛。慢性子宫内膜炎多同时合并其他部位的炎症,除邻近组织有病理变化外,很少看到子宫内膜有慢性炎症病变的组织学根据。子宫引流不畅是重要病因之一。

（二）诊断

一般无症状,或只有少量血浆性分泌物。主要症状为不规则月经或子宫出血,少数有较多分泌物及出血,呈脓性或脓血性白带,为来自内膜的溃疡部位。约半数有下腹痛或坠胀感,腰骶部疼痛。子宫积脓可排出恶臭分泌物,并出现全身反应及下腹钝痛。少数发热,有的出现闭经。发生出血主要是慢性子宫肌炎所致。子宫肌炎常是子宫内膜炎的一个合并症,可以影响子宫收缩导致子宫出血。因此,流产、产后引起的子宫内膜炎可有长期出血,甚至可发生大出血。老年性子宫内膜炎症状易与生殖道恶性肿瘤混淆,需做诊断性刮宫以明确诊断。妇科检查子宫大小常正常,有压痛,如有胎盘残留、内膜息肉或黏膜下肌瘤,子宫体可能增大,宫颈口开放。宫旁组织可能有增厚及触痛。

（三）治疗

有诱因需首先去除。不全流产而出血,可在抗生素控制下用海绵钳清除宫腔内残留组织,手术操作要轻柔。宫腔积脓,扩张宫颈以利引流,术后需保持引流通畅,必要时宫腔内放入橡皮条引流。抗生素控制感染,可根据分泌物病原体培养及药敏试验选用,结果未出来之前可采用头孢菌素类、喹诺酮类联合甲硝唑用药。雌激素治疗有一定疗效,可促进血管新生、增殖,使炎症内膜再生,防止炎症扩大,对月经紊乱及出血均有好处。

（热米拉·托乎提）

第四节　盆腔炎症

女性内生殖器及其周围的结缔组织、盆腔腹膜发生炎症时,称为盆腔炎(pelvic inflammatory disease,PID),主要包括子宫内膜炎(endometritis)、输卵管炎(salpingitis)、输卵管卵巢脓肿(tubo ovarian abscess,TOA)、盆腔腹膜炎(peritonitis)。炎症可局限于一个部位,也可同时累及几个部位。性传播感染(sexually transmitted infection,STI)的病原体如淋病奈瑟菌、沙眼衣原体是主要的致病原。一些需氧菌、厌氧菌、病毒和支原体等也参与 PID 的发生。多数引起 PID 的致病微生物是由阴道上行发生的,且多为混合感染。延误对 PID 的诊断和有效治疗都可能导致上生殖道感染后遗症(输卵管因素不育和异位妊娠等)。

一、女性生殖道的自然防御功能

女性生殖道的解剖、生理、生化及免疫学特点具有比较完善的自然防御功能,增强了对感染的防御能力,在健康妇女阴道内虽有某些病原体存在,但并不引起炎症。

1.两侧大阴唇自然合拢,遮掩阴道口、尿道口。

2.由于盆底肌的作用,阴道口闭合,阴道前后壁紧贴,可防止外界污染。

3.阴道正常菌群尤其是乳杆菌可抑制其他细菌生长。此外，阴道分泌物可维持巨噬细胞的活性,防止细菌侵入阴道黏膜。

4.宫颈内口紧闭,宫颈管黏膜为分泌黏液的高柱状上皮所覆盖,黏膜形成皱褶、嵴突或陷窝,从而增加黏膜表面积;宫颈管分泌大量黏液形成胶冻状黏液栓,为上生殖道感染的机械屏障;黏液栓内含乳铁蛋白、溶菌酶,可抑制细菌侵入子宫内膜。

5.育龄妇女子宫内膜周期性剥脱,也是消除宫腔感染的有利条件。此外,子宫内膜分泌液含有乳铁蛋白、溶菌酶,可清除少量进入宫腔的病原体。

6.输卵管黏膜上皮细胞的纤毛向宫腔方向摆动以及输卵管的蠕动,均有利于阻止病原体的侵入。输卵管液与子宫内膜分泌液一样,含有乳铁蛋白、溶菌酶,可清除偶然进入上生殖道的病原体。

7.生殖道的免疫系统　生殖道黏膜如宫颈和子宫含有不同数量的聚集淋巴组织及散在的淋巴细胞,包括 T 细胞、B 细胞。此外,中性粒细胞、巨噬细胞、补体以及一些细胞因子均在局部有重要的免疫功能,发挥抗感染作用。

当自然防御功能遭到破坏,或机体免疫功能下降、内分泌发生变化或外源性致病菌侵入,均可导致炎症发生。

二、病原微生物

几乎所有致病原都是通过阴道而感染宫颈并上行,主要由三类微生物引起:①性传播感染(sexually transmitted infection,STI)致病微生物。②需氧菌。③厌氧菌。

目前国外比较一致的观点认为,PID 的主要致病菌是 STI 致病微生物,最值得一提的是淋菌和沙眼衣原体。美国 1991 年有研究显示淋球菌和沙眼衣原体分别占 PID 病原体的53% 和 31%。现在美国的一些资料显示 40%～50% 的 PID 是由淋病奈瑟菌引起,10%～40% 的 PID 分离出沙眼衣原体,对下生殖道淋病奈瑟菌及衣原体的筛查及治疗,已使美国盆腔炎发病率有所下降。在我国,STI 近年来发病率迅速增加,由此引起的 PID 及其并发症、后遗症当应予以重视。2001 年安徽省对 PID 的致病微生物研究显示,STI 病原占 42.3%;2003 年天津医药杂志报道淋病奈瑟菌、沙眼衣原体、人型支原体和厌氧菌感染分别占 PID 病原体的10%、26%、47.5% 和 3%。2003 年青岛市对 325 例 PID 病原体分布的研究显示淋菌占11.1%,而沙眼衣原体占 15.6%,解脲支原体占 41.2%。国内报道淋球菌的阳性率为 6.19%～10.10%,衣原体的阳性率为 4.16%～26.10%。最新的一项全国多中心的前瞻性研究报告了中国 PID 的致病菌情况:在 477 例 PID 微生物测定的检查中细菌培养阳性占 18.8%、衣原体检查阳性占 19.9%、支原体阳性占 32.4%、淋菌阳性占 10.1%、厌氧菌阳性占 25.0%。而细菌培养中以大肠埃希菌最多,其次为金黄色葡萄球菌、链球菌和表皮葡萄球菌。

性传播感染可同时伴有需氧菌及厌氧菌感染,可能是衣原体或淋病奈瑟菌感染造成输卵管损伤后,容易继发需氧菌及厌氧菌感染。

三、感染途径

(一)沿生殖道黏膜上行蔓延

病原体侵入外阴、阴道后,沿黏膜面经宫颈、子宫内膜、输卵管黏膜至卵巢及腹腔,是非妊娠期、非产褥期盆腔炎的主要感染途径。淋病奈瑟菌、衣原体及葡萄球菌等常沿此途径扩散。

（二）经淋巴系统蔓延

病原体经外阴、阴道、宫颈及宫体创伤处的淋巴管侵入盆腔结缔组织及内生殖器其他部分，是产褥感染、流产后感染及放置宫内节育器后感染的主要感染途径。链球菌、大肠埃希菌、厌氧菌多沿此途径蔓延。

（三）经血循环传播

病原体先侵入人体的其他系统，再经血循环感染生殖器，为结核菌感染的主要途径。

（四）直接蔓延

腹腔其他脏器感染后，直接蔓延到内生殖器，如阑尾炎可引起右侧输卵管炎。

四、高危因素

（一）宫腔内手术操作后感染

如刮宫术、输卵管通液术、子宫输卵管造影术、宫腔镜检查、人工流产、放置宫内节育器等，由于手术消毒不严格或术前适应证选择不当，导致下生殖道内源性菌群的病原体上行感染。

（二）下生殖道感染

淋病奈瑟菌性宫颈炎、衣原体性宫颈炎以及细菌性阴道病与PID密切相关。10%～17%的淋病可发生上生殖道的感染。

（三）性活动

盆腔炎多发生在性活跃期妇女，尤其是过早性交、有多个性伴侣、性伴侣有性传播感染者。

（四）经期卫生不良

使用不洁的月经垫、经期性交等，均可使病原体侵入而引起炎症。

（五）年龄

据美国资料，盆腔炎的高发年龄在15～25岁。年轻者容易发生盆腔炎可能与频繁的性活动、宫颈柱状上皮生理性移位（高雌激素影响）、宫颈黏液的机械防御功能较差有关。

（六）邻近器官炎症直接蔓延

如阑尾炎、腹膜炎等蔓延至盆腔，病原体以大肠埃希菌为主。

五、病理及发病机制

（一）子宫内膜炎及急性子宫肌炎

多见于流产、分娩后。

（二）输卵管炎、输卵管积脓、输卵管卵巢脓肿

急性输卵管炎主要由化脓菌引起，轻者输卵管仅有轻度充血、肿胀、略增粗；重者输卵管明显增粗、弯曲，纤维素性脓性渗出物增多，造成与周围组织粘连。急性输卵管炎因传播途径示同而有不同的病变特点。

1. 炎症　经子宫内膜向上蔓延，首先引起输卵管黏膜炎，输卵管黏膜肿胀、间质水肿、充血及大量中性粒细胞浸润，重者输卵管上皮发生退行性变或成片脱落，引起输卵管黏膜粘连，导致输卵管管腔及伞端闭锁，若有脓液积聚于管腔内则形成输卵管积脓。淋病奈瑟菌及大肠埃希菌、类杆菌以及普雷沃菌除直接引起输卵管上皮损伤外，其细胞壁脂多糖等内毒素引起

输卵管纤毛大量脱落,最后输卵管运输功能减退、丧失。因衣原体的热休克蛋白与输卵管热休克蛋白有相似性,感染后引起的交叉免疫反应可损伤输卵管,导致严重输卵管黏膜结构及功能破坏,并引起盆腔广泛粘连。

2.病原菌 通过宫颈的淋巴管播散到宫旁结缔组织,首先侵及浆膜层,发生输卵管周围炎,然后累及肌层,而输卵管黏膜层可不受累或受累极轻。病变以输卵管间质炎为主,其管腔常可因肌壁增厚受压变窄,但仍能保持通畅。卵巢很少单独发炎,白膜是良好的防御屏障,卵巢常与发炎的输卵管伞端粘连而发生卵巢周围炎,称输卵管卵巢炎,习称附件炎。炎症可通过卵巢排卵的破孔侵入卵巢实质形成卵巢脓肿,脓肿壁与输卵管积脓粘连并穿通,形成输卵管卵巢脓肿(TOA)。TOA可为一侧或两侧病变,约半数是在可识别的急性盆腔炎初次发病后形成,另一部分是在慢性盆腔炎屡次急性发作或重复感染而形成。脓肿多位于子宫后方或子宫、阔韧带后叶及肠管间粘连处,可破入直肠或阴道,若破入腹腔则引起弥漫性腹膜炎。

(三)盆腔腹膜炎

盆腔内器官发生严重感染时,往往蔓延到盆腔腹膜,发炎的腹膜充血、水肿,并有少量含纤维素的渗出液,形成盆腔脏器粘连。当有大量脓性渗出液积聚于粘连的间隙内,可形成散在小脓肿;若积聚于直肠子宫陷凹处则形成盆腔脓肿,较多见。脓肿的前面为子宫,后方为直肠,顶部为粘连的肠管及大网膜,脓肿可破入直肠而使症状突然减轻,也可破入腹腔引起弥漫性腹膜炎。

(四)盆腔结缔组织炎

内生殖器急性炎症时,或阴道、宫颈有创伤时,病原体经淋巴管进入盆腔结缔组织而引起结缔组织充血、水肿及中性粒细胞浸润。以宫旁结缔组织炎最常见,开始局部增厚,质地较软,边界不清,以后向两侧盆壁呈扇形浸润,若组织化脓则形成盆腔腹膜外脓肿,可自发破入直肠或阴道。

(五)败血症及脓毒血症

当病原体毒性强、数量多、患者抵抗力降低时,常发生败血症。多见于严重的产褥感染、感染性流产及播散性淋病。近年有报道放置宫内节育器、人工流产及输卵管绝育术损伤脏器引起败血症,若不及时控制,往往很快出现感染性休克,甚至死亡。发生感染后,若身体其他部位发现多处炎症病灶或脓肿者,应考虑有脓毒血症存在,但需经血培养证实。

(六)Fitz—Hugh—Curtis综合征

是指肝包膜炎症而无肝实质损害的肝周围炎。淋病奈瑟菌及衣原体感染均可引起。由于肝包膜水肿,吸气时有上腹痛。肝包膜上有脓性或纤维渗出物,早期在肝包膜与前腹壁腹膜之间形成松软粘连,晚期形成琴弦样粘连。5%～10%的输卵管炎可出现此综合征,临床表现为继下腹痛后出现右上腹痛,或下腹疼痛与右上腹疼痛同时出现。

六、临床表现

可因炎症轻重及范围大小而有不同的临床表现。轻者无症状或症状轻微。常见症状为下腹痛、发热、阴道分泌物增多。腹痛为持续性、活动或性交后加重。若病情严重可有寒战、高热、头痛、食欲缺乏。若有腹膜炎,则出现消化系统症状如恶心、呕吐、腹胀、腹泻等。月经期发病可出现经量增多、经期延长。若有脓肿形成,可有下腹包块及局部压迫刺激症状;包块位于子宫前方可出现膀胱刺激症状,如排尿困难、尿频,若引起膀胱肌炎还可有尿痛等;包块位于子宫后方可有直肠刺激症状;若在腹膜外可致腹泻、里急后重感和排便困难。若有输卵管炎的症状及体征并同时有右上腹疼痛者,应怀疑有肝周围炎。由于感染的病原体不同,临床表现也有差异。淋病奈瑟菌感染以年轻妇女多见,多于月经期或经后 7d 内发病,起病急,可有高热,体温在 38℃ 以上,常引起输卵管积脓,出现腹膜刺激征及阴道脓性分泌物。非淋病奈瑟菌性盆腔炎起病较缓慢,高热及腹膜刺激征不如淋病奈瑟菌感染明显。若为厌氧菌感染,患者的年龄偏大,容易有多次复发,常伴有脓肿形成。衣原体感染病程较长,高热不明显,长期持续低热,主要表现为轻微下腹痛,并久治不愈。患者体征差异较大,轻者无明显异常发现。典型体征呈急性病容,体温升高,心率加快,下腹部有压痛、反跳痛及肌紧张,若病情严重可出现腹胀、肠鸣音减弱或消失。

盆腔检查:阴道可有充血,并有大量脓性臭味分泌物;宫颈充血、水肿,将宫颈表面分泌物拭净,若见脓性分泌物从宫颈口流出,说明宫颈管黏膜或宫腔有急性炎症。穹隆触痛明显,需注意是否饱满;宫颈举痛;宫体稍大,有压痛,活动受限;子宫两侧压痛明显,若为单纯输卵管炎,可触及增粗的输卵管,压痛明显;若为输卵管积脓或输卵管卵巢脓肿,则可触及包块且压痛明显,不活动;宫旁结缔组织炎时,可扪及宫旁一侧或两侧片状增厚,或两侧宫骶韧带高度水肿、增粗,压痛明显;若有盆腔脓肿形成且位置较低时,可扪及后穹隆或侧穹隆有肿块且有波动感,三合诊常能协助进一步了解盆腔情况。

七、诊断及鉴别诊断

根据病史、症状和体征可做出初步诊断。由于急性盆腔炎的临床表现变异较大,临床诊断准确性不高,尚需作必要的辅助检查,如血常规、尿常规、宫颈管分泌物检查等。

1. 最低诊断标准　①子宫压痛。②附件压痛。③宫颈举痛。

下腹压痛同时伴有下生殖道感染征象的患者,诊断 PID 的可能性大大增加。生育期妇女或 STI 门诊人群,可按最低诊断标准。

2. 支持 PID 诊断的附加条件　①口腔温度≥38.3℃。②宫颈或阴道黏液脓性分泌物。③阴道分泌物显微镜检查有白细胞增多。④血沉加快。⑤C 反应蛋白水平升高。⑥实验室检查证实有宫颈淋病奈瑟菌或沙眼衣原体感染。

大多数 PID 患者都有宫颈黏液脓性分泌物或阴道分泌物镜检有白细胞增多。如果宫颈分泌物外观正常并且阴道分泌物镜检无白细胞,则 PID 诊断成立的可能性不大,需要考虑其他可能引起下腹痛的病因。

如有条件应积极寻找致病微生物。

3. PID 的最特异标准包括　①子宫内膜活检显示有子宫内膜炎的病理组织学证据。②经阴道超声检查或磁共振显像技术显示输卵管管壁增厚、管腔积液,可伴有盆腔游离液体或输卵管卵巢包块。③腹腔镜检查结果符合 PID 表现。

盆腔炎应与急性阑尾炎、输卵管妊娠流产或破裂、卵巢囊肿蒂扭转或破裂等急症相鉴别。

八、治疗

(一)治疗原则

盆腔炎主要为抗生素药物治疗,必要时手术治疗。抗生素治疗可清除病原体,改善症状及体征,减少后遗症。经恰当的抗生素积极治疗,绝大多数急性盆腔炎能彻底治愈。由于急性盆腔炎的病原体多为需氧菌、厌氧菌及衣原体的混合感染,需氧菌及厌氧菌又有革兰阴性及革兰阳性之分,故抗生素多采用联合用药,并覆盖到所有可能的病原微生物。

(二)具体方案

1.静脉给药　对于症状较重者给予静脉治疗。

(1)头孢替坦 2g,静滴,每 12h 1 次;或头孢西丁 2g,静滴,每 6h 1 次。加用:多西环素 100mg,口服,每 12h 1 次(或米诺环素 100mg,口服,每 12h 1 次);或阿奇霉素 0.5g,静滴或口服,每日 1 次。

注意:①其他第二代或第三代头孢菌素(如头孢唑肟、头孢噻肟和头孢曲松)也可能对 PID 有效并有可能代替头孢替坦和头孢西丁,而后两者的抗厌氧菌效果更强。②对输卵管卵巢脓肿的患者,通常在多西环素(或米诺环素或阿奇霉素)的基础上加用克林霉素或甲硝唑,从而更有效的对抗厌氧菌。③临床症状改善后继续静脉给药至少 24h,然后转为口服药物治疗,共持续 14d。

(2)克林霉素 900mg,静滴,每 8h 1 次,加用庆大霉素负荷剂量(2mg/kg),静滴或肌注,维持剂量(1.5mg/kg),每 8h 1 次;也可采用每日一次给药。

注意:①临床症状改善后继续静脉给药至少 24h,继续口服克林霉素 450mg,每日 1 次,共 14d。②对输卵管卵巢脓肿的患者,应用多西环素(或米诺环素或阿奇霉素)加甲硝唑或多西环素(或米诺环素或阿奇霉素)加克林霉素比单纯应用多西环素(或米诺环素或阿奇霉素)对治疗厌氧菌感染更优越。③注意庆大霉素的毒副作用。

(3)喹诺酮类药物:氧氟沙星 400mg,静滴,每 12h 1 次,加用甲硝唑 500mg,静滴,每 8h 1 次;或左氧氟沙星 500mg,静滴,每日 1 次,加用甲硝唑 500mg,静滴,每 8h 1 次;或莫西沙星 400mg,静滴,每日 1 次。

(4)氨苄西林/舒巴坦 3g,静滴,每 6h 1 次,加用:多西环素 100mg,口服,每 12h 1 次,或米诺环素 100mg,口服,每 12h 1 次;或阿奇霉素 0.5,静脉滴注或口服,每日 1 次。

2.非静脉药物治疗　症状较轻者可采用以下方案。

(1)氧氟沙星 400mg,口服,每日 2 次,加用甲硝唑 500mg,口服,每日 2 次,共 14d;或左氧氟沙星 500mg,口服,每日 1 次,加用甲硝唑 500mg,口服,每日 2 次,共 14d;或莫西沙星 400mg,口服,每日 1 次,共 14d。

(2)头孢曲松 250mg 肌注,单次给药;或头孢西丁 2g,肌内注射,加丙磺舒 1g,口服,均单次给药;或其他第三代头孢类药物,例如头孢唑肟、头孢噻肟等非静脉外给药。加用:多西环素 100mg,口服,每 12h 1 次;或米诺环素 100mg,口服,每 12h 1 次;或阿奇霉素 0.5,口服,每日 1 次,共 14d。可加用甲硝唑 500mg,口服,每日 2 次,共 14d。

(3)阿莫西林/克拉维酸加用多西环素可以获得短期的临床效果,但胃肠道不良反应可能会影响该方案的依从性。

(三)手术治疗

1.适应证

(1)药物治疗无效:输卵管卵巢脓肿或盆腔脓肿经药物治疗 48～72h,体温持续不降,患者中毒症状加重或包块增大者,应及时手术,以免发生脓肿破裂。

(2)脓肿持续存在:经药物治疗病情有好转,继续控制炎症数日(2～3 周),包块仍未消失但已局限化,应手术切除,以免日后再次急性发作,或形成慢性盆腔炎。

(3)脓肿破裂:突然腹痛加剧,寒战、高热、恶心、呕吐、腹胀,检查腹部拒按或有中毒性休克表现,应怀疑脓肿破裂。若脓肿破裂未及时诊治,死亡率高。因此,一旦怀疑脓肿破裂,需立即在抗生素治疗的同时行剖腹探查。

2.**手术方式和范围** 可根据情况选择经腹手术或腹腔镜手术。手术范围应根据病变范围、患者年龄、一般状态等全面考虑。原则以切除病灶为主。年轻妇女应尽量保留卵巢功能,以采用保守性手术为主;年龄大、双侧附件受累或附件脓肿屡次发作者,行全子宫及双附件切除术;对极度衰弱危重患者的手术范围需按具体情况决定。若盆腔脓肿位置低、突向阴道后穹隆时,可经阴道切开排脓,同时注入抗生素。

(四)随访

患者应在开始治疗 3d 内出现临床情况的改善,如退热、腹部压痛或反跳痛减轻、子宫及附件压痛减轻、宫颈举痛减轻等。在此期间病情无好转的患者需住院治疗,进一步检查以及手术治疗。

对于药物治疗的患者,应在 72h 内随诊,明确有无临床情况的改善(具体标准如前所述)。如果未见好转则建议住院接受静脉给药治疗以及进一步检查。建议对于沙眼衣原体和淋病奈瑟菌感染的 PID 患者,还应在治疗结束后 4~6 周时重新筛查上述病原体。

(五)性伴侣的治疗

对 PID 患者出现症状前 60d 内接触过的性伴侣进行检查和治疗。这种检查和评价是必要的,因为患者有再感染的危险,而且其性伴侣很可能感染淋病及沙眼衣原体。由淋病或沙眼衣原体感染引起 PID 患者的男性性伴侣常无症状。无论 PID 患者分离的病原体如何,均应建议患者的性伴侣进行 STI 的检测和治疗。在女性 PID 患者治疗期间应避免无保护屏障(避孕套)的性交。

九、预防

1.做好经期、孕期及产褥期的卫生宣传。

2.严格掌握产科、妇科手术指征,做好术前准备;术时注意无菌操作;术后做好护理,预防感染。

3.治疗急性盆腔炎时,应做到及时治疗、彻底治愈,防止转为慢性盆腔炎。

4.注意性生活卫生,减少性传播感染,经期禁止性交。

十、并发症

(一)复发性盆腔炎

有 25% 的急性盆腔炎可于以后重复发作,年轻患者的重复感染是一般年龄组的 2 倍。由于输卵管在上次感染时的损害,对细菌的侵犯敏感性增加。

(二)输卵管积水

慢性输卵管炎双侧居多,输卵管呈轻度或中度肿大,伞端可部分或完全闭锁,并与周围组织粘连。若输卵管伞端及峡部因炎症粘连闭锁,浆液性渗出物积聚形成输卵管积水;有时输卵管积脓中的脓液渐被吸收,浆液性液体继续自管壁渗出充满管腔,亦可形成输卵管积水。积水输卵管表面光滑,管壁甚薄,由于输卵管系膜不能随积水输卵管囊壁的增长扩大而相应延长,故积水输卵管向系膜侧弯曲,形似腊肠或呈曲颈的蒸馏瓶状,卷曲向后,可游离或与周围组织有膜样粘连。应行手术治疗。

（三）输卵管卵巢囊肿

输卵管发炎时波及卵巢，输卵管与卵巢相互粘连形成炎性肿块，或输卵管伞端与卵巢粘连并贯通，液体渗出形成输卵管卵巢囊肿，也可由输卵管卵巢脓肿的脓液被吸收后由渗出物替代而形成。常无病原体，抗生素治疗无效，应行手术治疗。

（四）慢性腹痛

盆腔炎后遗留慢性腹痛（超过 6 个月），可达 18%。相比较，没有 PID 历史的，罹患慢性腹痛者只有 5%。疼痛常常是周期性的，主要和输卵管、卵巢及其周围组织粘连有关。

（五）不孕

盆腔炎是造成输卵管梗阻及不孕的重要原因，增加不孕的机会与 PID 发作的次数和严重性有关。盆腔炎后不孕发生率为 20%～30%。有文献报道 1 次盆腔炎发作，不孕危险为 13%，2 次为 36%，3 次为 60%～75%。

（六）宫外孕

输卵管由于炎症的损害，其攫取受精卵及转送受精卵的功能受到影响。因而，PID 后宫外孕的发生率明显上升，比未发生过 PID 者高 7～10 倍。

（七）骶髂关节炎

PID 后可有 68% 发生骶髂关节炎，而对照组只有 3%。虽然以骶髂关节炎形式出现的脊椎的慢性关节炎在女性比在男性少，但有 PID 历史的，却是一个重要的易患因素。

十一、健康教育

1. 卧床休息及半卧位的重要性　有利于脓液聚积于直肠子宫陷窝，使炎症局限。修养环境要安静舒适，温湿度适宜。注意通风，使室内空气新鲜。注意休息，以防疾病复发。

2. 饮食的重要性　高营养饮食可提高机体抵抗力，促进康复。选择高蛋白、高维生素饮食，如瘦肉、鸡蛋、牛奶、鱼类，还应注意粗细粮搭配。

3. 有关疾病常见病因　产后感染、不洁性生活、体质虚弱等。人工流产、放置子宫内节育器、诊断性刮宫等治疗 1 个月内避免性生活。性生活要适度，避免不洁性生活，性伴侣也应接受治疗。

4. 应及时彻底治疗急性盆腔炎　保持良好的心境，增强自信心，愉快的心情有利于疾病康复。

5. 保持外阴清洁的重要性　防止感染，做好经期、孕期及产褥期卫生。经期：注意适当休息，用消毒月经垫，经期避免性生活；孕期：妊娠 32 周后适当减轻工作量，不值夜班及避免重体力劳动，保证足够的睡眠时间，勤洗澡，勤换内裤，不宜盆浴，可选用淋浴或擦浴，以防污水进入阴道，引起感染。每日用温水清洗外阴部，妊娠 12 周以内及 32 周以后均应避免性生活；产褥期：勤换内衣及床单，温水擦浴，保持外阴部清洁，禁止盆浴及性生活。

（热米拉·托平提）

第五节　生殖器结核

女性生殖器结核（female genital tuberculosis）是由人型结核杆菌侵入人体后在生殖器引

起的一系列炎症改变。多发生于 20～40 岁妇女,约占 80%～90%。发病率在各地区差异很大,近年来有上升的趋势。

一、传播途径

常继发于肺、肠、肠系膜淋巴结、腹膜等器官的结核,也可继发于骨关节结核或泌尿系统结核。

（一）血行传播

最多见。原发病灶中的结核菌可很快进入血液循环,青春期正值生殖器发育,血运丰富,结核菌易侵犯生殖器发生感染,也可在输卵管形成隐性的传播灶,处于静止状态达 1～10 年,直至机体免疫功能低下时,结核菌可重新激活发生感染。

（二）淋巴传播

较少见,多为逆行传播,如肠结核通过淋巴管逆行传播至生殖器官。

（三）直接蔓延

腹腔内的结核病灶,如结核性腹膜炎,肠系膜结核直接蔓延到输卵管,然后到子宫内膜、卵巢、宫颈使生殖器发生广泛粘连。

（四）原发性感染

非常少见,多为男性附睾结核的结核菌,通过性交传至女性。

二、病理

女性生殖器结核首先感染输卵管,其次为子宫内膜、卵巢、宫颈,阴道及外阴较少见。

（一）输卵管结核

约占女性生殖器结核的 85%～90%,多为双侧性。随病情发展可有两种类型改变:

1. 增生型　输卵管表面有多量黄白色粟粒结节,与周围器官有广泛粘连,管壁增粗变硬,伞端肿大明显,伞端外翻如烟斗状,是女性生殖器结核所特有的表现,输卵管壁破坏后,僵直变粗呈结节状隆起。

2. 渗出型　输卵管管壁有干酪性坏死,输卵管黏膜有粘连,管腔内干酪样物质积留,可形成输卵管积脓,输卵管增粗,可与其他细菌发生混合感染。急性期盆腹膜广泛散在粟粒结节,可有大量黄色浆液性腹水。

（二）子宫内膜结核

常由输卵管结核蔓延而来,输卵管结核患者中约有半数同时发生子宫内膜结核。早期仅子宫内膜出现结节,黏膜及腺体受到破坏,为干酪样组织或溃疡所代替,晚期可累及肌层,最后代以瘢痕组织,使宫腔缩小、粘连变形,甚至完全闭锁。

（三）宫颈结核

多来源于子宫内膜结核的下行感染,或经血或淋巴传播。常表现为溃疡或乳头样增生,外观上与宫颈癌不易鉴别。

（四）卵巢结核

亦多由输卵管蔓延而来,多为双侧性,因有白膜包围,通常仅有卵巢周围炎,侵犯卵巢深层较少。如为血液循环传播,则在卵巢深部形成结节及干酪样坏死。

（五）盆腔腹膜结核

多合并有输卵管结核,分两型,渗出型以渗出为主,在腹膜上散在无数大小不等的灰黄色结节,渗出大量草黄色浆液性液体,积聚于盆腔,有时可因粘连形成多个包裹性囊肿;粘连型腹膜炎以粘连为主,腹膜增厚,与邻近器官发生紧密粘连,粘连的组织可发生干酪样坏死,易形成瘘管。有的患者腹腔与盆腔脏器全部粘连在一起,与腹膜之间无任何界限,形成所谓的"冰冻骨盆"(frozen pelvis)。

三、临床表现

多数生殖器结核患者无自觉症状,绝大多数患者因不孕就诊。主要表现如下。

（一）不孕

由于输卵管黏膜破坏与粘连,常使管腔堵塞;或由于输卵管周围粘连,管壁僵硬,虽部分通畅,但蠕动受限,黏膜纤毛破坏而丧失其运输功能而致不孕。子宫内膜被破坏,也导致不孕。在原发性不孕患者中生殖器结核常为主要原因之一。

（二）下腹坠痛

由于盆腔炎症或粘连,或形成结核性输卵管卵巢脓肿等均可引起下腹坠痛,约占13%～50%。

（三）月经异常

子宫内膜感染的初期因子宫内膜充血、溃疡,可有月经过多、经期延长或不规则出血,约占17%左右,易被误诊为功能性子宫出血。至晚期因子宫内膜受到不同程度的破坏,可表现为月经量少或闭经。

（四）全身症状

可有结核病中毒症状,如发热、盗汗、乏力及食欲不振等。有时表现为经期发热、经后自退,有认为这种周期性发热是生殖器结核的特征。

（五）全身及妇科检查

因病变程度、部位、范围的不同而有较大的差异。全身检查往往缺乏明显的体征。妇科检查可发现子宫因与周围有粘连而活动受限;子宫两侧可触及大小不等、形状不规则的肿块,质硬,表面不平;形成包裹性积液时可触及囊性包块;形成结核性腹膜炎时腹部可有揉面感或腹水征。子宫与附件广泛粘连,可表现为冰冻骨盆。

四、诊断

多数患者缺乏明显症状,阳性体征不多,故诊断时易被忽略。应详细询问病史、家族史及既往有无结核病史,如有原发不孕、月经稀少、闭经;无性生活史的女性诉下腹坠痛、月经不调、低热、有盆腔炎症或腹水;CPID久治不愈;既往有结核病接触史或本人曾有其他器官(如肺及腹膜)的结核史,均应考虑有生殖器结核的可能。

五、辅助检查

（一）子宫内膜病理检查

是诊断子宫内膜结核最可靠的依据。于经前1周或月经来潮12h内做刮宫术。因子宫内膜结核多由输卵管蔓延而来,故刮宫时应注意刮取子宫双侧角部的内膜,刮出物全部送病理检查。应在术前3d及术后4d每日口服异烟肼或肌注链霉素,以预防刮宫所引起的结核病灶扩散。病理切片中见到结核病变即可确诊,但如仅有慢性炎细胞浸润液不能除外结核,尤其当子宫腔小而坚硬,颈管狭窄不平,无组织物刮出时,结合病史,也应考虑子宫内膜结核,应做进一步其他检查。

（二）结核菌培养

将月经血或刮出的子宫内膜做结核菌培养或动物接种,但阳性率仅在急性活动期稍高,且所需条件较高,在一般基层单位无法进行。

（三）X线检查

1.胸部X线检查 了解有无陈旧或活动性结核病灶,还可做消化道及泌尿系统X线检查以查找原发病灶。

2.盆腔X线平片 了解有无独立钙化灶,提示有无盆腔结核的存在。

3.子宫输卵管碘油造影 对诊断生殖器结核帮助较大。一般在月经干净后3～7d进行。造影前后应用抗结核药物及抗生素以防将子宫及输卵管管腔中的结核菌带入腹腔,或造影剂经破损的内膜进入静脉与淋巴管而造成栓塞。当有活动性生殖器结核时,不宜做造影检查。

生殖器结核在造影时可有以下特征:①子宫腔呈不同程度、不同形态的狭窄及变形,边缘呈锯齿状。②输卵管管腔有多个狭窄部分,呈典型串珠状或显示管腔细小而僵直。③在相当于盆腔淋巴结、输卵管、卵巢的部位有钙化灶。④若碘油进入宫旁淋巴管、血管丛,应考虑为子宫内膜结核损害所致。

（四）腹腔镜检查

可用腹腔镜直接观察盆腔情况,并可取病灶组织活检或行结核菌培养。但对于有重度粘连尤其有包裹性积液的患者,应注意避免损伤肠管等脏器,以行开腹探查为宜。

（五）其他

结核菌素试验阳性、白细胞不高而分类中淋巴细胞增多、活动期血沉增快等仅可作为诊断的参考。

六、鉴别诊断

（一）非特异性盆腔炎

多有分娩、流产、宫内节育器以及APID历史,无闭经史。生殖器结核多有不孕、月经量减少或闭经。应做诊断性刮宫及子宫输卵管碘油造影鉴别。

（二）子宫内膜异位症

与生殖器结核的临床表现有很多相似之处,如低热、痛经、下腹坠痛、盆腔有粘连、增厚及结节或卵巢囊肿等,但其痛经更明显,无月经过少或闭经史。通过B超及腹腔镜检查以鉴别。

（三）卵巢肿瘤

结核性腹膜炎有包裹性积液时应和卵巢囊肿鉴别;结核性附件炎形成的包块表面不平,界限不清,须和卵巢癌鉴别。可借助于B超、腹腔镜检查及CA125测定等方法鉴别。

（四）宫颈癌

宫颈结核局部病灶虽大、范围广,但宫旁组织无增厚浸润;在与早期宫颈癌不易区别时,应做宫颈涂片或活组织检查确诊。

七、治疗

（一）一般治疗

生殖器结核是一种慢性消耗性疾病,增加营养,增强机体抵抗力及免疫功能有一定的作用。急性患者至少要休息 3 个月,慢性患者可从事轻微工作和学习;应注意劳逸结合,适当增加体育锻炼,增强体质。

(二)药物治疗

抗结核药物治疗对生殖器结核 90% 有效。现提倡联合用药,至少应用 6～9 个月。

1. 常用的抗结核药物

(1)一线药物:异烟肼,又名雷米封,300mg,顿服。对结核杆菌的杀菌力强,用量小,口服副反应小,与其他抗结核药物合用可减少耐药性的产生,并提高疗效。其主要副反应为神经毒性和肝功异常。属 B 类药,孕妇可用。

乙胺丁醇,0.75～1g,顿服;8 周后改为间隔给药,1.5g,顿服。对结核菌抑制作用强,主要副反应为球后视神经炎,停药后可恢复,另外肾功能异常者慎用。属 B 类药,孕妇可用。

(2)二线药物:利福平,450～600mg,空腹顿服。杀菌力强,易产生耐药性。副反应主要为肝损害。属 C 类药,孕妇慎用。

吡嗪酰胺,1.5g,分 3 次口服。抑菌力不如链霉素,毒性大,易产生耐药。副反应以肝损害为主。属 C 类药,孕妇慎用。

链霉素,0.75g,肌内注射,每天 1 次。单独使用易产生耐药性。长期使用可有眩晕、口麻、四肢麻木、耳鸣及耳聋等副反应。属 D 类药,孕妇禁用。

2. 治疗方案　治疗原则以利福平和异烟肼为首选药物,进行早期、联合、适量、规律和全程治疗。具体方案可选用以下几种。

(1)利福平、异烟肼联合应用 9 个月。

(2)利福平、异烟肼和乙胺丁醇三药合用 6 个月。

(3)利福平、异烟肼、链霉素或吡嗪酰胺三药合用 2 个月,然后每周 2 次用药,利福平和异烟肼 6 个月。

(三)手术治疗

对于以下情况可采用手术治疗。

1. 输卵管卵巢脓肿经药物治疗后症状虽可减轻,但肿块不能消失。

2. 治疗后无效,形成结核性脓肿者。

3. 已形成较大的包裹性积液者。

4. 子宫内膜广泛破坏,抗结核药物治疗无效者。

5. 结核性腹膜炎合并腹水,手术治疗结合药物治疗将有利于腹膜结核的痊愈。

为避免手术时感染扩散及减轻粘连以利手术,术前应用抗结核药物 1～2 个月。术中以患者年龄、病变情况决定手术范围,应注意解剖关系,避免损伤。术后根据病灶是否取净及结核活动情况,继续抗结核治疗,以达彻底治愈。

(热米拉·托乎提)

第三章　妇科肿瘤

第一节　外阴肿瘤

外阴肿瘤是指生长于外阴部的肿瘤,主要位于大阴唇、小阴唇、阴蒂及会阴。外阴肿瘤少见,占女性生殖道恶性肿瘤的 3%～5%,主要以外阴鳞癌为主。据美国癌症协会估计,2013年美国新发病例 4700 人,死于外阴癌病例 990 人。以往认为外阴癌多见于老年患者,但近年来随着外阴癌发病率的增加,外阴癌的发病年龄有年轻化的趋势。尽管经典的发病高危因素有吸烟、免疫抑制性疾病及慢性皮肤病变如外阴硬化性苔藓等,但近年来的研究发现,人乳头瘤病毒(human papilloma virus,HPV)感染可能占有更重要的地位,尤其是在相对年轻、性活跃的女性中,因此,有子宫颈癌、阴道癌病史也成为高危因素。由于 90%的外阴癌为鳞状细胞癌,因此,我们当前了解的流行病学、播散方式、预后因素和生存数据等资料基本来源于外阴鳞癌的回顾性分析和少量的前瞻性研究。恶性黑色素瘤是第二常见的外阴肿瘤,此外还有基底细胞癌、前庭大腺腺癌、汗腺癌、佩吉特(Paget)病及少见的软组织肉瘤,如平滑肌肉瘤、脂肪肉瘤、葡萄状肉瘤和卡波西肉瘤等。外阴肿瘤也会继发于膀胱、直肠、肛门等邻近生殖器官。外阴肿瘤多同于皮肤肿瘤,但因其解剖学上毗邻阴道、尿道、肛门,并需承担一定张力,故有其特殊性。

一、流行病学

曾有研究发现,外阴癌患者中伴有高血压、糖尿病、肥胖者较多,推测其可能与外阴癌有关,但又有研究认为,这仅仅是伴随年龄而出现的改变,不具有特异性。也有人认为,某些感染可能与外阴癌相关,这些感染包括肉芽肿性感染(腹股沟肉芽肿、性病性淋巴肉芽肿、外阴梅毒)、单纯疱疹病毒感染、HPV 感染,提示有性传播疾病的妇女可能会有较高的外阴癌发病风险,但在外阴癌患者中始终未能分离出相关病原体抗原,以至于无法确定两者间的因果关系。

随着对 HPV 研究的不断深入,近年来,越来越多的证据提示,外阴癌及外阴湿疣样病变与潜在的 HPV 感染相关,HPV－DNA 也已从浸润性外阴癌和原位癌组织中分离出来,自此确定了外阴 HPV 感染与外阴癌的相关性。HPV 可有众多亚型,现已证实,与外阴癌相关的亚型有 HPV16,HPV6,HPV33 型,其中 HPV16 型感染最为常见。HPV－DNA 可在 70%～80%的上皮内病变中被发现,但在浸润性病灶中的发现率仅有 10%～50%,提示浸润性外阴癌可能不完全是 HPV 感染所致,临床上及组织学上也发现因 HPV 感染引起的外阴癌有别于无 HPV 感染者,故应分别对待。目前认为,外阴癌的病因可分为两种,其一为 HPV 无关型,通常发生在 70～80 岁的老年妇女中,与硬化性苔藓等慢性炎症基础上的 p53 突变有关;其二为 HPV 相关型,年轻人多见,占外阴鳞癌的 43%～60%。Brinton 等发现,有生殖道湿疣史、异常巴氏涂片史及吸烟史的妇女患外阴癌的风险明显升高,其中既有吸烟史又有生殖道湿疣史者患外阴癌的风险上升 35 倍,有慢性免疫抑制者与浸润性外阴癌也有一定相关性,因此认为,HPV 感染与非特异性免疫抑制可能均为外阴癌的致病因素。目前越来越多的观点倾向于吸烟、非特异性免疫抑制可能是外阴癌发展过程中的辅助因子,它可以使 HPV 感染更容易实现,进而导致外阴癌。

　　外阴营养不良、硬化性苔藓等慢性外阴感染性病变及鳞状上皮内瘤变,尤其是原位癌,这两种因素均可能是外阴浸润性鳞癌的癌前病变。Carli 等的研究发现,32% 的无 HPV 感染的外阴癌患者实际上是与外阴硬化性苔藓有关,提示硬化性苔藓可能是外阴癌的癌前病变,但 Hart 等进行的一项大样本的回顾性病理学复习并没有发现从硬化性苔藓到外阴癌的转化证据。在一项对外阴原位癌患者的观察研究中发现,8 例未被治疗者中有 7 例在 8 年内进展为浸润癌,而在 105 例接受治疗的患者中只有 4 人在 7~18 年间进展为浸润癌,但随后对 405 例外阴Ⅱ~Ⅲ级上皮内瘤变病例的研究中,Jones 等发现,在 1.1~7.3 年(平均 3.9 年)的随访中,3.8% 的经过治疗患者及 10 例未被治疗的患者均发展为浸润癌。虽然一些上皮内瘤变可能自然消退,但持续存在或进展为浸润癌的患者仍不在少数。最近来自美国和挪威的发病率数据分析显示,从 20 世纪 70~90 年代,外阴原位癌的发生率上升了 2~3 倍,但并未看到外阴浸润癌的发生率也相应上升。对此不同的解释是:①受感染的妇女随访年限还未达到患浸润性病变的年限。②浸润前病变的积极治疗阻止了向浸润癌的发展。③原位癌和浸润癌的起因不太相关。Trimble 等推断,外阴鳞癌应该是异源性病因学产生的结果,具有基底样或疣状特征的癌与 HPV 感染相关,而角化型鳞状细胞癌与 HPV 无关,而且基底样或疣状癌与经典的宫颈癌危险因素也相关,包括初次性交的年龄、性伴侣的数目、先前异常的巴氏涂片、吸烟和较低的社会经济地位等,而在角化型鳞癌病例中与这些因素的相关性不明显。

　　Flowers 等发现,与 HPV 阳性的外阴癌相比较,HPV 阴性的外阴癌更容易出现 p53 抑癌基因的突变。p53 具有调控细胞生长和增生的功能,外阴癌的发生可能与 p53 基因突变导致失活有关,而在 HPV 阳性的外阴癌中则是通过 HPV 基因产物的表达所致。Mitchell 等在对 169 例外阴浸润癌的研究中发现,约有 13% 的外阴癌是继发于生殖道的鳞状上皮瘤变的,这种继发于原发肿瘤的外阴癌与 HPV 感染明显相关,也说明一些鳞状上皮病变起始于性传播病毒,这种病毒具有感染整个下生殖道而产生瘤样病变的能力。因此,2004 年国际外阴疾病研究协会(ISSVD)将外阴上皮内瘤变(valvar intraepithelial neoplasia,VIN)进行了新的分类:①普通型(usual type)VIN,多与 HPV 感染相关,与疣状型(鲍温病)、基底细胞型及混合型外阴癌有关,多见于相对年轻者,约占 80%。②分化型(differentiated type)VIN,常与硬化性苔藓及潜在的炎性疾病所致的鳞状上皮过度增生及外阴癌相关,而与 HPV 关系不大,多见于相对年长的妇女,约占 20%。

二、播散方式

　　外阴癌的播散方式有 3 种:局部蔓延、经淋巴转移及血行转移。外阴皮下组织中淋巴系统十分发达,因此,外阴癌极易出现区域性淋巴结转移。有研究显示,当外阴癌病灶浸润<1mm 时很少累及淋巴系统,但病灶浸润 2~3mm 时常累及淋巴系统,当癌浸润>10mm 时 50% 以上可出现局部淋巴结转移。通常外阴癌从原发灶扩散至区域淋巴结遵循逐级规则,很少跳跃性转移,外阴癌灶首先转移至表浅腹股沟淋巴结和股淋巴结,再扩散至深部腹股沟和盆腔淋巴结,但偶尔也可出现直接累及深部腹股沟淋巴结、闭孔淋巴结而直接向上转移至盆腔各组淋巴结的情况,特别是当病灶累及阴蒂周围时。晚期患者的皮下淋巴管系统被广泛侵犯,可导致下腹壁或大腿间的皮肤呈现明显的炎症卫星状病灶出现。肺转移是外阴和阴道癌血行转移最常见的转移部位。

三、临床表现及诊断

外阴癌虽长于体表易于早期发现,但却常因医患双方的原因而延误诊断。大多外阴癌患者会以外阴部瘙痒、疼痛、小丘疹、结节、溃疡或色素减退而就诊,但非妇科肿瘤专业的医师常会忽视外阴肿瘤而仅经验性地认为炎症的可能性大,常先按炎症处理,而没有进行组织活检,以至于患者从出现症状到外阴癌被确诊的时间常被延误。Jones 等报道,88%的外阴鳞癌患者从出现症状到确诊的时间间隔超过 6 个月,其中 31%的妇女在诊断外阴癌之前至少已就诊3 次以上,27%的妇女曾被医师经验性地给予雌激素和皮质激素应用。体检可见外阴部与其主诉相对应部位存在不同类型的病变,如白斑样、苔藓样、皲裂样、溃疡状、弥漫湿疹样、湿疣样等,仅通过症状和体检来确定为外阴癌常常困难,因其表现并不具有特异性,不能与外阴良性病变所区别,因此,外阴癌的诊断必须通过活检而做出。活检的部位也有推敲,通常单一的、局限的病灶活检,其部位选择不困难,但在慢性外阴营养不良、弥漫性白斑、多点异常性病变或佩吉特病的患者,选择合适的活检部位是困难的,有时不得不行多点活检。对于仅有较小单一可疑病灶的患者可在局部麻醉下完整切除病灶,即达到活检目的又兼顾了治疗。组织活检尽量包括可疑的表皮病灶及皮下组织,以便于浸润癌的病理和深度能被准确评估。晚期患者主要表现为局部疼痛、出血及肿瘤渗出,有腹股沟淋巴结转移或远处转移病灶者还可出现相应的症状。

外阴癌患者的病情评估主要包括病变范围,如原发肿瘤的大小、有否累及毗邻器官或骨膜、腹股沟淋巴结累及的可能性以及有否内科合并症等。盆腔检查一直是外阴和阴道癌局部扩散程度评估最重要的方法。病灶定位、肉眼形态、累及部位、深度和肿瘤质地等需仔细记录并做肿瘤图解,肿瘤是否紧挨中线结构也应该被记录。影像学检查,特别是 MRI 能被用来评估膀胱或病灶深部组织的浸润,直肠镜或膀胱尿道镜检查也可用来确认影像学的发现,包括膀胱、尿道、肛门或直肠的累及。虽然 CT 对于检测盆腔和腹股沟淋巴结有所帮助,但普通CT 对于局部解剖提供的信息较少。影像学检查虽然有助于治疗计划的制订,但不能更改 FIGO 分期。

四、分期及病理分类

(一)分期

外阴癌的分期由 1970 年 FIGO 的临床分期修改为 1988 年的手术病理分期(表 3—1),随着临床研究的不断深入,至 2009 年再次修正手术病理分期如下(表 3—2)。

表 3—1 1988 年 FIGO 手术病理分期

0	原位癌(浸润前癌)
Ⅰ	肿瘤局限于外阴或外阴和会阴,最大径线≤2cm
ⅠA	肿瘤局限于外阴或外阴和会阴,最大径线≤2cm,间质浸润≤1.0mm[1]
ⅠB	肿瘤局限于外阴或外阴和会阴,最大径线≤2cm,间质浸润>1.0mm[1]
Ⅱ	肿瘤局限于外阴或外阴和会阴,最大径线>2cm
Ⅲ	肿瘤侵犯下列任何部位:下尿道、阴道、肛门和(或)单侧区域淋巴结转移
Ⅳ	肿瘤侵犯上尿道或膀胱黏膜、直肠黏膜;或骨质固定和(或)双侧区域淋巴结转移及远处转移
ⅣA	肿瘤侵犯下列任何部位:膀胱黏膜、直肠黏膜、上尿道黏膜;或骨质固定和(或)双侧区域淋巴结转移
ⅣB	任何部位(包括盆腔淋巴结)的远处转移

(1)浸润深度指肿瘤从表皮乳头上皮最深处至间质受累最深浸润点的距离

表 3-2　2009 年 FIGO 手术病理分期

Ⅰ	肿瘤局限于外阴,淋巴结未转移
Ⅰ A	肿瘤局限于外阴或会阴,最大径线≤2cm,间质浸润≤1.0mm[(1)],无淋巴结转移
Ⅰ B	肿瘤最大径线>2cm 或局限于外阴或会阴,间质浸润>1.0mm[(1)],无淋巴结转移
Ⅱ	任何大小的肿瘤,伴有肿瘤侵犯下列任何毗邻部位:下 1/3 尿道、下 1/3 阴道、肛门,无淋巴结转移
Ⅲ	肿瘤有或(无)侵犯下列任何部位:下 1/3 尿道、下 1/3 阴道、肛门,有腹股沟-股淋巴结转移
Ⅲ A	①1 个淋巴结转移(≥5mm),或②1~2 个淋巴结转移(<5mm)
Ⅲ B	①≥2 个淋巴结转移(≥5mm),或②≥3 个淋巴结转移(<5mm)
Ⅲ C	阳性淋巴结伴囊外扩散
Ⅳ	肿瘤侵犯其他区域(上 2/3 尿道、上 2/3 阴道)或远处转移
Ⅳ A	①肿瘤侵犯下列任何部位:上尿道和(或)阴道黏膜、膀胱黏膜、直肠黏膜,或固定在骨盆壁,或②腹股沟-股淋巴结出现固定或溃疡形成
Ⅳ B	任何部位(包括盆腔淋巴结)的远处转移

(1)浸润深度指肿瘤从表皮乳头上皮最深处至间质受累最深浸润点的距离

（二）病理分类

以往外阴肿瘤的病理分类采用的是 2003 年 WHO 分类,2014 年 WHO 做出了第 4 版肿瘤分类,将其主要分为如下几类。

1.上皮性肺瘤

（1）鳞状上皮肿瘤:鳞状上皮内病变、鳞状细胞癌、基底细胞癌。

（2）腺体肿瘤:佩吉特(Paget)病、前庭大腺及特异化的肛门生殖器腺癌、其他类型腺癌（汗腺型、肠型）。

（3）神经内分泌肿瘤:高级别神经内分泌癌(小细胞性、大细胞性)、梅克尔(Merkel)细胞瘤。

2.神经外胚层肿瘤　尤因(Ewing)肉瘤。

3.软组织肿瘤　葡萄状肉瘤(胚胎性、腺泡状)、平滑肌肉瘤、上皮样肉瘤、腺泡状软组织肉瘤、其他肉瘤[脂肪肉瘤、恶性外周神经鞘瘤、卡波西(Kaposi)肉瘤等]。

4.黑色素细胞瘤　恶性黑色素瘤。

5.生殖细胞瘤　卵黄囊瘤。

6.淋巴样和黏液样肿瘤。

7.继发性肿瘤。

五、预后因素

外阴鳞癌中主要的预后因素包括肿瘤直径、肿瘤浸润深度、淋巴结阳性、远处转移、脉管阳性及手术切缘阳性。这些在 FIGO 分期中都有所体现,是肿瘤复发和预后的最重要因素。Wharton 等在 1975 年提出了外阴癌的微浸润概念,并且建议对于浸润深度<5mm 的小肿瘤免于腹股沟淋巴结手术切除,但随后的报道发现,10%~20%符合此标准的患者有隐匿的腹股沟淋巴转移,随即废除了腹股沟淋巴结不需切除的理念。对于微浸润肿瘤与腹股沟淋巴转移的相关性,一致的意见是以肿瘤浸润<1mm 为界,这也反映了 FIGO 分期中将浸润<1mm 分为Ⅰ A 期的道理所在。在一项对 1342 例不同病灶直径、无淋巴结转移患者的预后研究中

发现,无论病灶大小均有相近的生存率(≤2cm,94%;2.1～4cm,82%;4.1～6cm,83%;6.1～8cm,82%;＞8cm,88%);另一项对578例患者的研究显示,同为病灶直径＜2cm者,其浸润深度不同,淋巴结状态就完全不同(淋巴结转移率:≤1mm,0%;1～2mm,7.7%;2～3mm,8.3%;3～5mm,26.7%;＞5mm,34.2%),说明病灶大小不是独立的预后因素,也不再是腹股沟淋巴结切除术的指征,而浸润深度要比病灶大小与淋巴结转移的关系更密切,因此,术前活检应包含部分皮下组织,以判断皮下浸润深度来决定是否切除淋巴结。

淋巴结状态是最重要的独立预后因素,与临床分期及预后密切相关。腹股沟淋巴结有否转移是外阴癌的独立预后因子,有报道显示,有腹股沟淋巴结转移者在初始治疗后的2年内大多复发,预示着长期生存率可能减少50%。手术前临床预测淋巴结转移不够准确,通过影像学(MRI,CT,PET和超声)试图评估腹股沟股淋巴结的转移也不满意,均没有足够高的阴性预测价值来取代以手术方式切除腹股沟淋巴结所做出的评估准确,因此,目前仍然强调系统地切除腹股沟淋巴结,而不是取样或活检。至于淋巴结播散是单侧还是双侧,许多报道表明,单侧和双侧淋巴结转移的生存率没有差异,双侧淋巴结转移并不是一个独立的预后因素,而阳性淋巴结数目的多少是影响预后的重要因素。一项对609例外阴癌的研究显示,淋巴结阳性数目与5年生存率极其相关(阴性:90.9%;1～2个阳性:75.2%;3～4个阳性:36.1%;5～6个阳性:19%;＞7个阳性:0%),但在1988年的FIGO分期中却没有体现,2009年的FIGO分期中对此做出了细致规定。2009版分期对病理报告的要求极高,病理报告要包括阳性淋巴结的数量、大小和是否囊外扩散,因为阳性淋巴结的大小和是否囊外扩散也是影响预后的重要因素,研究显示,淋巴结大小及是否囊外扩散,其5年生存率明显不同(直径＜5mm:90.9%;直径5～10mm:41.6%;直径＞10mm:20.6%;局限囊内:85.7%;囊外扩散:25.0%)。

2012年,ASCO年会报告的一项大规模的临床研究显示,在1637例外阴癌患者中有491例(30%)淋巴结阳性,比较淋巴结阳、阴性组,中位总生存(overall survival,OS)为43.4个月vs 212个月,并且淋巴结转移数量越多预后越差。491例淋巴结阳性者中有240例(48.9%)接受了辅助治疗,其中放疗(85.8%),放化疗(14.2%),中位OS在有辅助治疗组明显长于无辅助治疗组,66.9个月vs 35.7个月,认为淋巴结转移后给予辅助治疗也是外阴癌重要的预后因素。

关于局部复发风险,虽然与肿瘤体积和范围有关,但更重要的是与手术切除边缘是否足够有关。De Hullu等报道,在外阴癌切缘≤8mm的40例外阴癌中9例局部复发,而切缘＞8mm的患者没有局部复发;Heaps等在病理组织切片中也发现,显微镜下切缘少于8mm时局部复发率明显上升,认为病理边缘距离≤8mm是局部复发的重要预测因子,因此建议,在标本未固定的组织中切除边缘至少要达到1cm。为了帮助手术医师设计手术切缘,Hoffman等测量了外阴浸润性鳞癌的肉眼边缘及显微镜下病灶的边缘,结果发现,肉眼和显微镜下的边缘几乎一样,因此,手术医师仅凭肉眼判断病灶边缘并在其外＞1cm作为切缘即可。

六、治疗

(一)VIN的治疗

VIN有1.2%～11.6%的自然消退率,多发生在多灶、色素性病变的年轻妇女中,与分化型VIN相比,HPV相关型VIN进展为鳞癌的发生率低且较为缓慢,因此,对此型患者可以严密观察,若 1 年仍不消退则应积极治疗。VIN 的治疗目的主要为缓解症状、阻止病变进展为癌。治疗方法多种多样,主要有药物治疗、物理治疗及手术治疗。VIN 进展为鳞癌的概率为 15%～25%,普通型 VIN 因与 HPV 有相关性,可以考虑加入相应治疗,如咪喹莫特软膏。由于 VIN 患者相对年轻,因此,治疗上应充分考虑到患者的外观、心理、生理功能及生活质量。

1. 药物治疗　目前应用较多的是 5% 的咪喹莫特软膏。咪喹莫特(imiquimod)是一种人工合成的非核苷类异环咪唑喹啉胺类药物,在体内水解后代谢为活性母体阿昔洛韦,生物利用度是阿昔洛韦的 3～5 倍。该药也是小分子免疫调节药,具有抗病毒、抗肿瘤作用,主要是通过活化先天性免疫系统和诱导 INF－α,TNF－α,IL－1,IL－6 等多种细胞因子来增强细胞免疫,刺激机体免疫系统发生针对感染 HPV 细胞的 Th1 型免疫应答,最终清除局部 HPV。具体用法为每周 3 次,持续 12～20 周,治疗期间每 4～6 周评估疗效。临床反应率为 77%～81%,复发率为 13.6%。咪喹莫特有一定局部刺激性,主要不良反应有局部疼痛、水肿、红斑,大多数患者可耐受。咪喹莫特也可联合其他药物或方法治疗,如加用化学药膏(氟尿嘧啶、鬼臼毒素、三氯醋酸等)局部涂抹,氟尿嘧啶的单药缓解率为 34%,此类药物同样有局部刺激性,故耐受性差,临床上应用较少。西多福韦(cidofovir)联合咪喹莫特的临床应用正在研究中,也有加用干扰素 α 和 HPV 疫苗及光动力治疗的报道。

2. 物理治疗　目前常用的方法有激光气化、冷冻、光动力、超声空化抽吸等。激光气化、冷冻最大的缺点为不能获得组织标本,使部分隐匿的浸润癌漏诊,而且一旦遇到未查出的浸润癌,还有促进癌扩散的可能。激光气化的治疗深度为 1～2mm,瘢痕小,适用于病变范围过大的年轻患者,与手术切除及咪喹莫特治疗相比复发率高,治疗失败率可达 41.9%。冷冻治疗可引起局部疼痛,故适合于病灶局限者。光动力治疗(photodynamic therapy,PDT)是以光、光敏剂(光动力治疗药物)和氧的相互作用为基础的一种新的疾病治疗手段,是指在光敏剂参与下,在光的作用下,使有机体细胞或生物分子发生功能或形态变化,严重时导致细胞损伤和坏死作用。对 VIN 的治愈率为 57%,但与 CO_2 激光气化及手术治疗相比,具有治疗时间短、美容效果好,不引起潜在癌扩散的优点。超声空化抽吸术(cavitron ultrasonic surgical aspirator,CUSA)是利用超声波破坏组织导致空化,再吸取收集组织的一种治疗,优于激光气化,同时可以获得病理标本,但在毛发区的复发率可高达 86%。

3. 手术治疗　正常外阴上皮组织厚度为(0.5±0.2)mm,无毛发区 VIN 累及的皮肤厚度多<2mm,毛囊区为 2～4mm,药物及物理治疗常难以达到此厚度,因此,手术切除是 VIN 治疗的主要方式。由于 VIN 发病年轻化,为保存器官的解剖及生理功能,手术也趋于保守,以局部切除为主,必要时行外阴单纯切除,尽量保留阴蒂、尿道、肛门,但手术切除的病灶要与切缘相距 0.5～1.0cm。手术治愈率为 89%,但因 VIN 病灶常多发、范围广,故也存在一定的复发率,有报道复发率可高达 26.4%,即便复发再次局部切除效果仍好。对合并有阴蒂、尿道、肛门的病变,可结合激光等物理方法同时治疗,尽可能保留其生理功能。老年妇女的广泛外阴病变容易进展为浸润性癌,因此,行外阴单纯切除较为适合,但因影响外阴的解剖结构及功能,会对患者造成一定心理压力,故术前应充分沟通。经过治疗后,VIN 总的复发率为 38%～48%,其中有 3.8%～20% 可进展为鳞癌,复发及进展的高危因素有持续高危型 HPV 感染、病变多灶性、切缘阳性及吸烟等。大部分 VIN 患者的复发发生在治疗后 3 年内,期间应严密随访。

(二)外阴癌的治疗

手术是外阴癌的主要治疗方式,放疗及化疗也是重要的治疗手段。外阴癌没有标准的手术方式。传统的外阴癌治疗方法是行根治性外阴切除术,包括单纯外阴切除(原发灶切除)、腹股沟股淋巴结切除尽必要时盆腔淋巴结的切除。近年来研究发现,术后放疗对高危患者可以提高生存率,甚至也有报道认为,辅以术后放疗和同步放化疗可以极大程度的弥补晚期肿瘤患者的不满意根治性切除,放疗和化疗以及生物治疗的进步在某种程度上使得外阴癌的手术范围相对缩小了,当今对外阴癌的治疗更强调多手段的综合治疗,而不是仅仅做大范围的外阴切除,鼓励在不影响治疗效果的前提下,尽量采用最保守的手术,以满足患者保持外阴解剖学上美观及性功能的要求,使得治疗更加个性化、人性化。

1.外阴鳞癌的治疗　在20世纪四五十年代推崇的双侧腹股沟股淋巴结切除的根治性外阴切除术明显提高了外阴癌的生存率,特别是对于小肿瘤和阴性淋巴结患者,长期生存率可达85%～90%。然而,这种根治手术也增加了相应的术后并发症,如伤口裂开和淋巴水肿等。近年来,许多妇产科肿瘤专家认为,较小的肿瘤可以缩小根治手术范围,尤其对低危人群,这样做的好处是有效保留了未受累的外阴组织、减少了手术并发症,而对高危人群则借鉴宫颈鳞癌联合放疗、手术和化疗的多模式治疗方法,对于已有播散的晚期病例,治疗方法仍欠满意。

(1)不同分期的治疗

①ⅠA期肿瘤(微小浸润癌):肿瘤基质浸润≤1mm的ⅠA期肿瘤多发生在年轻患者,以多灶性浸润前病灶为主,但上皮内病灶中隐蔽的浸润也常见,常与HPV感染有关。外阴肿瘤基质浸润≤1mm时其淋巴转移的风险很小,故这类患者的腹股沟淋巴结转移可被忽略。手术采用广泛局部切除术(wide local excision),切缘要保证在正常组织外1cm以上,这样能明显减少局部复发。如果切除后的病理提示预后不良(神经或血管浸润),应行更广泛的外阴切除术,但通常无须切除淋巴结。由于与HPV感染相关,可能会伴有下生殖道弥散性病灶存在,故在切除病灶之前整个下生殖道和外阴应被仔细评估,以避免假复发或在其他外阴部位出现新的病灶,术后应对患者进行仔细随访检查。

②ⅠB～Ⅱ期肿瘤(早期外阴癌):以往的观点是行包括双侧腹股沟股淋巴结切除的根治性切除术(radical vulvectomy with bilateral inguinofemoral lymphadenectomy),手术去除了原发灶、周边一定宽度的正常组织、外阴真皮淋巴管和区域淋巴结,这样处理后可获得较好的长期生存和90%的局部控制率,甚至Ⅱ期肿瘤有可能通过根治手术治愈。但根治性手术也有明显的缺点,包括因正常外阴组织的减少及形态的改变带来的外观和性功能的影响、50%的切口裂开率、30%的腹股沟并发症发生率(裂开、淋巴囊肿、淋巴管炎)和10%～15%下肢淋巴水肿的发生率,另外10%～20%的淋巴结阳性患者术后补充放疗也增加了淋巴水肿的发生率。因此,如何扬长避短、减少术后并发症发病率及对患者心理、生理的影响,并且增强患者的生存信心,就成为外阴癌手术方式改良与否的关键。一些专家建议,对于较小的外阴肿瘤行缩小范围的根治手术,对腹股沟的处理倾向于保守:对多点病灶或肿瘤>2cm或浸润>1mm者,可仅行单侧腹股沟淋巴结切除;患侧的腹股沟表浅淋巴结常被作为前哨淋巴结,仅在靠中线处(如阴蒂、会阴体)的病灶处理时才行双侧腹股沟浅淋巴结切除,术中病理检查淋巴结若阴性,则不再做进一步其他淋巴结的切除及术后治疗;选择较为保守的广泛局部切除术(radical wide local excision),该术式在局部复发方面与广泛外阴切除的疗效相当,但与Ⅰ

A 比较,除切缘应在病灶边缘＞1cm 外,深度还应达到阔筋膜水平,如果病灶邻近尿道,在尽量不影响排尿的前提下切除远端尿道 1cm,有报道显示,手术切除远端尿道≤1.5cm 时不影响膀胱控制功能。这种缩小范围的根治手术在ⅠA 期患者可获得超过 90％的生存率,但也有人认为,随便缩小手术范围存在诸多潜在危险,如潜在的复发、腹股沟淋巴结的不充分评估、可能存在的阳性淋巴结未被切除等。有文章显示,这种手术的患侧腹股沟处理失败率≤5％,而对侧腹股沟处理的失败率罕见,因此,这种手术方式仍有应用的可行性。但对于浸润深、脉管阳性、分化差的肿瘤仍应彻底清扫同侧淋巴结,因为这些是腹股沟淋巴结转移的高危因素。对于肿瘤＞2cm,浸润＞5mm,单侧淋巴结阳性、肿瘤位于中线部位或双侧者,仍需行经典的双侧腹股沟淋巴结切除术。鉴于目前还没有随机的前瞻性研究进行评估,故何种外阴根治术更好仍难以确定。表浅腹股沟淋巴结作为前哨淋巴结的相关研究已不罕见,结论仍不一致,如果能够提供适当的敏感度和特异度,广泛淋巴结切除手术也许会被摒弃。

③Ⅲ～Ⅳ期肿瘤(晚期外阴癌):处于这些期别的肿瘤常是大块的,但一些体积虽小、浸润重的肿瘤也可见。对于局部晚期但尚可切除的病灶,根治性外阴切除＋盆腔脏器廓清术仍然是一种选择,但对于Ⅳ期肿瘤而言,满意切除肿瘤已十分困难,因此,对于估计难以切净的晚期肿瘤患者,近来更多倾向于多学科综合治疗,如放疗或放化疗结合手术治疗。研究显示,对晚期外阴癌患者接受联合治疗模式较为合适,过度的根治性切除手术仅用于选择性患者。虽然采用超大性手术、放疗和化疗的联合方式有治愈可能性,但权衡利弊,ⅣB 期患者一般仍选择姑息治疗。对于淋巴结阳性者,最好避免行系统性淋巴结切除术,因为系统性切除后再放疗可能导致严重的淋巴水肿。建议仅切除增大的腹股沟和盆腔淋巴结,术后给予腹股沟区及盆腔放疗。对于原发肿瘤,通常先切除腹股沟淋巴结,后处理原发肿瘤。如果手术可以达到切缘阴性,且不损伤肛门括约肌,那么手术切除原发灶是值得的,反之最好先放化疗后再酌情手术,以达到缩小手术范围、尽量切净肿瘤的目的。同步放化疗已被广泛应用于手术切除可能损伤会阴部中心结构(肛门、尿道)的大块病灶患者,有放化疗后无须手术达到完全缓解的报道。根据治疗前确定的淋巴结状态,决定腹股沟及盆腔是否需要同时放疗。

④淋巴结的处理:腹股沟区复发的患者预后较差,因此,正确处理腹股沟淋巴结是减少外阴癌病死率的重要因素。所有ⅠB 和Ⅱ期、间质浸润≥1mm 者,至少应行同侧腹股沟淋巴结切除术。局限于一侧外阴的ⅠB 期肿瘤出现对侧淋巴结转移的概率＜1％,因此,仅行单侧切除淋巴结可行。位于或靠近中线的及单侧的大肿瘤应行双侧腹股沟淋巴结切除术,特别是同侧淋巴结阳性时。由于仅切除腹股沟淋巴结后仍有一定的复发率,故推荐同时切除股淋巴结。股淋巴结位于卵圆窝内股静脉周围,因此,切除股淋巴结时不用去除筋膜层。采用三切口的方式术后愈合较好,应尽量保留全层皮下浅筋膜组织以避免皮肤坏死。采用腹腔镜或机器人辅助的腹股沟、股淋巴结切除可能更有优势,术后充分负压引流,并发症少。

对于术后病理提示腹股沟淋巴结阳性的患者处理仍欠明确,有报道术后辅以盆腔及腹股沟区放疗的疗效优于盆腔淋巴结切除者。放疗能在控制或消灭区域小体积淋巴结上有重要作用,手术切除大块融合淋巴结可改善区域状况并有可能加强术后补充放疗治愈疾病的概率,但 Hyde 等在一个多元分析中发现,将有阳性腹股沟淋巴结的患者分为手术仅行腹股沟大块淋巴结切除及手术行全部腹股沟区淋巴结切除两组,术后均予放疗,结果显示,手术淋巴结切除没有预后意义。对于初始治疗即行双侧腹股沟股淋巴结切除有阳性淋巴结、特别是超过一个阳性淋巴结的患者,术后对腹股沟区域及盆腔放疗可能获益。对于有盆腔淋巴结阳性的患者,术后放疗也优于大范围的手术。术后并发症发病率在表浅和深部腹股沟淋巴结切除加放疗的模式中容易出现,主要是淋巴水肿。有以下指征者应行双侧盆腔和腹股沟区放疗:直径>5mm 的腹股沟淋巴结转移;转移的淋巴结有囊外扩散;有≥2 处多灶性的<5mm 微转移的腹股沟淋巴结。对于<2 处的<5mm 的微转移患者则不需要辅助放疗,这些患者仅手术治疗预后良好。

仅行表浅淋巴结切除发现有阳性淋巴结时可有几种处理方法:不再进一步手术;继续扩展淋巴结切除,包括同侧深部淋巴结和(或)对侧的腹股沟淋巴结;术后放疗。由于外阴癌的表现复杂,因此,个性化治疗是需要的。如果术后对腹股沟淋巴结的放疗已是必需的,那么限制性切除肉眼阳性的淋巴结就是合理的,因为这样可以缩小根治手术和后续放疗后导致的淋巴水肿的可能性,但对明显增大的可疑淋巴结仍主张手术切除。术后放疗可用 CT 测量残留病灶及需要照射的腹股沟淋巴结深度,以求精准,应根据原发病变和残余病灶的范围确定放疗剂量。对于已切除淋巴结的微小转移者,总量 50Gy(每次 1.8～2.0Gy)即可;多个淋巴结转移或有囊外扩散证据的,可给予 60Gy 的总量;对有大块残余病灶者,总量应达 60～70Gy。目前,应用选择性腹股沟淋巴结切除和精确的术后辅助放疗可达到良好的局部控制率,并减少了术后并发症的发病率。

近年来兴起的前哨淋巴结(sentinel lymph node,SLN)活检技术为避免盲目的腹股沟淋巴清扫所致的切口裂开、感染、淋巴水肿等并发症做出了一定贡献。该技术是将手术中的淋巴结成像和传统的快速病理相结合,以指导术中是否进一步进行根治性淋巴清扫的一种技术。起初因术中冷冻切片的数量较少,其敏感性仅为 80% 左右,但随着双示踪剂(^{99m}Tc 及蓝色染料)、精确注射部位及连续薄层切片＋角蛋白免疫组化技术的应用(超分期技术,ultrastaging),明显降低了假阴性率。2008 年,van der Zee AG 总结了 2000 年 3 月至 2006 年 6 月欧洲 15 个医疗中心对 403 位肿瘤<4cm,浸润>1mm 的外阴鳞癌患者进行 SLN 的情况,采用双示踪剂显像,快速病理 SLN 阴性则不再清扫淋巴结,平均随访 35 个月,结果仅 8 例(2.3%)腹股沟淋巴结复发,SLN 检测的敏感性为 94.1%,阴性预测值(negative predictive value,NPV)为 97.1%,3 年生存率达 97%,并且降低了淋巴水肿、切口裂开等并发症。GOG173 对 459 例外阴鳞癌的前瞻性多中心Ⅲ期临床研究也得出了相似的结果,入组者病灶均≥1mm 浸润、肿瘤直径在 2～6cm,术前未见腹股沟淋巴结转移。术中进行 SLN 活检,并切除腹股沟淋巴结。结果:133 例患者淋巴结阳性,包括 11 例(8.3%)假阴性,但 23% 的真阳性患者仅通过免疫组化被发现,其敏感性是 91.7%,NPV 为 96.3%,假阴性率是 3.7%,对肿瘤<4cm 者假阴性率降至 2.0%。Hampl 等对 125 例 $T_{1\sim3}$(T_1:肿瘤局限于外阴及会阴部;T_2:肿瘤扩散至下 1/3 尿道、阴道及肛门;T_3:肿瘤扩散至上 2/3 尿道、阴道、膀胱直肠黏膜或骨盆)的外阴癌患者进行 SLN 同时行淋巴结清扫,结果 39 例阳性的淋巴结清扫者中有 36 例 SLN 阳性,敏感为 92.3%,3 例假阴性 SLN(7.7%)患者的原发肿瘤均位于近中线部位,认为其精准度主要与肿瘤部位、大小有关,若限定在 T_1 期、非中线部位肿瘤,并采用超分期技术,其 NPV 可达 97%～100%。因此认为,对 $T_{1\sim2}$ 肿瘤直径<4cm,浸润深度≤1mm,无可疑髂淋巴结、腹股沟淋巴结阳性的患者进行 SLN 是可行的,但将 SLN 技术广泛应用于临床,仍存在常规的病理切片难以发现微转移、难以对手术操作者进行质量标准控制等困难,有待于进一步研究。

⑤复发癌:不考虑初始治疗,外阴癌的复发有三种情况:局部、腹股沟区和远处。局部复

发的外阴癌结局较好,当复发局限于外阴并且能够切除肉眼肿瘤边缘时,无瘤生存率仍能达到 75%。如果复发远离原发灶或原发灶治疗非常成功数年后再复发,这种情况可以认为是新发病灶,而不是复发。腹股沟处的复发是致命性的,很少有患者能通过大块切除病灶和局部放疗来被挽救。远处转移只能用全身化疗及姑息性放疗,疗效不佳。

(2)手术治疗:经典术式为根治性外阴切除术＋双侧腹股沟股淋巴结切除术。

(3)放疗:以往认为放疗对外阴癌的作用不大,且局部皮肤放疗反应大,以至于患者的依从性极差,很难完成放疗剂量,故放疗效果不佳。随着放疗技术及放疗理念的进步,越来越多的证据表明,放疗对于局部晚期外阴癌起着非常重要的作用,是外阴癌多手段治疗不可缺少的组成部分。目前对局部晚期外阴癌及腹股沟淋巴结阳性的外阴癌患者手术后给予外阴部、腹股沟区域及下盆腔部补充放疗已基本成为常规。

①外阴局部的放疗:肿瘤皮肤或基底部切缘<8mm(甲醛溶液固定后)被认为是局部复发影响 5 年生存率的高危因素,术后需补充放疗。有研究报道,44 例切缘<8mm 的患者中有 21 例复发,而切缘≥8mm 的 91 例患者中无一例复发;也有报道术后辅助放疗对切缘<8mm 或阳性者可减少 16%～58% 的局部复发并改善生存。另外,脉管间隙浸润和深部皮下间质浸润也是增加局部复发的重要因素,术后也推荐补充放疗。尽管不少局部复发可以通过再次手术和(或)放疗得到控制,但对有限的外阴皮肤而言,二次手术再达到满意切缘的可能性已大大减少,手术相对困难,同时局部复发也容易区域或远处扩散。目前,尚没有前瞻性的临床研究来证实术后局部放疗的优势,但在有高危因素(切缘不足、深部浸润等)的选择性病例中,术后对原发瘤床补充放疗,能明显改善外阴癌局部控制状况,减少了局部复发。

也有人建议,在明显存在高危因素可能性的晚期外阴癌患者中,术前先行一定剂量的局部放疗,其理由如下:先行放疗后肿瘤活力降低,有利于根治性手术的完成;先行放疗后可使局部病灶减小、边缘清楚,有利于获得满意的手术切缘,从而最大限度地减少尿道、肛门等重要脏器的结构及功能破坏;对于微卫星样外阴病灶或基底固定的腹股沟淋巴结,仅靠术前放疗即可消灭微小病灶并使淋巴结松动、缩小,有利于随后的手术切除。尽管有关术前放疗的报道不多,但采用相对温和的放疗剂量对局部晚期肿瘤照射后再行手术切除,达到了满意的局部控制率,说明放疗能够明显控制大块晚期病灶,在保证良好局部控制的前提下,使得手术更趋于保守,器官保留成为可能。

②区域淋巴结的放疗:手术切除腹股沟区淋巴结后再补充局部预防性放疗,对于有局部淋巴结阳性者可明显预防腹股沟区复发。GOG 的研究显示,对根治性外阴癌术后患者给予盆腔及腹股沟区放疗,不但降低了局部复发,而且改善了患者的生存。约有 30% 的外阴癌患者可有腹股沟淋巴结转移,腹股沟淋巴结阴性者 5 年生存率可达 70%～90%,而腹股沟淋巴结阳性者复发率极高,5 年生存率仅为 20%～40%。一项对 91 例患者的总结中发现,5 周内给予 45～50Gy 的腹股沟区外照射,仅 2 例复发,1 例轻度下肢水肿,但对于局部淋巴结阴性者,术后补充局部预防性放疗意义不大。对有放疗指征的患者,给予同步放化疗可能效果更好。对于有淋巴结>5mm 转移灶、囊外扩散、≥2 个淋巴结(<5mm)转移的患者推荐术后放疗,但对于单个淋巴结的微灶转移,术后放疗是否获益仍有争议。

③放疗反应:急性放疗反应是剧烈的,35～45Gy 的常规剂量即可诱发皮炎样潮湿脱皮,但适当的局部对症治疗,可使急性反应在 3～4 周治愈。坐浴、类固醇软膏涂抹和对可能伴有的念珠菌感染的治疗都能帮助患者减少不适感。照射剂量要足够,虽然大多患者至放疗第 4

周时均有外阴皮肤黏膜炎,但权衡利弊患者通常能坚持,实在不能耐受时可暂时中断治疗,但中断的时间应该尽量短,因为容易引起肿瘤细胞的再增殖。迟发放疗反应的发病率受许多因素影响,患者常是年龄大、合并有内科并发症的,如糖尿病、先前多次手术、骨质疏松等。单纯腹股沟放疗可致下肢水肿及股骨头骨折,淋巴水肿可以忽略,股骨头骨折却需要重视,限制股骨头区放疗受量少于 35Gy 可能会缩小风险,但不排除严重的骨质疏松导致股骨头并发症的可能性。

(4)化疗:有关化疗治疗外阴癌的资料有限,主要是因为:①外阴癌的发生率低。②晚期外阴癌多倾向于年龄偏大、体质较弱、合并症较多者,化疗的不良反应使化疗的应用受到限制。③以往外阴癌的治疗理念为多采用手术治疗及术后放疗,化疗仅被作为一种挽救性治疗来使用,初始化疗患者少,使得患者对化疗药物的敏感性及耐受性均差。④治疗外阴鳞癌的化疗药物在Ⅱ期临床试验中显示,仅多柔比星和博来霉素单药有效,甲氨蝶呤可能有效但证据不足,顺铂显示在许多妇科肿瘤中有广泛作用,但在外阴难治性鳞癌患者的治疗中作用不大。但近年来的研究显示,新辅助化疗后使得一些局部晚期的外阴癌患者获得了手术机会或缩小了根治手术的范围;对于不能手术的晚期外阴癌患者,联合化疗在部分患者中也出现了明显效果;在初治患者中的疗效明显好于顽固性、复发性患者,但生存优势不明显,而 Bellati 等对 14 例根治手术后>2 个淋巴结阳性者给予顺铂辅助化疗,总生存达到 86%。常用的化疗单药有:紫杉醇、顺铂、博来霉素,联合方案有:紫杉醇+顺铂、顺铂+氟尿嘧啶、顺铂+托泊替康、顺铂+长春瑞滨、顺铂+博来霉素+甲氨蝶呤,客观反应率 20%~100%,这些方案的毒性患者可以忍受,仅 1 例因博来霉素肺病(1/28)死亡。

最近,同步放化疗治疗外阴癌的文章不断涌现,其初衷是受到肛门癌的治疗启发,认为同步放化疗能使患者获益更大,尤其对于已无法手术者。所用的化疗药物主要有氟尿嘧啶、顺铂、丝裂霉素,在经验性的报道中普遍认为,同步放疗要好于单纯放疗,由于在外阴癌中尚无前瞻性随机的临床研究来证实此结论,有学者借鉴局部晚期子宫颈鳞癌的随机临床试验的阳性结果,对晚期不能手术的外阴癌患者实施同步放化疗。最近一项对 73 例局部晚期外阴鳞癌的 GOG 研究显示,对无法切除的腹股沟淋巴结及原发病灶进行同步放化疗[顺铂:75mg/m^2,第 1d;氟尿嘧啶:1000mg/(m^2·d),第 1~5d]后再手术,46%患者达到肉眼无瘤,其余仍有肉眼癌灶者中,只有 5 例不能达到手术切缘阴性,不良反应可以接受。Landoni 等先采用氟尿嘧啶[750mg/(m^2·d),第 1~5d]和丝裂霉素(15mg/m^2,第 1d)联合局部放疗(总剂量54Gy)对 58 例晚期初治患者和 17 例复发患者进行治疗,然后行局部广泛切除和腹股沟淋巴结切除,结果 89%的患者完成了预计的放疗和化疗,80%出现治疗反应,72%的患者获得手术机会,并有 31%在原发灶及淋巴结上出现病理学完全反应,3 例出现治疗相关性死亡。Lupi 等以同样化疗方案及分割放疗照射(总剂量仅 36Gy)治疗 31 例患者,结果反应率达 94%(29/31),但术后复发率达 65%,病死率达 14%,在腹股沟淋巴结阳性的患者中,55%(5/9)术后病理阴性,复发率 32%。Whalen 等采用 45~50Gy 放疗联合氟尿嘧啶[1000mg/(m^2·d),持续静脉滴注,96h],丝裂霉素(10mg/m^2,第 1d)治疗 19 例临床Ⅲ~Ⅳ期的外阴癌患者,结果总有效率达 90%,局部控制率达 74%。还有报道术前放疗(57.6Gy)+顺铂周疗(40mg/m^2)后行手术切除病灶,可获得 64%(37/58)的临床有效率及 78%(29/34)的病理有效率,为局部晚期外阴癌患者创造了手术机会,但是否生存获益仍需大样本的研究。

靶向治疗的报道少见,一组 41 例患者应用厄洛替尼的结果显示,27,5%部分缓解,40%

疾病稳定,无进展生存期(progression－free survival,PFS)为13.2周。

2.外阴非鳞癌的治疗

(1)恶性黑色素瘤:外阴恶性黑色素瘤多见于绝经后的白种人妇女,发病率仅次于外阴鳞癌,多数位于阴蒂或小阴唇。典型表现是无症状性的外阴色素沉着病灶,可单发或多发,或者表现为外阴包块,可伴有疼痛或出血,包块可以为黑色、蓝色或棕色,甚至可以为无色素型。确诊需靠活检,免疫组化S－100抗原阳性有助于不确定病例的诊断。外阴恶性黑色素瘤可以新发也可以起源于原已存在的外阴色素病损基础上,因此若有怀疑,任何外阴色素病变均应考虑活检。外阴恶性黑色素瘤极易出现腹股沟淋巴结及远处转移,这种转移与肿瘤浸润的深度密切相关,故外阴恶性黑色素瘤的分期也与一般的外阴癌不同,采用的是基于病变浸润深度或肿瘤厚度与预后关系的微分期系统,目前共有3种分期方式(表3－3),推荐采用Clark或Breslow的改良镜下分期系统,但其本质基本一致。

表3－3　外阴恶性黑色素瘤的微分期系统

期别	作者		
	Clark 等	Chung 等	Breslow 等
I	浸润上皮内	浸润上皮内	<0.76mm
II	浸润至乳头真皮层	浸润颗粒层下 1mm	0.76～1.5mm
III	浸润真皮乳头全层	浸润颗粒层下 1～2mm	1.51～2.25mm
IV	侵犯真皮及皮下	浸润颗粒层下>2mm 或血管	2.26～3.0mm
V	侵犯皮下脂肪组织	侵犯皮下脂肪组织	>3mm

对外阴恶性黑色素瘤的治疗目前倾向于更保守的手术方式,仅行原发病灶广泛局部切除术,淋巴结切除的作用尚有争议,因为大多数治疗失败的病例多为出现远处转移,故想通过超大范围的根治性外阴切除术来改善预后几乎是徒劳的。相反,对于一些早期外阴恶性黑色素瘤患者给予相对缩小的根治性外阴切除术＋双侧腹股沟股淋巴结切除术可能更现实,甚至有人推荐仅行患侧外阴切除术或根治性外阴切除术,双侧腹股沟股淋巴结可视情况切除。病灶浸润的深度、有否溃疡形成与预后极其相关,故在制订治疗计划时应充分考虑。Look 等发现,在病灶深度≤1.75mm 的患者中无一例复发,建议对这类患者可仅行局部广泛切除术,而所有病灶深度>1.75mm 的患者尽管给予了肿瘤根治手术,但仍全部复发。局部淋巴结转移也与预后相关,在对 664 例患者的多因素分析中发现,阳性淋巴结为 0,1,≥2 个的 5 年无瘤生存率分别为 68%,29%,19%,因此,认为局限于真皮层、无皮下结缔组织浸润的可以不做淋巴结切除。对某些高危患者,放疗对于加强局部控制可能有帮助,化疗及生物免疫治疗多用于辅助、挽救或晚期姑息性治疗,效果不确定。外阴恶性黑色素瘤患者总的生存率接近 50%。

(2)外阴疣样癌:外阴疣样癌多为局部浸润,很少转移,所以仅行局部广泛切除即可治愈。复发少见,多在局部复发,通常是由于局部手术不彻底所致。

(3)外阴佩吉特(Paget)病:多为上皮内病变,偶表现为浸润性腺癌。主要发生于绝经期或绝经后妇女,局部可有瘙痒或烧灼感,体检常为湿疹样外观,病灶红肿,可形成溃疡,将近 15% 的佩吉特病患者可伴有潜在的浸润性腺癌成分,20%～30% 的患者将会有或将发展为非外阴部位的腺癌,如乳腺、肺、结直肠、胃、胰腺及女性上生殖道,因此,有佩吉特病的患者应注意检查、监测这些部位。佩吉特病的病程进展较慢,但真皮层的浸润常较肉眼见到的范围广,故手术切缘应比其他外阴癌的范围要广,以保证边缘切净,避免复发。一旦局部复发,只要无浸润证据可以再次局部切除,仍可达到一定疗效。

(4)巴氏腺癌:发生于导管或腺体,可以是移行细胞癌或鳞状细胞癌,腺样囊性癌和腺鳞癌也有报道,常在切除了巴氏腺囊肿后确诊。广泛外阴切除＋双侧腹股沟淋巴结切除是推荐的手术方式。

总的来说,外阴鳞癌的治疗效果较好,约 2/3 的患者均为早期肿瘤,5 年生存率按 FIGO 1988 年的分期,Ⅰ～Ⅱ期患者可达 80%～90%,晚期生存率较差,Ⅲ期 60%,Ⅳ期 15%。原发灶大小相同的患者,有或没有淋巴结转移其生存率相差 50%。由于外阴非鳞癌相对罕见,可靠、有效的治疗方案及长期结局尚不明确。鉴于外阴部位的肿瘤相对容易发现,对于高危患者,如 HPV 感染者、原位癌、外阴苔藓样病变等可行严密筛查随访,使外阴癌尽量在早期时被诊断。

(阳丽君)

第二节 阴道肿瘤

一、流行病学

原发性阴道肿瘤罕见,是指病灶来源于阴道而未累及宫颈或外阴的肿瘤,在女性生殖道肿瘤中发病率仅占 1%～2%,通常见到的阴道肿瘤 80%～90% 是通过直接转移或淋巴管或血行途径从子宫颈、外阴和(或)非女性生殖道转移而来。Creasman 等在 1998 年发表的国家癌症数据库(NCDB)的报道中,统计了从 1985—1994 年登记在册的诊断为阴道肿瘤的患者共 4885 人,92% 为癌(72% 为浸润癌:鳞癌 72%,腺癌 14%;28% 为原位癌),4% 为黑色素瘤,3% 为肉瘤,1% 为其他少见肿瘤。在 NCDB 报道中,仅 1% 的患者<20 岁,几乎均为腺癌,而在老年人中腺癌非常少见。阴道鳞癌易发生于老年人,60～70 岁是发病高峰年龄,但近年来在年轻人中发病呈上升趋势,推测可能与 HPV 感染有关。

1. 阴道上皮内瘤变(vaginal intraepithelial neoplasia,VAIN)和阴道鳞癌(CSCC) 阴道鳞癌的危险因素包括 HPV 感染、CIN 及宫颈癌、外阴上皮内瘤变(VIN)、免疫抑制和盆腔放疗史。Brinton 等在对 VAIN 和早期阴道癌的病例对照研究中发现,≥5 个性伴侣、初次性交<17 岁、吸烟、社会经济地位较低、有生殖器疣病史、异常细胞学史和接受过子宫切除术者是发病的高危因素。高危 HPV 感染可能是鳞癌及 VAIN 的致病原因,有研究发现,VAIN 患者中 80% 有 HPV 感染,阴道鳞癌中 60% 有 HPV 感染。10%～50% 的 VAIN 或阴道癌患者都曾因 CIN 或宫颈癌接受过子宫切除或放疗,从宫颈癌或 CIN 治疗后发展为 VAIN 或阴道癌的平均时间报道不一,有报道为 14 年,但北大三院的资料显示为 3.6 年(2～6.4 年),我科总结的资料显示为(25±18)个月(1～60 个月),可能与初次手术时未发现并存 VAIN 有关。

有学者认为,雌激素可能增加 VAIN 的风险性,可能的机制是宫颈移行区外翻,增加了 HPV 的感染机会,但也有学者认为,雌激素对于放疗后或手术性切除卵巢后的阴道具有保护作用,可增强阴道黏膜的厚度,并增强已感染 HPV 的上皮层的代谢。

2. 黑色素瘤 是第二常见的阴道恶性肿瘤,占所有阴道肿瘤的 2.8%～5%。尽管常多灶,但最常见的部位是下 1/3 阴道和阴道前壁。阴道黑色素瘤占所有黑色素瘤的 0.3%,平均诊断年龄为 66.3 岁。

3. 透明细胞腺癌　1971 年,首次报道了年轻妇女中阴道透明细胞腺癌的发生与其母在孕16 周前应用己烯雌酚有关,其致癌机制可能是胚胎期的苗勒管发育受到影响,导致苗勒管起源的异常细胞巢残留,在青春期时受到内源性雌激素刺激而出现癌变。Hicks 和 Piver 发现,60%透明细胞腺癌患者在胚胎期时接触过己烯雌酚类药物,大多病例累及阴道的上 1/3 前壁,发病年龄 7～34 岁,中位年龄 19 岁,但也有报道年龄偏大者,发病率为(0.14～1.45)/1000,几乎 90%的患者在诊断时为 Ⅰ～Ⅱ 期。由于近年来孕期已基本不用己烯雌酚了,因此这种肿瘤的发生率有所下降。

4. 肉瘤　占阴道原发癌肿的 3%,常见于成年人,阴道肉瘤中有 50%～65%表现为平滑肌肉瘤,癌肉瘤、子宫内膜间质肉瘤和血管平滑肌肉瘤少见。胚胎性横纹肌肉瘤/葡萄状肉瘤是罕见的儿童期肿瘤。盆腔放疗史是高危因素,特别是癌肉瘤和阴道血管平滑肌肉瘤。大多数肉瘤在晚期才被诊断,组织病理学级别是最重要的预后预测因子。

二、播散方式

阴道癌主要以局部浸润及淋巴转移为主,可以沿阴道壁播散到宫颈或外阴,但如果初次活检宫颈或外阴为阳性,则应认为阴道是继发性肿瘤。晚期阴道癌可向前后浸润膀胱、尿道及直肠。阴道淋巴系统比较复杂,当病灶位于阴道下 1/3 时,淋巴引流常向下累及腹股沟淋巴结。早期阴道癌中淋巴结转移率并不罕见,超过 Ⅰ 期者淋巴结转移的风险明显升高。Al－Kurdi 等报道,盆腔淋巴结转移率 Ⅰ 期为 14%,Ⅱ 期为 32%;在 Davis 等的报道中 Ⅰ 期为 6%,Ⅱ 期为 26%。Chyle 等随访了 10 年有局部复发的患者,盆腔淋巴结受累率为 28%,腹股沟受累率为 16%,而无局部复发组分别为 4%和 2%($P < 0.001$),在初诊时腹股沟淋巴结阳性率为5.3%～20%。晚期患者在初始治疗后复发时可能发生远处转移,Perez 等报道,远处转移的发生率在 Ⅰ 期 16%,ⅡA 期 31%,ⅡB 期 46%,Ⅲ 期 62%,Ⅳ 期 50%。Robboy 等报道,年轻透明细胞癌患者复发时转移至肺或锁骨上淋巴结的占 35%,比宫颈或阴道鳞癌的发现率更高。

三、临床表现

1. VAIN　常无症状,临床上通常是在细胞学检查、监测子宫颈癌时发现,也有部分患者因有阴道感染等可能会有阴道异常分泌物而就诊,偶有阴道不规则出血现象。Dodge 报道了121 例 VAIN 患者,其中 94%无症状,2%有阴道排液,3%有阴道不规则出血。约 70%的VAIN 发生在上 1/3 阴道或穹窿部的阴道后壁,30%发生在下 1/3 阴道,阴道中 1/3 的病灶不常见。李淑敏等报道,85%发生在阴道上段,65%为多灶性。全子宫切除术后的 VAIN 多发生于阴道残端处。

2. 浸润性鳞癌　性交后出血、不规律阴道出血是常见症状,也可出现阴道排液和排尿困难,盆腔痛多在晚期出现,常与肿瘤扩散超出阴道有关。Tjalma 等对 84 例浸润性癌进行分析,55 例为鳞癌,其中 62%的患者有阴道排液,13%有包块,4%有疼痛,2%有排尿困难,10%～20%的患者没有症状。47%病灶位于阴道后壁,24%位于前壁,29%累及前后壁。

3. 其他组织学类型　透明细胞癌患者最常见的症状是阴道出血(50%～75%)或异常分泌物,晚期病例可出现排尿困难和盆腔疼痛,细胞学异常仅占 33%,可能与取材部位不全有关。透明细胞癌病灶多为外生性,位于上 1/3 阴道近穹窿处浸润性生长,双合诊多可触及阴道穹窿黏膜下异常感。胚胎性横纹肌肉瘤,是在儿童中最常见的恶性阴道肿瘤,表现为外突的水肿的葡萄样包块,90%的患者在5岁前发病,成年人中症状多为疼痛及包块。

四、临床分期及病理分类

1.临床分期　常用的阴道癌分期系统有两个,一个为 FIGO 分期(表 3—4),另一个为 AJCC(American Joint Commission on Cancer)分期,目前原发性阴道癌多采用 FIGO 临床分期。根据 FIGO 分期,肿瘤若累及子宫颈或外阴时应当分别归类于原发性宫颈癌或外阴癌,故在诊断阴道癌时需同时仔细检查宫颈及外阴情况,必要时行细胞学检查或活检。下列检查可用于 FIGO 分期评价:精确的双合诊及三合诊检查、膀胱镜、直肠镜及静脉肾盂造影,但仅凭这些检查想区分出病灶是局限于黏膜还是黏膜下,即便是经验丰富者也相当困难。盆腔 CT,MRI 及 PET 对判断病灶浸润、淋巴结受累情况及精确的放疗计划制订均有帮助,但不作为临床分期依据。Perez 等在 1973 年建议,将 FIGO 分期中的 II 期再分为 IIA 及 IIB 期,但大多数研究者并不赞成这一变动,表 3—4 中我们仍将 IIA 及 IIB 期列出,以供参考。

表3—4　FIGO 阴道癌临床分期

0 期	原位癌、上皮内癌
I 期	癌限于阴道壁
II 期	癌侵及阴道旁组织,但未达盆壁
IIA 期	阴道旁浸润,未达宫旁
IIB 期	宫旁浸润,未达盆壁
III 期	癌扩张达盆壁
IV 期	癌超出真骨盆或侵犯膀胱或直肠黏膜、膀胱黏膜泡样水肿不属于IV期
IVA 期	肿瘤扩散至邻近器官或转移蔓延至真骨盆以外
IVB 期	扩散至远处器官

2.病理分类　大多数阴道癌均为鳞癌,其他上皮类型并不多见因为正常情况下阴道黏膜没有腺体,黑色素瘤是第二常见的阴道癌。

五、诊断

VAIN 的诊断及分级与 CIN 一样,也是三阶梯(细胞学、阴道镜、组织学)模式,组织学分为 I～III 级。通常被怀疑为阴道恶性肿瘤的患者,经过仔细的窥阴器检查、触诊、阴道镜、细胞学检查及对异常组织的活检,确诊多不困难,尤对转移、复发患者,但对阴道癌的初始诊断有时会忽视,应引起高度重视。检查时窥阴器应慢慢地旋转和退出,使整个阴道黏膜可见,特别是经常出现病灶的后壁,为方便评估整个阴道壁及病变范围,对于晚期、复发、老年等阴道暴露困难的病例,可以在麻醉下检查和活检,以减少患者的不适感。宫颈活检仅用以排除原发性宫颈癌,因为宫颈癌或癌前病变有过子宫切除或放疗的患者出现异常细胞学时应行阴道镜检查,在阴道镜染色指示下进行活检,为方便检查,对于绝经或先前放疗过的患者可在阴道镜检查前适量局部应用雌激素。

六、预后因素

1.浸润性鳞癌　疾病分期是最重要的预后因素,病灶的位置、大小、肿瘤的组织类型及患者的年龄也可能与预后相关。Creasman 等报道的 5 年生存率显示,0 期 96%,Ⅰ期 73%,Ⅱ期 58%,Ⅲ～Ⅳ期 36%。Perez 等报道的 165 例采用放疗治疗的原发性阴道癌患者,认为分期是盆腔肿瘤复发和 5 年无瘤生存的重要预测因子,该组的 10 年无瘤生存率为:0 期 94%、Ⅰ期 75%,ⅡA 期 55%,ⅡB 期 43%,Ⅲ期 32%、Ⅳ期 0%。病灶位置对预后的影响尚有争议,Tarraza 等发现上 1/3 的阴道癌局部复发常见,而下 1/3 的阴道癌出现侧盆壁复发及远处转移相对多见;Chyle 等报道,阴道癌的盆腔复发 17% 是在阴道上段,36% 在阴道中下段,42% 累及整个阴道;一些研究也显示,阴道上段癌与阴道下段或累及整个阴道的癌相比,生存率相对较好、复发率较低。后壁病灶与其他部位相比预后较差,10 年复发率分别为 32% 和 19%,这可能反映了在这个部位行完全近距离放疗的困难性,但另一项大样本的研究中未能显示出原发灶位置与复发率之间的相关性。病灶大小对预后的重要性也有争议,Chyle 等的研究显示,病灶最大直径<5cm 的 10 年局部复发率为 20%,而病灶最大直径≥5cm 的 10 年局部复发率为 40%;玛格丽特公主医院的资料也显示,直径>4cm 的肿瘤预后明显差于较小肿瘤者。还有报道认为,肿瘤体积与生存率和局部控制呈负相关。Urbanski 等认为,年龄也是预后因子,在他的研究中,<60 岁患者的 5 年生存率为 63.2%,而≥60 岁者为 25%(P<0.001),但也有人认为年龄与预后不相关,因为这些研究多没有校正老年人死于继发病的情况。组织学类型是重要的预后因子,Chyle 等报道,腺癌与鳞癌相比复发率较高(10 年局部复发率为 52% vs 20%,远处复发率为 48% vs 10%),且 10 年生存率较低(20% vs 50%)。Waggoner 等对 21 例阴道透明细胞癌的患者研究中发现,野生型 p53 蛋白过度表达者比 p53 突变者有较好的预后。

2. 其他组织学类型　在透明细胞癌中,远处转移常至肺和锁骨上淋巴结。分期早、肿瘤<3cm,浸润深度<3mm 被认为预后较好。阴道黑色素瘤比鳞癌易于远处转移。Reid 等回顾了 115 个阴道黑色素瘤患者,发现浸润深度和病灶大小(>3cm)与生存率负相关。恶性间叶细胞肿瘤较浸润癌难治,浸润深度、包膜完整性、每 10 个高倍镜下≥5 个有丝分裂象、肿瘤直径>3cm 及细胞异型性均与预后有关。

七、治疗

由于阴道癌较少见,有关阴道癌的自然进程、预后和治疗数据均来源于小样本回顾性研究,故没有权威性的治疗推荐,目前关于放疗和手术的文献多来源于原发性阴道鳞癌。阴道癌患者的处理比较复杂,最好能在妇科肿瘤医师和放疗医师共同评估后做出个体化治疗方案,按 1998 年妇科肿瘤医师协会的指南要求,大多数患者仍首选放疗,对于早期和表浅病灶患者放疗可达到良好的肿瘤控制,并且保留了阴道功能。手术要充分考虑患者年龄、病灶范围是否局限等因素,以决定局部切除、部分切除还是完全阴道切除。有证据表明,阴道原位癌、Ⅰ期癌和部分年轻的Ⅱ期癌患者其原发灶位于阴道上或下 1/3 时,仅通过手术即可能成功治疗。年轻、渴望保留卵巢和性功能的、疣状癌及放疗后局部盆腔剂量不足的患者,手术应被考虑。根治性手术为达到足够的手术切缘,常需切除部分膀胱、尿道或直肠,导致尿粪排泄改道,影响生活质量,对年龄较大的患者,根治性手术可能不能耐受。因此相比较而言,放疗作为阴道癌的初始治疗某种程度上有其优越性。尽管放疗常作为治疗选择,但对于各期最佳的治疗方式至今尚无定论,单纯手术或放疗均可引起并发症增加,因此缩小的手术与放疗联合的治疗模式常被考虑。腔内和组织间放疗常被用于小的表浅的Ⅰ期病灶中,外照射联合腔内和(或)组织间近距离照射常被用于较广泛的Ⅰ～Ⅱ期患者。在阴道癌中化疗仅基于散在的Ⅱ期临床试验或是模仿宫颈鳞癌的治疗而来,没有更有利的化疗依据可循。

1. VAINⅠ原位癌的治疗　目前国内外文献没有统一的治疗方法及标准,主要有手术切除、局部用药及物理治疗,也有应用腔内放疗的报道。各种方法的优缺点有所不同,并均有一定的复发率,临床医师应根据患者的年龄、生育要求、病灶的分布及级别进行最优的选择,以求个性化治疗。VAINⅠ多可自行消退,因此,可密切随访观察不予治疗,仅对绝经后及因手术或放疗所致绝经的妇女可局部应用雌激素,有报道认为,有利于阴道黏膜的损伤修复及VAIN上皮的代谢。

手术治疗被认为是最好的治疗方法,分为局部切除、部分阴道切除及完全阴道切除。对于不能排除浸润癌的及非手术治疗失败的患者,手术切除也是最好的治疗选择。手术不但去除了病灶,同时还可获得组织标本进一步进行病理诊断。Diakomanolis等报道的52例患者中,发现部分阴道切除对于单发病灶的疗效较好,而激光消融对多发病灶较好。尽管许多人赞成对以前无盆腔放疗史的患者采用部分阴道切除方法治疗局部VAIN,但对先前因其他盆腔肿瘤接受过盆腔放疗的患者而言,行部分阴道切除可能增加瘘的风险,此时局部应用氟尿嘧啶等也许更有益,它可刺激鳞状上皮脱落,促使正常上皮再生。

Hoffman等对32例经历了上段阴道切除术的阴道原位癌患者进行评价,术后随访示无瘤生存的患者占72%,复发率为17%。在这项研究中,44%先前接受了包括激光消融、局部氟尿嘧啶或局部切除治疗。28%(9/32)的患者术前未发现浸润癌,术后病理切片中发现浸润癌,其中浸润超过3.5mm的4例患者术后补充了放疗,3例保持无瘤;<2mm浸润病灶的5例患者中,1例因为局部复发再行放疗,其余4例术后保持无瘤,术后补充放疗率为55%(5/9);术后病理仍为原位癌的23例患者中,19例(83%)在平均随访38个月内无肿瘤复发。说明术前阴道原位癌的诊断常不准确,这可能与病灶范围大或多点病灶致活检不足有关,因此,临床处理时不能完全按照活检提示进行,当怀疑有可疑浸润和病灶局限于上1/3或上1/2阴道时,进行上段阴道切除而不选择局部切除,并尽量保证病灶边缘离切缘>1cm可能相对稳妥。部分或全部阴道切除的主要缺点是阴道缩短而影响性功能。Hoffman等推荐手术切除病灶后不关闭黏膜,并用雌激素软膏涂抹、扩张器扩张阴道,必要时可移植皮肤。有放疗史是阴道切除的禁忌证,因为有较高的并发症风险。我科近年来也遇到数十例VAIN患者,对于手术切除的方式而言我们认为,局部切除最简单、安全,但复发率极高;相比之下,全阴道切除的手术最困难,发生并发症的风险也较大,但复发率最低,同时可充分进行病理评价,其优越性十分明显。在我们曾经报道过的一组因宫颈癌或CINⅢ已行子宫切除的15例患者的随访中发现,通过阴道细胞学发现的阴道癌仅2例(2/15),其余均为VAIN;通过术前活检发现的阴道癌3例(3/15,包括细胞学发现的2例),此3例均行放疗或放化疗;另有2例VAIN行药物治疗;其余10例VAIN者选择手术治疗(8例全阴道切除、2例部分阴道切除),但有4例(4/10)术后病理发现为阴道癌,其中1例已出现盆腔淋巴结转移(因原为CINⅢ,未清扫淋巴,并且曾因VAINⅢ做过局部切除)。全阴道切除的8例患者预后良好,部分切除者仍偶有细胞学异常,故我们主张对VAIN达到Ⅲ级或多灶病变、高危HPV阳性、年龄偏大的患者尽量行全阴道切除,不做局部或部分切除。

物理治疗主要包括电凝、冷冻、激光消融、超声抽吸等。其主要原理为快速破坏局部病灶。可能短期效果明显,但常因为VAIN是多点病变,且不能消除HPV,故复发率较高。Diakomanolis 报道的 CO_2 激光复发率达 33%,但因其创伤小、对性功能影响小,故对年轻的、拒绝手术治疗的患者仍可考虑,但因不能获得病理标本,临床上对高度怀疑浸润癌者应慎重。为克服物理治疗复发率高的问题,有学者建议,在应用物理治疗后加用药物治疗,给予 5%咪喹莫特软膏作为后续治疗,可能对减少 HPV 感染、降低复发率有益。

关于局部药物治疗,报道的药物主要有咪喹莫特软膏及化学性药膏(氟尿嘧啶、鬼臼毒素、三氯醋酸等)。咪喹莫特是 1997 年被美国 FDA 批准用于 HPV 相关的下生殖道癌前病变的,有抗病毒、抗肿瘤作用,但咪喹莫特有局部刺激性,2～3d 用 1 次,大多数患者可耐受。Haidopoulos 等的研究中发现,7 个 VAIN Ⅱ～Ⅲ 的患者经咪喹莫特治疗后,6 例病灶消退或降级为 VAIN Ⅰ,具体用药方法为阴道内每周应用 5%的咪喹莫特 0.25g,持续 3 周,耐受性较好,与氟尿嘧啶相比,咪喹莫特给药方便、毒性较低,但还需大样本研究来证实。在我们的临床应用中,采用了具有类似作用但局部刺激性小的阿昔洛韦软膏替代,文章中提到的 2 例因初次手术后均补充放疗导致再次手术困难且病理均为 VAIN 而非癌的患者,采用阿昔洛韦同时交替局部应用雌激素软膏,并给予干扰素 α 300 万 U 肌内注射每周 2 次,结果用药 3 个月后均有好转,这是否提示年龄大或放疗性阴道黏膜损伤及雌激素不足导致的阴道黏膜脆弱者,在 HPV 阳性情况下容易引起阴道黏膜病变,国内夏玲芳等也支持此观点。因此我们认为,对不宜手术的(有过癌放疗史的)、低雌激素水平(绝经或放疗所致卵巢功能衰退并使阴道穹窿纤维化,无法手术、物理治疗及放疗的)、病变尚为 VAIN 的患者,尝试局部应用雌激素增强阴道黏膜抵抗力,同时给予干扰素+阿昔洛韦治疗,可能对患者有益。因病例少,有待于进一步观察。

氟尿嘧啶属于化疗药,理论上讲应该是用于癌症的,有学者将其用于 VAIN 的治疗,认为有一定疗效,但有阴道刺激、复发率高的缺点,有报道复发率可高达 59%。Krebs 等推荐的用法为每周 1～3 次,持续应用 10 周,局部可用氧化锌软膏来保护以防止疼痛、糜烂。三氯醋酸为角质溶解剂,Lin 等应用 50%的三氯醋酸治疗低级别 VAIN,近期有效率可达 100%,但对高级别 VAIN 的有效率仅为 53%,同时也有局部刺激,每周只能应用 1～2 次。

腔内近距离放疗被认为有效,控制率可达 80%～100%。采用传统的低剂量腔内放疗技术使整个阴道黏膜的受量为 50～60Gy,如果病灶多发,累及区可能接受 70～80Gy 的剂量,高剂量可引起阴道明显的纤维化和狭窄,全阴道放疗的患者中还可出现直肠出血和中到重度的阴道黏膜反应,因此对年轻、有性生活要求的患者应慎重选择。Macleod 等报道了采用高剂量腔内放疗技术对 14 例 VAIN Ⅲ 的患者进行治疗,总剂量 34～45Gy,分割剂量为每次 4.5～8.5Gy,中位随访 46 个月,1 例患者病变持续存在,1 例出现病变进展,总有效率为 85.7%,2 例出现重度阴道放疗性损伤;Mock 等采用高剂量腔内放疗 6 例原位癌患者,100%无复发。但对曾有宫颈癌放疗史的 VAIN 患者,选择腔内放疗风险较大,且难以达到有效剂量,故不推荐。个人认为,放疗是针对癌而不是癌前病变的,权衡利弊,慎用为佳。

Dodge 对 121 例 VAIN 治疗的研究显示,阴道部分切除、CO_2 激光、氟尿嘧啶软膏治疗的复发率分别为 0%,38%,59%,甚至还有病变进展为癌的报道。因此,采用因人而异的综合治疗手段并密切随访是极其重要的,如手术或物理治疗后+药物治疗、放疗同时+药物治疗等。短期内应每 3～6 个月随访 1 次,随访应包括 TCT 及 HPV,若有好转可延长至 6～12 个月随访 1 次;若病变进展则应再次活检,改变治疗方式。另外值得提醒的是,临床医师对 CIN 的重视有余,而对 VAIN 的重视严重不足。近年来,由于我科重视了 CIN 及宫颈癌常伴发 VAIN

的问题,将 VAIN 的检查及治疗提到手术前,即对 CIN 及宫颈癌患者术前均行阴道镜检查,一旦发现伴发多灶性 VAINⅢ且患者年龄偏大时,手术将子宫、阴道一并切除,避免了这部分患者的二次手术,有一定临床意义。

2.浸润性鳞癌的治疗

(1)手术治疗:由于阴道癌的发病率低,因此,至今仍缺乏明确的治疗规范,治疗强调个体化,方案的选择主要取决于患者的年龄、肿瘤部位、临床分期等。由于阴道鳞癌多发生于老年患者,被诊断时癌多已浸润黏膜下层,甚至已有远处转移,故以往多采用放疗。但有报道在经过选择的患者中手术治疗可取得良好效果,Ⅰ期阴道鳞癌患者根治性手术后的生存率可达75%~100%。尤其近年来,随着手术技巧的提高、手术器械的进步及新辅助放化疗的应用,即便是老年、肥胖、有合并症的患者也能实施手术治疗了。因此,手术已成为阴道鳞癌的主要治疗手段。手术对于某些患者仍是治疗的最佳选择,原则上不论子宫切除与否,能做根治性外阴、阴道切除的患者,尽量不做去脏术,除非放疗后中心性复发或初始治疗病灶还未达骨盆的患者,但手术常包括根治性子宫切除,因为子宫在位将限制手术操作及膀胱、直肠病灶的切除。手术的适应证主要为Ⅰ~Ⅱ期的患者,Tjalma 等在 55 例阴道鳞癌的研究中通过多因素分析发现,只有年龄和病灶大小是预后因子,因此,建议对于Ⅰ期和ⅡA 期病灶较小、体质较好的阴道癌患者进行手术治疗。手术方式为:病灶在上 1/3 阴道的行根治性子宫、阴道切除(保证足够切缘)+盆腔淋巴结切除;病灶在阴道下 1/3 的行外阴、阴道切除(达到满意阴性切缘)+腹股沟股淋巴结切除;病灶在阴道中段的行全阴道切除+盆腔及腹股沟淋巴结切除。对于Ⅰ期癌应尽可能采用根治性手术治疗,极表浅的Ⅰ期病灶可能局部扩大切除即可;对于Ⅱ期的患者,可先行新辅助化疗,90%的患者对新辅助化疗均有效,一旦病灶有退缩,可行Ⅲ型根治性子宫切除+全阴道切除+双侧盆腔和或腹股沟淋巴结切除。若术后发现切缘不足或阳性或还有病灶的,术后可补充放疗。放疗后残留的孤立病灶也可手术切除。Creasman 等注意到手术治疗后良好的生存率,但在系列研究中发现这也许存在偏差,因为相对年轻、健康的患者更可能倾向于手术治疗,而年龄偏大、有内科合并症的患者更倾向于放疗。Rubin 等报道的 75 例阴道癌患者的手术结局就不如放疗的好,因此,需要有更大样本的前瞻性随机对照研究来进行评价。

对于Ⅱ期患者,有研究认为手术效果明显优于放疗。Stock 等进行的包括 100 例(其中鳞癌 85 例)阴道癌患者的最大单样本研究显示,40 例患者单纯手术,5 年生存率Ⅰ期为 56%,Ⅱ期为 68%;47 例患者单纯放疗,5 年生存率Ⅰ期为 80%,Ⅱ期为 31%,13 例为联合治疗,总的 5 年生存率为 47%,似乎在Ⅱ期患者手术效果更好,但同样存在病例选择偏差的问题,在仅行放疗的患者中以ⅡB 期为主,而仅行手术的患者中则以ⅡA 期为主。因此,Stock 建议对于癌灶位于阴道上 1/3 的患者,行上阴道段切除及根治性子宫切除和盆腔淋巴结切除比较适合,而对于广泛累及阴道旁的患者放疗应是首选,手术仅适用于严格选择后的个别患者。虽然数个研究表明选择适当的Ⅲ~Ⅳ期阴道鳞癌患者进行去脏术能达到 50%的控制率,但因研究的病例样本太小,目前对晚期病例仍不主张首选去脏术,较为推崇的治疗是进行同步放化疗。关于手术技术,如果进行完全性阴道切除术,专家建议行经腹和会阴联合手术,会阴切口选在耻骨膀胱宫颈筋膜,在尿道下方直肠上方,以避免静脉丛出血。切口可先腹部再会阴,但更推荐先做腹部切口,因为可以自上而下游离膀胱、尿道、直肠至会阴,分离阴道侧壁组织、游离子宫、切除淋巴结,如有不能切除的病灶,会阴部手术则没有必要;若手术成功,也可用带蒂的皮肌瓣、腹膜或乙状结肠进行阴道重建。近年来,该手术的经腹部分已完全可以腹腔镜手术来完成。

(2)放射治疗:Ⅰ期患者中,病灶厚度通常在0.5～1cm,可单发或多发,为保留阴道功能,个体化治疗是很重要的。表浅病灶可以单独用后装阴道圆筒腔内近距离放疗来治疗,整个阴道黏膜量常为60Gy,对于肿瘤累及处另加20～30Gy的量。病灶厚度>0.5cm时,联合应用腔内后装和有单层插入的组织间插置放疗以增加深部的剂量并限制阴道黏膜的放疗剂量。没有绝对的标准用于Ⅰ期患者的外照射。通常认为,对于较大的浸润深或分化差的肿瘤常有淋巴结转移的风险,这类患者需加用外照射。整个盆腔10～20Gy,中间挡野后,宫旁和盆腔侧壁再照45～50Gy。Chyle等推荐外照射附加近距离放疗对于Ⅰ期患者应至少覆盖阴道旁淋巴结、大的病灶、髂内外淋巴结。通过腔内和组织间插置技术,Ⅰ期患者单独放疗能达到95%～100%的控制率,5年生存率达70%～95%。

ⅡA期患者常有晚期阴道旁病变但没有广泛的宫旁浸润。患者一律先外照射,接着腔内照射。通常先全盆腔接受20Gy,挡野后根据侵犯厚度另加照射45～50Gy到宫旁、盆腔侧壁。低剂量率的腔内后装及组织间插置放疗联合应用,至少照射50～60Gy,超越肿瘤边缘0.5cm,加上整个盆腔剂量,肿瘤处总剂量为70～80Gy。Perez等研究显示ⅡA期患者接受近距离放疗联合外照射的局部控制率为70%(37/53),而单用外照射或近距离放疗的局部控制率为40%(4/10),说明联合放疗具有优越性。ⅡB期患者因有较广泛的宫旁浸润,整个盆腔将接受40～50Gy,中央区挡野后宫旁总剂量为55～60Gy,再用组织间插置和低剂量腔内近距离放疗来追加30～35Gy,使肿瘤区总剂量达75～80Gy,宫旁和阴道旁外延处达65Gy。单用放疗治疗5年生存率ⅡA期可达35%～70%,ⅡB期为35%～60%。

Ⅲ期疾病接受45～50Gy盆腔外照射,中间挡野使宫旁到侧盆壁剂量增加至60Gy,追加腔内近距离放疗至最小肿瘤剂量达到75～80Gy,若近距离照射不方便,可用三维治疗计划缩野放疗使肿瘤剂量达到65～70Gy。外照射盆腔和腹股沟淋巴结的剂量为45～50Gy,联合低剂量率腔内放疗至阴道黏膜的最大剂量为80～85Gy,Ⅲ期患者的总治愈率为30%～50%。有直肠和膀胱黏膜累和(或)腹股沟淋巴结阳性的ⅣA期患者,尽管少数经严格选择的病例行去脏术可能治愈,但大多数还是首选放疗,多选用外照射姑息治疗。对于已出现全身广泛转移的ⅣB期患者而言,放疗仅为姑息性局部控制,多采用全身化疗及支持治疗。

(3)化疗和同步放化疗:Ⅲ～Ⅳ期的阴道癌患者尽管给予高剂量外照射和近距离放疗,但盆腔有效率仍较低,有70%～80%的患者病灶持续或疾病复发。对于局部晚期患者远处转移的发生率为25%～30%,尽管远处转移比盆腔复发少见,但仅靠针对局部治疗的手术或放疗而言几乎不可能产生作用。因此,同时加用可经血循环作用于全身的化疗,无论什么期别,只要有远处转移可能的高危患者或已有远处转移的晚期患者,单独化疗、姑息性手术或放疗结合化疗都被推崇。常用的化疗药有氟尿嘧啶、丝裂霉素和顺铂等,与放疗合用时完全反应率可达60%～85%,但长期疗效差异较大。Roberts等报道了67例晚期阴道、宫颈和外阴癌患者,同时用氟尿嘧啶、顺铂和放射治疗,虽然85%完全反应,但61%出现癌复发,复发中位时间仅为6个月,5年总的生存率只有22%。67人中9例发生了严重的迟发并发症,其中8例必须手术。与在直肠和外阴癌中的使用一样,放疗加化疗可适当减少放疗的剂量,以改善器官功能和迟发并发症。因患者数量有限,尚无随机对照研究评估同步放化疗的作用,进一步的研究需明确同步放化疗的治疗作用和理想的治疗方案。最近的数据表明,在宫颈鳞癌中以顺铂为基础的同步放化疗对局部有效率、总生存率、无瘤生存率等方面均有益,研究中共同的药物是顺铂,提示它可能改善放疗敏感性。基于此,相同的方法可考虑用于晚期阴道鳞癌的治疗中。

尽管放疗对浸润性阴道鳞癌的局部控制仍有限并存在放疗并发症的风险,但目前治疗的原则仍倾向于以放疗为主,联合化疗,酌情手术。在浸润性鳞癌的放疗中应特别注意确认治疗区域的完全覆盖,尤其在较大肿瘤中,既要达到局部控制的需要剂量,又要充分顾到周围正常组织的耐受性。经仔细选择的早期患者行根治性阴道切除术可取得良好效果,但放疗仍是主要的治疗模式尤其对有多种合并症的年老患者。虽然在阴道癌的化疗方面目前尚无有力证据,但加用化疗(如顺铂周疗)作为放疗的增敏剂应被推广。

(4)鳞癌治疗失败的因素:治疗后局部区域复发率Ⅰ期为10%~20%,Ⅱ期30%~40%,Ⅲ~Ⅳ期的复发或持续存在率为50%~70%,单独的远处复发或与局部复发相关的远处复发在局部晚期患者中为25%~40%。复发的中位时间为6~12个月。一旦复发预后极差,虽经挽救治疗但很少有长期生存者。

Stanford等研究显示,较早的肿瘤期别和较高的放疗剂量对生存有益,接受≤75Gy的16人中有9人复发,>75Gy的22人中只有3人复发,但较大样本量的研究中没有发现放疗剂量与复发率之间存在相关性,可能与较大的肿瘤接受了较高剂量的外照射和近距离放疗有关。M. D. Anderson癌症中心也没有发现低于或高于75Gy的剂量和局部控制的改善或特定疾病生存率有关,有统计学意义的因素只有疾病分期和肿瘤体积。Perez等在ⅡA~Ⅳ期患者中比较联合应用外照射和近距离放疗与单用近距离放疗的疗效,认为联合放疗有较好的肿瘤控制率,而在Ⅰ期肿瘤中没有发现放疗方式和盆腔局部复发率之间的相关性,但建议为了达到较好的肿瘤和盆腔控制率,治疗剂量必须达到原发灶处70~75Gy,平均宫旁剂量55~65Gy。此外,累及中、上段阴道的100例原发性阴道癌患者均没有接受选择性的腹股沟处放疗,没有患者出现腹股沟股淋巴结转移,相反,累及下1/3阴道的29例中3例出现,累及整个阴道的20例中1例出现,其中可触及腹股沟淋巴结的用了约60Gy的放射治疗,仅有一例出现一个淋巴结复发,因此,建议对腹股沟区淋巴结的放疗仅被推荐在肿瘤累及阴道下1/3时,Stock也有相似的报道。Lee等通过对65例采用放疗治疗的阴道癌患者的研究,认为总治疗时间是预示盆腔肿瘤控制的最有意义的因素,包括外照射和近距离照射,放疗时间如在9周内完成,盆腔肿瘤控制率是97%,如果超过9周仅为57%(P<0.01),Perez等尽管没有发现延长治疗时间对盆腔肿瘤控制的影响,但仍倡导治疗应在7~9周完成。

3.其他类型阴道恶性肿瘤的治疗

(1)透明细胞腺癌:因透明细胞腺癌患者常年轻未育,早期患者可行保存生育力的治疗方式,手术对于早期阴道透明细胞癌患者有优势,因为既可以保留卵巢功能,又可通过皮肤阴道移植成形来保留阴道功能。Herbst等报道的142例Ⅰ期阴道透明细胞腺癌患者中,117例接受了手术治疗,复发率仅8%,存活率为87%,而在接受放疗的患者中复发风险高达36%,这可能与累及阴道穹窿的较大病灶的Ⅰ期患者放弃手术选用放疗有关。阴道透明细胞腺癌常发生在阴道上1/3及穹窿部,故手术推荐采用根治性子宫切除和盆腔、腹主动脉淋巴结切除以及广泛的阴道切除,但对于年轻未育的早期患者,也可考虑行腹膜外淋巴结切除和扩大的局部切除,术后辅以腔内近距离放疗而尽量不做全盆外照射,这样既可有效控制肿瘤,又可最大限度的保留卵巢、阴道的功能,待患者完成分娩后再行根治性子宫切除、阴道切除和盆腹腔淋巴结切除。Senekjian 等报道了 219 例 I 期的阴道透明细胞癌患者,其中 176 例行常规根治手术,43 例仅行局部治疗,两组的症状、分期、肿瘤位置、肿瘤大小、浸润深度、病理类型及分级等资料均相似,结果 5 年和 10 年的生存率在局部治疗组为分别为 92% 和 88%,在常规手术组分别为 92% 和 90%,但复发率在局部治疗组明显增高,10 年复发率为 45% vs 13%,复发与肿瘤>2cm,浸润深度≥3mm 有关,盆腔淋巴结转移率为 12%,因此,建议对于想保留生育力的患者,治疗方式以广泛性局部切除、腹膜外淋巴结切除及术后腔内放疗为宜。在对 II 期 76 例患者的研究中显示,5 年生存率为 83%,10 年生存率为 65%,其中 22 例仅接受了手术治疗(13 例为根治性子宫及阴道切除,9 例接受去脏术),38 例仅接受放疗,12 例接受手术+放疗,4 例接受其他治疗,结果 5 年生存率仅放疗组为 87%,仅手术组为 80%,手术+放疗组为 85%,因此建议对于 II 期阴道透明细胞癌患者的最佳治疗应为全盆外照射+腔内放疗,但不排除对于肿瘤小、可切除的穹窿病灶进行手术治疗,以保留卵巢及阴道功能。晚期患者主要行放疗,最后确定行放疗的晚期患者去脏术应被限制,也可行去脏术或氟尿嘧啶、长春新碱为主的同步放化疗。

(2)黑色素瘤:阴道黑色素瘤因发病率低,治疗经验极少。由于黑色素瘤容易远处转移并且缺乏对其癌前病变的认识,一旦确诊治疗相当棘手。黑色素瘤对放疗不敏感,所以手术成了治疗的首选,但效果不确定,尽管有报道根治性手术后的 2 年生存率可达 75%,但 5 年生存率仅为 5%～30%,即便行超大的根治手术可能改善近期生存率,但长期的生存率仍没有提高。有报道认为,肿瘤大小与黑色素瘤的预后相关,中位生存时间在肿瘤<3cm 的患者中为 41 个月,而在≥3cm 的患者中为 21 个月,但长期生存率无统计学意义,也有报道黑色素瘤可能对放疗有反应,放疗剂量在 50～75Gy,但放疗反应率仅为 23.4%～24.2%,Petru 等报道了 14 例患者有 3 例获得长期生存,均为放疗或局部切除后辅助放疗,其中肿瘤≤3cm 的患者 5 年生存率为 43%,肿瘤>3cm 的患者 5 年生存率为 0,因此,作者认为放疗对肿瘤≤3cm 的患者有效,同时放疗也能协同手术使手术范围缩小。化疗及免疫治疗对黑色素瘤的作用极其有限,但对于有远处转移者仍可应用。

(3)肉瘤:阴道肉瘤发病率也不高,约占阴道原发肿瘤的 3%,但常常一发现即为晚期,细胞病理分级明显影响预后,大多数阴道平滑肌肉瘤起源于阴道后壁,根治性手术切除如后盆腔去脏术可能有治愈机会。成年人的阴道肉瘤对化疗反应不好,去脏术可能有长期生存概率。在阴道肉瘤的报道中,最大的病例报道仅为 17 例,包括 10 例平滑肌肉瘤、4 例恶性中胚叶混合瘤、3 例其他肉瘤,其中 35% 接受过先前放疗,17 例均对化疗耐药,仅有的 3 例生存者均为接受去脏术治疗者,5 年生存率在平滑肌肉瘤者为 36%,在恶性中胚叶混合瘤者为 17%。有报道术后补充放疗可降低局部复发率,但不改变生存率,而化疗可能对全身转移有益,借鉴子宫肉瘤的治疗方案,异环磷酰胺、顺铂、紫杉醇可以应用,多柔比星仍是平滑肌肉瘤化疗的首选。阴道胚胎横纹肌肉瘤常见于儿童,由于发病非常罕见,没有成熟的可推荐的治疗方案,但倾向于儿童发病应采用多手段联合治疗,行局部切除+化疗±放疗以尽量避免去脏术的应用,保证患儿的生活质量。化疗可选用 VAC(长春新碱、放线菌素 D、环磷酰胺)方案或 VAD(长春新碱、多柔比星、达卡巴嗪)方案,根治性手术尽量慎用,除非持续或复发病例。

4.并发症及其处理 由于阴道的解剖位置紧邻直肠和泌尿道下段,手术或放疗后并发症出现的风险极大。虽然在许多回顾性研究中提到了这些并发症,但有代表性的预防或处理意见几乎没有。生存率是判断预后的重要指标,但不顾并发症和生活质量的高生存率也不值得推崇。由于对标准放疗常见的急性或迟发并发症认识的提高,改善了妇科恶性肿瘤患者的生存状况,特别是阴道癌患者。高剂量率放疗的快速反应使阴道上皮损伤明显,特别是靠近放射源处。急性反应包括水肿、红斑、潮湿、脱皮、混合性黏膜炎、糜烂及感染等,反应程度和持续时间依赖于患者的年龄、性激素状况、肿瘤大小、分期、放疗剂量和个人卫生等,这些通常在放疗结束后2~3个月消退,重症者可有进行性脉管损害、继发性溃疡和黏膜坏死,这种情况可能要8个月左右才能痊愈。

同步放化疗增强了黏膜急性反应,对迟发反应的作用不明显,主要为剂量累及性骨髓抑制。随着时间的推移,许多患者出现一定程度的阴道萎缩、纤维化、狭窄、弹性丧失和阴道干燥,导致性交困难,重症者局部溃疡甚至瘘管形成导致直肠阴道瘘、膀胱阴道瘘、尿道阴道瘘。对于在阴道癌治疗中整个阴道的放疗耐受限制剂量仍不明确,Hintz等对16例患者的研究显示,阴道前壁上段黏膜表面可接受的最大剂量为140Gy,没有严重并发症或上阴道段坏死发生,而1例患者接受了150Gy后发生膀胱阴道瘘,因此,他们推荐对于阴道上段前壁黏膜而言,最大耐受量为150Gy(外照射和近距离照射的总量),剂量率应<0.8Gy/h,推荐阴道下段剂量应不超过98G。阴道后壁比前壁或侧壁更易受到放疗的损伤,阴道后壁剂量应<80Gy,以减少阴道直肠瘘的风险。Rubin等认为,阴道黏膜发生溃疡的最高耐受量约为90Gy,超过100Gy即有瘘形成的可能性。华盛顿大学的一项研究显示,传统的低剂量率阴道黏膜接受150Gy的放疗,发生2级或以上并发症的概率为15%~20%,合并严重并发症的为8%~10%,严重并发症必须手术纠正或住院治疗。出现并发症的危险因素包括,先前有盆腔手术史、盆腔炎性疾病、免疫抑制体质、胶原血管疾病、低体重、年龄大、明确的吸烟史、有内科合并症(糖尿病、高血压、心血管疾病)等。

Perez等报道了2~3级并发症在0期和Ⅰ期患者中约为5%,Ⅱ期约为15%。Ⅲ和Ⅳ期中未出现并发症,可能是患者生存时间太短尚不足以显示出并发症。最主要的并发症为直肠炎、直肠阴道瘘、膀胱阴道瘘。最小的并发症为阴道纤维化和小面积黏膜坏死,约10%的患者出现。Lee等认为,原发病灶的总剂量是预示严重并发症的最重要因素。Rubin等报道的放疗后并发症发生率为23%,包括13%的瘘形成、10%的膀胱炎或直肠炎。虽有2例患者是在联合治疗后出现瘘,但研究者并不认为联合治疗并发症的发生率高于单纯放疗。

Frank等报道了193例放射治疗者(有或无化疗),5年和10年累计主要并发症率(>2级)为10%和17%,他们发现FIGO分期和吸烟史是发生并发症的密切相关因素,化疗似乎与并发症不相关,有趣的是有主要并发症的73%的患者病灶均累及阴道后壁。对于急性阴道炎的治疗包括每日用过氧化物稀释液冲洗阴道等,可持续2~3个月直至黏膜反应消失,以后患者每周阴道冲洗1~2次持续数月。

5.补救治疗 对于复发性阴道肿瘤的理想治疗仍不明确。下段阴道的复发癌,临床处理十分尴尬。复发时再治疗要考虑的因素包括先前的治疗方法、目前疾病的扩展程度、复发的部位及范围、无瘤间歇期、是否有远处转移、患者年龄、体力状态以及医疗条件等。远处转移预示着不良结局,虽然化疗可能出现客观反应并且在短期生存方面有所改善,但对于长期生存、减轻症状和生活质量方面的作用仍然有限。

对只有局部复发而无远处转移的患者仍有治愈的希望,因此明确病变范围是重要的。准备补救治疗时要先通过活检来确定局部复发,如有可能,宫旁复发也用病理来证实,也可通过三联征来诊断,即坐骨神经痛、下肢水肿、肾积水。通过体检和影像学也可提示是否有局部或远处复发,PET对复发的判断较CT和MRI更准确些,但也有假阳性和假阴性的报道。总之,对于先前行手术治疗,没有接受放疗的患者,出现孤立的盆腔或局部复发时可用外照射来治疗,并且常合并近距离照射,同时行顺铂为基础的同步化疗;对于在主要或辅助放疗后的中央型复发的患者只能行根治性手术,通常行去脏术,或者对于一些病灶较小的患者,用组织内埋置剂再放疗或三维外照射;化疗的有效率较低,且对生存率的影响有限,放疗后的中央性盆腔复发灶对化疗的有效率小于远处转移病灶的有效率,可能与放疗后使局部组织纤维化有关,而且先前高剂量的放疗常常损伤骨髓,使得化疗的应用受限。对肿瘤相对有效的化疗药物有异环磷酰胺和多柔比星等,在一些化疗敏感的患者中化疗可能获得病情缓解。

(1)手术治疗:尽管对于准备行挽救性手术的患者事先均经过彻底的临床评估,但仍有部分患者在剖腹探查过程中发现已无法手术。盆腔去脏术可导致长期的功能障碍、心理改变及生活质量下降,因此,医患双方均应有充分的心理准备才可应用。对于复发性阴道肿瘤在根治性盆腔手术后,阴道和会阴的重建有两个目的:①恢复或创造外阴阴道功能。②用良好血供的健康组织替代盆腔缺失组织以减少术后并发症。尿液改道和盆腔重建技术不在本章详述。

(2)放射治疗:对于复发患者的放疗更强调个性化,患者的选择要合适,肿瘤的定位要准确,放疗医师的经验要丰富,应用的技术要多样。尽量做到精确放疗,利用三维技术制订治疗计划是有利的,医师还可通过超分割方案以降低延迟毒性的发生率。对于先前未接受过放疗的患者应给予全盆腔外照射,如可行,加用近距离放疗,通常整个盆腔受量为40~50Gy。对于阴道下1/3段或外阴复发的患者,放疗应包括腹股沟股淋巴结区域。在阴道的肉眼肿瘤处、阴道旁组织和宫旁应接受额外的放疗剂量,可用组织间插置放疗,使肿瘤处剂量达到75~80Gy。从局部晚期宫颈和外阴鳞癌的资料中类推,对于盆腔孤立复发患者,联合放化疗在局部控制和生存率方面可能有帮助。对曾有放疗史的患者,再次放疗需特别小心,但对于病灶体积小、有手术禁忌或拒绝行去脏术的患者,再次放疗仍可考虑,也可应用组织间插置技术再次放疗,局部有效率仍可达50%~75%,3级或更高的并发症率为7%~15%。在年老或糖尿病患者先前用过足量放疗治疗的患者中,若阴道复发的肿瘤小,可用永久性放疗粒子置入治疗,可能得到长久的肿瘤控制。其他可能的治疗选择包括手术和术中放疗,剖腹或腹腔镜下高剂量率导管的置入放疗等。

术中放疗后的再次局部复发和远处转移率分别为20%~60%,20%~58%,3年和5年的生存率很差,为8%~25%,3级或更高的毒性在约35%的患者中出现。Hockel等报道了联合手术和放射治疗浸润盆腔侧壁复发的妇科恶性肿瘤患者,同时行带蒂血管组织阴道移植,以保护盆腔中空器官,减少放疗迟发反应,去脏术中盆腔器官被重建,术后用高剂量近距离放疗肿瘤床10~14d。结果用此技术治疗的48例患者中,5年时总的严重并发症率为33%,生存率为44%,完全的局部有效率在最初20例中为60%,最后的28例中为85%。

立体放疗技术(stereotactic body radiotherapy,SBRT)是一种新的采用直线加速器的高剂量分割的体外立体靶向放疗技术,其治疗原理似伽马刀,能对病灶精确定位、准确照射。依靠良好的靶向定位和患者的制动,使得肿瘤的受量高而周围正常组织的受量极小,大大减少了治疗的并发症。这种技术无创、无痛、快速、不用住院,应用得当将不影响患者的生活质量。因此,可用于复发性阴道癌的治疗。

6.姑息治疗

(1)放疗:目前对于ⅣB期患者没有治疗选择,这些患者遭受严重盆腔疼痛或阴道出血的困扰,处理阴道出血如果阴道条件允许可采用腔内近距离放疗,常可较好地控制症状,对于先前接受过放疗的患者来说,腔内剂量设定为 A 点 35~40Gy。在有选择的晚期妇科肿瘤患者中,用短疗程高剂量分割的外照射方案,单次剂量为 10Gy,持续 3 次,疗程间隔 4~6 周,联合米索硝唑(RTOG 临床试验 79—05)可取得显著缓解,完成 3 个疗程后患者的总有效率为41%,但有 45%的患者出现难以承受的 3~4 级迟发性胃肠道不良反应。Spanos 等报道一项Ⅱ期临床研究(RTOG85—02)采用每日分割剂量的外照射方案治疗复发或转移患者,具体方案为:每次 3.7Gy,2/d,连续 2d,间隔 3~6 周为 1 个疗程,总共应用 3 个疗程,总照射剂量44.4Gy,结果完全有效率 10.5%(15 例),部分有效率 22.5%(32 例),在完成了 3 个疗程放疗的 59%的患者中总有效率为 45%,27 例生存超过 1 年,晚期并发症明显减少,12 个月内仅有5%。在随后的Ⅲ期试验中,136 个患者在分割剂量放疗中被随机分成间隔 2 周组和间隔 4 周组,结果发现缩短放疗疗程间隔并没有导致肿瘤有效率明显改善(34% vs 26%),在 2 周间隔组中较多的患者完成了 3 个疗程的治疗,与没完成 3 个疗程的患者相比有较高的总有效率(42% vs 5%)和较高的完全有效率(17% vs 1%),对于肿瘤的退缩和症状缓解取得了有意义的结果,但间隔缩短的患者有急性不良反应增加的趋势,迟发不良反应在两组中无明显不同。

(2)化疗:化疗治疗转移性、复发性阴道鳞癌的报道不多,且无大样本的对照研究,有限的资料也多来自于晚期、复发宫颈鳞癌的治疗报道,目前多采用同步放化疗。有效的化疗药物有限,Evans 等报道了 7 个此类患者应用氟尿嘧啶[1000mg/(m² · d),第 1~4d]和丝裂霉素(10mg/m²,第 1d)结合 20~65Gy 局部放疗的治疗情况,结果 7 例均有反应,中位随访时间 28 个月,66%的患者存活。复发及远处转移的治疗局限在一些Ⅱ期临床试验中,通常在宫颈鳞癌中有效的方案在阴道鳞癌中也有效。Thigpen 在 26 例大部分先前接受过手术和放疗的晚期或复发阴道癌患者中应用顺铂(50mg/m²,3 周 1 次)治疗,结果在 22 个可评估患者(鳞癌16 例,腺鳞癌 2 例,透明细胞癌 1 例,平滑肌肉瘤 1 例,不明确 2 例)中,1 例鳞癌患者出现完全有效(6.2%)。Muss 等报道了用盐酸米托蒽醌(12mg/m²,3 周 1 次)治疗 19 例患者,结果均无效,中位生存时间为 2.7 个月。Long 等报道了 3 例晚期阴道鳞癌患者接受甲氨蝶呤、长春新碱、多柔比星和顺铂的治疗,结果 3 例均在短期内完全有效。尽管报道的有效率较低,但仍建议对阴道癌患者的化疗或同步放化疗的药物选择应包括顺铂。

(刘燕燕)

第三节　子宫内膜癌

子宫内膜癌(endometrial cancer)是指原发于子宫内膜腺上皮的恶性肿瘤,是发达国家最常见的妇科恶性肿瘤。据美国癌症协会报道,2008 年美国子宫内膜癌新发病例 40100 人,病死病例 7470 人;2014 年新发病例已达 52630 人,病死病例为 8590 人。发达国家由于子宫颈癌筛查的普及而致宫颈癌病死率明显下降,使得子宫内膜癌和卵巢癌成为女性生殖道恶性肿瘤发病的前两位。尽管 75%的内膜癌患者在诊断时处于早期,但其发病率和病死率呈逐年上升趋势。子宫内膜癌发病率在北美、南美及欧洲中部最高,在亚洲南部及东部和绝大多数非洲国家较低。国内尚缺乏大范围确切的流行病学调查资料,但根据北京协和医院、上海妇产科医院的统计,子宫内膜癌占妇科住院总数比 20 世纪 50—90 年代均有明显上升。根据病因学、组织学和生物学特征,子宫内膜癌可分为三大类。①雌激素依赖型(Ⅰ型):多为低级别子宫内膜样腺癌,与内源性或外源性雌激素增高有关,占子宫内膜癌的 80%～85%,常分化好,对孕酮治疗有反应,预后较好,多见于绝经前妇女。②非雌激素依赖型(Ⅱ型):浆液性癌、透明细胞癌、癌肉瘤及部分高级别的子宫内膜样腺癌,与雌激素不相关,占子宫内膜癌的 10%～15%,常分化差,侵袭性强,发病年龄偏大,预后差,多见于有色人种。Ⅱ型内膜癌的流行病学特征还不确定。③遗传性:约占 10%,其中 5% 为 Lynch 综合征,可伴发遗传性非息肉型结直肠癌(hereditary non—polyposis colorectal cancer,HNPCC)。

一、发病相关因素

Ⅰ型子宫内膜癌可能与过多的无孕激素拮抗的雌激素长期刺激有关,而Ⅱ型子宫内膜癌的确切病因尚不清楚。子宫内膜癌发病的流行病学研究主要针对Ⅰ型子宫内膜癌。凡影响体内雌激素水平的因素如:肥胖、糖尿病、高脂饮食、不育、内分泌紊乱、体质、口服激素类药物及遗传因素等,均有发生子宫内膜癌的风险。

1.内源性雌激素相对过多

(1)不排卵:青春期下丘脑—垂体—卵巢(H—P—O)轴激素间的反馈调节尚不成熟,雌激素对大脑中枢的正反馈作用存在缺陷,无促排卵性 LH 高峰形成,导致不排卵;围绝经期,卵巢功能发生衰退,卵巢对垂体促性腺激素的反应低下,卵泡因退行性变而不发生排卵;生育期因为外界各种因素(如精神紧张、营养不良、应激等)影响 H—P—O 轴的正常调节,发生无排卵。无排卵则缺乏孕激素,导致子宫内膜持续受雌激素刺激,产生癌变。

(2)不孕不育:子宫内膜癌患者中 15%～20% 有不育史。不排卵型的不孕者孕酮水平相对不足,子宫内膜过度增生,甚至患子宫内膜癌。有研究结果表明,没有生育过的妇女患内膜癌的风险是已经生育妇女的 2～3 倍,而患有不孕症的妇女患内膜癌的风险更高,是正常人群的 3～8 倍。妊娠和哺乳期可使子宫内膜免受雌激素刺激,而不孕患者无此保护作用。

(3)多囊卵巢综合征(PCOS):不排卵导致孕激素缺乏,加上雄激素的升高使体内雌酮水平增加,血清性激素结合蛋白低下,游离雌二醇浓度增加,在雌激素长期刺激下使子宫内膜增生甚至癌变。40 岁以下的子宫内膜癌患者 19%～25% 患有 PCOS,PCOS 患者以后发生子宫内膜癌的危险性约为同龄女青年的 4 倍。

(4)初潮早及绝经迟:初潮早及绝经迟,使子宫内膜接受雌激素刺激的机会增多。有报道,>52 岁绝经者发生子宫内膜癌的危险性是 45 岁以前绝经者的 1.5～2.5 倍。通常初潮早及绝经迟与排卵异常有关。

(5)卵巢激素分泌性肿瘤:分泌雌激素的卵巢肿瘤如卵泡膜细胞瘤、颗粒细胞瘤和部分浆液性卵巢肿瘤,可刺激子宫内膜增生至癌变。约 4% 的卵巢肿瘤合并内膜癌,卵泡膜细胞瘤合并子宫内膜癌为颗粒细胞瘤的 4 倍。

2.外源性激素应用

(1)口服避孕药:口服避孕药可以降低内膜癌风险,用药妇女与未用药妇女比较,风险降低 50%,且长期应用效果更明显。Kaufman 等的研究发现,口服避孕药不但对用药期间妇女的内膜有保护作用,而且停药至少 5 年内仍有保护作用。避孕药中孕激素剂量越高,对内膜的保护作用越明显,能够明显降低肥胖、未生育妇女的内膜癌风险。但那些雌激素成分较多而孕激素成分较少的避孕药对子宫内膜的保护作用欠佳,可能增加内膜癌的风险。

(2)绝经后激素替代治疗:单一雌激素替代治疗增加子宫内膜癌的发生机会,其危险性与雌激素用量大小、持续时间、是否合用孕激素、中间停药及患者体质有关。研究表明,3 年内单用雌激素替代治疗者内膜癌的风险并不增加,超过 3 年则明显增加,超过 10 年患内膜癌的相对风险增至 20 倍以上。雌孕激素序贯或联合应用将明显提高安全性。

(3)他莫昔芬(tamoxifen,TAM):他莫昔芬是非甾体类抗雌激素药,但有微弱的雌激素样作用。Fisher 等报道应用 TAM 2 年以上者,子宫内膜癌的发生风险较不用者增加 2 倍,应用 5 年者其危险性增加 5 倍。Cohen 等报道 164 例绝经后妇女服用 TAM 后,20.7% 发生子宫内膜病变(子宫内膜癌、内膜增殖症、内膜息肉等),在激素受体阳性的乳腺癌患者术后常长期应用 TAM,需严密随访子宫内膜变化。

3. 体质因素

(1)肥胖:尤其是绝经后肥胖明显增加子宫内膜癌的危险性。绝经后卵巢功能衰退,肾上腺分泌的雄烯二酮在脂肪组织内经芳香化酶作用转化为雌酮,脂肪组织越多,转化力越强,血浆中雌酮水平也越高,子宫内膜长期受到无孕激素拮抗的雌酮影响,导致子宫内膜增生、癌变。肥胖导致子宫内膜癌的同时常伴有代谢异常,肥胖、高血糖、高血压是子宫内膜癌相关的三联征。糖尿病或糖耐量异常者患子宫内膜癌的概率是正常人的 2.8 倍,说明肥胖、高血压、糖尿病增加子宫内膜癌的风险。

(2)饮食与运动:食物中的营养元素可能影响体内的激素水平,过多摄取动物性脂肪将增加患子宫内膜癌的风险,膳食纤维、β 胡萝卜素、维生素(A,C,E)可以降低子宫内膜癌的风险率。体力活动可能通过影响体内类固醇激素、胰岛素、胰岛素样生长因子-1 等水平影响子宫内膜癌的发病率。

(3)内外科疾病:中枢神经系统的疾病,如胶质细胞瘤、脑外伤等,可引起下丘脑、垂体器质性损害或功能异常,从而影响它们对雌激素合成和分泌的调节;内分泌腺疾病,如肾上腺皮质增生、甲状腺功能性障碍等,可促使体内雌激素合成增加;肝病变引起肝功能障碍可影响雌激素降解,致雌激素积聚,导致子宫内膜癌。

4. 遗传因素

(1)家族史:子宫内膜癌是遗传性非息肉型结直肠癌(HNPCC)中最常见的肠外表现,约 42% 的 HNPCC 妇女发生子宫肿瘤,有卵巢癌、乳腺癌或子宫内膜癌家族史者,患子宫内膜癌的风险也增大。有报道遗传性子宫内膜癌属非激素依赖型,分化差,预后差。

(2)相关基因:目前发现癌基因 K-ras,HER-2/neu,C-myc,人端粒酶反转录酶(human telomerase reverse transcriptase hTERT)及 survivin 等与子宫内膜癌的发生有关,有学者报道子宫内膜癌中 19%~46% 存在 K-ras 基因编码区 12 位点的突变,9%~30% 存在 HER-2/neu 蛋白的过度表达,11% 有 C-myc 基因的扩增。Lehner 等研究发现,子宫内膜癌的 hTERT mRNA 和端粒酶活性显著高于正常子宫内膜,中低分化子宫内膜癌中 survivin mRNA 平均含量明显高于高分化子宫内膜癌。与子宫内膜癌相关的抑癌基因主要有 PTEN (phosphatase and tensin homolog),p53,p16,p21 等,其中对 PTEN 与 p53 的研究最多。PTEN 有 9 个外显子,子宫内膜样腺癌中最常见的是第 5,6,7,8 外显子的突变。一些研究者报道,PTEN 突变在子宫内膜样腺癌中的作用可能与 DNA 错配修复、微卫星不稳定性(microsatellite instability,MSI)有关,PTEN 基因在 MSI(+)的子宫内膜样腺癌中突变率可高达 60%~80%,而在 MSI(-)者中突变率为 24%~35%。PTEN 突变可引起 PI3K/Akt/mTOR(phosphatidylinositol-3 kinase/serine-threonine kinase/mammalian target of rapatnycin)信号通路的激活,从而促进肿瘤血管生成、蛋白转录及细胞增殖,为肿瘤细胞提供生存优势。研究发现,p53蛋白的表达状况与子宫内膜癌的分化程度有关,肿瘤分化越低,p53蛋白的表达越高。除上述基因外,还有一些与子宫内膜癌侵袭、转移密切相关的基因,如β—环连蛋白基因、转录因子Ets差异基因5(ETV5/ERM)、基质金属蛋白酶(MMPs)基因、血管内皮生长因子VEGF基因等。有人认为,β—环连蛋白核表达是子宫内膜样腺癌的分子特征,似乎也与MSI有关,在子宫内膜样腺癌中MSI(+)的细胞核上β—环连蛋白表达高于MSI(—)者。利用组织芯片技术发现,ETV5/ERM在萎缩型子宫内膜、单纯增生内膜、复杂增生内膜和内膜癌组织中的表达逐渐增高,推测ETV5/ERM在子宫内膜癌发生的早期起作用,并与子宫内膜肌层浸润相关。MMP2,MMP7及MMP9也能促进子宫内膜癌细胞的侵袭,其中MMP7被认为是引起子宫内膜癌细胞侵袭及转移的关键。

二、病理组织类型

根据2014年WHO分类,子宫内膜癌主要分为如下几种:子宫内膜样腺癌(包括有鳞状上皮分化的癌、绒毛腺癌及分泌型癌)、黏液腺癌、浆液性子宫内膜上皮内癌、浆液性癌、透明细胞癌、神经内分泌肿瘤、混合细胞腺癌、未分化癌及癌肉瘤(去分化癌)。目前主要分为雌激素依赖的Ⅰ型癌和非雌激素依赖型的Ⅱ型癌。有研究发现低级别的子宫内膜样腺癌主要以PETN,PIK3CA,ARID1A,K—ras突变为主,而高级别的子宫内膜样腺癌、浆液性癌及透明细胞癌则以p53,PIK3CA,PPP2R1A突变为主。

卵巢表面上皮、输卵管、子宫和阴道上1/3具有共同的胚胎学起源,都来自体腔上皮及其内陷形成的苗勒管,随着胚胎发育,这些器官仍保留着多向分化潜能的未分化细胞。因此,当子宫内膜发生肿瘤时,大多数形成与原子宫内膜相同类型的子宫内膜样腺癌,也可出现其他部位苗勒上皮的分化,如这种分化成分为良性时称为化生,如纤毛细胞化生、鳞状化生、乳头状化生、黏液性化生等;如分化成分为恶性时,称为特殊类型的癌,如浆液性癌、透明细胞癌、癌肉瘤等,类似情况也可见于卵巢、宫颈等。

在2013年《自然》杂志上,研究者对373例子宫内膜癌(包括低级别、高级别子宫内膜腺癌以及浆液腺癌)进行了系统的基因组学和蛋白组学分析,发现约25%被认为属于高级别子宫内膜样腺癌的组织,实际上分子特征与子宫内膜浆液腺癌非常相似,包括p53基因频繁突变、p16基因过度表达、广泛的基因拷贝数变化,而鲜有DNA甲基化改变,因此,建议此类子宫内膜腺癌的治疗方式参照浆液腺癌治疗可能获益。其余低级别子宫内膜癌的p53基因突变、拷贝数变化均很少,而PTEN和K—ras基因突变频繁。这种分子特征的不同,对临床进行分子分类、指导治疗、判断预后和靶向药物的发明均提供了依据。

此外,在基因特征上,子宫内膜癌与卵巢癌浆液性腺癌、基底样乳腺癌,甚至结直肠癌的特征相似,提示这些肿瘤的发病机制可能存在相关性。

三、诊断和分期

1. 诊断

(1)病史及高危因素:子宫内膜癌虽可发生于任何年龄,但多发生于绝经后,其好发年龄比宫颈癌约晚10年,平均55岁左右,但近年来有低龄化倾向,15%~25%发生在绝经前,其中10%年龄<45岁,4%<40岁。

对合并以下子宫内膜癌发病高危因素的妇女应注意密切随诊。①内源性雌激素增多:不育、绝经延迟、慢性不排卵(如多囊卵巢)、分泌雌激素的功能性卵巢肿瘤(如卵巢颗粒细胞瘤和卵泡膜细胞瘤)、肥胖、糖尿病、高血压等。②外源性雌激素增多:长期应用雌激素、乳腺癌患者术后长期服用 TAM。③有乳腺癌、子宫内膜癌、结直肠癌家族史。

(2)症状和体征:约 90%的患者均有不规则阴道出血,绝经后有不规则阴道出血的妇女患子宫内膜癌的可能性更大,对生育年龄出现不规则阴道出血并且存在上述高危因素者也应警惕。如伴有年龄≥70 岁、糖尿病、未生育 3 个高危因素时,约 83%为内膜不典型增生或内膜癌,而没有这些高危因素者仅为 3%。阴道排液和疼痛并不多见,多因肿瘤累及宫颈内口继发感染引起宫腔积脓时出现阴道排液,可有异味伴下腹疼痛,还可有子宫及附件区触痛,晚期癌灶浸润周围组织或压迫神经可引起下腹及腰骶部疼痛。妇科检查早期常无异常,可伴子宫轻度增大、宫体稍软,偶见脱出于阴道的癌组织,少数晚期者子宫明显增大,癌组织可穿透浆膜层,甚至出现盆腔及远处(肺、骨骼等)转移的相应症状及体征。

(3)辅助检查

①子宫内膜组织学检查:子宫内膜活检是确诊子宫内膜癌最简单、有效的方法,但因取材不够全面容易漏诊或与术后病理不一致;诊断性刮宫则取材相对较全面,漏诊或与术后病理不一致率相对较低。一组来自 GOG 的数据显示,63%的标本来自内膜活检,37%来自分段诊刮,其病理与最终病理的吻合率前者为 91%,后者为 99%,说明分段诊刮明显优于内膜活检。内膜标本同时还可检测肿瘤分级和雌、孕激素受体,有助于判断预后及指导治疗。由于诊刮是盲刮,对较小的、长于宫角的早期病灶仍有可能漏诊,且诊刮不能判断肌层浸润和分期,术后病理分期也有约 20%升级,因此,对诊刮阴性但临床高度怀疑存在内膜病变者应继续随访。

②细胞学检查:宫颈及阴道后穹窿涂片对子宫内膜癌辅助诊断的阳性率仅有 50%～60%,可能与柱状上皮细胞不易脱落,脱落细胞通过宫颈管到达阴道时已溶解变性或颈管狭窄,脱落细胞难到达阴道等有关。近年来应用宫腔毛刷、宫腔冲洗、宫腔细胞吸取器等行细胞学检查,准确率提高至 90%以上,但仍有漏诊,临床应慎重应用。

③宫腔镜检查:近年来,宫腔镜检查已广泛应用于子宫内膜病变的早期诊断,可在直视下行定位活检,诊断子宫内膜癌的准确性和特异性可达 90%以上,特别适用于微小内膜病灶及诊刮漏诊病例,但仍无法了解肌层受累情况。至于膨宫液是否会造成癌细胞逆行扩散入腹腔,目前学术上仍存在争议。Bradley 等的研究表明,宫腔镜下内膜活检造成内膜癌患者腹腔冲洗液细胞学阳性的 OR 值为 3.88,Revel 等也认为,宫腔镜检查增加腹腔冲洗液细胞学阳性率,增加了辅助治疗的概率,但没有前瞻性研究说明腹腔细胞学阳性对患者的预后有影响,即便如此,仍建议对诊刮已明确诊断或高度怀疑子宫内膜癌的患者谨慎选用。

④阴道 B 超检查:超声检查可显示子宫增大、内膜增厚(绝经后≥5mm,绝经前≥10mm)或宫腔内有实质不均回声、盆腔积液等,肌层回声不均可提示肌层有否浸润,判断浸润深度的准确率可达 75%。彩色多普勒还可测定肿瘤内部血流阻力指数(RI),伴深肌层浸润或淋巴结转移的患者 RI<0.4,流速高、方向不定的混杂的斑点状或棒状血流信号也常见。

对怀疑内膜癌患者可先行 B 超检查,提示内膜增厚者行子宫内膜活检或诊刮,若诊刮阴性仍有反复阴道出血者,再选用宫腔镜检查。

⑤其他影像学检查:肌层浸润深度与淋巴结转移高度相关,因此,为术前能精确判断临床分期及手术范围,有必要进行 CT 和 MRI 检查。CT 对判断肌层浸润的敏感性及特异性均欠

佳,采用增强 MRI 最佳,其敏感性为 84%～100%,特异性为 71%～100%,高于 B 超、CT 及 MRI,但对子宫外病灶检出率相对较低。弥散加权成像 MRI(DWI)结合 T_2 加权成像在精确判断肌层浸润时可能更有优势,同时可避免部分患者对增强 MRI 检查采用的造影剂产生过敏的现象。对于评价淋巴结转移,CT 及 MRI 均欠满意,敏感性 25%～65%,特异性 73%～99%,Lin 等建议,结合淋巴结大小和相关表面弥散系数(ADC)值进行评价,可将 MRI 的敏感性从 25% 增加到 83%。PET/CT 对判断淋巴结转移同样欠敏感,因此,不能依此来代替淋巴结切除,但 PET/CT 对检测淋巴结有较高的特异性及阴性预测值,提示对手术不宜过大的患者可依此作为不做淋巴结切除的依据。

⑥肿瘤标志物:子宫内膜癌没有确切的血清肿瘤标志物,但晚期、有子宫外转移、浆液性癌或复发患者,其血清 CA125 水平可能升高。1984 年 Niloff 等首次报道在 Ⅳ 期子宫内膜癌患者中 78%(14/18 例)CA125＞35U/mL,而所有 Ⅰ 期患者中(11 例)CA125 均低于 35U/mL。Patsner 等报道,81 例内膜癌患者术前检查认定病灶局限于子宫,但在腹腔镜手术过程中发现,术前血清 CA125 升高者中 87%(20/23 例)存在隐匿的子宫外转移,CA125 正常的 58 例中仅 1 例有宫外转移。Hsieh 等研究了 141 例内膜癌患者的术前血清 CA125 能否预测淋巴结转移,结果显示,124 例进行了手术分期,其中 24 例(19%)有淋巴结转移,淋巴结阳性组中 CA125 平均值为 94U/mL(17～363U/mL),若以 40U/mL 为临界值,则 CA125 预测淋巴结转移的敏感性和特异性分别为 78% 和 84%,因此,Hsieh 建议将内膜癌患者术前 CA125 值超过 40U/mL 作为术中切除盆腔和腹主动脉旁淋巴结的指征,说明术前常规检查血 CA125 水平具有一定意义。也有很多研究支持血清 CA125 的测定对分期晚、分化低、浆乳癌或透明细胞癌患者更有意义,可用于术后病情的监测及对化疗药物敏感性的判断。国内报道 CA125＞35U/mL 预测子宫外扩散的符合率为 87.5%,晚期子宫内膜癌远处转移的常见部位为肺、肝、骨等。若疑为其他器官受累时,可针对性地选用 CT 和结肠镜、膀胱镜、胃镜及骨扫描等检查。但 CA125 在有感染性或放疗性腹膜炎症时可能出现假阳性,在有孤立性阴道复发病灶时也可出现假阴性。

近年来发现 HE4(人附睾蛋白 4)对于检测子宫内膜癌而言是一个既精确又敏感的肿瘤标志物。Moore 等发现,HE4 在任何分期的子宫内膜癌中均增高,尤其在早期子宫内膜癌中;Angioli 等发现 HE4 以 70pmol/L 为阈值时敏感性为 59.4%,特异性为 100%,且在良性疾病时不增高;HE4 不随细胞分化程度而变化,但随肌层浸润深度、淋巴结转移而增高。因此,联合检测 HE4 及 CA125 可能对排除良性疾病、发现早期患者、判断肿瘤浸润转移更有帮助。

2.分期　1988 年以前对子宫内膜癌通常采用临床分期,但由于临床分期和术后实际分期(特别是 Ⅰ 期和 Ⅱ 期)有较大的出入,因此,国际妇产科联盟(FIGO)于 1988 年修改为手术病理分期。目前广泛采用的子宫内膜癌的分期是手术病理分期,此分期体系已经被国际妇产科联盟(FIGO)和美国抗癌联盟(AJCC)采纳为通用的分期标准。但对于无法手术、采用单纯放疗或首选放疗的子宫内膜癌患者仍可采用 FIGO1971 年的临床分期(表 3-5),同时说明分期体系。手术病理分期较临床分期的优点在于提供了较准确的子宫内膜癌预后信息,有利于指导临床治疗和判断预后。随着国际抗癌联盟(UICC)对 TNM 分期的不断完善和发展,FIGO 也开始引入 TNM 分类法的概念,在 2000 年第 16 届 FIGO 会议上明确提出了 TNM 分期标准。以 T 表示原发肿瘤的大小,判断标准与 FIGO 临床分期标准相同;N 表示区域淋巴结状态,N_X 指无法评估区域淋巴结的转移,N_0 指没有区域淋巴结转移,N_1 指有区域淋巴结转移;M 表示远处转移,M_X 指无法评估远处转移,M_0 指没有远处转移,M_1 指存在远处转移。FIGO(1988)手术病理分期及 UICC-TNM 分期(表 3-6)。

表3-5　FIGO 子宫内膜癌 1971 年临床分期

期别	肿瘤范围
Ⅰ期	癌局限于子宫体。ⅠA:子宫腔长度≤8cm;ⅠB:子宫腔长度>8cm
Ⅱ期	癌累及子宫颈
Ⅲ期	癌播散于子宫体以外,盆腔内(阴道、宫颈旁可能受累,但未累及膀胱直肠)
Ⅳ期	癌累及膀胱或直肠或有盆腔以外的播散。ⅣA:癌累及邻近器官;ⅣB:癌累及远处器官

表3-6　FIGO 子宫内膜癌 1988 年手术病理分期和 UICC-TNM 分期

FIGO1988 年手术-病理分期		UICC-TNM 分期		
Ⅰ期	癌局限于宫体		T_1	
ⅠA	癌局限于内膜	T_{1a}	N_0	M_0
ⅠB	癌浸润肌层≤1/2	T_{1b}	N_0	M_0
ⅠC	癌浸润肌层>1/2	T_{1c}	N_0	M_0
Ⅱ期	癌累及宫颈,但无宫外转移		T_2	
ⅡA	仅宫颈腺体受累	T_{2a}	N_0	M_0
ⅡB	宫颈间质受累	T_{2b}	N_0	M_0
Ⅲ期	局部或区域扩散		T_3 和(或)N_1	
ⅢA	癌侵犯浆膜面和(或)附件和(或)腹腔细胞学阳性	T_{3a}	N_0	M_0
ⅢB	阴道转移	T_{3b}	N_0	M_0
ⅢC	转移至盆腔和(或)腹主动脉旁淋巴结	$T_1 T_2 T_{3a} T_{3b}$	N_1	M_0
Ⅳ期	癌侵犯膀胱和(或)肠黏膜或盆腔外远处转移		T_4 和(或)M_1	
ⅣA	癌侵犯膀胱和(或)肠黏膜	T_4	任何 N	M_0
ⅣB	有远处转移,包括腹腔内和(或)腹股沟淋巴结转移	任何 T	任何 N	M_1

经过国际妇科肿瘤协会(IGCS),妇科癌症团体(GCIG),美国妇科肿瘤学会(SGO),美国癌症联合委员会(AJCC)和国际妇科病理学会(ISGP)等机构的共同努力,FIGO 于 2009 年又进行了新的分期(表 3-7)。

表3-7　FIGO 子宫内膜癌 2009 年手术病理分期

Ⅰ[1]	肿瘤局限于子宫体
ⅠA[1]	肿瘤浸润深度<1/2 肌层
ⅠB[1]	肿瘤浸润深度≥1/2 肌层
Ⅱ[1]	肿瘤侵犯宫颈间质,但无宫体外蔓延[2]
Ⅲ[1]	肿瘤局部和(或)区域扩散
ⅢA[1]	肿瘤累及浆膜层和(或)附件[3]
ⅢB[1]	阴道和(或)宫旁受累[3]
ⅢC[1]	盆腔淋巴结和(或)腹主动脉旁淋巴结转移[3]
ⅢC1[1]	盆腔淋巴结阳性
ⅢC2[1]	腹主动脉旁淋巴结阳性伴或不伴有盆腔淋巴结阳性
Ⅳ[1]	肿瘤侵及膀胱和(或)直肠黏膜,和(或)远处转移
ⅣA[1]	肿瘤侵及膀胱或直肠黏膜
ⅣB[1]	远处转移,包括腹腔内和(或)腹股沟淋巴结转移

(1)任何细胞分级;(2)仅有宫颈内膜腺体受累应属Ⅰ期而不再认为是Ⅱ期;(3)细胞学检查阳性应单独报告,并不改变分期

2009 年子宫内膜癌的分期改动较多,首先删除原来肿瘤局限在子宫内膜的ⅠA期,将其与原ⅠB期合并为ⅠA期。有宫颈内膜腺体受累原分期是ⅡA,现应当认为是Ⅰ期。其次,腹水或腹腔冲洗液细胞学阳性结果不改变分期,腹水细胞学阳性和腹腔或淋巴结的转移不相关。目前还没有足够的证据说明腹水细胞学阳性与复发风险和治疗效果有何关系。另外,在ⅢC期中再细分ⅢC$_1$和ⅢC$_2$期,将盆腔淋巴结和主动脉旁淋巴结转移分开。

因此,以前使用的分段诊刮区分Ⅰ期或Ⅱ期的方法不再使用;肌层厚度应和癌浸润深度同时测量。有关病理分级的注意事项:细胞核呈明显的不典型性病理分级时应提高一级;对浆液性腺癌、透明细胞癌和鳞状细胞癌细胞核的分级更重要;伴有鳞状上皮化的腺癌,按腺体成分中细胞核的分级定级。

四、子宫内膜癌的治疗

子宫内膜癌的治疗与其 FIGO 分期密切相关。1988 年出现手术病理分期以前,子宫内膜癌的治疗多以放疗或全子宫＋双附件切除为主;1988 年以后,由于手术病理分期的出现,使手术的地位得到提升。如今,手术不仅仅是首选的治疗,还是正确分期、判断预后的重要手段。在 2014 年的 NCCN 指南中又明确提出了分期性手术这一概念,结合 2009 年新版的 FIGO 分期,再次细化了盆腔及腹主动脉旁淋巴结阳性为不同期别的概念,足以说明手术作为首选治疗的重要性,只有在手术充分评价的基础上,才能避免盲目的治疗不足或过度治疗。由于约70％的子宫内膜癌诊断时是临床Ⅰ期,仅靠手术治疗就有较高的治愈率,因此,子宫内膜癌患者大多无需补充化疗,化疗主要用于晚期或复发患者及有高危因素的子宫内膜样腺癌、Ⅱ期子宫内膜癌手术后为预防盆腔外复发的辅助治疗。放疗主要用于控制局部复发、不能耐受手术或晚期患者的治疗,可同时应用化疗和(或)激素治疗。

1. 手术治疗

(1)分期性手术:手术的目的是进行全面分期和切除肿瘤,为以后的治疗提供依据。推荐的程序是:经腹中线直切口或经腹腔镜进入腹腔后立即留取盆、腹腔冲洗液(尽管 2009 版的 FIGO 分期已删除了腹水细胞学这一项,但 FIGO 仍推荐留取腹水细胞学并单独报告);仔细探查整个盆腹腔,包括大网膜、脏器表面腹膜和子宫直肠陷凹等,并于可疑处给予活检;仔细触摸主动脉旁和盆腔内可疑或增大的淋巴结。基本的手术方式为筋膜外全子宫切除及双附件切除术(TAH/BSO),附件外观即使正常亦提倡切除,因为可能会存在微小浸润癌。一般情况下没有必要切除阴道穹和宫旁组织,如果术前疑有或证实宫颈浸润,以根治性全子宫切除术为宜。切除子宫及双附件后应立即剖视子宫,了解癌灶大小、部位及范围、肌层浸润深度等,同时测量子宫肌层的厚度,并送冷冻检查。但依靠冷冻检查结果而决定术中是否进一步进行分期手术,临床至今仍有争议。争议的焦点主要为:①冷冻结果与最终病理结果的符合率。②判断淋巴结转移风险的准确度。一项回顾性研究比较了冷冻切片与最终病理的情况,细胞分级的不一致率为 34.8％,肌层浸润的不一致率为 28％,LVSI 的不一致率为 31.7％。因此,快速冷冻结果最好是作为临床参考,而不是指导。比如对于一个有多种合并症(过度肥胖、高血栓倾向等)的患者术前不考虑做淋巴结切除,但术中肉眼观察标本高度怀疑有高危因素存在,此时若冷冻切片支持临床怀疑,则冒风险切除淋巴结就值得,反之则不值得,因为手术创面大,增加了患者术后肺栓塞等急性致命性的风险。

是否常规做盆腔及主动脉旁淋巴结清除仍有争议。从分期的完整性考虑,应在所有的分期性手术中进行系统的盆腔及腹主动脉旁淋巴结切除术,但迄今为止,并没有前瞻性随机对照研究支持进行常规淋巴结切除能改善患者的预后。GOG33 试验对 621 例患者进行分析,结果发现淋巴结转移与细胞分化和肌层浸润深度密切相关,高分化者淋巴结转移率仅 3%,低分化者为 18%,深肌层浸润者为 34%,颈管浸润者为 16%,浆乳癌或透明细胞癌即使没有肌层浸润,淋巴结转移率也高达 30%~50%。鉴于ⅠA 期高分化内膜样癌患者淋巴结转移率极低,2014 年 NCCN 指南中为避免过度治疗,认为对于肌层浸润<50%,肿瘤<2cm,中一高分化的子宫内膜样腺癌者可不常规做盆腔及主动脉旁淋巴结清除,但在术中能精确评价这些因素十分困难,仅就肌层浸润深度而言,细胞分化越差,判断肌层浸润深度的准确率越低,有报道在高分化癌的准确率为 87.3%,中分化癌为 64.9%,而在差分化癌仅为 30.8%。因此,2014 年 NCCN 指南推荐在此类患者中可先行前哨淋巴结检查(sentinel lymph node mapping,SLN)以避免不必要的淋巴结切除术,有报道在宫内膜癌中切除阳性 SLN 能明显改善无疾病生存期。SLN 检测在外阴癌、乳腺癌等的分期手术中已成为标准手术步骤,但对子宫内膜癌的分期还不够成熟,因为选择能够代表肿瘤淋巴引流部位的显示剂注射点有一定困难,NCCN 指南推荐的宫颈注射仅能代表子宫淋巴引流的一部分,宫腔镜下靶向 SLN 技术(hysteroscopy target－SLN technique)可提高检出率达到 82%且无假阴性,但费时、费钱,同时还有报道进行 SLN 检测在 SLN 阳性的宫颈癌、外阴癌、乳腺癌患者中可能增加复发的风险,故 NCCN 以 2B 类推荐此项检查。对过度肥胖、年纪较大或伴有内科合并症要综合考虑患者能否耐受。

对有深肌层浸润、低分化、Ⅱ期癌、术前影像学检查已提示或术中触及肿大淋巴结的高危患者应行淋巴结清除或淋巴结活检。主动脉旁淋巴结活检的指征是:可疑的腹主动脉旁淋巴结转移、髂总淋巴结阳性及盆腔淋巴结增大,淋巴结切除的水平以达到肾静脉水平为佳。术中子宫冷冻切片不能作为淋巴结清除的依据,一项前瞻性研究结果表明,冷冻切片判断肌层浸润深度与最后的病理结果吻合率仅有 67%,28%的病例术后分期上升,因此,对有高危因素者淋巴结清除应直接实施。

近年来,腹腔镜技术已越来越多地应用于子宫内膜癌的手术治疗,与开腹手术比较,腹腔镜手术可减少手术并发症及抗生素的使用等,腹腔镜手术时间可能略长,但缩短了住院日,增加了患者生活质量。2006 的 GOG－LapⅡ临床试验显示,腹腔镜中转开腹率 26%,中转最常见的原因是视野差(15%)、子宫外转移(4%)和出血(3%)及过胖。中转开腹患者的体重指数(body mass index,BMI)<20 时,腹腔镜成功率为 90%;BMI＝35 时,成功率为 65%;BMI＝50 时,腹腔镜成功率为 34%。腹腔镜组 8%没能切除淋巴结,而开腹组仅 4%没有切除,切除淋巴结的数量和阳性淋巴结数在开腹组和腹腔镜组间没有差异,术中并发症的发生率(血管、泌尿系统、肠道、神经系统或其他)在开腹组为 7.6%,腹腔镜组为 9.5%。因此,认为腹腔镜分期手术可能是不过胖的早期内膜癌患者的更好的选择。

机器人手术(Robotic surgery)作为更先进的微创手术被认为有利于子宫内膜癌的分期性手术,尤其对肥胖者,但因费用相对昂贵,临床尚未普及。

若经严格的分期手术后证实确为无高危因素(指:年龄>60 岁、脉管受累、子宫下段或宫颈表面有病灶、肿瘤>2cm)的ⅠA 期 G_1 患者,其 5 年生存率可达 92.7%,故术后可不用辅助治疗,仅定期复查。其余各期的术后处理,2014 年 NCCN 指南的处理流程如下。

Ⅰ期:①无高危因素的ⅠA 期 G_2/G_3 和ⅠB 期 G_1/G_2 及有高危因素的ⅠA 期 G_1:可行观

察或阴道内放疗。②有高危因素的 I A 期 G_2/G_3 及有高危因素的 I B 期 G_1/G_2：可行观察或阴道内放疗和(或)盆腔放疗(盆腔放疗对有高危因素的 I A 期 G_2 为 2B 类推荐,其余为 2A 类)。③无高危因素的 I B 期 G_3：阴道内放疗和(或)盆腔放疗或观察(观察为 2B 类推荐)。④有高危因素的 I B 期 G_3：盆腔放疗和(或)阴道内放疗±化疗(化疗为 2B 类推荐)。

II 期：G_1,阴道内放疗和(或)盆腔放疗;G_2,盆腔放疗+阴道内放疗;G_3,盆腔放疗+阴道内放疗±化疗(化疗为 2B 类推荐)。

III A 期 $G_{1\sim3}$：化疗±放疗,或肿瘤直接照射±化疗,或盆腔放疗±阴道内放疗±激素治疗;III B 期 $G_{1\sim3}$,III$G_{1\sim2}$ 期 $G_{1\sim3}$：化疗和(或)肿瘤直接照射±激素治疗。

IV A～B(减瘤满意,无肉眼残留)：化疗±放疗±激素治疗。

对于未全面分期手术后的患者,若肿瘤局限于子宫且无子宫肌层浸润的 G_1/G_2 患者可仅予观察,无需治疗;若有浅肌层浸润的 G_1/G_2 患者可先行影像学检查,影像学阴性则可观察或补充阴道近距离放疗±盆腔放疗,若阳性则需再次手术分期。对有低分化、深肌层浸润或已达 II 期但手术未能完成分期的患者,应补充进行影像学检查,并行再分期手术(包括淋巴结切除)。

(2)手术方式：根据子宫内膜癌的组织病理类型及 MRI 等术前评估,2014 年,NCCN 指南将子宫内膜样腺癌分为 3 种情况以利于治疗。①病灶局限于子宫：行 TH/BSO,依照术前、术中提示行手术分期。②疑有子宫颈受累：因宫颈活检不一定准确,手术前有时很难区分是原发性宫颈腺癌还是子宫内膜样癌累及宫颈,故建议行根治性子宫及双附件切除(RH/BSO)及手术分期。③疑有子宫外扩散：如可切除,则行 TH/BSO 及减瘤、手术分期,如术前已明确子宫外扩散,可酌情先化疗;对不可手术者可选择放化疗。

对于 II 型癌的手术,因其生物学行为与卵巢上皮性癌极其相似,故手术方式基本采用卵巢癌的手术方式,主要包括 TH/BSO 及大网膜切除、盆腔和腹主动脉旁淋巴结切除,还应该包括腹水或盆腔冲洗液的细胞学检查。若肿瘤明显超出子宫范围,应行类似于卵巢癌的肿瘤细胞减灭术。术后多数需要采用卵巢上皮性癌的方案进行化疗。

对符合下列条件并坚决要求保留卵巢者可考虑保留一侧卵巢：≤45 岁;手术病理分期为 I A 期 G_1 的内膜样腺癌;腹腔细胞学阴性;术前或术中探查未发现可疑腹膜后淋巴结;雌、孕激素受体(ER,PR)均阳性;有较好的随访条件;术后可接受大剂量孕激素治疗。根据 SEER (National Cancer Institute's Surveillance,Epidemiology,and End Results database)的数据,在 3269 例≤45 岁的患者中有 12%进行了卵巢保留,多因素分析显示,并未造成癌相关性的生存影响。另一项对≤45 岁所有分期已切除了双附件的回顾性研究也提示,切除双附件似乎 PFS 有优势,但对总生存没有影响,尤其在 I 期患者中。保留卵巢唯一潜在的风险是来源于未发现合并有隐匿型卵巢癌及微小转移灶,因为约 15%的此类患者在手术中肉眼观察卵巢正常。保留卵巢不仅仅是保留了激素分泌,同时也保留了卵子,为日后代孕生育提供了机会。

对于晚期广泛转移或复发性癌的手术,可视患者的手术耐受状况及病灶的特点给予个体化治疗。阴道断端复发或盆腔孤立病灶的手术切除仍有治愈可能;放疗后、手术后中心性复发及大的病灶应予切除;条件允许时可行扩大或根治性手术,必要时行盆腔脏器廓清术;腹主动脉旁复发也可酌情切除;盆腹腔广泛复发或导致肠梗阻者只能保守姑息处理。I～II 期患者术后复发率约 15%,其中 50%～70%有症状,复发多发生在治疗后的 3 年内。局限于阴道或盆腔的复发经过治疗后仍有较好的效果。孤立的阴道复发经放疗后 5 年生存率可达 50%

～70％。超出阴道或盆腔淋巴结的复发则预后较差。复发后的治疗与复发的位置、是否接受过放疗有关。

对不能手术但有病理的广泛转移者，采用 MRI 对肌层浸润及淋巴结状况进行评估，如为ⅠA G_1/G_2 者行宫腔内放疗；ⅠA G_3，ⅠB，Ⅱ者，给予宫腔内近距离放疗＋盆腔外照射；≥ⅢA 期者，给予化疗±放疗＋激素治疗；非子宫内膜样腺癌患者，给予化疗＋姑息性放疗。

2. 放射治疗　放射治疗是仅次于手术治疗子宫内膜癌的重要治疗手段。目前放疗主要用于不适合手术的中、晚期患者、复发患者及早期复发高危患者。现应用较多的是术后辅助放疗，而全量放疗或术前放疗已很少应用。

(1) 术后辅助放疗：鉴于Ⅰ期患者的生存率高，复发后仍可再次手术或用放疗缓解病情，故可慎重应用。子宫内膜癌术后放疗研究组 (the postoperative radiation therapy in endometrial carcinoma, PORTEC) 对 714 例ⅠB 期 G_2 与 G_3 或ⅠC 期 G_1 与 G_2 (1988 年 FIGO 分期) 患者进行随机分组 (盆腔放疗 354 例，观察 360 例) 放疗研究，结果显示，5 年局部复发率分别为 4％和 14％，差异显著，但 5 年远处复发率及 5 年 OS 差异无显著性；亚组分析显示，ⅠB 期 G_2 或年龄<60 岁的患者复发率<5％，认为对于这两类患者无需术后放疗。10 年时局部复发率分别为 5％ (放疗组) 及 14％ (观察组)，OS 为 66％及 73％ ($P=0.09$)，仍无显著差异。大部分患者死于其他疾病，因子宫内膜癌的病死率分别为 11％和 9％，认为术后放疗不能改善早期患者的生存率。综合近年一些大样本的临床研究，对子宫内膜癌术后辅助放疗的结论是：盆腔放疗可以显著降低阴道残端的复发及改善 PFS，但较单纯手术而言明显增加严重放疗并发症，并且不能明显改善长期生存率。因此，建议术后辅助放疗应根据子宫内膜癌术后复发的危险度来进行。低危组：肿瘤局限于子宫，侵犯肌层<50％，ⅠA 期 $G_{1～2}$；中危组：ⅠA 期 G_3，脉管阳性，侵犯肌层≥50％，Ⅱ期；高危组：子宫外或淋巴结转移。低危者术后不需放疗，高危者需加辅助放疗，中危者是否必要？ GOG 的Ⅲ期临床试验显示中危组行术后放疗复发率有所降低 (12％ vs 3％)，但生存率无显著差异。为进一步验证放疗对中危者的实际价值，GOG 将 3 个高危因素 (G_2 或 G_3，脉管浸润及外 1/3 肌层浸润) 结合年龄把中危组分成 2 个亚组：高中危组 (high intermediate risk, HIR) 及低中危组 (low intermediate risk, LIR)。HIR 的条件是：1 个高危因素，≥70 岁；2 个高危因素，50～69 岁；3 个高危因素，任何年龄。不具备 HIR 条件的属 LIR。中危组中约 1/3 属 HIR，复发的 2/3 是在 HIR 组中。结果 HIR 组中接受放疗与不接受放疗的 2 年复发率差异显著 (6％ vs 26％)，而 LIR 组的复发率及病死率都较低，放疗与不放疗的复发率和病死率无差异。因此，从疗效、并发症、生活质量及费用与效益等因素综合考虑，应将子宫内膜癌术后辅助放疗限于高危及高中危的患者，这样可以减少不必要的术后放疗及放疗并发症。

术后放疗方式的选择：术后放疗的目的主要是减少盆腔及阴道复发，主要分为全盆外照和经阴道近距离照射，全盆外照应用较多，剂量为 40～50Gy (4～6) 周，对有主动脉旁淋巴结转移或可疑转移者加用主动脉旁区域照射。20 世纪 70 年代到 80 年代中期，放疗方式由阴道内近距离照射转向盆腔外照射加阴道内照射，80 年代末到 90 年代初趋向于单用盆腔外照射，近年来，随着手术病理分期的广泛应用，腹膜后淋巴结已被切除，故又趋向于单用阴道内照射预防局部复发。Aalders 等对 540 例ⅠB～ⅠC (FIGO, 1988) 的内膜癌患者全部行 TAH/BSO，不做盆腔淋巴结清扫，术后加用阴道内照射，将这些患者随机分为观察组 (n＝277) 和补充盆腔外照射 (n＝263)，结果加盆腔外照射组的局部复发率明显要低于观察组 (1.9％ vs

6.9%,P<0.01),但两组 OS 无显著性差异。Greven 等分析了 270 例内膜癌患者术后采用两种放疗方式的结局,其中 173 例接受盆腔外照射,97 例采用盆腔外照射联合阴道内近距离照射,两组 5 年盆腔控制率分别为 96% 和 93%,无瘤生存率分别为 88% 和 83%,均无统计学意义。这些结果提示,加用阴道内近距离照射似乎没有必要。另外两项随机对照研究的结果说明,手术加术后辅助盆腔外照射局部复发率仅为 2%~4%。纽约 Memorial Sloan-Kettering肿瘤中心对 382 例中危子宫内膜癌用单纯子宫全切加术后高剂量阴道内放疗,结果患者的 5年阴道及盆腔控制率达 95%,认为术后单纯阴道内近距离放疗可取得较好的治疗效果,而且并发症较少。Touboul 等将 358 例子宫内膜癌接受术后放疗者分为两组:196 例术后单纯腔内放疗,158 例外照射后再加腔内放疗,结果显示,外照射并不能改善局部肿瘤控制率,且明显增加放疗的远期并发症。尽管这些报道显示腔内放疗可以取得较好的阴道及盆腔肿瘤控制率,但它并不能完全取代外照射,特别对那些有宫外转移者。

(2)单纯放疗:适用于不适合手术的晚期癌或有严重内科合并症或年老体弱的患者。传统观念认为子宫内膜癌根治性放疗疗效差,5 年生存率 30%~40%,随着放射源的微型化、后装腔内放射技术的进步和腔内放疗剂量分布的深入研究,子宫内膜癌单纯放疗的疗效明显提高,对早、中期癌患者能起到根治作用。20 世纪 80 年代后的子宫内膜癌单纯放疗,Ⅰ期 5 年生存率超过 70%,Ⅱ期也超过 50%,早、中期子宫内膜癌放疗的疗效已与手术治疗相接近。但由于采用单纯放疗的病例数较少、腔内放疗技术的复杂性及目前国内多数医疗单位对此缺乏经验等原因,其疗效似不如手术治疗。

3.化疗 尽管术后放疗对局限于子宫的高危患者(深肌层、G_3)可能降低局部复发,但仍不能降低微小远处转移的风险,因此,2014 年 NCCN 指南中将 Ⅰ B/G_3/脉管阳性等高危因素存在的情况下加入了化疗(2B 类推荐),化疗在 Ⅰ B/G_3 中的益处 GOG249(PORTEC-3)也在进一步验证。在 Ⅱ期 G_3 中该版指南也给了 2B 类推荐,从 ⅢA 期到 ⅣB 期,化疗则均为 2A类首推。GOG122 对 Ⅲ~Ⅳ期的患者分别采用全盆腹腔照射及化疗(多柔比星 60mg/m² +顺铂 50mg/m²)的方法进行治疗,结果显示,化疗组明显改善 PFS 及 OS。由此可见,化疗用于手术及放疗顾及不到的已有或高度怀疑有广泛转移的患者是可获益的。顺铂或卡铂已初步显示出对晚期或复发子宫内膜癌患者的价值,单独应用效果肯定,有效率达 30%~40%;紫杉醇(taxol)单药有效率达 36%。2014 年 NCCN 指南推荐的单药主要有:顺铂(DDP)、卡铂(CBP)、多柔比星(ADM)、脂质体多柔比星、紫杉醇、托泊替康、贝伐单抗等。近年来文献报道联合化疗的疗效明显优于单一药物化疗,常用的联合化疗方案有:ADM+DDP(或 CBP),CBP+taxol,ADM+CTX(环磷酰胺)+DDP(或 CBP)及 taxol+ADM+DDP(或 CBP)等。AP 方案(ADM 60mg/m² +DDP 60mg/m²)治疗晚期及复发宫内膜癌患者获得 60% 的缓解率[CR(完全缓解率)20%,PR(部分缓解率)40%]。Pasmantier 等用 AP 方案治疗 16 例晚期内膜癌患者,有效率(CR+PR)达到 81%。另一项研究同样显示对晚期和复发的子宫内膜癌,AP(ADM 60mg/m² +DDP 50mg/m²)方案优于 ADM(60mg/m²)单药,有效率 43% vs 7%。GOG 也对 AP 及 ADM 在 281 例晚期和复发的子宫内膜癌患者中的疗效进行了比较,结果发现 AP 方案 CR19%,PR23%,ADM 单药 CR8%,PR17%,中位 PFS 为 5.7 个月 vs 3.8 个月,说明联合化疗优于单药化疗。CTX+ADM+DDP 联合化疗方案同样具有较好的效果。Burke 对 87 例晚期及复发癌患者应用 CAP 方案化疗,缓解率为 45%,对具有高危因素的子宫内膜癌患者术后采用 CAP(CTX 500mg/m² +ADM 50mg/m² +DDP 50mg/m²)治疗,3 年

OS 无宫外扩散者为 82%,有宫外扩散者 46%。Hancock 等用 CAP 方案治疗 18 例晚期和复发的内膜癌患者,缓解率达到 56%。有报道 TAP(taxol＋ADM＋DDP)化疗方案治疗晚期及复发子宫内膜癌患者的疗效优于 CAP 方案,亦有报道与 AP 方案效果无明显区别,毒性反应(骨髓抑制、神经毒性等)大于 CAP 或 AP 方案,但对于子宫内膜浆乳癌、癌肉瘤等更适合应用含紫杉醇的方案,因此,可用于子宫内膜浆乳癌的治疗。目前常用的联合化疗方案(表 3－8)。

表 3－8　子宫内膜癌常用的联合治疗方案

方案	药物	剂量(mg/m^2)	途径	用药间隔(周)	疗效(CR＋PR)
AP	ADM	50～60	静脉滴注	3	33%～81%
	DDP	50～60			
CAP	CTX	500	静脉滴注	3～4	31%～56%
	ADM	50			
	DDP	50			
TAP	taxol	135～175	静脉滴注	3～4	43%～80%
	ADM	50			
	DDP	50			
APE	DDP	50	静脉滴注	3～4	30%～50%
	ADM	50			
	VP16	150			

注:CR. complete response,完全缓解;PR. partial response,部分缓解

化疗时应充分考虑患者的年龄、体质、内科合并症、化疗药物的毒性等,必要时进行适当调整。有报道化疗联合孕激素治疗内膜癌患者,缓解率可达 17%～86%,但尚缺乏前瞻性报道支持其优越性。

4. 激素治疗　自 1961 年 Kelly 首先报道应用高效价孕酮治疗转移性子宫内膜癌成功以来,以孕激素治疗难以手术或放疗患者的报道陆续出现。子宫内膜癌组织中,ER 阳性者 61%～100%,PR 阳性者 49%～88%,ER 及 PR 均阳性者 41%～80%,这为激素治疗奠定了基础。通常认为,PR 阳性率越高,细胞分化越好,临床分期越早,对治疗的反应及治愈率也就越高;反之则癌细胞分化差,对治疗的反应及治愈率也就较低。2014 年,NCCN 推荐的激素类药物主要有孕激素、选择性 ER 调节药(selective estrogen receptor modulator,SERM)、芳香化酶抑制药(aromatase inhibitor,AI)。

(1)孕激素:孕激素治疗Ⅰ型子宫内膜癌的机制为对 ER 产生降调作用,增加 PR 亚型(PR－A 和 PR－B)mRNA 在子宫内膜间质细胞中的表达水平;提高 17β－羟甾脱氢酶和芳香硫基转移酶活性,通过受体水平及细胞内酶系统等拮抗雌激素作用;通过对性激素结合蛋白及生长因子等影响癌细胞代谢;通过一些由孕激素调节的基因可能抑制了由雌激素调节基因刺激生长的活性。

目前子宫内膜癌的孕激素治疗主要用于:①晚期、复发子宫内膜癌患者和(或)因严重合并症不适宜手术治疗者。②手术后激素受体阳性的辅助治疗,但对手术后常规孕激素治疗的必要性及有效性,目前还存在争议。③年轻、早期、需要保留生育能力的子宫内膜癌患者。孕激素是治疗子宫内膜癌主要采用的激素,大剂量用药效果好,但并非用药量越大疗效越好,有

研究显示,口服甲羟孕酮1000mg/d与200mg/d相比,有效率并没有提高,因此,GOG推荐的孕激素剂量为口服甲羟孕酮200mg/d或甲地孕酮160～320mg/d。给药途径除口服和肌内注射外,有学者建议对手术风险大的ⅠA期高分化癌患者也可应用含孕酮的宫内节育器。也有学者以腺病毒为载体将孕激素受体基因导入实验小鼠体内,同时应用孕激素治疗,结果发现总生存率增加了2.6倍,这为以增强孕激素受体基因表达为目的治疗提供了新的思路。

(2)抗雌激素类药:主要为SERM和AI两类。

①SERM:是一种非甾体类抗雌激素药物,通过与雌二醇竞争ER产生抗雌激素作用,同时上调肿瘤内的PR,有利于孕激素治疗。第一代SERM是TAM,1970年以来主要用于乳腺癌的术后治疗,在子宫内膜癌的治疗中主要用于晚期和(或)转移者,可单用(孕激素治疗无效时)或与孕激素、化疗药物联合应用。TAM在孕激素治疗无效的患者中仍有20%的有效率,但部分患者在联合治疗时会出现重度血栓栓塞,临床应用时应谨慎。对需保留生育能力而行孕激素治疗失败的患者,采用GnRHa联合TAM治疗也可达到完全缓解,但复发率高,也应谨慎应用。一些体外实验显示,TAM可降低肿瘤细胞对化疗药物的耐药性,增强疗效,故可与化疗药物联合使用,其缺点为TAM本身具有弱雌激素样作用。第二代SERM为雷诺昔芬(raloxifene),目前仅用于绝经后骨质疏松妇女的预防与治疗,无治疗子宫内膜癌的报道。第三代SERM为阿佐昔芬(arzoxifene),是一种新型的具有选择性雌激素受体调节活性的苯丙噻吩类似物,可使ER表达下调,其程度与雷诺昔芬相同。动物实验研究显示,阿佐昔芬可以抑制裸鼠体内的ECC-1人型子宫内膜肿瘤。Burke等在乳腺癌患者中进行了阿佐昔芬的Ⅰ期临床研究,在转移、复发的子宫内膜癌患者中进行了阿佐昔芬的Ⅱ期临床研究。结果发现,在单剂量的Ⅰ期试验中,用药期间患者病情稳定,除2例因肺转移而加用其他药物外,毒性反应温和,主要不良反应是潮热。其临床应用价值还有待于进一步研究。

②AI:芳香化酶即细胞色素P450,是雌激素合成最后一步的限速酶,它由CY19基因编码,能催化C19雄激素转化为雌激素。近年来发现在许多雌激素依赖性疾病如子宫内膜癌、子宫内膜异位症等组织中芳香化酶异常表达,其表达量和活性直接决定了这些组织中雌激素的水平,从而影响雌激素依赖性疾病的发生、发展和预后。绝经后妇女体内雌激素主要来源于肾上腺分泌的雄烯二酮,经芳香化酶作用后转变为雌二醇及雌酮,在局部起雌激素作用,AI能抑制芳香化酶的活性,从而降低雌激素水平,阻断雌激素对肿瘤细胞的刺激生长作用,达到治疗目的。目前AI已成功用于乳腺癌的治疗,研究显示,AI对乳腺癌的治疗作用优于TAM,但关于子宫内膜癌的报道较少,AI单独使用或联合孕激素治疗子宫内膜癌具有潜力,能够干扰内源性外周组织中雌激素的产生,避免大剂量孕激素的不良反应,可能更适合于肥胖妇女的激素治疗。Rose等认为,AI对高分化、受体阳性的子宫内膜癌患者治疗效果好;Sasano等发现,AI能降低体外培养的内膜癌细胞的Ki-67及增殖能力;加拿大的一项使用来曲唑的研究显示,总有效率9.4%;张蕙等发现第二代AI兰他隆可明显抑制雄激素诱发的细胞增殖和细胞内芳香化酶mRNA水平的升高,认为兰他隆是一种较具潜力的治疗雌激素依赖性肿瘤的药物,有望用于子宫内膜癌的治疗。AI也被认为是未来临终关怀医学中治疗雌激素依赖性疾病的最佳药物。

(3)抗孕激素类药物:米非司酮(mifepristone)是由法国Rossel-Uclaf公司1982年首先研制成功的一种抗孕激素的新型抗生育药物,简称RU486,为孕激素和糖皮质激素受体拮抗药。临床上除用于紧急避孕、终止早孕和引产外,米非司酮还用于治疗妇科性激素依赖性疾病,如子宫肌瘤,但对抗子宫内膜癌作用的分子生物学研究相对较少。张秋实等的实验研究发现,米非司酮在体内可调节动物移植瘤细胞增殖周期的分布,阻滞细胞于 G_1 期,抑制瘤细胞增殖,并且通过增强 Fas 和降低 bcl−2 的表达诱导瘤细胞凋亡。但米非司酮应用于子宫内膜癌的临床还有待于进一步研究。

(4)促性腺激素释放激素激动药(GnRHa):研究发现,约 80% 的子宫内膜癌有 GnRH 受体表达,子宫内膜癌的自分泌作用很有可能依赖于 GnRH。GnRHa 可通过 GnRH 受体直接作用于子宫内膜癌,同时还可通过性腺轴对垂体产生降调作用,使垂体分泌的促性腺激素、卵巢分泌的雌激素均下降。对于保留卵巢及保留生育能力的患者可以尝试使用。

激素治疗是一种不良反应轻、易于接受的辅助治疗,但在治疗过程中应警惕血栓或栓塞的风险;尽管子宫内膜癌的激素治疗已广泛使用,但用药剂量、方案、给药途径、临床疗效及如何达到最佳治疗效果仍有待于进一步研究。

5. 其他治疗

(1)坦西莫司(temsirolimus):坦西莫司是一种 mTOR 抑制药。2011 年,NCIC 报道了坦西莫司治疗复发及转移子宫内膜癌的 Ⅱ 期临床试验结果。尽管没有证实 PI3L/AKT/mTOR 通路如 p−mTOR,p−AKT 及 p−S6 与子宫内膜癌的临床结局相关,但临床研究已显示出其单药活性,尤其对化疗不敏感患者仍可出现 14% 有效,69% 疾病稳定。有关坦西莫司联合贝伐单抗、二甲双胍以及常规化疗方案的临床研究也正在进行中。

(2)二甲双胍(metformin):二甲双胍原本是一种物美价廉的抗糖尿病药物。基于其具有降低肿瘤刺激的胰岛素水平和抑制 mTOR 通路的作用,同时不具有化疗毒性,目前有关其抗癌活性的研究也不断涌现。因此,GOG 已着手进行临床试验,在晚期子宫内膜癌中将其加入紫杉醇、卡铂方案中,期待阳性结果出现。

6. 生育功能保留及激素替代治疗

(1)保留生育功能:年轻女性患子宫内膜癌常倾向于早期、高分化的子宫内膜样癌,故预后相对较好,5 年的 PFS 为 99.2%,10 年 PFS 为 98%,这为保留生育功能奠定了基础,因此,对于年轻迫切要求生育的,宫内膜活检及 MRI 证实为早期低危(Ⅰ A 期 G_1)的子宫内膜样腺癌患者可考虑保留生育功能,但因没有进行手术分期,仍有 10.5%～29.5% 的"早期"患者实际已达 Ⅲ～Ⅳ 期。年轻女性子宫内膜癌合并有卵巢癌的概率可高达 5%～29%,因此,选择适合的患者应十分慎重。安全起见,有学者建议对于此类患者应在实施保留生育功能治疗之前先进行诊断性腹腔镜检查,以排除附件及盆腹腔内的微小病灶及合并卵巢癌,同时也应排除 Lynch 综合征。标准的保留生育功能治疗模式至今未见共识。目前的治疗主要有孕激素治疗、光动力治疗(photodynamic therapy,PDT)及反复刮宫、宫腔镜局部切除治疗。

①孕激素治疗:至今仍没有关于孕激素应用的种类、剂量、治疗时间的共识问世。最常用的是口服醋酸甲地孕酮(MA)、醋酸甲羟孕酮(MPA)及左炔诺孕酮宫内缓释系统(曼月乐环,LNG−IUD)。有报道,MA 与 MPA 治疗的有效率基本相似,也有报道 MPA 比 MA 的有效率更高,但用 MA 者的复发风险相对较高。药物剂量从 MA10～400mg,MPA2.5～800mg 不等,一篇含 9 例患者的报道中仅用 MPA10～20mg/d,竟也获得了 88.9% 的完全有效率,并且无晚期复发。因此药物的剂量可因人而异,但若采用大剂量时需注意对有乳腺癌、脑梗死、心肌梗死、肺栓塞、深静脉血栓及吸烟者应禁用,并应告知患者可能出现的不良反应,如栓塞性疾病、体重增加、头痛、睡眠障碍及肝肾功能损害等。为降低大剂量孕激素的风险,LNG−IUD 也可应用。有报道对绝经前 Ⅰ A/G_1 患者应用 LNG−IUD 的有效率可达 40%～100%,

期间随访宫内膜时可用宫腔吸管进行,不会影响 LNG-IUD。治疗期间应严密随访,每 3～6 个月诊刮 1 次,如内膜有逆转,再治疗 6～12 个月,同时监测 CA125 和子宫超声检查。经治疗后约有 50% 的患者出现完全缓解期,可期待自然妊娠。推荐借助辅助生育技术(assisted reproductive technology,ART)尽快怀孕,可获得更高的妊娠率及活胎率(39.4% vs 14.9%),没有证据表明应用 ART 增加复发风险,但为避免 ART 促卵泡发育时引起的雌激素对子宫内膜的刺激,可事先放置含孕酮 IUD,或用来曲唑＋GnRHa 促排卵。经过治疗后,约有 34.8% 的患者可能妊娠,但复发率也高达 35.4%,复发多发生在保留生育功能治疗后的头 3 年内,但也有早至 2 个月、晚至 30 年,5 年无复发生存率为 68%。还有约 25.4% 的患者疾病持续或进展,因此,建议在如下情况下进行 TAH＋BSO 及分期手术:分娩后;孕酮治疗 6 个月后病变持续存在;刮宫证实疾病进展。Niwa 等报道 12 例 ⅠA 期子宫内膜癌患者,采用醋酸甲羟孕酮治疗 6～10 个月,每 4 周刮宫 1 次,直至病理活检转阴后再持续用药 2 个月以上。结果 12 例患者均获缓解,10 例有生育要求者中 7 例受孕,5 例足月分娩,9 例长期随访 30～138 个月,8 例复发,其中 4 例子宫切除,其余重复保留生育功能治疗,其中 1 例 3 次复发者最终受孕并足月分娩,除 1 例一侧卵巢转移外,无远处转移或死于子宫内膜癌者。Ramirez 等综述了 1966—2003 年间日本有关子宫内膜癌应用孕激素治疗的文献,27 篇文章共 81 例早期子宫内膜癌患者,复发率为 24%,平均复发时间为 19 个月(6～44 个月)。另一篇综述了 13 例子宫内膜癌患者,6 例复发,中位复发时间为 40 个月(19～358 个月)。我科曾治疗 1 例早期子宫内膜癌患者,保留生育功能治疗成功,但于分娩后 6 个月复发。因此,保留生育功能治疗仅适用于那些要求保留生育能力而严格筛选过的患者,治疗期间及治疗后要严密随访、监测,一旦完成生育后立即切除子宫以减少复发。对于暂时不想生育者,在疾病完全缓解后可给予周期性、小剂量孕酮维持或放置 LNG-IUD,并严密随访,尽快怀孕。对于复发后仍不愿意切除子宫者,尽管报道的文献不多,但仍有再次成功治疗的案例。2013 年,Park 等报道了 33 例局限于子宫的复发患者再次应用孕激素治疗仍出现了 85% 的有效率,这说明对于早期复发患者再次激素治疗可能是可行的。部分孕激素治疗反应不佳的患者,文献分析可能与体重指数 ≥25 有关,因此,应鼓励此类患者减重。尽快妊娠及孕激素维持治疗有利于预防复发。

②光动力治疗(PDT):是近年来兴起的对早期宫内膜癌治疗的新方法,以往主要用于食管、支气管、膀胱、外阴、阴道及宫颈的癌及癌前病变的治疗。其原理是用一种无毒的光敏剂暴露于特定波长的光线下通过产生活性氧毒杀周围的癌细胞。2013 年 Choi 等报道了 16 例(11 例为初始治疗,5 例为激素治疗失败的患者)采用 PDT 进行保留生育功能治疗的情况,初始反应率为 75%(12/16),复发率为 33%(4/12),妊娠率为 57%,唯一的不良反应是有 25% 的患者出现轻度面部血管性水肿。认为 PDT 可能是一种有效的保留生育功能治疗方法。

③手术治疗:反复刮宫属于激素治疗定期监测的手段之一,前已介绍。在此主要介绍宫腔镜手术治疗。2009 年 Mazzon 等报道了 6 例 ⅠA 期的子宫内膜癌患者行宫腔镜保留生育功能治疗的情况,采用 3 步法切除病灶:切除肿瘤;切除肿瘤周围的内膜组织;切除肿瘤下方的肌层。如果病理证实肿瘤确为 G_1 无肌层浸润,随后给予孕激素治疗 6 个月。6 例均无手术并发症,3 个月随访时病灶均完全退化,随访 50.5 个月无一例复发,4 例自发妊娠。2011 年 Laurelli 等也报道了 14 例相同的治疗,除 1 例宫腔镜切除后 5 个月复发行全子宫切除外,其余均与 Mazzon 的报道结果相似。因此有理由认为,先行宫腔镜手术切除肿瘤及其周围组织的方法治疗此类患者可能更准确并缩短激素治疗时间,值得进行大样本的临床试验。

(2)激素替代治疗(hormone replacement therapy,HRT):因为Ⅰ型癌为雌激素相关型,

因此,在这类患者中是否给予 HRT 至今仍有争议。在目前得到的回顾性研究中确实没有发现 HRT 增加子宫及双附件切除后早期患者的复发及死亡,但有报道显示,在绝经后妇女中应用 HRT,乳腺癌的风险明显增加。因此如准备应用,一定要在充分告知利弊的前提下,选择在Ⅰ期分化好,ER 及 PR 均阳性,无复发高危因素的患者中慎重应用。近年来也有应用莉芙敏(黑升麻)进行 HRT 的报道,认为即可改善低雌激素的不适症状,又相对安全,但还需长时间、大样本的验证。

7. 特殊类型癌的治疗 主要指子宫浆液性癌、子宫透明细胞癌及癌肉瘤。此类肿瘤的子宫外转移率较高。癌肉瘤作为高度恶性的上皮性肿瘤被认为是化生癌而不属于肉瘤范畴。此类肿瘤即便是早期也常常难免有远处转移,因此多不主张保留生育功能。除不规则阴道出血外,此类肿瘤还常伴有盆腔包块、宫颈细胞学异常及腹水症状。CA125 常增高,CT,MRI 及 PET 常能发现子宫外病灶,临床表现及手术方式、化疗方案与卵巢上皮性癌相似。手术后确为ⅠA/G_1 者可观察,其余则建议化疗±肿瘤直接照射,而化疗比放疗效果更佳。对子宫浆液性癌、子宫透明细胞癌推荐应用铂＋紫杉类化疗,而对癌肉瘤则更推荐异环磷酰胺＋紫杉醇(2014 年 NCCN 指南 1 类推荐)。有研究显示,对癌肉瘤手术后给予化疗比给予放疗能明显改善 PFS,故现已不再推荐全盆腹腔照射±阴道内照射作为此类癌的初始治疗。但也有研究显示对晚期、复发的浆液性癌可实行三明治疗法(化疗－放疗－化疗),能改善生存且不良反应可耐受。

五、预后

子宫内膜癌患者的预后与年龄、期别、组织学类型、细胞分级、肌层浸润深度、淋巴结转移、淋巴血管间隙受累(lymphovascular space invasion,LVSI)、肿瘤体积、癌周围子宫内膜增生、性激素受体表达及治疗方案等因素有关。

病理学上可将预后影响因素分为子宫内及子宫外因素,子宫内因素包括组织学类型、细胞分级、肌层浸润深度、宫颈受累、宫腔病灶范围、LVSI 和肿瘤新生血管等;子宫外因素包括附件转移、盆腔及腹主动脉旁淋巴结转移、腹腔内种植转移灶及远处转移等。对于腹腔细胞学阳性的预后价值目前尚有争议,一般认为,腹腔细胞学阳性率与其他高危因素密切相关,若单纯腹腔细胞学阳性而无其他高危因素存在,则其对生存及复发无影响。

1. 年龄 子宫内膜癌患者的 5 年生存率在 50 岁以下为 96.3%,51～60 岁为 87.3%,61～70 岁为 78%,71～80 岁为 70.7%,80 岁以上为 53.6%。随着年龄的增长,子宫内膜癌患者的 5 年生存率逐渐下降,可能与肿瘤低分化、高危组织学类型等因素有关,但年龄是独立的预后因素,年龄>60 岁提示预后不良。

2. 期别 手术病理分期在判断预后方面具有优越性。早期子宫内膜癌术后复发率 10%～15%,5 年生存率Ⅰ期 81%～91%,Ⅱ期 67%～77%,晚期子宫内膜癌虽占比例不高,但预后明显差于早期患者,Ⅲ期的 5 年生存率为 32%～60%,Ⅳ期仅为 5%～20%。有淋巴结转移与无淋巴结转移的患者比较,预后明显要差,FIGO 的数据显示,5 年生存率在ⅢC 期患者为 57%,而在淋巴结阴性的Ⅰ～Ⅱ期患者 5 年生存率为 74%～91%。淋巴结转移是子宫内膜癌的重要预后因素,有淋巴结转移者的复发风险是无淋巴结转移者的 6 倍。北京协和医院对 108 例子宫内膜癌的分析表明,Ⅰ期患者 5 年生存率为 91%,Ⅱ期、Ⅲ期均为 50%,Ⅳ期为 0,继续比较Ⅰ期中各亚分期的生存率,如ⅠA 期(无肌层浸润)患者 5 年生存率可达 100%,ⅠB 期(浅肌层浸润)为 97%,ⅠC 期(深肌层浸润)为 93%。

3. 组织学类型　组织学类型是子宫内膜癌的重要预后因素,Wilson 等对 388 例子宫内膜癌回顾性分析发现,子宫内膜样腺癌预后较好,5 年生存率为 92%;非子宫内膜样腺癌(浆液性乳头状癌、透明细胞癌和未分化癌等)患者手术时有 62% 已有子宫外扩散,5 年生存率为 33%。Creasman 等分析了 FIGO 数据,Ⅰ 期浆液性乳头状腺癌与 Ⅰ 期 G_3 的内膜样腺癌比较,前者 Ⅰ B 与 Ⅰ C 的 5 年生存率为 81%,55%,后者则为 84%,66%。

4. 细胞分级、肌层浸润　子宫内膜癌的细胞分化程度与肌层浸润、宫颈受累、淋巴结转移及局部和远处复发密切相关。G_3 肿瘤较 G_1 及 G_2 肿瘤的复发风险增加 5 倍,Ⅰ 期子宫内膜癌,G_1,G_2 和 G_3 的 5 年生存率分别为 94%,84% 和 72%。子宫内膜癌浸润肌层越深,越容易侵及淋巴系统,因而更容易发生子宫外扩散和复发,无肌层浸润者淋巴结转移率不足 1%;有深肌层浸润者,盆腔和腹主动脉旁淋巴结转移率分别为 25% 和 17%;5 年生存率无肌层浸润者为 94%,浸润肌层内 1/3 者为 91%,浸润中 1/3 肌层者为 84%,浸润肌层外 1/3 者为 59%。

5. LVSI　不论是子宫内膜样腺癌,还是特殊类型子宫内膜癌,LVSI 都是复发和死亡的独立预后因素。LVSI 与肿瘤分化程度及肌层浸润深度密切相关,随着肿瘤组织学分级升高和肌层浸润深度增加,LVSI 发生率显著增加。G_1 浅表浸润时,LVSI 发生率为 5%,而 G_3 深肌层浸润时 LVSI 发生率为 70%。LVSI(+)的 Ⅰ 期子宫内膜癌患者的病死率较 LVSI(-)者增加 2 倍。有报道显示,无 LVSI 的 Ⅰ 期子宫内膜癌患者的病死率为 9.1%,而 LVSI(+)的 Ⅰ 期子宫内膜癌患者的病死率为 26.7%。另有报道显示,无 LVSI 者 5 年生存率为 83%,而 LVSI(+)者 5 年生存率为 64.5%。

6. 肿瘤体积　肿瘤体积与生存率有关,随着肿瘤体积增大,淋巴转移率增高,生存率下降。对临床 Ⅰ 期子宫内膜癌的研究显示,肿瘤体积≤2cm 者,淋巴转移率为 4%;肿瘤体积＞2cm 者,淋巴结转移率为 15%;肿瘤累及整个宫腔者,淋巴结转移率为 35%;5 年生存率分别为 98%,84% 和 64%。

7. 治疗方法　虽然子宫内膜癌症状出现较早,容易早期发现,预后相对较好,早期低危患者单纯手术即可达到较好疗效,但对高危及晚期患者,合理的辅助治疗方法有助于改善预后。早期子宫内膜癌的基本手术方式为筋膜外子宫切除及双侧附件切除。Arndt-Miercke 等的多因素分析显示,肿瘤细胞低分化及未切除阴道穹是 Ⅰ 期子宫内膜癌的独立预后因素。腹膜后淋巴结切除对分期及指导术后辅助治疗有重要意义,但其本身的治疗价值仍存争议。Fujimoto 等报道,2 处以上盆腔淋巴结阳性者,腹主动脉旁淋巴结切除有助于改善患者生存率。术后辅助放疗有助于降低局部复发,术后辅助化疗对控制病灶、延长生存期有一定意义。

8. 其他　除上述经典的组织学预后因素以外,ER 及 PR(特别是 PR-B)阴性、DNA 非整倍体、S 期细胞比例增高、K-ras 基因突变、HER-2/neu 基因过表达、p53 基因突变等也可能与子宫内膜癌的不良预后有关。

(刘燕燕)

第四节　子宫肉瘤

一、概述

子宫肉瘤(uterine sarcomas)是一类不常见的来源于间叶组织的恶性肿瘤,部分可出现异源性组织分化或混合有上皮成分。子宫肉瘤约占女性生殖系统恶性肿瘤的 1%,占子宫恶性肿瘤的 3% 左右，人群年发病率为 $(0.5\sim3.3)/100000$，总的 5 年生存率为 $20\%\sim38\%$。子宫肉瘤的病因迄今不明，文献报道有盆腔放疗史及黑色人种可能是发病的危险因素，组织发生学上认为，可能与胚胎细胞残留和间质细胞化生有关，2004 年，Leath 等发现子宫肉瘤中均有c-kit 基因表达，但是因是果仍不清楚。低度恶性的子宫内膜间质肉瘤常表达 ER 及 PR，故推测其发病可能与性激素有关，该类患者可能对激素治疗有效，预后相对较好；而高度恶性子宫内膜间质肉瘤等不表达 ER 及 PR，对激素治疗无反应，预后差。

二、分类

广义的子宫肉瘤可分为无上皮性成分肉瘤及混合有上皮成分的肉瘤，前者包括子宫平滑肌肉瘤（leiomyosarcoma，LMS）、子宫内膜间质肉瘤（endometrial stromal sarcoma，ESS）及非特异性的横纹肌肉瘤、血管周上皮细胞肉瘤等，后者包括腺肉瘤及癌肉瘤。腺肉瘤是指肉瘤内有非癌性的腺体存在，癌肉瘤则指肉瘤内的上皮成分也是恶性，即有癌也有肉瘤（以往也称之为恶性混合性苗勒管肿瘤）。腺肉瘤的肉瘤成分可以是上述肉瘤中的任何成分，故其临床表现、治疗及预后也基本同相应的肉瘤；癌肉瘤从理论上讲，其肉瘤成分也可以是上述肉瘤的任何成分，但近年来的研究显示，癌肉瘤主要起源于上皮组织，其免疫组化染色、转移方式、对铂类化疗敏感性及复发行为等均与差分化腺癌相似，其肉瘤部分被认为是癌去分化的结果，因此，被认为是未分化的伴有肉瘤化生的上皮性子宫体癌（undifferentiated epithelial uterine carcinoma）而被归入子宫体癌章节，临床处理基本同癌。在子宫肉瘤中，LMS 最常见，约占子宫肉瘤的 60%，其次为 ESS，好发于绝经前后的女性，腺肉瘤最少见，仅占子宫肉瘤的 6%，主要发生在较年轻女性中。

目前采用的 2003 年 WHO 分类，主要分为：LMS,ESS（包括子宫内膜间质结节、低级别ESS 及未分化子宫内膜肉瘤），其他间叶性肉瘤（包括横纹肌肉瘤、血管周上皮细胞肉瘤等）。2009 年的 NCCN 指南中也基本采用了该分类方法。但在最新的 2014 年 WHO 的分类中做了一定修改，具体如下。

2014 年 WHO 子宫间叶肿瘤（mesenchymal tumors）分类：

1. 子宫平滑肌肿瘤（分为 3 类）

（1）子宫平滑肌瘤（leiomyoma）：是良性肿瘤。

（2）恶性潜能未定的子宫平滑肌肿瘤（smooth muscle tumor of uncertain malignant potential）：是具有可能恶性的肿瘤。

（3）LMS：是恶性平滑肌肿瘤，细胞常为纺锤样，偶见上皮样或黏液样特征。

2. 子宫内膜间质及相关肿瘤（分为 5 类）

（1）子宫内膜间质结节：是由增生期子宫内膜间质细胞样细胞构成的良性子宫内膜间质肿瘤，肿瘤境界清楚，可见指状突起（$<$3mm），无脉管浸润。

（2）低级别 ESS：是由增生期子宫内膜间质细胞样细胞构成的恶性子宫内膜间质肿瘤，伴有子宫肌层及血管淋巴管间隙浸润，核分裂指数常$<$5/10HPF。

（3）高级别 ESS：是由圆形细胞或伴有低级别纺锤样细胞构成的子宫内膜间质演变而来的高级别恶性肿瘤，核分裂指数常$>$10/10HPF。

（4）未分化子宫肉瘤：肿瘤起源于子宫内膜或子宫肌层，不像子宫内膜的间质细胞，也没有特殊的分化类型,伴有高度恶性的细胞特征。

(5)卵巢性索肿瘤样子宫肿瘤:是与卵巢性索肿瘤相似,但没有子宫内膜间质成分,有潜在恶性的肿瘤。以往将其归为杂类肿瘤,应不属于严格意义上的子宫内膜间质肿瘤。

3.杂类间叶肿瘤 包括横纹肌肉瘤,血管周上皮样细胞肿瘤等。

三、分期

因子宫肉瘤相对少见,2009 年之前 FIGO 并没有建立单独的子宫肉瘤分期系统,而是借用国际抗癌协会及美国癌症联合委员会(UICC-AJCC,1994 年)及 FIGO(1988 年)子宫内膜癌的手术病理分期系统,但这两个分期系统并不适合子宫肉瘤的分期。癌与肉瘤的组织学起源明显不同,其生物学特性、转移方式、预后因素均存在明显差异,故 2009 年 FIGO 对子宫肉瘤做出了新的分类(表 3-9)。

表 3-9 2009 年 FIGO 子宫肉瘤的临床分期

LMS/ESS

　　Ⅰ期:癌肿局限于子宫

　　　　ⅠA:肿瘤最大径线≤5cm

　　　　ⅠB:肿瘤最大径线>5cm

　　Ⅱ期:癌肿扩散至子宫外,但在盆腔内

　　　　ⅡA:肿瘤累及附件

　　　　ⅡB:肿瘤累及其他盆腔组织

　　Ⅲ期:肿瘤已超出盆腔,累及腹腔组织

　　　　ⅢA:仅一处腹腔受累

　　　　ⅢB:超过一处腹腔受累

　　　　ⅢC:区域淋巴结有转移

　　Ⅳ期:肿瘤侵犯膀胱或直肠黏膜或有远处转移

　　　　ⅣA:肿瘤侵犯膀胱或直肠黏膜

　　　　ⅣB:远处转移

腺肉瘤

　　Ⅰ期:癌肿局限于子宫

　　　　ⅠA:肿瘤局限于子宫内膜/宫颈内膜

　　　　ⅠB:肿瘤累及<1/2 肌层

　　　　ⅠC:肿瘤累及≥1/2 肌层

　　Ⅱ期:癌肿扩散至子宫外,但在盆腔内

　　　　ⅡA:肿瘤累及附件

　　　　ⅡB:肿瘤累及其他盆腔组织

　　Ⅲ期:肿瘤已超出盆腔,累及腹腔组织

　　　　ⅢA:仅一处腹腔受累

　　　　ⅢB:超过一处腹腔受累

　　　　ⅢC:区域淋巴结有转移

　　Ⅳ期:肿瘤侵犯膀胱或直肠黏膜或有远处转移

　　　　ⅣA:肿瘤侵犯膀胱或直肠黏膜

　　　　ⅣB:远处转移

此次对 LMS 及 ESS 的分期,在Ⅰ期中强调了肿瘤大小的意义,研究表明,若肿瘤超过

5cm,出现淋巴结转移的概率明显增加,5年生存率则明显下降;Ⅱ期患者也不以子宫颈被累及作为分期标准,而是以盆腔扩散作为Ⅱ期,因为子宫肉瘤不像子宫内膜癌是沿内膜表面蔓延生长,而是通过肌层或间质向深部扩散浸润的,因此,出现宫颈累及并不反映肿瘤处于更高级别了。

四、各论

(一)子宫平滑肌肉瘤(leiomyosarcoma,LMS)

是最常见的子宫肉瘤,占子宫恶性肿瘤的 $1\% \sim 2\%$,妇女年发病率为 $(0.3 \sim 0.4)/100000$,有因乳腺癌应用他莫昔芬治疗史的妇女发病率可能更高,多数患者发病年龄超过50岁。临床主要表现为阴道出血、子宫肿块及疼痛,"肌瘤"快速生长,若发生在更年期没用激素补充治疗的妇女应特别重视。多数复发发生在2年内,Ⅰ~Ⅱ期患者的复发率达 70%,因主要为血行转移,复发多在肺、肝等部位。LMS 总的5年生存率为 $15\% \sim 25\%$,Ⅰ~Ⅱ期患者的5年生存率为 $40\% \sim 70\%$,绝经前妇女的预后可能相对好于绝经后妇女,原发性 LMS 较子宫肌瘤肉瘤变者预后更差。

1.病理特点 来源于子宫肌层或子宫血管的平滑肌细胞,可单独存在或与平滑肌瘤并存,多为单个,体积较大(平均直径达 10cm,仅 $25\% < 5cm$),肌壁间多见,仅 5% 起源于宫颈,与子宫肌层界线不清,切面质软,呈鱼肉样,典型的肌瘤螺旋结构消失,可伴有灶性出血及坏死。显微镜下可见瘤细胞中、重度核异性,核分裂象 $>10/10HPF$,坏死明显,当组织学特点不足以将其划分入良性或恶性时,可诊断为恶性潜能不明确的平滑肌肿瘤。血行播散是平滑肌肉瘤的主要转移途径。免疫组化可见与平滑肌相关的标志物如 h-caldesmon,SMA 等阳性。

2.诊断 对更年期及绝经后原有子宫肌瘤生长较快或短时间新长出子宫肌瘤者,应高度怀疑 LMS。LMS 的诊断主要依赖于病理检测,但因 LMS 多无特异性症状,且子宫肌瘤很难也很少做活检,故术前诊断较困难,多在子宫切除后被诊断。无论肿瘤是良性还是恶性,术中应在子宫切除后立即切开标本检查,若发现肌瘤与肌层界线不清,旋涡状结构消失,切面呈鱼肉状,质地不均匀,组织糟脆,有出血、坏死,无假包膜,则应送快速病理检查。但最后诊断仍依靠术后石蜡病理确诊。有报道显示,在因子宫肌瘤切除子宫的患者中,$0.1\% \sim 0.3\%$ 是 LMS。为明确肿瘤分期,无论在初诊还是复发时,胸腹部及盆腔的 CT 或 MRI 应作为常规影像学检查。值得提醒的是,因黏膜下子宫肌瘤常有不规则阴道出血,为排除子宫内膜病变,手术前有些医院会常规诊刮,但如何看懂诊刮病理报告很有讲究。通常的报告内容是关于子宫内膜层的,但若报告"见到梭形细胞"则高度提示可能为 LMS,说明诊刮的组织已超出子宫内膜,只有恶性间叶肿瘤才容易长穿子宫内膜、容易被刮出,此时不宜做宫腔镜手术,以免肿瘤扩散。

3.治疗 手术是治疗的主要手段,术后辅助化疗有一定作用,但 LMS 对放疗欠敏感,对Ⅰ~Ⅱ期 LMS 患者的术后放疗研究显示,无论是 PFS,OS,还是对局部盆腔肿瘤的控制,放疗均无明显优势,反而增加组织纤维化,影响以后的化疗,故不推荐术后放疗。最新的靶向治疗似显示出一定作用。

全子宫+双附件切除及子宫外病灶切除是主要的手术方式。约 60% 的 LMS 被诊断时肿瘤基本局限于子宫体,文献报道治愈率为 20%～60%,主要取决于初次手术切除的满意度。需要提醒的是,当今行微创子宫肌瘤切除术或子宫切除术者极多,切除的标本常需在腹腔内粉碎后才能取出,被粉碎的瘤块难免掉入腹腔,此时若肿瘤为 LMS,则使原本可能是 I 期的肿瘤患者人为扩展为 III 期,因此,近年来美国 FDA 已对病理不明确的子宫肿瘤限制实行碎瘤术。我们最近还遇到 1 例 5 年前在外院行良性子宫肌瘤腹腔镜手术的患者,因发现盆腔包块而再次手术,术中见盆腔腹膜表面有 3 个肌瘤样肿物,大者 8cm,切除后病理报告为"肿物似肌瘤,内夹杂子宫内膜腺体",结合病史,考虑可能为 5 年前腹腔镜碎瘤时有小块组织掉入盆腔种植所致。试想,良性肿瘤都可以种植播散,恶性肿瘤是否就更容易了? 因此,我们认为碎瘤术应慎重实施。盆腔及腹主动脉旁淋巴结切除尚有争议,研究显示,淋巴结切除与否对生存期无明显影响。早期 LMS 患者的淋巴转移率仅为 3% 左右,若进行盆腔及腹主动脉旁淋巴结切除,可以将其作为是分期性手术的一部分,但晚期患者淋巴结转移常见,是否切除淋巴结应取决于是否所有肿瘤能被完全切除。如为宫颈部位的 LMS,则建议行广泛性子宫切除术及双侧盆腔淋巴结切除术和腹主动脉旁淋巴结切除术。关于卵巢的保留,多数专家持不赞成观点,但也有人认为对早期、无浸润、肿瘤为局部恶变的年轻患者可以保留卵巢,其预后与切除卵巢者无明显区别,但因子宫肌瘤也可受雌激素影响,故保留时应慎重。

因 LMS 具有血行转移的特点,文献报道临床 I 期、II 期的 LMS 术后 3 年内肺转移率高达 40.7%,鉴于手术或放疗均为局部治疗,在出现多灶性转移时,化疗更具有治疗优势,因此若 LMS 对化疗敏感,应是术后辅助治疗的最佳方法。以往认为化疗的作用不确定,1985 年的一项针对局部 LMS 进行的随机临床试验,采用多柔比星 $60mg/m^2$,每 3 周重复,连续 8 个疗程。结果显示,差异并不显著,仅在复发率上似有优势(44% vs 61%)。但最近的资料显示,联合化疗可改善预后,有报道多西他赛联合异环磷酰胺能改善软组织肉瘤的预后,但对 LMS 是否有效还不能确定。一项在 I～II 期 LMS 患者中采用吉西他滨、多西他赛及多柔比星联合化疗的 II 期临床试验结果显示效果显著,2 年的 PFS 达到 78%;采用卡铂+脂质体多柔比星的 II 期临床试验也显示出有效。另一项采用放化疗联合(试验组采用多柔比星、异环磷酰胺、顺铂化疗后给予局部放疗,对照组仅用放疗)治疗局限的 LMS 的 III 期临床试验显示,联合化疗组能显著改善 3 年 PFS(51% vs 40%),但 OS 无改善,且该方案不良反应用较大,应慎重应用。综上所述,目前对 LMS 建议术后适当辅助化疗。主要的化疗单药有:多柔比星、表柔比星、氮烯咪胺(DTIC)、吉西他滨、异环磷酰胺(IFO)、脂质体多柔比星、帕唑帕尼、替莫唑胺、多西他赛等。目前尚缺乏理想的化疗方案,2015 年 NCCN 首推的方案为多西他赛($75mg/m^2$,第 8d)+吉西他滨($900mg/m^2$,第 1,8d),每 21d 重复,总有效率达 36%,其次还有多柔比星+IFO,多柔比星+DTIC,吉西他滨+DTIC 等,研究中采用的化疗方案见表 3—10。

表 3－10　研究中采用的化疗方案

作者	肉瘤/分期/病例	化疗方案	PPS	OS
Pautier et al. (2012)	LMS，Ⅰ～Ⅱ，n＝81	多柔比星 50mg/m²，第 1d；IFO 3g/m²/d，第 1～2d；DDP 75mg/m²，第 3d；每 21d 1 个疗程	3 年 PFS 51% vs 40%	3 年 OS 81% vs 69%，P＝0.41
Herter et al. (2013)	LMS，Ⅰ～Ⅱ，n＝A7	吉西他滨 900mg/m²，第 1，8d；多西他赛 75mg/m²，第 8d→多柔比星 60mg/m²；每 21d 1 次	2 年 PFS 78%	
Herter et al. (2011)	子宫/卵巢肉瘤，Ⅰ～Ⅳ 和复发，n＝40	脂质体多柔比星 40mg/m²；卡铂 AUG 6，每 28d 1 次	8.6 个月	29.5 个月
Demetri et al. (2009)	脂肪/平滑肌肉瘤和复发，n＝270	Trabectidin 1.5mg/m²（每 21d 1 次，24h）vs trabectidin 0.58mg/m²（每周 1 次，3h）	3.3 个月 vs 2.3 个月；P＝0.0418	13.9 个月 vs 11.8 个月，P＝0.1920
Maki et al. (2007)	软组织肉瘤，转移，n＝122	吉西他滨 900mg/m²，第 1，8d；多西他赛 75mg/m²，第 8d；每 21d 1 次，vs 吉西他滨 1200mg/m²（第 1，8d，每 3 周 1 个疗程）	6.2 个月 vs 3.0 个月；P＝0.02	17.9 个月 vs 11.5 个月，P＝0.03
Garcia del Muro et al. (2010)	软组织肉瘤，晚期，n＝113	达卡巴嗪 500mg/m²，吉西他滨 1800mg/m²（每 2 周 1 次）vs 达卡巴嗪 1200mg/m²（每 21d 1 次）	16.8 个月 vs 8.2 个月；P＝0.014	4.2 个月 vs 2 个月，P＝0.005
Van der Graaf et al. (2012)	软组织肉瘤，转移，n＝362	帕唑帕尼 800mg，1/d vs 安慰剂	4.6 个月 vs 1.6 个月；P＜0.0001	12.5 个月 vs 10.7 个月 P＝0.25
Chawla et al. (2011)	软组织/骨肉瘤，复发，n＝711	ridaforolimus 12.5mg（第 1～5d，每 2 周 1 个疗程）vs 安慰剂	14.6 个月 vs 17.7 周；P＝0.0001	21.4 个月 vs 19.2 个月 P＝NS[1]

（1）NS(not significant) 即无显著意义

对于复发性 LMS，若肿瘤相对局限，手术切除仍应考虑。化疗也是治疗复发性 LMS 的重要部分，目前尚缺乏针对复发性 LMS 的临床试验，可参考的临床试验多是针对复发或转移性子宫肉瘤的。一项针对软组织肉瘤的Ⅱ期临床研究显示：联合应用吉西他滨及多西他赛的疗效明显优于单用吉西他滨，中位 PFS：6.2 个月 vs 3.0 个月，P＝0.02；中位 OS：17.9 个月 vs 11.5 个月，P＝0.03，但该方案有超过 40% 的患者不能耐受化疗毒性而中途停药。卡铂联合脂质体多柔比星在治疗晚期及复发患者上，不论在毒性、安全性、有效性方面均显示有优越性，中位 PFS：8.6 个月，中位 OS：29.5 个月，77% 的患者 OS 达到 12 个月。另一项含有 32 例 LMS 患者的Ⅱ期临床试验显示，达卡巴嗪联合吉西他滨比单药吉西他滨疗效更佳，中位 PFS：4.2 个月 vs 2.0 个月，P＝0.005，中位 OS：16.8 个月 vs 8.2 个月，P＝0.014。表 3－10 总结了主要临床试验数据。

一项采用帕唑帕尼单药治疗转移及复发的软组织肉瘤患者(除外胃肠间质肉瘤)的Ⅲ期临床试验显示，与安慰剂组比较，中位 PFS：4.6 个月 vs 1.6 个月，P＜0.0001，OS：12.5 个月 vs 10.7 个月，P＝0.25，认为帕唑帕尼是化疗后复发患者的另一种选择。ridaforolimus 是一种 mTOR 的抑制药，一项将 ridaforolimus 用于晚期骨及软组织肉瘤的Ⅱ期临床试验显示临床获益明显，尤其对 LMS 患者，临床获益率达到了 33.3%。eribulin 也被报道对晚期或复发的 LMS 出现良好效果。

（二）子宫内膜间质肉瘤（endometrial stromal sarcoma，ESS）

ESS 好发于更年期妇女，占子宫肉瘤的 7%～15%，占子宫恶性肿瘤的 0.2%～1%，是由子宫内膜间质细胞发展成的恶性肿瘤。肿瘤常向宫腔突起，呈子宫内膜息肉状或子宫黏膜下平滑肌瘤状，有时可在宫颈口看到软脆、易出血的息肉样肿物。早期一般无特殊症状，常见阴道不规则出血、子宫增大、下腹疼痛、下坠、阴道分泌物增多等。低级别 ESS 是一种生长迟缓的低度恶性肿瘤，局部复发及远处转移甚至能发生在初次诊断 20 年后。Ⅰ期患者 5 年 OS 为 98%，10 年 OS 为 89%，中位复发时间为 65 个月，Ⅲ～Ⅳ期患者的复发率达 76%，中位复发时间为 9 个月，但总生存率仍可达 66%。高级别 ESS 及未分化子宫肉瘤相对少见，较低级别 ESS 而言肿瘤恶性度更高，体积更大，出血坏死更明显，有的病灶类似子宫内膜癌和子宫中胚叶混合瘤，肉眼可见肌层浸润。5 年 OS 为 25%～55%，大多数患者在最初治疗后 6 个月内复发及远处转移，2 年内死亡。

1.病理特点　低级别 ESS 来源于子宫内膜间质细胞，多数 5～10cm 大小，切面呈鱼肉样淡黄色，子宫肌层和子宫周围血管内可见到有蚯蚓样瘤栓。转移多位于子宫旁及肺，也可见局部浸润和淋巴转移。显微镜下可见瘤细胞象增殖期子宫内膜间质细胞，由小卵圆或梭形细胞组成，细胞轻微异形，核分裂象＜5/10HPF，肿瘤内血管较多，肿瘤沿扩张的血管、淋巴管生长，呈舌状浸润周围平滑肌组织。高级别 ESS 及未分化子宫肉瘤瘤体常＞10cm，切面除鱼肉样外还可见坏死、出血，瘤细胞可排列成上皮样细胞巢，常有深肌层浸润及破坏性生长，较易发生淋巴、血行转移，如肺、肝、脾、脑、肾、骨髓等。显微镜下细胞异形明显，核分裂象活跃，常＞10/10HPF，出血坏死常见。ESS 标志性的免疫组化染色是 CD10 阳性，低级别 ESS 的 ER 及 PR 常阳性，而高级别 ESS 的 ER 及 PR 常阴性并伴有细胞核 p53 积聚。

2.诊断　绝经期前后不规则阴道出血伴子宫内肿物或子宫内肿物突然增大者应高度警惕此病。经阴道彩色多普勒超声检查对鉴别子宫肉瘤和子宫肌瘤有一定帮助；已知或怀疑子宫外病变时可行 MRI 或 CT 检查；可疑的宫颈赘生物活检或子宫内膜诊刮有助于鉴别诊断，但病理阴性并不能排除此病，因为无子宫肌层组织时低级别 ESS 与子宫内膜间质结节的病理形态极其相似，术前难以区分。宫腔镜检查极易误诊为子宫内膜息肉及黏膜下肌瘤而行宫腔镜电切术，建议对怀疑 ESS 者应避免此操作。应在手术切除子宫或肿块后立即剖视检查，若发现有可疑者送快速病理切片检查，但仍要注意无子宫肌层组织时低级别 ESS 与子宫内膜间质结节的病理形态极其相似，临床医生要懂得结合临床来判断。

3.治疗　病理类型不同的 ESS，其生物学行为及转移方式也不同，对治疗选择及反应也不同。原则上 ESS 以手术治疗为主，术后根据个体情况辅以内分泌治疗、放射治疗、化学治疗等。对于 ESS 而言快速冷冻切片有时难以确诊，故手术医生的临床经验、术中判断也很重要。对于已不能手术者可视具体情况行局部放疗同时辅以化疗或激素治疗。

对于低级别 ESS，手术是第一选择，除可去除肿瘤外，还可进行临床分期、获得病理信息，以决定下一步治疗方案。手术的基本方式倾向于全子宫＋双附件切除。因有可能仅通过手术而达到治愈低级别 ESS 的效果，故也有学者建议，行广泛性子宫＋双附件切除，甚至可行淋巴结切除，以减少局部复发和不确定性放化疗的概率。因为 ESS 易出现宫旁直接蔓延及血管内瘤栓并且肿瘤易受雌激素刺激而导致复发，故通常不建议保留卵巢，但对于绝经前的早期低级别 ESS，若患者强烈要求保留卵巢者可酌情保留，但有报道认为，卵巢保留是 ESS 复发的主要因素之一。

对早期低级别 ESS 患者强烈要求保留生育功能者,有散在的成功生育的个案报道可借鉴,但分娩后复发率较高,推荐的保留方法为:不要做宫腔镜下肿瘤电切术,采用开腹方式,切开子宫,完整切除肿瘤及肿瘤周围 2～3cm 的子宫壁组织,仔细修复缝合后,避孕 2 年,严密随访并应用激素治疗,一旦分娩后将子宫切除。对于盆腔淋巴结是否切除仍存在争议,一部分人认为,ESS 早期即可有淋巴结转移,故主张行盆腔及主动脉旁淋巴结切除,同时可以准确分期;但另一部分人认为,淋巴结切除无助于改善预后,对生存影响不大,尤其在低级别 ESS 者淋巴结转移较少见,故认为可以不切除,仅建议在术中发现有增大的淋巴结或疑有淋巴结转移时进行摘除。对于早期低级别 ESS,手术后仅推荐严密随访,但也有术后补充孕激素治疗降低复发率的报道。

对于晚期或复发的低级别 ESS,如有手术机会仍首选减瘤术,减瘤应尽量彻底,必要时可一并切除被转移的脏器。若 ER 及 PR 阳性,手术后首选内分泌治疗,有证据表明辅助内分泌治疗能减少复发的风险。主要药物包括高效孕激素:醋酸甲地孕酮、甲羟孕酮;芳香化酶抑制药:来曲唑、阿那曲唑、依西美坦等;GnRHa:亮丙瑞林、戈舍瑞林、曲普瑞林等。激素治疗的效果与其受体状态相关,有受体表达则相应激素治疗的反应可能就好。孕激素类药对低度恶性 ESS 及部分 PR 阳性的高度恶性 ESS 有较好的反应,但用量较大,一般主张剂量不小于醋酸甲羟孕酮 200mg/d,持续不短于 1 年,故有血液高凝状态或肝功能异常者慎用,必要时加用阿司匹林,同时监测肝功能,以防药物性肝损。尽管他莫昔芬为抗雌激素药物,但因其长期应用时仍有弱的刺激子宫内膜间质细胞作用,故应慎重应用,雌激素替代治疗更应避免。低度恶性 ESS 复发时若相应受体阳性,仍优先考虑激素治疗,即使以往用过激素治疗,也可试行应用其他的激素类治疗。但若在激素治疗期间即复发或进展,则应放弃激素治疗选用化疗,推荐以多柔比星为基础的联合方案化疗。

化疗对低级别 ESS 的作用不确定,但也有报道认为,化疗可改善早期低级别 ESS 的预后。放疗的作用不确定,一项由欧洲癌症研究治疗机构(EORTC)对 222 例手术后早期子宫肉瘤(LMS=103,癌肉瘤=91,ESS=28)患者进行的Ⅲ期临床试验显示放疗对降低癌肉瘤的复发率可能有益,但对 LMS 及 ESS 无益,故不推荐。总的来说,子宫肉瘤对放射线敏感性较低,但 ESS 对放疗相对敏感,癌肉瘤次之,LMS 最差。文献报道单用放疗很少有 5 年生存者。2015NCCN 指南中仍推荐对Ⅲ～ⅣA 期 ESS 术后补充激素治疗＋肿瘤照射,但我们的经验认为,放疗尽量滞后可能更好,原因如下:①对于手术中无肉眼癌灶残留者术后放疗是否有作用意见尚不一致,多数人认为,放疗可降低局部复发率、延长无瘤生存期,但对长期生存意义不大。②放疗后极易导致局部组织纤维化,而 ESS 是个极易反复复发并通过再次手术或激素＋化疗可能缓解的肿瘤,而放疗后再次手术,不但增加了手术难度及手术并发症,而且也因组织纤维化使得化疗效果也不好。

对于高度恶性 ESS(高级别 ESS、未分化子宫肉瘤),无论是初治还是复发,手术均是首选的治疗方法,可考虑行最大程度的减瘤术,必要时可切除膀胱、直肠、肺叶、部分肝及脾等,淋巴结的切除应作为满意减瘤的一部分。因缺乏激素受体,激素治疗多不考虑。化疗对高度恶性 ESS 及 ESS 复发(尤其是在激素治疗后复发)患者有一定作用。推荐的药物有:异环磷酰胺(IFO)、多柔比星、吉西他滨、多西他赛、脂质体多柔比星、紫杉醇等。IFO($1.5g/m^2$),第 1～5d,3 周重复,对转移、复发的 ESS 总反应率为 33%(GOG,1996);多柔比星的总有效率可达 50%。推荐的联合治疗方案为多柔比星＋IFO,放疗作为局部控制或姑息治疗的一部分,可酌情应用。

甲磺酸伊马替尼(格列卫)作为一个酪氨酸激酶抑制药,具有调节细胞增殖、分化的作用。有报道 ESS 表达其相应靶点,认为甲磺酸伊马替尼有可能成为 ESS 的潜在治疗药物,但也有文献报道 ESS 几乎不表达相应靶点,故用此类药无效。将贝伐单抗加入多西他赛十吉西他滨方案,也无生存优势。靶向药物是否有作用,还需大样本的临床研究证实。

(三)腺肉瘤(adenosarcoma)

是一种混合了良性上皮成分及恶性间叶成分的肿瘤,主要有两种类型。

1.低度恶性　含有良性或不典型上皮成分及低度恶性间叶成分的肿瘤,通常呈息肉样生长,平均直径可达 6.5cm,切面实性为主,可有水样或黏液样小囊腔,显微镜下见间质细胞丰富,细胞核异形轻微,核分裂不活跃。免疫组化染色很像 ESS,有 76% 表达 ER,35% 表达 PR,超过 70% 表达 CD10 和 WT1,通常为低度恶性,预后较好。

2.高度恶性(也称之为伴有肉瘤样过度生长的腺肉瘤)　肿瘤含有高级别肉瘤样成分超过 25%,且肿瘤较大、切面鱼肉样并伴有出血坏死、有深肌层浸润或间质成分过度生长,显微镜下可见间质细胞过度生长,高度异形,核分裂活跃,可见异源性成分,可伴有肌层、血管浸润,免疫组化多不表达 CD10,WT1,ER,PR,但高表达 Ki-67 及 p53,多为高度恶性,预后可能较差。腺肉瘤多发生在绝经后妇女,但也有近 30% 发生在绝经前甚至青春期,症状与 ESS 相似。可能与以往有盆腔放疗史及长期单用雌激素有关,尤其是长期应用他莫昔芬者。腺肉瘤的治疗与其相应的肉瘤治疗基本一致。

(四)癌肉瘤(carcinosarcoma)

约占子宫恶性肿瘤的比例<5%,已被重新分类至特殊类型子宫体癌范畴,在此简述。多见于绝经后妇女,约 1/3 在诊断时已有子宫外播散,约 1/2 的患者可见肿瘤从宫颈口脱出。与同期别低分化的子宫内膜样腺癌相比,其预后可能更差,5 年生存率约为 36.5%,通常在 2 年内复发,年龄大、深肌层浸润者预后更差。癌肉瘤被认为与应用他莫昔芬或长期无对抗的雌激素应用有关,也有报道认为,与曾经盆腔放疗有关,距离放疗平均间隔时间为 10～20 年,子宫内膜癌的易感因素也同样适用于癌肉瘤。病理检查巨检示:肿瘤较大呈息肉状或多发性分叶状向宫腔突出,质软可有囊性变,切面呈灰白或灰黄色,可见充满黏液的小囊腔,常伴有坏死和出血,常见肌层、淋巴血管浸润及宫颈累及,如有异源成分,可有沙砾感或骨样坚硬区。镜下见癌和肉瘤样两种成分,并可见过渡形态,癌的成分主要有腺癌和鳞癌,而绝大多数是腺癌(95%),可以是子宫内膜腺癌、透明细胞癌、浆液性腺癌、黏液性腺癌,极少数为鳞癌(5%);肉瘤成分分为同源性和异源性,同源性肉瘤主要为梭形细胞形成的平滑肌肉瘤,异源性肉瘤除梭形细胞肉瘤外,还含有横纹肌肉瘤、成骨肉瘤、软骨肉瘤或脂肪肉瘤,也可有神经胶质成分,上述各种成分可混合存在,有异源成分时预后更差。体癌子宫肉瘤可沿盆腹腔脏器转移,常侵犯大网膜、腹膜、肠管表面、直肠和膀胱,类似于子宫内膜浆液性乳头状腺癌,晚期浸润周围组织,易发生淋巴结转移,初次手术时盆腔淋巴结转移率达 1/3,腹主动脉旁淋巴结转移率达 1/6。对化疗药物如紫杉醇、铂类等敏感,此点也更接近癌,而不像肉瘤。

对癌肉瘤而言,手术应按卵巢上皮性癌的方式进行,早期行分期性手术,晚期则行肿瘤细胞减灭术＋大网膜切除术＋盆腹腔淋巴结切除术,术中应留取腹腔液送细胞学检查,探查盆腹腔脏器及淋巴结情况,术后均建议补充化疗,有报道术后补充盆腔放疗较单独手术而言,可明显减少局部复发率,故也有学者建议,在病灶相对局限者术后补充放疗。癌肉瘤对化疗有一定敏感性,2007 年,Homesley 等的研究显示,IFO 是最有效的单药化疗药,IFO+紫杉醇对于晚期癌肉瘤比 DDP+IFO 方案的有效率更高且毒性更低。对于有腹水及盆、腹腔转移病灶者可行静脉联合腹腔化疗,化疗方案以能照顾到癌及肉瘤两方面为佳,具体可用:IFO+紫杉醇、DDP+IFO,DDP+VP16+IFO,DDP+DTIC 等方案。内分泌治疗并非常规推荐,但该肿瘤有约 30% 表达雌孕激素受体,故也有试行激素治疗的报道。

(阳丽君)

第五节 子宫颈癌

一、临床诊断

1.症状与体征 子宫颈癌的发病年龄呈双峰分布,多在 35～39 岁和 60～64 岁阶段发病,平均年龄 52.2 岁。早期子宫颈癌患者无明显症状,经常是在妇科筛查时发现,接触性阴道出血是宫颈癌最常见的表现,多见于性生活或妇科检查后。早期出血量一般较少,晚期出血量多,甚至可为大出血,绝经后妇女可表现为绝经后出血。白带可增多,呈白色或血性,稀薄水样或米泔水样,有腥臭味,晚期伴有继发感染时白带可呈脓性并伴恶臭,晚期患者根据病灶范围、累积的脏器而出现一系列相关症状:骨盆疼痛、尿频、尿急、血尿、肛门坠胀、大便秘结、里急后重、便血、下肢水肿和疼痛等。随着肿瘤转移至区域淋巴结,可出现背痛、腿肿和神经性疼痛,严重者导致输尿管梗阻、肾盂积水甚至尿毒症等。疾病晚期患者可出现恶病质,表现为食欲差、消瘦、贫血、发热和全身各脏器衰竭的表现等。宫颈腺癌及偏微腺癌起自宫颈管内的黏液细胞,由于在宫颈管内生长,TCT 时常阴性,故早期常误诊误治,至肿瘤很大时即桶形宫颈(barrel－shaped lesions of the cervix)时才被诊断。宫颈腺癌的临床表现与宫颈鳞癌相似,但黏液样或黄脓样白带增多更为明显,阴道出血可有可无。宫颈肿瘤若向宫颈管内生长则宫颈外观表面上皮光滑,仅见宫颈管增粗,甚至形成空洞,若向下生长则可表现为菜花样、息肉状及乳头状。

2.妇科检查 窥阴器暴露子宫颈后可见子宫颈有如下几种外观形态:外生菜花型、颈管增粗桶状型、溃疡坏死型、内生型。早期宫颈癌可呈轻微糜烂状,晚期可呈巨块状、也可溃疡或形成空洞,子宫颈腺癌时子宫颈可呈桶状。双/三合诊检查时可以发现,宫颈触之易出血、质地坚硬、表面不平、宫颈管增粗,子宫通常正常大小,阴道上段可被肿瘤浸润变硬、挛缩、穹窿消失,宫旁主/骶骨韧带可能受累而增厚,严重时可成条索状伸向或到达盆壁致子宫固定不动。宫颈癌可循淋巴引流方向逐级转移,在晚期或某些局部早期但分化极差的癌中可见腹股沟浅、股淋巴结甚至锁骨上淋巴结的转移,因此,也应常规检查并记录。宫颈癌的分期有别于其他妇科肿瘤,完全根据妇科检查做出临床分期,因此,在对患者进行检查时最好由 2 位或 1 位以上的妇科肿瘤专业医师进行双/三合诊,肥胖患者最好在麻醉下检查,若怀疑癌已侵犯膀胱或直肠时,还可行膀胱镜和直肠镜检查,此两种检查参与临床分期。

3.子宫颈活组织检查 通常在细胞学检查阳性时,对可疑的宫颈部位进行足够深度的活检,以确保足够的非坏死组织而得出诊断,在肉眼看来病灶不明显的患者可在阴道镜下进行活检,病灶边缘活检可得出更好的结果。宫颈的病理组织学检查是宫颈癌诊断的金标准,其组织标本可以来源于宫颈活检、宫颈管刮片及宫颈锥切术。从诊断的全面、准确性而言,宫颈锥切术要优于宫颈活检标本，尤其在宫颈癌前病变的诊断中，当宫颈细胞学阳性而活检为阴性或原位癌、临床上又不能排除浸润癌的可能性时，应行宫颈锥切术以明确诊断。

LEEP 是冷刀锥切的替代手术，缺点在于：①其边缘热效应可干扰标本切缘的病理评估，但大多数研究显示，此影响可以被忽略。②LEEP 后一旦病理结果为浸润癌并且切缘阳性，则有加剧癌细胞经淋巴转移的可能，需尽快进一步治疗。因此，若点活检及肉眼判断基本肯定为浸润癌时，不要轻易再做 LEEP。

4.血清肿瘤标志物检测　尽管有大量报道显示肿瘤大小、浸润深度、淋巴结转移等与宫颈癌的预后密切相关，但上述信息多依赖于手术后的病理诊断，在手术前难以做出准确评价，因此，探索有价值的肿瘤标记物则有助于治疗前肿瘤进展程度的估计，从而为治疗决策提供参考。目前应用于宫颈癌的肿瘤标志物主要有 SCCA（鳞状细胞癌抗原），CEA，CA125 和 CYFRA21－1(cytokeratin 19 fragment antigen 21－1，细胞角蛋白 19 片段抗原 21－1)。一项研究评估了 156 例浸润性宫颈癌患者的 SCCA，CEA 和 CYFRA21－1 水平，发现这些血清学指标的诊断敏感性分别为 43%，25% 和 26%。

(1)SCCA：是 1997 年 Kato 和 Torigoe 首先应用的。他们采用人宫颈鳞状细胞癌的异种血清，从宫颈鳞状细胞癌组织中提纯出一种分子量为 42~48kD 的糖蛋白抗原 TA－4，SCCA 是 TA 的 14 个亚基之一，属于丝氨酸蛋白酶抑制物(serpin)家族，主要存在于含鳞癌成分的宫颈癌中，对宫颈腺癌的意义较小。SCCA 释放到血浆中的含量主要取决于肿瘤的浸润性生长状况和肿瘤的大小，原发性宫颈鳞癌中 57%~70% 的患者 SCCA 水平升高。该抗原对宫颈鳞癌并不特异，在其他鳞癌如头颈部、食管和肺的鳞癌中和皮肤病如银屑病、湿疹中也会升高。SCCA 可能是鳞状细胞癌分化的标志物，在高分化癌患者中 SCCA 升高者占 78%，中分化占 67%，低分化 38%，其血清水平在治疗前与分期、肿瘤大小、淋巴结状态、脉管浸润相关。以往对治疗前 SCCA 水平与预后关系的报道有不同，但目前看来 SCCA 在治疗前后的变化对预测预后和评估疗效，特别是进行新辅助化疗的患者来说是有用的。

在对 352 例ⅡB～Ⅳ期宫颈鳞癌的患者应用体外照射和高剂量率的腔内近距离放疗后进行多变量分析发现，治疗前 SCCA 水平和淋巴结转移与总生存率和无瘤生存率明显相关；治疗后 SCCA 水平升高可认为是治疗失败，与生存率负相关。Reesink－Peters 等研究了早期宫颈癌患者术前 SCCA 水平，发现与正常水平的患者相比，SCCA 水平升高需要术后放疗的可能性明显增高(57% vs 16%)，且复发率也高(15% vs 1.6%)。我科多年的检测经验提示，早期宫颈癌，尤其在宫颈病灶<2cm 的患者中 SCCA 的阳性率不高，但随着病灶的增大、病变的扩散及淋巴结转移或复发病灶出现，SCCA 的阳性率不断升高，在>2 个淋巴结转移的患者中，SCCA 的阳性率几乎为 100%，且淋巴结转移数越多，SCCA 值越高；对发现术后复发也是很好的随访指标，故可作为初始治疗及随访的良好指标。

(2)CYFRA21－1：是肺鳞癌中的一种肿瘤标志物，近年来其在宫颈癌中的意义也逐渐受到重视。有研究报道 35% 的宫颈ⅠB～ⅡA 期鳞癌患者 CYFRA21－1 升高，64% 的ⅡB～Ⅳ期患者升高，而对照组中仅 14% 升高，在宫颈腺癌中也有 63% 的患者 CYFRA21－1 水平升高，但对检测宫颈鳞癌的特异性和敏感性均低于 SCCA，作为随访，CYFRA21－1 在宫颈癌中仍有应用价值。单因素分析显示 CYFRA21－1 升高与 FIGO 分期、肿瘤大小相关，但多因素分析未发现相关性。CYFRA21－1 对预测盆腔淋巴结转移、宫颈深肌层浸润的价值似不及 SCCA。

（3）CA125/CEA：宫颈鳞癌妇女中仅 13％～21％的患者血清 CA125 水平升高，但对于宫颈腺癌而言可能比 SCCA 更好。有报道显示，CA125 联合 CA19－9 检测宫颈腺癌的敏感性为 60％，加上 CEA 则敏感性可增至 70％。术后监测 CA125 水平有助于判断预后及对化疗的反应。腺鳞癌患者的血清 CA125，SCCA 和 CEA 水平在中晚期患者中均可升高。单独血清 CEA 在宫颈癌中作用不大，敏感性为 15％，特异性为 90％，宫颈腺癌患者 CEA 水平明显高于鳞癌患者。

5.影像学检查　CT 和 MRI 在宫颈癌中应用广泛，可了解疾病程度、制定治疗方案，但不能改变分期。CT 的空间分辨率较高，较少受肠蠕动及肥胖等因素的影响，能清楚显示盆腔肿块大小、数目和密度，且形态直观。但宫颈的肿瘤与正常宫颈组织对比，呈低强化或等强化密度，易误判为阴性，因此，CT 对宫颈癌尤其是早期宫颈癌原发灶的显示上优势不如 MRI；由于盆腔结构复杂，CT 平扫对于宫颈癌转移淋巴结的敏感性较差，淋巴结累及检出率仅为43％，但 CT 增强对淋巴结转移的判断率明显增高，甚至优于 MRI。另外，对宫颈癌的宫旁浸润缺乏特异性，CT 扫描易将宫旁血管或炎症误认为是宫旁浸润，干扰 CT 的判断而导致高估病变。MRI 在宫颈癌的肿瘤与正常宫颈组织对比方面明显优于超声及 CT 检查，敏感性、特异性和准确性均很高，同时对膀胱、直肠及宫旁浸润的判断也优于 CT。一项 Meta 分析显示，MRI 对于判断宫旁累及的敏感性为 74％，淋巴结累及为 60％；而 CT 对检测宫旁累及的敏感性为 55％。MRI 对宫颈管内病变的诊断有较大帮助，同时有助于准备做根治性子宫颈切除患者的上切缘位置判断。PET/CT 在检测淋巴结转移方面可能更好（78％ vs MRI：67％），CT 和 MRI 对于检测＜1cm 的主动脉旁淋巴结敏感性较差，而 PET 的敏感性可达 84％。PET/CT 则兼顾了解剖学与功能学特点，两种图像共同分析，对宫颈癌的诊断更佳，尤其对盆腔淋巴结转移的诊断，是一种较好的无创性检查方法。影像学在确诊宫颈癌时很少发挥作用，但在已确定为宫颈癌的患者决定治疗计划时是极佳的辅助手段。

6.前哨淋巴结活检（sentinel lymph node mapping，SLN）　前哨淋巴结是指最早接受肿瘤淋巴引流的淋巴结，也是最早发生转移的淋巴结。理论上讲，前哨淋巴结未发生转移，其他淋巴结也不存在转移，故可根据前哨淋巴结的检查结果来决定淋巴的切除范围，以避免大范围的淋巴结清扫术。尽管前哨淋巴结活检不能替代系统的淋巴结切除，但由于几乎无假阳性，原则上在每一病例中都应进行。由于累及的淋巴结可导致治疗措施的改变，因此对于病理学家来说，快速病理的判定就显得十分重要，一旦出现假阴性，则可能存在淋巴结切除不足的高风险率。同时，因为闭孔、骶骨前、腹股沟淋巴结可分别作为骶韧带、主韧带、阴道上段的前哨淋巴结，故前哨淋巴结的确定仍不明确。

其他检查包括：X 线胸片、肝胆脾 B 超、静脉肾盂造影等。对于临床怀疑膀胱或直肠肿瘤的患者，应为其预约麻醉下膀胱镜和直肠镜检查。淋巴管造影也可视情况而行。

二、转移方式

宫颈癌主要以直接扩散的方式局部蔓延，可至颈管内膜、子宫下段、宫旁、阴道壁及膀胱、直肠。其次也可通过淋巴途径转移至宫旁及盆腔甚至腹主动脉旁淋巴结，偶尔，臀上、直肠上、骶骨前淋巴结也可被累及，通常依据病灶可以预测扩散的模式。宫颈的淋巴引流多呈渐进式特点，很少跳跃，多从宫旁、髂内（闭孔、腹下）、髂外以及骶前淋巴结引流至髂总淋巴结，从髂总淋巴结引流至主动脉旁淋巴结。最常见的远处转移部位包括主动脉旁、纵隔和锁骨上淋巴结以及肺、肝、骨骼。如盆腔淋巴结阴性，腹主动脉旁淋巴结转移非常少见，反之，腹主动脉旁淋巴结可被累及,晚期还可见到锁骨上淋巴结转移。有统计显示ⅠB期宫颈癌盆腔淋巴结转移的总体风险约为17%,Ⅱ期宫颈癌腹主动脉旁淋巴结转移风险为16%,Ⅲ期为25%。血行转移不多见,最常见的部位是肺、纵隔、骨和肝,脾、脑和肾上腺偶见。复发大部分发生在最初的24个月内,平均为17个月。

三、FIGO分期

宫颈癌的分期一直依据的是FIGO临床分期系统,是根据盆腔妇科检查和临床评估所决定的,分期一经确定不能更改,不能因为外科手术和影像学发现而改变临床分期,即使复发也不例外。术前没有诊断为浸润性宫颈癌而仅做了简单子宫切除术的病例不能进行临床分期,也不能包含在治疗统计中,可分开报告。子宫颈癌的临床分期始终应用的是FIGO分期,从1950—1994年FIGO共进行了7次宫颈癌分期的修改,基本上都是针对Ⅰ期癌进行的,直到2006年,FIGO开始了对1994年宫颈癌分期的第8次修订工作,于2009年5月正式公布了子宫颈癌的新分期(表3—11)。本次新分期变动不大,有些细微变动如浸润深度以3mm为界或以>3mm为标准等,这些需在日常工作中加以留意,主要变化是在新分期中将ⅡA期细分为ⅡA$_1$和ⅡA$_2$两个亚期,将侵犯阴道但宫颈病灶最大径线≤4cm者分为ⅡA$_1$期,侵犯阴道宫颈病灶最大径线>4cm者分为ⅡA$_2$期,以方便治疗上的描述和预后判断。由于相当部分宫颈癌仅采用放射治疗而不手术,这次修订仍未能解决将宫颈癌临床分期改为手术-病理分期的问题。但不采用手术-病理分期,又无法在分期中体现出影响预后的主要因素-淋巴结转移因素,因此,不做手术-病理分期并不代表可以忽视手术病理提示,对手术后的辅助治疗和判断预后等方面仍应充分考虑手术中的发现和术后病理结果。

表3—11 宫颈癌2009 FIGO临床分期

Ⅰ	肿瘤严格局限于宫颈(扩展至宫体将被忽略)
ⅠA	镜下浸润癌。间质浸润≤5mm,水平扩散≤7mm
ⅠA$_1$	间质浸润≤3mm,水平扩散≤7mm
ⅠA$_2$	间质浸润>3mm,且≤5mm,水平扩展≤7mm
ⅠB	肉眼可见癌灶局限于宫颈,或临床前病灶>ⅠA期[1]
ⅠB$_1$	肉眼可见病灶最大径线≤4cm
ⅠB$_2$	肉眼可见病灶最大径线>4cm
Ⅱ	肿瘤超越宫颈,但未达骨盆壁或未达阴道下1/3
ⅡA	无宫旁浸润,但阴道累及未达阴道下1/3
ⅡA$_1$	肉眼可见宫颈病灶最大径线≤4cm
ⅡA$_2$	肉眼可见宫颈病灶最大径线>4cm
ⅡB	有明显宫旁浸润,但未达骨盆壁
Ⅲ	肿瘤扩展到骨盆壁和(或)累及阴道下1/3和(或)引起肾盂积水或肾无功能者[2]
ⅢA	肿瘤累及阴道下1/3,但宫旁浸润没有扩展到骨盆壁
ⅢB	肿瘤扩展到骨盆壁和(或)引起肾盂积水或肾无功能
Ⅳ	肿瘤播散超出真骨盆或(活检证实)侵犯膀胱或直肠黏膜。疱状水肿不能分为Ⅳ期
ⅣA	肿瘤播散至邻近器官(侵犯膀胱、直肠黏膜)
ⅣB	肿瘤播散至远处器官

(1)所有肉眼可见病灶甚至于仅仅是浅表浸润也都定为ⅠB期。浸润癌局限于可测量的间质浸润,最大深度为5mm,水平扩散不超过7mm。无论是从腺上皮或是表面上皮起源的病变,从上皮的基底膜量起浸润深度不超过5mm。浸润深度总是用毫米(mm)来报告,甚至早期(微小)间质浸润(0~1mm)。静脉或淋巴等脉管浸润均不改变分期。(2)直肠检查时肿瘤与盆腔间无肿瘤浸润。任何不能找到其他原因的肾盂积水及肾无功能都应包括在内

TNM 分期系统由美国肿瘤联合会提出,与 FIGO 临床分期有很好的一致性。TNM 主要用于疾病的手术病理评估,FIGO 用于临床评估,所有的组织学类型都包括在内。

四、预后因素

1. 肿瘤大小及切缘 研究显示,根治性手术治疗后的Ⅰ期宫颈鳞癌患者肿瘤病灶的大小与 3 年无瘤生存率明显负相关;与肿瘤间质浸润深度也有强烈的相关性:浸润<1cm 者为 86%~94%,1.1~2cm 者 71%~75%,≥2.1cm 者 60%;无宫旁累及的患者,生存率为 84.9%,有宫旁肿瘤蔓延者为 69.6%。Rutledge 等比较了行根治性子宫切除术治疗的患者,发现ⅠB 期患者的脉管浸润和宫颈间质浸润深度与预后明显相关;宫旁内侧累及的ⅡB 期患者明显好于宫旁外侧累及患者;单侧蔓延至盆壁的ⅢB 期患者明显好于双侧蔓延至盆壁者;手术治疗的ⅠB 期患者,无论放疗与否,切缘阳性较阴性者预后差,且切缘距离病灶的远近与复发率明显相关。

2. 盆腔及腹主动脉旁淋巴结 尽管 FIGO 分期对预后有重要意义,分期越晚预后越差,但许多研究显示,盆腔及腹主动脉淋巴结有无转移对预后的影响比分期更大,而 FIGO 分期并未将淋巴结状况给予考虑。研究显示,行手术治疗的患者无区域淋巴结转移者 5 年存活率 ≥90%,而盆腔淋巴结阳性者 5 年存活率仅为 50%~60%,腹主动脉旁淋巴结阳性者仅为 20%~45%。Delgado 等报道了 545 名宫颈癌患者的 3 年无瘤存活率,盆腔淋巴结阴性者为 85.6%,淋巴结阳性者为 74.4%,因此,认为淋巴结受累是影响存活率的独立危险因素,阳性淋巴结数目越多,5 年存活率越低。

3. 脉管浸润(LVSI) 脉管浸润也是重要的预后因素,有或无脉管浸润的患者无瘤生存率分别为 77% 和 89%。有作者对 101 名手术治疗的ⅠA_2~ⅡA 期宫颈癌患者的研究显示,脉管浸润与术后复发密切相关,而与脉管浸润的密度无明确相关;手术治疗的早期宫颈癌患者,术前活检标本的脉管浸润与淋巴结转移有强烈相关性。

4. 缺氧和贫血 Fuso 等发现,血红蛋白水平是局部浸润性宫颈癌患者对新辅助化疗反应的强有力的预测值,血红蛋白 12g/L 可以作为判断的临界值,但是否纠正了贫血就可以改善氧合状态和治疗结果,回答不确定,有数据显示仅 50% 经输血提高了血红蛋白的患者其肿瘤氧合状态有所增加,但肿瘤乏氧与肿瘤大小之间的关系提示改善供氧并不一定改善结局。一系列用于纠正贫血的措施,如应用促红细胞生成素等并未显示出其优越性,甚至有报道应用促红细胞生成素组生存率反而降低,分析可能与输血降低机体的免疫功能有关。

5. 生物标志物和生物显像 许多作者对可能与宫颈癌预后相关的生物标志物进行评估,如肿瘤增殖参数、凋亡指数等,但结果不一,更不清楚如何利用这些指标改善治疗。Gaffney 等对 55 个宫颈癌患者的样本进行了 EGFR、VEGF、TOPO—Ⅱ、COX—2 的免疫组化测定,评估其表达与预后的相关性,结果显示,VEGF 和 COX—2 的染色增加与死亡风险相关。代谢性生物显像被作为可能的预后标志物也渐用于对预后的评价中,此方法是应用[18]F—FDG—PET 技术,观察标准化的摄入值与无瘤生存之间的相关性,有研究发现,两者间存在明显相关性,因此,建议 FDG 摄入值增高患者的初始治疗可以给予更强的治疗;Grigsby 等发现,在 PET/CT 扫描显示淋巴结阴性的患者,同步放化疗与单独放疗相比没有显示优越性。

6. 组织病理学 相同分期的腺癌和鳞癌生存率相似,ⅠB 期的腺癌和鳞癌患者无额外危险性,尽管腺癌患者≥3 个淋巴结转移的发生率高,但整体生存率和无瘤生存率无差异,但有学者对 266 名宫颈鳞癌患者和 144 名宫颈腺癌患者进行配对分析,发现Ⅰ～Ⅱ期腺癌患者的 5 年、10 年生存率明显降低;黏液性和子宫内膜样腺癌之间无预后差异。腺鳞癌较腺癌在组织学上具有更高的侵袭性、肿瘤级别和血管浸润性。

五、各期子宫颈癌的治疗

1. 原位癌 该类型基本无淋巴结累及的危险,通常通过局部治疗如锥切或简单的子宫切除术即可,术前应阴道镜检查阴道,如果存在阴道高级别上皮内瘤变,应酌情同时切除。如果患者要求保留生育功能,倾向于应用更保守的方法,但保守的方法治疗后残余高危 HPV 感染、切缘阳性、年龄偏大者复发率也高。锥切后如有 CINⅢ残留、颈管内切缘仍为 CIN 及颈管内诊刮阳性,则有发展为浸润癌的风险。锥切后颈管内诊刮阳性是预测疾病持续的最重要的相关因素,患者锥切后如宫颈管内诊刮阳性或原位癌锥切标本颈管内切缘阳性,应该在子宫切除术前重复锥切或宫颈管内诊刮以免导致浸润性宫颈癌的不合适治疗。

原位腺癌的处理存在争议,有应用锥切治疗原位腺癌和ⅠA_1期宫颈腺癌 2 年以上无复发的报道,但锥切手术的成功需要建立在切缘阴性和无脉管浸润的基础上。Wolf 等报道 55 名妇女应用锥切治疗,80%的患者随后进行了子宫切除术,其中 33%(7/21)的锥切标本切缘阴性者在全子宫切除标本上仍有残余病变,甚至 3 名为浸润性宫颈腺癌;53%(10/19)锥切后有阳性切缘的患者在子宫切除标本中有残余病变,5 例为浸润性腺癌,因此,有学者强调锥切后应行宫颈管内诊刮,对检测病灶残留的阳性预测值接近 100%。就锥切后切缘状态的重要作用,原位腺癌患者更推荐行冷刀锥切。原则上原位或微浸润腺癌不推荐锥切的基本原因在于腺癌多位于宫颈管内,锥切常难以切净。

2. Ⅰ A 期癌(微浸润癌) 微浸润的定义为突破基底膜但有很少或无淋巴管累及或扩散的危险。ⅠA_1期报道有 0.8%的淋巴结转移率,且随着间质浸润深度增加淋巴结转移率也有所增加。Ⅰ A 期宫颈癌治疗后复发率很低,故对于无 LVSI 需保留生育力者可采用锥切治疗(2A 类推荐),以阴性切缘≥3mm 为佳,但如锥切后切缘阳性或颈管内诊刮仍阳性,应再次锥切评价＋盆腔淋巴结切除或 SLN(2B 类推荐)或行根治性子宫颈切除,锥切推荐冷刀为佳。

对于有 LVSI 需要保留生育力者,除上述处理外,可行盆腔淋巴结切除及腹主动脉淋巴结活检。对无需保留子宫的ⅠA_1期无 LVSI 患者,可经腹、经阴道或腹腔镜下行筋膜外全子宫切除术,手术控制率接近 106%;有 LVSI 者较无 LVSI 者肿瘤复发率高(9.7% vs 3.2%),也是盆腔淋巴结转移的重要因素,因此,对有 LVSI 的ⅠA_1期患者,2014 年,NCCN 指南建议应按ⅠB_1期的宫颈癌处理,采用改良根治性子宫切除＋盆腔淋巴结切除术。

ⅠA_2期的处理有争议,大锥切对需保留生育力无 LVSI 者仍可选择,阴性切缘仍需 3mm 以上,但若切缘阳性,重复锥切评价＋腹腔镜下淋巴结切除术或直接行根治性子宫颈切除＋盆腔淋巴结切除术±腹主动脉旁淋巴结的取样。ⅠA_2期患者若 LVSI 阳性,采用保守的方法治疗不合适,因为平均淋巴结转移率可达 5%～13%,LVSI 阳性并且病灶范围广泛者预后更差,因此,2014 年 NCCN 推荐的ⅠA_2期宫颈鳞癌如无需保留生育力者的治疗方案是改良的(Ⅱ型)根治性子宫切除术和盆腔淋巴结清扫术±腹主动脉旁淋巴结的取样,同样也可选择根治性放疗(腔内、外放疗,A 点 70～80Gy)。但有学者认为,单纯的或改良的根治性子宫切除术对于ⅠA_2期无 LVSI 患者已足够,也有学者认为,单纯子宫切除术＋盆腔淋巴结切除术对ⅠA_2期也适合。对于ⅠA_2期患者最值得推荐的还是改良的根治性子宫切除术＋盆腔淋巴结清扫术。对不能手术的患者,可应用腔内放疗,有研究报道 34 名 I A 期患者,13 例仅接受腔内放疗,其余 21 例加用盆腔放疗,只有 1 例复发,总体并发症率约 6%。

3. IB_1 和 IIA_1 期癌(非巨块型) IB_1 期和 IIA_1 期的患者,2014 年,NCCN 指南仍作为 1 类推荐的是行根治性子宫切除+盆腔淋巴结切除±腹主动脉旁淋巴结的取样;也可直接行盆腔放疗+腔内近距离放疗(A 点 80~85Gy,B 点 50~55Gy),可同时行铂为基础的同步放化疗;或对于要求保留生育功能者行根治性宫颈切除术+盆腔淋巴结清扫术+腹主动脉旁淋巴结的取样,术后根据手术情况酌情行放化疗。此期就治疗结果来说,根治性手术和全量放疗的结果相似,至于选择哪种治疗方式可根据所在医疗单位的情况、肿瘤专家的特长、患者的整体情况及肿瘤的特点而定。年轻妇女倾向于手术治疗,因为手术可以保留卵巢功能、阴道弹性及性功能,术中可将卵巢移位,避开日后可能补充放射时的射线损伤,从而预防放疗性卵巢衰竭。卵巢功能的保留与卵巢接受的辐射剂量有关。根治性子宫切除术可以经腹、经阴道或腹腔镜、机器人辅助下进行。卵巢的转移率非常低,约为 0.9%,故附件切除不是根治性子宫切除术的内容,应根据患者的年龄或其他因素具体考虑。手术最常采用的类型为 II 型和 III 型术式。 II 型手术时间短,失血和输血率低,术后并发症和 III 型相似,长期并发症 II 型少于 III 型。腹腔镜或机器人下根治性子宫切除术伴或不伴盆腔淋巴结切除与常规根治性子宫切除术比较具有住院时间短的优点,手术时间、并发症、获得的淋巴结数量相似,与常规标准手术的效果相当甚至复发率还低。根治性手术会缩短阴道长度,但放疗除缩短阴道长度外,还缩小阴道宽度及润滑度,这些症状均可通过激素替代和阴道扩张等方法得以减轻。

4. IB_2 和 IIA_2 期癌(巨块型) 此期肿瘤和所谓的桶状宫颈肿瘤有更高的中央型复发、盆腔和腹主动脉旁淋巴结转移及远处扩散率。2014 年,NCCN 指南认为最适合的治疗是盆腔放疗+腔内近距离放疗(A 点≥85Gy)+含顺铂的同步放化疗(1 类推荐);根治性子宫切除+盆腔淋巴结切除±腹主动脉旁淋巴结取样被作为 2B 类推荐,由于局部大肿瘤的盆腔及腹主动脉旁淋巴结转移概率高,故对有可能盆腔淋巴转移者应行腹主动脉旁淋巴结切除术,也有专家建议对此期患者的手术以先行腹腔镜淋巴结切除判断为妥,若淋巴结阴性则继续做根治性子宫切除,若淋巴结阳性则不再子宫切除,改为同步放化疗;而盆腔+腔内放疗(A 点 75~80Gy)+含顺铂的同步放化疗后,辅助性子宫切除术(AHPRT)为 3 类推荐。GOG 对宫颈直径>4cm 的 256 名 IB_2~IIA_2 期患者进行了研究,对比应用全量放疗(体外+腔内照射)与术前放疗+腔内放疗+放疗后辅助性子宫切除术的治疗效果,结果 3 年总体无瘤生存率和生存率分别为 79% 和 83%,进展发生率分别为放疗组为 46%,联合手术组为 37%,但长期随访结果显示,联合手术组与放疗组相比并不能提高生存率,毒性反应两组相似,但手术组的并发症率较高,改为以腹腔镜方式完成手术可降低并发症率。对被切除的子宫标本进行病理学检查显示,48% 无肿瘤残留,40% 有显微镜下肿瘤残留,12% 有肉眼肿瘤残留,与病理学检查无肿瘤患者比较,病死率高出 1 倍。实施 AHPRT 的主要动机是减少盆腔复发率,但其使用仍存在争议,因为整体生存率不受影响。AHPRT 可能的受益者是:颈管内有>4cm 的大块病灶;宫颈管受肿瘤压迫解剖位置不清使腔内放疗置管困难、限制了近距离放疗;放疗后病灶持续存在。对此期患者的常规处理仍倾向于直接放化疗,但放疗前应仔细影像学评估,观察病变范围及转移情况,以制订出合理的放疗野及治疗方案。

5. IIB~IVA 期癌(局部晚期癌) 2014 年,NCCN 指南对此期患者的处理给予如下建议:①首先通过影像学(CT,MRI,PET/CT)手段描绘出肿瘤的体积、可疑转移灶及盆腹腔淋巴结状况。②对影像学可疑的部位进行细针穿刺病理检查。③采用腹膜外或腹腔镜切除盆腹腔淋巴结，以得到"手术分期"结果(2B 类推荐)，因为影像学常难以分辨出存在微小转移灶的淋巴结，使得放疗时被忽略，而且手术切除腹主动脉旁淋巴结的效果优于放疗，因为延伸野放疗区的剂量难以增量，故只能对含有微小转移的腹主动脉旁淋巴结有用。

对于经上述检查确定无淋巴结转移或病灶局限于盆腔者，推荐同步放化疗(盆腔外照＋腔内放疗＋顺铂为基础的同步化疗)作为ⅡB～ⅣA 期宫颈癌的初始治疗(1 类推荐)。同步化疗推荐的方案包括：①顺铂周疗：顺铂 40mg/m²，外照射期间每周 1 次。②顺铂＋氟尿嘧啶，每 3～4 周 1 次。③顺铂＋吉西他滨同步放化疗，并在停放疗后继续应用 2 个疗程化疗，此方案经国际性Ⅲ期临床试验显示，与同步顺铂＋放疗相比对 PFS(progress－freesurvival，无进展生存)，OS 均有改善，但其不良反应也明显增加。对于影像学提示有腹主动脉、盆腔淋巴结转移者应行腹膜外淋巴结切除后，再行腹主动脉区延伸野放疗，同时行顺铂为基础的同步放化疗。ⅡB 期患者单用放疗的 5 年生存率为 60%～65%，盆腔控制失败率为 18%～39%。GOG 85 试验中对ⅡB～ⅣA 期肿瘤患者中位随访 8.7 年显示，采用铂类为基础的化疗联合放疗的生存率可达 55%。对肿瘤没有浸润到盆壁的ⅡB～ⅣA 期患者，特别是合并有膀胱阴道瘘或直肠阴道瘘无法局部放疗者，盆腔脏器廓清术可能是唯一尚有潜在治愈可能的治疗选则。同步放疗方案为：体外照射可采用盆腔 4 野照射或盆腔前后野照射，盆腔前后野照射为先给予全盆照射 25～30Gy，以后中间挡铅[4×(8～10cm)]再照射 15～20Gy；腔内照射 A 点 35～40Gy(高剂量率)；总照射推荐剂量为 A 点 85～90Gy，B 点 55～60Gy。髂总或主动脉旁淋巴结阳性者，行延伸野放疗。特别提出的是对ⅡB 期宫颈癌的处理，因为宫颈癌的分期完全依赖于妇科肿瘤医师的手感，早期宫旁浸润的判断难免带有主观性，故对ⅡB 期宫颈癌的处理我们认为可有一定的灵活性，即对有些阴道穹无浸润、年龄较轻、坚决要求手术者，可以在充分评估后给予手术治疗，必要时先期化疗 1～2 次再手术，2014 年的 NCCN 指南中也提到了类似处理。我们在临床工作中发现，术前诊断为可疑ⅡB 期的患者，术后病理评价时几乎均无主、骶韧带的转移存在，说明 EB 期宫颈癌的临床诊断常可能比真实分期偏重，但估计手术后很可能需补充放疗的(已存在局部肿瘤极大、深层浸润、LVSI 等)仍以不手术为佳，以避免增加术后放疗并发症。

6.ⅣB 期癌(远处转移癌)　此期患者的治疗是以顺铂为基础的化疗为主，个体化局部放疗为辅，手术几乎不予考虑。但临床试验显示，对化疗的反应时间非常有限，因此几乎罕见生存获益。常用的一线化疗方案包括：顺铂＋紫杉醇＋贝伐单抗(1 类推荐)、顺铂＋紫杉醇(1 类推荐)、顺铂＋托泊替康(2A 类推荐)、卡铂＋紫杉醇(2A 类推荐)。

GOG169 试验显示，顺铂＋紫杉醇与单药顺铂比较，治疗有效率(RR)提高(36% vs 19%)，PFS 延长(4.8 个月 vs 2.8 个月，P＞0.001)，OS 无改善，对顺铂＋紫杉醇治疗有效者，生活质量也明显改善。GOG179 试验显示，顺铂＋托泊替康与单药顺铂比较，联合治疗组优于单药组，总有效率(27% vs 13%，P＝0.004)，PFS(4.6 个月 vs 2.9 个月，P＝0.014)，中位 OS(9.4 个月 vs 6.5 个月，P＝0.017)，但顺铂＋托泊替康的不良反应较顺铂＋紫杉醇组重，可以作为对紫杉醇不耐受患者的一种治疗选择。GOG204 比较了顺铂＋紫杉醇、顺铂＋托泊替康、顺铂＋吉西他滨、顺铂＋长春瑞滨 4 组药物的治疗效果，结果无统计学差异，但顺铂＋紫杉醇仍略显优势。GOG240 试验是将贝伐单抗分别加入化疗联合方案：顺铂＋紫杉醇＋贝伐单抗(1 类推荐)及托泊替康＋紫杉醇＋贝伐单抗(2B 类推荐)，结果显示，明显改善了 OS(17.0 个月 vs 13.3 个月，P＝0.004)。托泊替康＋紫杉醇(2A 类推荐)并不优于顺铂＋紫杉醇,但可用于铂类过敏者。尽管贝伐单抗可以引起高血压、血栓、胃肠道瘘等并发症,但患者的生活质量并未下降(P=0.3)。二线治疗多采用单药,如贝伐单抗、多西他赛、氟尿嘧啶、吉西他滨、异环磷酰胺、伊立替康、丝裂霉素、托泊替康、培美曲塞及长春瑞滨。疫苗治疗及特异性靶向治疗尚未进入临床阶段。

六、子宫颈癌的手术治疗

1.手术适应证　手术仅适用于ⅠA,ⅠB$_1$和ⅡA$_1$期患者。由于宫颈癌的年轻化、腺癌比例的增加及卵巢保留的要求,也有人建议对中青年局部晚期、大癌灶(ⅠB$_2$,ⅡA$_2$,ⅡB)患者给予新辅助化疗(neoadjuvant chemotherapy,NACT)后手术治疗。NACT是指对此期患者先行数个疗程化疗,若有反应,肿瘤有缩小趋势则行手术治疗,以增加手术满意率,但这种治疗方式仍存在争议。经NACT缩小病灶后手术可以保留卵巢和阴道功能,对于阴道切除>3cm时可酌情做阴道延长术(腹膜返折阴道延长术、乙状结肠阴道延长术)。由于宫颈腺癌对放疗欠敏感,因此,只要患者能耐受手术且估计病灶尚能切除者,无论期别如何,均应尽量争取手术。鉴于肿瘤体积增大时盆腔淋巴结受累率也增加(肿瘤直径<2cm淋巴结转转移约6%,>4cm为36%),ⅠB$_2$~ⅡA$_2$期患者初始手术治疗后有50%~80%需要辅助放疗或放化疗,因此,对于肿瘤直径>4cm的患者不推荐手术治疗,以避免手术后放疗并发症增加的风险。

2.手术范围　宫颈癌的临床分期是以宫颈原发癌灶对宫旁主、骶韧带和阴道的侵犯而确定的,因此,宫颈癌广泛手术是以切除对宫旁主、骶韧带和阴道的宽度来确定的。手术范围包括子宫、宫颈及骶、主韧带,部分阴道和盆腔淋巴结,一般不包括输卵管和卵巢。盆腔淋巴结清扫范围包括双侧髂总、髂外、髂内、深腹股沟、闭孔深、浅组淋巴结,如果髂总淋巴结阳性,应取样甚至清扫到腹主动脉旁淋巴结。ⅡB~ⅣA期患者,推荐采用腹膜外或腹腔镜切除盆腹腔淋巴结后(手术分期)再行放化疗。放疗后中央型复发患者推荐行Ⅳ型根治术。中央型复发特别是有生殖道瘘的患者,则建议行Ⅴ型根治术。

3.手术类型　1974年,Piver Rutledge将广泛子宫切除术术式分为5种类型,Ⅰ型:筋膜外子宫切除术;Ⅱ型:改良根治性子宫切除术即次广泛子宫切除术,切除1/2骶、主韧带和部分阴道;Ⅲ型:根治性子宫切除术即广泛性子宫切除术,靠盆壁起切除骶、主韧带和上1/3阴道;Ⅳ型:扩大根治性子宫切除术:从骶、主韧带的盆壁部切除全部骶、主韧带和阴道1/2~2/3;Ⅴ型:盆腔脏器去除术,可分为前盆、后盆、全盆去脏术(表3-12)。

表3-12　≤Ⅲ型子宫切除术手术范围

	筋膜内	Ⅰ型筋膜外	Ⅱ型	Ⅲ型
宫颈筋膜	部分切除	完全切除		
阴道切除长度	无	少量环形切除	1~2cm	阴道上1/3
膀胱	部分推开			完全推开
直肠	不推开	部分推开		完全推开
输尿管	不推开	打开输尿管隧道		完全游离输尿管直至膀胱入口
主韧带切除长度	紧贴子宫切断	在输尿管水平切断		紧贴骨盆壁切除
骶韧带切除长度	紧贴宫颈切断	部分切断		紧贴骨盆壁切除
宫体	全部切除			
宫颈	部分切除	完全切除		

4. 手术方式

(1)经腹子宫颈癌根治术:由 Werthiem 奠定,为经典术式,是早期子宫颈癌的主要手术方式。

(2)经阴道广泛全子宫切除术和经腹膜外盆腔淋巴结切除术:经阴道广泛全子宫切除术为 Schauta(1901 年)创立,可避免进腹腔对胃肠道的干扰,术后恢复快。但经阴道手术的视野小,暴露困难,遇到宫颈癌灶较大时,切除主韧带和宫骶韧带的宽度受限,且还需改变体位行腹膜外盆腔淋巴切除,手术时间长,故仅建议在<2cm 病灶患者中应用。

(3)腹腔镜及机器人下子宫颈癌根治术:腹腔镜及机器人手术的优势是:①与经腹子宫颈癌根治术相比,创伤小、腹腔干扰少、术后恢复快。②在微创的前提下可准确评估区域淋巴结状况,帮助决定治疗方案。③一旦需要补充术后放疗时,由于手术性肠粘连率低,相应的放疗肠并发症率也低。

(4)保留神经功能的根治性子宫切除术:传统的根治性子宫切除术中因盆底支配膀胱、直肠的自主神经受损,影响其器官功能,术后可出现尿潴留、排便困难等。近年来,保留神经功能的宫颈癌根治术受到重视,手术时保留盆腔内脏神经、盆腔神经丛及膀胱背侧神经支,可改善术后膀胱、直肠功能。日本的小林隆最早在宫颈癌开腹手术中保留膀胱神经,减少了术后尿潴留的发生,主要方法是在切除主韧带时推开盆腔交感神经,此后他又提出了保护盆腔内脏神经丛的手术步骤,这种保留神经的术式称为"东京术式"。在未保留神经的患者中,37% 术后 1 个月有尿潴留;而保留了一侧或双侧神经的患者,尿潴留率降为 10%。德国学者 Hockel 等提出,宫颈癌广泛子宫切除术中利用吸脂术保护神经的建议。虽然手术中保留膀胱神经有许多优点,但对保留神经与广泛手术之间是否存在矛盾,是否同时保留了较多的宫旁组织而增加宫颈癌的复发机会等尚存争议。

(5)根治性子宫颈切除术(radical trachelectomy):该手术是为有生育要求的患者设计的,是近年来兴起的一种新型术式。1987 年,Dangent D 首次进行了经阴道切除宫颈和宫旁组织(经阴道根治性宫颈切除术,VRT)以及上段阴道切除,在宫颈子宫结合处放置环扎带,以及腹腔镜下盆腔淋巴结切除术(LPL),此后该手术不断完善,并可经腹、经阴道、经腹腔镜完成,经腹进行此手术与经阴道手术比较可切除更宽的宫旁组织。2009 年的 NCCN 指南曾将此手术的适应证扩大至病灶直径≤4cm 的 IB_1～IIA_1 期患者,但近年的实践证实,肿瘤体积过大时往往肌层浸润深,淋巴转移的风险高,且肿瘤过大时宫颈旁、阴道旁组织难以切净,也易侵犯子宫下段,增加了复发的风险。

因此,随后至 2014 年的 NCCN 指南均将此手术限用于临床分期为 IA_2 或 IB_1 及病灶直径≤2cm 者。可采用腹腔镜完成淋巴结切除或 SLN(2B 类推荐)及根治性宫颈切除,但不推荐用于宫颈小细胞神经内分泌肿瘤或偏微腺癌患者,因为目前尚缺乏相关安全性证据。经阴道的根治性宫颈切除术适用于病灶≤2cm 者,病灶为 2～4cm 的 IB_1 患者,处理上可由有经验的手术医师酌情决定,可经腹或腹腔镜、机器人手术完成。Plante 等报道了 72 名应用 VRT＋LPL 术治疗的患者,中位年龄为 32 岁,74% 未产,术后 31 名妇女共妊娠 50 次,早期和中期流产率为 16% 和 40%,72% 的妊娠达到了晚期,整体早产率为 16%～19%,总体复发率为 4%。Marchiole 等将病灶<2cm 的患者分别行 VRT＋LPL 与根治性经阴道子宫切除术＋LPL 进行了比较,结果显示,术中并发症(2.5% vs 5.8%)、术后并发症(21.2% vs 19.4%)及复发率相似(5.2% vs 8.5%)。

该术式的术前评估包括：①复核病理切片,明确浸润深度、宽度、组织类型及细胞分化程度。②进行 CT 或 MRI 检查,充分估计宫颈管长度,确定宫颈内口至病变的距离,除外宫旁、宫体浸润或扩散以及淋巴结转移。③应在手术前麻醉下再次进行认真窥视及三合诊,进行临床分期核对,了解阴道长度、宽度及暴露情况,为手术实施提供依据。

手术步骤分四步：①腹腔镜下盆腔淋巴结切除,并行第一次冷冻病理检查,淋巴结阴性则手术继续,若阳性则改为放疗或放化疗。②根治性子宫颈切除,上切缘距离病灶应 $>5mm$,并取子宫端切缘组织进行第二次冷冻病理检查,若 $>5mm$ 的切缘阴性,则进行阴道和子宫端切缘吻合及功能重建;若切缘和病灶距离 $<5mm$ 内阳性,则应放弃子宫体,切除子宫。③子宫颈内口环扎,预防宫颈过短或内口松弛造成的功能不全而致晚期流产及早产,并于宫颈管内放置硅胶管支架预防吻合口粘连或狭窄。④缝接残余宫颈和阴道黏膜,恢复完整生殖道。该手术的主要并发症为：宫颈内口松弛、宫颈管狭窄、流产、早产等。

(6)盆腔和腹主动脉淋巴结切除术：对于盆腔淋巴结无论影像学检查、腹腔镜评估及冷冻切片(包括 SLN)均未显示累及的患者,在根治性手术时是否需要腹主动脉旁淋巴结切除仍有争议。若盆腔淋巴结阴性,腹主动脉旁淋巴结多为阴性,可不行腹主动脉旁淋巴结切除;如果在最初的腹腔镜分期中发现盆腔淋巴结受累,则应行腹主动脉旁淋巴结切除。淋巴结受累数目 $\leqslant2$ 个,根治性手术是合理的选择;如果受累淋巴结数 >2 个,应放弃根治性子宫切除术,改为同步放化疗是最好的选择。如果在最终病理学检查时才发现盆腔淋巴结累及(非最初的冷冻切片或假阴性的冷冻切片),二次手术时应行腹主动脉旁淋巴结切除。

5.手术后的辅助治疗 术后是否补充辅助治疗取决于手术中发现、术后病理及疾病的分期。对于根治性子宫切除术后无危险因素(无淋巴结、切缘、宫旁浸润,无大肿瘤、深层间质浸润及 LVSI)的 IA_2 , IB_1 及 IIA_1 期患者,术后可不再治疗,仅定期随访即可;否则应予术后盆腔放疗(2014 年 NCCN1 类推荐) $\pm$ 顺铂为基础的同步化疗(2B 类推荐)。

有报道在 $IB\sim IIA$ 期仅采用标准放疗的患者 5 年生存率 IB 期为 $85\%\sim90\%$, IIA 期为 $65\%\sim75\%$;而此期行根治性手术治疗后发现有宫旁累及、阴道切缘阳性和(或)淋巴结阳性,需要术后补充放疗的比率 IB_1 期为 $54\%(62/114)$, IB_2 期为 $84\%(40/55)$ 。尽管生存率无差异,但术后补充放疗组发生严重并发症率明显高于仅放疗组(28% vs 12% , $P=0.0004$),其原因可能为手术容易造成盆腔小肠粘连,使固定于盆腔的部分小肠受到较大的放疗剂量引起肠壁纤维化、肠坏死、甚至肠梗阻、肠瘘。因此,有学者建议对 $IB\sim IIA$ 期患者术前也需要仔细评估,对于术后极有可能补充放疗者最好放弃手术,选用一种方法(手术或放疗)治疗,而不是两种方法(手术＋放疗)更好。术后有复发高危因素者采用同步放化疗(concurrent chemo－radiotherapy,CCRT)可以改善生存率,化疗方案主要为氟尿嘧啶＋顺铂或单用顺铂。髂总或腹主动脉旁淋巴结阳性者,应考虑扩大野放疗。对阴道切缘阳性者,术后可通过放置阴道模具实施腔内放疗,但此部位的近距离放疗因已无子宫颈遮挡,距离膀胱、直肠极近,剂量稍大即有发生瘘的风险,因此,许多机构并不采用。我们的临床经验是,一旦遇此高危因素则再次经阴道手术,部分或全部切除残余阴道,从而避免了手术后的经阴道放疗。

辅助性术后盆腔放疗分为中危组(局部大肿瘤、间质浸润深、LVSI)与高危组(盆腔淋巴结阳性、切缘或近切缘阳性、宫旁浸润阳性)。回顾性和前瞻性分析显示,在完成根治性手术的中、高危组患者中,辅助性术后盆腔放疗明显改善局部控制率及无瘤生存率。在高风险的患者中加入同步化疗作用更明显。

(1)中危组:荷兰的一项回顾性研究观察了 51 例淋巴结阴性的中危组肿瘤患者,34 例接受了放疗,17 例未接受放疗。结果放疗组 5 年无瘤生存率为 86%,对照组为 57%。GOG92 对 277 例 IB 期宫颈癌广泛术后淋巴结阴性的患者进行术后辅助盆腔放疗的比较,140 例未补充放疗,137 例根治性子宫切除术后存在间质浸润 >1/3,LVSI(+),肿瘤直径 >4cm 3 项中 ≥2 项的患者给予术后补充放疗,全盆外照射 46~50.4Gy,未使用近距离放疗,平均随访 5 年。结果显示,加用放疗组复发率显著下降(15% vs 28%),2 年时无复发率为 88% vs 79%,Cox 模型分析表明,放疗组的复发风险降低了 44%。在附加的随访和数据成熟后,Rotman 等从 GOG92 中得出最后结论,与观察组相比,放疗组的复发危险性下降了 46%(P=0.007),进展或死亡的风险也有所下降(P=0.009)。尤其令人惊奇的是术后放疗对腺癌或腺鳞癌患者的作用,放疗组只有 8.8% 的复发率,而对照组是 44%,12 年后的随访显示,补充放疗组的 PFS 明显延长,总生存也有改善趋势(P=0.074),尚未达到统计学意义。但有严重或威胁生命的不良反应在补充放疗组高达 7%,对照组仅 2.1%。即便如此,术后放疗作为手术后的有效补救措施,权衡利弊,仍推荐有中危因素者补充放疗。

最近一项对 2158 例 IB~IIA 期宫颈癌患者术后的队列研究提出了中危组"4 因素模式"的复发预测指标,4 因素包括:肿瘤 ≥3cm,宫颈深(外 1/3)间质浸润,LVSI,组织学为腺癌或腺鳞癌。该研究显示,在根治性手术后只要存在任何 2 项因素对预测复发均有意义。至于在中危组是否放疗同时给予同步化疗目前仍不清楚,GOG263 正在进行 III 期临床试验。

(2)高危组:盆腔淋巴结转移可能与病灶大小、间质深度侵犯、LVSI 相关,属于术后辅助盆腔放疗的指征。美国西南肿瘤协作组领导的一项 SWOG/GOG/RTOG 临床试验,对手术后有盆腔淋巴结转移、宫旁累及、切缘阳性的 IA₂,IB 或 IIA 期患者放疗同时加用或不加用 CCRT 进行了研究。127 例患者给予盆腔外照射加氟尿嘧啶、顺铂同步化疗,116 例患者仅给予盆腔外照射治疗,中位随访时间为 43 个月。结果显示,放疗加同步顺铂、氟尿嘧啶化疗组的 3 年生存率为 87%,而单独放疗组仅 77%,差异有显著意义,PFS(P=0.003),OS(P=0.007)。化疗似乎可以减少盆腔和盆腔外的复发,但化疗组急性毒性反应更多见,权衡利弊,认为术后补充全盆照射+含铂的同步化疗±阴道近距离放疗可使患者明显获益,因此,NCCN 指南将手术后存在高危因素的患者术后补充同步放化疗作为 1 类推荐。Monk 等进一步分析了这项随机试验的数据,以评估患者在哪些分组的辅助治疗中更能获益,在中位随访 5.2 年时,化放疗与单纯放疗组的存活率分别为 80% 和 66%。单因素分析显示,化疗疗效最为显著的是肿瘤直径 >2cm 和 1 个以上淋巴结转移的患者。Kim 等提供了一系列接受术后放疗患者的详尽分析数据发现,死亡和复发率随阳性淋巴结数目而增加,无阳性淋巴结者 5 年无瘤生存率为 89%,而有 1,2,≥3 个淋巴结阳性的患者生存率则分别降低至 85%,74%,56%。

约 85% 参与 SWOG/GOG/RTOG 分组研究的患者有盆腔淋巴结累及,但仅有 5% 的患者切缘阳性。手术切缘靠近病灶或切缘阳性、宫旁累及被认为是高危因素,应行辅助性放化疗,但对一些仅有接近或阳性切缘的患者,仅术后放疗可能就已足够。Estape 等对 51 例行根治性子宫切除但切缘距病灶 ≤5mm 的患者进行了回顾性分析,23 例患者淋巴结阴性但病灶离切缘 ≤5mm,虽然接受放疗的 16 例患者还有其他危险因素,但接受辅助盆腔放疗者复发率明显降低(12.5%)、5 年生存率显著提高(81.3%)。Uno 等分析了 117 例有宫旁浸润接受辅助性放疗的患者,51 例淋巴结阴性患者中只有 6 例盆腔外复发,5 年总生存率和无复发生存率分别为 89% 和 83%,相比之下,淋巴结阳性患者的情况则欠佳。kodama 等也发现,接受根治性子宫切除后,若无淋巴结转移和阴道侵犯仅宫旁阳性,给予辅助性放疗后预后很好,5年生存率为90%。因此,同为高危组患者,若无淋巴结阳性,可能仅补充放疗也可以,一旦出现淋巴结阳性,加入CCRT可能是明智的选择。

七、子宫颈癌的放射治疗

1.放疗的原则及个性化放疗　宫颈癌的放疗根据目的不同主要分为根治性放疗、术后辅助性放疗及局部姑息性放疗。放疗方式主要有体外照射及经阴道腔内后装近距离放疗。腔内放射的目的是控制局部病灶,体外放射则用以治疗盆腔淋巴结及宫颈旁组织等处的病灶。早期病例病灶仅在局部,故多以腔内放疗为主,体外放疗为辅;中期病例内外各半;晚期病例病灶多已出现盆腹腔淋巴结转移,故以体外放疗为主,腔内放疗为辅。之所以这样分配内、外照射的比例是因为:早期患者病灶局限,盆腔转移的概率极小,将主要放疗剂量集中于腔内近距离,有利于最大限度地杀灭肿瘤细胞,而对周围正常组织的损伤最小;对于晚期患者,整个盆腔甚至腹主动脉旁都可能有病灶累及,并且距离宫颈原发灶越远的转移灶其细胞活力可能越强,因此,加强外围照射,有效控制肿瘤的继续转移,可能要比控制宫颈原发灶的意义更大。

患者的个体情况有所不同(如身体素质、以往病史、对射线的耐受性及解剖情况等),肿瘤的部位、形状、体积、放疗敏感性、瘤床情况及病理类型亦各异,因此,设计治疗计划时必须要个性化考虑。

(1)早期浸润癌仅单纯腔内放疗即可,如需体外照射可依据宫旁情况及患者体型将放射野的长度、宽度及形状适当调整。

(2)大宫颈者可增加局部剂量或先给予消瘤量,小宫颈者可减少局部剂量。

(3)阴道侵犯多、阴道狭窄、宫颈呈空洞、合并炎症的可从全盆照射开始,并可增加全盆照射剂量,相应减少腔内治疗剂量。

(4)阴道浸润严重及孤立转移者可附加阴道塞子或模子进行腔内放疗。

(5)晚期宫颈癌(如冰冻骨盆)可考虑采用以体外照射为主的治疗方式。

(6)小宫体或宫颈残端癌可增加体外剂量或增加阴道剂量,因为残端短无法行颈管放疗。

(7)子宫偏位者,应调节体外剂量,以弥补远离子宫侧的宫旁剂量不足。在治疗过程中还要根据患者耐受及肿瘤反应的具体情况调整治疗方案。

2.放疗的适应证、禁忌证

(1)适应证:放疗是宫颈癌治疗的重要手段,各期宫颈癌均可采用放射治疗,但ⅡA期以前多以手术治疗为主,术后如存在复发危险因素时需补充放疗或同步放化疗;ⅡB期及以后则以放疗为主。由于宫颈腺癌对放疗欠敏感,因此,只要患者能耐受手术且估计病灶尚能切除者,应尽量争取手术。

(2)禁忌证:骨髓抑制如血白细胞总数$<3\times10^9$/L,血小板$<70\times10^9$/L,血红蛋白<70g/L;肿瘤广泛转移、恶病质、尿毒症;急性或亚急性盆腔炎;急性肝炎、精神病发作期、严重心血管疾病未控;宫颈癌合并卵巢肿瘤,应先切除卵巢肿瘤后再行放疗;照射区有新鲜伤口≤8周或皮肤病损;照射区有新鲜(≤8周)肠吻合、膀胱输尿管吻合伤口。

3.放疗与手术联合

(1)术前放疗:目的一是用于ⅠB_2,ⅡA_2期宫颈癌有较大的外生型肿瘤患者,在广泛子宫切除术前给予部分剂量的放疗,以缩小肿瘤、增加手术成功率;目的二是为不适合广泛子宫切除术、但全量放疗后子宫局部控制不佳而补充的辅助性子宫切除术（AHPRT）。

（2）术中放疗：由于技术原因、肠道并发症和防护问题等已较少应用。

（3）术后放疗：术后补充盆腔照射或腔内后装治疗适用于：①盆腔和（或）腹主动脉旁淋巴结阳性。②宫旁或阴道切缘距病灶≤3～5mm阳性。③深层间质浸润。④LVSI。⑤不良病理类型或癌组织分化差。⑥局部大肿瘤。

4. 放疗与化疗联合　适用于治疗中、晚期宫颈癌及盆腔复发的病例，在消除局部巨大肿瘤、控制肿瘤蔓延及晚期复发、转移中均有一定作用，可以改善患者的生存率，联合化疗比单纯放疗疗效好。

（1）放疗后化疗：以往常用此种方式作为晚期肿瘤放疗后的补充治疗或姑息治疗。目前认为，放疗后盆腔纤维化，小血管闭塞，对盆腔肿瘤的作用有限，故多不主张放疗后化疗，除非有盆外转移或可疑潜在转移的癌存在。

（2）放疗前化疗：理论上对缩小局部肿瘤体积及减少全身潜在性转移有利。但由于宫颈癌病灶大多较为局限且对放疗较为敏感，加之一些临床试验未证实放疗前辅助化疗可以提高宫颈癌放疗的疗效，因而并不提倡辅助化疗常规用于宫颈癌的放疗之前。一项对局部晚期宫颈癌（主要是Ⅱ～Ⅳ期）的随机试验显示，与单独放疗相比，放疗前化疗无论是在完全缓解率或生存率方面均无意义，并且还可能出现相关并发症，这可能与先期化疗延误了放疗开始的时间有关。一项涵盖了18个随机临床试验、2074名患者的 Meta 分析显示，先化疗再放疗与单独放疗相比，无论 PFS、OS、局部无瘤生存、无转移生存方面都没有显示出优势，故对局部晚期宫颈癌在放疗前化疗的方法不推崇。

对手术后需补充放疗的患者，在放疗开始前的围术期时适当应用1～2个疗程化疗作为保护是可行的。2010年 ASCO 会议上（ABSTRACT 5005）介绍了一项 NOGGO－AGO 关于对高危宫颈癌术后辅助治疗的对照研究，将ⅠB～ⅡB期宫颈癌行根治性子宫切除术±盆腔、腹主动脉旁淋巴结清扫后伴有一个以上高危因素的患者，分别给予联合顺铂周疗的6周同步放化疗或先给予4个周期的紫杉醇＋卡铂化疗，而后序贯体外放疗，结果虽然生存获益不明显，但紫杉醇＋卡铂序贯体外放疗组在耐受性方面明显优于同步放化疗治疗组。

也有人尝试在适量放化疗后给予根治性手术的方法治疗中晚期宫颈癌。Houvenaegherl 等报道了对35例局部晚期宫颈癌患者术前放化疗后行根治性手术的长期结果，术前接受顺铂＋氟尿嘧啶化疗联合 A 点45Gy 的放疗。结果ⅠB～ⅡB期患者中有 12/20 例、Ⅲ～ⅣA期患者中有 4/15 例获得完全组织学反应，盆腔控制率为88.6%，10年无瘤生存率为66.4%，5例患者术后出现严重并发症。

（3）同步放化疗：指放疗的同时辅以化疗，一些化疗药物除具有化疗的作用外，还同时可以为放疗增敏，提高疗效，改善预后。同步放化疗可分别作用于不同的细胞周期，化疗使肿瘤细胞与放疗敏感时期同步化并干扰肿瘤细胞亚致死损伤后的 DNA 修复、起到放疗增敏作用。同步放化疗较诱导化疗周期短，可最大限度地减少肿瘤细胞在放疗后期的加速再增殖和产生对治疗的交叉耐药性。随机对照试验结果显示，以铂类为基础的同步放化疗较单纯放疗能明显提高无瘤生存率及总生存率，与单纯放疗相比宫颈癌复发及死亡风险分别下降了50%和40%，虽然急性不良反应较重，但常为一过性，并不增加远期不良反应。因此，美国国立癌症研究所及 NCCN 指南均肯定了同步放化疗在治疗中、晚期宫颈癌中的作用，也是ⅠB₂期以上宫颈癌治疗的标准模式。同步放化疗的适应证为：ⅠB₂（不宜手术）～ⅣA期的局部晚期宫颈癌；ⅣB 和复发转移性宫颈癌；根治术后存在高危因素的宫颈癌。常用的化疗方案是单药：顺铂每周 30~40mg/m²；氟尿嘧啶 600mg/m²，顺铂 60~70mg/m²，间隔 3~4 周重复，共 2~3个疗程；联合化疗：PVB，PBM 或 BIP 方案等。同步放化疗的不良反应高于单纯放疗或化疗，可能降低了患者对按时放疗的耐受性，尤其在年老体弱者，因此应因人而异，不应强调所有病例均使用同步化放疗，可以只对体质较好、晚期、不良病理类型的病例实施同步放化疗，同时应加强支持治疗，减轻不良反应，保证患者的生活质量及按时放疗。

5.放疗增敏药的使用　虽然宫颈癌放疗已取得了较大的进展，但仍有部分患者因对放疗不敏感而导致治疗失败。研究发现，细胞周期、凋亡受阻、DNA 倍体、肿瘤组织中的乏氧细胞、缺氧诱导因子-1(HIF-1)等均与宫颈癌放射敏感性有关。肿瘤乏氧细胞对射线有抗拒性，其放射敏感性只有富氧细胞的 1/3，因此，肿瘤内乏氧细胞量越多，对放疗的敏感性越差。HIF-1 是广泛存在于哺乳动物和人体内的一种转录因子，在人体及动物肿瘤中过度表达影响肿瘤的发生、发展及对放化疗的敏感性，因此，检测 HIF-1 在宫颈癌中的表达水平可预测其放疗效果。所谓增敏，就是使处于不同细胞周期的细胞同步化，并尽可能动员 G₀ 期细胞进入增殖周期，以便于放射线将其杀伤。增敏的方法可概括为物理增敏(如加温、超短微波等)和化学增敏(如 metronidazon 化学增敏药)。为了增强放射敏感性，国内外学者进行大量研究，在基因和分子靶向药物等方面也取得了一些进展。目前放射增敏药主要分为 8 类，包括乏氧细胞放射修饰药如米索硝唑，非乏氧细胞增敏药如 5-碘-2-嘧啶酮-2'-脱氧核苷(IPdR)，细胞毒类药物包括顺铂、紫杉醇等，生物治疗药物如 EGFR 阻断药 IMG-C225(西妥昔单抗)，血管生成调节药如 ZD6474 等用基因治疗的方法增强放射敏感性，还有增敏中药如毛冬青提取物、地龙提取物等。肿瘤的微环境极其复杂，虽经数十年的研究合成了大量不同类型的化合物，但能在临床应用的放射增敏药不多，因此，寻找高效低毒的放射增敏药，任务仍很艰巨。

6.国内常用的放疗技术

(1)体外照射：指射线经过一定的空间距离到达肿瘤组织进行治疗，一般均穿过皮肤后达到受照射的肿瘤组织。目前体外照射多由加速器或⁶⁰钴体外照射机实施。放疗前首先应确定靶区，盆腔野一般应包括子宫、宫颈、宫旁和上 1/3 阴道(或距阴道受侵最低点 2cm)，以及盆腔淋巴引流区如髂内、闭孔、髂外、髂总、骶前及腹股沟深淋巴结，ⅢA 期患者包括全部阴道。应精确设定照射野：①盆腔前后野(矩形野)。上界：L₄~₅ 间隙；下界：闭孔下缘或肿瘤下界以下至少 2cm；侧界：真骨盆最宽处向外 1.5~2cm。同时，应用铅块或多叶光栅技术(MLC)遮挡正常组织。②四野箱式照射。③扩大野照射。髂总或腹主动脉旁淋巴结转移时，可从上述两种照射野上缘向上延伸至所需照射的部位，野宽 8cm。

(2)近距离放射治疗：指放射源在肿瘤附近或组织内进行放疗，后者又称组织间放疗，其放射源可在短距离内明显衰减。妇科近距离治疗最常用是腔内放疗，指放射源置于宫腔、阴道内进行治疗。治疗过程中，先用不带放射性的模拟源模拟定位，再行源位置空间再建，经优化处理得出合理的剂量分布，也可直接应用标准程序。①剂量率：后装腔内治疗机根据其对"A"点放射剂量率的高低分为 3 类：低剂量率(0.667~3.33cGy/min)、中剂量率(3.33~20cGy/min)、高剂量率(在 20cGy/min)。目前，国内多使用高剂量率腔内治疗。②方法与剂量：高剂量率腔内治疗 1 次/周，A 点剂量每次 6~7Gy 为宜，总剂量 35~42Gy。

(3)调强放疗(intensity-modulated radiation therapy，IMRT)：该技术不是将单一的大

束射线穿过机体,而是将射线分成数千段细小线束,每一线束均有不同的强度,从许多不同的方向进入机体。如此产生了一个聚焦的高剂量区,在这个高剂量区内有急剧升高或降低的剂量梯度,使复杂的不规则的临床靶体积被强烈照射,而邻近正常组织仅接受了极低剂量的照射。IMRT可应用于盆腔淋巴结、阴道穹窿、宫颈旁组织和阴道旁组织某一病灶特殊剂量的照射,可减少直肠、膀胱和小肠的受量。目前IMRT的应用还应慎重,因为对初治宫颈癌或术后患者盆腔内器官位置的改变,如膀胱或直肠充盈以及子宫移动的问题还没有解决。IMRT尽管可以做到局部超强度定位放疗,但是否可以代替腔内近距离放疗仍有争议,因为腔内治疗可在宫颈局部产生极强的剂量,在剂量学上拥有巨大的优越性。

(4)三维适形放射治疗(three dimensional conformal radiation therapy,3D−CRT):患者首先在CT或MRI模拟定位机下进行治疗区域的扫描,由放疗医师确定靶区及周围正常组织的范围、预期的照射剂量,然后将图像传输到逆向计划系统,由计划系统优化放射野参数以达到理想的临床目标。3D−CRT不仅能使射线束在三维空间形态上与靶区形状一致,而且在计划优化的条件下能实现靶区边缘被90%等剂量曲线包绕,很好地满足临床剂量要求,符合肿瘤放疗生物学原则,不受病灶大小和形态的限制,适应证范围较广。

3D−CRT在给予盆腔不同区域和淋巴结引流区足够剂量的同时,比常规放射野更有效地减少小肠、直肠和膀胱的受量,其优势如下。

①定位精确:采用3~5mm CT模拟定位,能清楚显示原发病变和邻近组织器官的关系。

②设计和治疗精确:采用非共面立体照射方式,保证了肿瘤组织获得比常规治疗更高的靶区剂量,且剂量分布与肿瘤在三维空间上形状一致即靶点精度更高,靶区内剂量均匀,肿瘤周围组织得到有效的保护,剂量分布更合理。3D−CRT精度高,放射反应小,治疗时间短,提高了肿瘤的局部控制率,改善了宫颈癌的治疗效果。

③克服了传统盆腔四野加 ^{192} 铱后治疗操作不易规范、容易造成机械损伤、腔内放射源定位不准确等造成剂量分布不均、剂量过量或不足的弊端,减少了近期反应和远期并发症。

④为复发癌的再治疗提供了更有效的治疗手段,解决了宫颈癌术后或放疗后盆腔内复发无法进行放射治疗的困难。目前3D−CRT临床上应用较多的包括大体可见的淋巴结受侵、肿瘤距切缘较近或切缘阳性或者那些不能进行近距离治疗的患者。

八、子宫颈癌的化疗

化疗在宫颈癌中的作用已越来越受到重视,大量资料表明,以铂类为基础的化疗方案对宫颈癌的疗效肯定。手术及放疗仅能作用于局部,对已有扩散的晚期肿瘤或有扩散倾向的早期肿瘤而言,手术及放疗的作用十分有限,此时有效的化疗恰可弥补此不足。

目前化疗主要用于以下几种情况:①晚期、复发及转移性宫颈癌的治疗。②宫颈癌的术前化疗,即新辅助化疗。③宫颈癌的同步放化疗。以铂类为主的同步放化疗已成为治疗局部晚期宫颈癌的标准治疗方案之一。常用于宫颈癌化疗的药物有:顺铂、紫杉醇、拓扑替康、异环磷酰胺、多柔比星、表柔比星和长春瑞滨等,顺铂以外的单药反应率为20%左右,若与顺铂联合用药反应率可增加1倍,无进展期生存率也有提高,但与顺铂单药相比,没有改善总生存率。>2种药的联合化疗不提倡,既增加毒性,又不能改善总生存率。

1.新辅助化疗(neoadjuvant chemotherapy,NACT) 是指在宫颈癌患者手术或放疗前先给予化疗的一种治疗,其优点在于可使患者的肿瘤体积缩小、有效控制亚临床转移,以利于局部的进一步治疗。手术前肿瘤血供尚未被破坏，与手术后子宫旁血管多被结扎相比，术前化疗具有药物更容易进入瘤体的优势。NACT 主要用于有淋巴或远处转移倾向、肿瘤直径≥4cm 的ⅠB$_2$～ⅢA 期局部晚期者，给药途径可静脉或超选择动脉介入治疗，各种途径疗效相近。可单药或联合用药，一般<3 个疗程，肿瘤有缩小即可手术。在 2008 年美国 ASCO 会议上报道了和美新＋顺铂周疗作为 NACT 治疗局部晚期宫颈癌的Ⅱ期临床研究(n＝22)，具体用法为：托泊替康 2mg/m^2＋顺铂 40mg/m^2，1 次/周×6 次，化疗有效和疾病稳定者行根治手术，疾病进展者全量放疗。结果显示，91％的患者完成了 6 个疗程的化疗(82％的疗程为足量、定时化疗)，临床应答率 82％，病理学缓解率 95％，5％的患者出现 3～4 级骨髓毒性，3 例患者输血，3 例使用粒细胞集落刺激因子，1 例使用促红细胞生成素，无患者死亡，认为托泊替康＋顺铂周疗作为 NACT 治疗局部晚期宫颈癌的疗效肯定，耐受性良好。一些非随机研究也认为，NACT 取得了一定效果，似有逐渐得到认可的趋势。还有包括 5 个随机临床试验872 例患者的 Meta 分析也对 NACT 后手术±放疗与直接单独放疗进行了比较，结果显示，NACT 后行手术组在无进展期生存，局部无瘤生存、无转移生存和整体存活方面都有显著改善。

NACT 最大的缺点是如果化疗不敏感，则有可能延误治疗时机。有报道指出，通过检测化疗前宫颈癌肿瘤组织中 COX－2，有丝分裂指数(MI)、Ki－67 等可以协助判断肿瘤对于化疗药物的敏感性。NACT 的疗效除通过妇科检查判断外，还可通过检测化疗前后肿瘤组织的细胞凋亡指数(AI)、微血管密度(MVD)、SCCA 水平的变化来进行评估。

但也有文献提示，NACT 后手术与直接手术联合辅助治疗相比并未带来益处。NACT可掩盖手术切除标本的病理学阳性表现，造成对辅助放射治疗及辅助化疗指征评估的复杂化。对于早期宫颈癌患者而言，与直接手术相比，NACT 也并未提高生存期。因此，2014 年NCCN 仍未推荐 NACT。

FIGO 对 NACT 的态度不确定。在 2009 年的 FIGO 指南中提出，从理论上讲，采用NACT 可以缩小肿瘤体积从而利于根治性切除，可能比单用手术治疗效果更好。NACT 可以清除淋巴结和宫旁病灶，因此，减少了术后辅助治疗的高危因素，尤其对当地缺乏放疗设施的患者。

2.术后辅助化疗 一些非随机研究显示了根治术后有复发高风险患者术后辅助化疗可能有用。两个小样本量的随机试验试图评估根治术后有高风险的宫颈癌患者行辅助化疗的疗效。第一项研究包含 71 例均有淋巴结转移的患者，将直接术后放疗与术后 3 周期 PVB 方案化疗后再放疗进行比较。第二项研究包含 76 例盆腔淋巴结转移和(或)血管侵犯的患者，随机分别接受辅助化疗(卡铂＋博来霉素，1 次/4 周，共 6 次)、标准放疗或无进一步治疗。结果两项研究在复发率或生存模式方面均无明显差异，故不推崇单纯补充术后化疗。

九、热疗在子宫颈癌中的应用

热疗(hyperthermia)是近 10 年来兴起的一种肿瘤治疗方法，有学者认为高温和放疗的作用相仿，能直接杀伤癌细胞，其原理是利用各种人工加热的物理能量在人体组织中所产生的热效应使肿瘤细胞升温到一定程度，并维持一定时间，达到杀灭癌细胞避免正常细胞遭受损伤的目的。热疗在临床上分为：局部热疗(包括浅表热疗、腔内加热和插置热疗技术)，区域热疗(主要指深部肿瘤加热及各种灌注技术)和全身热疗(whole body hyperthermia，WBH)。

单独使用热疗治疗肿瘤的完全缓解率是13％,当热疗联合其他传统方式治疗肿瘤时疗效明显增加,体内研究表明,热疗可增加放疗疗效1.5～5倍,因此热疗被称为目前最有潜力的放射增敏剂之一。其放疗增敏原理为:①高温有助于杀伤对放射线抗拒的乏氧细胞。②加温可以阻碍放射损伤的修复。

在亚洲报道的5项热疗联合放疗治疗宫颈癌的随机对照试验中,3项显示出更好的完全缓解率、局部控制率及无病生存率,1项显示了更好的局部控制率趋势,1项未显示出优势,认为热疗联合标准放疗,对于局部中晚期宫颈癌患者可以获得更好的疗效。Franckena等采用顺铂周疗联合局部区域热疗治疗47例放射区域复发性宫颈癌,结果的患者对治疗有反应,74％的患者达到姑息目的,19％获得手术机会,36％出现3～4级血液系统毒性,最大肾毒性为2级,因此,认为热疗联合化疗治疗可获得更高的有效率并且毒性可接受。热疗联合生物治疗宫颈癌也取得了初步进展,2007年,Takeda等报道采用树突状细胞(dendritic cell,DC)联合热疗治疗41例癌症患者,其中1例伴有颈部及腹主动脉旁淋巴结转移,通过瘤内注射DC细胞联合局部热疗获得完全缓解,颈部及腹主动脉旁肿大淋巴结均消失。

放疗加热疗的具体做法是:患者在接受腔内放射治疗后数十分钟内给予加热治疗,选择功率40W,加热温度43℃,加温时间40min,热辐射器尽量接触瘤床。近期临床疗效明显,尤其对复发、未控、晚期病例,瘤灶缩小,局部情况改善,患者症状减轻。关于放、化、热疗的远期疗效及是否提高治愈率,有待进一步研究总结。

十、子宫颈癌的基因治疗

随着对恶性肿瘤的研究在分子水平上取得的突破性进展,恶性肿瘤的基因治疗已成为当前研究的热点。基因治疗的方法主要包括抑癌基因治疗、癌基因治疗、免疫基因治疗及自杀基因治疗等。抑癌基因治疗的方法主要有反义寡核苷酸、核酶以及RNA干扰(RNAi)。反义寡核苷酸包括反义DNA和反义RNA,通过Watson－Crick碱基互补的原则,寡核苷酸与目的基因的mRNA特异位点结合和杂交,封闭靶基因,抑制基因的翻译表达。Marquez－Gutierrez等发现联合使用针对HPV16 E6/E7mRNA的反义寡核苷酸,能够有效抑制宫颈癌细胞在体内和体外的生长,并且这种联合治疗有可能对HPV16的多种变异体有效。Hamada等构建的携带HPV16 E6/E7的反义RNA的重组腺病毒,对细胞内E6/E7蛋白的抑制持续时间可达3d,并且能够完全抑制癌细胞在裸鼠体内的成瘤性。近年来也有采用p53重组腺病毒局部注射治疗宫颈癌的报道。核酶是具有催化活性的RNA,主要参与RNA的加工与成熟,催化结构域在目标RNA的特定位点切割,从而抑制特定基因的表达,有研究表明,特异性HPV16的核酶能够抑制细胞生长和促进细胞凋亡,并且能够抑制裸鼠体内成瘤。免疫基因治疗就是通过转染某些细胞因子基因或共刺激分子基因进入肿瘤细胞或体细胞,使其在体内表达来刺激机体免疫系统对癌细胞产生攻击的一种方法。基因治疗为宫颈癌的生物学治疗提供了一种崭新的治疗手段,其疗效已在体内外试验中得到了一定的证实,但宫颈癌的基因治疗尚处于探索阶段,真正成为新的临床治疗手段还需要更多的研究和摸索。

十一、复发性子宫颈癌的治疗

在规范的手术治疗后1年、放射治疗后3个月出现新的肿瘤病灶称之为复发,短于上述时间的称之为肿瘤未控,宫颈癌的主要死亡原因是肿瘤未控。影响复发治疗的因素主要有:

治疗方案的选择、初始治疗方式、复发程度、复发部位、无瘤间隔、体质状况和有否并发症等。累及侧盆壁的复发常伴有坐骨神经痛、下肢水肿、肾积水等。局部复发应通过活检证实,远处转移可通过体检和影像学检查评估,PET/CT,SCCA对判断复发最为敏感。

(一)根治性放疗后的挽救性治疗

1. 先前放疗区域的宫颈癌复发 处理较为棘手。若采用挽救性手术,通常是脏器廓清术,若手术成功,仍有治愈可能,但应用此手术的患者十分有限,即使年龄和一般状况允许,放疗后根治性手术的操作也相当困难,容易产生严重并发症,甚至永久性的结构和功能丧失,因此该手术通常受到医患双方的及临床情况的限制,即便患者满足严格的术前标准,仍有约1/4的患者放弃手术。接受过放疗的组织尤其是大野外照过的组织,对再次创伤的耐受性差,愈合能力低,因此,常会有严重的术后并发症。此时选择再次放疗与脏器廓清术相比,其急性耐受性相对较好,手术死亡率低,往往能保留盆腔器官的结构和功能,可能医患双方更容易接受。近来有证据表明,在一部分小体积中央性复发的肿瘤患者,尤其是在诊断早、治疗后无瘤间隔时间长的患者中,经过重新放疗仍可能治愈。此时多采用永久或临时性的组织间插置照射(IRI),剂量通常为30~55Gy,鳞癌患者的预后显著好于腺癌患者,肿瘤越小、置入的放疗剂量越高预后也越好,严重并发症率达25%,其中12%为瘘。强调放疗也可应用于再次照射,常用于因复发灶大小、部位或其他因素不能进行近距离放疗的盆腔复发时。再次照射时要仔细分析初步治疗所用的技术(光束能量、流量、外照射和腔内照射的剂量)、放疗间隔时间等。由于放疗后再化疗的作用有限,因此,再次照射可能是患者的唯一可行的治疗。患者的选择和仔细的近距离放疗对再次照射的成功至关重要。

2. 腹主动脉旁淋巴结复发 虽然少见,但仍有初次手术或放疗后复发局限于腹主动脉旁淋巴结的报道。一项包括20例根治性放疗后腹主动脉旁淋巴结复发的报道显示,初次诊断至复发的中位时间为12个月,全部患者在复发的2年内死亡,其中再次放疗剂量>45Gy或有>24个月无瘤间隔的患者中位存活时间延长。Singh等报道,如果复发仅由影像学随访发现且为孤立的腹主动脉旁复发,并接受了>45Gy的放疗联合化疗,患者可以得到100%的挽救。Hong等也报道了46例孤立的主动脉旁复发患者,其中35例(76%)接受了挽救性的放化疗,3年和5年生存率分别为34%和27%。

3. 挽救性手术

(1)盆腔脏器廓清术:随着围术期处理及盆腔泌尿、肠道重建技术的发展,目前盆腔脏器廓清术有了很大的进步,患者生活质量明显提高,存活率也从20%上升至约60%,5年生存率平均为40%~50%。尽管如此,盆腔脏器廓清术仍是一个高死亡率的手术,死亡率达5%~7%,近期和晚期并发症高达50%~60%。

放化疗仍是复发治疗的首选,手术仅适用于盆腔放疗后盆腔中央性复发的部分ⅣA期患者。接受脏器廓清术的患者手术切缘状况十分重要,如切缘为阴性,5年生存率为55%,反之仅为10%,因此,应仔细选择合适的患者确保没有疾病远处转移并能做到切缘阴性。无瘤间期<1年、复发灶>3cm,有淋巴扩散、宫旁及盆壁累及均影响预后。淋巴结阳性者的存活率<20%,应被视为脏器廓清术的禁忌。Husain等发现,PET扫描对盆腔以外的转移有100%的敏感性和73%的特异性,认为可能是术前最准确的影像学判断方法;也有报道认为,腹腔镜检查对确认适合做廓清术的病例选择有帮助。Berek等报道了75例45岁以上的患者行廓清术的情况,手术时间平均7.76h,平均失血2500mL,平均住院时间23d。

术后并发症包括 15％肠瘘，8％尿瘘，11％早期肠梗阻，22％晚期肠梗阻。Goldberg 等报道了 103 例患者 16 年并发症的情况，输尿管吻合口瘘 14％，输尿管狭窄 5％，胃肠道瘘 11％，伤口并发症 17％，46％的低位直肠重新吻合患者盆腔复发，54％肠道功能欠佳，总死亡率低于1％。复发性宫颈癌患者总的 5 年生存率为 48％。

(2)根治性子宫切除术：放疗后中央性复发病灶＜2cm 的患者可考虑行根治性子宫切除术。Maneo 等对符合要求的 34 名持续性或复发性肿瘤患者进行了根治性子宫切除术，总体 5年生存率为 49％，复发率为 59％，平均复发时间为 37 个月，重度并发症率 44％，5 名发展为瘘，肿瘤小、无宫旁及阴道累及的患者结局更好。另外一项包括 50 名患者的报道显示，有淋巴结阳性的患者 13 个月内全部病死，42％有严重并发症，28％有胃肠道瘘，22％有输尿管损伤，20％有严重的长期膀胱功能紊乱，5 年和 10 年的存活率为 72％和 60％，肿瘤直径＜2cm者生存率更高，整体复发率为 48％。认为对于持续性或中央型肿瘤复发＜2cm，无宫旁或阴道浸润的患者，选择根治性子宫切除术是相对合理的。

(3)术中放疗(IORT)：挽救性手术后显微镜下切缘阳性或病灶靠近切缘的患者预后较差，此时应用 IORT 可在大块肿瘤被切除后尽可能消灭残余病灶。术中放疗可直接照射靶区，避开了对周围正常组织的损伤，但因受以往放疗剂量、邻近正常组织的影响，单次放疗不可能达到满意的消瘤剂量。有限的可得到的数据显示，术中放疗尽管可行，但并不能明显改善预后，因此，术中放疗仅作为行盆腔脏器廓清术时发现有局部复发的不利预后因素(如切缘阳性、脉管浸润等)的一种补充，术中组织间永久性插置放疗也可能有益。

(二)根治性手术后的挽救性治疗

1.根治性放疗或放化疗　Ito 等报道了 90 例根治手术后中央型复发的患者，应用高剂量率的腔内近距离放射±体外照射的方法治疗，总体 10 年生存率为 52％，肿瘤大小明显影响生存率，小、中(＜3cm)、大(＞3cm)肿瘤的 10 年生存率分别为 72％，48％和 0％，放疗后获得完全有效的患者 10 年生存率为 63％，而放疗后仍有残余病灶者为 10％。同步放化疗被证实在局部复发的中晚期宫颈癌中是有用的，一项回顾性研究报道，未接受过放疗的 22 例盆腔复发者，接受氟尿嘧啶＋顺铂的同步放化疗，10 年总体生存率为 35％，急性毒性反应可控，但中晚期毒性明显，使得笔者不得不考虑其他的化疗方案或单独放疗。

2.化疗　顺铂被认为是单药最有效的细胞毒性药物，可用于转移或复发性的宫颈癌治疗，一般剂量为 50～100mg/m² ，每 3 周静脉给药。Memorial Sloan－Kettering 肿瘤中心尝试应用 200mg/m² 的顺铂(同时用硫代硫酸钠保护肾)，结果显示，更高剂量的顺铂反应率无明显增高，并且毒性难以接受。在个案报道中，联合化疗的有效率相差极大，累积数据显示，在经过很好选择的患者中有效率约为 40％。随机临床试验将联合化疗方案与单一顺铂进行对比，客观有效率和无进展生存有所改善，而整体生存无明显改善。2004 年的 GOG169 试验比较了紫杉醇＋顺铂与单药顺铂对Ⅳ期、复发性、难治性宫颈癌(n＝264)的治疗效果，用药剂量：顺铂 50mg/m²＋紫杉醇 135mg/m² ，顺铂 50mg/m² ，结果显示，联合用药在总有效率、无进展生存率方面均有优势，尽管总生存优势不明显，但血液学毒性低，患者生存质量好，因此，也被推荐用于晚期不可手术患者的治疗。2005 年的 GOG179 试验比较了和美新＋顺铂(n＝147)与单药顺铂(n＝146)用于不能手术的Ⅳ期、复发或持续存在的宫颈癌患者的疗效，用药剂量：和美新 0.75mg/m² ，第 1～3d＋顺铂 50mg/m² ，第 1d，每 3 周 1 个疗程，单药顺铂 50mg/m² ，第 1d，每 3 周 1 个疗程，结果显示，客观有效率有改善(27％ vs 13％)，无进展生存和整体生存时间均有所延长,对于既往无铂类接触史的患者无进展生存和整体生存的数据更支持联合化疗。和美新+顺铂的血液学毒性高于单药顺铂,但没有降低患者的生活质量,所以 2006 美国 FDA 批准该方案用于复发及不可手术的子宫颈癌。目前用于一线化疗的联合方案主要有:顺铂+紫杉醇,顺铂+拓扑替康,顺铂+吉西他滨。可供选择的一线单药有:顺铂、卡铂、紫杉醇、托泊替康、吉西他滨。二线治疗药物有多西紫杉醇、异环磷酰胺、长春瑞滨、伊立替康、比柔比星、丝裂霉素、氟尿嘧啶、贝伐单抗、脂质体多柔比星、培美曲塞。但化疗均无治愈性,仅对延长生存可能有帮助。

十二、子宫颈癌治疗的几种特殊情况

(一)早期宫颈癌淋巴结阳性

15%的Ⅰ～ⅡA期可手术的宫颈癌患者会出现淋巴结阳性,这种情况下是继续行根治性子宫切除还是放弃手术选择根治性放疗,意见不一。Leath 等报道了 23 名早期宫颈癌患者,由于盆腔扩散(11 例)、淋巴结阳性(12 例)而放弃了根治性子宫切除术改为放疗,结果显示,5年生存率为 83%。继续手术可能延迟放疗开始的时间、增加手术并发症率。随机数据显示,有远处转移和淋巴结阳性的患者,术后同步放化疗效果更好,且放疗前手术切除明显阳性的淋巴结对生存有益。因此,有人提出切除或大块切除明显肿大的淋巴结,将子宫保留,既为腔内放疗提供合适的通道,又可能减少手术及术后放疗的并发症,应是较合理的治疗。

(二)单纯子宫切除术后意外发现宫颈浸润癌

临床上也会遇到因原位癌、微小浸润癌或良性疾病行子宫切除术后病理发现为浸润癌的情况。2014 年的 NCCN 指南对于出现此情况时给予的建议是:如果仅有微小浸润而无脉管浸润的 IA_1 期癌,无需其他治疗;如果有脉管浸润的 IA_1 期癌或$\geqslant IA_2$ 期癌,单纯的筋膜外子宫切除术是不够的,需要复习病理切片、做全身影像学检查及必要的膀胱、直肠镜检查。若切缘阴性、影像学阴性,可补充含腔内、外照射的同步放化疗或完成广泛性宫旁切除+阴道上段切除+盆腔淋巴结切除±主动脉旁淋巴结取样,但再次根治性手术技术上有一定困难,此次术后的处理同初次宫颈癌广泛术后;若切缘阳性、影像学检查淋巴结阴性,给予含腔内、外照射的同步放化疗;若切缘阳性、影像学检查淋巴结阳性,可先切除肿大的淋巴结后,再给予含腔内、外照射的同步放化疗。另一推荐的方法是浸润癌患者应用辅助性盆腔放疗,总体 5年和 10 年生存率为 85.5%和 74.1%,长期并发症少见。单纯子宫切除术后行放疗的结局与根治性子宫切除术后放疗的结果基本相同。有研究将再次手术的患者与行术后放疗的患者进行比较,从平均 5 年生存率来看更支持放疗。放疗应在手术恢复后立即开始,延迟治疗则预后差。尽管无直接证据,但更支持单纯子宫切除术后的浸润性癌行同步放化疗,特别是患者有肉眼残留、阳性切缘、阳性淋巴结、脉管阳性和腺癌时。

(三)妊娠期宫颈癌的处理

宫颈癌患者中约有 1%诊断时合并妊娠。妊娠时异常细胞学发生率为 5%,宫颈刮片或TCT 检查是安全的,不推荐行颈管内诊刮以免胎膜早破和出血,为排除浸润癌,妊娠时行阴道镜评估和指导活检是需要的。

1. 妊娠期宫颈 CIN 和原位腺癌、微小浸润癌的处理　妊娠期妇女宫颈从 CINⅠ进展到CINⅡ/Ⅲ的发生率为 7%,可每 8 周进行阴道镜下活检直至分娩。Averette 等报道 180 例妊娠期中做锥切的患者,头 3 个月流产率为 24%,3～6 个月低于 10%。Robinson 等报道 8～34

周的 20 名妊娠期患者应用 LEEP 的经验,发现 57%有边缘累及,47% LEEP 后有残余病灶,3例早产,2 例需要输血,1 例术后 4 周胎儿死亡(尸体解剖发现为绒毛膜羊膜炎),推荐妊娠期进行冷刀锥切,理想的时间在孕 3～6 个月时。

妊娠期诊断腺体异常通常困难,因为妊娠时腺体过度增生和蜕膜、腺细胞可表现为良性 A−S 反应,可使医师产生迷惑。对于妊娠期宫颈原位腺癌的处理,有报道 5 例妊娠中期行锥切治疗患者均足月分娩,只有 1 例分娩后因ⅠB 期需要行根治性子宫切除术。多数孕期微小浸润癌者可以安全随访,对于镜下浸润的患者阴道分娩是安全的,可至产后再手术处理。

2.妊娠期浸润癌的处理

(1)手术:70%的Ⅰ期妊娠期宫颈癌患者有很好的生存率,如何治疗取决于分期、肿瘤大小、妊娠时间、患者对维持妊娠的愿望等,治疗通常按大于孕 20 周与否进行区分。小于孕 20周者应不考虑妊娠,立即处理宫颈癌,但也有延迟至胎儿分娩后处理的报道。大部分延迟处理的患者均为Ⅰ期,延长治疗时间 3～32 周,只对严格选择过的、经过很好咨询的、早期小体积病灶的患者适用。Sood 等对 30 例妊娠期宫颈癌患者与非妊娠期患者进行根治性或简单子宫切除术的配对分析,11 例在平均延迟 16 周后进行了手术治疗,无一人复发,妊娠期行根治性子宫切除与出血增多相关,但输血率不增加,术后并发症无差异。Monk 等评估了 13 例胎儿在原位的根治性子宫切除术和 8 例剖宫产术后行根治性子宫切除术的安全性和有效性,无一例围术期死亡,平均随访 40 个月,整体存活率为 95%。认为对于Ⅰ期患者,20 周前胎儿在原位行根治性子宫切除术和盆腔淋巴结清扫术或在孕晚期胎肺成熟后先剖宫产取胎后再行根治手术是安全的。

对于执意保持妊娠和生育力的Ⅰ期<2cm 的宫颈癌患者,可考虑经阴道或腹部行根治性宫颈切除术＋宫颈口环扎,同时行腹腔镜盆腔淋巴结切除。Ungar 报道了 5 例孕 13～18 周的ⅠB 期患者,经此治疗后分娩了 2 名健康足月新生儿,其余妊娠丢失发生在术后 1～16d。所有患者随访 10～54 个月保持无瘤生存。

(2)放疗:放疗和铂类为基础的化疗增敏对于浸润性宫颈癌是标准的治疗方法,在Ⅰ期的治疗效果等同于根治性子宫切除术,但对早期患者更倾向于根治性手术,以避免放疗导致的纤维化及卵巢衰竭。Benhain 报道了 2 例应用放化疗的患者,1 例患者在妊娠 12 周时诊断为ⅣA 期鳞癌,胎儿在原位接受放疗和顺铂周疗,放疗至 40Gy 时发生自然流产,与其他文献中的报道相同,治疗后 20 周死于癌转移。另 1 例患者妊娠 12 周时诊断为ⅡB 期鳞癌,放疗开始后 3 周发生自然流产,随诊 29 周无瘤生存。有关妊娠期放化疗的资料有限,如果在产褥期放疗,应在子宫复旧 3 周后开始。

(3)新辅助化疗:8 例诊断时妊娠 12～21 周的宫颈癌患者被报道接受 BVP 方案的NACT,其中ⅠB$_1$～ⅡA 期的 7 例患者有临床反应,1 例完全反应,手术治疗平均延迟 16.5周,3 例手术后接受了辅助治疗,随诊 5～80 个月,4 例无瘤存活,4 例死亡。孕期新辅助化疗的资料有限,应谨慎采用。

3.妊娠期宫颈癌的分娩途径　除ⅠA$_1$ 期患者可行阴道分娩外,妊娠期宫颈癌应行剖宫产分娩。有学者研究了妊娠期或分娩后 6 个月内诊断为宫颈癌患者的结局,7 例中有 1 例为剖宫产术后发生转移,而经阴道分娩的 17 例中有 10 例(59%)发生转移,多变量分析显示阴道分娩是最强烈的复发因素,因此,认为妊娠期宫颈癌应行剖宫产分娩,并建议行古典式剖宫产以避免侵犯至子宫下段或宫颈。另外,剖宫产后应行根治性子宫切除术或行手术探查了解疾病程度,可同时行卵巢移位术有助于盆腔放疗时保留卵巢功能。

十三、治疗后随访

宫颈癌治疗后 50% 的复发在 1 年内,75%～80% 在 2 年内。第 1 年内放射治疗随访每个月 1 次,手术治疗每 3 个月复查 1 次;第 2～3 年放射治疗随访每 3 个月 1 次,手术治疗后每 6 个月复查 1 次;第 3 年后放射治疗随访每 6 个月 1 次,手术治疗后每年复查。随访内容包括:①盆腔检查、三合诊检查。②阴道细胞学和 HPV 检测。③肿瘤标志物 SCCA 检查。④影像学检查。⑤怀疑复发时,做组织学检查。

（刘燕燕）

第四章　女性生殖内分泌疾病

第一节　多囊卵巢综合征

多囊卵巢综合征(polycystic ovary syndrome,PCOS;Stein—Leventhal syndrome;sclero-cystic ovary disease,以下简称多囊卵巢)是由多遗传因素、多基因和多环境因素引起的下丘脑—垂体—卵巢轴功能紊乱、月经失调(月经稀发或闭经)、持续无排卵(chronic anovulation)、不孕(infertility)、胰岛素抵抗(insulin resistance,IR)、高胰岛素血症(hy—perinsuline-mia,HI)、高雄激素血症(hy—perandrogenemia,HA)和卵巢多囊性变为特征的异质性疾病(heterogeneous disorders)。多囊卵巢近期引起月经失调、持续无排卵、不孕、肥胖、多毛和卵巢增大,远期则引起胰岛素抵抗代谢综合征、2 型糖尿病、心血管疾病、乳腺癌和子宫内膜癌。生育期妇女多囊卵巢发生率为 4%～10%,其中 20～30 岁年轻妇女占总数 85.3%。多囊卵巢占妇科内分泌疾病的 8%,占不孕症的 0.6%～4.3%,占无排卵不孕的 30%～40%,妇科手术时的检出率为 1.4%,尸体解剖时检出率为 3.5%。

一、病因

多囊卵巢是由遗传、内分泌、代谢和环境因素引起,从胎儿期至青春期下丘脑—垂体—卵巢轴和肾上腺轴功能紊乱引起的临床和生物化学表型(biochemical phenotype)异质性疾病。多囊卵巢的发生与遗传学因素,下丘脑—垂体轴 GnRH—Gn 脉冲式释放节律异常,IR、HI 和 HA,卵巢和肾上腺类固醇激素酶系统功能失调,瘦素功能异常等有关。

二、发病机制

1. 遗传学因素

(1)染色体异常:多囊卵巢综合征为常染色体显性遗传、X—伴性(连锁)遗传或基因突变引起的疾病,患者染色体核型多数为 46,XX,或存在染色体嵌合或畸变,包括 46,XX/45,XO;46,XX/46,XXq 和 46,XXq 等。

(2)家族遗传易感性(family genetic susceptibility):多囊卵巢患者的母亲和同胞姊妹患病率分别为 24%和 32%,明显高于正常妇女人群(4%～10%);2 型糖尿病患病率为 39.1%,明显高于正常妇女人群(7.6%);双亲 2 型糖尿病发生率高于正常妇女人群 1.89 倍;高雄激素血症发生率为 50%。

2. 易感位点(susceptibility loci)　中国汉族多囊卵巢妇女全基因组关联研究(genome—wide association study,GWAS—1),在染色体 2,3 上发现了 3 个多囊卵巢易感位点:2p16.3、2p21 和 9q33.3;后续研究(GWAS—2)又发现了 8 个新的多囊卵巢易感位点:9q22.32、11q22.1、12q13.2、12q14.3、16q12.1、19p13.3、20q13.2 和 FSHR 基因—2p16.3。上述多囊卵巢易感位点的发现开拓了研究和筛查多囊卵巢疾病的视野,有助于阐明多囊卵巢发生机制及其与胰岛素、性激素和 2 型糖尿病的关系,也为进行多囊卵巢疾病遗传学筛查、早期防治和治疗药物的筛选提供新的理论依据。

3.基因异常　多囊卵巢无特定的致病基因,但多种基因异常与类固醇激素生成、IR、HI、HA 和代谢综合征的发生相关。

(1)GnRH/GnRH-R 基因、FSH/FSH-R 基因和 LH-β 基因。

(2)甾体激素合成酶基因,包括芳香化酶(CYP19,aromatase)基因、17α-羟化酶/17,20-裂解酶(CYP17/CYP17-20)基因、21-羟化酶(CYP21)基因、胆固醇侧链裂解酶(CYP11alpha,P450scc)基因、11β-羟基类固醇脱氢酶(11β-HSD)基因,其中 CYP11α(ttt-ta)(n)等位基因多态性与多囊卵巢和 HA 相关。

(3)胰岛素和胰岛素受体基因,其中编码胰岛素受体底物蛋白 IRS-1[Gly(972)Arg]和 IRS-2[Gly(1057)Asp]基因多态性增加多囊卵巢妇女 2 型糖尿病的易感性。

(4)卵泡抑素(follistatin)基因。

(5)短型雄激素受体等位基因(short AR alleles)相关的 C-A-G 3 个核苷酸的重复现象(CAG trinucleotide repeats)。

(6)常染色体 11q22PR 基因缺失。

(7)瘦素基因密码子 133 单一鸟嘌呤核苷缺失相关的纯合子框架偏移性突变(homozygous frameshift mutation)引起先天性肥胖和不孕,而人类前激素转化酶Ⅰ基因(PCI gene)突变引起糖耐量异常、肾上腺功能障碍和下丘脑性性腺功能减退。

(8)过氧化物酶体增殖活化受体(peroxi-some-proliferation-activated receptors-γ,PPAR-γ)基因外显子 6 内 C→T 替换频率增加。

(9)性激素结合球蛋白(SHBG)基因是多囊卵巢易感基因,其基因启动子内功能性长序列(TAAAA)。重复多态性与多囊卵巢妇女 HA 和 SHBG 降低相关。

(10)蛋白磷酸酶-1 调节亚单位(PP-1RS)基因。

(11)钙蛋白酶 10(calpain10)基因。

(12)己糖-6 磷酸脱氢酶(H6PD)基因突变等。

4.GnRH-Gn 脉冲释放节律异常

(1)下丘脑 GnRH 脉冲发生器(GnRH pulse generator)功能异常:高频率 GnRH 脉冲释放增强 LH-mRNA 表达,引起 LH、垂体激活素(activin)结合蛋白和卵泡抑素(follistatin)分泌增加、LH-卵泡膜-间质细胞轴功能亢进、FSH-颗粒细胞轴功能减退、HA、慢性无排卵和不孕。

(2)中枢神经系统、下丘脑和外周血中神经介质功能异常:表现为阿黑皮素(proopiomelanocortin,POMC)及其衍生物 β-促脂素(β-LPT)、β-内啡肽(β-endorphin)和 rMSH 活性增强,负反馈抑制促性腺激素生成和分泌。

5.胰岛素抵抗和高胰岛素血症

(1)胰岛素基因和胰岛素受体突变:多囊卵巢 IR 和 HI 由胰岛素基因和胰岛素受体基因突变引起。胰岛素基因突变引起胰岛素生成减少、胰岛素-IGF-1 功能和糖原生成障碍;胰岛素受体基因突变引起胰岛素受体生成减少、受体结合力降低和受体后机制缺陷;胰岛素受体丝氨酸过度磷酸化,通过阻断与丝-苏氨酸激酶(serine-threonine kinase)活性相关的胰岛素受体信号通路引起 IR;受体酪氨酸激酶(tyrosine kinase)活性降低引起 HI 和 HA;血浆松弛素-胰岛素家族(relaxin-insulin family)成员胰岛素样因子-3(insulin-like factor-3,INSL-3)分泌增加引起血清总睾酮(TT_0)、游离睾酮(FT_0)、17 羟基孕酮(17OHP)、LH、卵巢内小窦状卵泡数量增加和多囊性变。

(2)胰岛素抵抗和高胰岛素血症引起高雄激素血症:多囊卵巢妇女糖耐量试验异常率高于健康妇女 5～10 倍。IR 和 HI 促进垂体 LH 分泌增加,引起卵巢卵泡膜细胞和间质细胞通过 $\triangle^4$ 途径生成大量雄激素,血浆总睾酮(TT_0)、雄烯二酮($\triangle^4$－dione)雄烯二醇($\triangle^5$ diol)和 17OHP 升高引起卵巢性 HA。同时,肾上腺网状带脱氢表雄酮(DHEA)和硫酸脱氢表雄酮(DHEAS)分泌增加引起肾上腺性 HA。IR、HI 和 HA 抑制肝脏 IGFBP－1 和 SHBG 生成,引起血浆 IFG－1 升高,后者增强 LH 促进卵泡膜－间质细胞雄激素生成作用,引起血浆游离睾酮(FT_0)和二氢睾酮(DHT)升高,进一步加重 HA。IR、HI 和 HA 和多囊卵巢的关系见图 4－1。

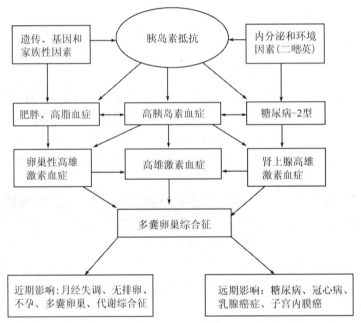

图 4－1　胰岛素抵抗与多囊卵巢的关系

6.下丘脑－垂体－卵巢轴功能失调

(1)青春前期卵巢性高雄激素分泌:是胎儿卵巢对 HA 遗传易感性增强和早期卵泡发育障碍的结果。胎儿期 HA 可程序性引起高 LH 血症、中心性肥胖、IR、HI 和 PCOS 表型变化。原发性 HA 由 IR、HI 和内脏脂肪组织代谢活性物质所引起。初潮后月经失调少女,血浆 TT_0、FT_0、LH、LH/FSH、$\triangle^4$－dione 升高和 SHBG 降低是多囊卵巢的早期征象。

(2)LH－卵泡膜细胞轴功能亢进引起高雄激素血症:①高 LH 血症增强 17α－羟化酶(P450CYP17)活性,引起卵巢卵泡膜细胞 17OHP 和 $\triangle^4$－dione 生成率分别增加 8 倍和 20 倍。②$17\alpha$－羟化酶丝氨酸过度磷酸化(serine hyperphosphorylation),通过增强 C17,20－侧链裂解酶活性,增加雄激素生成。③丝氨酸基因突变促进 P450c17 和胰岛素受体－β 链(IR－beta)过度磷酸化,抑制胰岛素受体 β 酪氨酸磷酸化(IR－beta tyrosine phosphorylation)引起 IR、HI 和 HA。④高 LH 血症促进卵泡膜细胞 LH 受体、类固醇激素合成快速调节蛋白(steroidogenesis acute regulatory protein)、胆固醇侧链裂解酶(side chain cleavage enzyme)、17α－羟化酶/17,20－裂解酶(17alpha－hydroxylase /C17－20－lyase)活性增加,引起颗粒－卵泡膜细胞黄素化和 HA。

(3)FSH－颗粒细胞轴功能减退引起卵巢多囊性变：①FSH 浓度降低不能促进卵泡成熟发育，引起卵巢大量小型窦卵泡积聚和多囊性变。②FSH 降低引起卵泡颗粒细胞芳香化酶活性降低，使雌激素生成处于卵泡早期水平（70～80pg/mL），该浓度可反馈性抑制垂体 FSH 分泌，但不能形成排卵前雌激素高峰诱发 LH 高峰和排卵。③FSH 和颗粒细胞芳香化酶活性降低不能促进 C19 类固醇（T_0 和$\triangle^4$－dione）转化为雌激素，引起卵巢内雄激素浓度增加、卵泡凋亡和闭锁。

(4)卵巢内细胞因子功能异常：卵巢自身生成多种细胞因子和肽类，包括胰岛素、IG－Fs、TGF－β、TGF－α、TNF－α、ILs、FGF－α、VEGF、抑制素（inhibin）、卵泡抑素（follistatin）和瘦素（leptin）等，通过自分泌和旁分泌机制引起 PCOS。

7.下丘脑－垂体－肾上腺轴功能失调

(1)青春前期肾上腺功能早现（prematural adrenarche）和迟发型（成人型）先天性肾上腺皮质增生（Late,adult congenital adrenal hyperplasia）：是引起肾上腺性和卵巢性 HA、青春期 IR、HI 和 PCOS 的重要原因。多囊卵巢妇女血清中 57%DHEA 和 DHE－AS 来源于肾上腺。GnRHa 治疗仅能抑制卵巢性 HA，但不能抑制肾上腺性 HA。

(2)HI 和 IGF－1 共同增强 ACTH 促进 P450c17 活性和肾上腺雄激素生成：其作用类似于 LH，IGFS 和胰岛素增强卵泡膜细胞 P450c17 作用，呈现促性腺激素辅助因子作用。

(3)肾上腺网状带雄激素生成限速酶 17α－羟化酶和 17,20－侧链裂解酶活性增强：通过$\triangle^5$ 代谢途径生成过多的 17－酮类固醇（17－ketosteroids,17KS），包括 DHEA、DHEAS、$\triangle^4$－dione 和 17OHP，其中肾上腺静脉中 DHEA 浓度高于外周血 100 倍。地塞米松治疗抑制肾上腺 17KS 分泌，但不影响 17－羟类固醇（17hydroxysteroids,17OHCS）分泌。

8.脂肪－瘦素－神经肽 Y 轴功能异常

(1)下丘脑神经肽 Y－瘦素－促生长激素神经肽－胰岛素轴（neuropeptide Y－leptinga－lanin－insulin axis）功能异常：瘦素是脂肪细胞分泌的肽类激素，为 ob 基因产物，也是中枢神经系统－下丘脑与外周组织器官（肝脏、胰腺、卵巢、脂肪）对话的介质。瘦素受 NPY、胰岛素、糖皮质激素和儿茶酚胺调节。瘦素基因密码子 133 单一鸟嘌啶核苷缺失相关的纯合子框架移码性突变（homozygous frameshift mutation）引起先天性肥胖和不孕。

(2)瘦素从下丘脑－垂体和卵巢两个层面调节卵泡发育和成熟：血浆瘦素 mRNA 表达和瘦素水平与脂肪组织储备和分布密切相关，与睾酮和 LH/FSH 比值无关。存在瘦素抵抗，高瘦素血症、闭经和肥胖妇女，通过增加 CRF 和肾上腺能活性引起高皮质醇血症。

(3)多囊卵巢妇女存在瘦素抵抗（leptin resistance,LR）和高瘦素血症（hyperleptinemia,HL）：肥胖通过增加卵泡液中瘦素浓度，降低卵巢对促性腺激素的敏感性和抑制排卵。卵泡液/血浆瘦素浓度比与 FSH 累计剂量和胰岛素抵抗指数（insulin resistance index,IRI）相关。因此血浆和卵泡液瘦素检测可作为评价辅助生育预后的指标。

9.肥胖和脂代谢异常

(1)肥胖与 PPARγ 受体功能失调：过氧化物酶增殖体激活受体（peroxisome proliferator activated receptor,PPAR）是将营养信号翻译成基因表达的核内受体，参与细胞内外脂代谢基因表达、脂肪和能量代谢。多囊卵巢 IR 和 HI 通过增强 PPAR－γ 磷酸化和转录活性引起肥胖。腹部脂肪细胞 β_2 肾上腺素能受体浓度、蛋白激酶、脂酶和儿茶酚胺促脂解活性降低引起上腹部肥胖；HA 通过促进肾上腺能抗脂肪分解作用引起中心性肥胖；上腹部肥胖与游离睾酮增高相关;下腹部肥胖与过多的△⁴—dione 向雌酮(E_1)转化相关。脂肪细胞芳香化酶转录活性随年龄增长而增强,引起臀部、股部和下腹部脂肪沉积和肥胖。

(2)脂代谢异常:表现为血浆三酰甘油(triglycende,TG)、低密度脂蛋白—胆固醇(LDL—C)、极低密度脂蛋白—胆固醇(VLDL—C)、载脂蛋白 A—1,—B 和游离脂肪酸(FFA)升高,而 HDL—C 降低。血浆纤溶酶原激活因子抑制因子—1(PAI—1)升高引起高血压、冠心病和易栓症。HI 和 HA 引起载脂蛋白 A—1 和 HDL2α 降低,而 HDL3c、HDL2b、TG、动脉硬化性脂蛋白 B 增高(54%),继而引起血管内皮功能损害、慢性血管炎症、C 反应蛋白升高、增加发生冠心病的危险性。

(3)血清 Mg^{2+} 降低,Ca^{2+}/Mg^{2+} 比值升高、IR、中心性肥胖和高脂血症共同增强机体氧化应激反应:引起血清同型半胱氨酸(homocysteic acid)和尿酸升高,降低二尖瓣舒张早期最大血流量和早期/晚期血流量比值,引起高血压和心、肾功能损害。

10.生长激素—IGF—1 系统功能异常

(1)生长激素(GH)释放振幅降低 50%,引起低生长激素血症:非肥胖型多囊卵巢妇女 GH 释放振幅增加 30%,引起高生长激素血症。胰岛素和 GH 作为促性腺激素辅助因子(co—gonadotropin factor)促进卵泡膜细胞雄激素生成增加。GH 促进下丘脑卵泡抑素生成,降低激活素和 FSH 分泌。

(2)HI 促进肝脏 GHBP 生成,抑制 IG—FBP1 生成:血清 GHBP 浓度升高 2 倍,游离型 GH 生物利用率,IGF—1/IGFBP—1 比值升高 10 倍,引起卵泡膜细胞 IGF—1 生物利用率升高和雄激素生成增加。

三、临床表现

1.月经失调、无排卵和不孕　多囊卵巢妇女初潮年龄正常或延迟,初潮后出现月经稀发、月经过少或闭经。多囊卵巢妇女原发性和继发性闭经发生率分别为 5% 和 51%~77%;12% 月经周期仍正常;30%~40%合并高催乳素血症(hyperprolactinemia,HPRL);不孕发生率为 74%(35%~94%);黄体功能不全发生率为 22%~29%。

2.高雄激素血症、肥胖和多毛症　多囊卵巢妇女,高雄激素血症引起男性型(中心型)肥胖、多毛、脂溢、痤疮和脱发。多毛发生率为 69%(17%~83%),多毛主要出现于上唇、下颌颊侧、乳晕、胸、腹部、耻骨上、股内侧和小腿外侧。严重和快速发展的多毛症(hirsutism)和男性化(virilization)应注意排查肾上腺和卵巢男性化肿瘤。

女性肥胖定义为 $BmL \geqslant 25kg/m^2$。女性肥胖型(梨形),脂肪集中分布于臀部与股部。多囊卵巢妇女的肥胖为男性型(苹果形)肥胖,即中心型肥胖,脂肪集中分布于腹部、内脏、大网膜和肠系膜,腰围/臀围比率增加,是易于发生心血管疾病的高危性肥胖。

3.胰岛素抵抗代谢综合征　胰岛素抵抗代谢综合征(insulin resistance metabolic syndrome,IRMS),简称代谢综合征(metabolic syndrome,MS),是由 IR 和 HI 引起,以高血糖、高血脂、高血压、易栓症、中心性肥胖、2 型糖尿病和心血管疾病为特征的综合征,也称为多高危因素综合征(multiple risk factor syndrome)或 X 综合征(Syndrome X)。正常健康妇女人群 IRMS 发生率为 6%,肥胖型多囊卵巢妇女 IRMS 发生率为 41%(16%~49%)。

(1)国际 2 型糖尿病联合会(IDF,柏林 2005)代谢综合征的诊断标准共 5 项,其中①中心性肥胖为诊断的必备条件,即女性腰/臀围比(waist/hip ratio,WHR)≥0.8;或腰围≥80cm。

另外 4 项(2～5 项)为备选标准,其中有 2 项者即可诊断代谢综合征。②三酰甘油(TG)≥1.7mmol/L并进行治疗者。③空腹血糖(FBS)≥5.6mmol/L 或以前诊断为 2 型糖尿病者。④高密度脂蛋白－胆固醇(HDL－C)≤1.29mmol/L,并进行治疗者。⑤高血压,即血压≥130mmHg/85mmHg;或以前诊断为高血压并进行治疗者。

(2)中华医学会 2 型糖尿病学分会(CDS,2004 年)代谢综合征的诊断标准为 4 项,具备其中 3 项或全部者即可确立诊断。具体标准(女性)为:①超重或肥胖,体重指数(BMI)≥25kg/m²。②高血糖症,即 FBS≥6.1mmol/L 或餐后 2h 血糖≥7.8mmol/L,或已确诊为 2 型糖尿病者。③高血压症,即血压≥140mmHg/90mmHg,或已确诊为高血压并治疗者。④高脂血症,TG≥1.7mmol/L,HDL－C≤1.0mmol/L 者。

4. 黑棘皮症　多囊卵巢妇女中 30%～50%存在黑棘皮症(scanthosis migricans,SM)。黑棘皮症是颈后部、腋部皮肤棕黑色沉着、表皮角化过度、乳头瘤样病变,与胰岛素受体基因突变引起的外周组织胰岛素受体减少、IR 和 HA 相关。

5. 卵巢多囊性变　典型的多囊卵巢为双侧对称性多囊性增大,被膜光滑、增厚、坚韧、无血管、呈牡蛎色或灰银白色,反光增强。多囊型卵巢(PCO－Ⅰ型)体积大于正常卵巢 2～4倍,占 50%～75%。硬化型卵巢(PCO－Ⅱ型),占 20%～30%,卵巢体积正常或轻度增大。

6. 并发症

(1)子宫内膜癌:年龄≤40 岁的子宫内膜癌患者中,19%～25%存在多囊卵巢疾病。多囊卵巢妇女,外周组织(脂肪、肠道和肝脏)芳香化酶和 17β－羟基类固醇脱氢酶(17β－HSD)活性增强,而雌激素羟化和 17β－氧化活性降低,促进 T₀ 和 △⁴－dione 转化为雌酮(E₁)引起高雌激素血症(hyperestrogenemia,HE),进而引起子宫内膜增生过长(单纯性增生－复杂性增生－不典型增生)和子宫内膜癌。

(2)乳腺癌:乳腺癌为雌激素依赖性肿瘤。多囊卵巢妇女,长期无排卵和单一雌激素刺激可引起乳腺小叶增生、腺瘤和乳腺癌,因此多囊卵巢妇女应注意检测乳腺变化。

(3)2 型糖尿病(非胰岛素依赖性糖尿病,NIDDM):肥胖型多囊卵巢妇女中 50%存在 IR和 HI,30%～40%合并 2 型糖尿病。多囊卵巢妇女 2 型糖尿病发生率随年龄增长而升高。糖耐量异常多囊卵巢妇女,妊娠后易发生妊娠糖尿病,围绝经期妇女 2 型糖尿病发生率为13%,明显高于正常健康妇女(2%)。

(4)心血管疾病:多囊卵巢是引起冠状动脉硬化、高血压的独立高危因素。HI 和 HA 降低 SHBG 和 HDL,增加 TC、LDL、VLDL 和 TG,引起高脂血症、易栓症和高血压,易于发生动脉硬化和栓塞性疾病。

四、辅助检查

1. 促性腺激素测定　75%多囊卵巢妇女 LH 升高,FSH 正常或降低,LH/FSH≥3。由于LH 分泌受 BMI 负反馈调节,当 BMI≤30kg/m² 时,LH 明显升高;当 BMI≥30kg/m² 时,LH 水平难以与正常妇女鉴别;当 BMI 和体重增加达到临界值时,间隔 30min,连续测定 2 次 LH,计算LH 平均值和 LH/FSH 比值具有临床诊断价值。多元回归分析发现,综合测定血清 LH,FSH和雄烯二酮浓度诊断多囊卵巢的敏感性、特异性和准确性分别为 98%、93%和 96%。

2. 性激素测定

(1)雌、孕激素测定:多囊卵巢妇女,血清 E₂ 相当于早期卵泡期水平(≤140pmol/L),而

E_1(正常值,卵泡期为 $110\sim400pmol/L$,黄体期为 $310\sim660pmol/L$)升高,$E_1/E_2\geqslant1$。多囊卵巢妇女因无排卵,因此黄体期血浆孕酮浓度 $<15ng/mL$。

(2)雄激素测定:多囊卵巢妇女,血清 TT_0(正常值 $\leqslant1ng/mL$)、FT_0(正常值 $100\sim200pg/mL$)、DHT(正常值 $0.05\sim0.3ng/mL$)、$\triangle^4-dione$(正常值 $1\sim2ng/mL$)升高,提示卵巢性HA。血浆 DHEA(正常值 $2.0\sim15\mu g/dl$)和 DHEASC 正常值 $<200\mu g/dl$)升高,提示肾上腺性 HA。

3.催乳素测定 正常 $PRL<25ng/mL$($500\mu U/mL$)。$PRL\geqslant25ng/mL$ 即为高催乳素血症(HPRL),多囊卵巢妇女 HPRL 发生率为 $25\%\sim40\%$。

4.肾上腺皮质激素测定 多囊卵巢妇女,血浆 DHEAC 正常值 $2.0\sim15\mu g/dl$ 和 DHEAS(正常值 $<200\mu g/dl$)升高。血浆 17OHP(正常值,卵泡期为 $0.2\sim1\mu g/dl$;黄体期为 $0.5\sim3.5\mu g/dl$)升高。$17OHP\geqslant800\mu g/dl$,提示先天性肾上腺皮质增生症、21 羟化酶或 $11\beta-$羟化酶缺陷。17OHP 介于 $200\sim800\mu g/dl$,应进行 ACTH 应激试验(Cotrosyn 0.25mg,IV),注药后 60min,如 17OHP 升高,提示为先天性肾上腺增生症。

5.甲状腺激素测定 多囊卵巢妇女,甲状腺功能多为正常,测定指标,包括 TSH(正常值 $0.27\sim4.2\mu U/mL$)、T_3(正常值 $0.8\sim2.0ng/mL$,$1.3\sim3.1nmol/L$)、T_4(正常值 $5.1\sim14.1\mu g/mL$,$66\sim181nmol/L$)、FT_3(正常值 $2.0\sim4.4pg/mL$,$3.1\sim6.8pmol/L$)、FT_4(正常 $0.93\sim1.7ng/mL$,$12\sim22pmol/L$)。

6.阿黑皮素(POMC)衍生物测定 多囊卵巢妇女,血清促脂素、$\beta-$内啡肽和 $\beta-MSH$ 升高,ACTH 正常或升高。TSH 和 GH 分泌正常。

7.胰岛素抵抗的检测

(1)直接法:包括胰岛素耐量试验(insulin toleration test)、胰岛素抑制试验(insulin inhibition test)和正常血糖胰岛素钳夹试验(euglycimic insulin clamp test,EICT)。

(2)间接法:包括口服葡萄糖耐量试验(OGTT)、持续滴注葡萄糖模型法(contineuce infusion of glucose with model assessment)、葡萄糖钳夹试验(高血糖钳夹试验)、微小模型法(minmal model assessment)、稳态模型法(homoestasis model assessmet,HOMA)、胰岛素敏感指数(IAI=1/FPG×FINS)、空腹血糖/胰岛素比值(HomaIR=FINS×FPG/22.5)等。

8.糖尿病常用检查方法

(1)空腹血糖(FPG/FBS):正常 $FBS\leqslant6.1mmol/L$;$\leqslant6.9mmol/L$ 为血糖升高;$\geqslant6.9mmol/L$ 为 2 型糖尿病。

(2)空腹胰岛素(FINS):正常空腹血浆胰岛素浓度为 $35\sim145pmol/L$,升高即为 HI。正常血浆 IGF-1 浓度为 $123\sim463\mu g/L$,正常血浆 IGF-1 结合蛋白质浓度 $\leqslant30ng/mL$。

(3)空腹血糖/胰岛素比值(FPG/FINS ratio):正常 $FPG/FINS\geqslant4.5$,比值 $\leqslant4.5$ 为 IR。FPG/FINS 比值诊断 IR 的敏感性为 95%,特异性为 84%,阳性预测值为 87%,阴性预测值为 94%,是筛查 IR 和评估治疗预后的良好指标。

(4)胰岛素敏感指数(HomaIR=FINS×FPG/22.5)测定:与 FPG/FINS 比值相关。

(5)口服糖耐量试验(OGTT),试验前测定空腹血糖,然后口服葡萄糖75g。服糖后 2h 血糖 $\leqslant7.8mmol/L$ 为正常,$7.8\sim11.1mmol/L$ 为糖耐量异常,$\geqslant11.1mmol/L$ 为 2 型糖尿病。

(6)胰高血糖素(glucagon):空腹血浆胰高血糖素正常值为 $50\sim100ng/L$;夜间禁食时为 $4.2\sim6.4mmol/L$;$\geqslant7.8mmol/L$ 为 2 型糖尿病。女性禁食72h,正常值 $\geqslant2.2mmol/L$。

（7）C 肽（C peptide）：正常血浆浓度为 0.25～0.6nmol/L。C 肽由胰岛 B 细胞分泌，因半衰期较长，可准确地反映胰腺 B 细胞功能。

9.瘦素（leptin）　正常血浆瘦素浓度为（17.6±4.9）ng/mL。胰岛素抵抗 PCOS 妇女，血浆瘦素浓度明显升高[（32.8±4.3）ng/mL]，LEP/BMI 比值升高。

10.脂代谢测定　多囊卵巢妇女脂代谢异常表现为，①血浆 TC（正常值≤5.20mmol/L）和 TG（正常值≤1.80mmol/L）升高。②FFA（正常值≤0.7mmol/L）升高。③LDL-C（正常值≤3.36mmol/L）升高。④HDL-C（正常值≥1.29mmol/L）降低。

11.血浆肾素和血管紧张素测定　目的是评价肾素-血管紧张素-醛固酮系统（renin-angiotensin-aldosterone system）功能和高血压状态。正常血浆肾素（renin）浓度为（3.2±1）μg/（L·h）（仰卧位）；（9.3±4.2）μg/（L·h）（坐位）。血管紧张素 Ⅱ，血浆正常值为 10～30ng/L。血浆肾素测定诊断血压正常的多囊卵巢敏感性和特异性分别为 80% 和 71.4%。

12.二十四肽促皮质素试验　二十四肽促皮质素试验（Synacthen test）目的是观察试验前后多囊卵巢妇女血清特异性肾上腺性雄激素指标 11β-羟基雄烯二酮和 11-羟基雄激素浓度变化。二十四肽促皮质素通过抑制 ACTH 分泌，减少肾上腺雄激素、11-羟基雄激素和皮质醇分泌，但不影响卵巢雄激素生成，因此有助于鉴别肾上腺性或卵巢性 HA。

13.GnRHa-17 羟孕酮试验　多囊卵巢妇女 17α 羟化酶活性增强，而 17,20 侧链裂解酶活性降低，通过 $\triangle^4$ 途径引起血清 17OHP 升高。GnRHa 兴奋试验引起 17OHP 明显升高，升高幅度与卵巢体积大小相关。先用地塞米松抑制肾上腺功能，再进行 GnRHa 兴奋试验则不能引起 17OHP 升高。

14.血清 11β-羟基雄烯二酮测定　正常和多囊卵巢妇女血清 11β 羟基雄烯二酮（11-beta-hydroxyandrostenedione，11β-OHA）浓度无明显差异。由于多囊卵巢妇女血清 $\triangle^4$-dione 升高，因此 $\triangle^4$-dione/11β-OHA 比值高于正常妇女 2 倍，血清 11β-OHA 昼夜节律与 $\triangle^4$-dione 和皮质醇（cortisol）相似。

15.GnRHa 和 ACTH 联合试验　目的是鉴别卵巢和肾上腺性 HA。试验前 1d 抽血测定 LH、FSH、PRL、皮质醇（cortisol）、T$_0$、DHEAS、17OHP 和 E$_2$ 基础值。试验日开始口服地塞米松（dexamethasone，DEX）0.5mg，q6h，共 4d。服完最后 1 次 DEX 后 8h 抽血测定 17OHP 和 T$_0$，然后皮下注射曲普瑞林 100mg，并在 24h 内，每 4h 抽血 1 次测定血清 17OHP 和 T$_0$ 浓度。地塞米松治疗后，血清 T$_0$ 浓度从（1.65±0.52）ng/mL 降至（0.73±0.25）ng/mL 者为肾上腺性 HA，血清 T$_0$ 浓度无变化者为卵巢性 HA。注射 GnRHa（曲普瑞林）后，17OHP 升高者为卵巢性 HA；17OHP 明显升高者为特发性 HA；17OHP 无明显变化者为肾上腺性 HA（Morris 综合征）。

16.医学影像学检查　包括超声、CT 和 MRI 检查。多囊卵巢超声检查表现为双侧卵巢多囊性增大，被膜增厚回声增强。皮质内可见数目较多，直径为 2～9mm，10～15 个小囊状卵泡。卵巢间质回声不均质；子宫内膜增厚，回声增强。检查时应注意与卵巢和肾上腺肿瘤鉴别。

多囊卵巢的诊断阈值（Cut-off values），卵巢体积为 13.21mL，卵巢面积为 7.00cm^2，间质面积为 1.95cm^2，S/A 比值（stroma/total area ratio）为 0.34。以上 4 种指标诊断多囊卵巢的敏感性分别为 21%、40%、62% 和 100%，其中 S/A 比值与雄激素水平相关。S/A 比值反映卵巢相关内分泌和形态学变化，用于鉴别正常和多囊卵巢的敏感性和特异性均为 100%。超声测定卵巢体积、面积、间质和间质/总面积比值的同时,测定卵泡早期(MC 2～5d)促性腺激素、雌激素和雄激素水平有助于多囊卵巢的诊断。

17.子宫内膜和乳腺检查 多囊卵巢妇女,年龄≥35岁,应常规进行盆腔和乳腺超声检查。子宫内膜厚度≥5mm者,应进行诊刮和子宫内膜病理检查,乳腺肿块应进行细针穿刺活检。

18.后腹膜充气造影和子宫输卵管造影 观察卵巢和肾上腺形态、大小,排除增生性和肿瘤性疾病。

19.内镜和剖腹探查 包括宫腔镜、陷窝镜和腹腔镜,观察卵巢形态变化,必要时进行卵巢组织活检、打孔或楔切治疗。卵巢或肾上腺肿瘤时应进行剖腹探查。

五、诊断标准

1934—1935年,Stein和Leveruhal首先描述了以闭经、多毛、不孕和双侧卵巢多囊性增大为特征的疾病,并命名为Stein-Leventhal综合征。近半个世纪以来,有关多囊卵巢的病因、发生机制、诊断和治疗一直存在争议,为此各国学者进行了大量的基础和临床研究。1990年,美国国立卫生研究院(NIH,1990)制定的多囊卵巢诊断标准为,月经异常、无排卵、HA、卵巢多囊性变和排除其他HA疾病。

2003年,欧洲人类生殖和胚胎协会和美国生殖医学学会(ESHRE/ASRM)鹿特丹专家会议确定的多囊卵巢诊断标准为:①稀发排卵或无排卵。②雄激素增多的临床表现和(或)高雄激素血症(HA)。③卵巢多囊性变,超声检查一侧或双侧卵巢内存在≥12个直径为2～9mm的卵泡,和(或)卵巢体积≥10mL。④上述3条中存在2条,排除其他HA疾病(先天性肾上腺皮质增生、库欣综合征和分泌雄激素的肿瘤)后即可诊断为多囊卵巢综合征。

2006年,美国高雄激素协会(Androgen Excess Society,AES)制定的多囊卵巢诊断标准为:①多毛和(或)HA(Hirsutism and/or hyperandrogenemia)。②稀发排卵或无排卵和(或)多囊卵巢(oligo-ovulation and/or polycystic ovaries)。③排除其他雄激素过多疾病,包括先天性肾上腺皮质增生、库欣综合征(Cushing syndrome)、HPRL、分泌雄激素肿瘤、甲状腺功能异常等。2006年中华医学会妇产科学分会内分泌学组重庆会议研究确定,我国采用2003年欧洲人类生殖学会和美国生殖医学学会(ESHRE/ASRM)鹿特丹专家会议推荐的多囊卵巢综合征的诊断标准,并制订了诊断标准细则。

2007年3月,欧洲人类生育和胚胎学会(European Society for Human Reproduction and Embryology,ESHRE)和美国生育学会(American Society for Reproductive Medicine,AS-RM),在希腊Thessaloniki召开的多囊卵巢综合征学术研讨会议达成了关于多囊卵巢性不孕治疗的共识意见。

六、鉴别诊断

1.卵巢男性化肿瘤 包括支持-间质细胞瘤、门细胞瘤、类脂细胞瘤、成性腺细胞瘤、肾上腺残迹瘤、黄体瘤、畸胎瘤和转移癌。以上肿瘤(成性腺细胞瘤除外)多为单侧生长的实质性肿瘤,自主性分泌雄激素,引起去女性化、男性化、腹水和盆腹腔转移癌灶。

2.肾上腺疾病和肿瘤 包括迟发性先天性肾上腺皮质增生、肾上腺瘤(癌)和库欣综合征。先天性肾上腺皮质增生表现为泌尿生殖窦畸形、男性化和性发育不良。肾上腺腺瘤自主性分泌△^{4}－dione 和 DHEA 不受 ACTH 促进和地塞米松的抑制。

3. 甲状腺疾病　包括甲亢和甲减。甲亢时 T_3、T_4、SHBO 增高，雄激素代谢清除率降低，引起血浆睾酮升高、女性男性化和月经失调。甲减时，雄激素向雌激素转化增加，引起无排卵和不孕。

4. 特发性和遗传性多毛症　特发性多毛(idiopathic hirsutism)指妇女月经功能和血清雄激素正常的多毛现象，而无典型的多囊卵巢症状和体征。特发性多毛与雄激素受体增多和 5α 还原酶活性增强相关。遗传性多毛与种族和家族史相关，血清雄激素、月经和生育力正常，无多囊卵巢临床征象。

5. 卵巢卵泡膜细胞增生症　卵巢卵泡膜细胞增生症(ovarian hyperthecosis)有明显的家族史，多见于年长和绝经后妇女。临床表现为严重的男性化、多毛、促性腺激素分泌正常或降低、IR 和 HI。血浆雄激素(T_0、△^{4}－dione、DHT 和 DHEA)明显升高，常伴有 2 型糖尿病、高脂血症和心血管疾病。超声检查卵巢正常大小。卵巢组织学检查，卵泡膜细胞和间质细胞呈巢(岛)性增生和黄素化。该症对氯米芬治疗不敏感，但 GnRHa 和腹腔镜卵巢打孔或楔切治疗有效。

6. 黑棘皮症综合征　黑棘皮症综合征(scanthosis migricans syndrome)是先天性胰岛素受体基因突变引起的外周组织完全性 IR 综合征(extreme insulin resistance syndrome)，包括以下几种临床类型。

(1)A 型综合征(type A syndrome)：多见于 10~20 岁青春期少女，临床表现为严重的 IR、糖耐量异常、HA、黑棘皮瘤和卵巢多囊性变。

(2)B 型综合征(type B syndrome)：多见于 30 岁以上年长妇女，表现为多毛、HA、黑棘皮瘤、男性化和阴蒂肥大；血清抗胰岛素受体抗体和抗核抗体阳性。

(3)C 型综合征(type C syndrome)：为胰岛素受体后功能异常所致，表现为 IR、黑棘皮瘤和男性化。

(4)妖精综合征(leprochaunism)：胰岛素受体基因突变引起的特殊疾病，因患儿面貌类似于爱尔兰神话中妖精而得名，临床表现为严重 IR、HI、HA、PCOS 和黑棘皮瘤，伴有智力低下、先天性脂肪营养不良、肝脾大、多发性囊性血管瘤，多于出生后夭折。

7. 高催乳素血症　多囊卵巢妇女中约 1/3 存在 HPRL，因此应注意排查其他原因引起的 HPRL，包括垂体腺瘤、甲状腺功能减退和医源性 HPRL。

七、一般治疗

(一)改善生活方式和饮食结构

目的是限制热卡摄入和减轻体重。减肥饮食(Atkins diet)标准为 500kcal/d，可在 6 个月内减轻体重 12% 和改善生育力。饮食结构应根据热卡摄入、饮食生糖负荷(glyce－mic load，GL)和生糖指数(glycemic index，GI)设计食谱，调整糖类、蛋白质和脂肪比例和戒烟戒酒。美国 2003 年健康和营养学调查(National Health and Nutrition Examination Survey NHANES)发现，多囊卵巢妇女代谢综合征发生率为 46%，明显高于健康妇女(23%)。二甲双胍(Metformin)1.5g/d 治疗和加强饮食管理(每天 1500kcal，蛋白占 26%，糖类占 44%，脂肪占 30%)6 个月，多数患者体重、TG、血压和血清胰岛素降低，而 HDL－C 升高，动脉栓塞和 2 型糖尿病发生率降低。

（二）减轻体重

包括体育锻炼、减肥手术（bariatric surgery）和减肥药物（anti－obesity pharmacologic agents）综合治疗。肥胖型多囊卵巢妇女,减轻原来体重的 5％即可改善月经和排卵功能,减轻原有体重 10％～15％即可明显降低 HI 和 HA,改善 IR 和心血管功能,有利于提高排卵率和妊娠率。

1. 减肥药物　奥利司特（Orlistat）,为脂肪酶抑制药,抑制胃脂酶、胰脂酶、羧基酯酶和磷脂酶 A_2 活性,减慢脂肪水解为氨基酸和单酰基甘油进程,减少肠道脂肪吸收率 30％,降低血清 TC、LDL－C 和脂肪储存而减轻体重。西布曲明（Sibutramine）为吲哚衍生物,调节儿茶酚胺和 5－羟色胺分泌、抑制去甲肾上腺素和儿茶酚胺再吸收、增加神经突触间隙 5－羟色胺含量、抑制进食中枢、增强 β 肾上腺能受体功能、促进葡萄糖利用、降低血清 TC 和 TG、减轻体重、抑制 IR 和改善 HA。利莫那班（Rimonabant）为大麻酯受体抑制药（Cannabinoid receotor inhibitor）,抑制胰酶功能、降低食欲和减轻体重,已被美国和欧洲国家批准用于治疗肥胖型多囊卵巢疾病。

2. 减肥手术　包括胃成形术（gastroplasty）、胃旁路术（Roux Y 胃旁路手术）、胰旁路术、小肠旁路术和腹腔镜手术。局部去脂术,包括湿性吸脂术、肿胀法抽脂术、超声脂肪抽吸术（ultrasound－assisted liposuction,UAL）和皮肤脂肪切除术。

八、促排卵治疗

（一）治疗流程

按照欧洲人类生育和胚胎学会（ESHRE）和美国生育学会（ASRM）提出的多囊卵巢性不孕治疗的共识意见（2007）,第一线促排卵药物是氯米芬（clomiphene citrate,CC）;CC 抵抗者采用芳香化酶抑制药（aromatase inhibitors,AIs）治疗。第二线治疗是促性腺激素（pFSH/rF-SH）和腹腔镜卵巢打孔（laparoscopy ovary drilling,LOD）手术。第三线治疗是辅助生育（IVF/ET,IUI）。存在 IR、HI 和代谢综合征者采用二甲双胍（Metformin,MET）和噻唑烷二酮（Thiazo－lidinediones,TZD）衍生物等胰岛素增敏药治疗。促排卵治疗应尽量减少多胎妊娠率和卵巢高刺激综合征发生率,并注意防治多囊卵巢并发症,以保障妇女和胎儿的生殖健康。多囊卵巢促排卵治疗流程,见图 4－2。

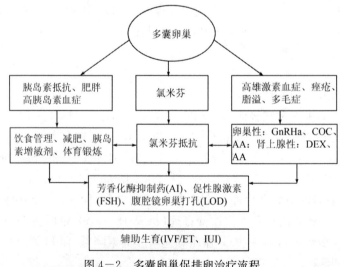

图 4－2　多囊卵巢促排卵治疗流程

（二）氯米芬疗法

氯米芬（Clomiphene Citrate，CC），为第 1 代非甾体类选择性雌激素受体调节剂（SERM），三苯乙烯衍生物，多囊卵巢促排卵治疗的首选药物。药物价格低廉，方法简单、安全、有效，不良反应轻微。CC 在下丘脑—垂体卵巢三个层面，竞争性地与靶细胞雌激素受体结合，抑制内源性雌激素对性腺轴的负反馈作用，促进 GnRH—Gn 释放，促进排卵和卵巢甾体激素生成。CC 促排卵治疗方法，包括单一 CC 疗法、CC—雌激素疗法、CC—hCG 疗法、CC—他莫昔芬疗法、CC—地塞米松疗法、CC—MET 疗法、CC—噻唑烷二酮疗法等。

1. 单一 CC 疗法　从月经周期或孕酮撤退出血的第 5d 开始治疗，CC 50mg/d，连服 5d。排卵多发生于停药后 7d 左右，围排卵期性生活易于妊娠。未出现排卵者，第 2 个周期 CC 剂量增大至 100mg/d。仍未出现排卵者，第 3 个周期剂量增大至 150mg/d。仍未出现排卵者则为 CC 抵抗（clomiphene resistance，CR），应审查原因，并采用芳香化酶抑制药或促性腺激素治疗。

鉴于多囊卵巢对 CC 十分敏感，有些学者推荐采用 CC 小剂量短程治疗，即 CC25～50mg/d，连服 5d；或于月经周期第 1～3d，服用 3d，妊娠率高于传统的 5d 疗法。CC 最大剂量为 150mg/d，即治疗周期总剂量为 750mg，以避免引起卵巢过度刺激综合征（ovarian hyperstimulation syndrome，OHSS）。CC 治疗一般不应超过 6 个周期。临床观察发现，单一 CC 治疗排卵率为 70%～80%，6 个治疗周期的累计妊娠率为 75%，排卵周期妊娠率为 22%（25%～30%），双胎率为 8%（6%～17%），流产率为 30%～40%。影响 CC 疗效的因素，包括 FAI、BMI、年龄、卵巢体积和治疗前月经变化（闭经或月经稀发）。近 40 年的临床应用表明，CC 存在血浆半衰期长（2 周），外周抗雌激素作用对宫颈黏液功能、子宫内膜生长和雌激素受体的不利影响；胚胎植入率和妊娠率低、早期妊娠流产率、多胎妊娠和 OHSS 率高等缺点。

2. CC—雄激素疗法　配伍雌激素的目的在于消除 CC 对宫颈黏液、子宫内膜、雌激素受体、胚胎植入和早期胚胎发育的不利影响。配伍应用的雌激素，包括倍美力（0.3～0.625mg/d）、戊酸雌二醇（补佳乐）1mg/d 或微粒化 17β—雌二醇（1mg/d），于月经周期第 5～15d 服用。

3. CC—hCG 疗法　适用于 CC 抵抗、黄体功能不全者。CC50～150mg/d，于月经周期第 5～9d 服用。超声监测卵泡发育，俟优势卵泡直径≥18mm，血清 E_2≥300pg/mL 时，一次肌内注射 hCG10000U。排卵多发生于注药后 24h 内，此时性生活易于妊娠。注射 hCG 后未发生排卵，而卵泡继续增大（≥2.5cm）者提示为黄素化不破裂卵泡（LUF），应审查原因和适应证。观察发现，附加 hCG 并不增加排卵率和妊娠率，因此不作为常规应用。

4. CC—他莫昔芬（Tamoxifen，TAM）疗法　适用于 CC 抵抗者。TAM 属于选择性雌激素受体调节药（SERM），小剂量短程治疗具有良好的促排卵作用。方法是于月经周期（或孕酮撤退出血）的第 3～5d 开始，20～40mg/d，连服 5d。可单独应用或与 CC 联合应用，治疗效果类似于 CC。TAM 不作为常规促排卵药物。

5. CC—地塞米松（dexamethasone，DEX）疗法　适用于多囊卵巢合并肾上腺性 HA（DHEAS≥200μg/dl）者。方法是在服用 CC 的同时，服用 DEX 0.25～0.5mg/d，即于月经周期第 3～12 天服用。详见本节肾上腺性高雄激素血症部分。

6. CC—胰岛素增敏药　适用于多囊卵巢合并 IR、HI 和代谢综合征。胰岛素增敏药：①二甲双胍（Metformin，MET）。②噻唑烷二酮（Thiazolidinediones，TZD）衍生物，包括罗格列酮（Rosiglitazone，文迪雅）、匹格列酮（Pioglitazone）、环格列酮（Ciglitazone）、恩格列酮（Engli-

lazone)。③α—葡萄糖苷酶抑制药(alpha—glucosidaseinhibitor)阿卡波糖(Acarbose)。④二糖酶抑制药(disacchridaseinhibitors)等。

(三)芳香化酶抑制药

芳香化酶(aromatatse)是雌激素合成酶(estrogen synthetase),促进C19—类固醇(T_0和$\triangle^4$—dione)转化为雌激素。芳香化酶抑制药(aromatase inhibitors,AIs)通过与芳香化酶底物结合,阻遏内源性芳香化酶活性而抑制雌激素生成。第3代高活性非甾体类AI,来曲唑(Letrozole)和阿那曲唑(Anastrozole)现已用于多囊卵巢促排卵治疗。

1. 适应证 CC抵抗多囊卵巢妇女和辅助生育促超排卵治疗。

2. 作用机制

(1)对下丘脑—垂体轴的作用:AI通过抑制脑部、卵巢和外周组织(脂肪、肝脏和肠道等)中雄激素向雌激素转化,阻断雌激素对下丘脑—垂体性中枢的负反馈作用,引起激活素(activin)和促性腺激素分泌增加,促进卵巢卵泡发育和排卵。

(2)对卵巢的作用:AI通过阻断卵巢内芳香化酶促进雄激素向雌激素转化,引起卵巢内雄激素浓度暂时性升高,后者促进发育卵泡IGF—1和FSH受体生成、提高优势卵泡对FSH的敏感性和反应性,引起卵泡成熟和排卵,但不影响卵巢其他甾体激素相关酶系统活性和功能。非甾体AI治疗仅引起单一优势卵泡成熟和排卵,因为AI半衰期较短(30~60h),不影响雌激素受体(estrogen receptor,ER)功能和正常下丘脑—垂体—卵巢轴反馈机制,因此当优势卵泡发育、雌激素和抑制素(inhibin)分泌增加时可反馈抑制FSH分泌,引起卵巢内其他未成熟卵泡闭锁,以保证单一优势卵泡成熟和排卵,从而降低多卵泡发育、多胎妊娠和OHSS发生率。

(3)对子宫的作用:非甾体类AI无外周抗雌激素作用,不影响子宫内膜、宫颈黏液和其他外周雌激素靶组织和细胞功能,因此对精子上游走、获能、受精卵在子宫内膜的黏附和植入无不利影响。另外,AI显著抑制异位内膜组织芳香化酶活性、减少雌激素生成和改善病情,因此也适用于子宫内膜异位症性不孕妇女促排卵治疗。

3. 治疗方法

(1)单一AI疗法:从月经周期(或孕酮撤退出血)第3~5d开始服用来曲唑2.5mg/d(1.25~5.0mg/d),或阿那曲唑1mg/d(0.5~1.0mg/d),连服5d。超声检测卵泡发育、子宫内膜厚度和血清雌二醇浓度,俟优势卵泡直径≥18mm时,一次注射hCG10000U,促进卵泡最后成熟和排卵,并指导排卵期性生活。

(2)AI—FSH联合疗法:从月经周期(或孕酮撤退出血)第3~5d开始服用来曲唑或阿那曲唑,连服5d,于第7~11d注射FSH75U/d。超声检测卵泡发育、子宫内膜厚度和血清雌二醇浓度,俟优势卵泡直径≥18mm时,一次注射hCG10000U,促进卵泡最后成熟和排卵,并指导排卵期性生活。辅助生育控制性促超排卵治疗(controlled ovary hyperstimulation,COH)时,AI可与促性腺激素药物(GnRHa、hMG、FSH)联合应用,既可提高排卵率,又可减少促性腺激素用量、降低多卵泡发育、多胎妊娠和OHSS发生率。

(3)AI—MET疗法:先服用二甲双胍500mg,每天3次,连服6~8周。然后,于月经周期(或孕激素撤退出血)的第3~7d服用来曲唑2.5mg/d(1.25~7.5mg/d),或阿那曲唑1mg/d(0.5~1.0mg/d)。超声检测卵泡发育、子宫内膜厚度和血清雌二醇浓度,俟优势卵泡直径≥18mm时,1次注射hCG10000U,促进卵泡最后成熟和排卵,并指导排卵期性生活。

4.疗效评价

(1)来曲唑和阿那曲唑比较:前瞻随机性研究,对比了 220 例,AI 促排卵治疗 574 个周期(阿那曲唑 109 例,279 周期;来曲唑 111 例,295 周期)的临床效果,发现阿那曲唑组和来曲唑组总卵泡数目、优势卵泡(直径≥18mm)数目、hCG 注射日子宫内膜厚度、血清 E_2 和孕酮浓度、周期妊娠率、流产率无明显差异。

(2)芳香化酶抑制药与氯米芬比较:荟萃分析发现,来曲唑和阿那曲唑治疗的妊娠率、足月分娩率和活婴率均明显优于 CC。然而,另外 2 项来曲唑和 CC 的随机对照性研究未发现来曲唑和 CC 的妊娠率和流产率有明显差异。Badawy(2007)观察发现 CC 治疗组发生 3 例双胎妊娠,而 AI 组未发生多胎妊娠。Atay(2006)报道 AI 治疗引起 1 例双胎妊娠。值得指出的是,AI 促排卵治疗无外周抗雌激素作用,不影响宫颈黏液功能和子宫内膜生长。观察发现 AI 治疗组,hCG 注射日子宫内膜厚度明显高于 CC 组,其与 AI 较高的胚胎植入率、妊娠率相关,因当子宫内膜厚度低于 5～6mm 时则受精卵难以植入和妊娠。

(3)AI+MET 与 CC+MET 比较:随机对照性研究发现两组治疗的成熟卵泡(直径≥18mm)数量相似;hCG 注射日血清雌激素和成熟卵泡雌激素浓度 CC 组高于 AI 组;平均子宫内膜厚度,CC 组明显低于 AI 组;两组总妊娠率、周期妊娠率和妊娠周数相似,均未发生早产;足月妊娠率,AI 组高于 CC 组,分别为 34.5% 和 10%;均未发生新生儿畸形。

(4)AI 与其他促排卵方法比较:Mitwally(2005)总结分析了美国近 3 年来,3 个三级医疗单位,3748 个治疗周期,509 例妊娠的结局,其中来曲唑和来曲唑＋促性腺激素组为 227 例妊娠;CC 和 CC＋促性腺激素组为 113 例妊娠;促性腺激素组为 131 例妊娠,自然妊娠 38 例。分析发现,AI 组与其他治疗组的自然流产率和异位妊娠率相似,但来曲唑组多胎妊娠率(4.3%)明显低于 CC 组(22%)。

5.不良反应

(1)致畸作用:观察发现,阿那曲唑无胎儿致畸和诱裂作用(teratogenic and clastogenic effects),但来曲唑可能存在潜在的致畸作用。然而,药代动力学研究认为,由于来曲唑半衰期短(48h),于卵泡早期服药后,经过 3～4 个半衰期血药浓度已明显低于治疗水平,经过 5 个半衰期(服完最后 1 片后 10～12d),于胚胎植入子宫内膜前药物已完全排出体外,因此不会对早期胚胎发育产生不利影响。尽管如此,从预防角度出发,应用阿那曲唑和来曲唑促排卵前应首先检测血浆 β-hCG 排除妊娠。

(2)先天性畸形:美国生育学会对比分析了 AI 治疗后妊娠分娩的 170 例新生儿(20 例失访)和自然妊娠分娩的 36000 例新生儿出生缺陷率,发现两组的先天畸形率无明显差异,来曲唑组心脏和骨骼异常率高于对照组。然而,由于来曲唑组病例数量较少,为不孕妇女,而对照组均为正常或低危妊娠,胎儿畸形在初级医院已被筛查排除,因此两组可比性较差而难以作出结论。加拿大多中心研究,对比分析了 911 例 AI 和 CC 促排卵治疗的新生儿畸形率,其中来曲唑组 514 例和 CC 组 397 例。先心病发生率,CC 组明显高于 AI 组,分别为 7 例(1.8%)和 1 例(0.2%),其中室间隔缺损最多见(5/8),发生率类似于自然妊娠组,因此认为,AI 不会引起新生儿巨大和微小畸形,其与 ASRM 结论相悖。

综合分析,AI 促排卵治疗具有三个优点,一是 AI 半衰期短,不影响雌激素受体功能和雌激素或抑制素对下丘脑-垂体性中枢的反馈作用,因此促进单一优势卵泡发育、降低多卵泡发育、多胎妊娠和 OHSS 发生率;二是无外周抗雌激素作用,对宫颈黏液和子宫内膜无不利影响,具有较高妊娠率和足月分娩率;三是辅助生育(IVF/ET,IUI)时,AI+FSH 促超排卵治疗可节省 FSH 用量、促进卵泡成熟发育、提高采卵率和妊娠率。

近十几年来,AI 已发展成为替代 CC 促排卵治疗的第一线药物,是一种安全、有效和不良反应低的药物。然而,AI 临床应用时间较短,尚缺乏符合循证医学标准的前瞻性、随机、双盲、对照性大样本临床研究资料。有关 AI 促排卵作用机制、疗效、安全性、不良反应和对卵母细胞、受精、胚胎发育和新生儿发育的长期影响仍需要细致深入的临床研究。

(四)促性腺激素疗法

1.适应证 CC 抵抗多囊卵巢和辅助生育者。

2.目的 改善内源性 LH/FSH 比值、避免高 LH 血症和 HA 对卵泡早期发育的不利影响,提高卵母细胞质量、避免未成熟卵泡过早黄素化和闭锁。

3.治疗方法 药物、剂型、剂量和方法的选择应遵循个体化原则,根据患者生殖激素基础水平确定。首选药物为纯化 FSH(pFSH)或基因重组 FSH(rFSH)。临床常用的促排卵方案如下。

(1)低剂量递增法(low-dose step-up regimens):根据 FSH 阈值(FSH threshold),rF-SH 起始剂量为 37.5~75U/d,每 3~5d 增加原剂量的 1/2。如治疗 1 周后出现卵泡发育可维持原剂量治疗;如无明显卵泡发育,可梯度性增加治疗剂量,但递增剂量应减少 50%,直到出现优势卵泡为止,治疗可持续 10~14d,即持续性低剂量方案(chronic lowdose regimens),可有效地提高周期妊娠率,降低 OHSS 和多胎妊娠率。

(2)低剂量递减法(low-dose step-down regimens):从 FSH 负荷剂量(loading dose)75~150U/d 开始治疗,根据卵泡发育情况,每 2~3d 适当减少原剂量 1/3,直到出现优势卵泡发育。正确掌握适应证,递增法抑或递减法均可达到促进单一优势卵泡发育的目的。低剂量促性腺激素治疗的排卵率为 90%(53%~97%),妊娠率为 70%,排卵周期妊娠率为 25%~30%,多胎率为 10%,流产率为 25%~30%。

4.疗效评价 低剂量促性腺激素治疗的单一卵泡发育和排卵率为 70%,妊娠率为 20%,多胎妊娠率为 5.7%,OHSS 发生率<1%。随访观察发现(240 例),累计单胎足月分娩率为 72%。

荟萃分析发现,递增法的排卵率、单一卵泡周期率、排卵周期妊娠率、累计妊娠率、多胎率、单胎足月分娩率和 OHSS 发生率分别为 68%~72%、73%、15%~20%、55%~73%、4%~18%、7%~10%和 1%。递减法分别为 91%、62%、17%、47%、8%、12%和 2%。

(五)GnRHa(GnRHant)-促性腺激素疗法

应用 GnRHa(或 GnRHant)的目的是通过降调 GnRH 受体功能和垂体脱敏作用,抑制内源性过高的 LH 分泌、HA 和预防未成熟卵泡过早黄素化(premature luteinization)。GnRHa治疗 1~2 周即出现脱敏效应(血浆雌激素<30pg/mL,卵泡直径<10mm),这时可开始控制性促超排卵治疗(COH),即 FSH-hCG 治疗(低剂量递增法或递减法)。多囊卵巢对单一性GnRHa 脉冲疗法反应较差,排卵率为 38%,妊娠率为 8%。

临床观察发现,GnRHa-COH 治疗 3 个周期的妊娠率为 77%,高于单纯 hMG(FSH)-hCG 疗法。必须强调,多囊卵巢妇女对所有促排卵治疗均十分敏感,极易发生 OHSS 和多胎妊娠。OHSS 发生率>6%,其中轻症发生率为 8%~23%,中症为 0.5%~7%,重症为 0.8%~10%,极严重 OHSS 为>2%。多胎妊娠率高达 28.7%。因此正确掌握适应证、选择药物、方法、剂量和加强监测十分重要。

九、胰岛素抵抗代谢综合征的治疗

改善生活方式和饮食结构同一般治疗。

（一）胰岛素增敏药

胰岛素增敏药通过改善胰岛素抵抗代谢综合征，提高排卵率和妊娠率。

1. 二甲双胍（Metformin，MET）　常用剂量为 500mg，每天 3 次，口服。推荐服用肠溶型 MET。MET 提高靶细胞对胰岛素敏感性、改善 IR、HI、HA、BMI 和腰/臀比值；减少肝脏葡萄糖生成、降低空腹血糖、促进葡萄糖代谢恢复平衡；促进卵巢颗粒细胞生成 IGF−1、减少肝脏 IGFBP−1 生成、改善脂代谢；促进月经功能恢复、提高排卵率和妊娠率。需要指出的是，MET 属于妊娠期 B 类药物，确定生化妊娠后即应停药。MET 长期服用可引起乳酸性酸中毒，多发生于存在潜隐性感染、肾功能不全和充血性心力衰竭者。另外，MET 应避免与利尿药物呋塞米（Furosemide）同时服用。

荟萃分析表明，MET 治疗组排卵率高于对照组 4 倍；MET＋CC 组排卵率高于单一 CC 治疗组 4 倍。肥胖型多囊卵巢妇女，CC＋MET 治疗的排卵率、妊娠率、足月分娩率和多胎妊娠率分别为 28.7％、18.1％、12.9％ 和 1.4％，明显优于单纯 CC 治疗（14％、11％、11.4％ 和 2.8％）。然而，另两项研究表明，MET 不能提高肥胖型和正常体重多囊卵巢妇女足月分娩率；CC＋MET 治疗不能降低流产率，甚至增加流产率。

辅助生育（IVF/ET）研究发现，FSH＋MET 治疗的受精率和临床妊娠率（64％ 和 70％）明显高于单一促性腺激素治疗（43％ 和 30％）；FSH＋MET 治疗的妊娠率（28％）高于单一 FSH 治疗（10％），并明显降低 OHSS 发生率。

2. 噻唑烷二酮（Thiazolidinediones，TZD）　衍生物为胰岛素增敏药，其与过氧化物酶体增殖活化受体（PPARs）转录因子 γ 亚型（PPARγ）结合后，增强靶组织对胰岛素敏感性、改善 IR 和 HI、保护心血管功能、预防大血管和微小血管并发症。TZD 药物明显降低高 LH 血症、LH/FSH、FT_0 和 IGF1/IGBP−3 比值，增加卵巢 IGF−1 生物利用率和血清 IGFBP−3 浓度。TZD 药物起效作用较 MET、磺酰脲类（sulfaonylureas）和葡萄糖苷酶抑制药（α−glucosidase inhibitor）缓慢，服药后 2～4 周血糖开始降低，最大药效出现于治疗的第 12 周，糖化血红蛋白（HbA1c）降低 1％～1.5％。TZDs 可与其他治疗 2 型糖尿病药物联合应用。TZD 药物治疗的月经恢复率为 72％，优于 CC 单一治疗。需要指出的是，TZD 药物属于妊娠期 C 类药物，长期服用可引起心脏和肝脏功能损害，因此确定妊娠后应立即停药。

（1）罗格列酮（Rosiglitazone）：常用剂量为 4mg，每日 1～2 次，从月经周期第 1d 开始服用。临床观察发现，罗格列酮治疗 3 个月后，空腹血清胰岛素、IGF−1、LH 和腰/臀围比值降低，QUICKI 指数和 IGFBP−1 升高。血清 TC、LDL−C、HDL−C、TG、T_0、DHEAS、瘦素（Leptin）、IGFBP−3 和 BMI 无明显变化。罗格列酮单一治疗排卵率为 33％，CC＋罗格列酮联合治疗规律月经恢复率为 72％，排卵率为 77％。

（2）匹格列酮（Pioglitazone）：常用剂量为 45mg/d。匹格列酮治疗降低血清胰岛素、葡萄糖、IR、HI 和 DHEAS，而 HDL−C 和 SHBG 升高。匹格列酮治疗 2～6 个月后，多毛和痤疮明显减轻，LH/FSH、$\triangle^4$−dione 和 17OHP 降低，脂代谢好转。

（3）阿卡波糖（Acarbose）：常用剂量为 150～300mg/d。阿卡波糖为生物合成的假性四糖,α—葡萄糖苷酶抑制药(alpha—glucosi—dase inhibitor),显著抑制小肠 α—葡萄糖苷酶活性,延缓肠道内单糖、双糖和寡糖的降解和吸收,降低空腹和餐后血糖;改善多囊卵巢 HA、HI、IR;降低痤疮/脂溢指数(acne/seb—orrhoea score)和促进月经恢复。

(4)β—内啡肽受体阻断药:包括纳洛酮(Naloxone)和纳曲酮(Naltrexone),具有改善 IR 和促排卵作用。

(二)其他

1.治疗高脂血症 推荐应用苯氧芳酸类(力平脂和诺衡)、HMG—CoA 还原酶抑制药(辛伐他汀和普伐他汀)和烟酸类药物治疗。

2.治疗高血压法 推荐应用血管紧张素转换酶抑制药(ACEI)、血管紧张素 Ⅱ 受体拮抗药(ARB)和钙通道阻滞药(CCB)。不推荐应用 β 受体阻滞药和利尿药,因可加重 IR。

十、高雄激素血症和多毛症的治疗

多囊卵巢妇女 HA 和多毛症治疗药物包括:①抑制雄激素生成药物,包括 GnRH 激动药(GnRHa)、GnRH 拮抗药(GnRH ant)、联合型口服避孕药(COCs)、肾上腺糖皮质激素(地塞米松)。②雄激素受体拮抗药,包括甾体类抗雄激素醋酸环丙孕酮(Cyprot—erone acetate,CPA)和合成孕激素;非甾体类抗雄激素,包括氟他胺(Flutamide)、非那雄胺(Finasteride)、螺内酯(Spironolactone)、比卡鲁胺(Bicalutamide)。③调节雄激素活性药物,包括胰岛素增敏药 MET、匹格列酮、竞争型 α 受体阻断药咪唑啉(Imidazole)、组胺 H_2 受体抑制药西咪替丁(Cimeti—dine)、血管紧张素转化酶抑制药(ACEI)赖诺普利(Lisinopril)等。

(一)卵巢性高雄激素血症

1.GnRH 激动药(GnRHa) 通过降调 GnRH 受体和垂体脱敏作用,抑制卵巢雄激素生成。GnRHa 长期治疗应配伍性激素反向添加治疗,以防治骨丢失和低雌激素不良反应。观察发现,第一次注射 GnRHa 后 LH 和 E_2 明显降低,第二次注射后 T_0 明显降低。治疗 3 个月后,5a—还原酶活性明显降低,但治疗 6 个月后降低不再明显,因此应坚持长期治疗。

GnRHa 治疗多毛疗效优于抗雄激素非那雄胺。治疗 6 个月,GnRHa 和非那雄胺分别降低多毛症评分 36%±14% 和 14%±11%。GnRHa 引起血清 TT_0、FT_0、$\triangle^4$—dione 和 DHE-AS 明显降低,而非那雄胺仅降低 TT_0 和 FT_0 浓度。GnRHa+抗雄激素、GnRHa+联合型口服避孕药(COC)、GnRHa+氟他胺联合治疗多囊卵巢和多毛症均明显地降低 Ferriman—Gallwey 多毛评分,停止治疗后,作用可持续 6 个月以上。

2.GnRH 拮抗药(GnRHant) 通过竞争性抑制 GnRH 及其受体,遏制高 LH 高脉冲释放频率、快速降低生物学活性和免疫活性 LH 水平,改善 LH/FSH 比值,提高卵巢对促排卵药物敏感性和反应性。GnRH 拮抗药可在数小时内抑制 LH 分泌而无首过效应(flare—up effect),作用可维持 10~100h,不良反应轻微。GnRH 拮抗药和激动药联合治疗通过竞争结合 GnRH 受体,抑制内源性 GnRH 作用,促进 LH 脉冲节律恢复正常。

临床应用的 GnRH 拮抗药包括:①Nal—Glu,剂量为 $50\sim300\mu g/kg$。②西曲瑞克(Cetrorelix),剂量为 10mg/d,连用 5d,然后改为维持剂量 1~2mg/d,直到出现显著疗效。③加尼瑞克(Ganirelix),剂量为 3mg/d,连用 21d,可减少睾酮分泌 90% 以上。④地泰瑞克(地肽利司,Detirelix),剂量为 5~15mg/周治疗,促性腺激素降低 50%,睾酮降低 85%。⑤口服型,非肽类 GnRH 拮抗药,Elagolix 和 5—磺胺苯并咪唑(Benzimidazole—5—sulfon—amides)已试用于临床。GnRH 拮抗药和激动药脉冲式联合治疗,通过竞争抑制 GnRH 受体,可有效地抑制内源性 GnRH 分泌,恢复正常的 LH 脉冲频率。方法是拮抗药 Nal－Glu,10mg,皮下注射,每 3d1 次。1 周后开始 GnRH 激动药脉冲治疗,10μg/90min,共 15d,可成功地促进 LH 释放频率和雄激素分泌恢复正常。

3.联合型口服避孕药(COC)　第 3 代 COC 由高选择性孕激素孕二烯酮(Gesto－dene)、诺孕酯(Norgestimate)、去氧孕稀(Desogestrel)、环丙孕酮(Cyproterone)和氯地孕酮(Chlormadinone)分别与炔雌醇(20～35μg)组成,制剂包括达英－35(Diane－35)、妈富隆(Marvelon)、美欣乐(Mercilon)、敏定偶(Minulet)、优思明(Yasmin)和拜拉瑞(Belara)等。

联合型口服避孕药通过负反馈抑制 Gn－RH－Gn 释放、抑制排卵、减少卵巢雄激素生成,增加 SHBG 生成、降低血清游离睾酮浓度、抑制子宫内膜增生过长,调节月经周期,可用于治疗轻、中型多毛症。COC 短期治疗(6 个周期)作用不明显,因此需要较长期治疗。

(二)肾上腺性高雄激素血症

肾上腺糖皮质激素用于治疗肾上腺性 HA 的 CC 抵抗妇女。肾上腺性 HA 由肾上腺皮质网状带 DHEA 和 DHEAS 分泌增加所引起。地塞米松(DEX)治疗应从小剂量 0.25～0.5mg/d开始,以血清 DHEAS 浓度检测为指导调整治疗剂量。随机、双盲和安慰剂对照性研究采用 CC(100mg/d,MC3～7d)＋大剂量 DEX(2mg/d,MC3～12d)短程治疗,待优势卵泡直径≥18mm 时,1 次肌内注射 hCG10000U 促进排卵。结果发现,CC＋DEX 组和对照组排卵率分别为 75%和 15%,妊娠率分别为 40%和然而,非肾上腺性 HA 妇女采用 DEX 治疗必要性仍值得研究。

(三)抗雄激素

抗雄激素(antiandrogens)是一组抑制雄激素生成、降调雄激素受体活性、抑制 5α－还原酶、促进性激素结合蛋白生成和降低血清中游离雄激素浓度的药物,适用于治疗卵巢性和肾上腺性高雄激素血症。

1.醋酸环丙孕酮(Cyproterone Acetate,CPA)　为 17α－羟孕酮衍生物,雄激素受体拮抗药,抑制垂体促性腺激素分泌和卵巢雄激素生成、增加 T_0 代谢清除率、降低血清 FT_0 浓度。方法包括:①达英－35(Dianette/Diane－35)周期疗法。②逆序贯疗法(reverse sequential regimen),月经周期第 5～14d 服用 CPA12.5～50mg/d,第 5～24d 服用炔雌醇 35～5μg/d,或戊酸雌二醇 1mg/d,或倍美力 0.625mg/d。③长效注射剂型 CPA 300mg/月。

2.氟他胺(Flutamide)　雄激素受体拮抗药,阻断雄激素受体功能和抑制毛囊生长,不影响血清 TT_0、FT_0、$\triangle^4$－dione,DHEAS,E_2 和 SHBG 浓度。氟他胺剂量为 250～500mg/d,连服 6～12 个月。不良反应为皮肤干燥和肝功能损害。症状改善后改用小剂量 12.5mg/d 维持治疗 12 个月。治疗期间每 2 个月 1 次检测 Ferriman－Gallwey 评分,毛发直径和生长率。

3.螺内酯(Spironolactone)　为醛固酮拮抗药,除利尿作用外,还具有明显的抗雄激素活性、抑制 T_0 生成、促进 T_0 向 E_1 转化、拮抗 5a 还原酶活性和雄激素受体功能。剂量范围为 75～200mg/d,有效率为 72%。大剂量长程治疗可引起高钾血症、月经过多(发生率为 56%)和月经间期出血(发生率为 33%)。

4.非那雄胺(Finasteride)　5α－还原酶Ⅱ型抑制药,阻断 T_0 向 DHT 转化。常用剂量为 5mg/d,可有效地抑制多毛,不良反应轻微。由于非那雄胺抑制胎儿泌尿生殖窦和生殖结节分化,因此治疗期间应注意避孕。

5.西咪替丁(甲氰脒胍,Cimitidine) 组胺—H_2 受体拮抗药,抑制 5α—还原酶活性、减少 T_0 生成;在靶细胞雄激素受体水平与 DHT 竞争受体,降低细胞核内 DHT—受体复合物浓度和功能。常用剂量为 300mg,每日 3～5 次,3 个月为 1 个疗程。西咪替丁治疗的多毛和痤疮消退率为 64%,但血浆 TC、DHT、LH、17KS 无明显变化。西咪替丁不良反应轻微,但大剂量可引起心律不齐、乳房增大、压痛和高催乳素血症。偶可引起哮喘等变态反应,因此有过敏史者慎用。

6.赖诺普利(Lisinopril,苯丁酸赖脯酸) 血管紧张素转化酶抑制药(angiotensin—converting enzyme inhibitor,ACEI),10mg/d,连用 4 周,明显地降低血清 FT_0 浓度,而不影响 SHBG 浓度,药物作用与调节卵巢内肾素—血管紧张素系统功能相关。

7.联合治疗 低剂量氟他胺和 MET 联合治疗 3 个月,多毛症指数(hirsutism scores)和血清雄激素浓度明显降低,机体对胰岛素的敏感性明显增加,脂代谢和脂蛋白构成改善,治疗 9 个月,脂肪减少 10%、腹壁脂肪减少 20%,但停止治疗后 3 个月所有症状均有反跳现象。

非肥胖型多囊卵巢妇女推荐应用低剂量氟他胺(125mg/d)、MET(1275mg/d)和美欣乐(Mercilon)治疗。氟他胺和氟他胺＋COC 治疗多毛疗效相似。月经稀发和需要避孕者推荐应用 COC 治疗。饮食管理＋MET、氟他胺或 MET＋氟他胺联合治疗明显地减少脂肪、降低雄激素、改善脂代谢、多毛和月经功能。

(四)多毛症局部治疗

局部治疗药物包括孕激素霜、环丙孕酮霜和螺内酯霜。局部治疗包括刮除(shaving)、化学除毛(chemical depilatories)、脱毛(wax depilatories)、剔除(beaching)、电灼(electrolysis)、激光除毛等。艾佛鸟氨酸冷霜(13.9% eflornithine HCl,Vaniqa)局部应用治疗多毛症,每天 2 次,局部吸收率低,不影响全身功能,因此安全而有效。

十一、腹腔镜手术

(一)适应证

CC 抵抗、促性腺激素治疗无效和(或)可疑卵巢肿瘤的不孕妇女。

(二)作用机制

LOD 通过减少多囊卵巢内卵泡膜细胞数量和雄激素分泌、降低抑制素生成、促进卵巢 IGF—1 生成,增强卵巢对 FSH 敏感性,引起卵泡成熟和排卵。观察发现,LOD 术后数日内,血清生殖激素分泌模式即出现明显的改善,包括 FSH、LH、LH/FSH 比值、T_0,Ferriman—Gallwey 评分,出现单一优势卵泡发育和排卵,而很少发生多胎妊娠和 OHSS。

(三)手术方法

传统的卵巢楔切术(ovarian wedge resection,OWR),因手术创伤大、妊娠率低和术后卵巢周围粘连严重现已很少采用,而推荐采用微创性腹腔镜手术(laparoscopic ovarian surgery,LOS)。腹腔镜手术,包括经腹腔或经阴道水相腹腔镜(hudro—laparoscopy)手术,其中腹腔镜卵巢打孔(laparoscopic ovarian drilling,LOD)是最常用的方法。LOD 在全身麻醉下,应用腹腔镜单极电凝(momonopolar electrocautery,diathermy)或激光刀,以 30W 功率,于每个卵巢纵轴游离缘两侧卵泡密集部位,打 4～5 个孔,两侧卵巢打孔不应超过 10 个。打孔直径为 3～5mm,深度为 3～5mm,时间 2～3s。打孔数量过多、时间过长、功率过高,同时注意避免伤及卵巢门、卵巢血管和输卵管,以免引起局部粘连和卵巢功能早衰。

有些学者采用阴道超声指导下,应用 17 号,35cm 长穿刺针进行卵巢卵泡穿刺吸引(transvaginal ultrasound－guided folliclar aspiration,TUFA)或经阴道卵巢打孔(transvaginal ovarian drilling,TVOD)治疗多囊卵巢性无排卵性不孕,并用于辅助生育治疗。

(四)疗效评价

Gjonnaess(1994)219 例观察,LOD 后妊娠率为 66%;Naether(1994)206 例观察,妊娠率为 70%。腹腔镜单极电灼(monopolar electrocautery,diathermy)和激光(laser)打孔的排卵率分别为 83% 和 77.5%,1 年后累计妊娠率分别为 65% 和 54.5%。

荟萃分析发现,LOD 和促性腺激素治疗的妊娠率和足月分娩率无明显差异(Odd=1.04,CI=0.74~1.99),但 LOD 多胎妊娠率(1%)明显低于促性腺激素治疗(16%),也很少发生OHSS,两者的流产率无明显差异。腹腔镜电灼和激光打孔的排卵率相似,分别为 83% 和77.5%,但手术后 1 年的累计妊娠率电灼高于激光打孔,分别为 65% 和 54.5%。另外发现,约 50% 的 LOD 手术后妇女仍需要给予促排卵治疗。因此 LOD 术后 4 周未恢复排卵者应给予 CC 促排卵治疗,手术后 6 个月仍未恢复排卵者应给予 CC＋FSH 促排卵治疗。

(五)不良反应

腹腔镜 LOD 相对安全,但也可引起术后盆、腹腔粘连和卵巢功能衰竭。Cohen(1989)778例 LOD 手术中仅发生 2 例出血和 1 例肠道损伤。Gurgan(1992)17 例 LOD 中 2 例出现卵巢局部粘连。盆腔粘连和卵巢功能早衰多见于打孔较大和较多的病例。随机性研究发现,LOD后妊娠率与术后 3~4 周是否需要二次手术和有无盆腔粘连无相关性(Odd=1.0)。如发生盆腔粘连可行二次手术。手术时采用粘连屏蔽药物和方法有一定预防粘连作用。LOD 的缺点是难以获得卵巢组织标本进行病理学检查。腹腔镜 LOD 不影响术后卵巢对控制性促超排卵治疗(COH)的反应性,有利于降低 OHSS 发生率和提高临床妊娠率。

十二、辅助生育

(一)适应证

辅助生育(assisted reproductive techniques,ART)技术是多囊卵巢第三线治疗措施,适用于促排卵药物和腹腔镜手术治疗无效者;存在输卵管疾病、严重子宫内膜异位症、需要进行产前遗传学诊断和男性不育症(无精、少精、弱精和畸精症)多囊卵巢妇女。单纯性无排卵并非辅助生育适应证。

(二)目的

目的是获得较多高质量的卵母细胞、提高受精率、卵裂率、妊娠率、足月分娩率和降低OHSS 发生率。

(三)治疗方法

体外受精和胚胎移植(IVF/ET)、宫腔内人工授精(IUI)和未成熟卵体外培养辅助生育(in vitro maturation,IVM－IVF)等。

1. 体外受精/胚胎移植(IVF/ET;ICSI/ET)

(1)促排卵方案:①CC＋hMG 疗法。②单纯 hMG 疗法。③单纯 rFSH。④GnRHa－hMG;GnRHa－rFSH 疗法。⑤GnRHant－hMG;GnRHant－rFSH 疗法,其中 GnRHa 长程脱敏－FSH 疗法使用率较高。

(2)临床疗效:根据 Heijnen(2006)荟萃分析,多囊卵巢妇女 IVF/ET 的周期去消率明显高于非多囊卵巢妇女,分别为 12.8% 和 4.1%;rFSH 治疗的卵丘－卵母细胞获取率较高(2.9,CI＝2.2～3.6),但两者受精率和临床妊娠率相似(35%)。rFSH＋MET 治疗可提高妊娠率。

2.宫腔内人工授精(IUI) 多囊卵巢妇女,存在男性不育因素时,采用 IUI 的临床妊娠率为 11%～20%,多胎妊娠率为 11%～36%。IUI 的妊娠率明显高于排卵期性交妊娠率(Cohlen 2000)。

(李翠芬)

第二节　功能失调性子宫出血

一、概述

功能失调性子宫出血(dysfunctional uterine bleeding,DUB,简称功血)是由下丘脑－垂体－卵巢－子宫轴(HPOU)功能失调引起的无排卵性和排卵后黄体功能失调引起子宫异常子宫出血,而非生殖道器质性病变引起的异常子宫出血。

(一)发病率

功血约占妇科门诊患者总数 10%,占月经疾病的 20%～30%。不同年龄妇女功血发生率,年龄≤20 岁为 3.9%,21～30 岁为 22.5%,31～40 岁为 34.3%,41～50 岁为 37.3%,≥50 岁为 1.6%。所有功血中,青春期功血占 21.3%,生育期功血占 19.4%,围绝经期功血占 59.3%。功血发生率,知识妇女为 68.5%,青春期少女为 52.2%,围绝经期妇女为 37.5%,运动员为 21.7%。

(二)分类

1.无排卵型功能失调性子宫出血(anovulation type of dysfunctional uterine bleeding)多发生于围青春期少女(≤20 岁)和围绝经期(≥40 岁)妇女。病理特点为促性腺激素 FSH分泌失调、卵巢卵泡发育不良、慢性无排卵、单一雌激素长期刺激引起子宫内膜增生、雌激素突破性或撤退性出血。临床表现为短期停经后突然大量出血或长期淋漓状不规则性出血,常伴有贫血和血液病。

2.黄体功能失调性子宫出血(luteal dysfunctional uterine bleeding) 即排卵型功能失调性子宫出血(ovulation type of dysfunctional uterine bleeding),多发生于 20～40 岁的生育期妇女。病理特点为促性腺激素 LH 分泌失调、有排卵、黄体功能失调(过早退化或萎缩不全)、孕激素分泌不足或时相异常引起子宫内膜分泌不良、分泌时相异常、孕激素突破性或撤退性出血。临床表现为月经周期缩短(频发月经)、经前期出血、经期延长、经后出血和月经间期(排卵期)出血,常伴有不孕或重复性自然流产。

(三)临床表现

功血引起的月经紊乱,临床表现为以下几种类型。

1.月经稀发(oligomenorrhea) 指月经周期≥40d 的不规则子宫出血,常伴月经过少。

2.月经频发(polymenorrhea) 指月经周期≤21d 的不规则性子宫出血,常伴月经过多。

3.月经过多(hypermenorrhea,menorrhagia) 指月经量过多(≥80mL),和(或)伴月经期延长(≥7d)的规律周期性子宫出血。

4. 不规则出血(metrorrhagia)　指月经周期长短不规则,而月经量正常者。

5. 月经频多(menometrorrhagia)　指月经周期不规则、月经量增多和经期延长者。

6. 月经过少(hypomenorrhea)　指月经周期规律,仅月经量减少(≤30mL)者。

二、无排卵型功能失调性子宫出血

无排卵型功能失调性子宫出血(以下简称无排卵功血)是由 HPO 轴 GnRH－Gn 和性激素分泌失调、卵巢无排卵、单一雌激素分泌和长期刺激引起的子宫内膜过度增生和异常性子宫出血,主要发生于围青春期少女和围绝经期妇女,是临床最常见的月经失调性疾病。

(一)病因

1. GnRH－Gn 分泌失调

(1)GnRH－Gn 脉冲节律异常:无排卵功血妇女 GnRH 脉冲释放频率增高、LH 分泌增加、FSH 分泌降低、LH/FSH 比值升高;垂体激活素(activin)结合蛋白和卵泡抑素(follistatin)分泌增加,引起 LH－卵巢卵泡膜－间质细胞轴功能亢进和雄激素生成增加,而 FSH－卵巢颗粒细胞轴功能减退和雌激素生成减少。

(2)神经肽 Y－瘦素－加兰肽－胰岛素轴(neuropeptide Y－leptin－galanin－insulin axis)功能异常:功血妇女血清神经肽 Y、瘦素和加兰肽增加,引起瘦素和胰岛素抵抗、卵巢对促性腺激素敏感性降低和无排卵。

2. 卵巢功能异常

(1)FSH－卵巢颗粒细胞轴功能减退:表现为卵巢募集卵泡和发育卵泡数量减少、颗粒细胞芳香化酶活性降低、雌激素生成减少、不能形成雌二醇高峰,促进 LH 高峰和引起排卵。

(2)LH－卵巢卵泡膜细胞轴功能亢进:表现为卵巢卵泡膜细胞 17α－羟化酶活性增强,17α－羟基孕酮和雄烯二酮生成分别增加 8 倍和 20 倍,引起高雄激素血症、肥胖和胰岛素抵抗。

(3)性激素分泌失调:表现为性腺外组织(脂肪、肠道、皮肤和肝脏)雄激素向雌激素(主要为雌酮,次为雌二醇)转化率增加,引起血浆雌激素浓度增加、子宫内膜异常增生和不规则子宫出血。

3. 前列腺素分泌失调　无排卵功血妇女子宫内膜血栓素(thromboxane,TXA_2)和前列环素(prostacyclin,PGI_2)分泌失调。雌激素/孕酮比例增高破坏子宫内膜溶酶体膜稳定性,促进溶酶体释放磷脂酶,引起胞浆体细胞(cytoplasmic cell)内花生四烯酸活化、环氧合酶活性增强、前列腺素生成增加;孕激素缺乏引起 PGF_{2α} 生成减少,使 PGF_{2α}/PGE_2 比值降低;溶酶体膜破裂释放破坏性水解酶(destructive hydrolases),引起子宫内膜崩塌、坏死和出血。

4. 子宫内膜微循环功能异常　无排卵功血妇女子宫内膜微循环功能异常,包括螺旋小动脉异常(发生率为 80.3%);血管周围纤维化(perivascular fibrosis,为 48%),血管内膜下玻璃样变(subendothelial hyaline degeneration,为 33%),平滑肌细胞增生和肥大(为 23%)和血管弹力组织变性(elastosis,为 4%)。螺旋小动脉结构和功能异常,干扰正常子宫内膜功能层脱落、剥离创面血管和上皮修复、血管舒缩和局部血凝和纤溶功能,引起异常子宫出血。

5. 凝血和纤溶系统功能失调　月经后子宫内膜基底层残留的腺体表层上皮和子宫角部子宫内膜增生形成连续的结合膜覆盖创面而止血。子宫内膜再生是对子宫内膜脱落的组织反应而非激素性效应,因此,仅依靠组织修复不能达到完全止血,而子宫内膜凝血和微小血管收缩是月经止血的重要机制。

无排卵功血妇女多存在凝血因子Ⅴ、Ⅶ、Ⅹ、Ⅻ通和血小板减少、缺铁性贫血和Minotvon Willebrand综合征。异常子宫出血时,子宫内膜纤溶酶原激活物增多促进纤溶酶原转化为纤溶酶,引起纤维蛋白溶解亢进、纤维蛋白降解产物(FDP)生成增加、血浆纤维蛋白减少、低纤维蛋白血症(hypofibrinogenaemia)、子宫内膜螺旋小动脉顶端破裂和血管湖(vascular lakes)形成而导致大量出血。

(二)正常月经的出血机制

月经过后,卵泡期雌二醇和(或)缺氧通过促进人类子宫内膜间质细胞(HESC)血管内皮生长因子(VEGF)和内皮细胞血管生成素－2(angiopoietin－2,Ang－2)引起子宫内膜上皮和间质细胞增生。黄体早期到中期,孕酮促进子宫内膜蜕膜化反应,首先出现于子宫内膜微小血管周围。孕酮增强HESC血管生成素－1(Angiopoietin－1,Ang－1),其为凝血因子,具有稳定血管和阻断无限制性血管生成作用。

黄体期和(或)妊娠期,孕酮诱导蜕膜化子宫内膜间质细胞生成组织因子(tissue factor,TF)mRNA和蛋白生成。组织因子是一种46kD细胞膜结合糖蛋白,含有亲水性细胞外区段,可作为受体与凝血因子Ⅶ结合而形成活化型凝血因子Ⅶa。另外,组织因子尚存在一种跨膜嫌水性区段(membrane－spanning hydrophobic domain)和一个胞质尾区(cytoplasmic tail),血液中凝血因子Ⅶ/Ⅶa与组织因子结合后启动内源性凝血机制,进一步促进纤维蛋白和血小板栓子形成而引起止血反应。

另外,孕酮促进HESC第二凝血因子(second hemostatic protein),即纤维蛋白溶酶原激活物抑制因子－1(plasminogen activator inhibitor－1,PAI－1)生成。后者除具有抗纤溶作用外,还通过尿激酶型纤维蛋白溶酶原激活剂(urokinase－type plasminogen activator)介导抑制滋养细胞侵袭活性。因此,黄体中期,孕酮呈现最大的促凝、止血、抗纤溶、抗蛋白分解作用,以预防流产和滋养细胞无限制性侵袭活性,维持胎盘正常发育。与之相反,如未妊娠,黄体萎缩孕酮撤退(或给予米非司酮抗孕治疗)则降低子宫内膜基质细胞内TF和PAI－1表达,而引起子宫内膜血管出血和月经来潮。

与以上机制相平行,黄体期孕酮抑制HESC基质金属蛋白酶(matrix metalloproteinase,MMP),免疫反应性和功能性MMP－1、3、9表达,而孕酮撤退和米非司酮治疗增强其表达。与之相反,MMP－2或MMPs抑制因子均不受孕酮和孕酮撤退影响。孕酮撤退也升调中性粒细胞和巨噬细胞化学趋化物白介素－8(CXCL8)和巨噬细胞化学趋化物CCL2表达。因此,黄体期和(或)妊娠期子宫内膜的MMP活性降低,间质及其下方血管细胞外膜坚实可防止子宫内膜出血。反之,孕酮撤退则引起HESC－MMP活性和趋化因子表达增强,促进白细胞浸润和蛋白溶解活性而引起子宫内膜出血和月经来潮。

(三)无排卵型功血的出血机制

1.雄激素突破性出血(estrogen breakthrough bleeding) 长期单一雌激素刺激引起子宫内膜增生(endometrial proliferation)和子宫内膜增生过长(endometrial hyperplasia),包括子宫内膜简单型增生和复杂型增生,使子宫内膜间质组织过于紧密,引起增生的致密层和海绵层缺血和坏死而发生随机性、非同步性、突破性和多血管通道开放性出血。雌激素突破性出血量与雌激素对子宫内膜刺激强度、作用时间和子宫内膜增生程度相关,如高浓度雌激素单一刺激可引起短期停经后的突发性大量的子宫出血。

2.雌激素撤退性出血(estrogen withdrawal bleeding)　无排卵功血时,由于窦状卵泡不能成熟发育而闭锁,血浆雌激素浓度突然降低或剧烈波动而引起的子宫内膜不规则性脱落和应激性出血。雌激素分泌减少或突然撤退时,子宫内膜螺旋动脉舒缩节律失调,内膜脱落后不能自行止血,仅能依赖于新生卵泡分泌的雌激素"修复"作用促进局部止血。然而,这种修复和止血是缓慢、暂时和不稳定的,当一个部位出血停止后,另一个部位又出现新的出血而形成恶性循环,引起非凝血性、纤溶亢进性、多血管通路性淋漓不断的子宫出血。

(四)子宫内膜病理

1.增生期子宫内膜(endometrium of proliferative phase)　组织学图像类似于正常月经周期增生期子宫内膜。子宫内膜增厚,介于 $5\sim7mm$ 之间。显微镜检查,子宫内膜腺体和间质增生,腺体增大,形态不规则。腺上皮细胞为柱状、胞质丰富、核大、细胞增生形成假复层,使腺腔变得狭窄和不规则;间质细胞、排列紧密并出现水肿。

2.简单型子宫内膜增生过长(simple hyperplasia of endometrium)　相当于腺囊型子宫内膜增生过长(adenocystic hyperplasia of endometrium)。子宫内膜厚度介于 $7\sim10mm$,呈息肉状增生。显微镜检查,子宫内膜腺体数目增多、腺腔扩大、形态不一,呈瑞士干酪状(Swiss cheese)结构。子宫内膜腺体上皮呈高柱状,形成复层或假复层。子宫内膜间质水肿明显,螺旋小动脉发育不良,内膜表层微血管纡曲、淤血、坏死或局灶性出血。

3.复杂型子宫内膜增生过长(complex hyperplasia of endometrium)　相当于腺瘤型子宫内膜增生过长(adenomatous hyperplasia of endometrium)。子宫内膜明显增厚($\geqslant10mm$)。显微镜检查,子宫内膜腺体数目明显增多、大小不一,呈背靠背紧密排列;腺上皮细胞为高柱状,呈乳头状或息肉状增生突入腺腔内,细胞核大、居中、染色深、细胞核、浆界限清楚,出现核有丝分裂和化生现象。子宫内膜间质减少,形成小结节或化生为泡沫状细胞。

4.不典型子宫内膜增生过长(atypical hyperplasia of endometrium)　即子宫内膜上皮内瘤变(intraepithelial neoplasia of endometrium,INE),或子宫内膜原位腺癌(adenocarcinoma in situ,AIS),是在子宫内膜腺囊型或腺瘤型增生的基础上,出现腺上皮细胞异型化。显微镜检查,腺上皮细胞呈假复层或乳头瘤状增生、排列紊乱、失去极性。细胞核增大、不规则、染色深、有丝分裂活跃、核浆界限不清、比例失调。间质细胞减少、排列紧密和水肿。不典型子宫内膜增生过长依其组织浸润范围和程度可分为轻度、中度和重度不典型增生。

值得注意的是,青春期少女功血很少进展为子宫内膜癌,即使发生也多为高分化型子宫内膜癌,预后良好。与之相反,围绝经期妇女复杂型子宫内膜增生极易转化为不典型子宫内膜增生,后者为子宫内膜癌前病变。重度不典型子宫内膜增生中 25% 将转化为子宫内膜癌,因此绝经后妇女出血应进行子宫分段诊刮,因其中 20% 为子宫内膜癌。

5.萎缩性子宫内膜(atrophic endometrium)　多见于绝经后期和老年妇女,发生率为 $1.9\%\sim21.9\%$ 。

(五)临床表现

1.青春期功血　多见于年龄≤20 岁,初潮后少女。临床表现为短期停经后,突然出现大量、持续性流血引起中、重度贫血。部分少女表现为长期淋漓不断的少量出血,或周期性加重。青春期功血少女中,$10\%\sim15\%$存在血液性疾病,包括缺铁性贫血、再生障碍性贫血、血小板减少性紫癜或血小板无力症。

临床观察发现,青春期少女初潮后 1 年,月经不规则者占 35.4%。初潮后 2 年,建立规律排卵月经者占 40%。初潮后 10 年,仍有 30%月经不规则。初潮后,月经稀发者,1 年后恢复正常月经者占 30%,10 年建立规律月经者占 60%。初潮后较晚时间仍为月经稀发者,5 年内恢复正常月经者占 60%,10 年内恢复正常月经者≥80%。

青春期功血少女,虽然子宫内膜增生十分常见,但恶变率较低。Southam & Richart(1996)291 例青春期功血随访发现,其中 4 例进展为子宫内膜癌(1.37%,年龄为 23～33 岁)。因此,青春期功血仍应积极治疗并加强子宫内膜监测。

2.围绝经期功血　发生于年龄>40 岁妇女,其间无排卵功血发生率逐年增加。临床表现为月经频发,周期缩短或不规则,月经量过多,经期延长。10%～15%患者呈现严重不规则子宫出血、月经过多和重度贫血。围绝经期妇女异常子宫出血,虽主要为单一雌激素长期刺激引起的突破性出血,也应特别注意与子宫肌瘤、子宫内膜异位症、子宫腺肌病、卵巢功能性肿瘤和子宫内膜癌引起的病理性子宫出血相鉴别。

(六)诊断

1.病史　仔细询问个人发育史、月经史(初潮年龄、周期、经期、经量、伴随症状和体征)、出血病因和诱因、发病情况、诊疗过程,特别注意询问在外院治疗所用激素名称、剂量、疗效、激素测定和内膜诊刮的病理结果。

2.查体

(1)一般查体:注意全身营养状况,有无贫血、血液病和出血性疾病症状和体征(出血点、瘀斑、紫癜和黄疸)。注意检查淋巴结、甲状腺、乳房、肝脾有无异常。

(2)妇科检查:未婚妇女仅作肛腹诊检查。已婚妇女应常规作三合诊检查。注意观察出血量、来源、性状、子宫颈、子宫、卵巢有无肿瘤、炎症和子宫内膜异位症等病变。

3.实验室检查

(1)排卵功能检查:①基础体温(BBT),单相型曲线提示无排卵。②阴道细胞学和宫颈黏液功能(数量、黏稠度、拉丝度和结晶型)检查。③超声检查,观察卵泡发育、排卵和黄体情况,并排除卵巢肿瘤。

(2)内分泌激素测定:包括血浆 FSH、LH、PRL、hCG、E_2、P、T_0、FT_3、FT_4,TSH 和皮质醇测定。

(3)血液学检查:包括全血细胞计数、血清铁测定和必要时的骨髓穿刺检查。

(4)凝血机制检查:包括凝血酶原时间、部分凝血活酶时间、血小板计数、出凝血时间和因子Ⅷ测定。

(5)肝肾功能检查:包括总蛋白、A/G、转氨酶、胆红素、BUN、血糖和血脂测定。

4.诊断性刮宫　功血时诊刮具有诊断和治疗双重意义。欲确定功血类型和子宫内膜病变,则应于月经周期第 5d 后,或出现异常子宫出血时进行随机性诊刮。诊刮必须彻底全面,尤应注意两侧宫角都,刮出物全部送检。除未婚少女外,诊刮是功血诊疗必行步骤。

Korhonen(1997)2684 例围绝经期妇女治疗前的子宫内膜活检表明,68%为萎缩型子宫内膜,23.5%为增生型子宫内膜、0.5%为分泌型子宫内膜、0.6%为子宫内膜增生过长、0.07%为子宫内膜癌。增生型子宫内膜占无排卵功血 90%以上,占所有功血的 30.8%～39.4%(31 篇文献,4850 例资料分析)。

(七)鉴别诊断

1.宫颈炎　宫颈糜烂、宫颈和宫颈管息肉均可引起不规则阴道流血和接触性出血,但很少引起月经周期紊乱和月经过多。妇科检查、阴道细胞学筛查可明确诊断。

2.子宫黏膜下肌瘤 表现为不规则子宫出血、月经过多和白带异常,蒂性黏膜下肌瘤可脱垂入阴道内。妇科检查和超声扫描可明确诊断。

3.子宫颈癌 人类乳头瘤病毒(HPV)感染引起的妇科恶性肿瘤,多见于过早性交(≤20岁)、过早生育(≤20岁)、多孕、多产和性病妇女。临床表现为接触性或性交后出血、阴道排液、不规则性或持续性流血。妇科检查,子宫颈增大,呈菜花状、结节状或空洞溃疡状触血性病灶。子宫主韧带、骶韧带癌性浸润、增厚和盆腔淋巴结增大。实验室检查 HPV(+),病变组织活检可明确诊断。

4.子宫内膜癌 多发生于绝经后、肥胖、糖尿病、高血压、晚绝经、从未生育和长期性激素治疗和伴有卵巢分泌性激素肿瘤(颗粒细胞瘤和卵泡膜细胞瘤)的年长妇女。临床表现为绝经后流血和阴道排液。妇科检查子宫增大,超声检查和分段诊刮可明确诊断。

5.子宫内膜炎和盆腔炎 可引起炎性子宫不规则性出血。患者有明显的妇产科感染和手术(流产、引产、刮宫和放置 IUD)病史,妇科检查有明显盆腔感染症状和体征,抗炎治疗有效。

6.病理妊娠 包括先兆流产、不全流产、异位妊娠、过期流产和滋养细胞疾病(葡萄胎、侵蚀性葡萄胎和绒癌)引起的子宫异常出血酷似功血,应进行认真鉴别。妊娠相关疾病有停经史、血浆和尿液 hCG 升高。盆腔超声扫描和子宫诊刮可明确诊断。

7.性激素治疗紊乱 不规范的雌、孕激素治疗可引起异常子宫出血,如单一大剂量雌激素或孕激素(药物性刮宫和紧急避孕药)治疗既可引起突破性出血,也可引起撤退性出血,因此应仔细询问妇科内分泌治疗史(药物、剂量和方法),结合妇科和超声检查作出诊断,这时应停用所有内分泌治疗药物,必要时进行诊刮排除子宫内膜病变。

8.卵巢癌 卵巢分泌性激素的功能性肿瘤(颗粒细胞瘤、卵泡膜细胞瘤、绒癌和胚原性肿瘤)可引起妇女不规则性流血,见于围青春期少女和绝经后妇女。妇科检查可触及附件区肿瘤、超声扫描和剖腹探查可明确诊断。

9.生殖道异物 包括阴道和宫腔内异物可引起异常子宫异常出血,如幼女好奇将异物置入阴道内或放置 IUD 妇女。临床表现除不规则出血外,还伴有阴道排液和白带增多。妇科和超声检查可明确诊断。

10.血液和出血性疾病 多种血液病(严重贫血和白血病)和出血性疾病可引起异常子宫出血,临床表现为月经周期规则,经量过多和经期延长,同时伴有其他部位的出血现象,包括皮肤紫癜、瘀斑、鼻出血和经期血尿等。青春期功血中,20%伴有出血性疾病,其中 von Willebrand 病(第Ⅷ因子缺乏)占 13%,第Ⅺ因子缺乏占 4%。

(八)治疗

1.青春期功血的治疗 目的是尽快止血、调整月经周期、促进排卵、防治并发症和预防复发。青春期功血依贫血程度分为轻型、中型和重型 3 型。①轻型,Hb≤110g/L,HCT≥33%。②中型,Hb90~110g/L,HCT27%~33%。③重型,Hb≤90g/L,HCT≤27%。

(1)激素止血治疗:包括大剂量雌激素、孕激素和联合型口服避孕药(COC)止血治疗。理论上讲,对于青春期功血少女采用大剂量雌激素或孕激素止血具有合理性,但实际治疗时存在可行性、可操作性、顺应性和耐受性问题,特别是受治疗随访、剂量调整和个体反应性差异等因素的影响,因此不推荐常规应用,而推荐采用 COC 止血治疗。

①联合型口服避孕药止血:目的是促进增生型子宫内膜转化为分泌型或假蜕膜型子宫内膜而止血。药物包括达英－35(Diane－35)、妈富隆(Marvelon)或优思明(Yasmin)。治疗方法是,COC 3 片/d,口服 7d;2 片/d,口服 7d;1 片/d,口服 7d;共 21d。停药后 3~5d 出现撤退出血后进行调经治疗。

②大剂量雌激素止血:目的是促进子宫内膜快速增生、修复出血创面和增强凝血功能而止血。雌激素止血可采用口服、肌内或静脉注射法。

a.静脉注射法:倍美力(Premarin)25mg,静脉注射,每 4~6h1 次,出血多于 24h 内停止。

b.肌内注射法:苯甲酸雌二醇 1~2mg/次,每 4~6h1 次,流血在 24h 内停止。

c.口服法:少量出血时,给予倍美力 1.25mg/d,或戊酸雌二醇(补佳乐)2mg/d,连用 7~10d。中等以上出血时,给予大剂量雌激素治疗,倍美力 2.5mg/d,或戊酸雌二醇 3mg/d,可在 72h 内止血。止血后每 3d 减少剂量 1/3,而后改为维持不流血的最小雌激素剂量 20d,停药撤退月经。

③孕激素止血:目的是促进增生型子宫内膜转化为分泌型子宫内膜,修复出血创面而止血,停药后可引起撤退性出血。孕激素止血作用机制包括对抗雌激素刺激引起的子宫内膜过度增生;抑制雌激素突破性出血;抑制子宫内膜腺体细胞有丝分裂和生长;促进雌二醇转化为雌酮,以便于从细胞中排出;通过抑制雌激素受体(ER),阻断细胞内雌激素受体的再循环作用,对抗雌激素对子宫内膜的促长作用。孕激素止血方法有两种。

a.药物性刮宫:给予分泌化剂量孕激素(≥100mg/周期),在短期内促进增生期子宫内膜转化为分泌期子宫内膜而暂时止血,而停药后 3~5d 出现撤退性出血,适用于轻度贫血(Hb≥100g/L)的患者。方法是肌内注射黄体酮 20mg/d,3~5d;或口服甲羟孕酮 10mg/d,连用 10d;或地屈孕酮 20mg/d,连用 10d,或口服微粒化孕酮 200mg,连用 10d。停药后 3~5d 出现撤退性出血,于撤退出血第 5d 开始调经治疗。

b.大剂量孕激素止血:即应用蜕膜化剂量孕激素(≥1000mg/周期)促进增生期子宫内膜转化为类蜕膜型子宫内膜(假孕状态)而止血。止血后梯度性减少孕激素剂量至维持不流血的最小剂量治疗 1~2 个月停药,俟月经自然恢复后开始调经治疗。适用于中度贫血(Hb≤80g/L)和子宫内膜增生明显(厚度≥1.0cm)的患者。

大剂量孕激素止血治疗,包括:①炔诺酮每次 5.0mg 或甲羟孕酮每次 10~20mg,或左诀诺孕酮 1.5~2.25mg/d,每 6~8h1 次,流血多在 2~3d 内止血。止血后,每 3d 减少 1/3 剂量至维持不流血的最小剂量,维持治疗 21d 停药,3~7d 后出现撤退性出血,而后进行调经治疗。②甲羟孕酮(Provera,普维拉)250mg/d,或甲地孕酮(Megace,美可治)160mg/d,口服,2~3d 内止血。止血后逐渐减少剂量至不流血的最小剂量,而后改用小剂量孕激素片剂口服维持治疗 21d 停药。停药后出现撤退性出血的第 5d 开始调经治疗。

(2)止血和抗纤溶药物:止血药和抗纤溶药物可增强激素止血效果和快速有效地控制出血。

①止血药物:包括维生素 K_1、维生素 K_3、巴曲酶(立止血)和酚磺乙胺(止血敏)。

②抗纤溶药物(anti－fibrinolytic drugs):氨甲环酸(Tranexamic acid,妥塞敏)是合成的抗纤维蛋白溶解活性的赖氨酸类似物(synthetic lysine analogue),特异性与血浆纤维蛋白溶酶原(plasminogen)结合形成纤维蛋白(fibrin),阻抑纤溶酶原激活,抑制纤溶酶(plasmin)活性,减少纤溶酶激活补体(C1)的作用,增强纤维蛋白凝块聚合性(fibrin clot integrity),保护

纤维蛋白不被纤溶酶降解和溶解,是治疗月经过多和经期延长的有效药物。

氨甲环酸包括静脉注射型或口服型,后者包括改良快速释放型(modified－immediate－release,MIR)和延缓释放型(delayed－release,DR)。药代动力学研究发现,口服 1.3g MIR 或 DR 氨甲环酸后,血浆浓度分别于 1.5h 和 3h 内达到最低有效浓度($\geqslant 5\mu g/mL$)。氨甲环酸连续治疗 5d,血药浓度为 $5\sim15\mu g/mL$,可有效地减少出血量。进食不影响 MIR 血药浓度,但高脂肪饮食显著降低 DR 最高血浆浓度。

氨甲环酸于月经期或月经过多($>80mL$)或经期延长($>5d$)时服用,口服剂量为 $1\sim1.5g$,每日 3 次(或每 8h1 次),口腹,连服 5d。静脉注射每次 $250\sim500mg$,加入 0.9%氯化钠溶液中静脉缓慢注射,每日 $1\sim2$ 次。临床观察显示,氨甲环酸治疗 6 个周期后月经量减少 40.4%,显著改善患者社会活力和生活质量。氨甲环酸耐受性和顺应性良好,不良反应包括月经期不适(46.2%)、头痛(43.9%)、背痛(23.1%)和视力变化(3.8%),无致栓塞性疾病作用。

③去氨加压素(Desmopressin,Minirin,弥凝):为精氨酸加压素类似物。静脉用药(0.3$\sim\mu g/kg$,加入 $50\sim100mL$ 氯化钠溶液中,缓慢滴注 $15\sim30min$)止血效果快,显著增加凝血因子Ⅷ和 von Willebrand 因子(Ⅷ$_{VWF}$),作用持续 6h。鼻腔喷雾疗法 $1\mu g/kg$ 也有效。治疗期间应注意观察血压和尿量变化。

(3)调节月经周期:目的是建立和健全 HPO 轴反馈功能,改善子宫内膜顺应性和反应性,维持正常月经周期功能。调经治疗包括如下几方面。

①雌－孕激素序贯周期治疗:如克龄蒙(Climen),于月经周期(或撤退出血)的第 5d 开始序贯周期治疗,连续 3 个周期。

②雌－孕激素人工周期治疗:如补佳乐 1mg/d(或倍美力 0.625mg/d),连服 21d,后 10d 加服分泌化剂量孕激素(甲羟孕酮、地屈孕酮或微粒化孕酮),撤退月经,连续 3 个周期。

③联合型口服避孕药治疗:药物包括妈富隆(Marvelon)、达英－35(Daine－35)、美欣乐(Mercilon)、优思明(Yasmin)周期治疗。值得提出的是,对于年龄$\geqslant18$岁无生殖道器质性病变、月经过多、经期延长和贫血的妇女,推荐采用由戊酸雌二醇＋地诺孕素(Estradiol Valerate/Dienogest,E_2V/DNG)组成的四相型口服避孕药治疗,具有良好调节周期、减少月经量和改善贫血作用,已在欧美国家广泛应用。

四相型口服避孕药 E_2V/DNG,模拟正常月经周期生殖激素变化,采用雌激素递减和孕激素递增的动态时相模式(dynamic phasic regimens)组成四种不同雌、孕激素剂量比例的药片,即一相片含 E_2V 3mg(服用 2d);二相片含 DNG 2mg＋E_2V 2mg(服用 5d);三相片含 DNG 3mg＋E_2V 2mg(服用 17d);四相片含 E_2V 1mg(服用 2d);最后为空白片(服用 2d),共 28 片。

Fraser(2011)治疗观察发现,对于月经过多和经期延长的妇女,从 E_2V/DNG 治疗的第 1 个周期月经量即开始减少,治疗 6 个周期后的平均月经量(MBL)减少 88%,类似于曼月乐(LNC－IUS)的作用。另一项研究,以 MBL 减少 50%或月经量$\leqslant80mL$ 为治疗成功标准统计,E_2V/DNG 治疗 7 个周期后,E_2V/DNG 和对照组的治疗成功率分别为 63.6%和 11.9%,月经量$\leqslant80mL$ 者,分别为 68.2%和 15.6%;月经量减少$\geqslant50\%$者分别为 70.0%和 17%,证实 E_2V/DNG 治疗可有效减少月经过多和促进月经量恢复正常。

(4)促排卵治疗:是青春期功血的根本性治疗,即通过促进排卵、序贯性性激素分泌和改善反馈功能而建立正常月经。常用方法包括①氯米芬疗法。②芳香化酶抑制药来曲唑（Letrozole）。③hMG(pFSH)－hCG 疗法。④GnRHa 脉冲疗法。

2.围绝经期功血的治疗　目的是祛除病因、抑制卵巢功能、控制子宫内膜增生、诱导绝经和防止癌变。

(1)止血治疗

①诊刮。围绝经期功血持续不断流血时,最好的止血方法是急症诊刮。诊刮兼有诊断和治疗双重作用。诊刮应力求彻底,避免遗漏,刮出物应全部送病理检查,并根据子宫内膜病理决定治疗方案。

②围绝经期妇女功血禁用大剂量雌激素止血,也不推荐应用孕激素药物性刮宫治疗。

③围绝经期妇女应慎用止血药和抗纤溶药物,以避免血栓栓塞形成。

(2)简单型子宫内膜增生过长妇女,推荐采用如下治疗。

①孕激素辅助黄体功能:高选择性孕激素通过增强 17α－羟类固醇脱氢酶和磺基转移酶活性,促进雌二醇转化为硫酸雌酮而从细胞内迅速排出;通过抑制雌激素受体(ER)遏制雌激素促进子宫内膜增生作用;通过抑制雌激素介导癌基因转录,遏制细胞有丝分裂,防止子宫内膜细胞癌变。

孕激素治疗是于月经周期后半期补充分泌化剂量孕激素,促进增生性子宫内膜分泌化和撤退月经。药物包括甲羟孕酮 10mg/d,或微粒化孕酮 200mg/d,或地屈孕酮 20mg/d,连用 10～12d,停药后撤退月经,连续治疗 3～6 周期。该治疗可持续到停药后无撤退性出血,即内源性雌激素降低到绝经期水平,治疗期间应每 3 个月复查子宫内膜病理。

②雌－孕激素连续联合治疗:具有调经、保护子宫内膜和预防子宫内膜癌作用,药物包括芬吗通(Femoston Conti)、安今益(Angeliq)和倍美罗(Premelle－Lite)。以上治疗无周期性出血现象。

③联合型口服避孕药治疗:药物包括妈富隆(Marvelon)、美欣乐(Mercilom)、优思明(Yasmin)和由戊酸雌二醇＋地诺孕素(Estradiol Valerate/Dienogest,E_2V/DNG)组成的四相型口服避孕药治疗,兼有调节月经周期、减少月经量和避孕作用。

④左炔孕酮宫内释放节育系统(曼月乐,Mirena,LNG－IUS):含有左炔诺孕酮 52mg,每天释放量为 2μg,使用期 5 年。曼月乐置入宫腔后 12 个月,月经量减少 96%,闭经率 20%,作用类似于宫腔镜子宫内膜切除术。适用于围绝经期、不能耐受口服药物治疗和肝、肾功能不良的妇女。

⑤依托孕烯皮下埋置剂(Implanon,Uniplant):为单管皮下埋置剂,含有高效孕激素依托孕稀(etonogestrel)68mg,每天释放量为 30 吨,一次埋置有效期为 3 年。

(2)复杂型子宫内膜增生患者,推荐采用如下治疗。

①抗孕激素米非司酮(mifepristone):10～20mg/d,连服 3 个月后复查子宫内膜病理。

②醋酸甲羟孕酮:250mg/d,口服,连服 3 个月后复查子宫内膜病理。

③GnRHa 疗法:GnRHa 通过降调 GnRH 受体功能和垂体脱敏作用抑制卵巢功能,引起低雌激素血症和抑制子宫内膜增生,适用于不能耐受药物治疗、肝肾功能不良、出血性疾病和器官移植(如肝、肾移植)后月经过多的围绝经期妇女。

④宫腔镜子宫内膜切除(endometrial ablation)。

(3)轻度、中度和重度子宫内膜不典型增生患者:应结合患者年龄、体质、并发症和全身情况,选择宫腔镜子宫内膜切除或子宫切除。

(4)手术治疗:包括子宫内膜切除和子宫切除术

①宫腔镜子宫内膜切除(endometrial ablation):适用于年龄较轻、简单型子宫内膜增生和轻度子宫内膜不典型增生、存在并发症不能承受手术者。宫腔镜子宫内膜切除是应用激光、环状或滚球形电极、或射频热灼法破坏或切除功能层子宫内膜。新的宫腔热球囊技术,利用充满循环热盐水的球囊(温度为85℃)破坏子宫内膜,治疗时间仅为10～15min。临床效果优于滚球形电极电灼。宫腔镜子宫内膜切除术总有效率高于药物疗法。

子宫内膜电切后,月经减少率90%、闭经率40%～50%,再次手术率22%。术前4～6周给予大剂量孕激素、GnRHa或米非司酮治疗可提高电切效果。然而,如子宫内膜切除不完全,残留的子宫内膜可发生子宫内膜癌,应注意随访(表4-1)。

②子宫切除术:子宫切除术适用于年龄≥45岁、复杂型子宫内膜增生、中及重度子宫内膜不典型增生、合并子宫肌瘤或子宫腺肌病、非手术治疗无效或复发性功血妇女。

表4-1　不同年龄功血妇女宫腔镜子宫内膜切除的临床效果

年龄	病例数	闭经	月经减少	月经正常	无改变
14～19	4	0	3	1	0
20～29	35	2	11	4	18
30～34	96	18	32	20	26
35～39	242	64	55	96	27
40～44	867	502	135	194	36
45～49	510	352	112	32	14
50～56	112	105	5	1	1
总计	1866	1043(56%)	353(19%)	348(19%)	122(7%)

(5)并发症治疗:围绝经期妇女功血常合并贫血、低蛋白血症、营养不良,因此应加强营养支持疗法。另外,应积极治疗引起异常子宫出血的全身性疾病,包括血液病、出血性疾病、肝硬化、糖尿病、甲状腺疾病、肾上腺疾病和妇科肿瘤性疾病。

三、黄体功能失调性子宫出血

黄体功能失调性子宫出血(luteal dysfunction uterine bleeding)表现为黄体期缩短(luteal phase defects,LPD)或黄体萎缩不全(corpus luteum insufficiency),多见于生育期妇女,是由于黄体发育不良、孕激素分泌不足、黄体过早退化或萎缩不全、子宫内膜对孕激素反应性异常引起的异常子宫出血,也称为排卵型功能失调性子宫出血。

(一)发病率

黄体功能失调发生率,育龄妇女为3%～10%,不孕症妇女为3.5%～10%,早期妊娠流产为35%,习惯性流产为20%～60%。促排卵治疗时,hMG-hCG疗法黄体功能失调发生率为50%,氯米芬疗法为50%。

(二)病因

1.GnRH-Gn分泌异常　GnRH-Gn释放节律异常引起FSH分泌不足、排卵期LH高峰降低、抑制素升高;黄体期LH分泌不足引起子宫内膜组织时相和性激素分泌时相失同步化(asynchronism)。

2.前列腺素分泌异常　子宫内膜前列腺素分泌增加可引起黄体溶解、过早萎缩和孕激素生成降低，子宫内膜中前列环素（PGI_2）生成减少，而血栓素（TXA_2）生成增加，PGI_2/TXA_2 比值降低，引起子宫内膜螺旋血管舒缩障碍和出血。

3.高催乳素血症　黄体功能失调妇女中高催乳素血症（HPRL）发生率为70％。HPRL通过旁分泌方式抑制 GnRH—Gn 分泌，干扰卵巢性激素合成酶功能和引起黄体功能失调。

4.高雄激素血症　多囊卵巢综合征和多毛症时，高雄激素血症通过抑制 GnRH—Gn 分泌干扰卵巢排卵和性激素分泌，引起黄体功能失调和黄素化不破裂卵泡综合征（LUFS）。

5.医源性因素　促排卵药物氯米芬（Clomiphene Citrate,CC）、促性腺激素、前列腺素、COX—2 特异性抑制药治疗均可引起黄体功能失调。

6.氯米芬与黄体功能失调　氯米芬引起黄体功能失调的机制，包括：①以剂量依赖性方式抑制卵巢颗粒细胞雌激素生成，但不影响 3β—羟基类固醇脱氢酶活性和孕烯醇酮（pregnenolone）生物利用率。②抑制子宫内膜对孕酮的反应性，引起性激素分泌与子宫内膜组织反应失同步化，出现期外子宫内膜（out—phase of the endometrium）反应，不利于孕卵植入和胚胎发育，发生率为24％～85％。③引起子宫内膜组织 ER、PR 含量和功能异常，抑制 ER 生成，降调 PR 功能，引起子宫内膜分泌化不足。

（三）出血机制

1.孕酮撤退性出血（progesterone withdrawal bleeding）　排卵月经周期中，黄体分泌孕激素促进增生期子宫内膜转化为分泌期子宫内膜；促进子宫内膜间质细胞（HESC）内局部凝血机制启动因子组织因子（tissue factor，TF）的生成和增强纤溶酶原激活物抑制因子—1（PAI—1）活性以维持子宫内膜组织稳定性；黄体期孕激素抑制子宫内膜间质和血管细胞外基间质内基质金属蛋白酶—1、3、9（MMP—1、3、9）表达，维持子宫内膜组织凝血功能和防止出血。

黄体期孕酮分泌不足或过早撤退可引起子宫内膜间质细胞组织因子和 PAI—1 表达降低，而 MMP 和炎性细胞因子的活性增强导致子宫内膜脱落和不规则出血。妇科内分泌治疗时，突然中断外源性孕激素治疗（如药物性刮宫）也会引起子宫内膜撤退性出血，但仅限于已受雌激素刺激的增生型子宫内膜。雌、孕激素联合治疗时，仅中断孕激素治疗也可引起孕激素撤退性出血。然而，如雌激素治疗剂量增大 10～20 倍，则未必出现孕激素撤退性出血，或撤退性出血时间向后延迟。

2.孕酮突破性出血（progesterone breakthrough bleeding）　多见于大剂量孕激素治疗、服用单一孕激素避孕药（毓婷）、使用左炔诺酮埋植剂（Norplant Ⅰ，Ⅱ）、左炔孕酮宫内释放节育系统（曼月乐，LNG—IUS）、依托孕稀埋置剂（Implanon，Uniplant）和注射长效甲羟孕酮避孕针时。孕激素突破性出血并非为凝血机制异常所致，而是孕激素抑制子宫内膜血流，促进局部组织缺氧和活性氧原子、子宫内膜间质细胞内 VEGF，内膜内皮细胞内血管生成素（Angiopoietin—Ⅱ，Ang—Ⅱ）生成增加，而减少凝血因子（Angiopoietin—Ⅰ）生成，最终引起子宫内膜血管脆性增加和出血。

（四）子宫内膜病理

1.不规则分泌型子宫内膜（irregular secretion of endometrium）　黄体功能失调时，子宫内膜不规则分泌化发生率为21％，临床表现为黄体期缩短和月经频发。子宫内膜组织学检查，血管周围内膜分泌化正常，而远离血管内膜分泌化不完全（inadequate secretion）。子宫内膜腺体发育不良、腺腔不规则、腺体分泌少、细胞核呈长椭圆形,间质无蜕膜反应。

2. 不规则剥脱型子宫内膜(irregular shedding of endometrium) 黄体功能失调时,子宫内膜不规则剥脱发生率为 11%,临床表现为月经前期淋漓状出血和月经期延长。子宫内膜检查呈现退化分泌相内膜和新增生相内膜并存和不规则片状出血现象;分泌化内膜腺体呈梅花状或星状,腺上皮细胞胞质丰富、透明、核固缩,间质致密和螺旋小动脉退化。

3. 期外子宫内膜(out-phase endometrium) 正常月经周期中,孕激素促进子宫内膜分泌化反应有一定的潜伏期,即从增生型子宫内膜接受孕激素刺激到出现相应的分泌化组织学变化需要 2d 左右时间。换言之,子宫内膜预期组织学时相(histological dating)和子宫内膜实际组织时相(chronological dating)并非同时出现,两者时间相差 2d 左右。如激素测定和子宫内膜组织时相一致,即预期组织相和实际组织相一致(±2d 范围内)的子宫内膜为期内子宫内膜(in-phase endometrium),两者不一致者为期外子宫内膜,多见于黄体功能失调患者。

黄体功能失调时,期外子宫内膜组织类型包括:①延缓型子宫内膜,即子宫内膜间质组织时相晚于预期理论组织相 2d 以上。②超前型子宫内膜,即子宫内膜间质组织时相较预期理论组织相提前 2d 以上。③分离型子宫内膜腺体和间质的组织相不一致,多表现为腺体分泌化不良。④特异型子宫内膜,即呈现 A-S 反应(Arias-stell reaction)和子宫内膜不规则性剥脱型。子宫内膜组织时相与治疗预后相关。临床观察发现,仅依靠子宫内膜病理检查诊断黄体功能失调准确率较低,而血清孕酮和子宫内膜联合检查诊断黄体功能失调准确率为75%。以排卵检测指导子宫内膜活检诊断黄体功能失调准确率可达 89%。

(五)临床表现

1. 黄体期缩短 育龄妇女正常黄体寿命为(14±2)d,如黄体过早退化、黄体期≤10d 则引起月经频发、周期缩短、经前出血、经期延长、月经过多、不孕、重复和习惯性流产。子宫内膜病理呈现不规则性成熟(irregular ripening)和分泌化不全(imcompleted secretion)变化。

2. 黄体萎缩不全 育龄妇女正常黄体完全退化时间为 3~5d,如退化时间≥7d,可引起子宫内膜不规则性剥脱(irregular shedding)。临床表现为经前期出血、经期延长、月经过多、经后淋漓状出血和贫血。黄体期缩短和萎缩不全,可单独发生或同时出现。子宫内膜病理呈现不规则剥脱型组织变化。

3. 排卵期出血 即月经中期出血(intermenstrual bleeding),常伴有排卵痛(mittel-schmerz)。育龄妇女排卵痛发生率为 20%,两者兼而有之为 20%,多见于年龄≥35 岁年长妇女,多见于子宫后屈、慢性盆腔炎、盆腔淤血症、盆腔子宫内膜异位症和放置宫内节育器的妇女。排卵期出血是因月经中期雌二醇高峰突然降低引起子宫内膜撤退出血所致。排卵期出血较少,持续 1~2d,伴有轻度下腹痛。个别患者出血较多,呈淋漓状持续到月经来潮而形成假性频发月经(pseudo-polymenorrhea)。

(六)诊断

1. 临床表现 育龄妇女出现月经周期缩短、经前期出血、经期延长、经后淋漓状出血、不孕、重复流产、过期流产等症状多提示为黄体功能失调性功血。如为不孕妇女,接受促排卵治疗时也易发生黄体功能失调,特别是氯米芬治疗者。

2. 内分泌激素测定

(1)生殖激素测定:包括 FSH、LH、E_2、孕酮和睾酮测定。正常黄体中期血浆孕酮浓度≥15ng/mL(6~30ng/mL);≤10ng/mL 为黄体功能失调;≤5ng/mL 提示无排卵。为准确地判断黄体功能,应于排卵后第 4、第 6、第 8d 动态观察血清孕酮浓度。

(2)催乳素(PRL)测定:正常血浆催乳素浓度≤25ng/mL。高催乳素血症(≥25ng/mL)时黄体功能失调的发生率为 15%～25%。

(3)甲状腺功能测定:包括 FT_3、FT 和 TSH 测定。

(4)肾上腺功能测定:包括皮质醇、DHE 和 DHEAS 测定。

3. 排卵检测

(1)基础体温监测,黄体功能失调表现为高温相升高迟缓≥2d,高温相缩短≤9d,高温相基线不稳定,波动幅度≥0.3℃,和高温相延长≥14d。

(2)阴道细胞学和子宫颈黏液检查(包括数量、黏稠度、拉丝度和结晶型)评估排卵和黄体功能。

(3)超声检查:观察卵泡发育,排卵和黄体形成情况,并排除黄素化不破裂卵泡综合征。

4. 子宫内膜活检 黄体功能失调子宫内膜组织学检查十分重要。诊断性刮宫时间依检查目的而定。如为确定排卵与否,应于月经前 1～2d 或出现月经来潮先兆 6h 内刮宫。为判断黄体功能失调应于月经来潮后第 5d 后施行。刮宫应以子宫体部子宫内膜为重点,刮出物应全部送病理检查。子宫内膜病理报告为分泌化不良型,提示孕酮分泌不足。病理报告为不规则脱落型子宫内膜,即退化分泌期子宫内膜和新增生性子宫内膜同时存在者,提示黄体萎缩不全。

5. 实验室检查

(1)血液检查:包括全血细胞计数、出血、凝血、纤溶功能检查、必要时进行骨髓检查。

(2)肝肾功能检查:包括总蛋白、转氨酶、胆红素、尿素氮、血糖和血脂测定。

(七)鉴别诊断

1. 病理妊娠 包括先兆流产、不全流产、过期流产、异位妊娠、葡萄胎、侵蚀性葡萄胎和绒癌。

2. 妇科疾病 包括盆腔炎、子宫内膜炎、盆腔淤血症、持续黄体综合征(Halban syndrome)、子宫黏膜下肌瘤、子宫内膜息肉、子宫内膜异位症、子宫腺肌病、子宫内膜癌、宫颈癌和功能性卵巢肿瘤等。

3. 计划生育药械 包括服用避孕药、注射长效避孕针、放置左炔孕酮宫内释放节系统(曼月乐,LNG－IUS)、埋置型避孕药 Norplant(Ⅰ,Ⅱ)和依托孕稀埋置剂(implanon)等引起的异常子宫出血。

(八)治疗

1. 止血治疗 育龄妇女异常子宫出血应首先排除妊娠并发症(先兆流产、不全流产、异位妊娠、葡萄胎和滋养细胞肿瘤等)。在超声检查指导下进行子宫诊刮,兼有诊断和治疗(止血)双重作用。刮宫后根据子宫内膜病理指导临床治疗。在尚未明确出血原因和病理类型之前不推荐应用激素类药物止血。

2. 辅助黄体功能

(1)后半周期孕激素疗法:于月经周期后半期(第 15～25d)给予分泌化剂量孕激素(100mg/周期)促进子宫内膜分泌化,停药撤退月经。药物包括甲羟孕酮 10mg/d,或微粒化孕酮 200mg/d,或地屈孕酮 20mg/d,口服,连用 10～12d,连续 3～6 周期。

(2)后半周期雌－孕激素疗法:从月经周期第 15d 开始,同时服用补佳乐 1mg/d 和甲羟孕酮 4mg/d,连服 10～12d;或服用联合型口服避孕药每天 1 片,连服 10～12d,停药撤退月经。连续 3 个周期。

(3)hCG 疗法:当超声检测优势卵泡臻于成熟(直径≥18mm)后,一次注射 hCG 10000U,5d 后再注射 hCG 5000U;或于排卵后 4、6、8 和 10d,分别注射 hCG 2000U,辅助黄体功能。hCG 在血浆中的第 1 个半衰期约 6h,第 2 个半衰期较缓慢为 24h,因此一次注射 hCG 10000U 足以维持正常黄体功能。

3.调经治疗

(1)雌—孕激素序贯周期治疗:如克龄蒙(Climen)疗法,或补佳乐 1mg/d,连服 21d,后 10d 加服分泌化剂量孕激素,撤退月经,连续治疗 3 个周期。

(2)雌、孕激素连续序贯周期治疗:芬吗通(Femoston)疗法,连续治疗 3 个周期。

(3)联合型口服避孕药治疗:适用于已生育子女和需要避孕的妇女,可采用妈富隆(Marvelon)、美欣乐(Mercilon)、优思明(Yasmin)、达英—35(Diane—35)和由戊酸雌二醇＋地诺孕素(Estradiol Valerate/Dienogest,E_2V/DNG)组成的四相型口服避孕药治疗,兼有调节月经周期、减少月经量和避孕作用。

4.促排卵治疗 适用于年轻妇女、无子女和要求生育者。遵照个体化原则,制订促排卵方案,包括氯米芬(CC)、芳香化酶抑制药来曲唑(Letrozole)和促性腺激素疗法。

5.高催乳素血症 给予抗催乳素溴隐亭(Bromocriptine)和卡麦角林(Cabergoline)治疗。

6.高雄激素血症 给予抗雄激素激素非那雄胺(Finasteride)和氟他胺(Flutamide)治疗。

(九)预后

1.不同治疗方法妊娠率 不同治疗方法的妊娠率分别为:①孕酮疗法为 46%～56%。②CC—hCG 和 CC—孕酮疗法为 91%。③CC 疗法为 46%～50%。④溴隐亭疗法为 62.5%。⑤CC—溴隐亭疗法为 50%。

2.子宫内膜病理与妊娠关系 黄体功能失调子宫内膜组织病理与妊娠的关系:①正常型子宫内膜:总妊娠率为 25.4%,周期妊娠率为 7%。②迟缓型子宫内膜:总妊娠率为 34%,周期妊娠率为 8.6%。③超前型子宫内膜:总妊娠率为 16.7%,周期妊娠率为 2.1%。④分离型子宫内膜:总妊娠率为 25%,周期妊娠率为 8.2%。⑤子宫内膜分泌化不良难以妊娠或妊娠后易于流产。

(李翠芬)

第三节　痛经

痛经一词源于希腊文,dys 意指疼痛,meno 意指月,rrhea 意指流血,痛经(dysmenorrhea)指月经期出现的下腹部痉挛性疼痛,伴随头痛、恶心、呕吐、腹泻、腹胀、腰酸、腿痛等症状。正常月经期妇女也有不同程度的下腹部疼痛,且当疼痛严重到足以影响正常工作和生活时临床才诊断为痛经。

一、发病率

由于疼痛阈值难以客观评估,因此文献报道的痛经发病率差别较大。我国 1980 年全国女性月经生理常数协作组抽样调查显示,痛经发病率为 33.19%,其中原发性痛经为36.06%,

轻度痛经为 45.73%,中度痛经为 38.81%,重度痛经为 13.55%。

国外资料,原发性痛经发病高峰期是 20 岁以前,最高达 92%,此后随年龄增长而逐渐降低。Andersch 等(1982)报道称,瑞典 19 岁少女中痛经发生率为 72%,其中 15% 影响日常生活,8% 因痛经误学误工,38.2% 需要药物治疗。服用避孕药和经产妇女痛经发病率较低。

美国衣阿华护理学院 404 例原发性痛经少女中,轻度占 51%~53%,中度占 20%~22%,重度占 2%~4%,其中 5% 因痛经而误学。Klein & Litt(1981)一项 12~17 岁少女的调查,痛经发生率为 59.7%,其中重度为 12%、中度为 37%、轻度为 49%。误学率为 14%。痛经不仅是一个社会医学问题,职业女性中有 10% 因痛经而影响工作,美国每年因痛经造成的经济损失为 6000 万工作小时和 20 亿美元。

二、分类

1. 原发性痛经(primary dysmenorrhea) 也称为痉挛性痛经(spasmodic dysmenorrhea),或功能性痛经(functional dysmenorrhea),指非盆腔器质性病变引起的痛经,为内分泌功能失调所致,多见于初潮后青春期少女。

2. 继发性痛经(secondary dysmenorrhea) 也称为充血性痛经(congestive dysmenorrhea)或症状性痛经(symptomic dysmenorrhea),指由盆腔解剖学和(或)器质性病变引起的痛经,多见于年龄 30~45 岁年长妇女。引起继发性痛经的疾病包括子宫内膜异位症、子宫腺肌病、慢性盆腔炎、子宫肌瘤、盆腔淤血症、卵巢肿瘤、子宫内膜息肉、子宫腔粘连、子宫畸形、阴道横隔和放置宫内节育。

三、病因病理

1. 精神和体质因素 原发性痛经多见于初潮后青春期少女,与对正常月经现象缺乏认识,对周期性阴道出血过度焦虑、紧张,甚至恐惧相关。痛经与个人主观感觉、痛阈和敏感性相关,精神类型不稳定、神经过敏和体质衰弱妇女发生率较高。痛经有家族史,肥胖和酗酒妇女发生率较高,体育锻炼并不增加痛经发生率。

2. 前列腺素分泌异常 前列腺素(prostaglandin,PG)分泌异常是原发性痛经的重要因素。人类子宫内膜存在活跃的前列腺素生成和代谢,从卵泡期到分泌期,前列腺素浓度增加 3 倍,黄体晚期在孕酮影响下,前列腺素增加幅度降低。$PGF_{2\alpha}$ 分泌增加引起子宫平滑肌和血管的强烈收缩、缺血而致痛经,痛经妇女月经期子宫内膜、月经血、外周血和腹腔冲洗液中前列腺素浓度明显高于非痛经妇女,月经前 48h 子宫内膜内 PG 生成达到高峰,恰与痛经出现相同步。

花生四烯酸代谢产物白三稀(leukotrienes)明显增加子宫疼痛纤维的敏感性,是引起痛经的另一重要原因。原发性痛经少女子宫内膜中白三烯浓度明显增加,由其引起的痛经前列腺素拮抗药治疗无效。

前列腺素中,$PGF_{2\alpha}$ 和血栓素(thromboxane,TAX_2)促进子宫和胃肠道平滑肌和微小血管收缩、引起下腹部痉挛性疼痛、恶心、呕吐、腹泻,酷似痛经。相反,PGE_2 和前列环素(prostacyclin,PGI_2)则引起子宫和胃肠道平滑肌和关节松弛,具有缓解痛经的作用。前列腺素引起痛经的机制也与调节子宫平滑肌缝隙连接(gap junction)收缩信号传递相关。

前列腺素生成受性激素的调节。黄体中期雌激素高峰促进月经前期子宫内膜 $PGF_{2\alpha}$ 生成增加,痛经妇女黄体晚期雌激素水平明显高于健康妇女。孕激素促进雌二醇转化为无活性的雌酮,减少前列腺素生成和降低子宫平滑肌舒缩活性而缓解痛经。

3.加压素和缩宫素 正常月经周期,子宫腔基础张力<10mmHg,活动时压力不超过200mmHg,收缩频率为3~4/min。痛经妇女子宫腔基础张力升高达120~150mmHg,收缩频率和强度明显增强,呈现不协调或无节律性收缩引起痛经。观察发现,凡是引起子宫平滑肌痉挛性收缩的药物和制剂均可引起痛经,包括前列腺素、加压素和缩宫素等。

加压素(vasopressin)促进前列腺素生成,增加子宫平滑肌对宫缩药物的敏感性,减少子宫血供和引起原发性痛经。女性血清加压素浓度受雌、孕激素调节。正常情况下,排卵期加压素水平最高,黄体期下降,直至月经期。原发性痛经妇女黄体期雌激素水平异常升高,乃至月经期血清加压素浓度高于正常人2~5倍,引起子宫平滑肌痉挛性收缩、缺血和痛经。

人类非妊娠子宫存在缩宫素受体,痛经妇女血中缩宫素浓度升高。加压素和缩宫素通过子宫内特异性 V_1 加压素和缩宫素受体发挥作用,并受性激素调节。降压药物和缩宫素拮抗药通过抑制缩宫素和加压素受体可有效缓解痛经。

4.疼痛神经元假说(pain neuronal hypothesis) 该假说认为,子宫内膜缺血、缺氧和无氧代谢产物刺激中枢神经系统 C 型疼痛神经元(type C pain neurons)引起痛经,凡能引起子宫平滑肌和子宫血管收缩的神经介质,包括胆碱能、肾上腺素能和肽能神经介质均可引起痛经。

除子宫肌纤维痉挛性收缩直接压迫子宫肌层感觉神经纤维之外,大片脱落的子宫内膜,尤其是子宫内膜管型、退化坏死组织裂解物直接刺激子宫峡部和子宫内口敏感神经丛也引起痛经,称为膜样痛经。当排出子宫内膜管型后,痛经可顿然消失。

5.内分泌因素 痛经多出现于有排卵月经周期,排卵抑制后痛经则消失,这提示痛经与性激素变化相关。一般认为,痛经与黄体期雌激素分泌增高,而孕激素相对不足相关。据此,口服避孕药和合成孕激素可用于治疗痛经。

四、临床表现

痛经多于月经期第1~2d,或经前1~3d出现,月经期加重,月经血增多后疼痛开始缓解。疼痛多为下腹绞痛、胀痛或坠痛,可放射至腰骶部、髋部、股内侧、阴道和肛门周围。膜样痛经妇女当排出内膜管型后疼痛顿然消失。

严重痛经妇女,面色苍白、四肢厥冷,甚至虚脱。除腹痛外,还可伴有其他症状,包括头痛(45%)、虚弱和乏力(85%)、恶心和呕吐(89%)、腹泻(60%)、腰背痛(60%)、膀胱直肠刺激症状,如尿频、尿急、肛门坠胀感等。根据疼痛程度,可分为以下几种情况。

1.轻度 痛经不影响日常生活、学习和工作,无全身症状,不需要药物治疗。

2.中度 痛经影响日常生活、学习和工作,需用止痛药治疗。

3.重度 痛经明显影响日常生活、学习和工作,全身症状明显,需要应用镇痛药。

五、诊断

1.病史

(1)月经史:应详细询问初潮年龄、痛经出现年龄、月经周期、经期长短、经量多少,有无月经间期出血。痛经发作的诱因、疼痛性质、严重程度、持续时间、与月经的关系和缓解情况、在院外诊治和药物治疗情况等。

(2)婚育史：结婚年龄、妊娠、分娩、流产、引产、剖宫产史。

(3)计划生育史：避孕、节育、服用避孕药、刮宫、放置节育器和绝育情况。

2.查体

(1)全身查体：包括生命指标、精神、神态、心、肺、肝、脾、腹部体征。

(2)妇科检查：未婚少女肛腹诊检查，特别注意排除生殖道异常。

3.辅助检查　必要时进行实验室、超声、内镜(腹腔镜、宫腔镜)和医学影像学检查。

六、鉴别诊断

原发性痛经应注意与继发性痛经和妇科急腹症鉴别。

1.子宫内膜异位症和子宫腺肌病　是继发性痛经最常见原因。子宫内膜异位症和子宫腺肌病多见于已婚、年长、多次流产、引产和妇科手术后妇女。痛经是异位子宫内膜病灶侵蚀性生长和出血刺激局部腹膜所致。痛经特点为深部盆腔痛、排便痛、性交痛，月经前和月经期明显加重，月经后逐渐缓解。妇科检查于子宫直肠陷凹及子宫骶韧带处可扪及单个或多个触痛性结节或包块，月经期其结节稍增大。组织活检病理或腹腔镜检查能确诊。

2.慢性盆腔炎　盆腔慢性炎症、瘢痕粘连和充血引起的下腹坠胀、疼痛及腰骶部酸痛，于月经期和性交时加重。妇科检查，子宫增大，活动受限，双侧附件区增厚、压痛或与炎性包块形成。血液检查，中性粒细胞升高、血沉增快。

3.子宫肌瘤　为妇科良性肿瘤，多发生于年长妇女。临床表现为月经周期缩短、经量增多、经期延长、有时伴有痛经。妇科检查子宫增大、不规则、可触及大小不等的肌瘤。黏膜下肌瘤痛经较重。超声检查可明确诊断。

4.子宫内膜结核　患者有结核感染史，临床表现为低热、盗汗、乏力、食欲缺乏等症状。生殖器官结核性炎症可引起不孕、月经稀少、闭经和痛经。实验室检查血沉加快。子宫输卵管造影和子宫内膜病理检查发现结核结节可明确诊断。

5.宫腔粘连及宫颈管狭窄　为妇产科手术损伤和盆腔感染所致。由于宫颈狭窄、闭锁和宫腔粘连，经血引流不畅，引起经血逆流或宫腔积血而致痛经。妇科检查、内镜和子宫输卵管造影可明确诊断。

6.宫内节育器　并发宫腔和盆腔感染，或宫内节育器移位或嵌入宫壁时可引起痛经。

7.盆腔淤血综合征　盆腔静脉淤血症，纡曲和扩张的静脉压迫周围神经，或组织缺氧刺激神经末梢可引起慢性盆腔痛，月经期加重。盆腔静脉造影可明确诊断。

8.生殖道畸形　痛经多出现于初潮后1～2个周期，多为梗阻性生殖道畸形，包括无孔处女膜、阴道闭锁、完全性阴道横隔、阴道斜隔和非交通性残角子宫积血均可引起周期性盆腔痛等。妇科检查和超声检查可明确诊断。手术矫形和切开引流后疼痛可缓解。

9.异位妊娠　急性腹痛和阴道流血酷似痛经。异位妊娠有停经史、较长时间不规则阴道流血和腹痛。血液和尿液 hCG 升高。妇科检查附件区可触及压痛包块，后穹隆穿刺可抽出不凝固的血性液体可明确诊断。

七、治疗

1.一般治疗

(1)加强青春期少女教育、讲解月经生理知识、加强月经期保健可有效地减低痛经发生率。

（2）原发性痛经，缓解疼痛、调整月经、避免复发和改善体质。

（3）继发性痛经，明确病因、对症治疗。

2.药物治疗　原发性痛经应用非甾体抗炎药物（NSAIDs）和联合型口服避孕药（COC）治疗。对 NSAIDs 和 COC 治疗无效的病例多为继发性痛经。其他治疗痛经的方法，包括维生素 B_1（thiamine）、不饱和脂肪酸（omega 3 fatty acids）、镁制剂、针灸、中药、皮贴硝酸甘油（transdermal nitroglycerin）、β钙离子阻断药（calcium－channel blockers）、β肾上腺能激动药（beta－adrenergic agonists）、抗白三稀药物（antileukotrienes）和皮肤电刺激疗法（transcutaneous electrical nerve stimulation units）。

（1）口服避孕药：20 世纪 60 年代以来，低剂量联合型口服避孕药，包括妈富隆、美欣乐、敏定偶和达英－35 用于治疗原发性痛经，有效率达 90％，50％痛经完全消失。大剂量口服避孕药治疗痛经疗效显著，但推荐应用新一代低剂量避孕药短期治疗。

（2）非甾体抗炎药物（nonsteroidal antiinflammatory drugs，NSAIDs）：是治疗痛经最常用的药物，其降低子宫内压和月经血中 $PGF_{2\alpha}$ 浓度，适用于短期治疗健康年轻妇女痛经。患者耐受性良好，主要不良反应为胃肠道出血、血小板和肾功能损害。禁忌证包括肾功能不全、消化道溃疡、胃炎、出血倾向和阿司匹林过敏者。NSAIDs 从月经第 1d 开始服用。

某些 NSAIDs 选择性治疗痛经，特别是灭酸酯类（fenamates）。近来，美国 FDA 批准应用 Diclofenac、Ibuprofen、Ketoprofen、Meclofenamate、Mefenamic Acid、Naproxen 和 Rofecoxib 治疗痛经。而阿司匹林不再被用于治疗痛经，而乙酰氨基酚仍可应用。

NSAIDs 口服后 30～60min，血药浓度达到高峰，其中布洛芬（Ibupmfen）、萘普生（Naproxen）、甲氯芬那酸（Meclofenamate）起效较快，而吲哚美辛（Indomethacin）不良反应较大而尽量避免应用。

①萘普生（Naproxen，Naprosyn，Aleve，Anaprox）：用于治疗轻、中度痛经。首次剂量 500mg，口服，之后 250mg，每 6～8h1 次，总剂量不超过 1.25g/d。

②布洛芬（Ibuprofen，Advil，Motrin，Nuprin）：用于治疗轻、中度痛经。400mg，口服，每 4～6h1 次，总剂量不超过 3.2g/d。

③双氯芬酸（Diclofenac，Cataflam，Voltaren）：降低环氧化酶活性、减少前列腺素前体物质生成。50mg，口服，每日 3 次，总剂量不超过 150mg/d。

④酮洛芬（Ketoprofen，Orudis，Oruvail，Actron）：用于治疗轻、中度痛经。从小剂量开始，以免损害肝肾功能，尤以年长妇女为是。25～50mg，口服，每 6～8h1 次，必要时服用。总剂量不超过 300mg/d。

⑤甲氯芬那酸钠（Meclofenamate Sodium）：100mg，口服，每日 3 次，连服 6d，总剂量不超过 300mg/d。

⑥甲芬那酸（Mefenamic Acid，Ponstel）：500mg，口服，而后改为 250mg，每 6h1 次，连服 2～3d，总剂量不超过 1g/d。

（3）COX－2 抑制药：新一代环氧合酶－2 特异性抑制药（cyclooxygenase－2 specific inhibitors）也可用于治疗痛经，但临床效果并不比 NSAIDs 优越，适用于不能耐受 NSAIDs 妇女。另外，前列腺素合酶－1（type I prostaglandin synthase）抑制药，抑制环内过氧化物（cyclic endoperoxides）生成，包括灭酸酯类（fenamates）、选择性 COX－2 抑制药、丙酸衍生物

(propionic acids derivatives)和吲哚醋酸衍生物(indole acetic acid derivatives)均可通过降低子宫内膜和月经血中前列腺素浓度而缓解痛经。

①罗非考昔(Rofecoxib,Vioxx):25~50mg/d,口服,总剂量不超过50mg/d。空腹或进食时服用均可。痛经消失率为85.45%,无明显不良反应。

②伐地考昔(Valdecoxib):20~40mg/d,作用类似于萘普生。

③艾托考昔(Etoricoxib):120mg/d,口服。

④鲁米考昔(Lumiracoxib):400mg/d,口服。

⑤塞来考昔(Celecoxib):200~400mg/d,口服。

(4)镇痛药

①盐酸哌替啶(Pethidine Hydrochloride):镇痛强度为吗啡的1/10,用于治疗重度痛经。每次50~100mg,肌内注射。两次用药间隔时间不少于6h。不良反应包括类阿托品样作用、眩晕、出汗、口干、恶心、呕吐、心动过速、直立性低血压等。

②盐酸双氢埃托啡(Dihydroetorphine Hydrchloride,DHE):即M99。高效镇痛药,效价强于吗啡,但作用时间短,舌下给药产生与注射用药相似的镇痛作用。含化10~15min起作用,维持50~200min。方法:20~40μg,舌下含化,或10~20μg,肌内注射。不良反应为恶心,呕吐少见,呼吸抑制轻,偶有头晕、无力、出汗以至虚脱等现象(表4-2)。

表4-2　常用的前列腺素合成酶抑制药

药物	剂量(mg)	用法
吲哚美辛	栓剂25	每日3或4次
氯芬那酸	100~200	每日3次
甲芬那酸	首剂500,250	每日3或4次
甲氯芬那酸	250	每日3或4次
双氯芬酸	25~50	每日3或4次
凯扶兰	25~50	每日3或4次
布洛芬	400	每日3或4次
萘普生	首剂500,以后250 500栓剂	每日2次
吡罗昔康	20	每日1或2次
阿司匹林	300~600	每日2或3次
酮洛芬	50	每日3或4次

(5)钙通道阻滞药:硝苯地平(Nifedipine)明显抑制缩宫素引起的子宫收缩,月经前预先服用10mg,每天3次,连服3~7d或痛经时舌下含服10~20mg,均可取得较好效果。硝苯地平安全有效,不良反应为头痛、心悸等。

(6)肾上腺素受体激动药:间羟舒喘宁(terbutaline)治疗原发性痛经有一定疗效,但不良反应高于NSAIDs。

(7)中医药学治疗:中医学认为,痛经为气血淤滞、运行不畅所致,治则以通调气血,理气止痛为主,包括中草药、方剂、贴剂、针灸和推拿等。如元胡止痛丸,具有抗炎、免疫调节和镇痛作用;茜草科药物海巴戟,具有抗平滑肌痉挛作用的茴香脑(anethol)和小茴香滴丸,生姜汁(rhizomes,ginger),含有铁屑(iron chip)和布洛芬(Ibuprofen)的皮贴,体针(Sanyinjiao acupoint)和耳针(auricular acupressure)穴位按压均可有效缓解痛经。

3. 脊柱推拿术 该术治疗痛经安全有效。推拿手法是患者侧卧,下面的腿伸直,上面的腿屈曲,在胸$_{10}$和腰$_5$骶$_1$之间及骶髂关节处反复快速地按摩。

4. 经皮电神经刺激疗法(transcutaneous electrical nerve stimulation, TENS)该疗法是一种物理疗法。操作方法:一台 TENS 仪和三个电极,两个阴极分别放在脐旁 4cm 处。此区相当于胸$_{10\sim11}$皮区,阳极放置在耻骨弓上方正中区域(胸$_{12}$皮区水平)。这三个电极刺激胸$_{10\sim12}$皮区的感觉神经,它们与子宫的感觉神经是相同神经根,电刺激 100/s,刺激强度 40~50mA,脉冲为 100μs 宽,患者可自己调节强度,以达到缓解腹痛为度。

经皮电神经刺激可迅速缓解疼痛,但不改变子宫活动及宫腔压力。其作用机制有可能与阻断疼痛传导信息和诱导神经细胞释放内啡肽缓解疼痛有关。可用于药物治疗无效或不愿接受药物治疗的患者。有报道此方法可使 42% 的患者获得满意的止痛效果,方法简单、有效。如果加用少量布洛芬,缓解疼痛的比例可提高到 71%。

5. 骶前神经切断术 用于治疗非手术治疗无效的顽固性痛经,可选择骶前神经切断术,效果良好,但手术有一定的并发症。近年来应用腹腔镜下子宫神经切除术治疗耐药的患者,痛经可减轻 33%,术后仍有 60% 的患者需要应用前列腺素合成酶抑制药。该手术虽不能完全治愈痛经,但安全、可靠,可作为二线治疗。为达微创目的,亦可采用腹腔镜下骶前神经切断术。

(王雁)

第四节 经前期综合征

经前期综合征(premenstrual syndrome, PMS)指月经来潮前(黄体晚期)周期性出现的精神紧张、神经过敏、焦虑、抑郁、食欲下降、腹胀、水肿、乳房触痛、偏头痛、失眠、生活和工作能力下降等一系列症候群。轻型称为经前期综合征,重型称为经前期焦虑症(premenstrual dysphoric disorders, PMDD)。

一、病理

1. 卵巢激素假说 认为雌激素/孕激素比例失调和孕激素分泌降低是引起 PMDD 的主要原因。然而,目前研究认为,PMS/PMDD 与正常(而非异常)性激素分泌引起的中枢神经系统某些异常生化反应增强发病易感性相关。

2. 5-羟色胺假说 认为 5-羟色胺(Serotonin, 5-HT)生成减少和功能降低是引起患者焦虑、抑郁、心境和情绪波动等症状的主要原因。临床观察发现,患者外周血浆 5-羟色胺浓度和活性、血小板对 5-HT 再摄取率均降低;5-HT 激动药 m-氯苯哌嗪(m-chloro-phenylpiperazine,其在体内转化为 5-HT)治疗可显著改善患者心境和情绪,而 5-HT 抑制药则加重经前期症状。

3. 社会心理假说 认为 PMS/PMDD 是女性和母性双重心理的冲突表现,即经前期症状为女性社会心理学的异常反应。

4. 认知和社会学习学说 认为女性对生理性月经产生的不适当认知和反应,试图通过焦虑、烦躁、抑郁、逃学和暴食暴饮等宣泄反应缓解精神紧张和窘迫状态,如此形成经前期症状群。

5. 社会文化学说　认为女性具有社会性(工作、学习和社会活动)和母性(家庭和抚育子女)的双重人格特征,而 PMS/PMDD 可能为社会文化观念和母性传统意识之间冲突的表现。目前研究认为,在所有可能引起经前期综合征的因素中,内源性神经递质(包括5-羟色胺、阿肽、儿茶酚胺和 γ-氨基丁酸)对女性精神、神经、生殖内分泌系统功能的调节占有重要地位,而家族和个人精神病史、精神心理创伤、性虐待(sexual abuse)和家庭暴力(domestic violence)是引起经前期综合征的高危因素。

二、病史和查体

1. 病史　包括月经史、婚育史、家族史、精神病史、神经病史和药物治疗史。

2. 全身检查　经前期综合征无特异性体征,偶可出现下肢轻度水肿和乳房触痛。存在痛经者应排除其他急腹症,包括盆腔炎、阑尾炎、异位妊娠、流产和卵巢囊肿扭转等。

3. 精神和神经系统检查　具有诊断和鉴别诊断价值,经前期综合征患者虽可呈现焦虑、抑郁、注意力不集中状态,但逻辑思维、感觉力、定向力和记忆力力正常。值得注意的是,亢奋性症状严重者具有攻击性和破坏性,而严重抑郁症患者具有自杀意念和自残倾向。

4. 内分泌功能检查　包括,性腺功能检查(FSH、LH、E_2、PRL、T_0 和 $\beta-hCG$);甲状腺功能检查(FT_3、FT_4、TSH)和胰腺功能(空腹血糖、胰岛素)等。

5. 血液学检查　包括血细胞计数、出血和凝血功能检查。

6. 超声检查　包括盆腔和(或)腹部超声检查。

三、诊断标准

1987 年,美国精神病诊断与统计手册第 4 版(Diagnostic and Statistical Manual of Mental Disorders,Fourth Edition,DSM-Ⅳ)将第 3 版修订版(DSM-Ⅲ-R)中的黄体晚期焦虑性疾病(late luteal phase dysphoric disorder,LLPDD)修改为经前期焦虑性疾病(PMDD),但两者诊断标准基本相同。

1998 年 10 月,精神病学专家组就 PMDD 诊断标准达成共识,将 PMS/PMDD 确立为一种独立性疾病。1999 年 11 月美国 FDA 神经药理学咨询委员会认同以上观点,并就此开展相关临床药理学和治疗学研究。2000 年美国精神疾病诊断和统计手册第 4 版修订版(The Diagnostic and Statistical Manual of Mental Disorders,Fourth Edition,Text Revision,DSM-Ⅳ-TR)就 PMS/PMDD 的诊断提出 A、B、C、D 四项标准。

标准 A　过去 1 年月经周期中,以下 11 项症状中至少出现 5 项,其中 1 项必须为前 4 项(精神和心理症状)之一。

1. 抑郁、绝望和自卑。

2. 精神紧张、焦虑或沮丧。

3. 情感脆弱、悲伤、哭泣和自闭。

4. 烦躁不安、易怒、易激惹和与人冲突。

5. 生活兴趣降低(对工作、学习、朋友和爱好)。

6. 注意力不集中和记忆减退。

7. 嗜睡、易疲劳和活力降低。

8. 厌食、暴饮、暴食或异食。

9. 嗜睡或失眠。

10. 精神压抑或情绪失控。

11. 躯体症状，包括乳痛、乳胀、头痛、关节肌肉疼痛和体重增加。

标准 B　经前期症状严重影响正常社会活动、工作、学习和人际关系。

标准 C　临床症状与月经周期密切相关，而非真正的精神病，包括抑郁症、恐惧症、心境恶劣和人格障碍疾病的症状恶化现象。

标准 D　标准 A,B 和 C 症状必须连续出现 2 个月经周期以上。

DSM－Ⅳ－TR 列出的 11 项症状中，其中 10 项为情感和行为症状，仅有 1 项为躯体症状。因此，PMS/PMDD 的诊断侧重于存在严重经前期情绪和功能损害者，而非于月经前期症状恶化的真正精神性疾病。

按照美国国家精神健康学会（National Institute of Mental Health,NIMH）的诊断标准，经前期综合征症状，月经前 5d 应较月经后 5d 症状严重 30％。按照美国精神病学协会（American Psychiatric Association,APA）的诊断标准，经前期综合征属于经前期焦虑性疾病（premrentrual dysphoric disorders,PMDD）。按照临床表现诊断，症状轻微者为经前期综合征（premenstrual syndrome,PMS）；临床症状严重，特别是精神症状明显，严重影响正常社会活动、工作、学习和人际关系者为经前期焦虑性疾病（PMDD）。

四、鉴别诊断

1. 进食障碍性疾病（eating disorders）　以饮食节律和习惯异常为特征的疾病，包括暴食（gluttony）和神经性厌食（anorexia nervosa,NA）两种类型，与月经周期无明显关系。

2. 月经性偏头痛（migraine）　为月经期特异性发作的偏头痛，月经后自然消失，无其他精神心理和躯体症状。

3. 月经性癫痫（catamenial epilepsy）　以月经期癫痫发作为特征，无明显精神和神经症状。

4. 焦虑性神经症（anxiety neurosis）　包括广泛性焦虑症（generalized anxiety disorders）和发作性惊恐焦虑性疾病（panic anxiety disorders）两种类型，临床以惊恐程度与实际情况不符，突发性和反复性发作为特征，与月经周期无明显相关性。

5. 双相情感性障碍（bipolar affective disorder）　即躁狂－抑郁性精神病（manic－depressive psychosis），属于情感或心境障碍性疾病，有明显家族史，包括躁狂型、抑郁型、混合型和快速循环型 4 种临床类型。抑郁症表现为长期忧愁、情绪低落、心境空虚、负罪或无助感、失眠或嗜睡，严重者具有自残和自杀倾向。躁狂症表现为自我自大、失眠、焦躁、情绪亢奋、感情激越，具有攻击性和破坏性行为。

6. 慢性疲劳综合征（chronic fatigue syndrome）　属于一种亚健康状态，也称为雅痞病（Yuppie disease），以长期（病程≥6 个月）和反复出现的严重疲乏无力、焦虑、忧郁、体质衰弱、食欲减退、慢性发热、头痛、咽喉痛、关节痛和睡眠障碍为临床特征。慢性疲劳综合征与慢性病毒感染，包括伯基特淋巴瘤病毒（Burkitt lymphoma virus）、非洲淋巴瘤病毒（Epstein－Barr virus）和白色念珠菌感染；慢性类单核白细胞增多症、慢性汞中毒、贫血、低血糖、甲状腺功能减退和长期失眠（夜间或超负荷工作）相关。

7.抑郁症(depression) 临床表现为忧愁、焦虑、心境恶劣、感情淡漠、注意力不集中、自责、绝望、睡眠障碍和自杀倾向等。DSM－Ⅳ将慢性抑郁症(病程≥2年)分为4型:慢性重型抑郁症、心境恶劣(轻型抑郁症)、双重抑郁症(两次重型抑郁症发作间歇期呈现心境恶劣状态)和重型抑郁症缓解不全(重型抑郁症发作持续2周后呈现持续性心境恶劣状态)。

8.心境恶劣障碍(dysthymic disorder) 为情感障碍胜疾病,以长期情绪低落、心境恶劣、抑郁、自闭、焦虑、疲乏无力、体质衰弱、睡眠障碍和自杀倾向为特征。

9.人格障碍(personality disorder) 包括严重人格缺陷(inadequate personality)和病态人格(psychopathic personality),是一种严重偏离正常人格范畴的心理障碍性疾病。广义人格障碍包括,反社会型、偏执型、分裂型、情感型、暴发型、强迫型、癔症型、衰弱型、幼稚型及纵火癖、偷窃癖、说谎癖等类型。

10.惊恐障碍(panic disorder) 为急性焦虑性疾病,以反复惊恐发作(panic attacks)、精神紧张、震颤、心悸、出汗、烦躁不安等自主神经症状,伴有强烈恐惧、窒息、绝望和濒死感。

11.心身性疾病(psychosomatic disorder) 临床表现为躯体症状与体征不对称现象,即体格检查所见难以解释其症状严重程度和病程变化,包括未分化型、转换型、疑病型、疼痛型和变异型躯体障碍。

五、治疗

经前期综合征治疗包括改善生活方式和饮食习惯、激素、药物和非药物治疗。

1.改善生活方式和饮食习惯 包括保持健康和稳定心理心态,规律生活节律,注意劳逸结合和充足睡眠。适度有氧体育锻炼通过增加内源性β－内啡肽生成而改善经前期抑郁症。改善饮食习惯,包括规律进餐、少量多餐、低脂肪、低盐、低糖、素食、高纤维素和全谷物饮食可减轻和缓解经前期症状。

2.激素疗法

(1)雌激素(口服、雌二醇皮贴和皮下植入剂):通过抑制卵巢功能而改善经前期症状,不良反应包括体重增加、乳房不适、恶心、头痛、皮肤色素沉着等。然而,长期单一雌激素治疗可引起子宫内膜增生和子宫内膜癌,因此应于月经后半期补充分泌化剂量孕激素以防止子宫内膜增生和癌变。

(2)孕激素:包括甲羟孕酮和二氢孕酮(dihydroprogesterone)的治疗效果存在争议。孕激素治疗不良反应包括腹痛、恶心、呕吐、头痛、外阴瘙痒、头晕、嗜睡、阴道分泌物增多。曼月乐(Mirena)为含有左炔诺孕酮的宫内节育系统(LNG－IUS),尚未被临床研究证实具有防治经前期综合征作用。

(3)联合型口服避孕药:包括优思明(Yasmin)、敏定偶(Minulet)、美欣乐(Mercilon)和多相型口服避孕药(Triquilar、Tricilest、Femilar、Qlaira/Klaira)均可缓解和改善经前期症状。

(4)GnRHa:通过抑制下丘脑－垂体－卵巢轴功能而治疗经前期综合征,但长期治疗有诱发低雌激素血症和骨质疏松症之虞,因此应附加性激素反向添加治疗。

(5)抗催乳素:高催乳素血症妇女溴隐亭(Bromocriptine)和卡麦角林(Cabergoline)可改善经前期乳痛症。

3.药物疗法

(1)抗焦虑、抗抑郁和抗惊厥药:选择性5－羟色胺再吸收抑制药(SSRIs)是治疗PMDD

最有效的药物,包括氟西汀(Fluoxetine)、舍曲林(Sertraline)和控释性帕罗西汀(Paroxetine)已被美国 FDA 批准临床应用,全周期和黄体期治疗效果相似,作用显著而不良反应轻微。循证医学资料显示,所有的 SSRIs,包括氟西汀、帕罗西汀、舍曲林、氟伏沙明(Fluvoxamine)、西酞普兰(Citalopram)和氯米帕明(Clomipramine)均可有效地改善经前期症状,但停药后戒断症状发生率较高。

临床观察表明,氟西汀降低经前期紧张、易激惹和烦躁不安方面作用显著,20～60mg/d,连续治疗 6 个月明显改善心境和情绪症状 53%,不良反应与剂量相关。氟西汀改善躯体症状作用微弱,常见不良反应包括恶心、头痛、体重增加、皮疹、疲乏无力、失眠、焦虑、神经过敏和嗜睡。长期治疗可引起性功能障碍,包括性欲降低、无性高潮,发生率为 17%。

舍曲林有效改善经前期心境恶劣和烦躁不安,黄体期服用可有效改善行为异常和躯体症状。黄体期控释性帕罗西汀(controlled－release paroxetine)治疗 PMDD 的剂量为 12.5～25mg/d,耐受性良好。加拿大 4 个医学中心的临床观察显示,黄体期给予帕罗西汀 20mg/d明显降低 PMDD 易激惹和情绪不稳症状。

双相抗抑郁药物奈法唑酮(Nefazodone)全周期治疗可改善经前期症状,而文拉法辛(Venlafaxine)从治疗第一个周期即呈现良好作用。依他普仑(Escitalopram)无论黄体期或出现症状时服用均呈现良好作用。然而,荟萃分析表明,SSRI 药物连续性治疗优于间断性治疗,不同药物的作用也无显著性差异。

抗焦虑药丁螺环酮(Buspirone)全周期或黄体期服用可有效地改善 PMS 和 PMDD 症状,不良反应包括恶心、头痛、神经过敏和头晕眼花。阿普唑仑(Alprazolam)作用不稳定,疗效与剂量和不良反应相关。非 5－羟色胺类抗抑郁药物马普替林(Maprotiline)、安非他酮(Bupropion)和锂盐治疗 PMDD 无效。

需要强调指出的是,SSRIs 治疗 PMDD 的适应证不包括服用联合型口服避孕药(COC)和年龄≤18 岁少女。然而,许多成年妇女和青春期少女服用 SSRIs、COC 或同时服用以上两种药物,但未发现明显不良反应,但少女服用 SSRIs 治疗 PMDD 的安全性有待深入研究。为此,2004 年美国 FDA 通知,应加强应用 SSRIs 治疗 PMDD 安全性检测,因长期治疗有诱发自杀倾向之风险。脑电图观测发现,PMDD 患者存在神经电生理学异常放电和损伤,而新型抗癫痫药物左乙拉西坦(Levetiracetam)具有强大抗放电(antikindling)作用可有效治疗 PMDD。

(2)非甾体抗炎药(NSAIDs):甲芬那酸(Mefenamic acid)和萘普生(Naproxen)均可改善经前期头痛和乳痛症,不良反应包括恶心、呕吐、上腹疼痛、胃肠道出血和皮疹。

(3)利尿药:螺内酯显著改善经前期水肿和乳痛症,但长期治疗可引起高血钾症。美托拉宗(Metolazone,甲苯喹唑磺胺)也有良好作用,不良反应包括恶心、头晕、心悸和过度利尿等。

(4)β受体措抗药:阿替洛尔(Atenolol)和普萘洛尔(Propranolol)显著改善经前期腹痛症状。

4.食物添加剂和植物药

(1)维生素:维生素 B_6 50～100mg/d,可改善经前期神经症状,但大剂量(≥500mg/d)长期应用可引起手足疼痛和麻木等神经损伤症状。核黄素(Riboflavin)、烟酸(Nicotinic Acid)、叶酸(Folic Acid)、L－酪氨酸(L－tyrosine)、维生素 C 和生物黄酮(Bioflavonoids)也有助于改善经前期症状。

(2)钙和镁:钙剂(600～1000mg/d)可改善经前期腹胀、疼痛、情绪和食欲。黄体期补充镁制剂 200mg/d 可改善钠水潴留症状,但大剂量可引起镁中毒。月见草油(Evening prim-rose oil)含有丰富人体必需脂肪酸 γ-亚麻酸,但治疗作用微弱。

(3)植物药:某些中草药制剂可不同程度地缓解 PMS/PMDD 症状,包括当归(Dong quai,angelica)、西伯利亚人参(Siberian ginseng)、白头翁(Pulsatilla)、红莓叶(Raspberry leaves)、圣—约翰草(St. John wort)、贯叶连翘(Hypericum perforatum)、海螺蛸(Sepia)、苦蓟(Bless-ed thistle)、美国缬草(American valerian)、野生山药(Wild yam)、圣洁莓萃取物(Chasteberry Extract,Vitex agnus castus,牡荆属羊荆子)和姜茶(Ginger tea)。

5.非药物疗法

(1)针灸疗法:针灸可不同程度地改善经前期症状,但受方法学限制难以推广。

(2)松弛疗法:包括瑜伽和顺势疗法,通过降低患者精神紧张和应激反应而缓解经前期症状,但松弛疗法效果不稳定并存在个体差异性。

(3)光线疗法:全光谱荧光灯照射,通过改善内源性 5-羟色胺功能而缓解经前期症状,如明亮光线照射显著地降低抑郁症状和经前期紧张指数,而暗光照射无效。

(4)睡眠剥夺疗法:通过调整睡眠节律改善患者的经前期抑郁性失眠和恐惧。睡眠剥夺疗法(sleep deprivation therapy)包括完全睡眠剥夺(整夜不睡眠)、部分睡眠剥夺(特异性减少某些睡眠时相,减少总睡眠时间)和选择性睡眠剥夺(减少一个或多个睡眠时相,尽可能不影响总睡眠时间)。临床研究发现,早夜间睡眠剥夺(early-night sleep deprivation)和晚夜间睡眠剥夺(late-night sleep deprivation)均显著降低抑郁症状。然而,临床实践中睡眠剥夺治疗难以操作,特别是要取得患者的理解和配合。

(5)认知行为疗法:认知功能障碍是受事物负面或极端思维影响而引起的错误认识和行为。认知行为治疗(cognitive-behavioral therapy,CBT)目的是通过分析患者思维活动和行为特征,制定矫正错误认知和行为的方法和策略。

(马雅茹)

第五章　生殖器官发育异常

第一节　两性畸形

人类性别有 6 种：染色体性别、性腺性别、生殖器性别、性激素性别、社会、性别、心理性别。配子的核型确立了染色体性别，然后性腺性别分化和发育，导致内外生殖器的分化和发育，最后在性激素影响下形成表型性别。在此过程中，任何一个环节受到不良因素的影响，就会发生性分化和发育异常即两性畸形（hermaphroditism）。两性畸形患者外生殖器的形态介于男女之间，难以按外生殖器形态确定其性别。根据发病原因的不同可分为女性假两性畸形、男性假两性畸形和生殖腺发育异常。

一、女性假两性畸形

女性假两性畸形（female pseudohermaphroditism）患者染色体核型为 46，XX，生殖腺为卵巢。有子宫、宫颈、阴道，但外生殖器出现部分男性化。分为肾上腺增生型和非肾上腺增生型，后者多是受医源性激素影响所致。

先天性肾上腺皮质增生（congenital adrenal hyperplasia）为常染色体隐性遗传性疾病，几乎占女性假两性畸形的一半多。当肾上腺皮质有先天性缺陷不能分泌某些酶时（主要是 21－羟化酶），皮质醇或醛固酮便不能合成，导致腺垂体促肾上腺皮质激素代偿性分泌增多，引起肾上腺皮质增生，企图取得皮质醇的分泌增多。但同时增生的皮质由于网状带的分泌活动过分，产生过量雄激素，从而导致女性胎儿外生殖器部分男性化。

患儿出生时阴蒂肥大，两侧大阴唇增厚有皱，并融合遮盖阴道口，状似阴囊。但子宫、输卵管、阴道均存在。若是 21－羟化酶完全缺乏症，则女性外生殖器的男性化更加明显。"阴茎"特别大，尿道口位于阴茎头。随着婴儿长大，第二性征发育早，出现阴毛、腋毛、胡须、喉结、痤疮。受雄激素刺激肌肉发达，体力较同龄者强。至青春期乳房不发育，内生殖器发育受抑制，无月经。幼女期身高增长快，但由于骨骺早闭，到成年时反较正常女性身材矮小。

实验室检查，血雄激素增高，尿 17－酮增高，血雌激素下降，促卵泡激素下降，血促肾上腺皮质激素增高。结合染色体核型分析即可获得诊断。诊断后即开始并终身给予可的松药物替代治疗。这样可以抑制垂体促肾上腺皮质激素的过量分泌，防止外阴的进一步男性化，促进女性生殖器官的发育和月经来潮。根据外阴形态异常的具体情况，切除增大的阴蒂、扩大融合的外阴。单纯阴蒂整形可在儿童期进行，过早手术危险性大。

二、男性假两性畸形

男性假两性畸形（male pseudohermaphroditism）患者染色体核型为 46，XY，生殖腺为睾丸，睾酮分泌正常。外生殖器为女性化或两性化。其是由于男性胚胎或胎儿在宫腔内接触的雄激素过少所致。因阴茎过小及生精功能异常，一般无生育能力。

（一）非遗传性男性假两性畸形

外生殖器两性化或近似男性，两侧有睾丸，位于腹股沟内或腹腔。没有副中肾管分化的子宫、输卵管。阴蒂增大,尿道下裂常见。青春期后乳房不发育,多毛,声音低沉。

（二）遗传性男性假两性畸形

系 X 连锁隐性遗传,一个家族可有数人发病,也称为雄激素不敏感综合征(androgen insensitivity syndrome)。它是由于靶器官缺乏雄激素受体及毛囊、附睾、输精管的细胞缺乏 5α一还原酶所致。患者表现为外生殖器完全女性化,有睾丸,位于腹股沟或腹腔内。没有子宫及输卵管。阴蒂不大,阴道为浅的盲端。青春期后,女性体态、乳房发育良好,但乳头发育欠佳。阴毛、腋毛无或稀少。身材高,四肢长,无多毛现象。实验室检查,血睾酮、促卵泡激素、尿 17—酮为正常男性值,血促黄体生成素(LH)较正常男性值高,由于升高的 LH 增加对间质细胞的刺激,体内雌激素水平为正常男性的 2 倍,但低于正常女性。多数患者对常规剂量的雄激素反应不良,诊断明确后,以女性抚养为宜。并在青春期前后切除睾丸及外阴整形,以促使女性化更为完善,防止睾丸恶变。术后长期给予雌激素补充治疗,以维持女性第二性征。阴道短或狭窄导致性生活不满意者,可行阴道成形术。但不宜告诉患者生殖腺为睾丸,以免精神上受到难以医治的创伤。

三、生殖腺发育异常

生殖腺发育异常包括真两性畸形和生殖腺发育不全。

（一）真两性畸形(true hermaphroditism)

一个人具有睾丸和卵巢两种生殖腺,称为真两性畸形。生殖腺有三种:睾丸、卵巢和卵睾(oyotestis),是两性畸形中最罕见的一种。染色体核型多数为 46,XX,占一半多。其次为 46,XX/46,XY 嵌合型和 46,XY。外生殖器的发育与同侧性腺有关,但大多为混合型,阴蒂增大,或有长短不一的阴茎,合并尿道下裂或阴茎系带(chorda)。唇囊皱襞合并不全。外生殖器或以男性为主,或以女性为主。青春期乳房多发育。有一半患者有月经来潮。生殖腺活检可确诊。确诊后,外生殖器应根据社会性别考虑矫形或切除,即对大体属女性患者切除睾丸或卵睾,切除肥大阴蒂,辅以雌激素使女性化更完善;大体属男性者,修补尿道下裂,切除卵巢和卵睾,辅以雄激素治疗。若在出生后早期诊断,以女性抚养为宜。

（二）生殖腺发育不全(gonadal dysgenesis)

生殖腺发育不全包括两种:单纯型生殖腺发育不全(pure gonadal dsgenesis)和混合型生殖腺发育不全(mixed gonadal dysgenesis)。

1.单纯型生殖腺发育不全　染色体核型为 46,XY,但睾丸呈索状,不分泌雄激素。患者表型为女性,但身体较高大。有发育不良的子宫、输卵管。青春期第二性征不发育,阴毛、腋毛无或稀少,乳房发育差,无月经。发育不全的性腺易于发生肿瘤,故一经诊断,尽早切除未分化的生殖腺。青春期后,给予雌孕激素周期序贯替代治疗,促进第二性征发育,防止骨质疏松。

2.混合型生殖腺发育不全　染色体核型多为 45,X/46,XY。患者一侧性腺为异常睾丸,并有输精管。另一侧性腺未分化呈索状痕迹,有输卵管,子宫及阴道发育差或不全。外阴部分男性化,阴蒂增大并有尿道下裂。不少患者有特纳综合征的躯体特征。因生殖腺发生恶变的机会较多,且发生年龄可能很小,故在确诊后尽早切除未分化的生殖腺。

（戚宇红）

第二节　处女膜闭锁

处女膜闭锁又称无孔处女膜(imperforate hymen)，是女性常见的一种生殖道发育异常。青春期少女月经初潮后经血不得排出，积聚于阴道，之后因宫腔积血不能及时排出，出现周期性腹痛，而无月经来潮，就诊时发现闭锁的处女膜，相当于中医学解剖上的"鼓"。

一、病因

在正常胚胎发育过程中，女婴来自内胚层的阴道板腔化成一孔道，其下段有一层薄膜为处女膜，在胚胎 7 个月后贯穿，使孔与阴道前庭相通，如胚胎时未贯通，则形成无孔处女膜。

二、临床表现

(一)症状

处女膜闭锁在青春期月经初潮前无症状。青春期后表现为原发性闭经和周期性下腹部坠胀。因月经来潮时经血不得流出而积聚阴道、子宫甚至输卵管等部，而出现周期性的肛门和阴道胀痛，并呈进行性加重。积血过多时可引起尿频、尿急及便秘等压迫症状。

(二)体征

随阴道积血增多而延及宫腔时，在耻骨联合处可触及肿块，积血严重时可发生输卵管血肿和粘连。妇科检查时，可扪及胀大的子宫及双侧附件肿块，处女膜呈紫蓝色向外膨出如"鼓"，阴道无开口。肛诊时，阴道为长形肿物，呈囊性感，并有明显的触痛。

三、诊断要点

1.青春期月经不来潮。有逐渐加重的周期性下腹痛。

2.多次腹痛后，下腹正中可扪到逐渐增大的包块，并压迫尿道及直肠，出现排尿及排便困难。

3.妇科检查　处女膜向外膨隆，表面呈紫蓝色。肛诊可触及从阴道向直肠凸出的积血块，如伴子宫及输卵管积血肘，可扪到胀大的子宫及双侧附件肿块。

4.处女膜膨隆处穿刺　抽出不凝的深褐色或黑红色血液即可确诊。

5.B超检查　阴道、子宫及附件有积血影像。

四、治疗

1.骶管麻醉下手术。

2.粗针穿刺处女膜正中膨隆部位，抽出褐色积血后，即将处女膜作"X"形切开，引流积血。

3.切除多余的处女膜瓣，使切口呈圆形。再用 3—0 肠线缝合切口边缘、黏膜，保持引流通畅。

4.常规检查宫颈是否正常。

5.常规应用抗生素。

(戚宇红)

第三节　处女膜坚韧

处女膜坚韧(hard hymen)是指处女膜或处女膜环纤维组织增生、坚硬、缺乏弹性,造成性交困难或失败。为先天发育畸形的一种,平时无症状,多在新婚时发现。

一、诊断与鉴别诊断

(一)诊断

婚后不能性交,阴道口疼痛,不能忍受。阴道指诊时感到阴道口有很大阻力,一指进入也有困难,有时可触及狭窄坚韧的处女膜环。

(二)鉴别诊断

本病应与阴道狭窄、神经性痉挛相鉴别。

二、治疗

手指、小窥器及其他圆柱形玻璃或塑料管扩张。每日 3～5 次,每次半小时。无效时可手术。于阴道出口相当 2、4、8、10 点部位扩剪,然后沿处女膜环将处女膜瓣剪除。术后用 0.1‰ 雌激素鱼肝油涂阴道,每日 1～2 次,连用 1 个月。

(戚宇红)

第四节　阴道发育异常

一、先天性无阴道

先天性无阴道为双侧副中肾会合后未能向尾端伸展形成管道所致,多数伴无子宫或只有始基子宫,但极少数也可有发育正常的子宫。半数伴泌尿系畸形。一般均有正常的卵巢功能,第二性征发育也正常。

(一)临床表现

1.先天性无阴道几乎均合并无子宫或仅有痕迹子宫,卵巢一般均正常。

2.青春期后一直无月经,或婚后性生活困难而就诊。

3.第二性征发育正常。

4.无阴道口或仅在阴道外口处见一浅凹陷窝,或有 2cm 短浅阴道盲端。

5.极少数先天性无阴道者仍有发育正常的子宫,至青春期因宫腔积血出现周期性腹痛,直肠腹部联合诊可扪及增大子宫。

(二)诊断

1.原发闭经。

2.性生活困难。

3.周期性腹痛　有子宫或残留子宫及卵巢者,可有周期性腹痛,症状同处女膜闭锁症。

4.全身检查　第二性征正常,常伴有泌尿系统和骨骼系统的畸形。

5.妇科检查　外阴发育正常,无阴道和阴道短浅,肛查无子宫颈和子宫,或只扪到发育不良子宫。

6.卵巢功能检查　卵巢性激素正常。

7.染色体检查　为46XX。

8.B超检查　无阴道,多数无子宫,双侧卵巢存在。

9.腹腔镜　可协助诊断有无子宫,卵巢多正常。

(三)鉴别诊断

1.阴道短而无子宫的睾丸女性化　染色体检查异常。

2.阴道横膈　多伴有发育良好的子宫,横膈左侧多见一小孔。

(四)治疗

1.压迫扩张法　适用于阴道下段有一定深度者。从光而圆的小棒沿阴道轴方向加压,每日2次,每次20min,2~3个月为1个疗程,可使局部凹陷加深。

2.阴道成形术

(1)手术时间的选择:无阴道无子宫者,术后只能解决性生活问题,故最好在婚前或婚后不久进行,有正常子宫者,在初潮年龄尽早手术,以防经血潴留。

(2)手术方法的选择:①Willian法:术后2个月即可结婚。②羊膜或皮瓣法:应在婚前半年手术。

(3)手术注意点:①避免损伤直肠与尿道。②术后注意外阴清洁,防止感染。③坚持带模型,防止阴道塌陷。皮肤移植,应于术后取出纱布后全日放模型3个月,然后每晚坚持直到结婚,婚后如分居仍应间断放置模型。羊膜移植后,一般放模时间要6~12个月。

(五)注意事项

1.阴道成形术并不复杂,但由于瘢痕再次手术更为困难,故应重视术后防止感染、粘连及瘢痕形成,否则会前功尽弃。

2.副中肾管缺如者半数伴泌尿系畸形,故于术前须做静脉肾盂造影。

二、阴道闭锁或狭窄

胚胎发育时两侧副中肾管下端与泌尿生殖窦未能形成空腔,或空腔贯通后发育不良,则发生阴道闭锁或狭窄。后天性发病多系药物腐蚀或创伤所引起。

(一)临床表现

1.症状与处女膜闭锁相似。

2.处女膜无孔,但表面色泽正常,亦不向外膨隆。

3.直肠指诊扪及向直肠凸出的阴道积血肿块,其位置较处女膜闭锁者为高。

(二)诊断

1.青春期后无月经来潮,并有逐渐加重的周期性下腹痛。如系阴道狭窄,可有经血外流不畅。

2.性生活困难。

3.妇科检查　处女膜完整,但无阴道,仅有陷窝,肛门指检于闭锁以上部分扪及积血所形成的包块。阴道窄狭者,阴道壁僵硬,窥器放置困难。

4.B超检查　闭锁多为阴道下段,上段可见积液包块,子宫及卵巢正常。

（三）鉴别诊断

主要通过 B 超、妇科检查与先天性无阴道及处女膜闭锁相鉴别。

（四）治疗

1.尽早手术治疗,切开闭锁阴道段阴道并游离阴道积血段阴道黏膜,再切开积血段阴道黏膜,再切开积血肿块,排出积血。

2.利用已游离的阴道黏膜覆盖创面。

3.术后定期扩张阴道,防止阴道下段挛缩。

（五）注意事项

手术治疗应充分注意阴道扩张问题,以防挛缩。

三、阴道横膈

胚胎发育时双侧副中肾管会合后的尾端与泌尿生殖窦未贯通,或部分性贯通所致。横膈位于阴道上、中段交界处为多见,完全性横膈较少见。

（一）临床表现

1.常系偶然或因不育检查而发现,也有少数因性生活不满意而就诊发现。

2.横膈大多位于阴道上、中段交界处,其厚度约 1cm。

3.月经仍可正常来潮。

（二）诊断

1.腹痛　完全性横膈可有周期性腹痛,大多表现为经血外流不畅的痛经。

2.不孕　因横膈而致不孕或受孕率低。

3.闭经　完全性横膈多有原发性闭经。

4.妇科检查　月经来潮时可寻找到横膈的小孔,如有积血可扪及包块。

5.横膈后碘油造影　通过横膈上小孔注入碘油,观察横膈与子宫颈的距离及厚度。

6.B 超检查　子宫及卵巢正常,如有积血可呈现积液影像。

（三）鉴别诊断

注意与阴道上段不完全阴道闭锁鉴别:通过肛腹诊或 B 超探查观察有无子宫及上段阴道腔可确诊。

（四）治疗

1.手术治疗　横隔切开术。若横膈薄,只需行"X"形切口;横膈厚,应考虑植羊膜或皮片。

2.妊娠期处理　分娩时发现横膈,如薄者可切开横膈,由阴道分娩;如厚者,应行剖宫产,并将横膈上的小孔扩大,以利恶露排出。

（五）注意事项

1.术后应注意预防感染和瘢痕挛缩。

2.横膈患者经阴道分娩时,要注意检查横膈有无撕裂出血,如有则应及时缝合以防产后出血。

四、阴道纵隔

本病系由双侧副中肾管会合后,其中隔未消失或未完全消失所致。分为完全纵隔、不完全纵隔。完全纵隔形成双阴道,常合并双子宫颈及双子宫。如发育不等,也可以一侧大而一侧小,有时则可成为斜隔。

(一)临床表现

1.绝大多数阴道纵隔无临床症状。

2.有些婚后性生活困难才被发现。

3.也有在做人工流产时发现,一些晚至分娩时产程进展缓慢才发现。

4.临床有完全纵隔和不全纵隔两种,前者形成双阴道、双宫颈、双子宫。

5.有时纵隔偏向一侧,形成斜隔,以致该侧阴道闭锁而有经血潴留。

(二)诊断

1.完全性阴道纵隔　一般无症状,少数人有性交困难,或分娩时造成产程进展缓慢。

2.阴道斜隔　因宫腔、宫颈管分泌物引流不畅可出现阴道流恶臭脓样分泌物。

3.妇科检查　妇科检查可确诊。但要注意双阴道在进入一侧时常难发现畸形。

4.B超检查　子宫、卵巢正常。

(三)鉴别诊断

1.阴道囊性肿物　斜隔检查时阴道一侧隔易与阴道囊性肿物相混淆,可行碘油造影鉴别。

2.继发性阴道狭窄　继发性阴道狭窄有外伤、炎症、局部使用腐蚀药史。

(四)治疗

1.完全阴道纵隔　一般无需特殊处理。

2.部分性阴道纵隔　影响性生活、经血排出不畅时,可于非孕时行纵隔切除术。

3.分娩时发现阴道纵隔阻碍分娩　宫口开大4～5cm后,将纵隔中央切断,胎儿娩出后再检查处理伤口。

4.阴道斜隔合并感染　斜隔切开术,引流通畅,并用抗生素治疗。

(1)首选青霉素:每次80万U,每日3次,肌注,皮试阴性后用。

(2)氧苄青霉素:每日6g,分3次静脉推注,皮试阴性后用;或氧苄青霉素每次1.5g加入5%葡萄糖100mL中静滴,每日4次,皮试阴性后用。

耐药菌株可选用以下两种:①头孢呋:每日2～8g。分4次静注或静滴。②头孢哌酮:每日3～6g,分3～4次静注。

如对青霉素过敏者可选用以下三种:①庆大霉素:每次8万U,每日2～3次,肌注。②复方新诺明:每次2片,每日2次,口服。③林可霉素:每日1.2g,静滴。

(戚宇红)

第五节　子宫发育异常

子宫发育异常是由副中肾管产生的器官,以子宫最易发生畸形。副中肾管发生、发育异常越早出现,它所造成的畸形越严重。绝大多数的子宫畸形为双角子宫、双输卵管、单子宫颈,占70%;最危险的子宫畸形是双子宫,其中一侧为残角子宫,占5%。其之所以严重是因为残角子宫不易被发现,一旦宫外孕破裂,容易导致死亡。

一、分类及临床表现

(一)子宫未发育或发育不全

1.先天性无子宫(congenital absence of uterus) 先天性无子宫为两侧副中肾管中段及尾段未发育,未能在中线会合形成子宫。常合并无阴道,但卵巢发育正常,临床表现为原发性闭经,第二性征正常,肛查触不到子宫,偶尔在膀胱后触及一横行的索条状组织。

2.始基子宫(primordial uterus) 又称痕迹子宫,为双侧副中肾管向中线横行伸展会合后不久停止发育所致。子宫极小,仅长 1~3cm,无宫腔,多数因无子宫内膜而无月经。

3.子宫发育不良(hypoplasia of uterus) 又称幼稚型子宫,是因两侧副中肾管融合后在短时间内即停止发育。子宫发育小于正常,子宫颈相对较长而外口小,宫体和宫颈之比为1：1 或 2：3,有时子宫体呈极度的前屈或后屈。临床表现为月经量过少,婚后不孕,直肠—腹部诊可扪及小而活动的子宫。

(二)子宫发育畸形

1.双子宫(uterus didelphys) 双子宫为两侧副中肾管完全未融合,各自发育形成双子宫、双宫颈及双阴道。左右侧子宫各有单一的卵巢和输卵管。患者多无自觉症状,不影响生育,常在产前检查、人工流产或分娩时被发现。偶有双子宫单阴道,或双子宫伴阴道纵隔,常因性交困难或经血不畅而就诊。妊娠晚期胎位异常率增加,产程中难产机会增多,以子宫收缩乏力、胎先露下降受阻为常见。

2.双角子宫(uterus bicornis)及鞍状子宫(saddle form uterus) 两副中肾管中段的上部未完全融合而形成双角子宫,轻者仅子宫底部下陷而呈鞍状或弧形。一般无症状,妊娠后易发生流产及胎位异常。

3.单角子宫(uterus unicornis) 仅一侧副中肾管发育而成为单角子宫,常偏向一侧,仅有一条输卵管及一个卵巢,未发育侧的输卵管及卵巢多缺如。单角子宫一旦妊娠,多发生流产或早产。

4.残角子宫(rudimentary horn of uterus) 残角子宫为一侧副中肾管发育正常,另一侧发育不全形成残角子宫,正常子宫与残角子宫各有一条输卵管和一个卵巢。多数残角子宫与对侧的正常子宫腔不相通仅有纤维带相连,若残角子宫内膜无功能,多无自觉症状,若残角子宫内膜有功能,可因宫腔积血而引起痛经,甚至并发子宫内膜异位症。偶有残角子宫妊娠至16~20 周时发生破裂,出现典型输卵管妊娠破裂的症状和体征,若不及时手术治疗可因大量内出血而危及生命。

5.纵隔子宫(uterus septum) 纵隔子宫为两侧副中肾管已完全会合,但纵隔未完全退化所致。子宫外形正常,由宫底至宫颈内口将宫腔完全隔为两部分为完全纵隔,仅部分隔开者为不全纵隔。纵隔子宫易发生流产、早产及胎位异常。子宫输卵管造影及子宫镜检查是诊断纵隔子宫的可靠方法(图 5—1)。

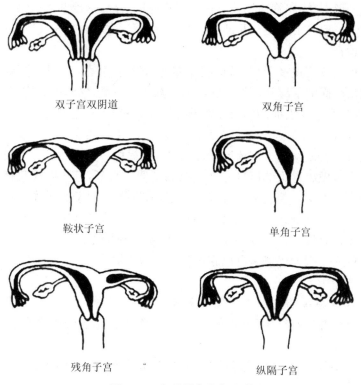

双子宫双阴道   双角子宫

鞍状子宫   单角子宫

残角子宫   纵隔子宫

图 5—1 各种子宫发育畸形

二、诊断

由于某些子宫畸形不影响生理功能,若无症状可终生不被发现。而部分患者由于生殖系统功能受到不同程度的影响,到了月经初潮、婚后、妊娠期、分娩期出现临床症状或人工流产并发症时才被发现。先天性无子宫患者无月经,因往往同时合并有先天性无阴道,致婚后性交困难;幼稚子宫、残角子宫等可表现为月经过少、痛经、经期不规律;双子宫、双角子宫可表现月经过多及经期延长。患者常有不育。如有妊娠,常有并发症。往往引起流产、早产、胎膜早破、胎位异常,其中臀位、横位发生率高。发育畸形之子宫围产病率、新生儿死亡率均增高。

近年来,由于腔道造影、内镜、超声、CT、MRI 等诊断技术的广泛应用,发现女性生殖道畸形这类疾患已非少见,上述畸形的诊断并不困难,关键是要想到这些异常的存在。如患者有原发性闭经、痛经、不孕、习惯性流产、流产不全史、重复胎位不正、难产等病史,家属或姐妹中有子宫畸形史,应考虑到子宫畸形的可能,需做仔细的妇科检查,用探针探测宫腔大小、方向、有无隔的存在,必需时选择下列检查。

(一)B超

其特点是简便、直观、无损伤、可重复多次检查,能清晰显示子宫形态、大小、位置及内部解剖结构。近年逐渐普及的阴道超声,可更清楚地显示子宫内膜、宫颈和子宫底部。在对纵隔子宫与双子宫或双角子宫的诊断中,应把B超检查作为首要的选择方法。但子宫B超检查难以了解纵隔子宫、双角子宫、残角子宫与阴道的畸形衔接及子宫腔之间相通的情况。

(二)X线造影

X线造影是利用一定的器械将造影剂从子宫内口注入子宫、输卵管的检查方法,能较好地显示子宫内腔的形态、输卵管通畅及异常的子宫通道情况,是诊断先天性子宫畸形最常用、最有效的方法之一。但是不能发现Ⅱ型和Ⅲ型残角子宫,改用盆腔充气造影可以发现。

（三）腹腔镜检查

腹腔镜检查可以直接观察子宫、卵巢及输卵管的发育情况。通过对腹腔的窥视,对各类生殖器畸形能做出全面的了解和评估。腹腔镜检查亦有不足之处,因为它只能看到盆腔表面的情况,也就是说只有子宫表面的畸形才能够准确地诊断,并不能了解到宫腔内情况。

（四）宫腔镜检查

宫腔镜检查可证实或发现子宫畸形,但是,它不能提供子宫浆膜表面的情况,有时不能对纵隔子宫和双角子宫做出肯定的区别。如果纵隔延伸到宫颈,且宫腔镜仅插入一侧,有时可能误诊为单角子宫。如果宫腔镜和腹腔镜联合运用,即更有利于评价先天性子宫异常,特别是对纵隔子宫和双角子宫的区别。结合宫腔镜,通过腹腔镜对宫底表面轮廓的评价,对区分纵隔子宫和双角子宫有较大价值,同时亦可弥补宫腔镜检查的不足。

宫腔镜检查的一个很大优点是可以施行某些矫治手术。

（五）静脉肾盂造影

生殖系统和泌尿系统的的先天性畸形常常并存,如70%～90%单肾合并子宫畸形,而15%先天性无阴道合并肾脏畸形,因此有必要常规做静脉肾盂造影以排除泌尿系统畸形。

（六）其他

可行染色体核型分析,H－Y抗原检测,SRY基因检测,酶、性激素测定及性腺活检等,以明确有无遗传性疾病或性分化异常。

三、手术治疗

对子宫畸形常用的手术矫治方法有下列4种。

（一）子宫吻合术（双子宫的合并术）

适宜于双子宫、纵隔子宫以及双侧子宫角发育相称的双角子宫患者。

子宫畸形经过整形手术后宫腔成为一较大的整体,有利于胚胎发育,减少流产和早产的发生。

（二）子宫纵隔切除术

适宜于完全或部分子宫纵隔者,有3种手术途径。

1.经腹部手术。

2.宫腔镜下切除子宫纵隔　手术时间选在卵泡期。

3.经阴道切除子宫纵隔　在腹腔镜或B超监视下施行手术。

（三）残角子宫切除术

临床上,残角子宫多是由于残角子宫妊娠时被发现,一经确诊,及时切除;在剖宫产或妇科手术时发现残角子宫,亦应切除。若粘连重难以切除时,应将患侧输卵管结扎。

（四）宫腔积血的人工通道术

部分双子宫、双宫颈患者,一侧宫颈流出道受阻于起自两侧宫颈之间、斜行附着于同侧阴道壁的隔膜,称为阴道斜隔综合征。结果是受阻侧宫腔积血,继发感染即形成积脓,一般在初潮后不久即出现进行性痛经。由于隔后的阴道子宫腔积血或积脓,妇科检查时在一侧穹隆或阴道侧壁触到囊性肿物,该侧子宫颈暴露不清,其上子宫有时误诊为包块。一经确诊,即行斜隔切开术。关于患侧子宫去留问题,意见不一。有学者主张开腹切除患侧子宫;而有的学者则持相反意见。因患者都是未婚或尚未生育者,保留积血侧子宫有可能提高受孕能力。

(戚宇红)

第六节　输卵管发育异常

输卵管是两个苗勒管上端各自分离的一段,因此,输卵管较子宫、阴道发生畸形的机会少得多。

一、分类

（一）输卵管未发育

尚未见双侧输卵管未发育单独出现的报道。这种畸形多伴有其他严重畸形而不能存活,往往与同侧的子宫不发育合并存在。输卵管不发育的原因,有原发性和继发性两种。前者原因不明,是指整个一侧的苗勒管都未形成,不但没有输卵管,同侧的子宫、子宫颈也不发育。后者如真两性畸形,一侧有卵巢,另一侧有睾丸或卵睾。在有睾丸或卵睾的一侧不形成输卵管,甚至不形成子宫。

（二）输卵管发育不全

实性的输卵管、索状的输卵管以及发育不良的输卵管,都属于输卵管发育早期受到程度不同的抑制或阻碍使其不能完全发育所致。有时与发育不良的子宫同时存在。

（三）小副输卵管

小副输卵管是一个比较短小的输卵管,它有完整的伞端(单侧或双侧),附着于正常输卵管的上面。有的副输卵管腔与正常的输卵管腔沟通,有的不沟通而在其附着处形成盲端。

（四）单侧双输卵管或双侧双输卵管

双输卵管均有管腔通于子宫腔。发生机制不明。

（五）输卵管憩室

憩室较易发生于输卵管的壶腹部,容易造成宫外孕而危及生命。

（六）输卵管中段缺如

类似输卵管绝育手术后的状态,缺失段组织镜下呈纤维肌性。

（七）输卵管位置异常

在胎儿的分化发育过程中因发育迟缓未进入盆腔,使之位置异常(包括卵巢)。

二、临床表现

无明显临床表现,临床上多因检查不孕症、子宫畸形腹腔镜检查,或剖腹探查,或宫外孕破裂才被发现。

三、辅助检查

（一）子宫输卵管碘油造影

子宫输卵管碘油造影可提示小副输卵管、单侧或双侧双输卵管、输卵管憩室。但不能鉴别输卵管缺如与输卵管梗阻。

（二）腹腔镜

腹腔镜可在直视下发现输卵管发育异常（包括位置异常）（图5-2）。

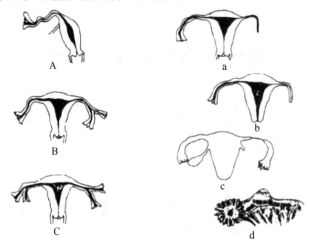

图5-2　输卵管畸形

A. 单侧输卵管及单侧子宫；B. 小副输卵管（左侧）；C. 双侧双输卵管

a. 实管输卵管；b. 输卵管发育不良（左）；c. 中段节断性输卵管；d. 输卵管憩室

四、诊断

输卵管先天性畸形不易被发现，原因首先是常与生殖道先天畸形同时存在而被忽略，其二是深藏在盆腔侧方。常用的诊断方法，子宫输卵管造影术后发现单角子宫单侧输卵管，双输卵管。腹腔检查可能发现各种畸形。剖腹术可较明确的诊断。

五、治疗

对由于输卵管异常引起不孕者，在腹腔镜或剖腹术行输卵管整形术。发生输卵管妊娠破裂或流产者，术中认真检查，对可修复的输卵管畸形不要轻易切除，应采取显微手术技巧进行整复输卵管，以保留功能。

（戚宇红）

第七节　卵巢发育异常

一、卵巢发育不全

原发性卵巢发育不全（hypoplasia of ovary）多发生于性染色体畸变女性，以45,XO为最常见，亦可见于XO核型的镶嵌体或单纯的多X核型。女性正常发育必须有两条正常结构的X性染色体，缺失一条或多一条X性染色体即影响卵巢的正常发育，均为双侧性。卵巢细长形、淡白色、质硬、呈条索状。其表现可为女性，但由于卵巢发育不全，性激素缺乏，使性器官及第二特征均不发育，往往伴有其他畸形。可有单侧卵巢发育不全，常伴有同侧输卵管，甚至肾脏缺如。

治疗原则:主要治疗闭经,其次为增加身高。对骨骺未闭合者,均先给予蛋白同化类激素,以促进体内蛋白质合成代谢和钙质蓄积,约半年后再用雌孕激素序贯疗法做人工周期诱导使月经来潮,同时辅以调整月经的中成药,注意增加营养等。

此类患者绝大多数都没有生育能力,国内已有采用赠送胚胎移植成功的报道。

二、卵巢异位

卵巢异位(ectopic ovary)系卵巢在发育过程中受阻,仍停留在胚胎期位置未下降至盆腔,位置高于正常卵巢部位。如位于肾脏下极附近,或位于后腹膜组织间隙内,常伴有卵巢发育不良。如下降过度,可位于腹股沟疝囊内。

所有异位卵巢都有发生肿瘤的倾向,应予以切除。

三、额外卵巢

额外卵巢(additional ovary)罕见,除外正常位置的卵巢外,尚可在他处发现额外的卵巢组织,其部位可在腹膜后、乙状结肠系膜及盆腔等处。这些额外卵巢是由于胚胎发生的重复而形成的,大小不一,小者仅数毫米,大者可达正常大小。因其他原因行剖腹手术时,偶然发现,应予以切除。

四、副卵巢

副卵巢(paraovary)即在正常卵巢附近出现多余的卵巢组织,一般小于1cm,偶有2~3个副卵巢出现,常呈结节状,易误认为淋巴结,需病理检查才能确诊。

五、单侧卵巢缺失和双侧卵巢缺失

单侧卵巢缺失(absence of unilateral ovary)和双侧卵巢缺失(absence of bilateral ovary)均少见,前者可见于单角子宫,后者可见于45,XO Turner综合征患者。

治疗:异位卵巢和多余卵巢,一经发现应予切除。双侧卵巢缺如,可行性激素替代疗法。

疗效标准与预后:异位卵巢和多余卵巢有发生肿瘤的倾向。双侧卵巢缺如施行性激素替代疗法,有助于内外生殖器及第二性征发育,对精神有安慰作用,但对性腺发育无作用,不可能恢复生育功能。

(戚宇红)

第六章　女性生殖器官损伤性疾病

第一节　外阴阴道裂伤

外阴阴道裂伤主要是指外阴(包括会阴)和阴道损伤。

一、病因和发病机制

最多见于分娩时的损伤,其次为粗暴性交、外伤、烧伤、烫伤、化学腐蚀剂等。

二、临床症状

1.性交造成处女膜、会阴、阴道的损伤,多见于初次性交或男方性交动作粗暴的年轻女性,亦可见于受性暴力攻击的幼女。年老妇女因卵巢功能低下、阴道黏膜变薄、组织弹性较差,性交粗暴也可以造成外阴、阴道裂伤。患者有疼痛和活动性出血等症状。

2.外伤造成外阴、阴道损伤:在骑车、跨越栏杆或由高处跌下时,外阴部突然触及有棱角的硬物上,易发生不同程度和形式的骑跨伤。受伤后患者除立即感到外阴疼痛外,并会有不同程度大小的血肿。

3.分娩时由于产道先天发育不好、急产、娩儿头过大、阴道助产或娩儿头时会阴保护不够,均可造成会阴及阴道裂伤。根据损伤的程度可分为以下4度。

Ⅰ度:会阴部皮肤、阴道入口黏膜撕裂。

Ⅱ度:裂伤已达会阴体筋膜及肌层,累及阴道后壁黏膜,可致后壁两侧沟向上撕裂,出血较多,解剖结构不易辨认。

Ⅲ度:裂伤向下扩展,肛门外括约肌易断裂。

Ⅳ度:撕裂累及直肠阴道隔、直肠壁及黏膜,直肠肠腔暴露。

4.检查　可见外阴皮肤、皮下组织甚至肌肉有明显裂口及活动性出血。

三、诊断与鉴别诊断

根据病史及体征可确定诊断。本病应与外阴血肿及阴道壁血肿相鉴别。

四、治疗原则

1.由于初次性交引起的处女膜裂伤,大多程度较轻或仅有少量出血,可以自愈,不需要治疗。严重的会阴阴道裂伤,原则上应按原来的解剖关系修补缝合。

2.分娩引起的会阴、阴道裂伤预处理分娩的技术是否熟练和正确有一定联系。分娩结束后应仔细检查,如有裂伤,应按原来的解剖关系逐层缝合。

(戚宇红)

第二节　外阴血肿

外阴血管丰富,组织疏松,若上皮未破而皮下血管破裂,则血液在疏松组织中迅速蔓延,即可在外阴部位形成血肿。

一、病因和发病机制

（一）病因

有外阴部外伤、分娩及初次性交病史。

（二）发病机制

外阴血管丰富,组织疏松。如上皮未破而皮下血管破裂,则血液在疏松组织中迅速蔓延,即可在外阴甚至在阴道内形成血肿。血肿是细菌极好的培养基,如处理不及时,还可以引起继发性感染。

二、临床症状

（一）症状

外阴受伤史。患者外阴部可扪及块状物,伴有剧烈疼痛及行动不便。巨大血肿压迫尿道时,可有尿潴留。

（二）体征检查

外阴或阴道,可见蓝紫色块状隆起,压痛明显。

三、诊断与鉴别诊断

根据病史及体征可确诊。本病应与外阴肿瘤相鉴别。

四、治疗原则

1. 如血肿直径不大于 4～5cm,出血已停止,可给予局部冷敷,密切观察。如不继续长大,24h 后给予热敷,促进血肿吸收。也可辅加超短波、红外线等物理治疗。

2. 如血肿较大或血肿继续增大,则应手术切开,取出血块,寻找出血点,结扎止血。如未发现活动出血,在清除积血后,可用肠线缝合,封闭血肿腔,并放引流条。如血肿陈旧或已经感染化脓,应切开引流,引流条一般在术后 24h 取出。

3. 外阴血肿,不论切开与否,均可在血止后配合中药治疗。可用热敷、坐浴、理疗等方法帮助血肿吸收。对感染患者,必要时应用抗生素。

（戚宇红）

第三节　阴道异物

阴道异物一般见于幼女及女童,成年人中较少见。

一、病因

发生的主要原因有：①幼女等因无知或好奇、玩耍，自己或由他人、将纽扣、笔帽、回形针、瓶盖、果核、豆子等放入阴道。②偶有小虫会钻入阴道。③猥亵或性侵害时，将物品塞入受害人阴道。④精神病患者可将各种物品放入阴道。⑤遗忘或难以自取的卫生棉条、宫颈帽、避孕套、性工具等。⑥子宫托嵌顿，医源性纱布、棉球等遗留。

二、临床表现

异物在阴道内嵌顿或处理不当会引发阴道炎、阴道流血、阴道粘连、阴道膀胱或直肠瘘，甚至盆腔炎等并发症。

（一）症状

1.阴道分泌物异常　分泌物增多，呈水样、血性、脓性，伴有或不伴有臭味；有阴道膀胱或直肠瘘时，则有尿液或粪便排出。

2.阴道流血　异物损伤阴道黏膜所致，一般为少量、不规则出血。

3.外阴瘙痒　阴道分泌物刺激外阴造成。

4.下腹痛等　严重者表现为下腹痛及盆腔炎的症状。

（二）体征

1.外阴表现　外阴色红，出现皮疹等炎症表现。

2.阴道窥诊　阴道窥诊可见阴道炎症、阴道出血、阴道粘连以及异物。甚至有瘘口，溢出尿液或粪便。

3.肛查　多可触及直肠前方的物体，有一定活动度，其大小、形状及硬度因异物种类而异；但若异物较小或质地较软，则不一定有异物感。

三、辅助检查

1.阴道分泌物检查　查滴虫、真菌、细菌等，明确感染的病原体。

2.阴道及宫颈脱落细胞学检查　排除恶性肿瘤；如婴幼儿应排除宫颈、阴道葡萄状肉瘤。

3.探针探查　可用子宫探针试探阴道内有无异物。

4.超声检查　B超检查对阴道上段异物有参考价值。

5.X线检查　对于金属等不透光异物，有一定诊断价值。

6.鼻窥器检查　一般在麻醉下，用一个小鼻窥器轻轻扩开阴道进行检查。

7.宫腔镜检查　宫腔镜管径细小并配有照明系统，可以不损伤处女膜。操作时边注水充盈，边缓慢进镜。直视下明确诊断，并可直接或协助取出异物。如无宫腔镜，可用膀胱镜或鼻窥镜替代。

四、诊断步骤

第一步询问病史。对幼女应详细询问有无异物放入及受虐史；对成年女性应了解其精神状况，询问有无近期阴道手术史。

第二步妇科检查。对于幼女等无性生活史者进行肛诊；对有性生活史者做阴道检查。

第三步辅助检查。必要时采用宫腔探针、B超、X线、鼻窥器、宫腔镜等检查。

五、鉴别诊断

1.阴道炎　阴道异物患者分泌物增多,应与细菌性、滴虫性阴道炎及外阴阴道假丝酵母菌病区别。通过妇科检查及阴道分泌物检查,多可明确诊断。

2.阴道蛲虫感染　本病幼女多见。其阴道分泌物增多,严重瘙痒,阴道涂片炎性反应轻,并可查到蛲虫卵。

3.宫颈及阴道恶性肿瘤　当患者阴道分泌物恶臭时,除考虑阴道异物外,还应与宫颈及阴道恶性肿瘤区别。通过妇科检查、宫颈及阴道脱落细胞学检查、组织活检病理检查等,可明确诊断。

六、处理措施

（一）异物取出

根据患者年龄、性生活情况、异物大小形状及位置,分别采取不同的方法完整取出异物。注意术中的镇痛处理。阴道异物留存时间较长者,往往与周围阴道组织粘连,注意取物时手法轻巧,勿造成阴道穿孔。

1.经阴道直接取物　有性生活者,通过阴道窥诊直接取出;幼女等无性生活者,可用长钳轻轻夹出,或用鼻窥器扩开阴道夹取,注意避免损伤处女膜。

2.低压冲洗　对于病程短、异物小、出血少者,可予阴道内插入导尿管,略加压注入碘伏等溶液冲洗,异物或可随消毒液流出。注意勿用力过大,使液体逆行流入宫腔或腹腔。

3.宫腔镜或膀胱镜、鼻窥镜下取物　用于幼女等无性生活者,直视下确诊并直接取物或辅助取物。注意镇痛。

4.肛诊推移法　可尝试通过直肠将异物推移出来。

（二）粘连分解与预防

对于异物造成阴道粘连者,应予充分分离,术后留置并定期调换皮片或凡士林纱布,防止再次粘连。对于阴道炎症较重者,亦应注意预防粘连。

（三）消炎治疗

异物取出后按阴道感染常规处理。

七、临床经验

1.幼女阴道分泌物增多并且异样者,特别是病程较长、久治不愈,甚至是顽固性外阴、阴道炎者,应考虑异物的可能。

2.对于幼女等无性生活者,可在全身麻醉下用鼻窥器扩张阴道取物,或在宫腔镜、膀胱镜、鼻窥镜引导下取物。注意签署知情同意书。

3.宫颈、阴道手术后需填压纱布或棉球者,术后在病历上应写明留置纱布、棉球的数目和取出时间,并向患者本人交代清楚;取出者亦应写明取出纱布、棉球的数目及取出时间。为幼女等无性生活者提取阴道分泌物时,应旋紧棉球,发现脱落应立即设法取出。

4.取异物时,注意其长轴与阴道长轴平行,异物钝端朝向阴道口,勿损伤阴道黏膜组织。

5.发现有猥亵或性侵犯情况时,应予及时报警。

（戚宇红）

第四节　阴道脱垂

阴道脱垂包括阴道前壁脱垂与阴道后壁脱垂。

一、阴道前壁脱垂

阴道前壁脱垂常伴有膀胱膨出和尿道膨出，以膀胱膨出为主(图6—1)。

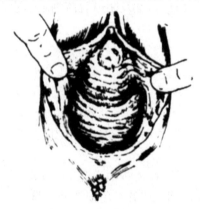

图6—1　阴道前壁脱垂

(一)病因病理

阴道前壁的支持组织主要是耻骨尾骨肌、耻骨膀胱宫颈筋膜和泌尿生殖膈的深筋膜。

若分娩时，上述肌肉、韧带和筋膜，尤其是耻骨膀胱宫颈筋膜、阴道前壁及其周围的耻尾肌过度伸张或撕裂，产褥期又过早从事体力劳动，使阴道支持组织不能恢复正常，膀胱底部失去支持力，膀胱及与其紧连的阴道前壁上2/3段向下膨出，在阴道口或阴道口外可见，称为膀胱膨出。膨出的膀胱随同阴道前壁仍位于阴道内，称Ⅰ度膨出；膨出部暴露于阴道口外称Ⅱ度膨出；阴道前壁完全膨出于阴道口外，称Ⅲ度膨出。

若支持尿道的耻骨膀胱宫颈筋膜严重受损，尿道及与其紧连的阴道前壁下1/3段则以尿道外口为支点，向后向下膨出，形成尿道膨出。

(二)临床表现

轻者可无症状。重者自觉下坠、腰酸，并有块物自阴道脱出，站立时间过长、剧烈活动后或腹压增大时，阴道"块物"增大，休息后减小。仅膀胱膨出时，可因排尿困难而致尿潴留，易并发尿路感染，患者可有尿频、尿急、尿痛等症状。膀胱膨出合并尿道膨出时，尿道膀胱后角消失，在大笑、咳嗽、用力等增加腹压时，有尿液溢出，称张力性尿失禁。

(三)诊断及鉴别诊断

诊断主要依靠阴道视诊及触诊，但要注意是否合并尿道膨出及张力性尿失禁。患者有上述自觉症状，视诊时阴道口宽阔，伴有陈旧性会阴裂伤。阴道口突出物在屏气时可能增大。若同时见尿液溢出，表明合并膀胱膨出和尿道膨出。触诊时突出包块为阴道前壁，柔软而边界不清。如用金属导尿管插入尿道膀胱中，则在可缩小的包块内触及金属导管，可确诊为膀胱或尿道膨出，也除外阴道内其他包块的可能，如黏膜下子宫肌瘤、阴道壁囊肿、阴道肠疝、肥大宫颈及子宫脱垂(可同时存在)等。

（四）预防

正确处理产程，凡有头盆不称者及早行剖宫产术，避免第二产程延长和滞产；提高助产技术，加强会阴保护，及时行会阴侧切术，必要时手术助产结束分娩；产后避免过早参加重体力劳动；提倡做产后保健操。

（五）治疗

轻者只需注意适当营养和缩肛运动。严重者应行阴道壁修补术；因其他慢性病不宜手术者，可置子宫托缓解症状，但需日间放置、夜间取出，以防引起尿瘘、粪瘘。

二、阴道后壁脱垂

阴道后壁脱垂常伴有直肠膨出。阴道后壁脱垂可单独存在，也可合并阴道前壁脱垂。

（一）病因病理

经阴道分娩时，耻尾肌、直肠—阴道筋膜或泌尿生殖膈等盆底支持组织由于长时间受压而过度伸展或撕裂，如在产后未能修复，直肠支持组织削弱，导致直肠前壁向阴道后壁逐渐脱出，形成伴直肠膨出的阴道后壁脱垂（图6—2）。

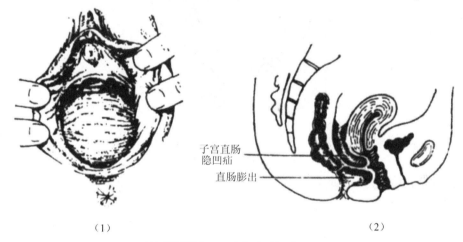

子宫直肠隐凹疝
直肠膨出

（1）　　　　　　　　　　　　　　（2）

（1）直肠膨出；（2）直肠膨出矢状面观

图6—2　阴道后壁脱垂

若较高处的耻尾肌纤维严重受损，可形成子宫直肠陷凹疝，阴道后穹隆向阴道内脱出，内有肠管，称肠膨出。

（二）临床表现

轻者无明显表现，严重者可感下坠、腰酸、排便困难，甚至需要用手向后推移膨出的直肠方能排便。

（三）诊断与鉴别诊断

检查可见阴道后壁呈球形膨出，肛诊时手指可伸入膨出部，即可确诊。

（四）预防

同阴道前壁脱垂。

（五）治疗

轻度者不需治疗，重者需行后阴道壁及会阴修补术。

（戚宇红）

第五节　子宫脱垂

子宫脱垂是子宫从正常位置沿阴道下降,宫颈外口达坐骨棘水平以下,甚至子宫全部脱出阴道口以外。子宫脱垂常伴有阴道前壁和后壁脱垂。

一、临床分度与临床表现

(一)临床分度

我国采用 1981 年全国部分省、市、自治区"两病"科研协作组的分度,以患者平卧用力向下屏气时,子宫下降最低点为分度标准。将子宫脱垂分为 3 度(图 6-3)。

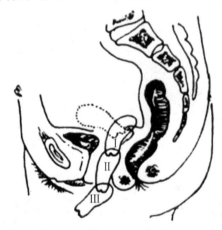

图 6-3　子宫脱垂

Ⅰ度:轻型:宫颈外口距处女膜缘小于 4cm,未达处女膜缘;重型:宫颈外口已达处女膜缘,阴道口可见子宫颈。

Ⅱ度:轻型:宫颈已脱出阴道口外,宫体仍在阴道内;重型:宫颈及部分宫体脱出阴道口。

Ⅲ度:宫颈与宫体全部脱出阴道口外。

(二)临床表现

1.症状

(1)Ⅰ度:患者多无自觉症状。Ⅱ、Ⅲ度患者常有程度不等的腰骶区疼痛或下坠感。

(2)Ⅱ度:患者在行走、劳动、下蹲或排便等腹压增加时有块状物自阴道口脱出,开始时块状物在平卧休息时可变小或消失。严重者休息后块状物也不能自行回缩,常需用手推送才能将其还纳至阴道内。

(3)Ⅲ度:患者多伴Ⅲ度阴道前壁脱垂,易出现尿潴留,还可发生压力性尿失禁。

2.体征　脱垂子宫有的可自行回缩,有的可经手还纳,不能还纳的,常伴阴道前后壁脱出,长期摩擦可致宫颈溃疡、出血。Ⅱ、Ⅲ度子宫脱垂患者宫颈及阴道黏膜增厚角化,宫颈肥大并延长。

二、病因

分娩损伤,产后过早体力劳动,特别是重体力劳动;子宫支持组织疏松薄弱,如盆底组织先天发育不良;绝经后雌激素不足;长期腹压增加。

三、诊断

通过妇科检查结合病史很容易诊断。检查时嘱患者向下屏气或加腹压,以判断子宫脱垂的最大程度,并分度。同时注意观察有无阴道壁脱垂、宫颈溃疡、压力性尿失禁等,必要时做宫颈细胞学检查。如可还纳,需了解盆腔情况。

四、处理

(一)支持疗法

加强营养,适当安排休息和工作,避免重体力劳动,保持大便通畅,积极治疗增加腹压的疾病。

(二)非手术疗法

1.放置子宫托　适用于各度子宫脱垂和阴道前后壁脱垂患者。

2.其他疗法　其他疗法包括盆底肌肉锻炼、物理疗法和中药补中益气汤等。

(三)手术疗法

适用于国内分期Ⅱ度及以上子宫脱垂或保守治疗无效者。

1.阴道前、后壁修补术　适用于Ⅰ、Ⅱ度阴道前、后壁脱垂患者。

2.曼氏手术　曼氏手术包括阴道前后壁修补、主韧带缩短及宫颈部分切除术。适用于年龄较轻、宫颈延长、希望保留子宫的Ⅱ、Ⅲ度子宫脱垂伴阴道前、后壁脱垂患者。

3.经阴道子宫全切术及阴道前后壁修补术　适用于Ⅱ、Ⅲ度子宫脱垂伴阴道前、后壁脱垂、年龄较大、无需考虑生育功能的患者。

4.阴道纵隔形成术或阴道封闭术　适用于年老体弱不能耐受较大手术、不需保留性交功能者。

5.阴道、子宫悬吊术　其可采用手术缩短圆韧带,或利用生物材料制成各种吊带,以达到悬吊子宫和阴道的目的。

五、预防

推行计划生育,提高助产技术,加强产后体操锻炼,产后避免重体力劳动,积极治疗和预防使腹压增加的疾病。

(戚宇红)

第六节　子宫损伤

一、子宫穿孔

子宫穿孔(uterine perforation)多发生于流产刮宫,特别是钳刮人工流产手术时,但诊断性刮宫、安放和取出宫腔内节育器(intrauterine device,简称 IUD)均可导致子宫穿孔。

(一)病因

1.术前未作盆腔检查或判断错误　刮宫术前未作盆腔检查或对子宫位置、大小判断错误,即盲目操作,是子宫穿孔的常见原因之一,特别是当子宫前屈或后屈,而探针、吸引头或刮匙放入的方向与实际方向相反时,最易发生穿孔。双子宫或双角子宫畸形患者,早孕时误在未孕侧操作,亦易导致穿孔。

2.术时不遵守操作常规或动作粗暴 初孕妇宫颈内口较紧,强行扩宫,特别是跳号扩张宫颈时,可能发生穿孔。此外,如在宫腔内粗暴操作,过度搔刮或钳夹子宫某局部区域,均可引起穿孔。

3.子宫病变 以往有子宫穿孔史、反复多次刮宫史或剖宫产后瘢痕子宫患者,当再次刮宫时均易发生穿孔。子宫绒癌或子宫内膜癌累及深肌层者,诊断性刮宫或宫腔镜检查时,可导致或加速其穿孔或破裂。

4.萎缩子宫 当体内雌激素水平低落,如产后子宫过度复旧或绝经后,子宫往往小于正常,且其肌层组织脆弱、肌张力低,探针很容易直接穿透宫壁,甚至可将IUD直接放入腹腔内。

5.强行取出嵌入肌壁的IUD IUD已嵌入子宫肌壁,甚至部分已穿透宫壁时,如仍强行经阴道取出,有引起子宫穿孔的可能。

(二)临床表现

绝大多数子宫穿孔均发生在人工流产手术,特别是大月份钳刮手术时。子宫穿孔的临床表现可因子宫原有状态、引起穿孔的器械大小、损伤的部位和程度,以及是否并发其他内脏损伤而有显著不同。

1.探针或IUD穿孔 凡探针穿孔,由于损伤小,一般内出血少,症状不明显,检查时除可能扪及宫底部有轻压痛外,余无特殊发现。产后子宫萎缩,在安放IUD时,有时可穿透宫壁将其直接放入腹腔而未察觉,直至以后B型超声随访IUD或试图取出IUD失败时方始发现。

2.卵圆钳、吸管穿孔 卵圆钳或吸管所致穿孔的孔径较大,特别是当穿孔后未及时察觉仍反复操作时,常伴急性内出血。穿孔发生时患者往往感突发剧痛。腹部检查,全腹均有压痛和反跳痛,以下腹部最为明显,但肌紧张多不显著,如内出血少,移动性浊音可为阴性。妇科检查宫颈举痛和宫体压痛均极显著。如穿孔部位在子宫峡部一侧,且伤及子宫动脉的下行支时,可在一侧阔韧带内扪及血肿形成的块物;但也有些患者仅表现为阵性颈管内活跃出血,宫旁无块物扪及,宫腔内亦已刮净而无组织残留。子宫绒癌或葡萄胎刮宫所导致的子宫穿孔,多伴有大量内、外出血,患者在短时间内可出现休克症状。

3.子宫穿孔并发其他内脏损伤 人工流产术发生穿孔后未及时发现,仍用卵圆钳或吸引器继续操作时,往往夹住或吸住大网膜、肠管等,以致造成内脏严重损伤。如将夹住的组织强行往外牵拉,患者顿感刀割或牵扯样上腹剧痛,术者亦多觉察往外牵拉的阻力极大,有时可夹出黄色脂肪组织、粪渣或肠管,严重者甚至可将肠管内黏膜层剥脱拉出。因肠管黏膜呈膜样,故即使夹出亦很难肉眼辨认其为何物。肠管损伤后,其内容物溢入腹腔,迅速出现腹膜炎症状。如不及时手术,患者可因中毒性休克死亡。

如穿孔位于子宫前壁,伤及膀胱时可出现血尿。当膀胱破裂,尿液流入腹腔后,则形成尿液性腹膜炎。

(三)诊断

凡经阴道宫腔内操做出现下列征象时,均提示有子宫穿孔的可能。

1.使用的器械进入宫腔深度超过事先估计或探明的长度,并感到继续放入无阻力时。

2.扩张宫颈的过程中，如原有阻力极大，但忽而阻力完全消失，且患者同时感到有剧烈疼痛时。

3.手术时患者有剧烈上腹痛，检查有腹膜炎刺激征，或移动性浊音阳性；如看到夹出物有黄色脂肪组织、粪渣或肠管，更可确诊为肠管损伤。

4.术后子宫旁有块物形成或宫腔内无组织物残留，但仍有反复阵性颈管内出血者，应考虑在子宫下段侧壁阔韧带两叶之间有穿孔可能。

（四）预防

1.术前详细了解病史和作好妇科检查，并应排空膀胱。产后三月哺乳期内和宫腔小于6cm者不放置IUD，有剖宫产史、子宫穿孔史或哺乳期受孕而行人工流产术时，在扩张宫颈后即予注射子宫收缩剂，以促进子宫收缩变硬，从而减少损伤。

2.经阴道行宫腔内手术是完全凭手指触觉的"盲目"操作，故应严格遵守操作规程，动作轻柔，安全第一，务求做到每次手术均随时警惕有损伤的可能。

3.孕12~16周而行引产或钳副术时，术前2d分四次口服米非司酮共150mg，同时注射利凡诺100mg至宫腔，以促进宫颈软化和扩张。一般在引产第三天，胎儿胎盘多能自行排出，如不排出时，可行钳刮术。钳刮时先取胎盘，后取胎体，如胎块长骨通过宫颈受阻时，忌用暴力牵拉或旋转，以免损伤宫壁。此时应将胎骨退回宫腔最宽处，换夹胎骨另一端则不难取出。

4.如疑诊子宫体绒癌或子宫内膜腺癌而需行诊断性刮宫确诊时，搔刮宜轻柔。当取出的组织足以进行病理检查时，则不应再作全面彻底的搔刮术。

（五）治疗

手术时一旦发现子宫穿孔，应立即停止宫腔内操作。然后根据穿孔大小、宫腔内容物干净与否、出血多少和是否继续有内出血、其他内脏有无损伤以及妇女对今后生育的要求等而采取不同的处理方法（图6-4）。

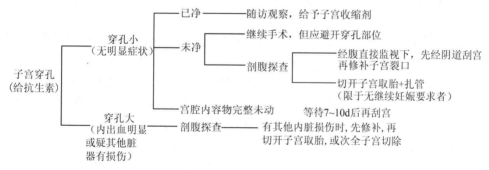

图6-4　子宫穿孔的处理方法

1.穿孔发生在宫腔内容物已完全清除后，如观察无继续内、外出血或感染，三天后即可出院。

2.凡穿孔较小者（用探针或小号扩张器所致），无明显内出血，宫腔内容物尚未清除时，应先给予麦角新碱或缩宫素以促进子宫收缩，并严密观察有无内出血。如无特殊症状出现，可在7~10d后再行刮宫术；但若术者刮宫经验丰富，对仅有部分宫腔内容物残留者，可在发现穿孔后避开穿孔部位将宫腔内容物刮净。

3.如穿孔直径大，有较多内出血，尤其合并有肠管或其他内脏损伤者，则不论宫腔内容物是否已刮净，应立即剖腹探查，并根据术时发现进行肠修补或部分肠段切除吻合术。子宫是否切开或切除,应根据有无再次妊娠要求而定。已有足够子女者,最好作子宫次全切除术;希望再次妊娠者,在肠管修补后再行子宫切开取胎术。

4. 其他辅助治疗　凡有穿孔可疑或证实有穿孔者,均应尽早经静脉给予抗生素预防和控制感染。

二、子宫颈撕裂

子宫颈撕裂(laceration of uterine cervix)多发生于产妇分娩时,一般均在产后立即修补,愈合良好。但中孕人流引产时亦可引起宫颈撕裂。

（一）病因

多因宫缩过强但宫颈未充分容受和扩张,胎儿被迫强行通过宫颈外口或内口所致。一般见于无足月产史的中孕引产者。加用缩宫素特别是前列腺素引产者发生率更高。

（二）临床表现

临床上可表现为以下三种不同类型。

1. 宫颈外口撕裂　与一般足月分娩时撕裂相同,多发生于宫颈 6 或 9 点处,长度可由外口处直达阴道穹隆部不等,常伴有活跃出血。

2. 宫颈内口撕裂　内口尚未完全扩张,胎儿即强行通过时,可引起宫颈内口处黏膜下层结缔组织撕裂,因黏膜完整,故胎儿娩出后并无大量出血,但因宫颈内口闭合不全以致日后出现习惯性流产。

3. 宫颈破裂　凡裂口在宫颈阴道部以上者为宫颈上段破裂,一般同时合并有后穹隆破裂,胎儿从后穹隆裂口娩出。如破裂在宫颈的阴道部为宫颈下段破裂,可发生在宫颈前壁或后壁,但以后壁为多见。裂口呈横新月形,但宫颈外口完整。患者一般流血较多。窥阴器扩开阴道时即可看到裂口,甚至可见到胎盘嵌顿于裂口处。

（三）预防和治疗

1. 凡用利凡诺引产时,不应滥用缩宫素特别是不应采用米索前列醇加强宫缩。引产时如宫缩过强,产妇诉下腹剧烈疼痛,并有烦躁不安,而宫口扩张缓慢时,应立即肌内注射杜冷丁 100mg 及莨菪碱 0.5mg 以促使子宫松弛,已加用静注缩宫素者应尽速停止滴注。

2. 中孕引产后不论流血多少,应常规检查阴道和宫颈。发现撕裂者立即用人工合成可吸收缝线修补。

3. 凡因宫颈内口闭合不全出现晚期流产者,可在非妊娠期进行手术矫正,但疗效不佳。现多主张在妊娠 14～19 周期间用 10 号丝线前后各套 2cm 长橡皮管绕宫颈缝合扎紧以关闭颈管。待妊娠近足月或临产前拆除缝线。

（戚宇红）

第七节　生殖道瘘

生殖道瘘是指生殖道与其邻近器官间有异常通道,临床上尿瘘最多见且常有多种尿瘘并存,称多发性尿瘘,其次为粪瘘。如果尿瘘与粪瘘并存,称混合瘘。此外还有子宫腹壁瘘。本节仅介绍尿瘘和粪瘘(图 6—5)。

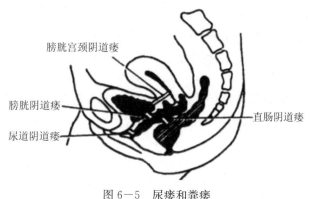

膀胱宫颈阴道瘘

膀胱阴道瘘

尿道阴道瘘

直肠阴道瘘

图6-5 尿瘘和粪瘘

一、尿瘘

尿瘘是指生殖道与泌尿道之间形成的异常通道。其表现为患者无法自主排尿。尿瘘可发生在生殖道与泌尿道之间的任何部位,根据泌尿生殖瘘发生的部位,分为膀胱阴道瘘、膀胱宫颈瘘、尿道阴道瘘、膀胱尿道阴道瘘、膀胱宫颈阴道瘘及输尿管阴道瘘等。其中膀胱阴道瘘最多见,有时可同时并存两种或多种类型尿瘘。

(一)病因

导致泌尿生殖瘘的常见病因为产伤和盆腔手术损伤。

1. 产伤 多发生在经济、医疗条件落后的地区。国内资料显示产伤引起的尿瘘占90%以上。根据发病机制分为坏死型尿瘘:由于骨盆狭窄、胎儿过大或胎位异常所致头盆不称,产程延长,特别是第二产程延长者,阴道前壁膀胱尿道被挤压在胎头和耻骨联合之间,导致局部组织坏死形成尿瘘。损伤型尿瘘:产科助产手术直接损伤,应用缩宫素不当致宫缩过强,胎头明显受阻发生子宫破裂并损伤膀胱等。

2. 妇科手术损伤 近年妇科手术所致尿瘘的发生率有上升趋势。经腹手术和经阴道手术损伤均有可能导致尿瘘,通常是由于分离组织粘连时伤及输尿管或输尿管末端游离过度导致的输尿管阴道瘘。

3. 其他病因 外伤、放射治疗后、膀胱结核、晚期生殖泌尿道肿瘤、子宫托安放不当、局部治疗药物注射等均能导致尿瘘。但并不多见。

根据病变程度可分为简单尿瘘、复杂尿瘘和极复杂尿瘘。简单尿瘘指膀胱阴道瘘,瘘孔直径<3cm;尿道阴道瘘,瘘孔直径<1cm。复杂尿瘘指膀胱阴道瘘,瘘孔直径3cm或瘘孔边缘距输尿管开口<0.5cm;尿道阴道瘘,瘘孔直径>1cm。其他少见的尿瘘均归类为极复杂尿瘘。

(二)临床表现

1. 漏尿 漏尿为主要症状,尿液不能控制地自阴道流出。根据瘘孔的位置,患者可表现为持续漏尿、体位性漏尿、压力性尿失禁或膀胱充盈性漏尿等,如较高位的膀胱瘘孔患者在站立时无漏尿,而平卧时则漏尿不止。瘘孔极小者在膀胱充盈时方漏尿。一侧输尿管阴道瘘由于健侧输尿管的尿液进入膀胱,因此在漏尿同时仍有自主排尿。漏尿发生的时间也因病因不同而有区别,坏死型尿瘘多在产后及手术后3~7d开始漏尿。手术直接损伤者术后即开始漏尿。放射损伤所致漏尿发生时间晚且常合并粪瘘。

2.外阴皮炎 由于尿液长期的刺激、局部组织炎症增生及感染等,表现为外阴部瘙痒和烧灼痛,外阴呈湿疹、丘疹样皮炎改变,继发感染后疼痛明显,影响日常生活。如为一侧输尿管下段断裂而致阴道漏尿,由于尿液刺激阴道一侧顶端,周围组织引起增生,盆腔检查可触及局部增厚。

3.尿路感染 合并尿路感染者有尿频、尿急、尿痛及下腹部不适等症状。

4.闭经及不孕 约15%的尿瘘患者闭经或月经失调,可能与精神创伤有关。亦因阴道狭窄可致性交障碍,导致不孕。

5.复杂巨大的膀胱尿道阴道瘘 特别是有性生活者,膀胱被用作性交器官,导致膀胱慢性炎症,若向上蔓延至输尿管或肾,可有腰痛、肾区叩痛。

(三)诊断

尿瘘诊断不困难。应仔细询问病史、手术史、漏尿发生时间和漏尿表现。仔细行妇科检查以明确瘘孔部位、大小及其周围瘢痕情况,大瘘孔极易发现,小瘘孔则通过触摸瘘孔边缘的瘢痕组织可明确诊断,阴道检查可以发现瘘孔位置。如患者系盆腔手术后,检查未发现瘘孔,仅见尿液自阴道弯窿一侧流出,多为输尿管阴道瘘。检查暴露不满意时,患者可取膝胸卧位,用单叶拉钩将阴道后壁上提,可查见位于耻骨后或较高位置的瘘孔。较难确诊时,行下列辅助检查。

1.亚甲蓝试验 用于鉴别膀胱阴道瘘、膀胱宫颈瘘或输尿管阴道瘘,并可协助辨认位置不明的极小瘘孔。将100~200mL亚甲蓝稀释液注入膀胱。若蓝色液体经阴道壁小孔流出为膀胱阴道瘘,自宫颈口流出为膀胱宫颈瘘或膀胱子宫瘘,阴道内为清亮尿液则为输尿管阴道瘘。

2.靛胭脂试验 亚甲蓝试验瘘孔流出清亮尿液的患者,静脉注射靛胭脂5mL,5~10min见蓝色液体自阴道顶端流出者为输尿管阴道瘘。

3.膀胱镜、输尿管镜检查 了解膀胱容积、黏膜情况,有无炎症、结石、憩室,明确瘘孔的位置、大小、数目及瘘孔和膀胱三角的关系等。必要时行双侧输尿管逆行插管及输尿管镜检查确定输尿管瘘位置。

4.静脉肾盂造影 限制饮水12h及充分肠道准备后,静脉注射76%泛影葡胺20mL,分别于注射后5mm、15min,30min、45min摄片,根据肾盂、输尿管及膀胱显影情况,了解双侧肾功能及输尿管有无异常,用于诊断输尿管阴道瘘、结核性尿瘘和先天性输尿管异位。

5.肾图 肾图能了解肾功能和输尿管功能情况。

(四)治疗

手术修补为主要治疗方法。非手术治疗仅限于分娩或手术后1周内发生的膀胱阴道瘘和输尿管小瘘孔,经放置导尿管和(或)输尿管导管后,2~4周偶有自行愈合可能。年老体弱不能耐受手术者,可使用尿收集器。

1.手术治疗时间的选择 直接损伤的尿瘘一经发现立即手术修补。其他原因所致尿瘘应等3~6个月,待组织水肿消退、局部血液供应恢复正常再行手术。瘘修补失败后至少应等待3个月后再手术。

2.手术途径的选择 手术途径有经阴道、经腹和经阴道腹部联合等。原则上应根据瘘孔类型和部位选择不同途径。绝大多数膀胱阴道瘘和尿道阴道瘘可经阴道手术,输尿管阴道瘘多需经腹手术。手术成功与否不仅取决于手术,术前准备及术后护理是保证手术成功的重要环节。

3.术前准备　术前要排除尿路感染,治疗外阴炎。方法有:①术前3～5d用1:5000高锰酸钾液坐浴。有外阴湿疹者,在坐浴后局部涂搽氧化锌油膏,待痊愈后再行手术。②老年妇女或闭经患者术前口服雌激素制剂15d,促进阴道上皮增生,有利于伤口愈合。③常规进行尿液检查,有尿路感染应先控制感染,再行手术。④术前数小时开始应用抗生素预防感染。⑤必要时术前给予地塞米松,促使瘢痕软化。

4.术后处理　术后每日补液量不应少于3000mL,留置尿管10～14d,增加尿量起冲洗膀胱的作用,保持导尿管引流通畅。发现阻塞及时处理。防止发生尿路感染。放置输尿管导管者,术后留置至少1个月。绝经患者术后继续服用雌激素1个月。术后3个月禁性生活,再次妊娠者原则上行剖宫产结束分娩。

(五)预防

绝大多数尿瘘可以预防,预防产伤所致的尿瘘更重要。提高产科质量是预防产科因素所致尿瘘的关键。经阴道手术助产时,术前必先导尿,若疑有损伤者,留置导尿管10d,保证膀胱空虚,有利于膀胱受压部位血液循环恢复,预防尿瘘发生。妇科手术时,对盆腔粘连严重、恶性肿瘤有广泛浸润等估计手术困难时,术前经膀胱镜放入输尿管导管,使术中易于辨认。即使是容易进行的全子宫切除术,术中也须明确解剖关系后再行手术操作。术中发现输尿管或膀胱损伤,须及时修补。使用子宫托须日放夜取。宫颈癌进行放射治疗时注意阴道内放射源的安放和固定,放射剂量不能过大。

二、粪瘘

粪瘘是指肠道与生殖道之间有异常通道,致使粪便由阴道排出,最常见的粪瘘是直肠阴道瘘。

(一)病因

1.产伤　与尿瘘相同,分娩时胎头长时间停滞在阴道内,阴道后壁及直肠受压,造成缺血、坏死是形成粪瘘的主要原因。难产手术操作、手术损伤导致Ⅲ度会阴撕裂,修补后直肠未愈合或会阴撕裂后缝线穿直肠黏膜未发现也可导致直肠阴道瘘。

2.先天畸形　先天畸形为非损伤性直肠阴道瘘,发育畸形出现先天直肠阴道瘘,常合并肛门闭锁。

3.盆腔手术损伤　行根治性子宫切除或左半结肠和直肠手术时,可直接损伤或使用吻合器不当等原因均可导致直肠阴道瘘,此种瘘孔位置一般在阴道穹隆处。

4.其他　长期放置子宫托不取出、生殖道癌肿晚期破溃或放疗不当等,均能引起粪瘘。

(二)临床表现

阴道内排出粪便为主要症状。瘘孔大者,成形粪便可经阴道排出,稀便时呈持续外流,无法控制。瘘孔小者,阴道内可无粪便污染,但肠内气体可自瘘孔经阴道排出,稀便时则从阴道流出。

(三)诊断

除先天性粪瘘外,一般均有明确病因。根据病史、症状及妇科检查不难做出诊断。阴道检查时大的粪瘘显而易见,小的粪瘘在阴道后壁见到一颜色鲜红的小肉芽样组织,用示指行直肠指检,可以触及瘘孔,如瘘孔极小,用一探针从阴道肉芽样处向直肠方向探查,直肠内手指可以触及探针。阴道穹隆处小的瘘孔、小肠和结肠阴道瘘需行钡剂灌肠检查方能确诊。

（四）治疗

手术修补为主要治疗方法。手术或产伤引起的粪瘘应即时修补。先天性粪瘘应在患者15 岁左右月经来潮后再行手术，过早手术容易造成阴道狭窄。压迫坏死性粪瘘，应等待 3～6 个月炎症完全消退后再行手术修补。高位巨大直肠阴道瘘合并尿瘘者、前次手术失败阴道瘢痕严重者，应先行暂时行乙状结肠造口术，1 个月后再行修补手术。术前 3d 严格肠道准备：少渣饮食 2d，术前流质饮食 1d，同时口服肠道抗生素、甲硝唑等 3d 以抑制肠道细菌。手术前晚及手术当日晨行清洁灌肠。每日用 1∶5000 高锰酸钾液坐浴 1～2 次。术后 5d 内控制饮食及不排便，禁食 1～2d 后改少渣饮食，同时口服肠蠕动抑制药物。保持会阴清洁。第 5d 起，口服药物软化大便，逐渐使患者恢复正常排便。

（五）预防

原则上与尿瘘的预防相同。分娩时注意保护会阴，防止会阴Ⅲ度裂伤。会阴缝合后常规进行肛门指检，发现有缝线穿透直肠黏膜，应立即拆除重缝。避免长期放置子宫托不取出；生殖道癌肿放射治疗时应掌握放射剂量和操作技术。

（戚宇红）

第七章　子宫内膜异位症与子宫腺肌病

第一节　子宫内膜异位症

　　传统的子宫内膜异位定义是：具有生长功能的子宫内膜组织出现在子宫腔被覆黏膜以外的身体其他部位而引起疾病。这个定义包含了两个概念，一是子宫内膜可异位于子宫以外的组织器官（曾称外在性子宫内膜异位症），另一个是子宫内膜也可异位于子宫肌壁间（曾称内在性子宫内膜异位症）。目前发现，位于子宫以外的异位症与位于子宫肌壁间的异位症（现称为子宫腺肌病），其组织学发生、治疗、预后均不相同，应分别为两个概念。目前的定义应该为：具有生长功能的子宫内膜出现在子宫腔被覆黏膜以及子宫肌层以外的身体其他部位所致的疾病，称为子宫内膜异位症（endometriosis，EMT，简称内异症）。异位子宫内膜可侵犯全身任何部位，但以盆腔最为常见（图7—1），顺序依次为：卵巢、直肠子宫陷窝、阔韧带后叶、宫骶韧带，其次为子宫浆膜面、乙状结肠、腹膜脏层、阴道直肠膈。

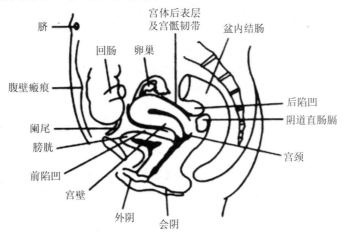

图7—1　子宫内膜异位症的发生部位

一、发病率及高危因素

　　近年来内异症的发病率明显增高。由于子宫内膜异位症的诊断需要开腹或腹腔镜检查确诊，而后者由于不能在人群中普查，故内异症在人群中发生率不清。文献报道子宫内膜异位症的发病率为行妇科手术住院患者的相对发病率，由于行妇科手术的疾病不同，报道的发病率也不相同，一般认为，5%～15%经历妇科手术的患者术中发现合并子宫内膜异位症。内异症多见于育龄妇女。高危因素包括①职业因素：干部、教师、技术员较多，而农民、无职业者较少见。②月经因素：初潮早，月经周期短（≤27d），行经时间长（≥8d）或月经过多者，子宫内膜异位症发病率高。其他高危因素有遗传因素及免疫功能紊乱，将在病因及发病机制中介绍。

二、病因及发病机制

　　不同部位的子宫内膜异位症其病因及发病机制可能不同。

（一）子宫内膜种植学说

1921 年 Sampson 提出子宫内膜随月经血经输卵管逆流进入盆腔,种植于卵巢和邻近的盆腔腹膜并生长、蔓延,形成盆腔异位症。种植学说可以解释腹膜、盆腔脏器浆膜面及卵巢异位症。临床和实验室研究结果均支持这一学说:①70%～90%女性有经血逆流。据报道,59%～79%女性在经期的腹腔中找到存活的子宫内膜细胞,猕猴实验也证实其经血直接流入腹腔可在盆腔内形成典型的子宫内膜异位症。②经血排除受阻者,如处女膜闭锁,宫颈粘连,异位症发病率高。③医源性子宫内膜种植:临床上典型病例是剖宫产后腹壁瘢痕异位症,会阴侧切口子宫内膜异位症。

（二）淋巴及静脉播散学说

1952 年 Javert 提出子宫内膜组织像恶性肿瘤一样,通过血管和淋巴管向远处转移。人们在光镜检查时发现淋巴结和盆腔静脉中有子宫内膜组织,临床上所见远离盆腔的器官如肺、四肢的皮肤、肌肉的异位症可能是子宫内膜通过血行和淋巴播散的结果。

（三）体腔上皮化生学说

目前认为阴道直肠膈的异位结节可能与体腔上皮化生有关。

（四）免疫学说

虽然多数妇女月经期有经血逆流至腹腔,但仅少数妇女发生盆腔异位症,说明内异症的发生可能与免疫系统异常有关。内异症时,脱落的子宫内膜要在腹膜等部位生长必须经过黏附、种植及血管生成几个环节,而免疫系统的变化可能与以上各个环节有关。①免疫监视作用减弱:正常免疫状态下,NK 细胞以及巨噬细胞能吞噬和清除逆流经血中的内膜细胞,而异位症患者的血液、腹腔液中 NK 细胞活性降低,免疫监视作用减弱,不能有效清除异位的内膜,为内膜的黏附提供了先决条件。此外,异位内膜细胞含有的黏附分子,如免疫球蛋白超家族、整合素家族、选择素家族、钙黏附素家族,也参与内膜的异位黏附过程。②内异症腹腔液微环境发生明显变化:腹腔液中巨噬细胞明显升高,巨噬细胞可分泌释放白细胞介素(IL),如 IL-1,6,8,13 及肿瘤坏死因子(TNF-α)、转化生长因子(TGF-β)、血管生长因子(VEGF)等,这些因子通过促进血管生成,促进细胞的分化或增殖,使异位的子宫内膜进一步种植和发展。其中 VEGF、IL-6、IL-8、TGF、TNF 等均可促进血管生成,从而有利于病变进一步生长,而有些细胞因子,如 IL-6、IL-8 则可直接刺激间质细胞的生长。此外,多种白细胞介素可激活 T 和 B 淋巴细胞,介导免疫和炎性反应,导致粘连形成。

异位内膜的种植生长除与以上免疫因素有关外,还与子宫内膜的一些酶类异常有关,如异位内膜的基质金属蛋白酶(MMPs)、细胞色素 P450 酶活性增强。MMPs 可以降解细胞外基质,促使异位内膜植入。细胞色素 P450 酶可使子宫内膜局部合成雌二醇(E_2)的能力增强,E_2 可刺激异位内膜逐渐生长,最后发展为典型的子宫内膜异位症。

（五）遗传因素

除以上内异症形成的机制外,遗传因素目前受到重视。文献报道内异症患者,其姐妹中异位症的发生率为 5.9%,母亲异位症的发生率为 8.1%,而患者丈夫的一级家属中内异症的发生率仅为 1%。内异症患者的一级亲属中,其内异症发生率与对照组相比高 3～9 倍。有关内异症的遗传基础研究发现 $GSTM_1$ 与 NAT_2,可能为内异症的易感基因。$GSTM_1$ 0/0 纯合子基因型,在内异症中的发生率为 81%,明显高于对照组人群的 39%。

目前尚无一种学说可以解释所有异位症的发生,各学说的互相补充可以解释不同部位内膜异位灶的发病机制。

三、病理

子宫内膜异位症的基本病理变化为异位子宫内膜随卵巢激素变化而发生周期性出血,进而导致周围纤维组织增生、粘连、囊肿形成。因病变部位、病变程度不同,其局部表现有所差异。

(一)巨检

由于腹腔镜有放大作用,腹腔镜下的肉眼直视检查将明显优于开腹探查时的发现。

1.卵巢异位症 卵巢是最容易被异位内膜侵犯的器官,80％患者病变累及一侧,50％累及双侧。卵巢的异位内膜分为微小病变型及典型病变型两种。前者为位于卵巢浅表层的红色、蓝色或棕色斑点、小囊。后者为异位内膜侵犯间质并在其内生长,随卵巢内分泌变化而周期性出血,以至形成单个或多个囊肿,称为卵巢子宫内膜异位囊肿,由于囊肿内含暗褐色陈旧性血液,状似巧克力液体,故又称为卵巢巧克力囊肿。囊肿张力大、囊肿近卵巢表面时易破裂,也易反复破裂,破裂后囊内容物刺激局部腹膜及卵巢呈炎性反应,导致卵巢破裂处与周围组织粘连,这种粘连多发生在子宫后方、阔韧带后叶及盆侧壁,致使卵巢固定在盆腔内,活动度差。若双侧卵巢子宫内膜异位囊肿在子宫后方互相粘连,可形成"对吻"卵巢。这种粘连是卵巢子宫内膜异位症囊肿的临床特征之一。有关卵巢子宫内膜异位囊肿的形成机制不明,有学者报道卵巢子宫内膜异位囊肿可分为两种类型:

(1)Ⅰ型:即原发子宫内膜异位囊肿,较少见,直径 1～2cm,含深褐色液体,囊壁均有子宫内膜组织。是表浅子宫内膜异位灶发展的结果。手术治疗时常难剥除,而需分割切除。

(2)Ⅱ型:继发性子宫内膜异位囊肿,临床最为常见。它是卵巢功能性囊肿如黄体囊肿或滤泡囊肿与异位的子宫内膜灶共同形成的。根据内膜异位结节与囊肿的关系分为Ⅱa、Ⅱb及Ⅱc三个亚型。

(3)Ⅱa:约占 1/4,出血型囊肿与异位结节靠近,但不相连,囊肿直径一般在 2～6cm,手术时囊壁容易撕剥。

(4)Ⅱb:约占 1/4,出血囊肿与异位结节相连,并与周围组织粘连,囊肿直径一般在 3～12cm,通常 7～8cm,除异位结节附着处,囊壁容易从卵巢剥出。

(5)Ⅱc:约占 1/2,最常见,出血囊肿与异位结节粘连致密,与周围组织粘连也严重,囊肿直径一般在 3～20cm,剥离较困难。在一个卵巢可能有不同类型的囊肿存在,特别是Ⅱb和Ⅱc型囊肿。Ⅱa 型常合并黄素化囊肿或滤泡囊肿,Ⅱb、Ⅱc 型则是表面内膜异位症的深部浸润,形成典型的卵巢巧克力囊肿。

2.宫骶韧带、直肠子宫陷凹和子宫后壁下段异位症 最多见,这些部位因位置低与经血中子宫内膜碎片接触机会多。早期局部有散在紫色斑点状出血,骶骨韧带呈增粗或结节改变。随病变发展,子宫后壁与直肠前壁粘连,直肠子宫陷凹变浅甚至消失,重者病灶向直肠阴道隔发展,在隔内形成肿块,但穿破阴道或直肠黏膜者罕见。

3.盆腔腹膜异位症 由于腹腔镜对病灶的放大作用,腹膜及脏器表面的早期病灶或微小病灶较肉眼直视时能呈现出各种不同的病理形态。盆腔腹膜异位症分为红色、黑色、白色三大类。红色包括红色火焰状病变、息肉样红色囊泡、区域性血管密集、紫蓝状腹膜。这些病变为临床早期病变,红色病变的特点为病灶周围充血或血管增生。黑色病变为典型病变或晚期病变,最易识别,呈黑色或紫蓝色斑块状,为色素沉着及陈旧出血所致。白色病变主要为局部病变引起的纤维腹膜失去透明和可移动性,表现为白色浑浊腹膜、黄褐色腹膜斑块粘连、腹膜缺损、腹膜袋、筛孔状腹膜。由于腹膜纤维瘢痕化,瘢痕收缩形成腹膜缺损,多个腹膜缺损及瘢痕融合在一起形成筛孔样病变。对于不典型的病变,术中进行热一色试验有助于诊断。热一色试验的原理是加热使病变内的含铁血黄素变为黑棕色,使病灶易于辨认。

4.输卵管及宫颈异位症 异位内膜累及输卵管及宫颈者少见,偶见输卵管浆膜层被累及,可见紫蓝色斑点,输卵管与其周围组织粘连、扭曲,但管腔多通畅。宫颈异位内膜病灶,浅表者在宫颈表面见暗红色或紫色颗粒,经期略增大。深部病灶在宫颈剖面见点状紫蓝色或含陈旧血液的小囊腔。

5.直肠阴道内膜异位症 有学者提出直肠阴道内膜异位症结节是一种腺肌结节,外观直肠子宫陷凹腹膜完全正常,只有在三合诊时方可摸到直肠阴道间的结节。从组织学而言,结节中可看到上皮、腺体和间质,更有内膜组织周围增生的平滑肌。

(二)镜检

典型的异位内膜组织结构在显微镜下有子宫内膜腺体、子宫内膜间质、纤维素、出血4种成分,一般认为4种成分中出现2种成分即可做出诊断。但典型的组织结构可因异位内膜反复出血被破坏而难以发现,出现临床表现极典型而病理组织学特征极少的现象,因此,镜下检查有以下特点:①腹膜病变的镜下结果与病灶的类型有关:红色病变多可见到腺体及间质;黑色病变可见到腺体、间质及含铁血黄素的巨噬细胞;白色病变较少见到腺体,可有结缔组织纤维化。②临床上典型病灶而镜下检查为阴性结果:这种病理与临床不一致者约占24%。由于出血来自间质内血管,在镜下找到少量内膜间质细胞即可确诊。③卵巢子宫内膜异位囊肿可见到典型的腺体及间质。但有时卵巢子宫内膜异位囊肿壁受内容物压迫,大而薄,内层上皮结构破坏,见不到典型的上皮及间质,只见到含铁血黄素细胞,囊壁周围有破碎变性的结缔组织也应诊断子宫内膜异位囊肿。④异位子宫内膜组织对卵巢激素有反应,随卵巢周期变化而有增生和分泌变化,但其多数改变与在位子宫内膜不同步,往往表现为增生期改变。异位子宫内膜组织对激素轴的调节反应程度和方式不一致,表现在即使是同一病灶的不同部位、间质细胞和腺上皮细胞等对激素的调节反应有很大差异,差异取决于异位内膜组织的成熟程度。可能由于异位内膜的甾体激素受体不足,激素治疗只能起暂时抑制作用而不能达到根治目的。

四、临床表现

(一)症状

1.疼痛 疼痛是内异症最主要、最常见的症状。患者中87%表现为痛经,71.3%为下腹痛,57.4%全腹痛,42.6%肛门痛,34.5%排便痛。痛经的特点为继发性、周期性、进行性加剧,常于月经来潮前1~2个月开始,月经1~2d加剧,以后逐渐减轻。部分患者有性交痛,表现为深部性交痛。多见于直肠子宫陷凹异位病灶或因病变导致子宫后倾固定的患者。疼痛与病变部位及浸润深度有关,与病灶大小关系不明显。如较大的卵巢子宫内膜异位囊肿,可能疼痛较轻。而盆腔腹膜散在小结节,可能导致剧烈疼痛。

2.不孕 内异症合并不孕者高达40%~50%,内异症导致不孕的机制非常复杂,可能与下列因素有关。

(1)粘连:重度内异症引起的盆腔广泛粘连以及输卵管阻塞。输卵管蠕动减弱,影响卵子的排出、摄取和受精卵的正常运行。

(2)黄体期功能不足:内膜异位症患者卵泡和黄体细胞上的LH受体数量较正常妇女较

少,以致黄体期黄体分泌不足而影响受孕。

(3)未破卵泡黄素化综合征(luteinized unruptured follicle syndrome,LUFS):LUFS表现为卵巢中卵泡发育但无排卵,虽无排卵但卵泡细胞出现黄素化,患者体温呈双相,子宫内膜呈分泌期改变,但无受孕可能。其诊断依据是在应有的排卵期后4~10d,腹腔镜检时,卵巢表面未见排卵孔;在LH高峰后2d,B型超声检查时卵泡仍继续生长;月经周期中,腹腔液量无增加,特别是腹腔液中雌激素和孕激素水平无突发性增高。有报道证实内膜异位症患者LUFS的发生率较正常妇女显著增高,故多并发不孕。

(4)腹腔液微环境变化:内异症患者腹腔液含大量活化的巨噬细胞,其除具有吞噬精子的作用,还分泌多种细胞因子,如IL-6、IL-8等,阻碍受精及胚胎发育。

3.月经异常 月经过多,经期延长,经前点滴状出血或不规则子宫出血等,与卵巢功能异常或同时合并子宫腺肌瘤或子宫肌瘤有关。

(二)体征

除巨大的卵巢子宫内膜异位囊肿可在腹部触及肿块以及囊肿破裂出现腹膜刺激征外,一般腹部检查均无明显异常。由于内异症病变主要在子宫后壁及直肠子宫陷窝,在怀疑子宫内膜异位症而做妇科检查时,除做双合诊检查外,要做三合诊检查,有时双合诊不能发现阳性体征,而在三合诊时很明显。

子宫内膜异位症的体征特点:子宫后倾固定,活动差,直肠子宫陷窝、宫底韧带及子宫后壁下段可扪及触痛结节。若有卵巢巧克力囊肿存在,则可在子宫一侧或双侧附件区扪及囊性包块,多与子宫粘连、固定。直肠阴道隔病灶可在阴道后穹触及包块或在肛查时发现直肠阴道隔肿块。

五、诊断及鉴别诊断

凡育龄妇女出现典型继发性、进行性加重的痛经以及其他各种疼痛或不孕,妇科检查发现盆腔内典型的触痛结节或子宫一侧或双侧与子宫关系密切的囊性包块,初步考虑子宫内膜异位症。下列辅助检查有助于诊断,腹腔镜检查可确诊。

(一)辅助检查

1.影像学检查 B超、CT、MRI等用于卵巢巧克力囊肿的诊断。B超诊断卵巢子宫内膜异位囊肿的特点为肿块囊性,边界欠清,内有稀疏光点,囊液稠厚,肿块位于子宫后侧,与子宫关系密切。

2.CA_{125} Ⅰ、Ⅱ期CA_{125}多正常,Ⅲ、Ⅳ期有卵巢子宫内膜异位囊肿、病灶浸润较深或盆腔粘连广泛者CA_{125}可为阳性,多在200U/mL以下,CA_{125}诊断内异症敏感性较低,但若升高,特异性较高,有文献报道可达90%。子宫内膜异位症治疗有效时CA_{125}降低,复发时增高,因此CA_{125}可用于检测疗效及有无复发。

3.其他免疫学检查 抗子宫内膜抗体敏感性、特异性不高,与CA_{125}合用,可增加特异性。

4.腹腔镜检查 目前认为腹腔镜是诊断子宫内膜异位症的金标准。尤其对不明原因的不孕、腹痛均应积极行腹腔镜检查,明确诊断。腹腔镜检查不但有利于诊断,还有利于确定子宫内膜异位症的临床分期。

(二)鉴别诊断

1.卵巢恶性肿瘤 卵巢恶性肿瘤除在子宫旁扪及固定的肿块外,还可在盆腔内发现散在转移结节,因而易与子宫内膜异位症混淆。卵巢恶性肿瘤早期无症状,有症状时多有持续性腹胀腹痛,病情发展快,一般情况差。妇科检查除触及包块外,多伴有腹水。B型超声图像显示肿瘤为混合性实性包块,肿瘤标志物 CA$_{125}$ 值多>200U/mL。凡诊断不明确时,应及早剖腹探查。

2.慢性盆腔炎 慢性盆腔炎时子宫不活动,固定,子宫一侧或双侧扪及包块边界不清,尤其是结核性盆腔炎者,还能在宫骶韧带及直肠子宫陷窝处触及结核结节,因而与内异症容易混淆。但慢性盆腔炎患者有反复发作的盆腔感染史,平素可有下腹部隐痛,疼痛无周期性,可伴发热。妇科检查子宫活动差,一侧或双侧附件有边界不清的包块,抗生素治疗有效。

3.子宫腺肌病 痛经症状与异位症相似,但更剧烈,疼痛位于下腹正中。妇科检查子宫呈均匀性增大,质硬,经期检查子宫触痛明显。子宫腺肌病也可与盆腔子宫内膜异位症并存。

六、临床分期

子宫内膜异位症的分期方法很多。目前我国多采用美国生育协会(American Fertility Society,AFS)1985 年提出的修正分期法(revised American Fertility Society,r—AFS),见表7—1及表7—2。分期需要以腹腔镜或剖腹探查手术的观察为基础,根据卵巢、腹膜病变的大小、粘连程度以及直肠子宫陷凹的封闭情况进行评分。异位症的分期有利于评估疾病的严重程度,正确选择治疗方案,比较各种治疗方法的治疗效果。但 r—AFS 的缺点是不能反映病灶颜色、未包括对疼痛及生育的描述。

表7—1 r—AFS子宫内膜异位症评分和分期标准

部位		子宫内膜异位病灶	<1cm	1~3cm	>3cm
腹膜		表浅	1	2	4
		深层	2	4	6
卵巢	左	表浅	1	2	4
		深层	4	16	20
	右	表浅	1	2	4
		深层	4	16	20
直肠子宫陷窝		部分		全部	
		4		40	
		粘连	<1/3包入	1/3~2/3包入	2/3包入
卵巢	左	薄	1	2	4
		致密	4	B	16
	右	薄膜	1	2	4
		致密	4	8	16
输卵管	左	薄膜	1	2	4
		致密	4*	8*	16
	右	薄膜	1	2	4
		致密	4*	8*	16

×若输卵管伞完全封闭,则分数改为16分。

表7-2　r—AFS子宫内膜异位症分期记录图

Ⅰ期(微小病变)	1～5分	腹腔镜_____
Ⅱ期(轻度)	6～15分	剖腹手术_____
Ⅲ期(中度)	16～40分	摄影术_____
Ⅳ期(重度)	>40分	推荐治疗_____
总分	_____	预后_____
其他部位异位症	_____	相关病理_____

七、治疗

子宫内膜异位症虽为良性疾病,但其表现具有侵蚀、转移、复发的"恶性"生物学行为,治疗棘手。治疗方法的选择应根据患者年龄、有无生育要求、病变轻重、部位、范围及家庭经济状况综合考虑,对不同患者,采取个性化治疗。此外,也要考虑医院的条件及医师的经验。原则上,对以疼痛为主诉者,应减轻及控制疼痛;以不孕为主诉者,应促进生育;对有盆腔包块者,应去除及缩减病灶,预防复发。

(一)手术治疗

腹腔镜是子宫内膜异位症的首选治疗方法。腹腔镜一方面可以明确诊断,确定分期,另一方面几乎可以完成开腹手术的所有操作。如分离粘连,去除病变等。并且腹腔镜的损伤小,恢复快,术后粘连少。在发达国家,腹腔镜基本取代了开腹手术。我国多数大、中型医院也具备了开展腹腔镜的设备及技术。对有条件的单位,应推荐腹腔镜手术作为子宫内膜异位症的首选治疗。

1.保留生育功能手术　保留患者的卵巢及子宫,切除所有可见的内膜异位灶,分离粘连,尽可能恢复正常的解剖结构。主要用于年轻、需要保留生育功能的患者。

2.保留卵巢功能手术　也称半根治手术,切除盆腔病灶及子宫,但至少保留一侧卵巢或部分卵巢,以维持患者卵巢功能,手术适于年龄45岁以下,且无生育要求的重症患者。

3.根治性手术　即将子宫、双侧附件及盆腔内所有内膜异位灶予以清除。适用于病变严重或以前曾经保守性治疗无效或复发的患者,多用于45岁以上的患者。由于子宫内膜异位症为激素依赖性疾病,切除双侧卵巢后,即使体内存留部分异位内膜灶,亦将逐渐自行萎缩以至消失。

(二)药物治疗

由于妊娠和闭经可避免发生痛经和经血逆流,并能导致异位内膜萎缩退化,故采用性激素治疗导致患者较长时间闭经(假绝经疗法)及模拟妊娠(假孕疗法)已成为临床上治疗内膜异位症的常用药物疗法。但对较大的卵巢子宫内膜异位囊肿,特别是卵巢包块性质尚未十分确定者则不宜用性激素治疗。目前临床上采用的性激素疗法如下。

1.短效避孕药　避孕药为高效孕激素和小量炔雌醇的复合片,连续周期服用,不但可以抑制排卵起到避孕作用,而且可使子宫内膜和异位内膜萎缩,导致痛经缓解和经量减少,从而避免经血及脱落的子宫内膜经输卵管逆流及腹腔种植的可能。服法与一般短效口服避孕药相同。此疗法适用于有痛经症状,但暂无生育要求的轻度子宫内膜异位症患者。此法治疗效果较达那唑及促性腺激素释放激素激动药(GnRH-a)的效果差,其不良反应及禁忌证同口服避孕药。

2.高效孕激素 Kistner(1956 年)最早采用炔雌醇和高效孕激素长期连续服用 9 个月,造成类似妊娠的人工闭经以治疗子宫内膜异位症,故称假孕疗法。由于大剂量炔雌醇导致恶心、呕吐、乳房胀等严重副反应,患者大多难以坚持,故目前已废弃此法而改用单纯大剂量高效孕激素连续服药进行治疗。高效孕激素抑制垂体促性腺激素的释放和直接作用于子宫内膜,导致内膜萎缩和闭经。常用的高效孕激素有甲羟孕酮 20～50mg/d 连续 6 个月,炔诺酮 30mg/d,连续 6 个月,或醋酸炔诺酮 5mg/d,连续 6 个月,亦可采用醋酸甲羟孕酮避孕针(depo—provera)150mg 肌注,每个月 1 次连续 6 个月或羟孕酮 250mg 肌注,每 2 周 1 次共 6 个月。以上药物的副反应有不规则点滴出血、乳房胀、体重增加等。若有点滴出血时,可每日加服妊马雌酮 0.625mg 以抑制突破性出血。一般停药数月后,月经恢复正常,痛经缓解,受孕率增加。

3.达那唑 达那唑(danazol)为合成的 17α－乙炔睾酮衍生物,20 世纪 70 年代用于治疗子宫内膜异位症。此药能阻断垂体促性腺激素 FSH 及 LH 的合成和释放,直接抑制卵巢甾体激素的合成,以及有可能与子宫内膜的雄激素受体及孕激素受体相结合,从而使子宫内膜萎缩导致患者短暂闭经,故称假绝经疗法(pseudo menopause therapy)。达那唑用法为 200mg,每日 2～3 次,从月经第 1d 开始,持续用药 6 个月。若痛经不缓解或不出现闭经时,可加大剂量至 200mg,每日 4 次。用药时间也可根据病灶部位及大小而改变,对仅有腹膜病灶而无卵巢异位囊肿可以应用 3～4 个月;卵巢异位囊肿<3cm,用药 6 个月;>3cm,用药 6～9 个月。药物副反应有雄激素同化作用及卵巢功能受到抑制的症状,如体重增加、乳房缩小、痤疮、皮脂增加、多毛、声音改变、头痛、潮热、性欲减退、肌痛性痉挛等,但其发生率低,症状多不严重,患者一般能耐受。由于达那唑大部分在肝内代谢,已有肝功能损害者不宜服用。用药期间,肝释放的转氨酶显著升高时应停药,停药后即可迅速恢复正常。

达那唑适用于轻度或中度子宫内膜异位症但痛经明显或要求生育的患者。一般在停药后 4～6 周月经恢复,治疗后可提高受孕率,但此时内膜仍不健全,可待月经恢复正常 2 次后再考虑受孕为宜。有文献报道 800mg/d 时的妊娠率为 50%～80%。对于肥胖或者有男性化表现的患者不适宜选用达那唑。

4.孕三稀酮(gestrinone) 孕三烯酮是 19－去甲睾酮甾类药物,有抗孕激素和抗雌激素作用,用于治疗内膜异位症的疗效和副反应与达那唑相同,但远较达那唑的副反应为低,由于此药在血浆内半衰期长达 24h,故可每周仅用药 2 次,每次 2.5mg,于月经第 1d 开始服药,第 4d 服用第 2 次药,1 周中服药的 2d 固定下来以后,在整个治疗过程中保持不变。连续用药 6 个月。由于此药对肝功能影响较小,故很少因转氨酶过度升高而中途停药。

5.促性腺激素释放激素激动药(GnRH－a) 天然的促性腺激素释放激素(GnRH)是由 10 个氨基酸组成的短肽,由下丘脑分泌和脉冲式释放至门脉循环以调节垂体 LH 和 FSH 的分泌。GnRH－a 为人工合成的类十肽化合物,改变 GnRH 肽链上第 6 位或(和)第 10 位氨基酸的结构,形成不同效能的 GnRH－a 复合物。其作用与天然的 GnRH 相同,能促进垂体细胞释放 LH 和 FSH,但因其与垂体 GnRH 受体的亲和力强,且对肽酶分解的感受性降低,故其活性较天然的 GnRH 高数十倍至百倍。若长期连续应用 GnRH－a,垂体 GnRH 受体被耗尽,将对垂体产生相反的降调作用,即垂体分泌的促性腺激素减少,从而导致卵巢分泌的激素显著下降,出现暂时性绝经,故一般称此疗法为"药物性卵巢切除"。目前临床上应用的多为亮丙瑞林(leuprorelin)缓释剂或戈舍瑞林(goserelin)缓释剂。用法为月经第 1d 皮下注射亮丙瑞林 3.75mg 或皮下注射戈舍瑞林 3.6mg,以后每隔 28d 再注射 1 次,共 3～6 次。用药第 2 个月后一般可达到闭经,其疗效与达那唑治疗相近,均可缓解痛经症状和提高受孕率。此药的副反应主要为雌激素过低所引起的潮热、阴道干燥、性欲减退及骨质丢失等绝经症状,但无达那唑所引起的体重增加、痤疮、转氨酶升高等副反应。GnRH－a 特别适用于不能应用甾体类激素治疗的患者或者合并子宫肌瘤的患者,禁用于骨质疏松、精神压抑以及偏头痛患者。GnRH－a 引起的骨质丢失近年引起人们的广泛关注。为避免长期应用 GnRH－a 对骨质丢失的影响,现主张如用药达 3 个月以上,给予反向添加疗法(add－back therapy),即在应用 GnRH－a 的同时给予雌激素或孕激素,使体内雌激素达到"窗口剂量"。雌激素"窗口剂量"为既能减少 GnRH－a 的副反应又不降低其疗效的雌激素的量。目前多数学者认为血雌二醇浓度为 30～45pg/mL 时,异位内膜可被抑制,而骨质丢失可至最小。常用的反向添加治疗方案有:①GnRH－a＋妊马雌酮 0.625mg＋甲羟孕酮 2.5mg/d。②GnRH－a＋炔诺酮 5mg/d。③GnRH－a＋利维爱 2.5mg/d。

目前有人提出反减治疗(draw－back therapy),即先用足量 GnRH－a,然后调整 GnRH－a 的剂量,如用半量或小剂量至卵巢本身产生雌激素,达到理想的血雌二醇浓度(30～45pg/mL),减少药物的不良反应。

(三)药物与手术的联合治疗

病变严重者手术治疗前先用药物治疗 2～3 个月,以使病灶缩小、软化,从而有可能缩小手术范围,利于手术操作。术后给予药物治疗可使残留的病灶萎缩、退化,从而降低术后复发率。

以上叙述了子宫内膜异位症总的治疗方法,由于子宫内膜异位症主要表现为不孕及疼痛,因此,应根据患者的症状在治疗上各有侧重。

(四)不孕的治疗

轻者可采用药物治疗或保留生育功能手术治疗。重者多需要行辅助生育技术。辅助生育技术包括人工授精(IUI)、控制性超排卵(COH)、体外受精和胚胎移植(IVF－ET)、配子输卵管移植(GIFT)及合子输卵管移植(ZIFT)等(图 7－2)。

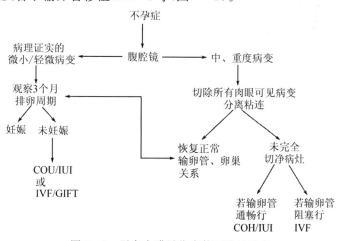

图 7－2　子宫内膜异位症伴不孕的治疗

（五）盆腔疼痛的治疗（图7－3）

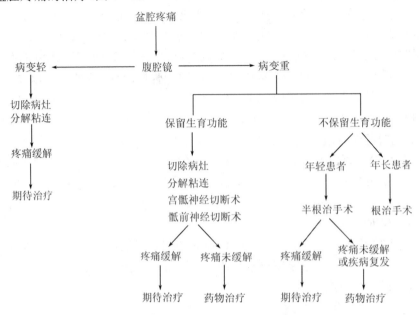

图7－3　子宫内膜异位症盆腔疼痛的治疗

1.期待疗法　对于体检发现或妇科手术中意外发现的子宫内膜异位症,若患者疼痛不重,可采用期待疗法。但也有学者对期待治疗持反对意见,认为在早期给予治疗可以预防内异症的进展。

2.药物治疗

（1）镇痛药:如前列腺素抑制药,用于疼痛明显、体征轻微或不适宜手术及激素治疗者,作为初始治疗或应急治疗,不宜长期应用。

（2）药物治疗:如孕激素、达那唑及GnRH－a等各种药物均有一定的缓解疼痛作用。若用药达6个月以上缓解盆腔疼痛的有效率为80%左右。

3.手术治疗　对于年轻需保留生育功能者:①病变轻者,行病灶切除,分离粘连。②病变较重者,除行病灶切除、分离粘连外,可行宫骶韧带切断术(于距宫颈1.5～2.0cm处切断宫骶韧带)以及骶前神经切除术,骶前神经切除术较为复杂,手术技巧要求高,一般不作为常规手术。

对于不需保留生育功能者:①年轻患者行半根治术。②年龄较大、近绝经期、病变严重者,行根治术。

八、特殊部位子宫内膜异位症及处理

（一）宫颈、阴道、外阴的子宫内膜异位症

宫颈、阴道内异症的症状往往不典型,可表现为不规则阴道流暗红色血迹或咖啡色样物,检查宫颈可见暗紫色或紫蓝色斑点,阴道可见紫蓝色突起的硬结,多在穹隆部。治疗采取局部激光切除,病变重者配合药物治疗。外阴子宫内膜异位症多发生于会阴侧切口瘢痕,虽然会阴侧切较剖宫产常见,但会阴侧切口异位症较剖宫产腹壁切口异位症少见,可能与外阴局部微环境不适宜异位内膜种植、生长有关。外阴侧切口瘢痕异位症主要表现为与经期同步的周期性局部疼痛和硬节,硬节逐渐增大。治疗方法:若病灶较小、表浅,可行手术切除;若病灶较深、弥漫,则以药物保守治疗为主。

（二）泌尿系统子宫内膜异位症

以累及膀胱最多见,其次为输尿管,累及肾脏及尿道者极少见。膀胱内异症表现为周期性尿频、尿痛、血尿。膀胱镜检查对确诊有帮助,镜下见膀胱内黏膜下肿块,呈紫蓝色突起,活组织检查可确诊。输尿管内膜异位症多伴有严重的盆腔内异症,病变可为单侧,也可为双侧,多由于主、骶韧带病变严重导致输尿管下段受累,可表现为腰痛或腹痛。若输尿管周围组织纤维化,可引起尿路梗阻、肾积水。B型超声、输尿管造影、CT等检查将有助于诊断。泌尿系内异症首选药物治疗,病变较重者或有严重输尿管梗阻致肾盂积水者应行手术治疗,术后继续应用药物治疗。

（三）消化道内膜异位症

以结直肠最常见,约占消化道内异症的71%,其次可累及阑尾及小肠。消化道内异症主要表现为腹痛、腹泻、里急后重、便秘,严重者可有周期性便血,或出现肠梗阻症状。查体下腹压痛,妇科检查有附件包块,宫骶韧带有触痛性结节。大便潜血试验阳性,钡灌肠显示肠黏膜下包块,肠壁变厚、变硬。内镜见肠黏膜下质地较硬的紫蓝色包块。消化道内异症的治疗首选药物治疗;对症状较重或肠道出血较多者,应行部分肠切除,术后联合药物治疗。

（四）呼吸系统内异症

呼吸系统内异症可发生于胸膜、肺、支气管,是比较常见的盆腹腔外的内异症,表现为月经期的呼吸短促、胸痛、咯血、咳嗽,累及胸膜可发生气胸、血胸,以上这些症状多发生在月经来潮的48~72h,并且90%以上累及右侧胸膜及肺。胸部异位症的发生与盆腔异位症有密切关系,55%的胸部异位症与盆腔异位症有关。胸部异位症的诊断多根据典型的临床表现,治疗可以应用激素类药物如GnRH－a、达那唑等保守治疗3~6个月,若效果不明显行胸腔镜检查或行开胸探查确诊。

（五）皮肤内异症

皮肤内异症较多见的为腹壁瘢痕处的异位症及脐部异位症。腹壁瘢痕异位症多为剖宫产后、子宫切开术后等内膜种植所致,是支持异位症种植学说的有力证据。不同作者报道的剖宫产后异位症的发生率差异较大,从0.03%~0.8%不等,剖宫产后发生异位症的时间不一,短者2个月,长者20年,多在术后2年左右。腹壁瘢痕内异症的表现为月经期腹壁切口处疼痛,并可触到硬结。随病变加重,硬结逐渐长大,局部疼痛可转为持续性,但常在月经期加重。检查瘢痕处硬结触痛明显,B超及超声引导下的细针穿刺将有助于诊断。腹壁瘢痕异位症以手术切除为主。脐部内异症占所有异位症的0.5%~1%,表现为脐部质硬的皮下结节,紫色或紫蓝色,硬结大小不等,小者几毫米,大者可至6cm,部分患者可表现为月经期脐部血性或褐色分泌物。脐部内异症应与脐部皮肤的良性病变相鉴别,如脐息肉、黑痣,恶性疾病如黑色素瘤及鳞癌相鉴别。主要治疗方法为手术切除。

九、子宫内膜异位症并发急腹症的临床表现及处理

子宫内膜异位症导致的急腹症最常见的是卵巢子宫内膜异位囊肿破裂。国内报道卵巢子宫内膜囊肿破裂的发生率占6.4%~10%。由于卵巢异位囊肿壁糟脆,有自发破裂倾向,异位内膜随月经周期变化而发生出血,导致囊腔内出血,压力增高,容易发生破裂。

卵巢内膜异位囊肿破裂表现为月经期或近月经期突发下腹剧痛,部分患者伴恶心、呕吐、肛门憋坠感以及发热。腹部查体特点是腹膜刺激征明显,肌紧张、压痛、反跳痛,部分患者移动性浊音阳性,但患者血压、脉搏稳定,无内出血表现。其腹膜刺激征较异位妊娠破裂及卵巢囊肿蒂扭转明显,可能由于囊内巧克力样物质黏稠,对腹膜刺激性较大有关。妇科检查直肠子宫陷窝可触及触痛结节,子宫往往后位、饱满、活动差,附件区可触及活动度差的囊性包块,压痛。B超可发现盆腔包块及盆腔积液。若有子宫内膜异位症病史对诊断有帮助,后穹穿刺或腹腔穿刺抽出咖啡色样液体即可确诊。卵巢子宫内膜囊肿破裂应与异位妊娠、黄体破裂及阑尾炎相鉴别。

过去认为,卵巢子宫内膜囊肿破裂一旦诊断,立即手术治疗,手术可解除患者痛苦,并可防止内异症的进一步播散。目前认为,对内异症囊肿破裂是否手术以及手术时间应根据破裂的时间、病变程度以及急症手术能达到治疗目的综合考虑。因子宫内膜异位囊肿本身就存在小的破裂口,若破口不大,症状体征不严重,也可以先保守治疗,然后根据内异症情况进行处理。若囊肿破口大,急腹症明显,破裂时间在 24～48h 以内,则行急症手术。若破裂时间在48h 以上,患者腹痛缓解,此时组织充血水肿,糟脆,手术困难,手术效果常不理想,可先保守治疗,待局部反应消退后手术治疗。有关手术范围根据病变程度、年龄以及有无生育要求行囊肿剥除术,附件切除术或全子宫、双附件切除术等。对年轻未生育患者应尽量保留生育能力,术后应用激素治疗 3～6 个月。

十、预后

以增加妊娠率及止痛为目的进行治疗的患者,治疗后能够妊娠或缓解疼痛为治疗满意,但并不意味着治愈。除根治性手术外,各种方法治疗后均有一定的复发率,其复发率与病情轻重、治疗方法、随访时间长短及统计方法有关,重症患者复发率高于轻症患者,病情越重越容易在短期内复发。年复发率 5%～20%,5 年累计复发率为 40%。单纯药物治疗后复发率高于手术治疗,术后应用孕激素并不减少复发率,根治手术后雌激素替代治疗不明显增加复发危险。

十一、预防

异位症病因不清,其组织学发生复杂,不能完全预防。根据可能的病因及流行病学发现,提出以下预防方法。

(一)防止经血逆流

及时发现并治疗引起经血逆流的疾病,如先天性处女膜闭锁、阴道闭锁和继发性宫颈粘连等。

(二)药物避孕

口服药物避孕者异位症发病风险降低,与避孕药抑制排卵、促使子宫内膜萎缩等有关。因此对有高发家族史者可口服药物避孕。

(三)防止医源性异位内膜种植

月经期避免性交及妇科检查。尽量避免多次的子宫腔手术操作,特别是在月经前期,手术操作要轻柔,如人工流产应避免造成宫颈损伤导致宫颈粘连。切开子宫的手术如剖宫产以及子宫黏膜下肌瘤剥除术等,特别是中期妊娠剖宫取胎手术,注意保护好腹壁切口,防止子宫内膜的异位种植。

（马雅茹）

第二节　子宫腺肌病

子宫腺肌病（adenomyosis）是指子宫内膜腺体及间质侵入子宫肌层。多发生于30～50岁的经产妇，约有半数患者同时合并子宫肌瘤，约15％的患者合并子宫内膜异位症。

一、病因

子宫腺肌病的病因至今不明，大多认为它来源于子宫内膜，由子宫内膜的基底层直接向肌层生长，并向深层侵入平滑肌肌束间。可能与下列因素有关。

（一）子宫内膜损伤

子宫腺肌病患者多有妊娠、宫腔操作或手术史，妊娠或宫腔操作（或手术）时可能损伤子宫内膜及浅肌层，促使基底层内膜侵入肌层内生长而发病。双侧输卵管结扎后，月经期可使两侧宫角部压力增加进而诱发本病。宫内膜电切术、热球滚珠内膜去除术、微波内膜去除术操作时内膜损伤、局部均需加压，子宫内膜尚有部分残留，日后再生和修复过程中也易向子宫肌层生长而发病。

（二）性激素的作用

大量研究证实，雌激素可以诱发子宫腺肌病，且年龄大者其诱发成功率增加。子宫腺肌病的发病亦与孕激素有关，在孕激素水平高的条件下，子宫腺肌病的发病率也相应增加。

（三）催乳素的作用

动物实验证明催乳素（PRL）在子宫腺肌病的发病机制中起重要作用。将小鼠腺垂体移植到子宫可诱发血PRL升高，子宫腺肌病的发病率明显升高。若给腺垂体移植后的小鼠立即用溴隐亭，则PRL下降，腺肌病的发病率下降。PRL升高可能因其直接干扰性激素及性激素受体浓度，从而促进腺肌病的形成。PRL升高可能同时需要高水平的孕激素才能促使腺肌病形成。有报道如给腺垂体移植后的小鼠应用抗孕激素制剂米非司酮，则腺肌病的发病率明显下降，从而证实PRL促进腺肌病的形成需要其他性激素参与。PRL在雌、孕激素的作用下，可使子宫肌细胞变性从而使内膜间质侵入，最终导致腺肌病。

（四）免疫因素

子宫腺肌病患者的自身抗体阳性率升高，内膜中的IgG、C_3C_4补体均增加，提示免疫功能可能参与了子宫腺肌病的发病过程。

二、病理

（一）大体

病变仅局限于子宫肌层，多使子宫呈一致性的球形增大，很少超过妊娠12周子宫大小。子宫内病灶有弥漫型和局限型2种，一般为弥漫性生长，且多累及后壁，故后壁常较前壁厚。少数子宫内膜在子宫肌层中呈局限性生长形成结节或团块，类似肌壁间肌瘤，称为子宫腺肌瘤（adenomyoma）。病变处较正常的子宫肌组织硬韧，触之有结节感，切面呈肌纤维编织状，在增生的肌束间有暗红色或紫蓝色的小裂隙；病变部位与周边组织无明确的分界，亦无包膜。

（二）镜下

可在深肌层组织间见到片状或岛状的子宫内膜腺体及间质，多为仅对雌激素影响有反应和不成熟的内膜，呈增生期改变，少数可有增殖表现，但一般很少有对孕激素有反应而出现分泌期改变，说明子宫腺肌病对孕激素治疗无效，病灶侵入的深度和广度，与痛经和月经过多密切相关。

三、诊断要点

（一）临床表现

约有 35％的子宫腺肌病患者无临床症状，临床症状与病变的范围有关，常见的症状和体征有：

1. 痛经　15％～30％的患者有痛经，疼痛的程度与肌层中内膜岛的多少及浸润的深度有关，约 80％的痛经者为子宫肌层深部病变。PGF_{2a} 合成增加刺激子宫的兴奋性也可引起痛经。

2. 月经过多　月经过多占 40％～50％，其发生可能与病变使子宫内膜面积增加、子宫肌层收缩不良、合并子宫内膜增殖症、前列腺素的作用使肌肉松弛、血管扩张、抑制血小板的聚集等有关。一般病灶深者出血较多。

3. 其他症状　性欲减退占 7％，子宫腺肌病不伴有其他不孕疾病时，一般对生育无影响，伴有子宫肌瘤时可出现肌瘤的各种症状。

4. 体征　双合诊或三合诊检查可发现子宫呈球形增大，质硬，一般为一致性增大，如孕 2～3 个月大小，个别病灶局限者可有硬性突起，易与子宫肌瘤相混淆。子宫在经前期开始充血增大，随之痛经出现，月经结束后随痛经的缓解，子宫亦有所缩小，因此对比经前及经后子宫大小及质地变化有助于诊断。

（二）辅助检查

1. B 超检查　子宫腺肌病的 B 超图像特点为子宫增大，肌层增厚，后壁更明显，致内膜线前移。与正常子宫肌层相比，病变部位常为等回声或稍强回声，有时其间可见点状低回声，病灶与周围组织无明显界限。阴道 B 超检查可提高诊断的阳性率和准确性。

2. 磁共振　正常子宫的 MRI 图像分为内带（子宫内膜及黏液）、结合带（子宫肌层的内 1/3）、外带（子宫肌层的外 2/3）。腺肌病的 MRI 图像特点：子宫增大，边缘光滑；T_2WI 显示带状解剖形态迂曲或消失；T_2WI 显示子宫前壁或后壁有一类似结合带的低信号肿物。有学者认为诊断腺肌病，结合带的变化非常重要，结合带越宽，腺肌病的可能性越大。

3. 子宫腔造影　以往行碘油造影，可见碘油进入子宫肌层，阳性率为 20％，现采用过氧化氢声学造影，可提高阳性率。

4. 内镜检查　宫腔镜检查子宫腔增大，有时可见异常腺体开口，若用电刀切除子宫内膜及其下方的可疑组织送病理学检查，有时可以明确诊断。腹腔镜检查见子宫均匀增大，前后径更明显，子宫较硬，外观灰白或暗紫色，表面可见一些浆液性小泡。有时浆膜面突出紫蓝色结节。有条件时可行多点粗针穿刺活检或腹腔镜下取活检明确诊断。

5. 血 CA_{125}　CA_{125} 来源于子宫内膜，体外试验发现内膜细胞可以释放 CA_{125}，且在子宫内膜的浸出液内有高浓度的 CA_{125}，有学者在子宫腺肌病的内膜中测出 CA_{125}，且浓度高于正常内膜的腺上皮细胞。其诊断标准为高于 $35U/mL$。CA_{125} 在监测疗效上有一定的价值。

子宫腺肌病一般通过临床表现及辅助检查可做出初步诊断,主要须与子宫肌瘤相鉴别,最后确诊有赖于组织学检查。

四、治疗

治疗方案应根据患者的症状、年龄及生育情况而定。

（一）手术治疗

1. 子宫切除术　子宫切除术是主要治疗方法,可以根治痛经和(或)月经过多,适用于年龄较大,无生育要求者。

2. 子宫腺肌瘤挖除术　子宫腺肌瘤挖除术适用于年轻、要求保留生育功能的子宫腺肌瘤的患者。弥漫性子宫腺肌病做病灶大部分切除术后妊娠率较低,但仍有一定价值。术前可使用 GnRHa 治疗 3 个月,以缩小病灶利于手术。

3. 子宫内膜去除术　近年来,有学者对伴有月经过多的轻度子宫腺肌病患者于宫腔镜下行子宫内膜去除术,术后患者月经明显减少,甚至闭经,痛经好转或消失。但对浸润肌层较深的严重病例有术后子宫大出血需急症切除子宫的报道。

4. 子宫动脉栓塞术　目前国内外均有报道应用子宫动脉栓塞术治疗子宫腺肌病,观察例数不多,近期效果较好,有少数复发,远期效果尚在观察。此疗法目前尚在探索阶段,有一定并发症,只用于其他疗法无效又不愿切除子宫者。

（二）药物治疗

对于症状轻,给予吲哚美辛、萘普生或布洛芬对症治疗后症状可缓解者,可采用对症保守治疗。对年轻有生育要求者或已近绝经期者可试用达那唑、内美通或促性腺激素释放激素类似物(GnRHa)等,用药剂量及注意事项同子宫内膜异位症。高效孕激素及假孕疗法对此病无效。近年来,有报道应用米非司酮治疗子宫腺肌病取得良好效果,米非司酮是一种孕激素拮抗药,对垂体促性腺激素有抑制作用,具有抑制排卵、诱发黄体溶解、干扰宫内膜完整性的功能。用法:米非司酮 $12.5 \sim 25.0$ mg/d,$3 \sim 6$ 个月为一疗程,一般除轻度潮热外无明显副反应,但要注意肝功变化。

（马雅茹）

第八章　妇科内镜技术

第一节　重度宫腔粘连分离术

一、概述

宫腔粘连(intrauterine adhesions,IUA)是由于子宫内膜基底层损伤、子宫肌壁组织相互粘连以及瘢痕形成。主要危害是对月经生理的影响和对生育功能的严重破坏。临床可以出现月经量减少、继发闭经或者经血流出不畅致周期性腹痛等;而对生育的影响则是继发不孕、习惯性流产、早产、胚胎停育以及死胎等;即使少数患者妊娠至足月,也常合并胎盘植入、残留并由此引起大出血等严重产科并发症,已经成为影响女性生理健康和破坏生育能力的常见疾病。

宫腔粘连的病因机制目前多认为与子宫腔的手术操作有关,特别是反复刮宫广泛损伤基底层子宫内膜,再加之局部感染和炎性物质的作用,使瘢痕形成并阻碍了子宫内膜的再生修复。妊娠期子宫内膜基底层广泛充血、组织结构疏松,此时实施子宫腔的手术操作如人工流产、胎停育清宫、胎盘胎膜残留清宫等操作,更容易使基底层子宫内膜损伤,形成粘连而丧失正常生理功能。

有关宫腔粘连的诊断标准目前在全世界范围内尚未统一。20世纪80年代后,宫腔镜凭借其微小创伤、直视直观的优势逐渐取代了传统的探针探测、子宫输卵管碘油造影等盲目与间接的诊断方法,成为宫腔粘连诊断的首选方法。然而,宫腔镜下虽然能够对子宫腔的形态、粘连的范围以及粘连的类型进行识别,但如何进行评价尚无统一的标准。较早被采用的是美国生育协会的评分标准(American Fertility Society classification of intrauterine adhesion,AFS-IUA,1988年)和欧洲妇科内镜协会提出的评分标准(European Society of Gynecological Endoscopy classification of IUAs,ESGE-IUA,1995年)。AFS-IUA评分系统通过宫腔镜直视宫腔形态,结合粘连累及子宫腔的范围、粘连的类型以及患者的月经改变,参数全面,简单易行,是目前临床采用较多的评分方法(表8-1)。ESGE-IUA评分方案虽然也是通过宫腔镜评估粘连范围和类型,同时还将双侧输卵管开口情况纳入评估体系,但是忽略了对月经模式的量化评估,虽然对子宫腔内改变的评估细致全面,但是参数颇多,描述过于繁琐,临床可操作性较差,相对使用较少。

表8-1　宫腔粘连量化评分标准

粘连范围	<1/3 1	1/3~2/3 2	>2/3 4
粘连类型	菲薄 1	菲薄&致密 2	致密 4
月经状况	正常 0	经量减少 2	闭经 4

Ⅰ(轻度):1~4分;Ⅱ(中度):5~8分;Ⅲ(重度):9~12分

　　AFS－IUA 评分系统:根据粘连的范围、粘连类型以及月经模式进行三项指标进行量化评分,根据分值界定粘连程度,有轻、中、重之分,具体分值量化详见表 8－1:Ⅰ(轻度):1~4分;Ⅱ(中度):5~8分;Ⅲ(重度):9~12分。粘连严重程度随分值增高而增加。

　　在临床上,宫腔粘连的类型可以结合宫腔镜诊断所见依据粘连部位划分,分为宫颈粘连、宫腔粘连、以及宫颈与宫腔粘连。宫腔粘连按照粘连组织破坏子宫腔的位置不同,又分为中央型、周边型和混合型粘连三种:①中央型:粘连组织位于子宫腔中部,将子宫前后壁黏着一起,此型粘连有时需与中隔子宫相鉴别。②周边型:粘连组织分布在子宫底部或单/双侧子宫侧壁,单/双侧子宫角消失,子宫腔尚有一定空间但失去正常解剖学形态。③混合型:中央型合并周围型粘连。此时子宫腔解剖严重破坏,呈现"锥子形"或"窄筒形"或"蜂窝形"等。

　　近年来,微创外科的普及发展使宫腔粘连的治疗发生根本性改变,宫腔镜直视下的宫腔粘连分离已经取代了传统的开腹子宫剖开分离法和盲目的宫腔机械分离法,成为宫腔粘连治疗的"金标准"方法。经宫颈宫腔粘连分离(transcervical resection of adhesions,TCRA)作为子宫腔的整复性手术,强调的是在分离粘连、恢复子宫腔形态的同时,还要注重对残留子宫内膜的保护和术后宫腔再粘连的预防。在组织学上基底层子宫内膜是内膜再生的"根源",大面积基底层子宫内膜的破坏如重度宫腔粘连,即使粘连分离/切除周边正常内膜也难以在短时间修复创面,更何况手术后创面组织的炎性渗出,特别是高频电手术以后作用电极的组织电热效应所产生创面表浅组织的坏死与炎性物质渗出,将使新的粘连很快再次形成。临床研究报道,重度 IUA 手术后再粘连率高达 62.5%,妊娠成功率仅约 20%,即使能够妊娠也常常以流产、胚胎停育等告终。因此,实施宫腔粘连的整复性手术时特别强调对子宫内膜的保护,术后选择适宜的预防宫腔再粘连措施,提高手术疗效。

二、手术指征

　　1. 由于宫腔粘连引起月经量减少或闭经;或不孕不育。
　　2. 宫腔粘连导致经血引流不畅或宫腔积血导致周期性下腹疼痛。

三、术前准备

　　1. 妇科常规检查　初步诊断并明确手术指征、排除手术禁忌。
　　2. 宫腔镜检查　全面了解子宫颈管及宫腔形态、明确粘连程度、类型,残留内膜面积与分布。
　　3. 闭经或月经稀发患者常规妇科内分泌检查　排除内分泌因素所致。
　　4. 宫颈预处理　手术前晚选择适宜软化宫颈方法,机械扩张或药物软化宫颈,如扩宫棒或卡孕栓放置阴道后穹窿进行宫颈预处理,便于术中扩张宫颈,避免或减少宫颈裂伤。
　　5. 其他　实施宫腹腔镜联合手术的常规准备。

四、麻醉与体位

　　根据粘连程度及分类选择麻醉方式:
　　1. 气管插管全身麻醉　适用于需要宫腹腔镜联合手术的患者。
　　2. 静脉麻醉或腰硬联合麻醉　适用于轻度或膜状粘连或实施 B 超监护下的宫腔粘连分离手术。

3.体位采用膀胱截石位或改良的膀胱截石位。

五、手术步骤

1.腹腔镜探查　目的:①了解子宫外形结构、双侧输卵管形态、卵巢大小及盆腹腔情况,初步评估盆腹腔因素对妊娠有无影响。②监护子宫腔内手术操作,避免子宫穿孔,或一旦出现子宫穿孔及时进行相应处理。③处理盆腹腔内同存病变如卵巢囊肿、盆腔粘连分离等手术操作。

(1)常规气腹形成:通常脐孔处穿刺套管置入腹腔镜,全面观察子宫外形结构、双侧输卵管卵巢及盆腹腔情况,盆腹腔有无粘连以及粘连程度等,排除影响受孕的盆腹腔因素。

(2)在宫腔镜手术中监护手术操作:注意观察子宫浆膜面有无苍白、水疱、瘀血以出血等,注意拨开肠管,以免电热损伤。

(3)处理盆腹腔相应病变及子宫穿孔(一旦发生):重度宫腔粘连子宫腔解剖学形态严重破坏,粘连分离手术中由于失去子宫内膜的引导作用,可能使作用电极偏离中线,造成子宫穿孔。腹腔镜下及时发现并进行修补,尽可能将损伤降到最低。

2.宫腔镜手术

(1)常规阴道消毒并放置窥器,探针探查宫腔深度后,Hegar 扩张棒逐号扩张宫颈至 10～12 号,置入手术宫腔镜全面观察宫腔形态,再次明确宫腔形态、粘连范围与程度、双侧子宫角及输卵管开口是否正常以及残留内膜的面积与分布,确定手术方案。

(2)沿子宫腔极向与对称性分离瘢痕组织。通常以针状电极划开瘢痕组织,再将其周围的残留内膜进行游离使其"躲开"瘢痕处,再以环形电极切除瘢痕。以周边型粘连为例,针状电极分离左侧壁与子宫角部之粘连组织。

(3)针状电极分离子宫腔右侧壁及下段之瘢痕组织。

(4)分离双侧子宫角及子宫底部粘连组织,显露右侧输卵管开口。

(5)将宫腔镜移至子宫内口处,全面观察子宫腔形态、双侧输卵管开口是否对称、宫腔形态是否恢复"倒三角形"结构。

(6)如联合腹腔镜手术,可通过"透光试验"协助判断子宫肌壁厚度是否均匀一致,具体做法:

1)将宫腔镜前端贴近粘连分离创面处,左右缓慢移动,调暗腹腔镜光源,可以看到自子宫腔透出均匀一致的光亮,说明分离深度合适。

2)或将腹腔镜贴近子宫浆膜面与子宫腔创面对应的部位,调暗宫腔镜光源,可见光亮自腹腔镜透入子宫腔,此时,如若透光均匀一致,说明分离充分,宫腔形态恢复。

如联合 B 超声监护手术操作时,可借助子宫腔内压力与介质形成的双项透声,以及子宫腔膨胀的程度,推测粘连分离的情况并监护手术安全。

(7)术毕放置预防再粘连及促进子宫内膜再生修复物质。目前常用适合子宫腔形态的球囊装置、生物胶类物质或联合使用预防再粘连形成,术后人工周期促进子宫内膜修复。羊膜制品对预防再粘连形成的价值有待进一步临床研究数据。

六、术后处理

1.心电、血压监护、低流量吸氧 4h。

2.保留尿管,术日静脉输液毕拔除。

3.术后 6h 即可下床活动,肛门排气后可进食半流质饮食,逐渐恢复正常饮食。

4.酌情使用抗生素。

5.术后 2～3 个月宫腔镜进行宫腔镜检查评估子宫腔形态,指导受孕。

七、难点解析

实施宫腔粘连分离手术是为了保留子宫、恢复患者生育功能和改善月经,手术操作时应注意以下问题:

1.保护残留的子宫内膜　宫腔粘连分离是子宫腔的整复性手术,其目的是分离/切除粘连组织,恢复子宫腔的正常解剖形态以及子宫的生理生育功能。宫腔粘连特别是重度宫腔粘连,大面积子宫内膜遭受破坏,粘连瘢痕切除后依靠残留内膜修复创面,因此,施术中对子宫腔内原有内膜的保护关乎手术疗效。因此,对粘连组织的分离应围绕子宫腔的轴向进行,注意对称性,使用针状电极以减少电热效应对残留子宫内膜的损伤。重度宫腔粘连分离时作用电极推进的方向和深度很大程度上依靠施术者的经验,因此,应在具备娴熟宫腔内手术经验的基础上开展中度以上宫腔粘连分离手术。

2.重视术中监护　B超和腹腔镜均是宫腔粘连分离手术的重要监护方法,二者各有其优势和局限。B超监护时利用充盈的膀胱和宫腔内灌流介质形成的双向透声,能够清楚观察宫腔形态,宫腔粘连的部位、范围、粘连是否合并积液以及程度、范围等;B超引导下的 TCRA 手术,能够明确作用电极对粘连区域切割的深度和范围,当作用电极达到深肌层时,由于高频电热效应使组织脱水、皱缩,在超声声像图上显示增强的强回声光带,同时可见作用部位厚度变薄,一旦出现子宫穿孔,则表现为子宫浆膜面的连续性中断,灌流介质大量进入腹腔等,遗憾的是,超声只能提示子宫穿孔,而不能处理子宫穿孔。腹腔镜监护利用其镜体的直视、放大效应,不仅可以观察浆膜面的变化,如局部变白、起水疱、出现瘀血斑等,还可以进行透光试验,了解子宫肌壁的厚度以及粘连分离的程度,一旦发生子宫穿孔还能够立即在镜下进行缝合,最大限度减少手术并发症及其带来的损伤;不仅如此,还能够对盆腔内其他病变进行同期诊断与治疗,其优势是其他监护方法不能比拟的。但是,腹腔镜监护是有创操作主要针对于宫腔粘连范围广泛,程度严重,有穿孔风险的宫腔粘连,建议使用腹腔镜监护。

3.预防术后再粘连形成　再粘连形成和严重的子宫内膜损伤是导致 IUA 手术疗效降低的因素。宫腔粘连分离术后,传统的预防再粘连方法是放置 IUD,作为屏障防止子宫前后壁相贴敷,而且 IUD 可刺激子宫产生前列环素量,使月经量增多。但是,临床使用中发现,由于粘连的范围、类型不同,IUD 并不能够完全起到隔离创面避免再粘连形成的作用,与之相反,IUD 作为异物可能加重子宫腔创面的渗出,促进再粘连形成。目前,子宫腔适型球囊装置以其能够充分阻隔子宫腔创面贴附、注入并阻止子宫腔药物外渗以及引流宫腔创面渗出液等优势,有望在临床推广使用,为 TCRA 术后预防再粘连形成提供有使用价值方法。

4.子宫内膜再生修复　目前研究认为,雌激素对于 TCRA 术后子宫内膜的再生修复作用是有积极作用的,结合孕激素使用的人工周期序贯疗法,能够增加月经量、改善生育结局,通常使用时间为 2～3 个月。需要强调的是,雌孕激素的使用必须要有足够的残留内膜为基础才能发挥其生物学效应,因此,重视施术中对于残留子宫内膜的保护是至关重要的。

(郭俊利)

第二节　黏膜下子宫肌瘤切除术

一、概述

子宫肌瘤(leiomyoma uterus)是女性生殖器最常见的良性肿瘤,目前公认的分类方法是根据肌瘤与子宫肌壁的关系分为浆膜下肌瘤、肌壁间肌瘤和黏膜下肌瘤。浆膜下肌瘤大多无明显临床症状;而肌壁间内突肌瘤和黏膜下肌瘤可引起月经过多或异常子宫出血,导致继发失血性贫血,同时也可引起不孕、反复流产和早产,严重影响育龄妇女的身体健康和生活质量。

黏膜下肌瘤的分型目前大多采用荷兰 Haarlem 国际宫腔镜培训学校提出的分型标准,按肌瘤与子宫肌层的关系和对子宫腔形态的影响,分为三种类型:

1.O 型　有蒂黏膜下肌瘤,肌瘤瘤体未向肌层扩展完全生长在子宫腔内。

2.Ⅰ 型　无蒂黏膜下肌瘤,肌瘤瘤体向肌层扩展<50%,黏膜自子宫壁呈锐角向肌瘤瘤体移行。

3.Ⅱ 型　无蒂黏膜下肌瘤,肌瘤瘤体向肌层扩展>50%,黏膜自子宫壁呈钝角向肌瘤瘤体移行。

随着微创手术器械与手术技术日新月异的发展,宫腔镜子宫肌瘤切除术(hysteroscopic myomectomy;transcervical resection of myoma,TCRM)在临床广泛应用;这一术式可避免对子宫肌层及浆膜面的创伤,切除肌瘤后不会引起子宫瘢痕及盆腔粘连发生,提高术后妊娠率和活产率,从而为未生育患者提供了最佳的治疗术式。

被列入四级宫腔镜手术的子宫肌瘤类型与手术种类包括:①直径≥5cm 的 Ⅰ 型黏膜下肌瘤切除术。②Ⅱ 型黏膜下肌瘤及壁间内突肌瘤切除术。③多发黏膜下肌瘤切除术。相对而言,此类手术操作难度大,手术并发症风险高,术前应充分评估施术的可行性、安全性与手术风险,慎重选择病例,减少并发症的发生。

二、手术指征

应依据子宫肌瘤的类型、大小,患者的临床症状,并结合患者年龄及其对生育的要求综合考虑选择最佳手术方式,宫腔镜子宫肌瘤切除术的手术适应证包括:

1.宫腔与宫颈黏膜下肌瘤引起月经过多或异常出血。

2.子宫≤10W 妊娠,宫腔≤2cm。

3.直径≤5cm 的有蒂黏膜下肌瘤。

4.直径≤4.0cm 无蒂或内突壁间肌瘤。

5.脱入阴道的子宫或宫颈黏膜下肌瘤。

三、术前准备

病史与妇科检查是诊断子宫肌瘤的基本方法,绝大多数子宫肌瘤可以借此正确诊断。术前需对患者进行全面的评估和准备,包括手术指征的确认,高危因素的识别,麻醉方式的选择等;宫腔镜检查联合超声检查,可对子宫黏膜下肌瘤准确定位、明确分型;强调术前对宫颈及宫内膜检查的必要性,排除子宫恶性病变;术前子宫肌瘤预处理和宫颈预处理可减少手术并发症。

1.宫腔镜检查 宫腔镜检查可以准确判断子宫黏膜下肌瘤的大小、数量、部位以及肌瘤与子宫腔的关系,评估是否可行宫腔镜下子宫肌瘤切除术,指导制定最佳手术方案。子宫黏膜下肌瘤宫腔镜检查一方面需要观察黏膜下肌瘤的形状、色泽、发生部位、蒂的粗细、单发或多发、表面覆盖的内膜情况、肌瘤向子宫腔内突出的程度等;另一方面由于壁间内突肌瘤导致宫腔变形,可观察到宫腔不规则,双侧子宫角及输卵管开口不对称等。宫腔镜检查对子宫黏膜下肌瘤的分型是以肌瘤是球形为假设基础,只能提供肌瘤突于宫腔内部分的情况,不能明确肌瘤累及肌层范围和肌瘤体积的判断。

2.影像学检查

(1)B超声检查:超声检查是诊断子宫肌瘤的常用影像学检查方法,以其无创伤、可重复以及定位准确等优势广泛应用与临床。超声检查可以明确子宫肌瘤部位、大小、与子宫腔的关系等,同时了解盆腹腔内病变,为子宫肌瘤的手术前评估提供参考意见。

(2)B超联合宫腔镜检查:借助宫腔镜灌流介质与膀胱内液体形成的双向透声,准确定位肌瘤的部位、大小和突入子宫腔的程度,为术前评估提供准确的影像学信息。

(3)MRI检查:可准确显示肌瘤的位置、大小及与周围的关系,并能对病灶内部的病理改变进行诊断。由于费用相对较高,目前仅用于疑难病例的诊断以及术后随访等。

3.排除子宫内膜癌变 术前准备着重强调对宫颈及宫内膜检查的必要性。尤其年轻妇女的子宫内膜癌多数是由诊断性刮宫发现。若术前发现问题可以主动改变治疗计划,避免治疗不足的严重后果。

(1)患者均需常规做宫颈液基细胞学检查,必要时阴道镜下作宫颈活检和宫颈管搔刮以排除宫颈上皮内瘤样病变或早期浸润癌。

(2)术前诊断性刮宫或宫腔镜检查直视下活检子宫内膜组织,排除子宫内膜癌,并对某些子宫肉瘤也有一定诊断价值。

4.术前预处理 子宫肌瘤术前预处理主要用于子宫肌瘤致继发性贫血的患者或直径≥5cm的Ⅰ型黏膜下肌瘤、子宫体积较大的多发性肌瘤等。目前可供选择的药物包括GnRH-a、孕三烯酮等;使用3~6个月可使子宫及肌瘤体积缩小,肌瘤周围血运减少,有利于手术;同时,对于严重继发性贫血的患者,通过药物治疗所致的闭经,能够纠正贫血,避免术中输血,降低围术期并发症的风险。

5.宫颈预处理 手术前晚宫颈管内放置海藻宫颈扩张棒或尿管软化宫颈,也可以阴道内放置使宫颈软化的药物(如卡孕栓、米索前列醇等),便于术中扩张宫颈,减少宫颈裂伤及相关并发症的发生。

四、麻醉与体位

宫腔镜手术前需要重视麻醉前手术风险评估,向患者和家属交代麻醉手术风险,签订麻醉同意书;告知患者术前禁食、禁饮8h以上,并保持膀胱充盈,利于宫腔镜电切手术时超声监护。

宫腔镜子宫黏膜下肌瘤电切手术一般选用静脉全身麻醉,常用药物有快速催眠性药物依托咪酯联合芬太尼、异丙酚等,需有资格和经验的麻醉医师在呼吸辅助以及呼吸、心血管功能监测下给药,预防呼吸抑制、窒息、低血压、肌肉强直等麻醉意外以及宫腔镜手术可能发生的并发症,如 TURP 综合征等。

患者取膀胱截石位,臀部位于手术床沿外一拳位置,大腿与水平线呈 30°～45°角,同时尽量外展,利于宫腔镜操作时观察和处理输卵管开口附近的病变;患者头部略低于臀部,并保持患者臀部与术者肩部在同一水平,减少术者长时间手术操作的疲劳。术前 30min 静脉给予抗生素,预防性使用抗生素可减少治疗性抗生素的使用率,并明显减少术后患者宫腔感染等手术并发症。

五、手术步骤

I.Ⅱ型黏膜下肌瘤及壁间内突肌瘤切除术　可采用逆向切割和顺向切割相结合的刀法,多次重复切割、钳夹、旋拧、牵拉、娩出五步手法:

(1)切割:使用环形电极分次片状切割瘤体;自肌瘤基底部沿肌瘤的上下或左右两端采用顺行或逆行切割的刀法,使肌瘤的切面形成相对的凹陷,适合卵圆钳钳叶夹持。

(2)钳夹:在超声引导下将卵圆钳置入宫腔内钳夹肌瘤,向阴道方向牵拉。

(3)旋拧:按顺时针方向数周继而逆时针数周的方式转动卵圆钳的手柄,使肌瘤与其基底部分离。

(4)牵拉:在旋拧肌瘤数周后,用力向阴道方向牵拉。

(5)娩出:在向外牵拉的过程中,肌瘤逐渐自宫颈娩出。

(6)术终:全面检查宫腔,无残存肌瘤,宫腔形态恢复正常。

2.直径≥5cm 的Ⅰ型黏膜下肌瘤切除术

(1)明确肌瘤蒂部的位置,以及肌瘤与子宫肌壁的解剖关系。

(2)电凝肌瘤表面的粗大血管及肌瘤蒂部的血管,减少术中出血。

(3)用环形电极沿肌瘤蒂部的被膜逐步切开肌瘤与肌层的分界,并利用宫腔镜镜体钝性剥离,联合静脉滴注缩宫素,促使肌瘤脱离子宫肌壁,凸向宫腔,形成有蒂的黏膜下肌瘤。

(4)继而环形电极推切肌瘤蒂部使蒂部变细;并沿肌瘤的上下或左右两端采用顺行或逆行切割的刀法分次切割瘤体,使肌瘤核体积变小。

(5)可按照上述Ⅱ型黏膜下肌瘤及壁间内突肌瘤切除方法,多次重复切割、钳夹、旋拧、牵拉、娩出五步手法完全切除肌瘤。

(6)术终全面检查宫腔,无残存肌瘤,并用球形电极彻底止血。

3.多发黏膜下肌瘤切除术

(1)对于多发性子宫肌瘤,术前需要进行预处理,使肌瘤体积缩小,以便手术中切除。

(2)酌情采用宫腔镜联合腹腔镜手术,利用两者的各自优势,尽可能剔除肌瘤保留子宫。

(3)对于一次手术不能全部切净的肌瘤,不必强求。尤其不能在瘤腔内深入挖切,避免导致大出血和子宫穿孔等严重并发症;术后药物治疗 2～3 个月,如若肌瘤再次突出于宫腔,可实施二次手术。

六、术后处理

1.术后雌激素的应用　TCRM 手术后通常不需要使用雌激素。只有当个别施术中大面积内膜损伤或术前应用 GnRH－a 治疗造成患者体内低雌激素时,才考虑小剂量雌激素刺激子宫内膜生长并加速上皮化过程,预防宫腔粘连的发生。

2.放置宫内节育器　对于手术创面大,考虑有宫腔粘连可能时,术终放置 IUD;如果术中出血多需放置球囊压迫止血,可在术后拔出球囊后放置 IUD;第二次月经来潮后取出宫内节育器。

3.阴道排液　术后 3 周内可有阴道排液,血性至淡红色血水至黄色水样至无色水样排液。若有月经量出血,需要排除残留的肌壁内肌瘤脱出。

4.宫腔镜检查　一般术后 2～3 个月再次宫腔镜检查,了解子宫解剖学状态;对于多发黏膜下肌瘤初次手术没有切除干净者,必要时再次电切残余肌瘤。

七、难点解析

(一)严格掌握手术适应证

1.贯穿子宫壁全层的肌瘤是宫腔镜子宫肌瘤切除术的绝对禁忌证。

2.采用宫、腹腔镜联合手术时,通常先行宫腔镜手术,然后再行腹腔镜手术,避免腹腔镜下肌瘤切除术进入宫腔或子宫创面缝合处膨宫液外渗至腹腔,致宫腔镜手术困难。

(二)宫腔镜子宫肌瘤切除手术技巧

1.将环形电极置于瘤体后方,启动电流,退回环形电极,直至切割的组织完全自瘤体上切除;不要把切割环完全退回鞘内,应将环形电极留在鞘外一点,以便清楚观察肌瘤和子宫壁间的关系,避免切除子宫肌壁组织。

2.切割前需明确肌瘤与周围肌壁的解剖关系;切开子宫内膜和肌瘤的包膜,辨认肌瘤和肌层的界限。

3.对于要求生育者,尤其注意尽量不要伤及瘤体周围正常子宫内膜,需用针状电极在宫腔内突出的肌瘤表面切开黏膜及肌瘤的包膜,再用环状电极切割瘤体;而无生育要求者,可直接用环状电极在肌瘤突出的表面切开黏膜及肌瘤包膜,再逐渐切割肌瘤。

4.须顺行切割与逆行切割法相结合,反复切割、钳夹、旋拧、牵拉、娩出五步手法。

5.严格控制手术时间。时刻记住发生体液超负荷即 TURP 综合征的可能。准确记录手术时间,尽量将手术时间控制在 30min 以内,不超过 60min,避免 TURP 综合征的发生。

6.术中监护是手术安全的重要保证。超声可以明确黏膜下肌瘤壁间部分与周围肌壁的界限,有助完整切除;同时超声可明确肌瘤外缘距离子宫浆膜层的距离,该距离大于 1cm 可以保证电切热量不会损伤邻近脏器;超声监护亦可清晰地监测器械在宫腔内的位置,提示手术者切割的方向及深度,手术者与监护者良好的交流可避免子宫穿孔和邻近脏器热损伤的发生。

(三)术中出血的预防和处理

TCRM 最常见的并发症为子宫出血,处理方法如下:

1.切开宫腔内突出的肌瘤表面黏膜及肌瘤的包膜时,酌情使用缩宫素,预防子宫出血过多,并促进肌瘤向宫腔内突出,利于手术切除瘤体。亦可联合其他促进子宫收缩的药物治疗。

2.切割前用环形电极或滚球电极电凝肌瘤表面的大血管和瘤蒂的血管,减少术中出血。

3.球囊导尿管可有效止血,减少中转子宫切除的发生率。球囊液体的注入量少于切除标本量;超声测量球囊的大小应该小于术前肌瘤的大小;当球囊注水不能止血,可以追加注水量,并 8 字缝合宫颈外口,提高宫内压力,并向外牵拉球囊,压迫颈管内出血。当拔出球囊前,拆除宫颈外口的缝线。

(郭俊利)

第三节　子宫内膜切除术

一、概述

子宫内膜切除术(transcervical resection of endometrium,TCRE)是应用高频电通过宫腔电切镜的单极环形电极系统切除子宫内膜的功能层、基底层及其下方 2～3mm 的肌肉组织,术后子宫内膜不能再生,月经量减少或无月经,是功能性失调性子宫出血(dysfunctional uterine bleeding,DUB)的首选外科治疗方法。在此术未问世之前,对保守性激素治疗和诊断性刮宫(D&C)无反应的难治性子宫出血的处理方法是子宫切除。美国纽约州健康部门曾统计35000 例子宫切除术,其中 10％～15％是因月经异常施术,并无明显的器质性病变。虽然子宫切除是根除症状的方法,但手术侵入腹腔,需住院数日,活动明显受限,并可能罹患病率。自 20 世纪 80 年代起,TCRE 合理地替代了子宫切除术。

1987 年美国 DeCherney 使用前列腺电切镜,为患血液病致难以控制的子宫出血的妇女止血成功,开创了宫腔镜电切术治疗子宫内膜疾病的先河。1988 年日本林氏报道通过前列腺电切镜电极电凝子宫内膜治疗子宫出血病,取得满意效果,命名为 endometrial ablation(EA)。1989 年英国 Magos 为 16 例有内科合并症患者,用环形线电极切除子宫内膜治疗月经过多的初步报告,经随访 6 个月,有效率 86％,并将此术命名为 Transcervical resection of endometrium(TCRE)。

二、手术指征与禁忌证

(一)手术指征

1.久治无效的异常子宫出血,排除恶性疾患。

2.子宫≤9 周妊娠大小,宫腔≤12cm。

3.黏膜下子宫肌瘤≤5cm。

4.患者无生育要求。

(二)禁忌证

1.宫颈瘢痕,不能充分扩张者。

2.子宫屈度过大,宫腔镜不能进入宫底者。

3.生殖道感染的急性期。

4.心、肝、肾衰竭的急性期。

5.对本术旨在解除症状,而非根治措施,无良好心理承受力者不建议施术。

Neis 和 Brandner 指出凡有痛经症状,同时子宫体积＞10 周者,高度怀疑子宫腺肌病,因其增加失败率,应属 TCRE 术的相对禁忌证。

三、术前准备

1.详细询问病史

(1)年龄:40 岁以上、无生育要求的功血及子宫肌瘤患者是 TCRE 术的选择对象;年轻的血液病患者,此法是唯一替代子宫切除的方法;对围绝经期大量子宫出血患者,亦可考虑此术,但应除外子宫内膜非典型增生或恶性疾病。

(2)产次:多数 TCRE 术患者已有子女,未产妇的宫颈长而硬,术时宫颈口至少扩张到 Hegar10 号,以置入电切镜。术前应做宫颈预处理,即宫颈插入扩张棒或前列腺素类药物等使宫颈软化。

(3)手术的适应性:TCRE 术所需时间较子宫切除短,对有合并症或肥胖患者此术更具优越性。

(4)生育:成功的 TCRE 术可导致无月经和不育,不适合有生育要求的患者。由于术后宫外孕的可能性仍存在,术中同时腹腔镜绝育可能更为合适。

(5)出血:一般认为有以下情况者显然是月经过多,即有血块或经血涌出,会阴垫收不住,每一小时即须换会阴垫,经期因失血致心慌、气短或经后疲倦、乏力及低血红蛋白小细胞性贫血者。对于除外子宫内膜气质型病变的月经过多对 TCRE 术反应良好。

(6)疼痛:TCRE 术后可能完全无月经,而因严重的痛经,只有子宫切除才能治愈。

(7)既往子宫手术史:如多次刮宫,子宫肌瘤摘除术,尤其曾打开宫腔者及剖宫产史,术中均有子宫穿孔的可能,应予重视。

2.全面体格检查

(1)全身检查:血压、脉搏及全身体检,以发现全身性疾患,必要时请有关科室会诊。

(2)妇科检查:TCRE 术成功的重要单一指标是子宫大小,尤其是子宫腔的大小,子宫>12 孕周或宫腔>12cm,手术将十分困难,手术时间延长,心脏血管超负荷的危险性增加。

(3)实验室检查:包括血常规、出、凝血时间、血型;尿常规;肝、肾功能、澳抗、抗丙肝抗体;宫颈刮片细胞学检查;阴道分泌物真菌、清洁度及滴虫镜检;必要时作血沉、血糖、血脂及性激素测定;甲状腺功能 T_3、T_4、TSH 等。

(4)特殊检查:心电图、胸透;针对可疑内科病进行必要的检查。

(5)盆腔 B 超检查:了解子宫的大小、形态、位置、回声、宫腔线的方向、内膜厚度及附件有无包块等。

(6)宫腔镜检查:提供有关子宫大小、宫腔形态、有无息肉及黏膜下肌瘤、内突及变形等的准确信息,估计手术的可能性和难易度,并可定位活检。

(7)子宫内膜活检:围绝经期妇女的子宫内膜中度、重度非典型增生者有 25% 发展为子宫内膜腺癌,因此,必须采取内膜活检,排除子宫内膜非典型增生和子宫内膜癌。

3.咨询 良好的咨询是使患者满意的关键,应详细解释有关不育、出血、近期并发症、远期预后、复发的可能性及最终需要切除子宫等问题,应指出虽然术后出血可能明显改善,但一小部分妇女会留有或发展为周期性腹痛,并可能十分严重、警告患者虽有报道术后原发痛经和经前紧张综合征均有改善,但因此术不影响卵巢功能,故对经前紧张综合征无治疗作用。应用文字解释以保证患者充分了解此术的含义,得到患者正式的允诺。

4.子宫内膜预处理

(1)药物性预处理:药物预处理可使子宫内膜萎缩,子宫的体积缩小,减少术中出血等,合并严重贫血的患者可进行药物预处理纠正贫血。常用药物:①达那唑(danazol)200mg,口服,2~4 次/d,4~12 周。②GnRH-a,3.75mg,皮下注射,均每 28d 1 次,用 1~3 次。

(2)机械性预处理:于 TCRE 术前负压吸宫可薄化内膜厚度。Maia 报道经子宫内膜的机械性预处理者术后月经改善率与药物预处理同。

5.手术时期选择

(1)月经后,子宫内膜处于增生早期,子宫内膜的厚度<4mm,为手术的理想时期。

(2)已作子宫内膜预处理者,子宫内膜已薄化或萎缩,非经期亦可施术。

(3)如有不可控制的出血,可急诊施术。

6.手术前一日的准备

手术前晚患者宫颈插扩张棒或海藻棒;以使术时宫颈软化和扩张。插管困难时,可用吲哚美辛栓100mg塞肛。

7.手术日的准备早晨禁食,不排尿,以便于术中B超监视。

四、麻醉与体位

宫腔镜是一种广泛应用于多种妇科疾病诊断与治疗的技术。宫腔镜技术的进步和正确膨宫介质的应用,使得宫腔镜检查的适应证在数量上和种类上有所增加。几乎所有的诊断性宫腔镜检查在诊室就可以完成,并不需要麻醉医生在场。然而大多数治疗性宫腔镜手术的患者则需要在可以提供门诊手术和麻醉选择的门诊手术室内完成。

当需要麻醉时,要根据手术范围和刺激强度以及患者的要求,选择适宜的麻醉方式。从给予或不给予镇静的局部麻醉到区域神经阻滞或全身麻醉。

宫腔镜检查是一个相对安全的过程,但发生并发症的可能性也一直存在(治疗性宫腔镜要多于诊断性宫腔镜)。麻醉医生的责任就是早期发现并发症并试图干预治疗,使其不发展成为不良的后果。

(一)宫腔镜手术麻醉适应证

大多数诊断性宫腔镜和一些治疗性宫腔镜不需要麻醉干预。较小或中等的宫腔镜手术可用局部麻醉,轻微镇静或不需要麻醉,在诊室内完成。较大的宫腔镜手术需要在日间手术室内,在局部区域阻滞或全身麻醉下完成。麻醉的选择依赖几种因素:即手术种类和持续时间;手术技术和器械的选择;以及手术医生的经验。

(二)麻醉方法

诊断性和治疗性宫腔镜的理想麻醉是让患者没有不适感,为手术提供良好的条件,能早期发现容量过度负荷和稀释性低钠血症,将并发症降至最小。

1.区域阻滞麻醉　采用局部阻滞麻醉有效地阻滞身体某一部位神经末梢,使之暂时性失去对疼痛刺激的反应。局部麻醉药物通过涂抹黏膜(表面麻醉)、皮下注射(浸润麻醉)、对神经丛或神经节发出的一束神经施行阻滞(宫颈旁神经阻滞),或者进入蛛网膜下腔(蛛网膜下腔阻滞)或硬膜外腔(硬膜外腔阻滞)进行椎管内阻滞。

2.镇静麻醉　宫腔镜检查中使用的镇静药物应该是起效迅速,作用时间短,副作用少。良好的性价比更合心意。苯二氮䓬类药例如咪达唑仑;催眠性丙泊酚;阿片类例如芬太尼、阿芬太尼是可以使用的。

3.全身麻醉　在短时间的宫腔镜检查中,全使用短效药物身麻醉可替代区域阻滞麻醉,减少住院时间。在短时间的宫腔镜手术中,理想的全麻药物需要起效迅速,术中适当的镇痛和遗忘,提供理想的手术条件,其药物的作用强度和持续时间可以预测,术后恢复迅速,没有或少有轻微的副作用和很好的性价比。麻醉诱导可以静脉给予丙泊酚,或吸入七氟醚。麻醉维持可以通过氧气/空气,同时吸入七氟醚、地氟醚等麻醉药,或静脉输注丙泊酚。全身麻醉的气道管理包括通过使用标准的或双腔喉罩(proseallaryngeal mask,LMA)维持自发通气和机械通气(保持气道峰压在 20～25cmH$_2$O 以下),喉罩不适用时,应使用气管内插管。

（三）体位

正确的截石位对于避免例如周围神经病变等并发症是必需的。如果被支撑腿和腓骨上段外侧面受压,腓神经会被损伤,内侧隐神经也会因对抗胫骨而被压迫。一个强迫的腿部屈胯位置会导致股神经和闭孔神经损伤,过度的臀部外旋会导致坐骨神经的牵拉。总之,一个综合征是由多因素引起的,例如长时间手术、易感患者等。

五、手术步骤

（一）子宫内膜切除术(TCRE)

切除子宫内膜按一定的程序进行,首先用垂直电切环切割宫底部,此处最难切,又易穿孔,因此必须小心从事,宫底又易很快被切下的碎片所遮盖,妨碍视线,有人宁愿用滚球电极电凝宫底部内膜,然后换切割环作其余部分。术中应准备一两支适合处理宫底和宫角的电切环,在两角之间切除的子宫内膜呈碎片状,注意不要将切割环向肌层推得过深,尤其在切过肌层最薄的两角时,切宫角时每次浅些削刮,直至切净所有内膜,比一次深切穿孔的危险少。一旦处理完宫底,即用 90°切割环或带状电极切除子宫壁的内膜,最好先处理后壁,因为切除的碎屑易聚集于此而渐被覆盖,虽然碎屑可自腔内一片片取出,但灌流液要从宫颈口流出,每次宫腔的膨胀和塌陷都会引起子宫出血,妨碍宫腔镜的视线,不如将碎屑留在宫腔,推向宫底部,直至手术终了,碎屑较小者便于管理,为此切割环的移动限制在 2.5cm 以内。应用此法,自 9 点开始反时针方向系统切割子宫内膜,首先切净上 1/3,之后切除中 1/3,如做全部子宫内膜切除,则切除下 1/3 直至宫颈管。技术十分娴熟时,亦可通过移动电切镜增加切割的长度,自宫底部开始到子宫峡部,每次将切除的组织条立即带出。切除的深度取决于子宫内膜的厚度,目的是切至内膜下 2～3mm,此深度足以切净除扩展极深者外的全层子宫内膜,又不致切到较大的血管,如子宫内膜曾经过预处理,一般很少需要一次以上的切割,即可达到预期的深度。如子宫内膜较厚,可在电切后再电凝一遍,可以提高疗效。约有 1/4 的病例合并肌瘤,同时切除＜3cm 的黏膜下肌瘤一般无困难,备有必要的设备也可切除较大肌瘤。切割完成后退出电切镜,卵圆钳或刮匙取出内膜碎屑,少量内膜碎片于术后数日可自行排出。将内膜碎屑送作组织学检查,与其他将子宫内膜在原位毁坏的子宫内膜去除术相比,这是 TCRE 术的最大优点。宫腔排空后,放回电切镜,检查有无残留内膜或大的出血点,前者需切除,后者用切割环或滚球电极电凝。灌流系统使宫内压增高,术中出血不常见,膨宫压力降低后出血点明显,除非出血量大,不值得耗费时间进行电凝。如手术的目的是无月经,可将宫颈管上半部的内膜切除,以保证切除了子宫内膜的下界,切割较浅,尤其侧壁有子宫动脉下行支。有人用滚球电极电凝宫颈管内膜,但是此处术后有继发出血的危险。切除子宫颈管内膜不会引起宫颈狭窄,可能因为手术实际上是加宽了宫颈管。术后形成新的焦黄色桶状宫腔。其具体操作步骤如下。

1. 检视宫腔,如内膜较厚,可先吸宫。

2. 首先用垂直电切环切割宫底部,电切深度达子宫内膜下方的浅肌层,用混合电流,电流功率 80～100W。也可用滚球电极电凝宫底部内膜。

3. 用 90°切割环或带状电极顺时针或逆时针方向,从宫底切面开始,自上而下,依序切除子宫壁的内膜及浅肌层。

4.电切一般先从子宫后壁开始,依序切除子宫侧壁及前壁的内膜及浅肌层组织。下界终止在子宫颈内口下1cm,为全部子宫内膜切除,或终止在子宫颈内口上方1cm,为部分子宫内膜切除。

5.切割时一般将电切环的移动长度限制在2.5cm以内,首先切净子宫上1/3的内膜,之后切除中1/3,如作全部子宫内膜切除,则切除下1/3直至宫颈管。用卵圆钳自腔内将组织碎屑一片片夹出,但灌流液要从宫颈口流出,每次宫腔的膨胀和塌陷都会引起子宫出血,妨碍宫腔镜的视线。少量内膜碎片于术后数日可自行排出。技术娴熟时,可通过移动电切镜增加切割的长度,自宫底部开始到子宫峡部,每次将切除的组织条立即带出。

6.宫腔排空后,放回电切镜,检查并切净残存的子宫内膜岛。

7.术终降低膨宫压力,检查出血点,电凝止血,检视宫腔。

8.TCRE术后,形成焦黄色的筒状宫腔。

9.内膜碎屑送作组织学检查 Magos 将子宫内膜切除术分为全部切除(total resection)和部分切除(partial resection)两类,其区别在于切除的范围,而不在于切除的深度。全部切除包括全部宫腔和上端宫颈管。相反的,部分切除并不是部分深度切除的同义词,而是宫腔上2/3全层厚度内膜切除,留下未处理的内膜边缘,宽度近1cm位于子宫峡部。常规行部分切除者怕全部切除引起宫颈狭窄,如宫腔内还有功能性内膜,则可继发宫腔积血,临床所见积血多在底部,而非峡部,因此,除希望术后仍有月经外,无必要行部分切除。资料证明切除越广泛,术后无月经或月经过少者比例越大,目前作部分切除者已罕见,多数学者切除的下界为子宫内口。

(二)子宫内膜去除术(endometrial ablation,EA)

术前未作子宫内膜预处理者应先吸宫,将子宫内膜尽可能吸出,以保证手术的彻底性。轻压滚球电极/滚筒电极,使与组织接触,然后脚踩电凝踏板通电,电流功率40~60W。因电极破坏的组织量相对较大,故电极移动之前需在同一点停留短暂时间,所需时间是等待电极周围的组织变白,约<1s。一旦电极周围组织变白,即可缓慢向宫颈移动电极,移动时电极前面可见组织破坏区,以此监视电极滚动速度。系统电凝子宫各壁内膜,从何侧开始均可。在宫底和输卵管开口电极难以滚动,电凝时将电极置于一点,通电,然后退出,如此重复数次,直至宫底和邻近的宫角全部电凝为止。注意不要将电极向输卵管口推进。电凝终止于宫颈内口,但有时很难辨明,可于扩张宫颈前,用一滴亚甲蓝加10~20mL生理盐水,缓慢注入宫腔,用5mm或更细的检查镜观察,见子宫内膜蓝染,输卵管口为深蓝色点子,宫颈管呈平行的蓝线。因电凝改变了子宫内膜的外观,手术终了检查有无未凝到处非常困难。电凝内膜表面的形状有助术者发现子宫腺肌病,富于细胞的组织较纤维组织导电性能好,子宫内膜较肌层组织阻抗低,子宫内膜较周围肌肉组织破坏得更彻底,于是有子宫腺肌病处出现横槽,电极滚动时有碰撞之感。因子宫内膜腺体深达肌层以下,电凝腺体组织可能不完全,此区需用切割环切除。

Vercellini 等研究比较了用汽化电极作 EA 和用标准环形电极切除子宫内膜两种术式的灌流液回吸收、手术时间和手术的困难程度,结果汽化电极 EA 组灌流液差值为 109±126mL,TCRE 的灌流液差值为 367±257mL,P<0.001,其他无差异。

六、术后处理

1. 术后酌情使用抗生素预防感染。

2. 观察体温、血压、脉搏、心率、麻醉恢复期及搬动后的反应，术中出血较多、血容量不足可引起低血压。如术时所用的灌流液温度过低，术后患者会出现体温下降及寒战，应采取保温措施。

3. 可给缩宫素和(或)止血药物，有急性活动性出血者，可将球囊导尿管放置宫腔内，球囊内注入灭菌生理盐水适量，至出血停止为止，一般约 8～20mL。必要时再次宫腔镜下电凝止血。

4. 因术后麻醉反应，常引起恶心、呕吐等，需禁食 6h。

5. 注意电解质及酸碱平衡。

七、手术难点解析

1. 宫腔膨胀不良　为最常见的问题。常见的原因有宫颈松弛、子宫穿孔和膨宫压力低下，因宫内压力低，后者常伴有出血。对宫颈松弛者，可缝合或用宫颈钳围绕宫颈挟持；可疑子宫穿孔应立即停止手术，检查腹部体征，B超观察子宫周围及腹腔有无游离液体；有时膨宫不良是子宫收缩所致，可静脉滴注阿托品；值得注意的是有些子宫对以上处理无反应，多见于宫腔过小、有子宫肌瘤及子宫腺肌病者。入水、出水接口阀门不够通畅，内外镜鞘间有血块堵塞，入水管打折或盛灌流液容器进气不畅等亦可导致膨宫不良。

2. 宫腔内碎屑、血液清除过慢　出水吸引压不足，内外鞘间、外鞘筛孔或入水接口阀门被组织碎屑、血液堵塞，出水不利，灌流液在宫内循环减慢，致宫腔内碎屑、血液不能及时清除，影响视线及手术进程。增加吸引压，清洗镜鞘即可解决。

3. 切割不充分　被切割的组织未离断，组织块似大息肉飘浮在宫腔内，最常见的原因为切割环尚未退回鞘内即停止通电。若非此因，则应检查是否电切环断裂或变形，变形的切割环在切割终止时不能回到鞘内，可用手指将环轻轻向内推，使其能退回鞘内为止。此外，切割电流强度过低亦导致切割不充分，可增加电流功率。

4. 子宫内膜和宫腔观察不清　除上述宫腔膨胀不良及宫腔内碎屑、血液清除过慢等因素外，切割下的碎片、子宫前壁的气泡和突向宫腔的肌瘤等均妨碍视线。在未学会将组织碎片推向和聚集于宫底之前，组织碎屑的干扰十分麻烦，可于再次切割前将组织碎片排出，或改为下移镜体切除全长组织条，并立即取出的方法。增加吸引压或调整体位有助于子宫前壁的气泡排出。宫内肌瘤妨碍视线只有全部或部分切除才能解决。

5. 灌流液吸收过快　原因有膨宫压力过高和子宫穿孔。发现后应立即停止手术，检查有无子宫穿孔，除外后手术可继续进行；宫颈撕裂及不全子宫穿孔亦增加灌流液的回吸收，如无子宫穿孔，应尽快结束手术；此外，还应注意灌流液有无泄漏，在膨宫压力过高时灌流液并未全部灌注于宫腔内。

6. 术中出血　膨宫压力低，切割时电凝电流强度不足，切割过深及子宫肌瘤等均可引起妨碍手术操作的出血。可增加膨宫压力，增加混合电流中电凝的强度，电凝出血的血管，子宫肌肉的血管层位于黏膜下 5～6mm 处，有较多血管穿行其间，切割深达血管层时，可致多量出血，所以切割深度应掌握在血管层之上；如为肌瘤出血，可围绕假包膜电凝血管。

7. 术后出血　常见的原因有切割过深、感染和组织碎屑残留宫腔。可于宫腔内放置球囊导尿管压迫止血，给抗生素，排空宫腔残留物，同时用宫缩剂、止血剂等。放置球囊导尿管4～6h应取出，有因放置时间过长导致子宫肌壁坏死者。

8. 切割注意事项

(1)宫底处最难切，又易穿孔，因此必须小心从事，注意不要将切割环向肌层推得过深，尤其在切过肌层最薄的两角时，切宫角时每次浅些削刮，直至切净所有内膜，比一次深切穿孔的危险少。

(2)切除的深度取决于子宫内膜的厚度，目的是切至内膜下2～3mm，此深度足以切净除扩展极深者外的全层子宫内膜，又不致切到较大的血管，如子宫内膜曾经过预处理，一般很少需要一次以上的切割，即可达到预期的深度。

(3)膨宫压力不足时，子宫的两侧壁可呈闭合状，两侧子宫角较深，常有残存的子宫内膜，应于术终加大膨宫压力，检查和切除残存的子宫内膜组织。

(4)子宫内膜及其浅肌层切除后，如自切割基底的肌层中出现粉红或鲜红色的子宫内膜组织，呈喇叭花状，为子宫腺肌病的病灶。

(5)如子宫内膜较厚，可在电切后再电凝一遍，可以提高疗效。

(6)资料证明切除越广泛，术后无月经或月经过少者比例越大，目前作部分切除者已罕见，多数学者切除的下界为子宫颈内口。

(郭俊利)

第四节　子宫纵隔矫治术

一、概述

女性生殖系统起源于双侧副中肾管/苗勒管(Mullerian duct)。约在胚胎发育4～6周，双侧副中肾管发育并向中线靠拢，其中段和尾端相互汇合形成子宫体、宫颈及阴道上1/3。在子宫形成过程中，双侧副中肾管要经过发育、合并、腔化、隔膜的融合吸收等复杂的演化过程；在这一过程中，由于受各种因素的影响并导致了发育异常，则可能引起各类生殖系统畸形。女性生殖道畸形大多以引起月经异常或生育失败而就诊，临床常见的生殖道发育异常包括：

1. 阴道发育异常　先天性无阴道、处女膜闭锁、阴道纵隔、阴道横隔、阴道斜隔/综合征、阴道闭锁。

2. 子宫发育异常　按照1988年美国生殖学会(American Fertility Society,AFS)分类：①苗勒管发育不全(阴道发育不全、子宫颈发育不全、子宫底部发育不全、输卵管发育不全、以上多种畸形合并存在)。②单角子宫(两侧子宫腔相互连通、两侧子宫腔不连通，残角子宫没有内膜腔、没有未发育的残角子宫)。③双子宫。④双角子宫(完全双角子宫、部分双角子宫)。⑤纵隔子宫(完全纵隔子宫、部分纵隔子宫)。⑥弓形子宫。⑦乙底酚药物相关的畸形。

3. 输卵管与卵巢发育异常　在上述生殖系统异常中，被列为四级宫腔镜手术矫治的畸形主要是纵隔子宫畸形和阴道斜隔综合征。

(1)子宫纵隔的形成机制：子宫纵隔畸形是由于双侧副中肾管正常发育并融合后，其间的隔膜吸收退化障碍所致的子宫腔形态学异常，是女性生殖系统畸形中最为常见的类型。由于纵隔所致的子宫腔解剖学异常以及纵隔组织和被覆内膜与子宫肌壁组织的结构与组织学差异,有症状纵隔子宫的临床表现主要是流产与不孕。文献报道,在反复流产人群中,纵隔子宫发生率约占 13%;而在不孕人群中,纵隔子宫的发生率为 3.4%~17.9%。

(2)纵隔子宫分类:根据纵隔子宫的形成机制,纵隔子宫与正常子宫外形特征基本相同或略有不同,典型的纵隔子宫外形特征是子宫横径略大于前后径,宫底平坦。根据纵隔组织的形态和纵隔尖端的附着位置,分为不全子宫纵隔和完全子宫纵隔。不全子宫纵隔的末端终止在子宫内口以上水平,将子宫腔一分为二,大部分子宫纵隔属于该种类型,在宫腔镜下可见不全纵隔组织,将宫腔分为左右两部分,分别可以看到二侧宫腔与输卵管开口,在宫腔镜下观察纵隔末端在宫腔内的位置,类似"鼻孔征"样的表现;联合 B 超检查,在膨宫液与膀胱内液体形成的双向透声中,纵隔子宫显示出类似"猫眼征"样的声像学表现;完全子宫纵隔末端终止在子宫内口以下水平或宫颈外口,外观看似"双宫颈",约占子宫纵隔的 14%~17%,其在超声声像图上也有类似"猫眼征"样的表现,有 20%~25% 的子宫纵隔合并阴道纵隔。

二、手术指征

1.由于纵隔子宫所致妊娠失败,如反复妊娠丢失(流产、早产)、胎位异常、胎死宫内等。

2.由于纵隔子宫所致不孕。

三、术前准备

1.妇科常规检查,初步诊断并明确手术指征、排除手术禁忌证。

2.宫腔镜检查,全面了解宫颈及宫腔形态、明确中隔类型、内膜状态以及可能引起不孕不育的相关因素。

3.常规阴道清洁。

4.宫颈预处理 术前晚放置宫颈扩张棒或后穹窿放置卡孕栓,软化扩张宫颈;对于完全纵隔合并阴道纵隔者,分别于双侧宫颈管放置宫颈扩张棒或后穹窿放置卡孕栓。

5.宫腹腔镜联合手术术前常规准备。

四、麻醉与体位

气管插管全麻。膀胱截石位。

五、手术步骤

(一)子宫不全纵隔切除术

1.腹腔镜探查 目的为了解子宫外形结构、双侧输卵管卵巢及盆腹腔情况,协助宫腔镜明确纵隔子宫诊断;监护子宫腔内手术操作;处理盆腹腔相应病变及子宫穿孔(一旦发生)。

(1)常规气腹形成,脐孔处穿刺套管置入腹腔镜,全面观察子宫外形结构、双侧输卵管卵巢及盆腹腔情况;结合宫腔镜所见及子宫腔形态改变,明确诊断,排除双角子宫、鞍状子宫以及双子宫等畸形。

(2)监护宫腔镜手术操作,注意子宫浆膜面变化,拨开肠管避免损伤;当宫腔镜分离至纵隔基底部与子宫交界处时,进行"透光试验"协助判断切割深度,避免子宫穿孔,一旦发生子宫穿孔及时进行相应处理。

（3）处理盆腹腔同存病变。

2.宫腔镜手术

（1）常规阴道消毒并放置窥器，探针测量宫腔深度后，Hegar扩宫棒逐号扩张宫颈至11～12号，置入手术宫腔镜全面观察宫腔，明确纵隔形态、长度、起始及其末端宽度、双侧输卵管开口以及被覆内膜情况。

子宫不全纵隔宫腔镜下所见：宫腔形态失常，纵隔组织将子宫腔自上而下分为两部分，纵隔末端终止在子宫内口以上水平，纵隔的宽度和厚度各有差异，因人不同；宫底两侧各见一输卵管开口。

（2）通常以针状/环形电极自中隔末端自下而上，左右交替分离/切开纵隔组织，对于薄而膈面宽大的纵隔组织，也可直接用环形电极切除部分之。

（3）待纵隔组织分离至宫底后，空腔内高出内膜平面的隔状组织可以环形电极切除至与周围内膜水平，注意勿损伤内膜，以免日后形成瘢痕影响月经及受孕卵着床。

（4）待纵隔组织分离近子宫底部时，常用针状电极小心分离隔状组织，直到恢复子宫底部解剖形态，显露两侧输卵管开口。

（5）透光试验协助判断纵隔组织切割程度，具体做法：

1）将宫腔镜前端贴近子宫底部（膈底创面）并左右缓慢移动，调暗腹腔镜光源，可以看到自子宫腔透出均匀一致的光亮，说明中隔组织切除合适。

2）或将腹腔镜贴近子宫底部（浆膜面），调暗宫腔镜光源，可见光亮自宫底透入子宫腔。

3）透光不均匀或透光变暗，说明隔状组织切割不充分，应小心分离，并动态实施透光试验，直至透光均匀一致。

（6）恢复宫腔正常形态，双侧输卵管开口可见，无活动性出血，置入宫内节育器预防创面粘连。

（二）完全子宫纵隔切除术

1.对合并阴道纵隔者，在实施纵隔子宫矫治前应先切除/分离阴道纵隔。

（1）以两把Killy钳上下分别钳夹阴道纵隔组织，沿两钳中间切开，00可吸收缝线缝合止血，如此逐步分离缝合，直到阴道纵隔起始部。

（2）钳夹分离纵隔组织，应注意勿偏离中线，以免向上损伤膀胱，向下损伤直肠。

2.宫腔镜手术

（1）以探针分别由宫颈的"两个开口"探查宫腔并记录深度，Hegar扩宫棒分别经两侧逐号扩张宫颈至11～12号。

（2）先自一侧宫颈开口置入宫腔镜，探查宫腔形态、输卵管开口情况以及中隔组织形态与延伸部位，然后推出镜体自另一侧进入，交替观察两侧上述情况。特别注意宫颈内口以下宫颈管内中隔组织的连续性，与对侧宫腔有无交通（中隔与宫颈黏膜的连续性中断）以及交通口的大小等。大部分完全纵隔子宫，宫颈管内纵隔区域一侧与宫颈黏膜连续性中断，形成部分缺损，向下延伸至宫颈外水平时，又恢复其完整，形成有交通支的完全纵隔子宫；极少情况下，宫颈管区域的纵隔组织无交通，隔状组织一直延伸至宫颈外口。

（3）有交通支的完全纵隔，可自交通支的上端开始，以针状/环形电极左右交替分离进行分离/切开，具体方法与不全纵隔分离相同。

（4）无交通支的完全纵隔，可在一侧宫颈管内放入探针或扩宫器作为引导，于子宫内口水平向对侧"打隧道",待左右侧宫腔相通后,按不全纵隔进行手术处理。

(5)宫、腹腔镜联合透光试验(同上),协助判断纵隔组织切割程度。

六、术后处理

1. 心电、血压监护、低流量吸氧 4h。

2. 保留尿管,术日静脉输液毕拔除。

3. 术后 6h 即可下床活动,肛门排气后可进食半流质饮食,逐渐恢复正常饮食。

4. 酌情使用抗生素。

5. 使用人工周期促进子宫内膜修复,2~3 个周期后,宫腔镜二探,评估宫腔形态,取出宫内节育器,指导受孕。

七、难点解析

TCRS 是子宫腔的整复性手术,目的是切除或分离纵隔组织,恢复子宫腔的正常解剖形态。临床上,实施宫腔镜子宫纵隔切除和分离的方法有多种,如高频电切割分离法、光纤激光分离法、机械剪除法等,在这些方法中只是选用的能源不同,目的都是去除纵隔组织,其中以高频电为能源的宫腔镜子宫纵隔分离方法在临床上较为常用。由于接受子宫纵隔切除手术的患者均有生育要求,为避免对其生育功能的影响,手术操作时应注意以下几点:

1. 纵隔组织分离的对称性 组织学研究发现,纵隔组织中血管的分布较与之相连的子宫肌壁明显减少。手术中无论使用环形电极或针状电极实施分离操作,只要不偏离纵隔组织中线,一般很少出血。因此,手术中应对纵隔组织形态特征(膈长、膈宽、膈厚)应有全面了解,纵隔组织与子宫腔前后肌壁的交汇分界也是手术中操作电极不能逾越的"边界",在这一范围内,实施作用电极左右交替的分离/切割操作,直到纵隔基底部。施术中偏离中线超越纵隔与子宫肌壁的交汇分界,不仅可致术中出血,而且损伤子宫内膜及肌壁组织,甚至子宫穿孔发生,影响日后妊娠。

2. 避免纵隔组织残留或"过切" 对纵隔基底部的处理关乎手术疗效。分离/切割过深可能损伤底部子宫肌壁,增加出血或子宫穿孔风险;但是,分离/切割不够纵隔组织残留增加再次手术可能。对纵隔组织基底部的处理宜"恰到好处",既不要残留,也不能"过切",从以下几个方面通常作为判断中隔分离是否合适指标:

(1)以双侧输卵管开口为标志,纵隔分离创面中点至双侧输卵管开口连线与两侧输卵管开口连线呈 15°夹角时,提示纵隔组织分离到位。

(2)纵隔组织中血管分布稀疏,当手术操作中创面出现较为密集血管,提示到达纵隔组织与子宫肌壁交汇分界。

(3)利用腹腔镜和宫腔镜光源实施透光试验,当子宫底部透光均匀一致并与周围子宫肌壁透光相同,提示纵隔组织分离合适。

(4)B 超影像观察,利用膀胱与宫腔内灌流介质形成的双项透声,在超声影像图上测量宫底部厚度与子宫体部相当。

3. 宫颈纵隔的去留 以往对完全纵隔宫颈部位纵隔的分离与否存有争议。理论上讲,切除宫颈部位纵隔降低手术难度,特别是对于无交通的完全纵隔。但是,由于纵隔组织对宫颈发育的影响,切除主要为纤维结缔组织的宫颈纵隔,可致宫颈管松弛,宫颈功能不全,并由此引起孕期早产的风险增加。因此,子宫完全纵隔的分离/切除手术应保留宫颈部纵隔组织。

4.联合腹腔镜的意义　子宫纵隔是子宫发育异常所致的形态学改变,需要对子宫的内、外部结构全面了解的基础上做出正确诊断。与此同时,还要与其他子宫的形态学异常进行鉴别,例如双角子宫、双子宫等。腹腔镜以其能够直观、全面观察子宫的外形结构、双侧输卵管卵巢以及盆腹腔器官等优势,避免了 B 超影像学可能出现的"假阳性"干扰。特别是腹腔镜的直观优势,对于及时发现子宫不全穿孔或穿孔,为及时进行修补和相应处理提供了便利条件,避免了 B 超监护只能发现穿孔但不能进行修补的局限。不仅如此,联合腹腔镜还能够对盆腔内并存的病变进行同期处理。

(郭俊利)

第五节　全子宫切除术

腹腔镜全子宫切除术是在经腹子宫切除、经阴道子宫切除以及腹腔镜辅助的经阴道子宫切除手术的基础上逐渐发展和成熟起来的子宫切除方式,目前已在临床广为普及应用。本章节根据子宫体积大小和是否合并子宫内膜异位症等病变分别讨论不同条件下的腹腔镜子宫切除手术要点与操作技巧。

一、子宫体积＜12 孕周的全子宫切除术

(一)概述

子宫切除术是妇科临床常见的手术方式,在美国,每年大约有 60 万例子宫切除术,而我国估计每年子宫切除术例数在 280 万以上。传统妇科的全子宫切除手术途径主要是经腹和经阴道实施,20 世纪 80 年代(1989 年)美国学者 Hary Reich 第一例腹腔镜全子宫切除术的问世,开创了全子宫切除手术的崭新局面。如今,随着腹腔镜手术器械与设备的日臻完善与技术技巧的不断成熟,腹腔镜全子宫切除手术与开腹及经阴道手术一起,已经成为妇科临床医师的必备技能。

实施腹腔镜子宫切除的主要术式包括腹腔镜辅助的阴式子宫切除术(laparoscopic assisted vaginal hysterectomy,LAVH)、腹腔镜全子宫切除术(laparoscopic total hysterectomy,LTH)、腹腔镜次全子宫切除术(laparoscopic subtotal hysterectomy,LSH)腹腔镜筋膜内子宫切除术(classicintrafascial SEMM hysterectomy,CISH)以及保留子宫动脉上行支的子宫切除术等。LAVH 是将子宫切除术中子宫动脉上/下水平经腹腔镜完成,其余步骤经阴道完成;LTH 则是在腹腔镜下完成子宫切除的所有步骤,包括阴道残端缝合;LST、CISH 与保留子宫动脉上行支的子宫切除术均保留了宫颈周围环的解剖学结构,既切除了子宫体部病变,又减少了对盆底解剖学结构的破坏,被认为是子宫切除的改良术式。

(二)手术指征

1.各类子宫良性病变,保守性治疗失败。

2.年长、无保留子宫及宫颈愿望。

3.宫颈锥切确诊的宫颈原位癌。

4.子宫内膜癌Ⅰ期和卵巢癌分期手术中的子宫切除。

（三）术前准备

1.肠道准备　术前 12h 流质饮食，术前 6～8h 禁食水、常规洗肠；对疑有盆腹腔粘连或合并严重的子宫内膜异位症患者，应进行充分的肠道准备，术前清洁洗肠。

2.阴道准备　术前 1～3d 常规阴道擦洗，每日一次。

（四）麻醉与体位

1.通常情况下选择全身麻醉。

2.体位选择　改良臀高头低膀胱截石位：臀部越出床缘 10～5cm，臀高头低 15°～20°，大腿外展夹角约 70°～90°，大腿与腹部在同一水平（图 8-1）。

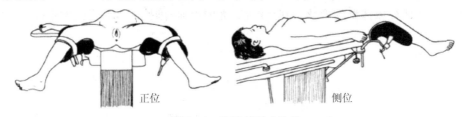

正位　　　　　　　　　　侧位

图 8-1　腹腔镜手术体位

（五）手术步骤

1.穿刺孔选择与建立气腹　实施子宫体积小于 12 孕周的子宫切除手术，腹腔镜穿刺孔选择在脐孔内（脐盘）或脐孔的上/下缘处即可，对于有开腹手术史的患者，可在脐孔与剑突连线上酌情选择穿刺位置，以免损伤肠管。操作穿刺孔选择分别在脐孔与髂前上棘连线的外侧，避开腹壁大血管区，如在耻骨上增加操作穿刺孔，宜在腹中线上旁开 3～4cm 的侧脐韧带外侧酌情选择，或依据施术者习惯，避开腹壁血管区域选择。

2.气腹形成，置入腹腔镜，全面探查盆腹腔，明确子宫位置、大小、与周围脏器关系以及双侧附件情况。

3.处理子宫圆韧带　分别钳夹提拉子宫圆韧带，于其近中段靠内侧电凝并切断之，稍加分离圆韧带下方间隙，便于暴露卵巢固有韧带。

4.处理卵巢固有韧带和输卵管　以举宫器顶举子宫并向一侧偏离，充分暴露切除侧卵巢固有韧带与输卵管，分别于卵巢固有韧带中段内侧与输卵管狭部水平钳夹、电凝并切断之；对侧同法处理。

如果同时进行附件切除，应贴近卵巢钳夹、电凝骨盆漏斗韧带并切断之。骨盆漏斗韧带内含有供养卵巢的血管，可用电凝闭合血管后断离；也可先将卵巢系膜处腹膜打开，将骨盆漏斗韧带结扎后剪断。操作时应注意输尿管的走向，以免损伤。

5.处理子宫阔韧带　沿子宫圆韧带断端处提起并剪开阔韧带前叶腹膜，环形向下剪开膀胱腹膜反折至对侧圆韧带断端，与该水平分别剪开阔韧带后叶腹膜至骶韧带附着处，也可将前后叶腹膜一起切断而不必分开，切至子宫峡部水平，注意勿伤及子宫血管。

6.下推膀胱　沿打开之膀胱腹膜反折钝性分离膀胱宫颈间隙，使膀胱随之下移，通常下推膀胱至宫颈外口下方 0.5～1.0cm，充分暴露阴道穹窿与举宫器的杯状切缘。

7.处理子宫血管　充分游离宫旁疏松组织暴露子宫动静脉及其血管分支，于子宫峡部水平钳夹并电凝子宫血管，待确保子宫血管完全闭合后，剪切分离子宫血管。

对子宫血管的处理也可以选择缝扎法，于子宫峡部水平用 1-0 号可吸收缝线紧贴宫颈缝扎子宫动静脉并打结，于结扎线结上方电凝子宫动静脉后切断之。

8.处理子宫骶主韧带　阴道举宫杯充分上举子宫,暴露子宫骶主韧带,以双极钳紧贴宫颈钳夹并电凝后剪断。

9.切开阴道穹窿　充分上举并旋转举宫杯,暴露穹窿部位,用单极电钩或者超声刀环形切开穹窿,游离子宫并经阴道取出之。

10.缝合阴道残端　通常将装有湿纱布的手术用乳胶手套填塞阴道,保持气腹状态,以1—0号的可吸收线连续/间断/锁边缝合关闭阴道残端,酌情缝合盆底腹膜,检查创面有无渗血。

(六)术后处理

1.观察生命体征以体温的变化,及时发现有无内出血、副损伤等并发症发生。

2.观察尿管尿液量及颜色。

3.如放置腹腔引流管,观察盆腔引流管引流液的性质、色、量的变化。

4.观察胃肠功能恢复情况,以及排便的变化。

(七)难点解析

1.子宫血管的处理　在实施子宫血管的电凝或者缝扎之前,应充分游离宫旁疏松组织,确认膀胱已下移以及输尿管远离子宫血管,避免由此造成的输尿管损伤。对于严重盆腔粘连、子宫内膜异位症手术时,由于正常的子宫旁解剖结构破坏,在使用能源处理子宫血管时增加了电热效应对输尿管损伤的风险。此时,尤其应分清解剖学结构,合理使用能源器械以及酌情缝合处理血管等,是减少输尿管损伤的有效措施,对于严重粘连而致困难的子宫切除手术,有条件可以选择红外线显示的输尿管插管,帮助术中识别输尿管走向,避免损伤。

2.骨盆漏斗韧带处理　同时行双侧附件切除的全子宫切除手术,在处理骨盆漏斗韧带时应注意暴露输尿管走行,避免由于钳夹或电凝造成输尿管损伤。对于重度盆腔粘连或因子宫恶性肿瘤切除附件时,应先打开后腹膜,辨认输尿管走向,高位游离骨盆漏斗韧带血管,于骨盆入口水平钳夹/缝合并切断之,避免输尿管损伤。

3.膀胱损伤　既往有剖宫产术史或者子宫前壁下段子宫肌瘤剥除手术史者,由于膀胱反折腹膜周围粘连形成,可能造成下推膀胱困难以致损伤膀胱,此时应该选择在瘢痕切口下缘切开返折腹膜,避开粘连瘢痕,采用钝性分离法下推膀胱,分离过程中要找到正确的分离层次,不可强行锐性分离;也可以采用侧路进入分离法,即从膀胱返折腹膜瘢痕外侧疏松腹膜处打开,向膀胱宫颈间隙分离,达到下推膀胱的目的。对于子宫下段严重粘连、腹腔镜下分离困难时,也可以选择经阴道入路分离膀胱宫颈间隙,钳夹宫颈前唇,于膀胱附着处下方 0.5cm 处半环形切开阴道黏膜,找到膀胱宫颈间隙,自下而上分离直到膀胱腹膜反折处,此时,在腹腔镜直视下切开膀胱腹膜反折,以降低膀胱损伤的风险。

二、子宫体积≥12 孕周的全子宫切除术

(一)概述

子宫体积增大常由单个或多发性子宫肌瘤引起,子宫肌瘤可以是浆膜下肌瘤或肌壁间肌瘤,亦可是黏膜下肌瘤。当子宫体积≥12 孕周,常称为大子宫,关于大子宫的评价目前尚无统一标准,通常把子宫体积≥12 孕周定义为大子宫,但这一评价方法常常受医生经验、子宫以及子宫肌瘤位置等许多因素影响,主观性较强。另一种评估子宫大小方法是 B 超估重法,把子宫看作圆锥体,B 超测量子宫三个径线计算子宫体积和重量,该法相对客观、准确。目前,多

数文献认为子宫重量＞280g 就可视为大子宫。大子宫的切除既往主要通过开腹手术来完成，部分可经阴道手术完成。腹腔镜手术开展初期认为子宫≥12 孕周患者，由于子宫巨大，术野暴露困难，操作空间受限，易发生手术时间长、出血量多及盆腔脏器损伤，故不宜行腹腔镜下全子宫切除术。但随着腹腔镜手术器械的发展和镜下操作技巧的娴熟，对于子宫≥12 孕周大小的子宫行 LTH，已不再列入腹腔镜的禁忌证范畴。国外文献表明，腹腔镜下子宫切除术与阴式子宫切除或经腹子宫切除相比，术中出血、膀胱损伤及术后出血、医源性子宫内膜异位症、尿瘘及粪瘘等并发症差异无显著性。腹腔镜下大子宫切除术并发症的发生与手术的难度、粘连广泛程度以及术者的经验、手术器械配置是否完善等综合因素有关。如何顺利完成手术、避免手术并发症发生，术前充分评估、熟悉适应证和禁忌证是手术的关键。

（二）手术指征

1. 子宫肌瘤导致月经量过多或不规则阴道流血致贫血。

2. 子宫肌瘤压迫周围脏器，如膀胱、直肠，引起相应症状。

3. 子宫肌瘤生长迅速、疼痛、软化、疑有变性或恶变者。

4. 子宫肌瘤合并宫颈良性病变或宫颈上皮内瘤变。

5. 子宫肌瘤合并子宫内膜良性病变（单纯性内膜增生过长、复杂性内膜增生过长、多发性息肉）或不典型增生。

6. 子宫腺肌病痛经症状较重者。

7. 子宫体积≤16 孕周大小。

（三）术前准备

1. 术前评估术　前应作好病史采集，血、尿、便三大常规道分泌物查滴虫、真菌、清洁度化验，阴道及宫颈脱落细胞学检查，诊断性刮宫排除宫颈病变或宫内膜病变，胸部 X 光摄片检查，心电图、肝肾功能、凝血功能检查，尤其 B 超、MRI 等影像学检查确定诊断，判断子宫肌瘤的大小、数量、部位以评估腹腔镜手术的难易程度。

2. 关注患者的心理调节　患者术前常有恐惧心理，畏惧疼痛，担心手术效果，因此需对患者进行心理安抚，使患者和家属明确手术目的和意义、手术计划和有关问题，积极支持与配合手术。

3. 与患者及其家属充分沟通　阐明手术所能解决的问题，又要告知近、远期可能会发生的问题及处理对策，本着知情同意的原则签署手术同意书。

4. 腹部术野准备　同一般腹腔镜手术，尤应注意脐孔的清洁。

5. 阴道准备　术前 3d 常规阴道擦洗，每日 2 次。

6. 饮食及肠道准备　术前禁食 8h，术前 2h 禁饮，术前晚给予 2% 肥皂水灌肠一次，手术当日晨清洁灌肠。

7. 备血　手术前日为患者抽血送血型鉴定、血交叉检查，根据患者贫血情况准备适量成分血。

8. 留置尿管　以术前留置为宜，在消毒铺巾后进行。

（四）手术步骤

1. 放置举宫器消毒腹部术野后再消毒会阴术野、铺无菌巾、建立人工气腹、置腹腔镜后探查盆腹腔脏器，评估手术的可行性。消毒阴道后暴露宫颈，放置举宫器。

2. 凝断输卵管峡部及卵巢固有韧带　助手将子宫上举并推向右侧，术者左手夹持左侧输卵管及卵巢固有韧带并牵向左前方,右手持双极电凝输卵管峡部和卵巢固有韧带后剪断,注意电凝、剪断卵巢固有韧带时应靠近宫角部以保护卵巢组织和血供,但宫角部血供丰富易出血,故电凝时间应稍长,笔者经验为灼面泛黄为宜。同法处理对侧输卵管峡部及卵巢固有韧带。亦可用超声刀或 Ligasure 处理输卵管峡部及卵巢固有韧带,二者均止血确切,操作简单。

3. 处理子宫圆韧带及阔韧带 将子宫上举并推向右侧,术者左手钳夹圆韧带中间并向左侧牵拉以保持张力,右手持双极电凝圆韧带上中 1/3 处,电凝宽度约 5～10mm,组织泛黄后助手持剪刀于凝固组织中央剪断。圆韧带凝断后用双极镊子插入阔韧带前、后叶之间,分离疏松组织,顺势沿阔韧带前、后叶组织菲薄处往下用双极电凝、剪开至宫颈内口处之阔韧带腹膜。同法处理对侧圆韧带及阔韧带。亦可用超声刀或 Ligasure 凝断圆韧带和阔韧带,更快捷、安全、术野干净。

4. 剪开子宫膀胱陷凹反折腹膜、分离膀胱 向头端推举子宫并将宫体压向下方,使子宫膀胱陷凹反折腹膜伸展形成一定张力,术者左手钳夹提起反折腹膜,用剪刀或超声刀剪开反折腹膜向两侧扩展直至与阔韧带腹膜切口相连。右手持双极镊子或超声刀紧贴宫颈缓缓下推膀胱至宫颈外口处。

5. 处理子宫血管:将子宫推向右上方,使左侧宫旁组织展开,钝锐性分离宫旁疏松结缔组织,充分暴露子宫血管。左手持弯分离钳钳夹子宫血管及结缔组织并稍向左下牵拉,右手持双极镊在相当于宫颈内口水平处紧靠宫旁电凝子宫血管泛黄后剪断。亦可用超声刀紧靠宫旁凝切子宫血管。同法处理对侧子宫血管。处理完子宫血管后可转阴道手术,即腹腔镜辅助阴式子宫切除术。

6. 处理宫颈主韧带 将子宫上举推向右侧,暴露主韧带,左手持弯分离钳稍向左侧牵拉主韧带,右手持双极镊紧贴宫颈电凝主韧带后剪断。也可用超声刀紧靠宫颈直接凝切主韧带。同法处理对侧主韧带。

7. 凝断子宫骶韧带 弯分离钳于子宫骶韧带外侧近宫颈处稍作分离,右手持双极镊靠近宫颈电凝子宫骶韧带后剪断。亦可用超声刀靠近宫颈直接凝切子宫骶韧带。同法处理对侧子宫骶韧带。

8. 切开阴道穹窿 充分游离宫颈后,上推子宫并将宫体压向后方,术者经阴道左手示指或中指抵于阴道前穹窿顶端作指引直视下避开膀胱,右手持单极电钩或超声刀在手指相抵处切开阴道前壁,抽出左手,更换手套,取出举宫器,橡胶手套内装纱布做成大小适宜的圆形物填塞阴道以防止气体外泄,继之沿阴道穹窿环形切断阴道壁。

9. 取出子宫 取出阴道填塞物,气体自然排出,由于子宫大,可采用"削苹果皮"方式缩小子宫体积后从阴道牵拉出子宫,子宫取出后,经阴道把 1 号可吸收缝线送入盆腔。再把内装纱布的橡胶手套填塞阴道,建立人工气腹。取出之子宫需剖视子宫内膜、肌层及子宫肌瘤,必要时送快速冰冻病理检查以排除子宫恶性病变。

10. 缝合阴道断端 术者左手持分离钳提起右侧阴道残端,右手持针器夹缝针从右侧阴道断端后壁进针,出针后在右侧穹窿黏膜层下潜行,再缝合阴道断端前壁,打结后锁扣式缝合阴道断端。然后 1 号可吸收缝线缝合后腹膜以使盆底腹膜化。

11. 冲洗盆腔、缝合穿刺孔 用生理盐水冲洗盆腔,吸出小凝血块,检查无出血,取出腹腔镜器械,排空腹腔内气体,缝合腹壁上各穿刺孔,顺利结束手术。

（五）术后处理

1.监测生命体征　全麻患者取去枕平卧，将头偏向一侧，防止呕吐物吸入气管。常规吸氧2～3h。患者回病房后应立即测血压、呼吸、脉搏，观察搬动患者后血压、脉搏是否变化。继之可用心电监护仪持续监测血压、脉搏、心率、血氧饱和度2～3h，或者每0.5～1h测血压、脉搏1次，至平稳后停。尤应注意脉搏快慢强弱，慢而强正常，如快而弱应注意有无失血、休克情况。

2.引流　术后留置导尿管24h，术后尿量的重要价值体现在其为术后早期监测患者体液平衡提供了简便的动态观察途径，鼓励术后早期下床活动。

3.体温　术后24～48h往往体温升高，但一般不超过38℃，多为手术创伤、组织吸收反应，即所谓的"无菌热"或"吸收热"。若48h后体温升高仍超过38℃，应考虑有无穿刺孔部位皮下血肿、泌尿系统、呼吸系统感染。

4.饮食及补液　全麻复苏后可予流质饮食，但禁奶类和糖类，适当由静脉补充液体，肛门排气后可进普通饮食。静脉补液遵循个体化原则，根据手术时间、失血量、术中补液量等，未恢复正常饮食前，每日由静脉补充1500～2500mL平衡晶体液和糖溶液。

5.早期下床活动　全麻复苏后即可开始床上活动，无高热、心血管疾病等禁忌证时，术后24h即可下床活动，可促进肠蠕动，减轻腹胀，预防肠粘连和肺部并发症。术后3～5d可予出院。

6.抗生素的使用　术后一般预防性使用抗生素24～48h，治疗性应用者根据血培养、分泌物培养和药敏试验选择抗生素或经验性使用强效、广谱抗生素并延长使用时间。

7.随访　术后休息1个月，2个月门诊随访，随访内容包括妇科检查、盆腔超声等，根据恢复情况和检查结果指导患者日常生活、工作。性生活于术后3个月始可恢复。

（六）难点解析

1.手术术野暴露困难、操作空间狭小　由于子宫较大，故手术术野暴露困难、操作空间狭小，可采取如下措施扩大手术野：

（1）将置镜孔及操作孔相应上移：置镜孔移至脐上3～4cm，其他操作孔相应上移1.5～2cm，可以扩大镜下视野及操作空间。

（2）先将位于宫底部及子宫前壁的肌瘤剔除，使子宫体积缩小而方便操作：剔除前局部注射缩宫素20U或垂体后叶素6U。位于宫底及子宫前壁的中等大小（直径4～5cm）的浆膜下或壁间浅层的肌瘤易于剔除且出血较少，创面双极电凝止血后不需缝合。剔除后子宫体积缩小，容易完成镜下全子宫切除。

（3）旋切部分宫体组织：若子宫血管已切断，可用旋切器直接自宫底左侧开始旋切部分宫体组织，往往出血很少。若子宫血管未断，可先用套扎线套扎子宫下段阻断子宫动脉上行支，再旋切宫体，子宫体积缩小后依次完成以后各步骤。

（4）先打开后穹窿：当子宫较大时，由于举宫困难，不能随意摆动子宫，往往不能顺利完成镜下全子宫切除。另外，如果切除大子宫时仍然按照常规首先切开前穹窿，将使子宫的前部失去连续性，举宫将更加困难，术者沿着穹窿环完整切下子宫将变得困难，甚至造成肠管损伤。此时助手应持吸引杆协助举宫者向前上顶起子宫后壁，充分暴露子宫直肠陷凹，术者左手中指或示指上抵后穹窿，右手持单极电钩在后陷凹内反复触摸，确认后穹窿切开，然后自前壁开始依次切除子宫。如果子宫很大或肌瘤生长部位特殊，盆腔操作空间实在有限，下推膀胱、切断子宫血管困难,为预防副损伤,可以在镜下处理完双侧附件和圆韧带、打开膀胱反折腹膜后,在腹腔镜直视下用单极电钩分别打开前后穹窿后转阴道操作。

2. 术中出血 腹腔镜下全子宫切除术以双极电凝或超声刀凝切各韧带和血管,如电凝时间过短、电凝部位不当均易发生术中、术后出血。双极电凝卵巢固有韧带、输卵管峡部、圆韧带时注意不可太靠近子宫(离开约 0.5～1cm),否则子宫侧创面易出血。电凝组织宽约0.5cm,至灼面泛黄后于凝固组织中间剪断。处理子宫血管时可先用双极镊电凝后再以超声刀凝断,使用超声刀处理子宫血管时,宜选用慢速挡,刀头改锐利面为钝面,如此可有效防止手术面出血。环切阴道壁时可选用超声刀或单极电钩,二者均能够快速环切,但有残端出血之虞,双极电凝残端出血点可确切止血。

3. 输尿管、膀胱损伤 现有资料提示腹腔镜下全子宫切除术发生输尿管损伤的概率高于传统开腹手术,这可能与其使用单极、双极电凝以及超声刀凝切组织、止血时的热传导有关,另外腹腔镜下器官组织被放大,看似距离较宽实则距离较窄,钳夹、电凝韧带、血管时镜下认为距离输尿管远,实际输尿管可能正紧贴所钳夹、电凝的组织,造成输尿管损伤。因此需对腹腔镜下全子宫切除术中易于发生输尿管损伤的位置及相关手术步骤了然于胸。

(1)处理宫骶韧带时,输尿管在宫骶韧带外侧走行,尤其子宫内膜异位症患者异位病灶分布于骶韧带、子宫直肠陷凹致组织粘连时损伤输尿管可能性增加。

(2)凝切子宫血管及宫颈主韧带时,子宫动脉在宫颈附近距阴道侧穹窿 1.5cm 处向前上方横跨输尿管,所以在凝切子宫血管位置过低时,发生血管滑脱出血,止血心切而盲目在深部组织电凝止血时,易误伤输尿管。

(3)缝合阴道两侧角处时,输尿管距阴道侧穹窿仅 1.5cm,在宫颈肥大以及宫颈旁阴道旁静脉出血电凝止血时均易损伤输尿管。

(4)缝合后腹膜时,输尿管紧贴后腹膜,在缝合后腹膜时有可能被缝扎或部分缝扎。

(5)下推膀胱时以及膀胱表面或肌肉出血电凝时损伤膀胱。

预防输尿管、膀胱损伤:

(1)熟悉输尿管在盆腔内的走行解剖。

(2)输尿管邻近组织出血需电凝止血时最好选用双极,选择最小功率、触碰式进行。

(3)处理子宫主韧带、骶韧带时可选择超声刀,由于其产热少,组织损伤小,其能量向周围传播一般不超过 $500\mu m$,故降低了损伤输尿管的概率。

(4)凝断主韧带、骶韧带时必须紧贴宫颈。

(5)缝合盆底腹膜时,仔细观察输尿管位置,不要过度提拉,以免输尿管成角,缝合阴道断端时不能过深过多,避免误伤膀胱。

(6)如盆腔组织粘连严重,解剖不清,应果断中转开腹。

(7)手术结束时应仔细观察双侧输尿管的蠕动。

(8)下推膀胱时应紧贴宫颈,找准间隙。

4. 肠管损伤 多发生在患者盆腔粘连严重,肠管与腹壁、子宫后壁、附件及阔韧带粘连致解剖关系难辨。既往腹部手术史、盆腔炎、肠道炎症疾病、盆腔结核病史及罕见的腹茧症均是肠道损伤的高危因素。肠道损伤可以是烧灼伤、撕裂伤、穿刺伤或压挫伤,损伤部位可累及小肠、结肠或直肠。重度子宫内膜异位症子宫直肠陷凹封闭时,肠管与子宫后壁粘连致密,如暴力撕拉肠管,易致肠管撕裂,遇此情况,应紧贴子宫锐性剥离肠管,甚至可留部分子宫组织在肠壁上,子宫创面电凝止血。

三、合并深部浸润性子宫内膜异位症的全子宫切除术

(一)概述

深部浸润性子宫内膜异位症患者盆腔解剖变异明显,盆腔广泛粘连,子宫骶韧带及主韧带受累挛缩僵硬,直肠窝封闭,严重者伴输尿管解剖变异或梗阻积水,或累及肠道,这些患者中部分合并子宫腺肌症、卵巢巧克力囊肿及深部浸润性子宫内膜异位症。

患者多伴有严重痛经、经期肛门坠痛、性交痛等明显症状,严重者可出现肾积水、便秘、血便、性交出血等症状。根据典型临床症状、妇科检查(三合诊)及磁共振、B超检查不难诊断。与单纯子宫切除不同,此类患者需要行全子宫切除术及根治性子宫内膜异位症病灶切除术,以达到彻底缓解症状的目的。术前应充分评估病情并做好术前准备。经过彻底广泛的病灶切除手术,95%以上患者痛经等症状都能够完全缓解,骶韧带切除较宽的患者术后可能出现尿潴留,经延长停留尿管时间后均能恢复。

(二)手术指征

1.严重痛经,性交痛、肛门坠痛,药物治疗无明显缓解或症状反复。

2.辅助检查提示病灶累及阴道、肠管、输尿管(肾积水)等,排除肠道及泌尿系统疾病。

3.合并严重子宫腺肌症或子宫肌瘤、子宫内膜病变。

4.年龄大于40岁或小于40岁,要求切除子宫及无生育要求者。

(三)术前准备

1.术前晚清洁灌肠,阴道冲洗。

2.必要时术前配血。

3.在麻醉后、腹腔镜手术前留置导尿管。

4.必要时经膀胱镜放置双侧输尿管支架。

5.术前要充分与患者沟通,该类手术难度大,风险高,术后可能出现发热、腹膜炎、败血症、直肠阴道瘘、尿潴留等并发症,要在充分知情理解的情况下手术。

(四)手术步骤

合并子宫内膜异位症的患者,其主要病理改变在子宫后方,常伴有卵巢巧克力囊肿、肠管与子宫后壁粘连,封闭子宫直肠窝。子宫前壁及膀胱腹膜反折处多数解剖正常无粘连,输卵管峡部、卵巢固有韧带及圆韧带多不受影响。对这类患者行子宫切除时,应遵循以下原则或手术技巧。

1.附件处理　合并卵巢巧克力囊肿应先剥除囊肿。在骨盆漏斗韧带及输尿管跨过髂血管处解剖出骨盆漏斗韧带和输尿管,沿骨盆漏斗韧带外侧切开腹膜至圆韧带处,切断圆韧带,再分离阔韧带前叶腹膜至膀胱腹膜反折水平,在输尿管上缘剪开阔韧带后叶腹膜至子宫侧壁,此时视附件的保留与否分别切断骨盆漏斗韧带或输卵管峡部及卵巢固有韧带,切除或保留附件。

2.子宫动脉的处理　解剖出直肠侧窝,暴露子宫动脉由髂内动脉分出处,游离子宫动脉后切断。

3.膀胱腹膜反折　分离借助于举宫杯充分上举子宫,暴露膀胱腹膜反折并剪开,向下推开膀胱至杯缘下2cm处,暴露阴道前壁。

4.子宫后壁粘连及子宫直肠窝的分离　在切断双侧子宫动脉后,子宫的血液供应明显减少,此时分离子宫后壁粘连可以减少出血,视野清晰,避免损伤。沿直肠侧壁与子宫骶骨韧带之间的间隙切开腹膜,分离此间隙至阴道直肠隔间隙,如果直肠前壁没有受子宫内膜异位症病灶累及,则阴道直肠隔间隙很容易分离并将直肠推开。如果子宫内膜异位症病灶累及直肠前壁,则将病灶切开为两部分,留在肠壁上的病灶由胃肠外科医生协助处理。

5.输尿管的处理　子宫内膜异位症患者病灶多位于子宫骶骨韧带,病灶瘢痕形成可以将输尿管牵拉移位甚至包绕输尿管,少数患者输尿管壁受侵犯导致输尿管狭窄梗阻,形成患侧肾盂、输尿管扩张积水。对这类患者应先解剖出输尿管以避免在切除病灶时损伤。输尿管的解剖视子宫内膜异位症病灶大小及累及输尿管的程度而异。如果病灶不大,未累及输尿管,输尿管周围为正常组织,则很容易将输尿管分离并推开,此时解剖至输尿管与子宫动脉交叉处即可。多数情况是瘢痕样子宫内膜异位症病灶包绕输尿管周围,使输尿管牵拉移位,此时需要将输尿管从病灶中分离出来,一般在输尿管与病灶之间仍有间隙,沿此间隙将病灶切开,即可分离出输尿管,必要时需要解剖输尿管隧道,将输尿管完全游离并推开。

6.子宫骶骨韧带病灶切除　将输尿管及直肠游离推开后,位于子宫骶骨韧带的病灶即可明显暴露此时沿病灶边缘将病灶切除,直至阴道壁水平,可将病灶彻底切除。

7.阴道壁切断及缝合　子宫内膜异位症患者阴道前穹窿一般不会受累,而部分患者阴道后穹窿受累,可在举宫杯的指示下贴近子宫颈将阴道前壁切开,再根据阴道后壁病灶范围切除位于阴道壁的病灶。经阴道取出子宫,最后经阴道或腹腔镜下缝合阴道壁关闭腹腔,结束手术。

(五)术后处理

1.因手术创面大,需给予抗生素预防感染。

2.术后需留置尿管及腹腔引流管,视具体情况在术后2～4d拔除。

3.如放置输尿管支架可1～2个月后取出。肠瘘尿瘘多发生在术后6～7d,注意阴道分泌物情况,尽早发现肠瘘、尿瘘。处理便频、尿潴留等并发症。

4.鼓励患者适时下床活动,避免盆腹腔粘连。

(六)难点解析

1.深部浸润性子宫内膜异位症患者盆腔粘连严重,解剖变异明显,病灶主要位于阴道直肠隔、双侧子宫骶骨韧带,部分累及直肠前壁及输尿管。因此手术时分离输尿管及直肠并避免损伤、全部切除病灶、避免复发是手术的关键。如果合并卵巢巧克力囊肿,先剥出囊肿并修复卵巢,分离阔韧带腹膜,将骨盆漏斗韧带游离,移开附件,暴露侧盆腔术野。直肠窝封闭骶韧带挛缩的患者多数输尿管受累扭曲变形,部分患者可出现输尿管狭窄及扩张。恢复解剖、游离输尿管非常关键。输尿管解剖自其跨过髂血管开始向下游离,需要分离直肠侧窝,解剖出髂内动脉及子宫动脉,到子宫骶骨韧带附近输尿管因周围组织为病灶浸润而解剖改变,应仔细分离。必要时术中放置输尿管支架管有利于输尿管的解剖分离,尽量避免损伤,如果病灶累及子宫动脉及部分输尿管隧道,需要仔细解剖出输尿管隧道,分离并推开输尿管避免损伤。将输尿管游离并推开后,即可充分暴露子宫骶骨韧带和主韧带及其病灶。如输尿管受累严重、出现狭窄和积水,可在分离后切除病变节段输尿管,行输尿管膀胱种植术。

2.子宫直肠窝因子宫内膜异位症病灶浸润而变浅或封闭,分离困难,为避免肠管损伤必须分离,才能够彻底切除病灶。可先分离直肠两侧与骶韧带之间的间隙,并向下达阴道直肠隔间隙。此间隙为脂肪组织,没有重要血管,分离比较容易。如果肠管没有受累,阴道直肠隔间隙容易分离。如果子宫内膜异位症累及直肠前壁,可将部分子宫内膜异位症病灶留在肠壁,待分离重新判断病灶累及范围再决定下一步处理,尽量避免分离过程中损伤肠管。经阴道用纱布球将阴道后壁顶起有助于暴露直肠阴道隔间隙并将直肠自阴道后壁分开。必要时经肛门放入直肠探棒,了解肠壁与阴道后壁的关系。如果子宫体积较大,影响术野暴露,可在子宫动脉切断后将子宫峡部切断,置子宫体于腹腔,再解剖并切除子宫颈及其后方的子宫内膜异位症病灶。将肠管及输尿管分离后,就可以暴露位于子宫骶骨韧带的子宫内膜异位症病灶。

3. 按照常规子宫切除步骤切除子宫:

(1)这类患者一般需要保留双侧附件,将卵巢固有韧带、输卵管、圆韧带切断。在处理宫角部组织时,要特别注意位于其中的子宫动脉到卵巢及输卵管的分支及其伴行静脉。静脉位于腹膜下,如不注意,容易撕破而引起出血。一旦出血则止血比较麻烦。因此,在切断这些结构时,可离宫角远些,这样比较容易将血管凝固、闭合并止血。

(2)分离阔韧带时需将前后叶腹膜分别切开,切口下缘到膀胱腹膜反折水平。阔韧带切口要离开宫壁,以避免伤及沿宫侧壁上行的子宫动脉及静脉上行支。

(3)没有剖宫产史的患者,腹膜反折处解剖没有改变,直接将腹膜剪开并将膀胱推下即可。膀胱与宫颈之间的间隙非常清楚,易于推下。使用穹窿杯将整个穹窿撑起,使推下膀胱非常容易。一般来说,宫颈两侧不必推得太开,以免引起出血。如果有剖宫产手术史,往往在膀胱腹膜反折处形成瘢痕,分离时就要注意勿损伤膀胱。

(4)子宫血管的处理是全子宫切除的难点。如果子宫血管处理不妥当,引起出血,则影响手术甚至导致并发症的发生。在分离输尿管时已将子宫血管解剖清楚,一般来说,对于合并子宫内膜异位症的患者,子宫动脉最好从接近髂内动脉处切断,这样便于分离解剖输尿管。

(5)由于子宫骶韧带及主韧带可能存在子宫内膜异位症病灶,因此不能够紧贴子宫颈切断韧带,这样会遗留子宫内膜异位症病灶。骶韧带多因子宫内膜异位症病灶存在而形成瘢痕挛缩,质地硬,易于辨认,可沿病灶边缘切断,切除位于子宫骶骨韧带及主韧带上的病灶。术时可通过组织的质地和性状判断病灶边界,彻底切除病灶,不必过多切除正常组织,以避免损伤支配膀胱和直肠的神经。

(6)阴道壁切断:阴道穹窿有病灶需一并切除。阴道壁切断可用剪刀、单极电凝或超声刀进行,使用穹窿杯有利于将宫颈与阴道相连处显示。

(7)手术结束时要检查肠管表面有无病灶及肠管损伤,必要时经直肠注入气体以排除直肠穿孔。如怀疑输尿管有损伤,可经膀胱镜在输尿管内放置双"J"管,预防输尿管瘘的发生。

(郭俊利)

第六节　子宫内膜异位症与子宫腺肌病手术

一、深部浸润型子宫内膜异位病灶切除术

(一)概述

子宫内膜异位症(内异症)是生育年龄妇女的多发病、常见病,发病率呈明显上升趋势,可

达 10%～15%。内异症所引起的痛经、下腹痛和性交痛等，严重地影响妇女的健康和生活质量，也是不育症的主要病因之一。内异症的发病机制不清楚，病变广泛，形态多样，且有浸润和复发等恶性生物学行为，成为难治之症。

深部浸润内异症（deep－infiltrating endometriosis，DIE）指浸润深度 5mm 以上的内异症，常常累及重要脏器如肠道、输尿管以及膀胱等。DIE 与疼痛症状密切相关，影响患者的生存质量，手术切除病灶是首选的治疗方式，但由于 DIE 常伴有盆腔粘连和重要脏器受累，安全有效的病灶切除难度较大。

1. DIE 病灶分布及临床表现　大部分 DIE 病灶位于后盆腔，表现为子宫骶韧带变粗、缩短和结节，子宫直肠窝变浅或者消失，直肠窝深部或者阴道直肠隔结节。侵犯阴道穹窿者可触及阴道穹窿的触痛结节，侵犯结肠和直肠者，可伴有受侵肠道壁僵硬结节。宫骶韧带病灶可向两侧盆壁侵犯，形成质地坚硬的增生纤维组织瘢痕，使得盆腔侧腹膜挛缩，牵拉输尿管使之偏离正常解剖位置，贴近骶韧带走行，即"中线移位"；有时侧盆壁的粘连严重，输尿管受牵拉紧贴输卵管和卵巢下方，即"外周移位"。输尿管周围纤维粘连环的压迫或者 DIE 输尿管壁的直接受侵犯，可以造成输尿管受压，输尿管肾盂积水扩张，严重时造成肾功能的丧失。根据病灶的分布和涉及的手术操作类型以及手术的操作难易程度。大体可以将其分成两大类：单纯 DIE：只侵犯宫骶韧带或者子宫直肠窝，没有阴道壁或者肠道侵犯；阴道直肠隔 DIE：有阴道壁或者肠壁侵犯的 DIE。阴道直肠隔 DIE 又可以进一步分成：阴道穹窿 DIE，肠道 DIE 以及阴道穹窿和肠道均受累的复合型。如果侵犯输尿管造成输尿管梗阻积水，则为输尿管内异症。

DIE 典型的临床症状如痛经、性交痛、排便痛和慢性盆腔痛，结合妇科检查发现阴道后穹窿或者子宫后方触痛结节，可以做出初步诊断。特别是侵及阴道穹窿的 DIE，仔细的查体可以发现穹窿部位的病灶，典型者呈紫蓝色。对查体提示直肠受累的 DIE，经直肠超声波检查或者磁共振（MRI）可进一步检查侵犯的范围和肠壁受累的程度。如果有明显的肠壁受累，应该进一步行肠镜检查，并行活检以排除肠道本身的病变特别是恶性肿瘤。如果查体发现盆腔两侧明显增厚及结节，应用超声波检查双侧输尿管是否存在梗阻，如果发现输尿管或者肾脏积水扩张，应进一步行静脉肾盂造影或者泌尿系 CT 及 MRI 成像检查，以进一步明确梗阻的部位如果积水严重，还需要评估肾功能情况，如行肾血流图检查了解双侧肾功能情况。

腹腔镜检查是诊断盆腔内异症的金标准，但位于腹膜下或者腹膜外的病灶，腹腔镜的诊断有一定的限制，尤其是判断病变的深部和范围时。术中腹腔镜下的器械触诊联合阴道检查和直肠检查，可以帮助明确病变的侵犯范围，同时可以判断手术切除的彻底性。

2. 治疗策略　对疼痛症状明显，合并卵巢子宫内膜异位症或者合并不孕的 DIE 患者，应行手术治疗。对年轻需要保留生育功能的妇女，可以选择保守性的病灶切除术，保留子宫和双侧附件。对年龄大，无生育要求，或者病情重特别是复发的患者，可以采取子宫切除或子宫双附件切除，同时切除阴道或者肠道病灶。对需要保留生育功能的患者，目前多主张腹腔镜下切除 DIE 病灶。完全切除病灶可有效改善疼痛症状和减少复发，但能否安全有效切净病灶主要取决于病灶侵犯的程度、采取的治疗方法以及手术者的经验。对没有侵犯肠道的 DIE，有经验的妇科医生就可以完全切净病灶。如果有明显的肠道侵犯涉及肠道的手术应请普通外科医生一同上台完成手术，是否切除肠管存在争议，但对有明显肠道狭窄或者明显便血的患者，可考虑行受累肠段切除加肠吻合术。

（二）手术指征

手术指征：①疼痛症状明显。②合并卵巢囊肿。③合并不孕的 DIE 患者，首选手术治疗。对无痛或疼痛症状不明显的单纯的 DIE，可以采取期待或者药物治疗，定期复查。

对年轻需要保留生育功能的妇女，可以选择病灶切除术，保留子宫和双侧附件。

对年龄大，无生育要求，或者病情重特别是复发的患者，可以采取子宫双附件切除，同时切除阴道或者肠道病灶。

（三）术前准备

1. 术前仔细询问症状、仔细妇科查体。

2. 术前评估有无输尿管、膀胱、肠壁的侵犯阴道直肠隔内异症往往伴有不同程度的肠道受累，如果三合诊检查有明显结节，应进一步进行影像学检查如超声波、CT 和 MRI、直结肠镜检查，必要时只能结肠镜检查及活检以排除肠道肿瘤疾病。

对于膀胱可能受累的患者要进行泌尿系影像学检查及膀胱镜检查，以明确病灶的大小和位置。对输尿管可能受累的患者要进行泌尿系影像学检查和肾功能的检查，评估病变范围、受累程度。泌尿系超声是影像学诊断的首选工具，具有无创、可重复、价格便宜的特点，敏感度较高，还可根据积水出现部位和肾实质厚度，泌尿系梗阻程度进行分度。静脉肾盂造影（IVP）、CT 或泌尿系 CT 重建（CTU）以及磁共振（MRI）、泌尿系磁共振造影（MRU）等，可以提供更加清晰的影像学图像，梗阻部位更加明确。血肌酐（SCr）、24h 尿肌酐清除率（CCR）可以评估肾功能，特别是肾血流图可以分别评价两侧肾功能。

3. 术前的多科协助 对于严重的肠道 DIE，术中肠道损伤风险高，可能行肠管切除的患者，术前外科会诊，评估手术利弊，共同协商，决定术式，术中协助；对于输尿管 DIE、膀胱 DIE，术前泌尿外科会诊，评估手术，术中协助。对于输尿管 DIE 或者输尿管术中有潜在损伤风险的患者，术前患侧或双侧输尿管置入 D-J 管。

4. 术前肠道准备 对于后盆腔 DIE 术中可能损伤肠道或者进行肠道手术的患者，术前应进行严格的肠道准备。

输尿管 DIE 或者输尿管术中损伤风险的患者，可于术前患侧或双侧输尿管置入 D-J 管。

5. 术前与患者及家属充分的沟通，使其理解手术的利弊、风险、疗效以及术后可能的辅助治疗，使患者积极配合，以期达到最佳疗效，避免医疗纠纷。

（四）手术步骤

腹腔镜下阴道直肠陷凹 DIE 的处理要点：

1. 首先分离盆腔粘连，恢复其解剖结构。如果合并卵巢内膜异位囊肿，应剔除囊肿，以保证手术视野不被这些病变遮挡。

2. 分离输尿管，并恢复其解剖结构。如果侧盆壁有粘连，输尿管走行不清，则在盆腔入口附近髂总动脉处辨认后，从正常的腹膜窗开始再向下分离输尿管直到和子宫动脉交叉处。

3. 分离子宫直肠窝和直肠侧窝，将直肠推开。

4. 输尿管及直肠结肠推开后，再切除宫骶韧带结节。

5. 位于阴道直肠隔的内异症，可用锐性及钝型分离阴道直肠隔，为避免直肠损伤，可在阴道内放置纱布卷或术者用手指将后穹窿上顶，必要时直肠内放入探子或者卵圆钳将直肠向后推。如果阴道穹窿有病灶则从腹腔镜切入阴道，将病灶完全切除并缝合创口。直肠壁上的内异症病灶，如果病灶比较局限，可行削除术（shaving），病灶大引起严重的便血或肠梗阻则可进行肠段切除加吻合术。后者一般由外科医生协助完成。

（五）术后处理

DIE 手术困难，手术并发症率高，故术后密切观察生命体征、体温和腹部体征非常重要。早期发现术后肠道并发症和泌尿系并发症，对及时处理以及改善预后至关重要。

1. 肠道 DIE 术后根据术中肠道的手术情况，随肠道功能的恢复逐步恢复饮食，警惕术后肠瘘、腹膜炎直至败血症、休克的可能。

2. 后盆腔粘连重或者输尿管 DIE 患者，术后应警惕输尿管瘘的发生。

3. 保留生育功能的 DIE 患者术后辅助 GnRHa 等药物的治疗。

4 如无生育要求，术后应长期管理，包括用药物维持治疗。

5. 有生育要求的患者，术后指导妊娠或积极助孕。

（六）手术难点解析

1. 粘连的分离　深部内异症，尤其合并卵巢内膜异位囊肿的患者，盆腔都会有明显的粘连，影响术中对深部内异症的估计和处理，同时增加手术的难度和并发症的机会。所以，DIE 手术时，分离粘连，恢复盆腔的解剖是手术的第一步，也是至关重要的操作。分离粘连的基本原则：①锐性分离为主，少用钝性的撕脱法，特别分离和肠道的粘连，钝性撕脱可能造成肠壁的部分缺失，术后有肠瘘的风险。②冷刀分离为主，应用能量器械特别是单极电器械时，要注意重要脏器如肠道和输尿管等防护。由于内异症都合并新生血管的形成，分离粘连时，要注意止血。

2. 输尿管走行的辨认和分离　由于后盆腔和侧盆壁的粘连，纤维组织的牵拉和挛缩，输尿管的解剖位置往往发生改变。输尿管可以由于宫骶韧带增粗缩短及结节牵拉输尿管，使输尿管紧贴宫骶韧带走行，即所谓的"中线移位"，也可以是由于卵巢内膜异位囊肿的牵拉和其下方腹膜组织的增厚和挛缩，造成输尿管靠近卵巢下方，即所谓的"外侧移位"。故在切除宫骶韧带和侧盆壁尤其是输尿管表面 DIE 病灶时，一定要看清输尿管的走行。往往需要从盆腔较高位置，正常腹膜部位开始解剖输尿管，沿输尿管走行分离之，一直分离到输尿管与子宫动脉交叉处，输尿管进入"隧道"为止。

3. 子宫直肠窝的分离　DIE 经常合并子宫直肠窝的部分或者完全封闭，而很多 DIE 结节位于其下方，故子宫直肠窝的分离和解剖的恢复也是重要的手术步骤。由于此处常常涉及直肠的分离，因此分离粘连时要遵照上面所提到的"锐性、冷刀"与原则。为了增加手术的安全性，可以用纱布球或者手进阴道上顶穹窿，也可用直肠探子进入直肠将直肠下压，这样有利于暴露解剖面，找到正确分离界面，减少肠道损伤的风险。

4. DIE 病灶的辨认和切除　DIE 没有明确的界限，因此判断病灶的范围常常有困难。由于 DIE 组织病理学上主要是纤维组织及散在的腺体，因此切除的 DIE 病灶，其实就是增生的纤维结缔组织结节，判断病灶是否切净主要是根据是否完全切除了受累部位的纤维组织，切面的组织是否柔软来判断，有时术中需要进行阴道检查帮助判断手术的彻底性。

DIE 手术难度大，并发症发生率高。因此，手术范围的选择要全面考虑手术的效果和风险，以最终术后生活质量的改善为评价手术选择的标准。手术者必须十分熟悉盆腔解剖，需要同时进行泌尿系和肠道手术者，应和相应专科医生共同协作完成。手术的原则是在尽量避免损伤邻近脏器的前提下，尽可能切除可见的、可触及的子宫内膜异位病灶，以到达最大程度缓解症状，恢复正常功能、促进生育的目的。

二、子宫腺肌病灶切除术

（一）概述

子宫腺肌病（adenomyosis），指子宫内膜腺体和间质在子宫肌层弥漫性或局限性生长。主要表现为痛经、月经过多和不孕不育，严重影响妇女的身心健康。子宫内膜和内膜下肌层属于"古子宫"古肌层范畴，外肌层属于新子宫新肌层。比内异症更直观，子宫腺肌病的主要病生理就在古肌层，因此也是"古子宫"疾病。

子宫腺肌病诊断的金标准仍然是病理学诊断，但是需要手术切除病灶或穿刺活检病理证实。根据症状和体征可做出初步诊断，依靠辅助检查可进一步明确诊断。MRI是国内外公认诊断子宫腺肌病最可靠的非创伤性方法，近年来应用有所增多。阴道超声检查已经成为协助诊断子宫腺肌病最常用的方法，其准确性甚至可以和磁共振（MRI）媲美。超声诊断虽然简便，无创伤，但不能确诊。超声引导下穿刺活检诊断子宫腺肌病特异性高，但敏感性还有待于提高。血清CA125测定已经成为子宫腺肌病的非创伤性诊断方法之一，子宫增大明显者血清CA125升高也更明显。

（二）手术指征

1.痛经，或合并月经过多，超声或其他影像学检查提示为局限型子宫腺肌病或腺肌瘤，药物治疗无效希望保留子宫者。

2.局限型子宫腺肌病或腺肌瘤合并不孕，用GnRH-a治疗3～6个月后行IVF治疗两个周期，仍未成功妊娠者可考虑手术，之后辅助GnRH-a治疗后再行IVF助孕治疗。

（三）术前准备

1.术前清洗腹壁皮肤，自剑突下至耻骨联合，两侧达腹壁侧缘，备皮。

2.肠道准备，灌肠。

3.术前晚22时后禁食。

4.术前晚给镇静剂使患者安静入睡。

5.备导尿管，术前麻醉后插尿管。

（四）麻醉与体位

气管插管或喉罩下全身麻醉。常规膀胱截石位，头低臀高位（Trendelenburg位）。

（五）手术步骤

切除病灶前在手术部位注射稀释的垂体后叶素盐水（6U溶于50mL生理盐水中）可明显减少出血。使用单极电钩或超声刀在病灶突出处做横梭形切口，对有生育要求者，最好只是在切开浆膜及浅肌层时用单极电钩或超声刀，之后用钩剪将病灶大部分切除。伤口至少缝合两层或用产科缝合子宫用的大针单层缝合，将缝线拉紧后用弯钳贴近子宫夹住缝线，穿透宫腔时需要缝合内膜，单独缝合或和深肌层一起缝合。术毕子宫创面使用防粘连药物，后陷凹放置引流管引流。切除标本送病理检查。

（六）术后处理

1.抗生素 有举宫操作，或挖病灶穿透宫腔，或同时行亚甲蓝通液检查者按照规定应用抗生素。

2.留置导尿管术后保留24h。

3.腹腔引流管 引流管保持通畅，引流液不多时可将引流管拔出1～2cm观察。引流液呈草黄色时拔除引流管。

4.伤口拆线　腹腔镜手术切口术后 3~4d 拆线;皮内缝合或康派特直接黏合伤口者无需拆线。

(七)难点解析

1.术前使用 GnRH-a 预处理　局限型子宫腺肌病或腺肌瘤,术中常见界限不清,或明显较大,不易切除干净。挖出病灶后周围肌肉仍较硬,缝合困难。因此,尽可能多切除较硬的腺肌病病灶有利于做良好的缝合。我们的体会,直径 7cm 以上的病灶腹腔镜挖除后不易做到良好的缝合,建议选择开腹手术。如果患者要求做腹腔镜手术,建议术前使用 GnRH-a 治疗 3 个月,以缩小病灶利于手术。

2.注意缝合方法和技术　近年来,时有腹腔镜下子宫腺肌病病灶挖除术后妊娠子宫破裂的病例发生,甚至导致产妇死亡。因此,对年轻有生育要求者,应该特别注重少使用电凝剥离或止血,提高子宫缝合技术,保证创面良好愈合。有作者建议挖除病灶后可将包绕病灶的肌层折叠缝合,可增加子宫切口处的肌层厚度,似乎有利于预防孕期瘢痕子宫破裂。

国内一些医院开展了所谓"U 形子宫切除成形术"(也称子宫体马蹄形切除术)治疗子宫腺肌病。从宫底正中纵行剖开子宫至宫颈上方,切除肌内病变组织,再行子宫成型。此术式且可明显缓解患者的疼痛及月经过多症状,而且不影响卵巢血供和功能。不过,成型后的子宫肌层薄弱,宫腔狭小变形,输卵管也许多数不通,很难再怀孕或不能承受正常妊娠,对生育的影响几乎等于子宫切除术,而且,手术复杂程度远高于子宫次全切除术,手术并发症也远高于后者。因此,该手术的优点主要是迎合了患者在心理层面"保留子宫"的愿望。

3.合并内异症的处理　子宫腺肌病病灶多位于后壁,合并有巧克力囊肿或后陷凹封闭时,需要先分离粘连,剥除巧克力囊肿,开放后陷凹才能安全地做病灶挖除术,这种情况下缝合难度会有所增加。术前使用 GnRH-a 治疗 3 个月,减轻盆腔充血,缩小病灶可能利于手术。

4.局限型子宫腺肌病或腺肌瘤需要与恶性肿瘤鉴别　一些子宫恶性肿瘤比如低度恶性子宫内膜间质肉瘤有类似子宫腺肌病的临床特征,可能误诊为腺肌病行病灶挖除术,要注意鉴别,使用粉碎器取出切除的组织时注意取净碎块,之后彻底冲洗盆腔。

三、骶前神经切断术

(一)概述

1899 年,Jabouiay 和 Ruggi 首次报道了使用骶前神经切断术(presacral neurectomy,PSN)治疗痛经。该手术是通过阻断盆腔神经中的骶前神经束,达到缓解盆腔正中疼痛的保守性手术方式。1964 年,Black 曾回顾性研究了近万例经骶前神经切断术治疗的痛经患者,其原发痛经患者中疼痛减轻者占 72%,继发痛经患者中症状减轻者占 83%。但这种术式当时只能开腹进行,从 1960 年初起,随着治疗痛经的药物方面的进展,如:非甾体类抗炎药物、口服避孕药、孕激素的周期疗法、假孕疗法、达那唑或促性腺激素释放素激动剂(GnRHa)的假绝经疗法等,开腹进行骶前神经切断术治疗痛经渐渐开始被放弃。但上述药物治疗虽有一定效果,可停药后易于复发,随着腹腔镜技术的日益成熟以及患者对生活质量要求的不断提高,使得腹腔镜下骶前神经切断术(laparoscope presacral neurectomy,LPSN)成为近年来逐渐应用于子宫内膜异位症疼痛治疗及原发性痛经的微创手段之一。其应用范围也进一步加大,有学者已将其拓展应用于慢性盆腔痛的患者。虽然目前还存在一些争议,多数报道认为该术式可有效缓解疼痛。也有研究表明,对于原发性痛经患者,腹腔镜骶前神经切除术和子宫神经切除术(laparoscope uterine nerve ablation,LUNA)的近期效果无明显差异,但远期效果 LPSN 优于 LUNA。故对药物治疗失败且希望保留生育能力的患者,骶前神经阻断是一个可以选择的方法。

腹腔镜下骶前神经切断术有损伤小、恢复快的优点,又能做到安全、有效。当然由于骶前神经切断术的手术部位接近重要的血管及肠管、输尿管,所以手术难度较大,进行此项手术的医生必须经过系统且正规的腔镜训练且对盆腔解剖结构熟悉。

骶前神经为上腹下神经丛,是内脏刺激的传出纤维,它不是单一的神经而是神经束,这些神经分布于髂内三角下方的疏松组织中,没有固定形状,可以是分散的或是单根神经,个体差异较大,主要有平行线型、单支型、丛状型。手术是否完全切除骶前神经的分支对治疗效果起决定性作用。另外切断骶前神经可阻断子宫的痛觉传入中枢神经系统,还有可能会改变乙状结肠的功能。手术中应注意椎骨和骶前神经之间有骶中动脉走行,这条动脉在手术中可能受到损伤;而在骶前神经的右侧有右输尿管、右髂总血管,在它的左侧有乙状结肠以及左输尿管,术中操作不慎可导致出血及输尿管损伤。

(二)手术指征

由于骶前神经切断对盆腔以外原因引起的疼痛无效,因此严格选择患者是此手术成功的前提,术前需尽可能排除是否有盆腔以外的疾病存在。推荐其手术指征为:

1.术前临床诊断为子宫内膜异位症患者,且术中腹腔镜诊断或术后病理支持确诊为子宫内膜异位症。

2.位于下腹正中的慢性盆腔疼或痛经,经规范非手术治疗无效,症状持续加重且病程超过 6 个月。

3.患者无切除子宫的指征。

4.患者希望保留生育功能。

(三)术前准备

患者术前均预防性应用抗生素,术前常规阴道清洗,放置尿管、清洁灌肠,以防术中膀胱或肠道损伤。

(四)麻醉与体位

采用气管插管全身麻醉,使患者肌肉松弛较满意。采用截石位及头低臀高位,右侧身体抬高 15°,大腿外展 60°。脐孔处用 10mm Trocar 穿刺置入腹腔镜,于左、右侧下腹部各置入第二、第三个 Trocar,均为 5mm。必要时于下腹部增加一个穿刺点。

(五)手术步骤

1.拨开肠管辨认骶骨岬(可利用冲洗吸引管轻轻触摸或叩击以证实)、输尿管及髂总动脉。必要时利用阴道内所置子宫操纵杆使子宫上举前倾暴露骶骨岬。若为严重盆腔子宫内膜异位症致盆腔粘连则行粘连分离。

2.在右侧输尿管与髂总动脉交叉的平面,或者在腹主动脉分叉下 2cm 处,于骶骨前横行切开后腹膜,长度约 2cm,再沿矢状线向上下切开后腹膜,上达腹主动脉分叉平面以上 1cm,下至骶骨岬下 1cm。神经节的辨认是手术成功的关键,可从腹主动脉分叉处找骶前神经主干,在此平面分支不多。

3.暴露腹膜下的含有神经纤维的脂肪组织,在腹膜与脂肪组织间分离,右侧达右输尿管处,左侧到乙状结肠系膜根部的直肠上动脉或痔动脉,于腹主动脉分叉处血管鞘的表面找到骶前神经丛,提起神经从,并切除其间含有神经丛的脂肪组织,长约1~2cm。

4.切除的神经组织送病理检查,冲洗创面后止血,后腹膜不必关闭。

（六）术后处理

骶前神经切除术的常见副反应有阴道干涩、便秘或乳糜样腹泻、排尿困难等肠道及膀胱功能异常,通常术后3~4个月自行缓解。术后随访至少6个月。

（七）难点解析

1.腹腔镜下骶前神经切断术是有效的手术,与其他手术一样,不但存在手术和麻醉等方面的风险,而且存在本手术方法特有的潜在风险。其需要较娴熟的手术技巧,手术中需要出色的、细致的分离,只有对腹膜后解剖相当熟悉才能作这种手术。

2.由于骶前神经的解剖位置,术中特别应注意腹主动脉分叉处及髂总静脉、骶骨前方的骶前静脉丛。若术中出现血管损伤、出血量大、止血困难,应立即开腹止血,不可延误。

3.因其手术部位非常接近输尿管和肠管,这些在手术中容易受到损伤。术中应明辨输尿管走行,防止损伤。如输尿管损伤,可在腹腔镜下行输尿管吻合术,同时放置输尿管支架术后1~3个月拔除。肠道损伤者根据损伤原因不同,予以处理。

4.少数患者术后仍有疼痛,手术失败的原因,主要在于患者选择不当或者神经丛切除不全,而神经丛切除不全主要由于解剖变异或者缺乏神经切除经验。

四、肠道子宫内膜异位病灶切除术

（一）概述

肠道子宫内膜异位病灶是由于盆腔子宫内膜异位病灶侵犯肠管、甚至突入肠腔并引起相应临床症状,需要进行手术治疗。

（二）手术指征

当子宫内膜异位症病灶不同程度地累及肠壁,需在完成其他部位子宫内膜异位症病灶切除的同时切除肠壁病灶,以达到彻底切除病灶的目的。

（三）术前准备

1.术前需充分告知患者术后并发肠瘘的可能,充分肠道准备。

2.请外科会诊,共同协商制定手术方案,必要时术中请外科大夫同台手术。

（四）手术步骤

肠壁子宫内膜异位症病灶往往是盆腔子宫内膜异位症的一部分,在按照前述方法将肠管自子宫直肠窝或子宫骶骨韧带分离后,即可见到位于肠壁的病灶。用肠钳钳夹病灶是术中判断病灶大小的最有效方法。根据病灶大小和累及肠壁深度,对于肠道子宫内膜异位症可采用以下三种手术方式切除病灶:

（1）肠壁子宫内膜异位症病灶刮出术:适用于肠壁表浅浸润的病灶,手术方法是用超声刀或剪刀将病灶贴住肠壁切除,不穿透肠壁,不造成肠管穿孔。这种情况只需要将肠管的浆肌层或脂肪层缝合,修补薄弱的肠壁即可。

（2）肠壁子宫内膜异位症病灶碟形切除术:病灶小于2cm,但浸润肠壁较深,往往需要肠壁全层切除,形成肠壁穿孔。病灶切除后肠壁切口用可吸收缝线间断缝合数针修补穿孔,在间断缝合浆肌层加固即可。

（3）肠管节段性切除及端端吻合术：这种术式适用于病灶较大、侵犯肠壁较深的患者。手术要点是：①将肠管自宫颈后方和子宫骶骨韧带分开。②分离乙状结肠及直肠系膜至肠系膜下动脉根部及直肠病灶远端。③直线切割吻合器自病灶远端切断肠管。④自阴道或腹壁切口拖出病灶段肠管，切除病灶。⑤环状吻合器吻合肠管。

（五）术后处理

1. 术后需禁食至患者肛门排气可以开始进食，术后给予肠外营养至正常饮食，给予抗生素预防感染。

2. 术后注意阴道分泌物及肛门排气排便情况，如有持续高热、大量血便，需警惕并发肠漏。

3. 因病变多累及直肠阴道隔，切除肠管后吻合口位置较低，肠漏多为直肠阴道瘘。

4. 当患者有气体或粪便经阴道排出时，可诊断直肠阴道瘘。直肠阴道瘘一旦发生，需尽快行横结肠造口术，形成临时人工肛门排出粪便，以便直肠阴道瘘的愈合。横结肠造口术一般需 3 个月以上，再考虑还纳入腹腔。因为粪便改道，直肠阴道瘘口有可能自然愈合而不需修补。通过经肛门注入美蓝试剂、钡剂灌肠或肠镜检查可判断漏口是否愈合。如切除肠管较长、位置较低的患者术后会出现便频或便秘，经 3～6 个月调整均能完全恢复。

（六）难点解析

肠管自子宫后壁分离后，判断受累肠管深度及长度。仅累及浆膜者可切除病灶后将肠管表面浆膜缝合。如果病灶较大，需行肠管节段性切除，先分离乙状结肠及直肠系膜根部。上方达肠系膜下动脉根部，并将肠系膜下动脉在其根部切断，这样有利于将病灶段肠管自阴道拖出。游离直肠系膜达病灶远端，充分游离乙状结肠及直肠，在病灶远端分离直肠壁脂肪组织，裸化肠管，用直线切割吻合器切断直肠，经阴道或腹壁切口将病灶段肠管拉出，裸化肠壁，用荷包钳在病灶近端钳夹肠管，切除病灶。在近端肠管内放入环状吻合器之底钉座，荷包线固定后还纳入腹腔。经肛门放入环状吻合器，在腹腔镜直视下与底钉座对接，吻合肠管，经肛门注入气体，检查吻合口无气体渗漏。如果充气试验证实吻合口无气体渗漏，即完成肠管手术。如果见吻合口有气体渗漏，再用可吸收缝线将吻合口间断缝合数针以加固。如对合不佳或吻合口张力过大会导致术后并发肠漏风险增加。

（郭俊利）

第七节　子宫肌瘤剔除术

一、概述

子宫肌瘤（myoma of uterus）是女性生殖器官最常见的良性肿瘤。好发于 30～50 岁的妇女，其中以 40～50 岁最多见。文献报道，生育年龄女性子宫肌瘤发病率约 20%～30%，而在 35 岁以上妇女发病率高达 40%～60%。其症状包括月经过多、异常子宫出血或贫血；不育不孕以及腹部包块与压迫症状等。在临床上，肌瘤可能发生玻璃样变、囊性变、红色样变性和钙化等组织病理学改变，甚至出现肉瘤样变等。

子宫肌瘤依据其生长部位分为肌壁间肌瘤、浆膜下肌瘤与黏膜下肌瘤。不同部位肌瘤引起临床症状不同,治疗方法也有区别。手术依然是目前治疗子宫肌瘤的主要手段,包括子宫肌瘤剔除术、子宫切除术以及子宫肌瘤消融手术等。对于子宫肌瘤剔除手术而言,手术方式包括经腹、经腹腔镜以及经阴道子宫肌瘤剔除术。

腹腔镜子宫肌瘤剥除术(laparoscopic myomectomy,LM)以其视野清晰、直视肌瘤与盆腔病变、创伤小、出血少等优势,成为子宫肌瘤治疗的微创伤治疗术式。腹腔镜下清晰的手术视野与镜体的放大效应,使得分层缝合与创面止血完全能够与开腹手术相媲美,不仅如此,其微创伤环境减少了对腹腔内环境的影响与术后粘连的形成,能够达到与开腹手术完全相同的手术效果。但是,作为一种保守性手术方式,子宫肌瘤剔除术后肌瘤残留与复发的现实也是临床需要面对的问题,特别是腹腔镜子宫肌瘤剔除由于缺乏触知感,容易遗漏深埋肌壁间的小型肌瘤等。多项临床研究显示了子宫肌瘤剔除的不彻底性,Rossetti 等对 253 例接受经腹与腹腔镜子宫肌瘤剔除手术的患者追踪随访,术后 2 年两种术式复发的概率分别为 23.0% 和 23.5%;Doridot 等的研究也发现,腹腔镜子宫肌瘤剔除术后总复发率 22.9%,2 年累计复发率为 12.7%,5 年累计复发率为 16.7%,其中少部分患者需要接受再次手术治疗。尽管如此,腹腔镜子宫肌瘤剔除以其能够保留器官、保留生育功能、不破坏盆底解剖学结构等,依然是年轻、要求保留子宫患者的主要治疗选择。

二、手术指征

年轻、有生育要求或希望保留子宫的患者出现以下情况:

1.由于肌瘤引起经量增多或异常子宫出血。

2.肌瘤体积增大引起尿频、尿潴留或便秘等压迫症状。

3.由于肌瘤引起的不孕、不育。

4.肌瘤生长迅速,发生变性、或有恶性变可能。

5.肌瘤引起疼痛或带蒂浆膜下肌瘤蒂扭转。

6.宫颈肌瘤和向阔韧带方向生长的肌瘤。

7.排除肌瘤恶变。

被列为四级手术培训要求的肌瘤种类为:

1.子宫体积≥12 孕周的多发子宫肌瘤。

2.直径≥8cm 的肌壁间肌瘤。

三、术前准备

1.手术宜在月经干净后、卵泡期内施术。

2.子宫腔形态与内膜评估　对月经异常者术前行宫腔镜检查了解宫腔形态与内膜状态,排除黏膜下肌瘤或影响宫腔形态的肌瘤,同时行诊断性刮宫排除子宫内膜病变。

3.宫颈细胞学检查　排除宫颈病变。

4.影像学评估　常规经腹/经阴道超声了解肌瘤部位、大小、数目以及与比邻器官的关系,特别是位于子宫下段、阔韧带内或子宫角部等特殊部位肌瘤,应注意其对输尿管的压迫所致的输尿管扩张、肾积水;或输卵管的扭曲、变形以及功能丧失的可能,必要时酌情行磁共振(MRI)评估。

5.术前预处理　对于肌瘤/子宫体积过大者或合并贫血的患者,术前酌情使用药物如

GnRHa 类药物等抑制激素水平,缩小瘤体/子宫体积,纠正贫血症状,降低手术难度。

6.肠道准备 术前 12h 流质饮食,术前 6～8h 禁食水,并术前普通灌肠。对疑有盆腹腔粘连患者,应做清洁肠道准备。

7.阴道准备 术前 1～3d 酌情阴道擦洗。

四、麻醉与体位

膀胱截石位,适度头低臀高。

五、手术步骤

1.体位 已婚患者采用改良头低臀高截石位;未婚无性生活者采用头低臀高仰卧位。

2.第一穿刺戳卡定位 对于直径＜8cm 的肌瘤,戳卡孔穿刺选择脐孔处即可;对于肌瘤直径＞8cm,可以将戳卡穿刺孔上移至脐上 4～6cm 处,或李-黄点(脐与剑突中点)附近,其他戳卡依施术中习惯酌情选择即可。

3.打水垫 对于壁间肌瘤可在假包膜内以及肌瘤的基底部注射 1∶5～10 垂体后叶素或者缩宫素稀释液 30～60mL。注射的部位最好在肌瘤切口范围内,避免穿刺点出血,注射的深度为肌瘤与假包膜之间隙,以便于肌瘤分离,减少出血。

4.切口选择 切口选择一般结合子宫肌层走向和便于缝合的原则,较大肌瘤可选择梭形切口;特殊位置肌瘤如宫角部的肌瘤,最好选择纵形切口避免损伤输卵管,前后壁下段以及宫颈部肌瘤最好选择横形切口,避免伤及膀胱和直肠,阔韧带肌瘤应先在被覆腹膜下注射水垫,后做纵向切口,以免输尿管损伤。多发性肌瘤应该依据肌瘤分布综合设计切口,尽量在一个切口能剔除多个肌瘤,瘤体距离较远者不可勉强。切口应略小于肌瘤的径线,通常为瘤体直径的 2/3,最好一次切至瘤体。对有生育要求患者尽量保存肌壁的完整性。

5.剥除瘤体 寻找肌瘤与假包膜之间的层次,紧贴瘤体剥离,暴露瘤体。施术中可以肌瘤钻或小抓钳夹住瘤体并向外牵拉,以吸引器或分离钳钝性剥离瘤体。肌瘤剔除后,应仔细辨认瘤腔及其基底部,如有活动出血,宜尽快缝合瘤腔止血;对于尚未生育的患者,避免使用双极电凝止血,减少日后子宫肌壁坏死形成缺损的风险。对于穿透子宫腔的肌瘤,剥除时尽量贴近瘤体,减少剥透内膜的风险;一旦穿透内膜,应进行黏膜下肌层对吻缝合,减少感染和医源性子宫内膜异位症的风险。

6.缝合瘤腔 缝合瘤腔是子宫肌瘤剔除手术的关键点与难点。通常以 0～1 号的可吸收线分层缝合瘤腔。缝合原则:对位缝合、不留无效腔。如果瘤腔较大可以间断缝合瘤腔底部,再连续缝合浆肌层肌壁,缝合方式多采用间断缝合法、连续缝合与连续锁边缝合法。

7.取出瘤体 通常采用电动组织旋切器(morcellator)旋切瘤体。也有个别情况通过扩大腹壁切口或切开取出瘤体。为避免盆腹腔遗留发生,在取出肌瘤时,不可将较大的肌瘤组织直接从切口取出,避免肌瘤组织遗留腹壁。对于剔除的较小的肌瘤,要放于子宫直肠窝内,不宜放在上腹部,避免肌瘤遗失在腹腔。

特别注意:应在直视下进行肌瘤旋切,工作状态的旋切器应远离肠管和膀胱,以免造成损伤。

8.腹壁切口处理 肌瘤旋切器穿刺孔腹壁切口通常大于 1cm,需要分层缝合关闭腹膜,避免日后腹壁疝形成。

六、术后处理

1. 注意血压检测与创面出血情况,观察腹腔引流液颜色与量。

2. 酌情抗生素预防感染。

3. 指导术后避孕。

七、难点解析

1. 出血与缝合止血　子宫是血供极为丰富的器官,被列为四级手术的肌瘤类型为体积较大与部位特殊的肌瘤类型。在实施手术中大出血时有发生,多见于肌瘤部位较深、靠近子宫角及下段血供丰富的部位、肌瘤多发、体积较大以及肌瘤边界与正常肌层不清等情况。术中对出血的处理除了缩宫素和止血类药物以外,缝合瘤腔闭合血管,是止血和减少出血的有效措施。

施术者娴熟的缝合技术是实施腹腔镜子宫肌瘤剥除手术的前提条件。对于深、大、穿透黏膜层的瘤腔,缝合时应充分暴露瘤腔底部,按照黏膜下肌层、深浅肌层以及浆肌层的顺序分层缝合,实现快速、有效的止血目的。对于贯穿肌壁的肌瘤强调分层缝合的意义是为了有效止血,与此同时,恢复子宫肌壁的解剖学结构,避免解剖层次错位,也是施术中应高度注意的要点。

2. 特殊部位肌瘤处理　特殊部位肌瘤主要指位于阔韧带内、子宫角部或子宫下段与宫颈部位的肌瘤。施术前应充分评估肌瘤与周围脏器的解剖学关系,特别是阔韧带内肌瘤与子宫下段肌瘤与输尿管、子宫动静脉及其周围血管丛的关系密切,应酌情在肌瘤假包膜内注射水垫(生理盐水+垂体后叶素或缩宫素)减少术中出血;切口位置设计亦应恰如其分,既要便于肌瘤剔除又能减少对周围组织损伤。肌瘤分离时应在假包膜内进行,不可强行牵拉剥离使周围血管损伤出血,增加手术难度。对阔韧带和子宫下段肌瘤缝合瘤腔时应特别注意避开输尿管,可在肌瘤剔除前从骨盆入口平面寻找并游离输尿管,或肌瘤剔除后辨认输尿管走行并在直视下进行瘤腔缝合;子宫下段或宫颈部肌瘤根据其位置通常需要打开膀胱或者直肠返折腹膜,下推膀胱或直肠,充分暴露手术视野以免缝合时造成膀胱/直肠或输尿管损伤;对子宫角部肌瘤一般宜选择纵形切口,尽量远离输卵管部位,缝合瘤腔时也应特别注意子宫肌壁解剖学层次对位准确,以免输卵管的扭曲或阻塞,影响其功能。

3. "大肌瘤"与多发肌瘤剔除　被列为四级手术的肌瘤种类为子宫直径≥8cm 的肌壁间肌瘤或子宫体积≥12 孕周的多发子宫肌瘤,手术操作相对比较困难。有效的术中止血和娴熟的缝合技术对于保障手术疗效与安全性固然重要,但防患于未然,做好术前预处理,降低手术难度也是临床提倡的措施,特别是对于合并贫血的患者。酌情选择 GnRH-a 类药物预处理,能够明显缩小肌瘤体积和子宫体积、缩小肌瘤周围血管管径、减少术中出血,并纠正术前贫血,是 FDA 批准应用于子宫肌瘤所致贫血的治疗药物。使用 GnRH-a 类药物预处理后肌瘤体积缩小,手术难度降低,更便于手术操作;但是,对于多发肌瘤而言,肌瘤体积的缩小有可能使"小肌瘤"深埋肌层不易探及而遗漏,增加术后复发概率。对此,应充分术前评估和临床决策,明确利弊而选择之。

4. 肌瘤复发　子宫肌瘤剔除为保留子宫的手术方式,子宫肌瘤剔除术后总体复发率为30%左右。引起肌瘤复发的原因涉及子宫肌瘤的组织发生、影响子宫肌瘤生长的因素是否持续存在以及手术中对已经存在的微小肌瘤的遗漏等,一般认为多发性子宫肌瘤及随访时间长者复发概率增高,手术中应仔细触摸,尽量避免遗留微小肌瘤结节。术前应告知患者及其家属肌瘤复发的问题和选择该种治疗方式的利弊。

5.妊娠合并子宫肌瘤的处理 妊娠合并子宫肌瘤时,应根据肌瘤的部位、大小以及孕期生长的速度决定处理。如孕期肌瘤无明显增大、变性、没有引起产科并发症以及影响产程进展的风险因素,一般不做处理。但是,出现下述情况时则需进行处理:①浆膜下肌瘤蒂扭转。②肌瘤增长快,挤压子宫,有致流产及早产可能。③肌瘤红色变性,并引起相应临床症状。

(郭俊利)

第八节 盆底功能障碍性疾病手术

一、腹腔镜耻骨后膀胱尿道悬吊术

(一)概述

耻骨后膀胱尿道悬吊术又称 Burch 手术,是治疗压力性尿失禁的传统手术方法,在临床上应用有数十年历史,原来采用开腹手术途径,随着腹腔镜技术的发展,目前多采用腹腔镜途径,其具有出血少、组织损伤小、术后患者疼痛和不适感明显减低、术后恢复快、住院时间明显缩短等特点,仍被广大临床医生所采用。

Burch 手术目的是抬高膀胱颈及近段尿道,并限制其活动度,延长功能性尿道长度,并可改善膀胱脱垂程度。Burch 手术从病因学角度纠正了压力性尿失禁的解剖缺陷。

(二)手术指征

Burch 手术主要用于以下几种情况:中、重度解剖型压力性尿失禁;膀胱颈及尿道活动度较大,尿道尚有一定的关闭功能,阴道无狭窄者。

尿道内括约肌功能缺陷者为该手术的禁忌证。

(三)术前准备

1.尿动力实验,证实为压力性尿失禁,除外急迫性尿失禁。

2.阴道准备。

3.良好的患者沟通。

(四)麻醉与体位

1.全身麻醉。

2.取头低足高 $15°\sim20°$,截石位。

(五)手术步骤

1.常规消毒腹部和会阴部,碘附棉球消毒阴道,留置 18F 导尿管,气囊充盈 30mL。

2.脐部切开 10mm 皮肤,气腹针穿刺,建 CO_2 气腹,气腹压力设定为 13mmHg,经此孔刺入 10mm Trocar,置 30°腹腔镜。

3.腹腔镜监视下在下腹两侧髂前上棘内侧 $3\sim5cm$ 处各穿刺 5mm Trocar,置入器械。

4.由膀胱内气囊可找及膀胱底,用单极高频剪刀或电凝钩横行切开膀胱底部腹膜,两侧达闭锁的脐韧带,远端达耻骨联合。进入耻骨后间隙(Retzius 间隙),分离暴露耻骨筋膜和 Cooper 韧带,向下分离膀胱颈尿道及阴道两侧。

5. 于耻骨联合上缘正中 5cm 处 5mm Trocar 穿刺作为缝合器械通道,术者由阴道将尿道旁筋膜顶起,用 2—0 号不可吸收缝线将尿道旁筋膜及阴道壁肌层(相当于膀胱颈水平)以合适的张力缝合在 Cooper 韧带上,缝合点距耻骨联合 4cm,两侧各悬吊 2～3 针,间距 1cm,第 1 针缝线靠近膀胱颈,第 2 针缝线偏向于第 1 针的外侧及患者的头部,将膀胱颈和近端尿道托起抬高 2～3cm,指尖探查感觉阴道明显上提。

6. 检查创面无出血后,可吸收线缝合腹膜,直视下拔出套管,观察穿刺孔是否出血,排 CO_2 气体,缝合穿刺孔筋膜及皮肤。

7. 术毕,膀胱镜检查有无泌尿道损伤。经静脉给予靛胭脂 5mL 及速尿 10mg,用 70°膀胱镜检查膀胱内壁,除外缝针穿透伤,并确定两侧输尿管的通畅情况。

手术操作过程也可在腹膜外完成。经腹膜外途径,利用耻骨后球囊剥离器或充气解剖法进入耻骨后间隙。

(六)术后处理

1. 留置尿管 1～3d,观察尿量与颜色,注意耻骨后血肿与膀胱损伤。

2. 酌情选用抗生素预防感染。

(七)难点解析

1. 术前正确评估膀胱功能及尿道内括约肌功能,排除手术禁忌证。

2. Burch 手术主要并发症为耻骨后静脉丛损伤(出血、血肿形成),膀胱颈、近段尿道的不可逆损伤,缝合过紧时可发生膀胱出口梗阻、尿道坏死。

(1)由于手术在 Retzius 间隙展开,应避免损伤耻骨后静脉丛,如有静脉丛出血,可适当抬高阴道内手指,逐个电凝,结扎止血,或者置入盐水纱布压迫数分钟,然后电凝止血。

(2)泌尿系损伤,Burch 手术最常见并发症为膀胱损伤,多在术中直接看到,如术野出现尿液或尿袋中出现气体等表现。Saidi 等报道 41 例腔镜下 Burch 手术有 2 例膀胱损伤。Cooper 等报道 113 例腹腔镜下 Burch 手术 10 例膀胱损伤。

(3)对 Cooper 韧带缝合应全层,组织要足够多,以防术后组织撕脱,影响手术效果。但是,缝线打结也不能拉得过紧,以免造成术后尿潴留。

排尿障碍是该手术的常见并发症之一,多数症状较轻,仅表现为术后排尿费劲、需用力、抬高臀部排出或分次排尿;症状较重者可出现慢性尿潴留、排尿困难,经保守治疗无效者,需松解缝线。

3. 术后需进行膀胱镜检查,排除缝合过程损伤膀胱及尿道。

4. 术后应预防泌尿道感染,以免加重术后排尿功能障碍。

5. 远期并发症包括手术失败需再次手术,新发的尿道内括约肌缺陷,新发的膀胱逼尿肌过度活动,尿潴留,排尿痛伴有或不伴有膀胱内缝线,膀胱阴道瘘,尿道梗阻需再次手术和切口疝等。

总之,腔镜下 Burch 术的并发症与腹腔镜技术密切相关,该术式的开展须有良好的腹腔镜技术。

二、子宫/阴道骶骨固定术

(一)概述

女性盆底功能障碍性疾病(PFD)主要包括盆腔脏器脱垂(POP)、压力性尿失禁(SUI)、性功能障碍(SD)和粪失禁(FI)等。对 POP 的诊治是妇科泌尿学与盆底重建外科的基本内容。

POP 是指盆底功能障碍引起的盆腔器官离开其原有的位置而下移的疾病,是盆底支持结构缺陷、损伤与功能障碍造成的主要后果。POP 是中老年女性的常见病,严重影响健康和生活质量。

目前治疗此病的手术方式有 30 多种,足以说明该类疾病的难治性及各种治疗方法均存在不足之处。1990 年,Petros 和 Ulmsten 提出了整体理论和"三腔室系统",该理论将盆底所有结构视为一个整体,并按缺损部位的不同将盆底结构分为:前盆腔(包括阴道前壁、膀胱及尿道)、中盆腔(包括阴道顶部及子宫)、后盆腔(包括阴道后壁及直肠)。各部位的脱出是由于相应部位的缺损造成的,从而将脱垂量化到各个腔室。整体理论的核心就是重建结构的同时重建功能。

1994 年 De Lancey 以尸体解剖为依据,提出了子宫阴道"三个水平"支持理论。将阴道的支持组织分为三个水平:水平 Ⅰ 为上层支持结构(包括主韧带-子宫骶骨韧带复合体,是盆底最为主要的支持力量);水平 Ⅱ 为阴道侧旁水平支持结构(包括肛提肌群及直肠/膀胱阴道筋膜);水平 Ⅲ 为远端支持结构(包括会阴体及括约肌,耻骨宫颈筋膜体和直肠阴道筋膜远端延伸融合于会阴体)。

"腔室理论"及"三水平支持理论"共同构成一个盆底解剖和功能的整体,从而提出了对POP 治疗的新的理念——用恢复盆底的解剖达到功能的恢复,分析盆底功能,做出定位诊断,按不同腔室、不同水平的缺陷进行修复。

中盆腔的缺损常会引起阴道穹窿脱垂、子宫脱垂、子宫切除术后阴道残端脱垂及直肠膨出等。对于此类疾病,传统的治疗方法有:阴道封闭术、曼彻斯特手术、阴道前壁修补术、低棘韧带悬吊术、阴道穹窿骶骨固定术等。近代又提出经阴道旁修补术、阴道前、后壁补片修补术、经阴道后路悬吊带术、子宫/阴道骶骨固定术和阴道-骶棘韧带固定术、Prolift 全盆底重建手术等。中盆腔缺失手术治疗的关键是:对上层支持结构的悬吊,即对阴道顶端或子宫的悬吊等术式,目前在临床应用较多的子宫/阴道骶骨固定术和阴道-骶棘韧带固定术。

子宫/阴道骶骨固定术是 1957 年由 Arthure 等首次提出,主要是应用网片或缝线将子宫/阴道顶端固定在骶骨的骶前纵韧带上,使其上提至正常解剖位置,和阴道轴水平恢复正常。其优点有:①保留患者的子宫。②恢复阴道的正常轴线,使阴道解剖恢复更趋于生理状态,最大限度地保留阴道的长度,有较高的性生活满意度。③修复部位准确,术后效果持久,治愈率达 90%。

(二)手术指征

1.阴道骶骨固定术

(1)子宫中、重度脱垂者。

(2)阴道穹窿中、重度膨出者。

(3)年轻患者子宫/阴道中、重度脱垂尤为适用。

2.子宫骶骨固定术　阴道骶骨固定术适应证者在满足下列条件下,可行子宫骶骨固定术:

(1)无不规则阴道出血和绝经后阴道出血病史。

(2)宫颈防癌检查正常及无宫颈溃疡。

(3)无子宫病变。

(三)术前准备

1.肠道准备

(1)术前 5d 无渣饮食,术前 8h 禁饮食。

(2)术前3d常规口服肠道抗菌药物。

(3)术前1d口服泻药,术前晚及术晨各行清洁灌肠一次,对于盆底组织松弛控制力差的患者,要少量多次灌洗,达到清洁灌肠的目的。

2.阴道准备

(1)手术前3d常规行阴道冲洗,子宫脱垂患者冲洗时要将脱出的子宫还纳置阴道内,动作轻柔以减轻患者不适感。

(2)绝经期妇女术前阴道可酌情使用雌激素软膏。

3.术前签好手术知情同意书,避免术后纠纷发生。除常规的麻醉、手术并发症外,重点告知:

(1)术后补片在腹腔发生侵蚀可致肠管和输尿管损伤,可发生阴道残端网片侵蚀,术后可能会出现泌尿系统和消化系统功能障碍。

(2)阴道前壁膨出纠正后,出现尿失禁,需再次手术治疗。

(3)术中发生出血,因止血困难,可引起大量出血致休克。

(四)麻醉与体位

采用全身麻醉,头低足高膀胱截石位。

(五)手术步骤

1.探查子宫及双附件有无异常,有异常者进行相应处理。

2.上提子宫暴露直肠子宫陷凹并了解子宫骶韧带距骶骨的距离。

3.阴道骶骨固定术的关键步骤 可行切除子宫和保留子宫两种术式。

(1)如不保留子宫者,首先完成子宫切除术(可经阴道或腹腔镜途径进行)——步骤见腹腔镜下全子宫切除术。

(2)分离膀胱阴道间隙和子宫直肠间隙,分离长度根据脱垂程度而定,一般5~7cm,也可更长。

(3)修剪补片:网片选用人工合成聚丙烯网片(15cm×10cm),可将其修剪成两片(即前片和后片)。前片和后片的形状和长度须依照具体患者的脱垂情况来决定。

1)前后片可修剪成长方形,宽一般为3.5cm,长度可先选定为15cm,待最后依据脱垂程度再修剪成合适的长度,一般长度为13~15cm,修复后阴道平均长度为8cm,后片一般长度约为前片的一半(图8-2)。

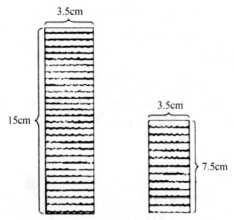

图8-2 补片的一般形状(左为前片,右为后片)

2)如患者同时具有重度膀胱、直肠脱垂,则在膀胱、直肠脱垂的部分网片可适当加宽,前后片可修剪成"梯"形,后片可修剪呈"靴"形(图8-3),以增强对于局部的支撑力。

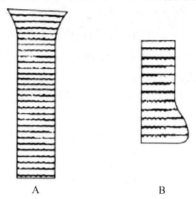

A　　　　　B

图8-3　补片的特殊形状(A 为前片,B 为后片)

3)将前后片缝合呈"人"字形(图8-4)。也可直接用现成的免裁剪 Y 形网片(图8-5)。

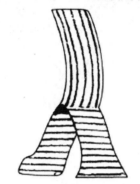

图8-4　缝合后的"人"字形补片

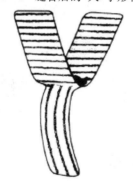

图8-5　免裁剪的 Y 形网片

(4)补片与阴道顶端的固定:将前后片缝合呈"人"字形,双臂分别缝于阴道顶端前后壁。此步骤注意事项:①缝合阴道前后壁的补片时可以经腹腔镜下完成或阴道内完成,缝合时用不可吸收线、分三排(每排间隔约 1cm)、每排三针间断固定缝合两片网片于分离后的阴道前、后壁上。②缝合时不要穿透阴道黏膜层。③阴道后壁补片最好放置达阴道后壁长度的一半,如阴道后壁脱垂严重,则补片可放置达阴道后壁全程,将补片缝在耻骨尾骨肌上。④如保留子宫者,前片与阴道前壁固定后,从前向后经阔韧带内潜行至子宫骶骨韧带水平穿出,与固定在阴道后壁的后片会合,一起固定至骶骨的骶前纵韧带上。

(5)充分暴露骶前间隙:用双极、Ligasure、超声刀等纵切打开骶骨前的腹膜约6cm。此步骤注意事项:①一般从结肠前端的右侧打开后腹膜。②骶岬为S_1骶前区重要骨性标志,是术中辨认主动脉分叉、髂总、髂内、骶正中血管走行的主要部位。③钝锐结合分离腹膜下间隙以利网片置入,向脚端分离的过程中需注意避免损伤骶前血管丛。

(6)补片与前纵韧带的固定:补片单臂缝于骶前安全区域的前纵韧带上。此步骤应注意:①缝合前需上提阴道残端,了解阴道长度以便决定补片最终长短。②固定的位置应使阴道保持轻微的张力,但不致过度牵拉阴道顶端。应注意前纵韧带的缝合宽度应不小于1cm,保证局部支撑强度。

(7)网片缝合固定后,用可吸收线关闭后腹膜,使盆腔腹膜化,减少网片侵蚀。

4.子宫骶骨固定术的关键步骤

(1)修剪补片,前片为"T"形,后片为旗形,T形补片横臂宽2cm。后片放置时需要将旗形补片"旗面"与"旗杆"交界处折叠成90°(图8-6)。

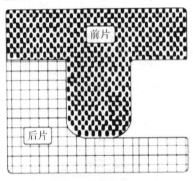

图8-6 补片不意图

前片为"T"形,后片为旗形。后片放置时需要将旗形补片"旗面"与"旗杆"交界处折叠成90°前片为"T"形,后片为旗形。后片放置时需要将旗形补片"旗面"与"旗杆"交界处折叠成90°

(2)放置补片位置(图8-7A、B)。

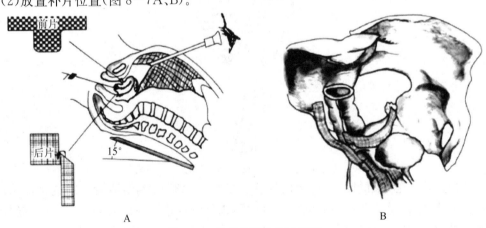

图8-7 补片放置位置示意图

A、B前片放置于膀胱阴道间隙及子宫圆韧带上;后片"旗面"缝合在阴道后壁上,"旗杆"缝合在骶骨无血管区的前纵韧带上

前片放置于膀胱阴道间隙及子宫圆韧带上。打开膀胱子宫反折腹膜,向下分离膀胱阴道隔,将T形补片的纵臂放置于分离的膀胱阴道隔中,用不可吸收缝线间断缝合将其固定在阴

道壁上,注意:缝合时不要穿透阴道黏膜层。

穿刺 Trocar 至圆韧带,并在阔韧带内潜行,直至打开的膀胱反折腹膜处穿出,置入弯钳,将同侧的 T 形韧带的横臂自此 Trocar 牵出,同法处理对侧。将网片展平后,与圆韧带及阔韧带缝合固定。

(3)将右侧宫骶韧带至骶骨前的后腹膜打开。将旗形补片"旗面"与"旗杆"交界处折叠成90°,并从右侧宫骶韧带下穿过。自右侧宫骶韧带向下分离直肠阴道间隙,将"旗面"缝合在阴道后壁上,将"旗杆"缝合在骶骨无血管区的前纵韧带上(缝合时,用子宫托自阴道内将子宫上推至正常解剖位置)。关闭打开的腹膜。

此外,国内北京协和医院朱兰等曾报道 2 例患者经腹行改良的子宫骶骨固定术,术中在子宫底后壁进行人造创面后替代宫骶韧带的缝合点,因有子宫纵轴的长度,故无需补片即可使子宫后壁贴附缝合于骶前。但目前腹腔镜下子宫骶骨固定术并无成熟的手术方式,本文所介绍的仅为个案报道的手术方式,成熟的、效果可靠的腹腔镜下子宫骶骨固定术手术方式,还需要临床医生的进一步探索。

六、难点解析

1.熟悉骶前区血管解剖及掌握血管变异特点 骶前区域解剖复杂,血管网丰富,且骶正中血管及第一横干静脉解剖位置变异大,为选择缝合安全区域带来一定困难(图 8-8)。其中,根据骶正中血管的变异特点分为两型,Ⅰ型:骶正中血管居中或偏左,约占 34.7%,此型缝合时应选择骶正中血管右侧相对安全;Ⅱ型:骶正中血管偏右,约占 56.3%,此型缝合时应选择骶正中血管左侧相对安全。此外,第一横干静脉的变异也较大,根据其位置可以分为两型,Ⅰ型:解剖正常型(占 73.3%),距骶岬中点的垂直距离为 3.1cm;Ⅱ型:解剖变异型(占26.7%),主要集中在骶岬下 1cm 内,故骶岬下 1cm 以下,4cm 以上是安全范围。

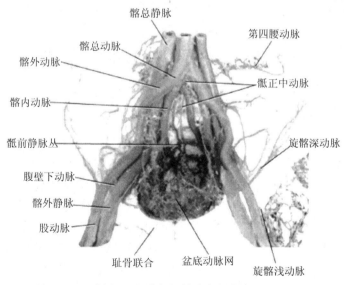

图 8-8 盆部血管分布示意图

2.识别、避开骶前区血管,寻找安全的缝合补片区域

(1)熟悉血管的解剖位置及变异特点:S_1 椎体盆腔面无血管区域最大,是骶前区骶纵韧带缝合相对安全的缝合固定区域。缝合前应先辨认骶正中血管的位置,暴露第一骶椎椎体面的

骶岬及骶前纵韧带,缝合时避开该部位的血管。该区域缝合固定的相对安全区域为上界位于骶岬下1cm,下界位于骶岬下4cm,水平宽度为1.5cm,即为一30mm×15mm的矩形。

(2)腹腔镜窄谱成像(narrow band imaging,NBI)系统在识别骶前区血管中的价值:NBI系统通过滤光器将红、绿、蓝3色光谱中的宽带光波进行过滤,仅留下415波长和540波长的蓝、绿窄带光波。由于黏膜血管内血液中血红蛋白的光学特性对蓝、绿光吸收较强(峰值415nm),故使用难以扩散并能被血液吸收的光波,能够增加黏膜上皮和黏膜下血管模式的对比度和清晰度,可提高诊断的准确性。传统腹腔镜白光下观察的血管为红色管状腔道,NBI系统下血管为增强的紫色管状腔道。

3.掌握术中出血的处理要点 术中出血主要为骶前区出血,骶前血管管径细小、紧贴骨面,损伤后血管回缩,止血困难,局部压迫可暂时止血,但去除压迫后常再次出血。故一旦出血后可先用双极电凝止血,也可试行缝合、银夹夹闭、烧灼或骨蜡等方法止血,如果这些方法无效,可以应用无菌不锈钢止血钉止血,或纱布填塞止血,必要时开腹止血。

七、术后处理

1.饮食 术后当天应禁食,第2d可进食少量流质饮食,肛门排气后可进食无渣半流质饮食,5d内控制患者尽量不排大便,5d后鼓励高纤维素饮食,防止便秘及增大腹压,使网片尽快与周围组织相容。指导患者合理饮食保证充足营养,给予高蛋白、高维生素饮食。

2.术后留置尿管,一般于术后24～48h后拔除,同时观察排尿情况。

3.酌情应用抗生素。

4.观察生命体征变化,及早发现并处理并发生,如出血、感染、肠道和泌尿系损伤等。

5.会阴护理保持会阴清洁干燥,预防感染。

6.对年龄较大、阴道壁较薄者可酌情使用雌激素。

(郭俊利)

第九节 生殖道畸形相关手术

一、先天性无阴道成形术

(一)腹膜阴道成形术(游离腹膜瓣法/顶举棒法)

1.概述 腹膜阴道成形术最常用于MRKH综合征患者,MRKH综合征全称Mayer-Rokitansky-Kuster-Hauser syndrome,是先天性无阴道最常见的病因,为副中肾管未发育或中肾管尾端发育停滞未向下延伸所致的一种先天性发育缺陷,发生率为1/4500至1/10000,患者临床表现为全部阴道或上阴道2/3阙如,伴有始基子宫或幼稚子宫,第二性征发育正常,染色体核型为正常46XX。常因青春期无月经来潮、婚后不能进行性生活或婚前妇科检查时发现,一般不影响健康,但给患者心理和精神上造成极大的创伤。为解除其心理上的压力,为恋爱和结婚创造条件,除个别处女膜痕迹有凹陷>2cm可试用放置阴道模型等保守性治疗外,大多数患者须行人工阴道成形术。另外,其他生殖道畸形如阴道闭锁、两性畸形或一些外伤所致的畸形也需要行人工阴道成形术。

人工阴道成形的方法多样,包括:

(1)异体物植入法:①胎皮植入法。②羊膜移植法。③新近发展的生物网片代人工阴道成形术。

(2)自体物植入法:①皮瓣代阴道成形术。②外阴前庭及黏膜阴道成形术。③乙状结肠代阴道成形术。④盆腔腹膜代阴道成形术等。

自体物植入法目前在临床运用较多,其中前两种为经阴道手术,多由整形科医生进行;后两种为腹腔镜下手术,多由妇产科进行。本书主要讨论腹腔镜下手术。

腹膜代阴道与乙状结肠代阴道相比,手术时间短、术中出血量少、术后恢复快、住院费用低,具有对机体损伤小、不易损伤邻近脏器、手术方法简单、风险低、术后恢复快、技术要求低、节约医疗费用等优点。而且新形成的阴道覆盖面腹膜是较薄的单层扁平上皮可分泌少量浆液,使人工阴道表面湿润、光滑、柔软、有弹性、伸缩性强,其深部和宽度均能满足性生活的要求,形态和功能近似正常。以腹腔镜施术对盆腔内环境干扰小、疼痛轻、术后恢复快、住院时间短,同时避免了乙状结肠代阴道术后阴道内黏液分泌多、有异味、肠蠕动及其术中可能引起肠吻合口瘘的风险。

2.手术指征 先天性无阴道患者婚前半年左右,或其他生殖道畸形如阴道闭锁、两性畸形等需要行人工阴道成形术,无腹部外伤史,腹膜完整。

3.术前准备 肠道准备:术前无渣半流质饮食 2d,流质饮食 1d,常规肠道抗生素使用,共三天;术前 1d 复方聚乙二醇电解质加温开水至 1000mL,分次口服。

4.麻醉与体位 全身麻醉,患者取膀胱截石位。

5.手术步骤

(1)游离腹膜瓣法

1)腹部切口选择:脐部放置直径 10mm 的穿刺套管,分别于左右下腹部放置直径 5mm 的辅助套管 2 个,充入 CO_2 负压调至 15mmHg。探查盆腔后于膀胱及直肠之间横向切开盆底腹膜,并将始基子宫作横向切开为前后两部分。将前叶腹膜自膀胱表面充分分离,宜薄不宜厚,向膀胱两侧切开前叶腹膜片;同法将后叶腹膜片自直肠表面充分游离,并在两侧输尿管内侧打开。前后叶腹膜片各长 8～10cm,宽 5～8cm,呈 H 形。

2)阴道造穴:于阴道前庭皱窝处注入 1∶250 稀释的肾上腺素液 60～150mL 形成水垫,使整个尿道、膀胱、直肠间隙被水垫所填充,便于打通隧道。在阴道皱窝位置横向切开,深 2～3cm,两示指作钝性分离,与导尿管平行方向分离,在尿道膀胱与直肠间隙打通隧道。分离过程中由助手示指放入直肠作引导,以防穿破直肠前壁,后在腹腔镜引导下进一步向腹腔内撑开,使之与打开的盆腹膜相贯通,并扩大隧道使之能通过 2～3 横指,长 9～10cm。

3)阴道形成:腹腔镜钳取游离的前叶腹膜顶端,顺向钳夹取出,使毛糙面向上,光滑面向下,3-0 可吸收肠线间断缝合于人造穴道前庭黏膜近尿道外口侧;同法将游离的后叶腹膜钳夹取出,毛糙面向下,光滑面向上,间断缝合于人造穴道前庭黏膜近肛门侧。

4)阴道顶端的形成:人造穴道穹顶形成时利用翼状腹膜皱襞上缘、直肠前壁及盆腔侧腹膜行荷包缝合,形成阴道穹顶。消毒阴道模具缠绕碘仿纱条后置入穴道。

(2)顶举棒法

1)腹部切口选择:脐孔作 10mm 切口,置入 30°腹腔镜,建立 15mmHg CO_2 人工气腹,探查盆腔。脐孔旁左 5cm 作 10mm 横切口,镜头移至此处切口。左右髂前上棘内侧 5cm 处,分别作 5mm 横形切口为第 1、2 操作孔,扩大脐孔纵切口至 2rm,置入腹膜推进器。

2）阴道造穴：用18号8cm长针自尿道下方处女膜痕中央穿至两侧始基子宫间束带与直肠之间盆底腹膜正中，注入含盐酸去氧肾上腺素4mg加生理盐水200mL之混合液，使盆底腹膜膨隆，在处女膜痕处作3cm横型切口，用手指钝性分离膀胱与直肠间隙直至盆底腹膜。

3）盆底腹膜移位：从脐孔置入腹膜推进器将膨隆处盆底腹膜逐渐向阴道腔穴口推进直达处女膜缘，用可吸收线将推入外阴口的腹膜周边间断缝合于已切开的处女膜，然后用尖刀将推入外阴口的盆底腹膜作"x型"切开。

4）"人工阴道"顶端形成：放置长12cm，直径≥2.5cm的纱布卷及避孕套做成的阴道模型，距阴道口10cm处，用1号不吸收线连续环形缝合膀胱顶部腹膜、盆侧壁腹膜，直肠前壁浆膜层，关闭盆腔，形成"人工阴道"顶端。

6.术后处理　人工阴道内放置纱布卷模型，外阴清洁每日2次，并在便后及时清洁外阴。术后7d取出阴道模型，每天阴道冲洗后放置长10cm，宽2.5cm硅胶阴道模型3个月，术后第4个月每天夜间放置阴道模型8h，次日取出，术后第4个月可以正常性生活。

7.难点解析　腹腔镜下良好的盆腔腹膜水压分离，使腹膜更有伸展性，并有利于经阴道充分游离膀胱与直肠腔隙，是手术成功的关键。在腹膜推进器操作过程中，不能施以暴力，应缓慢渐进向前、下方将盆腔腹膜向"人工阴道"外口推移，在推进腹膜过程中，另一术者应将示指由肛门置于直肠作指引以免损伤。术中一旦盆腔腹膜被推破，在腹腔镜直视下再次充分水压分离膀胱反折腹膜，剪开盆腔腹膜，将前、后、左、右腹膜边缘拉入阴道，并与已成形的"阴道"口黏膜间断缝合，往往也同样能获得满意的手术效果。人工阴道顶端缝合部位，需满足新形成人工阴道的深度>10cm，盆底游离宽度应≥2.5cm，这样才能保证盆膈挛缩后人工阴道的深度和宽度。

（二）乙状结肠代阴道成形术

1.概述　乙状结肠代阴道成形术是自体组织植入方法之一。乙状结肠代阴道术手术难度大，手术时间长，需截取患者自身结肠一段并移植作为阴道黏膜。但新形成的人工阴道黏膜有较多皱褶，而且在性生活时阴道有收缩功能及黏液分泌，还有较坚实的肌层组织，近似生理状态，可与正常阴道相媲美。术后无须长期置放阴道模型的烦恼，尤其对暂无性生活要求的患者更为适宜。

2.手术指征　先天性无阴道患者婚前半年左右，或其他生殖道畸形如阴道闭锁、假两性畸形等需要行人工阴道成形术者，无肠道疾病。

3.术前准备　肠道准备：术前无渣半流质饮食2d，术前流质饮食1d，肠道抗菌药物每日三次；维生素K 4g口服，每日三次，分别连服3d。术前1d复方聚乙二醇电解质加温开水至1000mL，分次口服。

4.麻醉与体位　全身麻醉，患者取膀胱截石位。

5.手术步骤

（1）腹部切口选择：脐孔中央作10mm纵切口，置入30°腹腔镜，建立15mmHg CO_2 人工气腹，脐孔水平左右8cm处分别作5mm横切口，为第1、2操作孔。左、右髂前上棘内侧5cm处分别作5mm横切口，为第3、4操作孔。

（2）乙状结肠游离及移植：选取骨盆入口水平以上乙状结肠约18cm长，在上、下两端肠曲浆膜面用丝线各缝合一针作标志。自近直肠端开始，向乙状结肠头侧以超声刀打开乙状结肠与腰大肌之间的腹膜。再打开肠系膜下动脉水平以下的肠系膜，用分离钳阻断左结肠动脉，保留乙状结肠动脉,观察肠管有无色泽变化,若肠管色泽仍保持红润,则表明乙状结肠血管吻合支足以保证其血供。然后用血管闭合系统切断左结肠动脉,并保留乙状结肠动脉。切除选取的 18cm 乙状结肠上下端切缘周围的肠脂垂各 1cm 宽,以保证上-下吻合口的对合。扩大左下腹切口至 1.2cm,切割封闭已选取的 18cm 长度的乙状结肠远端和近端,将带血管蒂的乙状结肠充分游离。

(3)阴道造穴:锐性及钝性分离尿道膀胱与直肠之间的间隙容三指宽,腹腔镜下剪开盆底腹膜,使盆腔与此间隙相通。将肠吻合器钉钻经阴道腔穴送入盆腹腔。在降结肠远端切缘上方作 2.5cm 横形切口,腹腔镜下钳夹钉钻并由此切口置于降结肠,再次用内镜线型闭合切割器切割吻合此切口上方远端的降结肠,切除放置肠吻合器钉钻的降结肠并自腹壁切口取出体外。针型钉钻柄穿透远端吻合缘降结肠肠管。

(4)降结肠与直肠吻合:将弯形腔内吻合器经肛门插入直肠至吻合端。吻合器矛穿透此处肠管,与降结肠端钉钻柄对合,启动闭合吻合器后自肛门退出,可见吻合器切下两侧肠管断端呈连续完整的环状肠壁组织。

(5)阴道成形:依据肠系膜血管的运行及肠管之长短,将已游离带蒂乙状结肠顺置或倒置送入人工阴道腔穴并牵至穴道会阴开口处,切除肠管末端吻合器钉针,将此端肠管与会阴穴道前庭黏膜间断缝合固定,形成新的人工阴道口。

(6)腹腔镜检查:检查肠管吻合口血供正常,直肠充气试验确定吻合口密封良好。乙状结肠血管蒂无张力。间断缝合固定盆底腹膜与带蒂乙状结肠浆膜。用 0.5% 新霉素液及甲硝唑冲洗盆腹腔及乙状结肠人工阴道。

6. 术后处理 人工阴道内放置纱布卷模型,术后 7d 取出,每天夜间阴道冲洗后放置硅胶阴道模型 8h,3 个月后可正常性生活或每周夜间两次放置硅胶阴道模型 2h。

7. 难点解析

(1)人工阴道肠段血供的选择:肠段血供选择的原则:在决定切取肠段及动脉分支前,一定要进行夹闭试验,即用无创钳试夹欲切血管以阻断血流,观察该肠段确无血运障碍时才可切断。欲切断的血管不能紧贴肠段血管网,一般需距肠管边缘至少 2cm 以上,以确保血管网的供血功能,切不可随意结扎血管,所选取的带血管的肠段具有良好血供,是手术成功的关键。在进行乙状结肠系膜游离时,一定要仔细认真,动作轻巧,勿伤及左侧输尿管,方法为:自肠系膜下动脉根部腹膜开始,扇形剪开乙状结肠前、后层系膜,然后自直肠近端向头侧方向剪开乙状结肠与腰大肌之间腹膜,显示三个动脉分支即乙状结肠动脉,左结肠动脉降支和乙状结肠最下动脉,夹闭试验证实保留乙状结肠动脉 2~3 个血管分支,以保证一个血管弓,肠段确无供血障碍,才可切断左结肠动脉降支和乙状结肠最下动脉及乙状结肠动脉的部分分支。

(2)肠段选择及移植:选取移植肠段部位以平骶岬高度作为远端切断部位为宜。切取的肠段长短以患者的盆腔深度决定,一般为 15~18cm。肠段游离必须充分,并根据所保留血管蒂在肠段所处部位来决定肠段移植方向,若血管蒂位于乙状结肠下植端,则肠段应顺时针方向将肠段近端植移入盆腔,"人工阴道"肠段呈逆蠕动,这是较为理想的移植方案,可以预防"人工阴道"肠段因蠕动而脱垂。若血管蒂位于乙状结肠上植端,则肠段应逆时针方向将肠段远端植移入盆腔,"人工阴道"肠段呈顺蠕动。移植成功的关键是充分游离肠段系膜,避免作为人工阴道的肠端下置困难或下置后血管牵拉过紧影响移植的肠管血供,"人工阴道"外口成形过程中注意避免下置肠段血管蒂牵拉过紧而影响肠段血供。

（3）肠吻合：完全腹腔镜手术时，肠吻合器钉钻送入降结肠后，围绕吻合器钉钻荷包缝合难度较大，可设计在乙状结肠植移段作一横形 2.5cm 切口，置入吻合器钉钻，再于植入段上端打一直线吻合器，钉钻尖穿越降结肠远端即避免了在镜下荷包缝合这一烦琐的手术操作。横行切开的 2.5cm 切口，也可作为移植肠段顺时针置入"人工阴道"后，经"阴道"予以修补缝合此切口，从而使手术更快捷。

二、双角子宫融合成形术

（一）概述

双角子宫是一种子宫畸形，发生率约占子宫畸形的 13.6%～25%。发病原因是在胚胎发育过程中，两根苗勒管在宫颈和子宫下段完全融合而子宫底部没有完全融合。约 40% 的双角子宫可引起流产、早产，分娩异常或不孕不育症等。双角子宫常因超声检查提示或 HSG 检查发现，但 HSG 有时无法确切区分纵隔子宫和双角子宫。腹腔镜下观察纵隔子宫宫底较宽，外表基本正常，而双角子宫宫底部有明显的凹陷，并有两个明确分开的子宫角。根据宫腔内肌性隔的长度可分为完全性和部分性双角子宫，妊娠结局和宫腔内隔的长度有关，完全性双角子宫者妊娠结局较差。双角子宫患者妊娠结局不良而无其他原因者才考虑子宫整形术。手术治疗的重点在于将两个狭窄的宫腔融合成为一个正常形态的宫腔，手术治疗可改善子宫形态、扩展宫腔面积，减轻宫内压，改善子宫内膜血流，有利于受精卵着床发育。有研究显示双角子宫发生流产、早产和足月产的概率分别是 36%、23% 和 40.6%，行子宫融合术后足月分娩的概率为 80%～85%。传统的手术方法为开腹子宫矫形术（strassman metroplasty），现在可采用腹腔镜或宫腹腔镜联合进行手术，创伤小，组织损伤少，术后盆腔内粘连率低。部分性双角子宫可考虑腹腔镜监视下宫腔镜手术切除宫腔内隔，恢复宫腔形态，完全性双角子宫应楔形切除子宫内肌性隔并缝合两侧的宫腔。

（二）手术指征

有流产、早产史，或有分娩异常或不孕不育症病史的双角子宫患者，排除其他异常如激素异常，染色体异常，生殖道感染和生殖免疫异常等。

（三）术前准备

可行 HSG、超声及 MRI 检查，有助于术前诊断，超声检查应选择在黄体期内膜较厚时进行。

（四）麻醉与体位

全身麻醉，患者取膀胱截石位。

（五）手术步骤

1. 腹腔镜下双角子宫融合术手术步骤

（1）脐部置入一个 10mm 的套管，注入 CO_2 膨胀腹腔至腹腔压达 15mmHg。在腹腔镜直视下，于右下腹穿入一个 5mm 的套管，左下腹置入一个 10mm 的套管用于放入针线，于下腹正中即后两个孔中间切开一个 5mm 的套管。常规探查盆腔内卵巢、输卵管情况。

（2）用双极沿着宫底部宫角连接处切开较浅，再用单极钩切开子宫肌层，此层从双侧宫角表层靠近输卵管间质部一直切到子宫内部，再用剪刀剪开，双侧宫角的宫腔即打开，子宫肌层边缘随即外翻，阴道内用棉球堵住以防漏气。

（3）双侧子宫肌层用 0 号可吸收线间断缝合，该间断缝合是在子宫前壁和子宫后壁肌层内缝合，注意不缝合子宫内膜，双侧打结后，两侧的子宫肌层即对合，形成一个单一的子宫腔。

（4）最后，子宫浆膜层用 4－0 可吸收线连续缝合，生理盐水冲洗腹腔，彻底止血，子宫切开处留置防粘连膜。

2.宫腹腔镜联合双角子宫融合术手术步骤

（1）常规消毒铺巾，暴露脐孔及两下腹部，在脐部下纵形切开皮肤、皮下组织及筋膜约 1.0cm，将 10mm 套管针于切口处穿刺进入腹腔，置入腹腔镜，经注气管注入 CO_2 膨胀腹腔至腹腔压达 15mmHg。探查双侧输卵管及卵巢情况。

（2）探查宫腔在腹腔镜监护下，扩张宫颈至 12 号，膨宫压力 100mmHg，置入宫腔镜，顺序观察子宫情况：宫底宽，中央有一宽阔的隔板自宫底两侧角向下延伸达宫颈内口，使宫腔呈双角形，同时探查双侧输卵管开口及子宫内膜情况。

（3）腹腔镜监护下宫腔镜手术在腹腔镜的监护下，用针状电极划开子宫中隔，打开子宫底正中肌壁，切至宫底正中浆膜层，形成人工穿孔，子宫底完全与腹腔相通，转腹腔镜手术。

（4）腹腔镜手术腹腔镜下用单极电铲横向打开宫底，子宫底横行切开至距双侧子宫角 1～1.5cm。用 0 号薇荞线 8 字缝合黏膜下浅肌层，闭合宫腔。肌层间断 8 字缝合，浆肌层纵向间断内翻缝合，术毕子宫形态正常。

（六）术后处理

为防止宫腔粘连，术后放置宫内节育器 2～3 个月，同时口服雌、孕激素周期治疗 2 个疗程。术后 2～3 个月取出宫内节育器，可行宫腔镜再次探查，以确认宫腔形态是否正常，若宫腔内仍有隔，可再次切除，也有报道认为残留宫内隔小于 1cm 不影响妊娠结局。建议术后避孕 1 年。

（七）难点解析

娴熟的腹腔镜手术技巧可使术中出血少，子宫肌层对合整齐，防止子宫肌层切缘的子宫内膜损伤至关重要，术中运用单极钩针切除子宫肌层，选用单极钩也可以更好地防止子宫肌层的血肿形成。术中缝合要注意防止子宫张力过高，减少后续妊娠子宫破裂的风险。

三、残角子宫切除术

（一）概述

残角子宫（rudimentary uterine horn）在女性生殖器宫发育畸形中属于少见的类型。子宫来源于双侧副中肾管。大约在胚胎发育的第 6 周末，双侧副中肾管开始发育并逐渐形成生殖器官。双侧副中肾管上段形成输卵管，中段和尾段融合，形成子宫、宫颈及阴道上 1/3。当两侧的副中肾管发育不对称、仅有一侧发育时，形成单角子宫及一侧输卵管；如若一侧发育正常，另一侧发育受阻，则可能形成残角子宫，残角侧子宫可有正常的输卵管和卵巢；其中 30% 的残角子宫伴有残角侧泌尿系统发育异常，如肾脏畸形和输尿管走向异常等。

根据 1998 年美国生殖医学会对副中肾管发育异常分型，残角子宫被认为是Ⅱ类副中肾管异常，又分为三个亚型，Ⅱa 型：残角子宫有腔，与单角子宫相通，月经来潮后，经血可引流到发育侧宫腔内排出，一般无症状，偶有痛经；Ⅱb 型：残角子宫有腔，与单角子宫不相通，约占 25%，常因月经初潮后残角子宫腔经血潴留造成积血而出现痛经，并进行性加重。残角子宫积血增大，宫腔内压力增高，子宫内膜向宫壁延伸或经血逆流到盆腔，发生子宫腺肌病以及子宫内膜异位，并可导致不孕等。有时因经血逆流，残留血导致伞端粘连、输卵管积血，下腹疼痛加剧,并形成肿块;Ⅱc型:单角子宫与无腔的残角子宫,即实体残角子宫,仅以纤维带与子宫相连,占34%,同侧输卵管、卵巢、韧带均正常,偶有附件阙如,无月经症状。残角子宫多位于发育侧单角子宫的中、下段,少数位于宫底处,当与发育侧子宫相连的纤维束较长时,始基子宫与同侧输卵管、卵巢滑入发育不良的腹股沟管形成疝。

Ⅱb型残角子宫与单角子宫的关系可分为两种,一种依靠纤维带与单角子宫相连,其血液供应可来自于单角子宫同侧子宫动脉的上行支,或者直接来自于同侧子宫动脉,与单角子宫同侧宫旁血管有或没有交通。另一种是残角子宫贴附单角子宫表面,之间为肌性连接,与单角子宫肌层间无明显界限。根据程度轻重可表现为部分相连直至残角子宫全长度相连;血液供应来自于单角子宫同侧子宫动脉上行支及对侧子宫动脉的弓状动脉,多潜行于肌层内。

当残角侧输卵管通畅,受精卵可种植在残角子宫内并生长发育形成残角子宫妊娠。妊娠多发生在Ⅱa型和Ⅱb型,发生率是1/10万。残角子宫妊娠的卵子可来自残角侧或对侧。因残角子宫发育不良,残角子宫肌层菲薄,绒毛侵入肌层,导致残角子宫破裂,发生严重腹腔内出血。即使受孕卵正常着床,常不能承受胎儿生长发育,于妊娠中期发生残角子宫破裂,以4～5个月多见,症状与输卵管间质部妊娠相似。偶有足月妊娠,分娩期可出现宫缩,但因不可能经阴道分娩,胎儿往往在临产后死亡。

残角子宫多以病史、症状以及影像学检查协助确诊,Ⅱa、Ⅱc型多无临床症状,不易诊断,常在手术中被发现。Ⅱb型常因宫腔积血、周期性腹痛或妊娠后急腹症被发现,一经确诊均需手术切除残角子宫及同侧输卵管。

(二)手术指征

1.Ⅱa型与Ⅱb型残角子宫,一经诊断,应手术切除。

2.Ⅱc型残角子宫,通常不需处理。

(三)术前准备

1.盆腔影像学检查 B超或三维超声、MRI检查帮助确诊,并明确残角子宫与单角子宫的连接方式,常规检查双侧肾脏与输尿管,排除泌尿系统畸形。

2.宫腔镜检查 了解宫腔形态、输卵管开口(仅一侧输卵管开口),联合B超协助诊断并明确类型。

3.对于残角侧子宫已经妊娠者,术前先给予甲氨蝶呤50mg/m² 杀死胚胎后再切除,以减少子宫血供,降低术中出血风险。

4.肠道准备 术前12h流质饮食,术前6～8h禁食水,术前普通灌肠。对疑有盆腹腔粘连或合并子宫内膜异位症患者,应酌情清洁洗肠。

5.阴道准备 术前1～3d常规阴道擦洗。

(四)麻醉与体位

全麻,截石位。

(五)手术步骤

1.探查盆、腹腔情况 置入腹腔镜观察盆腔器官解剖关系,子宫以及附件的外观形态,残角子宫与单角子宫的关系、有无子宫内膜异位与盆腔粘连等;特别注意是否合并泌尿系统发育异常,如残角侧肾阙如、输尿管移位、肾脏异位等,亦应观察腹膜后输尿管的走行。

2.处理子宫圆韧带与卵巢固有韧带 Ⅱb型残角子宫贴近盆壁时,注意辨认子宫圆韧带,切断方法与子宫切除相同;切断卵巢固有韧带时应靠近残角子宫,可考虑将该侧输卵管一并切除。

3.阔韧带和子宫血管的处理 打开残角子宫侧的阔韧带前、后叶,分离宫旁组织,打开膀胱子宫返折腹膜,推开膀胱,暴露残角子宫蒂部血管,多为子宫动脉上行支,双极电凝并切断之。在切断子宫血管时应再次确认输尿管的位置及走向,以免误伤输尿管。

4.残角子宫与单角子宫连接部的处理 分离暴露残角子宫与单角子宫相连的部分,贴单角子宫表面,电凝并切断连接部,尽量避免损伤单角侧子宫肌层。

5.缝合单角侧子宫创面并关闭腹膜间隙 1—0号可吸收缝线缝合单角子宫的创面,并将同侧圆韧带固定于宫角的对应位置,缝合关闭腹膜。

6.取出残角子宫 用肌瘤旋切器将切除标本取出。

(六)术后处理

1.注意创面出血。

2.酌情使用抗生素预防感染。

(七)难点分析

1.残角侧子宫血管的处理 仔细辨认残角侧子宫的血供分布,必要时术前行动脉血管造影明确残角子宫的血供来源;如直接来自于子宫动脉,可于子宫圆韧带与输卵管之间打开阔韧带前后叶(有时为侧叶)腹膜,找到子宫动脉后双极电凝并切断之。

2.残角子宫及输卵管积血的处理 宫腔及输卵管积血致体积增大,影响手术视野,可先切断残角与单角子宫间的纤维结缔组织,打开残角侧阔韧带腹膜,暴露子宫血管再电凝或结扎,可以避免分离过程中的出血。

3.残角侧子宫圆韧带固定 切断圆韧带时应尽可能靠近残角子宫肌壁,以保留足够的长度来固定单角子宫的宫角,其固定可采用十字交叉法缝合,可以防止打结拉紧时圆韧带残端撕裂,并保证缝合牢固。

(郭俊利)

第十节 输卵管不孕与妊娠期相关手术

一、输卵管吻合术

(一)概述

输卵管吻合术包括输卵管端-端吻合术和输卵管-子宫吻合术两大类。

输卵管-子宫吻合术是切除梗阻的输卵管间质部和峡部近子宫段后将远端输卵管植入到子宫角部的手术操作过程。其手术操作相对复杂、困难;术中出血较多;术后妊娠率相对较低,大约50%左右,并不比IVF—ET更具优势,荟萃分析显示子宫角部输卵管梗阻显微手术修复后妊娠率为58.9%,其中异位妊娠率约7.4%;且术后宫内妊娠者可能发生孕期和分娩期子宫角部创口破裂。因此,大部分输卵管近端梗阻采用输卵管插管疏通失败者会直接选择IVF—ET,而不是输卵管-子宫吻合术治疗。本文不再对此式进行阐述。

输卵管端端吻合术是指切除输卵管中段阻塞部分并吻合两侧输卵管断端的操作过程,适用于输卵管结扎绝育术后要求恢复生育功能患者的输卵管复通以及输卵管中段严重阻塞性不孕并渴望自然受孕者切除输卵管阻塞病变后的输卵管重建。传统的输卵管端端吻合术是通过开腹显微外科手术来完成的。1989年,Sedbon等报道了世界上第1例腹腔镜输卵管端端吻合术。

腹腔镜输卵管端端吻合术是腹腔镜手术最好的成果之一,是最能体现腹腔镜微创优越性的手术,也是高技术与高难度手术操作技巧相结合的典范。腹腔镜输卵管端端吻合术不仅对腹腔镜手术设备和器械要求较高,而且对手术医师的操作技巧的要求也很高。由于腹腔镜具有放大作用,且可以近距离观察手术创面,使手术者超越了人类自然视力的限制,从而提高手术者对各种正常组织结构以及病变组织的辨别能力。在显微放大下,使用精细的手术器械,切除结扎术后的瘢痕组织或炎症阻塞部分,将输卵管两断端靠拢缝合,减少了对组织的创伤,提高了手术的精准度,有助于提高术后输卵管通畅率与妊娠率。据统计,开腹输卵管峡部端端吻合术后妊娠率最高,为81%;腹腔镜手术也有类似妊娠率,Yoon报道的妊娠率为77.5%～83.3%,异位妊娠率为2.6%～3.2%;Cha等的研究结果显示,腹腔镜和开腹输卵管吻合术后总妊娠率分别为80.5%和80.0%,两组间无显著性差异,但腹腔镜组手术时间显著延长(201.9min±33.8min和148.7min±32.5min),住院时间显著缩短(3.3d±2.0d和6.1d±0.6d)。但目前尚缺乏开腹和腹腔镜输卵管吻合术的随机对照研究结果。Hawkins及其同事用生存曲线得出的比较结果显示,腹腔镜和开腹输卵管吻合术的累计妊娠率没有差别,18个月的累积异位妊娠率分别为11.8%和12%。

由于腹腔镜输卵管端端吻合术操作难度较大,使得人们在经典的分两层缝合的基础上进行了新的改进。应用"一针"技术之后,Dubuisson及其同事在1994年报告的输卵管复通率高达87.5%,术后18个月累积宫内妊娠率为53.1%,异位妊娠率为6.25%;Ai等采用"两针"技术吻合输卵管后宫内妊娠率显著改善,术后6、12、24和36个月累积分别为23.8%、57.1%、66.7%和73.8%,异位妊娠率明显降低,为4.8%。Schepens等采用生物胶(组织修复凝合剂)黏合浆肌层的方法取得了较好效果,术后40个月累积妊娠率为74%,异位妊娠率仅3.9%。近年来也有使用机器人腹腔镜手术的报道,其优势在于有助于改善镜下缝合的准确度,但手术时间会有延长。

(二)手术指征

输卵管阻塞性不孕是IVF-ET良好的适应证,但对于其中渴望自然受孕、拒绝IVF-ET助孕或不愿承担IVF-ET助孕所带来的多胎妊娠风险的患者,输卵管吻合术是另一种较好的选择。由于前已述及的原因,输卵管间质部和峡部近子宫段梗阻的不孕患者通常会选择经宫腔镜插管疏通术或直接选择IVF-ET,而不是输卵管-子宫吻合术。拟采用输卵管端端吻合术的患者应符合下列几个方面的条件:

1.输卵管中段阻塞所致自然受孕障碍,包括以下几种情况:

(1)输卵管峡部结扎绝育术需再次妊娠者。这类患者是输卵管端端吻合术最常见的适应证,其效果也最佳。

(2)输卵管近端梗阻通过输卵管插管疏通而中段仍然梗阻需手术切除者。

(3)曾因输卵管妊娠行开窗取胚术患者。这类患者中,部分患者近子宫段输卵管通畅或经宫腔镜输卵管插管可以疏通,而壶腹部和伞端良好,仅存留开窗取胚区及其近子宫侧一小段输卵管阻塞。

(4)各种原因所致输卵管中段切除术者。

2.渴望自然受孕或拒绝IVF-ET或不愿承担IVF-ET助孕可能带来的多胎妊娠风险。

3.输卵管通畅部分＞4cm。

4.输卵管近端通畅并能进针缝合者。

5.夫妻双方没有无法纠正或即使纠正后仍然难以自然受孕的生殖功能障碍。

6.排除下列影响手术和妊娠的禁忌证。

(1)全身、盆腹腔或生殖道感染性疾病急性期。

(2)不能承受手术或腹腔镜气腹的重要脏器疾病。

(3)恶性肿瘤治疗期间。

(4)其他不宜妊娠或不能承受妊娠过程的疾病。

(三)术前准备

1.术前充分的知情同意 术前知情同意的内容包括手术的利与弊、术中术后可能的并发症、术后可能需要的进一步治疗和助孕措施、术后妊娠的概率及妊娠期间可能的并发症、术后异位妊娠的概率、可供选择的其他助孕方法的利与弊等。对于患者及其亲属提出的所有问题都应一一解释清楚,在得到患者夫妻双方乃至亲属充分知情同意后方可签署手术知情同意书。

2.术前化验和检查排查手术禁忌 术前化验和检查包括血液和尿液常规检测、血型、肝肾功能、血糖、术前免疫八项(包括乙肝两对半、丙肝、HIV 和梅毒血清学)、凝血功能、宫颈脱落细胞学、心电图、胸片、女性内生殖器超声检查,以及肝、胆、胰、脾、双肾、输尿管和膀胱超声检查等。必要时需进行肿瘤以及与不孕和妊娠相关疾病的筛查、心脏超声检查、动态心电图和血压监测、肺功能检查等。

3.手术时间选择 施行手术时间选择在月经干净后 3～7d 为宜。月经干净后 1d 即可住院进行必要的术前准备,如阴道准备、腹部及会阴皮肤准备、药物皮试、必要时配血。

4.阴道准备 通常采用稀碘伏溶液或 1：5000 高锰酸钾溶液阴道灌洗,每天一次,连续三天。目的是清洁阴道,防止经阴道手术操作引起的逆行感染。

5.子宫输卵管造影检查 通常选择在月经干净后 3～7d 进行,以了解子宫腔有否异常、近子宫端输卵管是否通畅和有无结节性改变等。只有输卵管近子宫端通畅且无其他异常者方可实施输卵管端端吻合术。

(四)麻醉与体位

与通常的不孕症腹腔镜检查术一样,由于需要经阴道进行安放通液导管、甚至举宫等操作,患者通常采用大腿位置可变动的头低臀高膀胱截石位。大腿位置可变动的优势在于经阴道操作时可抬高大腿、腹腔镜手术时可降低大腿,从而减少大腿位置不当造成的对手术操作的影响。此外,手术时还需要降低患者头部高度以利于将肠管排移到上腹部,以避免盆腔内肠管对腹腔镜手术操作的影响。

由于腹腔镜下吻合输卵管的操作相对精细,所以最好选择气管内插管、全身麻醉,这有助于控制呼吸动度和保持良好的肌肉松弛度,从而避免腹部肌肉运动、腹壁起伏、以及其他原因引起的操作器械位置变化。

(五)手术步骤

腹腔镜输卵管端端吻合术的手术操作要点如下:

1.消毒铺巾 消毒范围上界达乳晕下缘,两侧达腋中线,下界达大腿中下三分之一交界处;会阴部消毒范围与经阴道手术相同,同时还要进行阴道消毒。铺巾时需要露出脐部及整个下腹部,两侧界达左右锁骨中线;外阴手术野同刮宫手术,需要露出尿道口和阴道口,肛门部需遮盖;阴阜区可用一条窄带横行遮盖以分隔腹部和阴部手术野。

2.留置导尿管和通液管　铺巾完毕后按常规留置气囊导尿管并保持引流通畅。窥器扩开阴道,再次消毒阴道及子宫颈。取出窥器,双合诊了解子宫位置。再次窥器扩开阴道,宫颈钳夹持宫颈,探针探查子宫方向和子宫腔深度,经宫颈管置入通液装置并固定,留作术中输卵管通液用。

3.建立气腹　采用两把巾钳钳夹提拉脐部下缘,于脐部下方做纵形切口,长约1cm,仅切开皮肤即可。向上提拉两把巾钳,垂直于下腹部皮肤平面穿刺进气腹针,连接气腹导管充入医用CO_2气体。压力设定12～14mmHg,流量控制在20～30L/min,进气量因人而异,通常约为4L。

4.套管针穿刺　向上提拉两把巾钳,垂直于下腹部皮肤平面穿刺10mm套管针,拔出针芯,经套管针置入腹腔镜,探查腹腔。选定左侧髂前上棘内上处为第二穿刺点,腹腔镜监视下避开腹壁血管切开皮肤5mm,垂直于切口局部皮肤平面穿刺5mm套管针;于脐部和左下腹穿刺点连线的中垂线上选择操作第三穿刺点,使第三穿刺点至脐部和左下腹穿刺点的距离相等并大于5cm;选定右下腹麦氏点为第四穿刺点,按第二穿刺同样的方法置入第三、第四套管针。

5.粘连分离　用单极电钩或剪刀分离子宫、输卵管、卵巢周围粘连及盆腹腔其他部位粘连,切除粘连带组织并止血,彻底恢复盆腔各脏器正常的解剖位置关系。

6.输卵管阻塞部位切除　查找输卵管阻塞部位,剪切阻塞部位两端输卵管或结扎部位两断端及系膜区瘢痕组织,显露两侧输卵管断端及其管腔。冲洗剪切部位,查看出血点,避开输卵管壁,用尖端双极电凝彻底止血。

7.输卵管通畅度检查　经置入宫腔内的通液装置注入1%亚甲蓝(美蓝)溶液进行输卵管通液,近子宫端输卵管口可见蓝色液体溢出,提示输卵管近子宫段通畅。经输卵管伞端插入冲洗器注入冲洗液,可见远端输卵管膨胀,输卵管断端开口处可见冲洗液溢出,提示远端输卵管通畅。也可用2mm直径的硬膜外导管探查远端输卵管是否通畅。

8.输卵管端端吻合　采用0～6号带针血管吻合线或可吸收线间断缝合2～4针吻合输卵管断端。第一针(以右侧输卵管峡部吻合为例),自输卵管近子宫端开口系膜缘,距输卵管切缘2mm由外向管腔内进针,穿透输卵管壁,从输卵管开口出针;由远端输卵管开口系膜缘,距输卵管切缘2mm腔内进针,穿透输卵管壁,输卵管系膜处出针;拉拢输卵管断端,打结后剪断多余缝线。由此完成吻合第一针。同法缝合对系膜缘,完成吻合第二针。最后,间断缝合关闭输卵管浆膜和系膜窗。

9.输卵管通畅度再检查经置入宫腔内的通液装置注入1%亚甲蓝溶液进行输卵管通液,输卵管伞端可见蓝色液体溢出,提示输卵管恢复通畅,吻合成功。同时注意吻合口有无蓝色液体漏出。

10.预防粘连　术毕于盆腔内或子宫附件周围放置防粘连物预防盆腔及输卵管创面处粘连。

11.释放气腹,缝合包扎腹壁切口。

(六)术后处理

1.术后常规预防感染或抗感染治疗。必要时可使用活血化瘀的中药或中成药治疗。

2. 术后可进行盆腔液体灌注,生理盐水 500mL,QD×5d。目的是在盆腔脏器间形成水膜,避免脏器间相互接触,也有利于稀释炎症物质,减少脏器之间的炎性粘连的发生。

3. 术后七天行输卵管通液术。

4. 伤口愈合后下次月经后即可开始试孕。

(七)难点解析

腹腔镜输卵管端端吻合术中注意事项如下:

1. 活动腿架 腹腔镜输卵管端端吻合术既有腹腔镜手术操作,又有经阴道操作部分,有时可能联合宫腔镜手术;所以腿部支撑最好采用活动腿架,经阴道操作或宫腔镜手术时大腿部可屈曲抬高,腹腔镜手术操作时大腿部可降低,最大限度减少了由于大腿部的阻挡引起的操作不便。如果只有固定腿架可供使用时,因经阴道操作相对较少,大腿部位置应尽可能低平,以避免对腹腔镜手术操作的干扰。

2. 通液装置 通液装置通常是采用金属制作的,除了能够进行输卵管通液外,还可以当作子宫操纵器。其安装相对复杂,需要探清楚宫腔方向和测量宫腔深度,以防止通液管插入方向错误或插入过深造成子宫穿孔;插入过短则起不到子宫操纵器的作用;因此需要根据宫腔深度调整堵塞宫颈外口的锥形橡胶塞的位置并固定妥当。另外,还需要较长时间夹持宫颈外侧壁,此可能引起宫颈撕脱性损伤出血和通液装置脱落。更为重要的是,必须保证锥形橡胶塞严密堵塞宫颈外口,不然则会发生通液时液体漏出,造成近子宫端输卵管阻塞假象。

也有采用 10 号气囊导尿管通液者。气囊导尿管的管径较细,还有内置的支架支撑且软硬度适宜,不至于太软而不能插入到宫腔,太硬则安插过程中可能引起损伤。因而其安装相对简单,只需要直接插入到宫腔,气囊内注入灭菌注射用水或生理盐水即可固定和防止脱出。通液时夹闭引流管腔末端,注射针刺入管腔即可完成通液。但是,气囊内注入液体量以 2~3mL 为宜,太多可致气囊体积过大,宫腔膨胀挤压明显,从而挤压引流管腔,导致通液阻力过大,或通液失败,或者液体进入一侧宫角,造成另一侧输卵管近子宫端阻塞假象。气囊内注入液体过少,则气囊膨胀不全,通液时随着宫腔内压力增加,气囊可能脱出宫颈口外,或堵塞宫颈管不全引起漏液。此外,采用气囊导尿管时无法经阴道操纵子宫。

3. 巾钳提拉腹壁 采用巾钳钳夹提拉腹壁的益处在于气腹针和第一套管针穿刺腹壁时能够很好控制腹壁起伏,防止穿刺引起肠管和腹膜后血管损伤。也有在第一套管针穿刺前将气腹压力增加至 20mmHg,并按压上腹部进一步提升腹内压,然后用套管针直接经脐部切口刺入腹腔者。此方法避免了巾钳钳夹引起的脐周皮肤破损,但危险性较大,只有少数有经验的手术者采用。

4. 套管针穿刺 套管针穿刺点位置因操作者的习惯而异。本节介绍的穿刺点位置中,以术者右手操作穿刺点(第 5 穿刺点)尤其重要。第三穿刺点至脐部和第二穿刺点的距离相等,且应大于 5cm,目的是避免手术过程中器械之间的相互干扰,妨碍操作。此外,除了脐部穿刺切口为放射状以避免切断血管外,其他三个切口都应顺着皮纹方向切开,有利于减少术后瘢痕形成。切口深度以切开皮肤为宜,过深会引起皮下血管损伤而出血。

5. 输卵管阻塞部位切除 输卵管阻塞部位查找和彻底切除是本术式成功的关键。输卵管峡部结扎部位两侧的输卵管通常不会有阻塞,只需切除少许的瘢痕组织即可显露输卵管横断面及管腔,吻合后通畅率和术后妊娠率都较高。而对于输卵管炎症性阻塞者,往往存在多部位输卵管管腔阻塞,需仔细查找,彻底切除,不可遗漏。有时需要经宫腔镜输卵管插管疏通、通液才能查清严重阻塞部位。远端输卵管阻塞部位也可以通过该方法进行检查和疏通。

切除阻塞输卵管时尽可能采用冷刀,即剪刀剪切的方式完成,瘢痕组织应切除彻底,一定要看到两断端的正常输卵管黏膜;单极电刀切割可能引起输卵管断端坏死和血管闭合;止血应看清出血点后再用尖端双极电凝止血;止血时应"点到为止",既要充分止血,又要防止凝固范围过大引起的组织坏死和血供受损。这些都不利于吻合口愈合。

6.两次输卵管通畅度检查 输卵管通畅度检查是保证术后输卵管通畅的重要步骤。第一次通液是为了查清阻塞部位并彻底切除之;第二次则是检验吻合后输卵管是否存在吻合口漏,是否全程通畅,有助于防止吻合过程中引起的阻塞。

7.吻合质量 输卵管端端吻合时要求输卵管两断端对合良好,用细针线和惰性缝线,缝合针数越少越好,以2~4针为宜,不宜过多,有利于吻合口愈合和减少术后局部炎性反应等。峡部端端吻合者,输卵管管径较窄,缝合两针即可;管径较宽者,可酌情于两针之间输卵管侧壁各增加缝合1针,防止吻合口漏;但又不能缝合过密,以免术后瘢痕性狭窄、愈合不良等并发症。吻合手术中,缝合进针的顺序因术者操作习惯、缝合技术、左右侧输卵管、系膜缘和对系膜缘的不同而异,术者应酌情调整进针方向和顺序。无论怎样缝合进针,都应将线结留在输卵管外而不是管腔内。

也有学者发现,应用"一针"技术、黏合技术,术后输卵管复通率和宫内妊娠率更高,异位妊娠率更低。因此,让输卵管两断端保持靠拢状态,利用输卵管自身修复潜能,令其自然对合并修复,最大限度减少缝合造成的断端对合不良、错位对合、瘢痕形成等,也许术后吻合口愈合会更好;术中即使存在吻合口漏也并不一定影响吻合口愈合,也许术后结局会更好也未可知。

8.输卵管支架 输卵管端端吻合术后是否安放支架一直存在争议。过去采用开腹显微外科手术吻合输卵管,有时会采用输卵管支架以防止吻合口狭窄。但放置支架后是否真的能够防止吻合口狭窄、是否可能导致逆行感染、支架材料及其局部刺激是否会引起输卵管管腔炎性粘连、术后何时以及如何取出支架等都存在争议。此外,腹腔镜手术中如何放置输卵管支架也存在争议。现在已经少有防止输卵管支架的报道。

9.腹腔镜手术的优势 开腹手术虽然可以使输卵管重新接通,但重建的输卵管发生扭曲、边缘重叠、管腔狭窄变硬较多,以致术后妊娠率低,故输卵管除了通畅之外,其功能恢复也很重要。采用腹腔镜手术吻合输卵管除必要的器械操作外没有其他任何干扰,且因腹部创口小而恢复快,缩短了患者的住院时间;如果是在分辨率很高的腹腔镜下操作,效果将会更好。正是因为腹腔镜一系列的优点,如今已渐渐成为输卵管微创手术的主流。

10.联合宫腔镜检查或手术 子宫腔内存在病变或异常者可在腹腔镜输卵管端端吻合术中同时进行宫腔镜电切术,去除病变,以利术后受孕。术前检查提示子宫腔无异常者可考虑宫腔镜检查,以明确有无病变存在,也可在腹腔镜输卵管端端吻合术中同时进行宫腔镜输卵管插管疏通、通液或指示阻塞部位,以利于阻塞部位的彻底切除和安插输卵管支架。

11.输卵管插管疏通术 对于子宫输卵管造影检查提示近子宫段输卵管阻塞者可经宫腔镜进行输卵管插管疏通术。疏通成功者,无须进行输卵管吻合术;疏通失败者通常建议IVF—ET;而输卵管间质部及部分峡部疏通后仍有中段阻塞者则可继续实施腹腔镜输卵管端端吻合术。

12.粘连预防 目前预防术后粘连的方法很多,具体哪种方法效果更好仍未可知,争议也很大。这与患者本身的体质、防粘连剂的效用、术后有否感染等都有关系。

二、中孕期手术

（一）概述

随着内镜技术的普及与发展，腹腔镜逐渐替代开腹手术，在许多妇科疾病的诊断和治疗上成为主要方法，其创伤小、恢复快、安全美观等优势越来越明显。曾经被认为是绝对禁忌的妊娠期腹腔镜手术，现在也已被大家所接受，在临床应用日趋广泛。

自 20 世纪 80 年代末妊娠期腹腔镜胆囊切除术报道以来，许多学者进行了研究与探索，包括动物模型与人体手术的经验总结，积累了较为翔实的资料，在所有妊娠期腹腔镜手术中，胆囊切除术占 45%、附件手术占 34%、阑尾切除术占 15%，其余一些少见术式，例如：子宫肌瘤剔除术、宫颈环扎术、疝修补术、肠套叠手术等也有学者在大胆尝试，且多为成功的经验介绍。目前，学者们认为在有条件的医疗机构，由有经验的医生施术，妊娠期的腹腔镜手术是安全可行的，但要求术者、麻醉师及其护理团队，应充分了解并掌握妊娠期妇女的解剖和生理特点，明确术中及术后的注意事项，发现问题及时处理，以保证母子能平稳度过围术期。关于妊娠期内、外科内镜操作，不同的专业已有相应的指南，本章节重点讨论中孕期妇科腹腔镜手术。

（二）手术指征

1.孕前发现未作处理而孕期增长的附件包块。

2.早孕期出现的附件包块，持续至中孕期仍未缩小或增大者。

3.附件包块可疑扭转或破裂，出现急腹症者。

4.超声提示非纯囊性卵巢肿瘤。

（三）术前准备

1.根据患者的临床资料仔细核对孕周，结合肿瘤标记物、超声波、生长速度等综合判断附件包块的性质，尽量除外恶性肿瘤。

2.严格掌握手术指征，与麻醉师共同术前评估腹腔镜手术的可行性。与患者本人及家属充分沟通并签署手术同意书，告知手术风险及术后注意事项，取得相关人员的理解与配合是非常重要的。

3.术前再次超声波了解宫内胎儿状况及盆腔包块活动度，是否有盆腔粘连及子宫内膜异位症等，估计手术的难易程度和手术团队人员搭配，为手术的顺利进行提供保障。

4.遵照麻醉师的医嘱，术前禁食水 8～12h，予以适当补充液体和葡萄糖，以保证孕妇水电解质平衡，并给宫内胎儿提供足够的能量，防止胎儿窘迫的发生。

5.不建议进行阴道准备及肠道准备，包括阴道擦洗及洗肠。不建议预防性应用抗生素及保胎药。不放置举宫器。

6.建议所有中孕期的腹腔镜手术，均与患者及家属充分交代病情，积极沟通，争得患者的主动配合，并做好中转开腹的准备。

（四）麻醉与体位

1.麻醉选择　全身麻醉是目前推荐的最佳麻醉方式。术前请麻醉师查看患者，了解孕妇的状况，尽量选用对胎儿危害小、代谢快的麻醉药物，气管插管或喉罩均可，保持气道畅通，监护生命体征及麻醉参数，保证手术顺利进行。麻醉开始前和患者苏醒后常规多普勒听胎心，并告知患者胎儿状况,让患者知晓并配合。

2.体位要求　　与传统的妇科腹腔镜不同,妊娠期腹腔镜手术不能放置举宫器,患者可取仰卧位而不必取膀胱结石位,可将手术床向左倾斜15°,使胎盘的血液供应处于最佳状态,保证胎儿的供血供氧,并减轻对下腔静脉的压迫。根据术中需要,可再变换成头低15°～30°,以利于术野暴露。麻醉满意后留置尿管,以尽量减少带尿管的时间,避免泌尿系感染的发生。必要时留置胃管,防止胃胀致术野显示不充分,引起操作困难。

(五)手术步骤

1.有气腹或无气腹腹腔镜的选择　　动物实验表明,腹内压低于20mmHg时,子宫血流不受影响,但应尽量降低腹内压而保证母子的安全。大多数学者认为,有气腹腹腔镜足够安全,但设定腹内压不要太高,推荐在12mmHg左右即可,既能拥有足够的操作空间,又避免了高腹压所引起的合并症。降低充气压力不仅减少了胎儿宫内的危险,而且也改善了母体的通气。采用开放式腹腔镜的入路,避免了盲目穿刺损伤子宫的风险,现已为许多学者认可。中孕期大的附件包块或腹腔病变,无气腹腹腔镜可以很容易处理,避免了CO_2气腹带来的合并症,但对位于后陷凹的盆腔包块,可能会存在因术野暴露困难而延长手术时间、增加合并症的风险。在合适的病历、有条件的医院,无气腹腹腔镜也不失为一种方法。

2.穿刺孔的位置　　通常选取脐上腹中线(脐与剑突连线),仔细查看宫底高度,并腹部触诊再次核实附件包块的位置,决定第一穿刺孔的部位,建议距离宫底5～8cm左右,这样有利于术野暴露,降低操作难度,且避免损伤子宫。建议采用开放式入路,直视下放入10.5～11mm Trocar,置入手术性腹腔镜探查。其余辅助Trocar则根据病变情况,在腹腔镜指示下躲开腹壁血管和子宫直接放入。每个Trocar的具体位置应根据患者的情况采取个体化原则,不能一概而论,兼顾手术操作方便和避免损伤是选择的根本。

3.置镜探查　　这一点与非妊娠期手术相似,置入腹腔镜后,首先观察穿刺孔下方有无损伤,探查上腹部肝、胆囊、大网膜、肠管表面有无种植灶,再探查子宫和附件包块的情况,肉眼判断包块的性质,确定腹腔镜手术的可行性、手术方式和辅助穿刺孔的位置。增大的妊娠子宫通常会将附件包块推倒宫底上方或两侧,一般较容易暴露,不需要移动子宫,这样对宫内的胎儿干扰较小。如果附件包块位于子宫后方或深达后陷凹时,则需要一把无损伤钳轻轻抬起子宫,才能观察到包块,另一把抓钳协助将包块提拉出盆腔,进行手术操作,此过程一定要小心,特别是抬起子宫时,避免局部过度用力而损伤子宫。

4.附件包块的处理　　妊娠期腹腔镜手术的患者均为育龄妇女,保留卵巢是至关重要的,除非是因急腹症就诊、肿物扭转坏死时间较长、表面黑紫色而无法保留者,可行患侧附件切除。非急诊而未扭转坏死的附件包块通常建议行囊肿剥除术,而保留卵巢和输卵管。观察附件包块是卵巢囊肿还是输卵管系膜囊肿,选取远离卵巢门或输卵管管腔侧,沿囊肿长轴用超声刀或双极电凝钳凝固表面小血管,用超声刀或剪刀打开囊肿包膜,之后边止血边剥除,直至将囊肿完全游离,其根部用超声刀或双极电凝止血后剪下,装入标本袋完整取出(同非妊娠期手术,注意放置标本袋时尽量不要触碰子宫),在体外打开囊肿,观察囊壁和内容物,是否有乳头样突起,是否需要送冰冻病理检查。

5.盆腹腔的冲洗　　术中囊肿完整剥除、出血不多、盆腹腔污染很轻者,可不必大量盐水冲洗。如果术中囊肿破裂、盆腹腔污染严重,特别是卵巢畸胎瘤内容物外溢者,应予以温盐水冲洗,尽量洗净内容物并吸出体外,防止术后发热、粘连、种植等。

6. 预防粘连的措施与引流管的放置 建议放置可吸收防粘连的制品,预防术后粘连的发生。如果术中粘连较重,创面渗血时可放置止血材料,或囊肿巨大剥除时间长者,建议术后放置引流管,以利于术后观察内出血或渗液的情况,引流量低于 100mL 或颜色转为浆液性时,可考虑拔除引流。一次性尿袋可作为引流管使用,去掉蘑菇头,间隔 1cm,剪开 1mm 小孔,侧向旋转,共 3~4 个即可,直接经侧腹壁 5mm Trocar 孔拉入盆腔至后陷凹,腹壁小穿刺孔常规缝合,将引流管固定。此引流管经济、实惠、安全、有效且拔除方便,不失为一种较好的引流方法。

7. 腹壁穿刺孔的缝合 皮内缝合或皮外缝合均可,建议尽量缝合筋膜层,特别是10.5mm 或 11mm Trocar 穿刺孔,以防止切口疝的发生,且保证切口如期愈合。笔者近年使用小齿镊倒置后,将手持部分放入穿刺孔挑起切口处下缘腹壁,再用长弯血管钳夹起腹膜、筋膜,之后进行缝合,取得较好效果,已经积累数千例经验,没有切口疝发生。随着孕周的增加,前腹壁张力会逐渐加大,必要时可考虑延期拆除缝线。

(六)术后处理

1. 如已成功实施有气腹腹腔镜,则手术结束后尽量排出体内 CO_2,术后常规吸氧 6~8h,以保证胎儿氧供。

2. 不建议术后常规应用保胎药物。但要密切观察胎动、胎心、阴道出血和宫缩情况,有先兆晚期流产或早产征兆时,积极保胎治疗。

3. 不常规应用镇痛药物,需要时可酌情使用。鼓励患者早下地活动,防止下肢静脉血栓形成。

4. 如术中粘连不重,没有胃肠道损伤,患者完全清醒后,可进流质饮食,以促进肠功能恢复,保证机体能量需求。肛门排气后可改进普食。术后 24h 可拔除导尿管,鼓励患者自行排尿。

5. 建议术前半小时预防性应用一组抗生素,尽量选用青霉素类对胎儿影响小的药物,术后追加一次,之后根据患者术中及术后体温、血象,决定是否继续使用。

6. 术后 2~3d 可出院观察,病理结果回报后通知患者,如无异常,则定期产前保健。需要产科超声波检查时,可同时观察患侧附件状况,分娩结束后,定期妇科门诊随访。

(七)难点解析

1. 手术床要求 尽量选用多功能手术床,以便术中随时调整体位,降低手术难度及风险。

2. 术前仔细评估患者的状况,手术相关人员(包括麻醉师、儿科医生、器械护士、病房护士)共同讨论手术注意事项,为手术做好充分的准备,以保证手术的成功。

3. 开放式入路置入第一个 Trocar,尽量避免搬动或伤及子宫,一旦发生子宫损伤,立即通知儿科医生到手术室,并做好中转开腹抢救新生儿的准备工作。

4. 术中不推荐使用单极电切或电凝,推荐使用超声刀或缝合止血。过多的烟雾影响术野观察的同时,其内含的一氧化碳可与血红蛋白结合,使血氧含量下降。

5. 如术中发现附件包块为子宫内膜异位症且粘连较重,不强求剥除卵巢囊肿,可采取穿刺抽吸明确诊断,产后再予以进一步治疗。如术中探查可疑恶性,则取活检送快速冰冻病理检查,如确诊为卵巢恶性肿瘤,则按恶性肿瘤诊治规范处理。

(郭俊利)

妇产科疾病临床诊疗

（下）

李利娟等◎主编

吉林科学技术出版社

第九章　中西医结合妇科疾病

第九章　中西医结合妇科疾病

第一节　外生殖器相关疾病

一、外阴瘙痒症

（一）定义

外阴瘙痒症（pruritus vulvae）是指妇女外阴及阴道瘙痒，甚则痒痛难忍，坐卧不宁，或伴带下增多等。本病多见于绝经前后的妇女，故也可能与内分泌失调、性激素水平低下及围绝经期自主神经功能紊乱等有关，糖尿病糖尿刺激也可导致外阴瘙痒，患者常伴有多汗、情绪不稳及失眠。瘙痒部位主要在大阴唇和小阴唇，常常外阴与肛门均痒。因不断搔抓，阴唇部常有皮肤肥厚及浸渍，阴蒂及阴道黏膜甚至出现红肿。

（二）诊断要点

1.临床表现

（1）非特异性外阴炎：外阴皮肤黏膜瘙痒、疼痛、烧灼感，于活动、性交、排尿或排便时加重，多发生于小阴唇内、外侧或大阴唇，严重时可波及整个外阴部。查体见局部充血、肿胀，常有抓痕，严重者可形成溃疡或湿疹。慢性炎症者皮肤或黏膜增厚、粗糙，甚则可有苔藓样变。

（2）外阴鳞状上皮细胞增生：外阴瘙痒是特征性症状，多难忍受，严重者坐卧不安，常表现为愈痒愈抓，愈抓愈痒。早期可见皮肤黯红或粉红；晚期则皮肤增厚、色素增加，严重者有抓痕、溃疡。若溃疡长期不愈，应警惕局部癌变。

（3）外阴硬化性苔藓：主要症状为病损区瘙痒、外阴烧灼感，晚期出现性交困难，瘙痒程度较外阴鳞状上皮增生患者轻，晚期可出现性交困难。幼女患者瘙痒症状多不明显，可能在排尿或排便后感外阴或肛周不适。

2.相关检查　根据临床表现可作出初步诊断，确诊靠病理组织学检查，应选择色素减退区、皲裂、溃疡或粗糙等多处进行活检。

（三）鉴别诊断

1.外阴鳞状上皮增生需与外阴白癜风相鉴别　外阴白癜风外阴皮肤出现界限分明发白区，表面光滑润泽，且无任何症状。

2.外阴硬化性苔藓需与老年生理性萎缩相鉴别　老年生理性萎缩仅见于老年女性，表现为大阴唇变平，小阴唇退化，无自觉症状，其萎缩情况与其他部位皮肤相同。

（四）治疗

1.中医治疗

（1）辨证论治

1）肝经湿热证：瘙痒难忍，外阴皮肤粗糙增厚，伴抓痕，黏膜充血破溃，带下量多，色黄或呈米泔样，或如凝乳，心烦易怒，胸胁满痛，口苦，小便黄赤。舌胖大色红，苔黄腻，脉弦数。

治法：清热利湿，杀虫止痒。

方药：龙胆泻肝汤。

2）肝肾阴虚证：阴部瘙痒,灼热,夜间尤甚,或局部肤色变浅白,皮肤粗糙,皲裂,眩晕耳鸣,五心烦热,烘热汗出,腰酸,口干。舌红苔少,脉细数无力。

治法：滋阴补肾,清肝止痒。

方药：知柏地黄汤加减。

（2）其他疗法：熏洗坐浴（药物：蛇床子 30g,百部 30g,荆芥 20g,苦参 30g,黄柏 20g 等）。

2. 西医治疗

（1）非特异性外阴炎：积极寻找病因,及时诊断和治疗糖尿病,及时修补瘘管,同时采用局部治疗,可用 1∶5000 高锰酸钾液坐浴,每天 2 次,坐浴后涂以抗生素软膏。

（2）外阴鳞状上皮细胞增生：可采用糖皮质激素局部治疗,常用曲安奈德软膏或氢化可的松软膏局部涂擦以缓解瘙痒,每天 3 次。局部涂药前可先温水坐浴。此外,还可采用激光或冷冻等物理方法治疗。对于上述方法治疗均无效,或者局部出现不典型增生,或有恶变可能者,可行单纯病灶切除术或单纯外阴切除术。

（3）外阴硬化性苔藓：主要采用局部药物治疗,常用丙酸睾酮油膏每天 3～4 次涂擦,症状改善后改为每天 1～2 次,用药期间,如出现男性化副反应或疗效不佳,可改用黄体酮油膏外涂。近年来也采用氯倍他索软膏局部治疗。

二、外阴湿疹

（一）定义

外阴湿疹（eczema）是女性常见的一种湿疹,累及大、小阴唇及其附近皮肤。患处浸润肥厚,境界清楚,因奇痒而经常搔抓,可见糜烂抓痕,有时呈水肿性。月经及分泌物的刺激可使病程缓慢难愈。本病可继发色素减退,易被误诊为外阴白斑。

（二）诊断要点

1. 临床表现

（1）急性期：病损常呈对称性分布,表现为红斑、水肿、丘疹、水疱聚集,可伴有溃破、糜烂、渗出。

（2）亚急性期：主要表现为糜烂、渗出减少,部分出现结痂、脱屑。

（3）慢性期：经急性阶段后,炎症反应变轻,表现为皮肤肥厚、皲裂、脱屑,伴色素沉着。

2. 相关检查　根据临床表现即可初步诊断,组织病理检查可以确诊。

（三）鉴别诊断

需与接触性皮炎、神经性皮炎以及银屑病等鉴别。接触性皮炎是指因皮肤或黏膜接触某些外界致病物质所引起的皮肤急、慢性炎症反应,该病发病前均有明显地接触某物质的病史。神经性皮炎是一种皮肤状如牛项之皮,厚而且坚的慢性瘙痒性皮肤病,其皮损多是扁平丘疹融合成片,搔抓后皮损肥厚,极易形成苔藓样变,慢性湿疹也可出现苔藓化,但仍有丘疹、小水疱、点状糜烂等。银屑病是一种易于复发的炎症性皮肤病,特点是在红斑上有松散的银白色鳞屑,抓之有薄膜及露水珠样出血点。急性湿疹以丘疱疹为主,有渗出倾向;慢性湿疹以苔藓样变为主,易反复发作,临床特点与银屑病可资鉴别。

（四）治疗

1. 中医治疗

（1）辨证论治

1）湿热蕴肤证：起病快,皮损潮红,有丘疱疹,灼热瘙痒,抓破渗液,心烦口渴,身热不扬,小便短赤。舌红苔薄黄,脉滑或数。

治法:清热利湿止痒。

方药:龙胆泻肝汤合萆薢渗湿汤加减。

2)脾虚湿蕴证:发病较缓,皮损潮红,有丘疹,瘙痒,糜烂渗出,可见鳞屑,纳少,腹胀便溏。舌淡胖,苔白腻,脉弦缓。

治法:健脾利湿止痒。

方药:除湿胃苓汤或参苓白术散加减。

3)血虚风燥证:病程日久,皮损色暗或色素沉着,或皮损粗糙肥厚,剧痒难忍,口干不欲饮,纳差。舌淡苔白,脉弦细。

治法:养血润肤,祛风止痒。

方药:当归饮子或四物消风饮加减。

(2)其他疗法

1)急性湿疹:苦参、黄柏、地肤子、荆芥等煎汤温洗,或用黄柏溶液、炉甘石洗剂外搽。

2)亚急性湿疹:三黄洗剂、3%黑豆馏油、2%冰片、5%黑豆馏油软膏外搽。

3)慢性湿疹:青黛膏、5%硫黄软膏、10%～20%黑豆馏油软膏。

2.西医治疗

(1)一般治疗:隔绝过敏原及各种不良刺激;保持会阴部清洁干燥;避免食用刺激性及易致敏性食物;调整精神心理状态。

(2)全身用药:静脉或口服抗过敏药物、类固醇激素,合并感染时加用适当的抗生素。

(3)局部治疗:急性期无渗液者用氧化锌油,渗出多者用3%硼酸溶液湿敷,渗出减少可用糖皮质激素霜剂与油剂交替使用。亚急性期用糖皮质激素乳剂。慢性期选用软膏等。

三、外阴尖锐湿疣

(一)定义

外阴尖锐湿疣(condyloma acuminata)是人乳头瘤病毒(HPV)引起的丘疹样外阴病变,也可累及阴道和宫颈,主要与低危型 HPV-6、HPV-11 有关。主要经性交传播,也可通过污染的物品间接传播。

本病属中医学"阴蚀""阴痒"等范畴。

(二)诊断要点

1.临床表现 常不明显,多以发现外阴赘生物而就诊,多位于大、小阴唇,肛门周围,阴道前庭,尿道口,也可位于阴道、宫颈。初起为单个或多个淡红色小丘疹,顶端尖锐,呈乳头状突起。非角化部位病变可呈菜花样,疣体呈白色、粉色或灰色。角化部位病变疣体呈丘疹样,表面角化层。

2.相关检查

(1)HPV-DNA 检测:取病变组织和局部组织黏液、分泌物进行 HPV-DNA 检测,为最常用的诊断方法。

(2)醋酸试验:当有皮肤炎症时有假阳性。组织表面涂 3%～5%醋酸液,3～5min 后组织变白为阳性。

(3)阴道镜检查:阴道镜下宫颈涂以 3%醋酸,病变部位为许多指状突起,每个突起的半透明表皮下部有中央血管袢。

（4）病理检查：鳞状上皮增生呈乳头状生长，表皮细胞角化不全或过度角化，棘细胞层高度增生有中空细胞出现。

（三）鉴别诊断

1.假性湿疣 主要发生于女性小阴唇，特别是小阴唇内侧和阴道前庭，假状湿疣呈对称密集分布、直径1～2mm的淡红色或白色丘疹，表面光滑，呈绒毛状或鱼子状外观，有时可呈息肉状小丘疹，可长期存在，一般无明显自觉症状，醋酸试验阴性，HPV－DNA检测或病理检查有助于鉴别。其出现可能由于生理变异或阴道白色念珠菌致使白带增多所致。一般无需治疗，保持局部清洁卫生、干燥、减少对局部刺激。

2.扁平湿疣 二期梅毒疹特征性表现，常发生于肛周及外阴，表现为肥厚性斑块，表面扁平而糜烂，可有密集颗粒呈乳头状，菜花状，基底宽阔。多有下疳史及其他梅毒疹损害，暗视野检查可查到梅毒螺旋体，梅毒血清学反应呈阳性。

3.传染性软疣 由软疣病毒感染所致，好发外阴及肛门周围，躯干、四肢的皮肤可同时发病，损害可单发或多发散在分布，呈粟粒状乳白色丘疹，圆形表面光滑，随时间延长中央呈脐凹状，可挤出软疣疱水体，醋酸试验阴性。可用钳夹，也可用冷冻、激光或电灼治疗。

（四）治疗

1.中医治疗

（1）辨证论治

1）热毒证：阴户一侧或两侧红肿热痛，溃破流脓，脓多臭秽而稠，全身恶寒发热，口干纳少，大便秘结，小便黄赤。舌苔黄腻，脉滑而数。

治法：清热解毒，活血化瘀。

方药：五味消毒饮加减。

2）寒湿证：阴部肿块坚硬，皮色不变，不甚肿痛，经久不消，日久溃烂，脓水淋漓，疮久不敛，神疲体倦，食少纳呆。舌质淡嫩，苔白腻，脉细软无力。

治法：益气养血，托毒外出。

方药：托里消毒散。

（2）其他疗法

1）紫金锭：醋调，敷于肌肤溃破处。

2）生肌散：撒敷疮面，去腐生肌。

3）中药熏洗：加味土茯苓汤（半夏、胆南星、白僵蚕、白芥子、穿山甲、皂角刺、三棱、莪术、陈皮、黄连、茯苓、生甘草）。

2.西医治疗

（1）外生殖器尖锐湿疣：可局部药物治疗，包括：50％三氯醋酸外涂，5％咪喹莫德软膏外用。物理治疗或手术治疗，或用干扰素治疗，多用于病情严重，病变持续存在或反复发作者。

（2）宫颈尖锐湿疣：治疗前必须做细胞学检查，必要时阴道镜＋活检以排除宫颈上皮内瘤样病变或宫颈癌，可选用物理或手术治疗。

（3）性伴侣的治疗：性伴侣应进行尖锐湿疣的检查。

四、外阴疱疹

（一）定义

外阴疱疹（genital herpes）是单纯疱疹病毒 HSV 引起的性传播疾病，其特点是引起生殖器及肛门皮肤溃疡，易复发。

本病属于中医学"热疮"范畴。

（二）诊断要点

1. 临床表现

（1）原发性生殖器疱疹：表现为群集丘疹，很快形成水疱，水疱破裂形成溃疡糜烂，伴疼痛，好发于生殖器及肛周皮肤，可有腹股沟淋巴结肿大、压痛。

（2）复发性生殖器疱疹：50%～60%患者在半年内复发。发病前局部灼烧感，针刺感，随后水疱破溃形成糜烂。

2. 相关检查

（1）病毒学检测：病毒学检测应首选细胞培养，但该方法敏感性低。应对病毒培养的分离物进行分类以明确病原体是 HSV－1 还是 HSV－2。

（2）特异性血清学检测：检出 HSV－2 抗体的敏感性为 80%～98%，特异性>96%。

（三）鉴别诊断

1. 外阴癌　活检确诊。

2. 梅毒　伴有全身皮肤黏膜及其他器官病变，特异的血清血检查可确诊。

（四）治疗

1. 中医治疗

（1）辨证论治

1）热毒证：阴户一侧或两侧红肿热痛，溃破流脓，脓多臭秽而稠，全身恶寒发热，口干纳少，大便秘结，小便黄赤。舌苔黄腻，脉滑而数。

治法：清热解毒，活血化瘀。

方药：五味消毒饮加减。

2）虚热证：多见于复发型外阴疱疹，病程日久，反复发作，皮损嫩红，咽干口渴。舌红，脉细数。

治法：滋阴清热解毒。

方药：六味地黄汤加味。

（2）其他疗法

1）如意金黄散：香油调，于水疱尚未破溃时敷。

2）锡类散：用于疱疹已经溃破，疮面糜烂水渍，撒敷疮面，清热解毒，化腐止痛。

3）中药熏洗：若疱疹已破溃可用黄柏、生地榆煎水取汁冷敷。

2. 西医治疗

（1）抗病毒治疗：以全身抗病毒治疗为主。当用于治疗首次临床发作和复发，以及用作每天抑制治疗时，全身给予抗病毒药物可部分控制疱疹发作。然而这些药物不能根除潜伏的病毒，停药后也不能降低复发危险、频率和严重程度。随机研究表明，阿昔洛韦、伐昔洛韦和泛昔洛韦可有效治疗生殖器疱疹。因局部使用抗病毒药物疗效有限，故不建议使用。

1）首次发作治疗：应该接受抗病毒治疗。推荐方案包括：①阿昔洛韦 400mg，口服，每天 3 次，7～10d。②阿昔洛韦 200mg，口服，每天 5 次，共 7～10d。③泛昔洛韦 250mg，口服，每天 3 次，7～10d。④伐昔洛韦 1g，口服，每天 3 次，7～10d。

2）发作治疗：发作时应始于出现病变的 1d 之内或出现前驱症状时。①阿昔洛韦 400mg，口服，每天 3 次，共 5d。②阿昔洛韦 800mg，口服，每天 3 次，共 2d。③泛昔洛韦 1g，口服，每天 3 次。④泛昔洛韦 125mg，口服，每天 3 次，共 5d。⑤泛昔洛韦 500mg，口服，每天 2 次，共 3d。⑥伐昔洛韦 1g，口服，每天 1 次，共 5d。

（2）局部治疗：保持局部清洁，干燥，外用 3％阿昔洛韦霜，1％喷昔洛韦乳膏。

五、外阴溃疡

（一）定义

外阴溃疡（ulcus vulvae acutu）是发生于外阴部的皮肤黏膜发炎、溃烂、缺损。病灶多发生于小阴唇和大阴唇内侧，其次为前庭黏膜及阴道口周围。病程有急、慢性，多由外阴炎症引起，常见为非特异性外阴炎。此外，多种性病、外阴癌早期可有溃疡表现。

本病属中医学"阴疮"范畴。

（二）诊断要点

1.临床表现

（1）皮肤、黏膜破溃、缺损，周围充血、水肿，溃疡底部可呈灰白色有渗液。

（2）局部可有痒、痛、烧灼感。

（3）腹股沟淋巴结可肿大。

（4）可有发热、乏力等全身症状或身体其他部分的疾病表现。

（5）外阴溃疡常与性病有关。反复发作要警惕糖尿病。

2.相关检查

（1）分泌物涂片、培养。

（2）血清学检查。

（3）组织病理学检查。

（三）鉴别诊断

1.非特异性外阴炎 未查到特异病原体。慢性者伴外阴皮肤增厚、粗糙、皲裂、苔藓样变。

2.假丝酵母菌病 可见到豆渣样白带，阴道分泌物中找到酵母菌的菌丝和芽孢。

3.生殖器疱疹 继丘疹水疱后形成糜烂或溃疡，伴有疼痛和发热等全身症状，可反复发作。病原体为单纯疱疹病毒。实验室检查查到病毒确诊。

4.外阴癌 活检确诊。

5.梅毒 常伴有全身皮肤黏膜及其他器官病变，特异的血清血检查可确诊。

（四）治疗

1.中医治疗

（1）辨证论治

1）热毒证：阴户一侧或两侧红肿热痛，溃破流脓，脓多臭秽而稠，全身恶寒发热，口干纳少，大便秘结，小便黄赤。舌苔黄腻，脉滑而数。

治法:清热解毒,活血化瘀。

方药:五味消毒饮加减。

2)寒湿证:阴部肿块坚硬,皮色不变,不甚肿痛,经久不消,日久溃烂,脓水淋漓,疮久不敛,神疲体倦,食少纳呆。舌质淡嫩,苔白腻,脉细软无力。

治法:益气养血,托毒外出。

方药:托里消毒散。

(2)其他疗法

1)紫金锭:醋调,敷于肌肤溃破处。

2)生肌散:撒敷疮面,去腐生肌。

3)中药熏洗:二妙散(黄柏、苍术、大青叶)。

2.西医治疗

(1)病因治疗:针对不同病因进行特异性全身及局部治疗。药物治疗为抗真菌、抗病毒、抗结核、抗梅毒等。

(2)局部治疗

1)保持外阴清洁,干燥,可用适宜的药液坐浴。

2)皮损处涂药。针对不同病原体选用硝酸咪康唑乳膏(真菌感染)、阿昔洛韦乳膏(病毒感染)等。

3)局部物理治疗,可有助于部分外阴溃疡的愈合。

六、白塞病

(一)定义

白塞病(behcet disease)又称贝赫切特病、口—眼—生殖器三联征等,是一种慢性全身性血管炎症性疾病,主要表现为复发性口腔溃疡、生殖器溃疡、眼炎及皮肤损害,也可累及血管、神经系统、消化道、关节、肺、肾等器官。好发年龄为 16~40 岁。

本病属中医学"阴疮"范畴。

(二)诊断要点

1.临床表现 复发性口腔溃疡、眼炎、生殖器溃疡以及特征性皮肤损害(结节红斑样皮损和对微小创伤后的炎症反应),另外出现大血管或神经系统损害。

2.实验室检查 无特异性实验室异常。活动期间血沉增快,CRP 升高;HLA-B5 阳性率较高。

3.针刺反应试验 静脉穿刺或皮肤创伤后出现直径>2mm 的毛囊炎样小红点或脓疱疹样改变

4.特殊检查 常有脑脊液压力增高,可行头颅 MRI 检查。

5.国际诊断标准(1989 年) 复发口腔溃疡并有以下 4 项中 2 项以上:反复外阴溃疡,眼病变,皮肤病变,针刺试验阳性。

(三)鉴别诊断

1.外阴溃疡 发生于外阴部的皮肤黏膜发炎、溃烂、缺损。病灶多发生于小阴唇和大阴唇内侧,局部可有痒、痛、烧灼感,皮肤、黏膜出现破溃、缺损,周围充血、水肿,溃疡底部可呈灰白色有渗液,也可有发热、乏力等全身症状。引起外阴溃疡的病原体可以为细菌、真菌、病毒。

白塞病可在外阴、口、眼部发生溃疡。

2.外阴克罗恩病　一种胃肠道慢性炎症性疾病,发生于外阴部的为多发性溃疡,有腹痛、腹泻等典型表现,也可伴有发热、贫血、关节痛等肠外表现。

3.系统性红斑狼疮　临床亦可见到口腔溃疡、皮肤及神经系统损害,但常合并蝶形红斑、脱发、雷诺现象、发热等,可有多系统损害。免疫学检查可见抗核抗体、抗 ds－DNA、抗 SM 抗体、抗核小体等抗体阳性。

4.干燥综合征　临床上可见到口腔溃疡或继发感染,此外,还可见到口干、猖獗性龋齿、腮腺炎、舌痛、眼干、异物感、结膜炎、角膜炎等。免疫学检查可见抗干燥综合征 A(抗 SSA)、抗干燥综合征 B(抗 SSB)、类风湿因子(RF)、高免疫球蛋白血症、抗核抗体等阳性。眼部滤纸试验、角膜染色、腮腺造影、唇腺活检有助于诊断。

(四)治疗

1.中医治疗

(1)辨证论治

1)热毒炽盛证:高热,口舌、二阴多发溃疡,疡面红肿疼痛,皮肤结节性红斑,关节肿痛,面红目赤,烦渴喜饮,小便短赤,大便干结。舌红,苔黄燥,脉滑数。

治法:清热解毒,透热养阴。

方药:清营汤加减。

2)肝脾湿热证:口舌、外阴溃疡,疡面红肿、覆有脓苔,目赤疼痛,下肢结节红斑,口苦,少腹胀满,外阴痒痛、带下色黄,小便赤黄,大便欠爽或溏薄。舌红,苔黄腻,脉弦数或滑数。

治法:疏肝健脾,清热利湿。

方药:龙胆泻肝汤合甘草泻心汤加减。

3)阴虚热毒证:口舌、二阴溃疡,疡面黯红,双目干涩,午后低热,五心烦热,失眠多梦,腰膝酸软,口干口苦,小便赤黄,大便秘结。舌质红,少苔,脉细数。

治法:清热滋阴,活血解毒。

方药:知柏地黄丸合四妙勇安汤加减。

4)气虚瘀毒证:口舌、外阴、皮肤溃疡反复发作,疮面色淡,久不收口,伴头晕眼花,面色少华,倦怠无力,汗多,纳差。舌淡边有齿痕,苔薄白,脉细缓或沉细。

治法:益气扶正,活血解毒。

方药:托里消毒饮加减。

(2)其他疗法

1)口腔溃疡:①中药外敷:冰硼散、锡类散、六神丸(研磨)、外用溃疡散等外敷溃疡。②中药含漱:金银花、野菊花、薄荷、木蝴蝶、生甘草煎汤含漱。

2)外阴溃疡:①中药外敷:冰硼散、锡类散、青黛散等外敷外阴溃疡。②中药熏洗:黄柏、苦参、儿茶煎汤洗外阴。

3)皮肤损害:①结节红斑:金黄膏外敷。②皮肤溃疡:根据创面情况,辨证选用九一丹、二八丹、七三丹、生肌散、红油膏、白玉膏等外用。

2.西医治疗

(1)局部治疗:局部用糖皮质激素膏、冰硼散、锡类散等,生殖器溃疡用 1∶5000 高锰酸钾清洗后加抗生素软膏。

（2）全身药物治疗：非甾类抗炎药；秋水仙碱（0.5mg，口服，每天 2～3 次）；沙利度胺（25～50mg，口服，每天 3 次）；氨苯砜（每天 100mg）；糖皮质激素（每天 20～40mg）；免疫抑制剂（硫唑嘌呤、甲氨蝶呤、环磷酰胺、环孢素 A、柳氮磺吡啶、苯丁酸氮芥）；生物制剂（干扰素－α－2a、TNF－α 拮抗剂）。

（3）手术治疗：一般不主张。

七、前庭大腺炎

（一）定义

前庭大腺炎（bartholinitis）是前庭大腺的炎症，生育年龄妇女多见。前庭大腺位于两侧大阴唇下 1/3 深部，其直径为 0.5～1.0cm，它们的腺管长 1.5～2.0cm，腺体开口位于小阴唇内侧近处女膜处。由于解剖位置的特殊性，在性交、分娩或其他情况污染外阴部时，病原体侵入腺体而引起的炎症。

本病属中医学"阴肿""阴疮"范畴。

（二）诊断要点

1.临床表现　前庭大腺炎可分为两种类型：前庭大腺导管炎、前庭大腺脓肿。炎症多为一侧。

（1）前庭大腺导管炎：表现为局部红肿、疼痛及性交痛、行走不便，检查可见患者前庭大腺开口处呈白色小点，有明显触痛。

（2）前庭大腺脓肿：患侧外阴肿胀，疼痛剧烈，甚至发生排尿痛，行走困难。检查时患侧外阴红肿热痛，可扪及肿块，如已形成脓肿，则可触及波动感，触痛明显。部分患者伴随发热等全身症状，白细胞计数增高，患侧腹股沟淋巴结肿大等。

2.相关检查

（1）妇科检查：大阴唇下 1/3 部位出现硬结，表面红肿，触痛明显。脓肿形成时有波动感，可自行破溃。

（2）辅助检查：前庭大腺开口部位或破溃处取分泌物或脓液涂片和细菌培养。

（三）鉴别诊断

需与前庭大腺囊肿相鉴别。可根据临床表现，有无炎症等鉴别。局部穿刺前庭大腺囊肿抽出液为浆液。前庭大腺脓肿抽出液为脓液。

（四）治疗

1.中医治疗

（1）湿热证：外阴肿胀，灼热疼痛，常伴有发热、头晕目眩、口苦咽干，小便短赤，大便不爽。舌红，苔黄而腻，脉滑数。

治法：清肝利湿，消肿止痛。

方药：龙胆泻肝汤加减。

（2）寒湿证：外阴肿胀、疼痛不显，皮色不变，神疲怠倦，食少纳呆。舌淡、苔白腻，脉细滑。

治法：温经化湿，活血消肿。

方药：阳和汤加减。

（3）热毒证：外阴一侧或两则红肿热痛，溃破流脓、脓多而稠，全身恶寒发热，口干纳少，大便秘结，小便黄赤。舌质红，苔黄腻，脉滑数。

治法：清热解毒，活血消肿。

方药：仙方活命饮。

(4)外伤证：外阴红肿热痛，或局部血肿，有外伤史，舌正常或稍黯，脉正常。

治法：活血化瘀，消肿止痛。

方药：血府逐瘀汤加减。

2.西医治疗　前庭大腺炎早期可使用全身性抗生素治疗。

由于近年淋球菌所致前庭大腺炎有增加趋势，所以在用药前最好挤压尿道口，或者取宫颈管分泌物送细菌培养，并做细菌药物敏感试验。在药敏试验结果出来之前，根据经验选择抗生素药物。一般而言，青霉素类药物疗效较好。也可根据情况，使用局部热敷或物理治疗，促使炎症消退。同时应保持外阴局部清洁卫生。

形成脓肿后，应该切开引流。手术时机要选择波动感最明显的时候。一般在大阴唇内侧下方切开，切口不要过小，要使脓液能够全部彻底地排出来。脓液排出后，炎症开始消退时，用 0.1％聚维酮碘液或 1∶5000 高锰酸钾溶液坐浴。

八、前庭大腺囊肿

(一)定义

前庭大腺囊肿(bartholin cyst)是指由于前庭大腺管因炎症或损伤阻塞，其分泌物引流不畅积聚而成的囊肿。多见于前庭大腺脓肿消退后和会阴侧切分娩后。

本病属中医学"阴肿"范畴。

(二)诊断要点

囊肿多由小逐渐增大，多为单侧，也可为双侧。若囊肿大，可有外阴坠胀感或性交不适。检查见囊肿多呈椭圆形，位于外阴部后下方，可向大阴唇外侧突起。

(三)鉴别诊断

需与前庭大腺脓肿相鉴别。囊肿所在的部位及外观或局部无炎症征象，穿刺为黏液。而脓肿则疼痛明显，局部包块有波动感，可触及腹股沟淋巴结肿大，伴有发热等全身症状。

(四)治疗

1.中医治疗

(1)辨证论治

1)肝经湿热证：外阴肿胀，灼热疼痛，常伴有发热，两胁胀痛，口苦咽干，小便短赤，大便不爽。舌红，苔黄而腻或黄厚，脉弦数或濡数。

治法：清肝利湿，消肿止痛。

方药：龙胆泻肝汤加减。

若肝郁脾虚者，用逍遥散。若化腐成脓，或已溃破者，可按阴疮治疗。

2)痰湿凝滞证：外阴肿胀，疼痛不显，肤色正常，形体肥胖，带下量多，色白质黏无臭，头晕心悸，胸闷泛恶。舌淡胖，苔白腻，脉滑。

治法：温经化痰，活血消肿。

方药：阳和汤加减。

(2)其他疗法

1)阴蚀生疮方：雄黄、矾石、麝香共研末，搽于患处。

2)金黄散：香油调敷，适于阴疮初起未溃者。

2.西医治疗　前庭大腺囊肿造口术。患者局部麻醉后于处女膜根部外侧皮肤与黏膜交界处，自囊肿或脓肿突出薄弱位置做与囊肿或脓肿等长的纵形切口，充分排除囊液，应用生理盐水彻底清洗囊腔，冲洗完毕后使用合成肠线缝合切口及囊壁和四周皮肤，黏膜间断缝合形成袋状。

九、外阴良性肿瘤

外阴良性肿瘤为发生于女性外阴部位的良性肿瘤的总称，较少见，主要有汗腺瘤、外阴血管瘤、外阴脂肪瘤、外阴乳头状瘤、外阴神经纤维瘤等。

本病属于中医学"瘤"范畴。

(一)汗腺瘤

1.定义　汗腺瘤(hidradenoma)来源于外阴汗腺，由于汗腺上皮增生发生肿瘤，可分为大汗腺瘤、汗管瘤、透明细胞上皮瘤。

2.诊断要点

(1)临床表现

1)大汗腺瘤仅见于中老年妇女，50岁多见，主要发生于大阴唇、肛周和会阴部，因小阴唇缺乏汗腺，故极少发生，多无临床表现，一般在妇科检查时偶然发现。

2)汗管瘤多发生于年轻妇女的大阴唇(除发现双侧大阴唇丘疹样小结节外)，直径2～4mm，常常成片而不融合，伴有剧痒。

3)透明细胞上皮瘤多见于中年妇女，常单发，偶多发，生长缓慢。

(2)相关检查：妇科检查可见大汗腺瘤于大阴唇外侧皮肤下可见分界清楚，隆起于汗腺周围皮肤的小结节，直径一般数毫米，质地软硬不一，有时表面可溃破而使内部红色乳头状物突出易误诊为腺癌。

3.鉴别诊断

(1)子宫内膜异位：外观常为紫蓝色结节，结节内为陈旧性积血。

(2)需与其他疾病相鉴别：如皮肤附件腺癌、转移癌、异位乳腺组织，通过病理切片可确诊。

4.治疗　手术切除以明确诊断并排出其他疾病。

(二)外阴血管瘤

1.定义　外阴血管瘤(vulval hemangioma)起源于中胚叶，实质上是一种组织发生异常(错构瘤)，属于先天性疾病，由无数毛细血管或海绵状血管所构成，与身体其他部位血管瘤一样，从先天性色素痣发展生成。

2.诊断要点　临床表现为在大阴唇或阴阜处的皮下或皮内可见小红血管痣或紫蓝色、红色海绵状肿物，无蒂，用手压迫肿物，红色可褪去，放手后又恢复原状。肿物质软，边界欠清。

3.鉴别诊断

(1)皮下出血结节：指压时不褪色，可抽出陈旧性的血液，含有其他成分，血管瘤指压时颜色消失或变浅，可抽出鲜血。

(2)绒癌转移结节：有绒癌病史或近2年来有流产病史，血、尿HCG阳性，胸部X线片可见转移病灶。

4.治疗　外阴毛细血管瘤随时间推移可自控或消退,不需积极治疗,如数月内不消退,可采用冷冻治疗或局部放疗。海绵状血管瘤如无症状也不需要治疗。对生长迅速、发生溃疡、出血和感染的血管瘤则需要冷冻,同位素^{32}P敷贴,深部X线或^{60}Co照射。还可以在局部注射硬化剂,5％的鱼肝油酸钠等治疗,每次0.2～0.5mL,每1～2周1次。对较广泛的,深在海绵状血管瘤还可以手术治疗。

(三)外阴脂肪瘤

1.定义　外阴脂肪瘤(vulvar lipoma)是由成熟脂肪细胞构成的良性肿瘤。正常的大阴唇等部位有较丰富的脂肪组织,但发生脂肪瘤却少见。

2.诊断要点

(1)临床表现:肿瘤较小时,一般无不适症状,如肿瘤体积较大(最大直径可达17cm)则会引起行走不便或性交困难。

(2)相关检查:妇科检查可见大阴唇或阴阜的皮下局部稍隆起,常常为单个,圆形有时椭圆形或分叶状。大小不一,很少有蒂,质地柔软。

3.鉴别诊断　若肿瘤生长迅速须与脂肪肉瘤鉴别,必要时可做组织活检。

4.治疗　肿瘤较小无症状者无需治疗,大者可手术切除。

(四)外阴乳头状瘤

1.定义　外阴乳头状瘤(vulvar papilloma)比较少见,有时临床上所见的大多不是真正的乳头状瘤,只是有乳头形成而已,真性乳头状瘤系良性上皮性肿瘤,是以上皮增生为主的病变,可分两类,即典型的乳头状瘤与疣状乳头状瘤。

2.诊断要点

(1)临床表现:外阴乳头状瘤多发生于老年妇女,发病年龄大多在40～70岁,病变生长缓慢,可无症状,但也可有外阴瘙痒及局部炎症病史。

(2)相关检查:妇科检查可见病变多见于大阴唇、阴阜、阴蒂或肛门周围等部位,可单发或多发,病变一般不大,偶有4～5cm者,肿瘤可带蒂呈葡萄状或者菜花状。

3.鉴别诊断

(1)尖锐湿疣:尖锐湿疣为HPV感染所致,可测定HPV以鉴别,病理检查可见典型的挖空细胞。

(2)早期外阴癌:确诊需要借助于组织活检。

4.治疗　手术治疗,以局部切除为主,但范围稍广,切除不干净手术后可复发。手术时做冰冻切片检查,若证实有恶变,应行较广泛的外阴切除术。

(五)外阴神经纤维瘤

1.定义　外阴神经纤维瘤(vulval neurofibroma)较少见,常为全身多发性神经纤维瘤病的一部分,约18％神经纤维瘤累及外阴。生长缓慢,发生在青春期后通常没有疼痛,很少恶变,但在妊娠时明显增大。

2.诊断要点

(1)临床表现

1)常在幼年起病,有家族史,身体其他部位可有神经纤维瘤病史,皮肤上有咖啡斑,多呈圆形或卵圆形,大小不等,数目多或散发,咖啡斑早于皮肤赘瘤,一般无自觉症状,皮肤赘瘤柔软而隆起,大小不等,从米粒样大小至巨大悬垂瘤体,数目多,呈半球形或悬垂形,瘤体无疼痛和不适感,可发生任何组织内。

2)全身发现多处皮下结节,外阴皮下结节为其中之一。

(2)相关检查:妇科检查可见病变出现在阴蒂,表现为阴蒂肥大、咖啡斑、柔软赘瘤。

3.鉴别诊断

(1)侵袭性血管黏液瘤(AAM):瘤界限清楚,富有细胞,有显著的纤维壁厚样血管,周围有梭形、浆细胞聚集。

(2)低度恶性的恶性神经鞘瘤:高细胞性,可出现异源性成分,出现1个/10高倍视野核分裂,即是诊断恶性依据之一。

4.治疗

(1)中医治疗

1)肺气郁滞证(气瘤):忧郁伤肺,浊气痰瘀,聚绪为瘤,色白不赤,软而不坚,随喜怒消长者(相当于西医外阴神经纤维瘤)。

治法:宣肺调气,解郁散结。

方药:通气散坚丸加减。

2)血热妄行证(血瘤):心火妄动,逼血沸腾,外受寒凉,结为血瘤,其患微紫微红,软硬间杂,皮肤隐隐,缠如红丝,皮肤血流禁之不住者(相当于西医外阴海绵状血管瘤)。

治法:清心凉血,散瘀消肿。

方药:芩连二母丸加减。

3)脾虚痰湿证(肉瘤):皮色不变,日久渐大,按之稍软,无痛,边界清楚,与皮肤无粘连,肿块呈圆形或椭圆形,有时呈分叶状(相当于西医外阴脂肪瘤)。

治法:健脾宽中,解郁化痰。

方药:十全流气饮加减。

(2)西医治疗:神经纤维瘤病伴外阴小的神经纤维瘤一般不需治疗,肿瘤大者或症状显著者可行手术治疗。

十、外阴原位癌

(一)定义

外阴原位癌发病率约占女性全身恶性肿瘤的1%,占女性生殖道恶性肿瘤的3%～5%。以鳞状上皮癌最常见,其他尚有基底细胞癌、黑色素瘤、腺癌、移形细胞癌、肉瘤等,发病高峰年龄在60～80岁。

本病属中医学"阴痒""阴疮""癥瘕"等范畴。

外阴鳞状上皮癌(invasive squamous cell carcinoma of the vulva):在外阴恶性肿瘤中,鳞状上皮癌最常见,占外阴恶性肿瘤的80%,好发于绝经后妇女,但近年来年轻妇女的发病率有逐渐增高的趋势。

(二)诊断要点

1.临床表现

(1)长期顽固性外阴瘙痒,病程较长,为5～20年,癌变后表现为结节肿物,局部常有溃疡,伴外阴疼痛,分泌物增多,局部渗血等。

(2)累及部位以大阴唇最多见,其次是小阴唇、阴蒂及后联合。早期出现丘疹、结节或小溃疡,晚期病灶常表现为溃疡型、菜花样或乳头样肿块。

2.相关检查

(1)细胞学检查:对可疑病灶行涂片细胞学检查,常可见到癌细胞,由于外阴病灶常合并有感染,其阳性率仅 50％左右。

(2)病理活检:对一切外阴赘生物均需做活检,对病变不典型或病灶广泛者,采用阴道镜或 1％甲苯胺蓝进行外阴染色,再用 1％醋酸冲洗,定出可疑灶后,再行活检。

(3)影像学检查:为了在治疗前准确定出临床分期,以利于客观的制订治疗方案,可行盆腔淋巴结的 B 超、CT、MRI 和淋巴造影等检查。

(4)膀胱镜、直肠镜检查:对一些较晚期的外阴癌,行膀胱镜和直肠镜检查,以了解膀胱、直肠的情况是必要的。

(三)鉴别诊断

1.外阴湿疣　外阴湿疣常发生在年轻妇女,是一种质较柔软而无溃疡的乳头状肿物向外生长,有时为带蒂的肿块病变,可与其他性传播疾病病变并存。

2.外阴营养不良　病灶广泛,变化多样,既可有角化增厚、变硬,也可呈萎缩;既可有色素沉着,也可呈灰白色。

3.外阴湿疹　与过敏体质有关,常有某种理化刺激因素存在,病变累及大、小阴唇及其周围皮肤,形成不规则片状,边缘局限性或相当鲜明,周围皮肤有不同程度浸润和变厚,极少鳞屑,但因奇痒,经常搔抓,局部发生白癜风样变,易被误诊为癌前病变或癌变。

4.外阴局部溃疡和其他炎症性疾病　抗感染治疗有效,必要时活检可鉴别。

(四)治疗

1.中医治疗　参照"外阴搔痒症"。

(2)其他疗法

1)外洗:①塌痒汤(《疡医大全》):鹤虱 30g,苦参、威灵仙、归尾、蛇床子、狼毒各 15g,煎汤熏洗,临洗时加猪胆汁 2 个更佳,每天 1 次,10 次为 1 个疗程。外阴溃疡者忌用。②蛇床子散(《中医妇科学》1979 年):蛇床子、川椒、明矾、苦参、百部各 10～15g,煎汤熏洗后坐浴,每天 1 次,10 次为 1 个疗程。外阴溃疡者,则去川椒。

2)珍珠散(《中医妇科学》1979 年):珍珠、青黛、雄黄各 3g,黄柏 9g,儿茶 6g,冰片 0.03g。共研细末外搽用。适用于阴痒皮肤破溃者。

2.西医治疗　原发性外阴鳞状上皮癌目前的治疗以手术为主。对癌灶组织分化较差和中晚期病例可辅以放疗或化疗。对免疫功能低下或免疫功能受损者应辅以提高身体免疫力的治疗,以提高疗效。

(1)手术治疗:广泛外阴切除加双侧淋巴结清扫术为经典的根治术。近年来手术治疗的术式趋于个体化。

(2)放疗:包括应用高能放疗机行体外放疗和用放疗针行组织间质内插植治疗。外阴放疗总的 5 年生存率在 8％～47％。目前放疗在本病的治疗中处于辅助地位,多用于术前或术后,或用于晚期病例,达到治愈或姑息治疗的目的。

(3)化疗

1)单一抗癌药:多柔比星、博来霉素、甲氨蝶呤、顺铂、足叶乙甙、丝裂霉素 C、氟尿嘧啶和环磷酰胺等。以平阳霉素、多柔比星和甲氨蝶呤的疗效比较好,有效率在 50％左右。

2)联合抗癌化疗方案:平阳霉素＋丝裂霉素 C、5－FU＋丝裂霉素 C 和博来霉素＋长春新碱＋丝裂霉素 C＋顺铂等。目前以 5－FU＋丝裂霉素 C 和博来霉素＋丝裂霉素 C 的疗效较好,有效率达 60％左右。对晚期或复发的外阴鳞癌采用抗癌化疗和(或)放疗和手术治疗有机的配合,可望提高生存率。

(谢伟)

第二节　内生殖器相关疾病

一、阴道炎

(一)定义

阴道炎症(vaginitis)是指阴道黏膜及黏膜下结缔组织的炎症。阴道炎症是妇科最常见疾病之一,各年龄组均可发病。外阴阴道与尿道、肛门毗邻,局部潮湿,易受污染;生育年龄妇女性活动较频繁,且外阴阴道是必经之道,容易受到损伤及外界病原体的感染;绝经后妇女及婴幼儿雌激素水平低,局部抵抗力下降,也易发生感染。引起炎症的病原体包括多种微生物如细菌、病毒、真菌及原虫等。

本病属中医学"阴痒""带下病"等范畴。

(二)诊断要点

1. 滴虫阴道炎(trichomonal vaginitis)　25％～50％患者感染初期无症状,其中 1/3 将在 6 个月内出现症状。主要症状是阴道分泌物增多及外阴瘙痒,间或有灼热、疼痛、性交痛等。分泌物特点为稀薄脓性、黄绿色、泡沫状、有臭味。若尿道口有感染,可有尿频、尿痛,有时可见血尿。典型病例容易诊断,若在阴道分泌物中找到滴虫即可确诊。

2. 阴道假丝酵母菌病(vulvovaginal candidiasis,VVC)　外阴瘙痒、灼痛、性交痛以及尿痛,还可伴有尿频,部分患者阴道分泌物增多。外阴瘙痒程度居各种阴道炎症之首,严重时坐卧不宁,异常痛苦。若在分泌物中找到白色假丝酵母菌的芽孢及菌丝即可确诊。

3. 细菌性阴道病(bacterial vaginosis)　多发生在性活跃期妇女。10％～40％患者无临床症状,有症状者主要表现为阴道分泌物增多,有鱼腥臭味,性交后加重,可伴有轻度外阴瘙痒或烧灼感。分泌物呈灰白色,均匀一致,稀薄,常黏附于阴道壁,但黏度很低,易从阴道壁拭去。其诊断采用细菌性阴道病的 Amusel 临床诊断标准(下列 4 项中有 3 项阳性):①匀质、稀薄、白色的阴道分泌物。②阴道 pH>4.5(pH 通常为 4.7～5.7,多为 5.0～5.5)。③胺臭味试验阳性。④线索细胞阳性。

4. 萎缩性阴道炎(atrophic vaginitis)　见于自然绝经及卵巢去势后妇女,也可见于产后闭经或药物假绝经的妇女。主要症状为阴道分泌物增多及外阴瘙痒、灼热感。阴道分泌物稀薄,呈淡黄色,严重者呈脓血性白带。由于阴道黏膜萎缩,可伴有性交痛。检查见阴道呈老年性改变,上皮萎缩、菲薄,皱襞消失,上皮变光滑。阴道黏膜充血,有小出血点,有时可见浅表溃疡。其诊断应取阴道分泌物检查,显微镜下见大量基底层细胞及白细胞而无滴虫及假丝酵母菌。

5. 婴幼儿外阴阴道炎(infantile vaginitis)　常见于 6 岁以下幼女,多与外阴炎并存。主要症状为阴道分泌物增多,呈脓性。部分患儿伴有泌尿系统感染,出现尿急、尿频、尿痛。在检查时还应做直肠指诊排除阴道异物及肿瘤。可通过用细棉拭子或吸管取阴道分泌物找滴虫、白假丝酵母菌或图片染色作病原学检查,以明确病原体,必要时做细菌培养。

（三）鉴别诊断

阴道炎症可有不同类型的病原菌引起,需根据不同的临床表现以及实验室检查结果采取针对性治疗。

（四）治疗

1.中医治疗

（1）辨证论治

1）肝经湿热证:带下量多,色白或黄,呈泡沫状或黄绿如脓,甚或杂有赤带,有臭味,外阴瘙痒,头晕目胀,心烦口苦,胸胁、少腹胀痛,尿黄便结。舌质红,苔黄,脉弦涩。

治法:清热利湿,杀虫止痒。

方药:龙胆泻肝汤加减。

2）湿虫滋生证:阴部瘙痒,如虫行状,甚则奇痒难忍,灼热疼痛,带下量多,色黄呈泡沫状,臭秽,心烦少寐,胸闷呃逆,口苦咽干,小便黄赤。舌红,苔黄腻,脉滑数。

治法:清热利湿,解毒杀虫。

方药:萆薢渗湿汤加减。

3）肝肾阴虚证:阴中灼热、疼痛、瘙痒、干涩,带下色黄或赤,头晕,耳鸣,心烦易怒,腰膝酸软,咽干口燥。舌红少苔,脉细数。

治法:滋补肝肾,清热止痒。

方药:知柏地黄丸。

4）脾虚湿盛证:带下增多,色白或灰白色,阴痒。面色㿠白,倦怠便溏。舌苔厚腻,脉濡滑。

治法:健脾利湿,升阳止带。

方药:完带汤加减。

（2）其他疗法

1）蛇床子方:蛇床子、花椒子、黄柏、白矾、苦参。煎汤熏洗外阴或冲洗阴道。

2）塌痒方:鹤虱、苦参、当归尾、蛇床子、狼毒（《疡医大全》）。煎汤先熏后坐浴,每天1次,10次为1个疗程,外阴溃疡者忌用。

2.西医治疗

（1）滴虫阴道炎

1）全身治疗:常用药物为甲硝唑或替硝唑。初次治疗推荐甲硝唑2g,单次口服;或替硝唑2g,单次口服。也可选用甲硝唑400mg,每天2次,连服7d;或替硝唑500mg,每天2次,连服7d。

2）性伴侣的治疗:滴虫阴道炎主要由性行为传播,性伴侣应同时进行治疗,治疗期间禁止性交。

3）随访:治疗后无症状者无需随诊,对症状持续存在者,治疗7d后随诊。

4）妊娠期滴虫阴道炎治疗:中华医学会妇产科分会妇产科感染协作组建议甲硝唑400mg,口服,每天2次,共7d,但用药前最好取得患者知情同意。

（2）外阴阴道假丝酵母菌病

1）消除诱因:若有糖尿病应给予积极治疗;及时停用广谱抗生素、雌激素及皮质类固醇激素。勤换内裤,用过的内裤、盆及毛巾均应用开水烫洗。

2）局部用药:如咪康唑栓剂、克霉唑栓剂、制霉菌素栓剂等。

3)全身用药：氟康唑 150mg，顿服。也可选用伊曲康唑每次 200mg，每天 1 次，连用 3～5d；或 1d 疗法，每天口服 400mg，分 2 次服用。

4)性伴侣治疗：约 15% 男性与女性患者接触后患有龟头炎，对有症状男性应进行假丝酵母菌检查及治疗，预防女性重复感染。

5)随诊：若症状持续存在或诊断后 2 月内复发者，需再次复诊。

一年内发作 4 次以上者称复发性外阴阴道假丝酵母菌病（RVVC）：初始治疗若选择局部治疗，则延长治疗时间至 7～14d；口服药物则首次口服氟康唑 150mg，第 4d、第 7d 各加服 1 次。常用的维持治疗方案：克霉唑栓剂 500mg，每周 1 次，连用 6 个月；氟康唑 150mg，每周 1 次，共 6 个月。在维持治疗前应作真菌培养确诊。

严重的 VVC：延长局部治疗时间至 7～14d；或首次口服氟康唑 150mg，72h 后再服 1 次。

(3)细菌性阴道病：选用抗厌氧菌药物，主要有甲硝唑、克林霉素。

(4)萎缩性阴道炎：治疗原则为补充雌激素，增强阴道抵抗力，抑制细菌生长。

(5)婴幼儿外阴阴道炎：治疗原则：①保持外阴清洁、干燥，减少摩擦。②针对病原体选择相应抗生素治疗。③对症处理：有蛲虫者，给予蛲虫治疗；若有阴道异物，应及时取出；小阴唇粘连者外涂雌激素软膏后，多可松解，严重者应分离粘连，并涂以抗生素软膏。

二、宫颈炎

(一)定义

宫颈炎（cervicitis）是子宫颈的炎症病变，是常见的女性下生殖道炎症。正常情况下，宫颈具有多种防御功能，包括黏膜免疫、体液免疫及细胞免疫。它们是阻止病原菌进入上生殖道的重要防线，但宫颈易受分娩、性交及宫腔操作的损伤，且宫颈管单层柱状上皮抗感染能力较差，易发生感染。宫颈炎症包括宫颈阴道部及宫颈管黏膜炎症。

本病属中医学"带下病"范畴。

(二)诊断要点

1.临床表现　大部分患者无症状。有症状者主要表现为阴道分泌物增多。阴道分泌物呈黏液脓性，阴道分泌物刺激可引起外阴瘙痒及灼热感。此外，可出现经间期出血、性交后出血等症状。若合并尿路感染，可出现尿急、尿频、尿痛。

2.妇科检查　①急性：宫颈充血，有脓性白带从宫颈口流出。②慢性：可见宫颈有不同程度的糜烂、肿大，根据糜烂面积的大小可分为三度。

(三)鉴别诊断

1.宫颈上皮内瘤变　宫颈上皮内瘤变（CIN）无特殊性症状。偶有阴道排液增多，伴或不伴臭味，也可有接触性出血。外观与宫颈炎无明显区别，需借助辅助检查明确诊断，如三阶梯检查（宫颈细胞学检查、阴道镜检查、宫颈活组织检查）。

2.宫颈癌　早期从外观上很难鉴别，可做宫颈细胞学检查、阴道镜检查、宫颈和宫颈管活组织检查以明确诊断。

(四)治疗

1.中医治疗

(1)辨证论治

1)热毒蕴结证：带下量多，色黄或色黄绿如脓，质稠，或夹血色；或浑浊如米泔，臭秽，小腹胀痛,腰骶酸楚,小便黄赤,或有阴部灼痛,瘙痒。舌红,苔黄,脉滑数。

治法:清热解毒,燥湿止带。

方药:止带方合五味消毒饮。

2)湿热下注证:带下量多,色黄或黄白相间,质稠有臭味,少腹胀痛,胸胁胀痛,心烦易怒,口干口苦但不欲饮。舌红,苔黄腻,脉滑数。

治法:疏肝清热,利湿止带。

方药:龙胆泻肝汤加减。

3)脾虚湿盛证:带下量多,色白或淡黄,质稀或如涕如唾,无臭味,面色萎黄,精神倦怠,小腹坠胀,纳差便溏。舌淡胖有齿痕,苔薄白或腻,脉缓弱。

治法:健脾益气,升阳除湿。

方药:完带汤。

4)肾阳虚损证:带下量多,色白质稀,清冷如水,淋漓不止,面色晦暗,腰脊酸楚,形寒肢冷,大便溏薄或五更泄泻,尿频清长,或夜尿增多。舌质淡,苔薄白或润,脉沉迟。

治法:补肾助阳,涩精止带。

方药:内补丸。

(2)其他疗法

1)外洗法:①苦参洗方(苦参、狼毒、黄柏、蛇床子、乌梅,煎水坐浴)。②阴道灌洗方(野菊花、蛇床子、百部、黄柏、苍术、苦参、艾叶),煎水进行阴道灌洗。

2)双料喉风散、珍珠层粉、云南白药粉、外用溃疡散等喷布于宫颈糜烂处,适用于宫颈糜烂。

2.西医治疗　急性宫颈炎的治疗如下:抗生素全身治疗,不赞同急性期局部治疗,如电灼等,可能导致炎症扩散引起盆腔炎,对于获得病原体者,针对病原体选择抗生素。对于合并细菌性阴道病者,同时治疗细菌性阴道病,否则将导致宫颈炎持续存在。慢性宫颈炎:以局部治疗为主,可采用物理治疗(如微波、激光、冷冻),药物治疗(中药制剂:治糜灵栓、苦参凝胶等)及手术治疗(宫颈肥大糜烂面较大,保守治疗无效者可考虑 leep 手术部分切除)。

三、盆腔炎

(一)定义

盆腔炎性疾病(pelvic inflammatory disease,PID)指女性上生殖道及周围组织的一组感染性疾病,主要包括子宫内膜炎(endometritis)、输卵管炎(salpingitis)、输卵管-卵巢脓肿(tubo-ovarian abcess,TOA)、盆腔腹膜炎(peritonitis)。炎症可局限于一个部位,也可同时累及几个部位,最常见的是输卵管炎。PID 大多发生在性活跃期。有月经的妇女,初潮前、绝经后或未婚者很少发生 PID。若发生 PID 往往也是邻近器官的扩散。严重的 PID 发展可引起弥漫性腹膜炎、败血症、感染性休克,严重者危及生命。若 PID 未能得到及时正确的治疗,则可由于盆腔粘连导致不孕、输卵管妊娠、慢性盆腔痛,炎症反复发作等 PID 的后遗症。

本病属中医学"热入血室""带下病""产后发热""癥瘕""不孕"等范畴。

(二)诊断要点

1.临床表现　可因炎症轻重及范围大小而有不同的临床表现。轻者无症状或症状轻微。常见症状为下腹痛、发热、阴道分泌物增多。腹痛为持续性、活动或性交后加重。若病情加重者可有寒战、高热、头痛、食欲缺乏。月经期发病可出现经量增多、经期延长。若有腹膜炎,则出现消化系统症状如恶心、呕吐、腹胀、腹泻等。若有脓肿形成,可有下腹部包块及局部压迫刺激症状;包块位于子宫前方可出现膀胱压迫刺激症状,如排尿困难、尿频,若引起膀胱肌炎还可有尿痛等;包块位于子宫后方可有直肠刺激症状;若在腹膜外可致腹泻、里急后重和排便困难。若有输卵管炎的症状及体征并同时有右上腹疼痛者,应怀疑有肝周围炎。

2.体征 轻者无明显异常发现或妇科检查仅发现宫颈举痛或宫体压痛或附件区压痛。严重患者呈急性病容,体温升高,心率加快,下腹部有压痛、反跳痛及肌紧张,甚至出现腹胀,肠鸣音减弱或消失。

3.诊断标准

(1)最低标准:宫颈举痛或子宫压痛或附件区压痛。

(2)附加标准:体温超过 38.3℃(口腔温度计);宫颈或阴道异常黏液脓性分泌物;阴道分泌物检查发现大量白细胞;红细胞沉降率升高;血 CRP 升高;实验室证实的宫颈淋病奈瑟菌或衣原体阳性。

(3)特异标准:子宫内膜活检组织学证实子宫内膜炎;阴道超声或 MRI 检查显示输卵管增粗,输卵管积液,伴或不伴有盆腔积液、输卵管卵巢肿块,以及腹腔镜检查发现 PID 征象。

(三)鉴别诊断

1.异位妊娠 输卵管妊娠流产、破裂者,腹腔内出血,临床表现为腹痛,阴道流血,甚至晕厥,与盆腔炎性疾病相似。盆腔炎者高热,白细胞明显增高。异位妊娠者血 β-HCG 升高。后穹窿穿刺,异位妊娠者可吸出不凝固的积血,盆腔炎患者为脓液,可资鉴别。

2.急性阑尾炎 两者均有身热、腹痛、白细胞升高。盆腔炎性疾病病痛在下腹部,病位较低,常伴有月经异常;急性阑尾炎多局限于右下腹部,有麦氏点压痛、反跳痛。妇科检查无宫颈举痛及宫体压痛、白带正常。

(四)治疗

1.中医治疗

(1)热毒炽盛证:高热恶寒,甚或寒战,头痛,下腹疼痛拒按,口干口苦,精神不振,恶心纳少,大便秘结,小便黄赤,带下量多,色黄如脓,秽臭。舌质红,苔黄糙或黄腻,脉洪数或滑数。

治法:清热解毒,化瘀止痛。

方药:五味消毒饮合大黄牡丹皮汤。

(2)湿热瘀结证:下腹部疼痛拒按或胀满,热势起伏,寒热往来,带下量多、色黄、质稠、味臭秽,或经量增多、淋漓不止,大便溏或燥结,小便短赤。舌红有瘀点,苔黄厚,脉滑数。

治法:清热利湿,化瘀止痛。

方药:仙方活命饮加减。

2.西医治疗

(1)支持疗法:卧床休息,半卧位有利于脓液积聚于子宫直肠凹陷而使炎症局限。给予高热量、高蛋白、高维生素流食或半流食,补充液体,注意纠正电解质紊乱及酸碱失衡。高热时采用物理降温,尽量避免不必要的妇科检查以避免炎症扩散,腹胀者应行胃肠减压。

(2)抗生素药物治疗:①口服给药:若患者一般状况好,症状轻,能耐受口服抗生素,可在门诊给予抗生素口服治疗。常用药物包括氧氟沙星、左氧氟沙星、甲硝唑、头孢曲松钠等。②静脉给药:较口服给药收效更快。常用二代或三代头孢菌素、克林霉素与氨基糖苷类联合给药(头孢西丁钠静脉滴注每6h1次+多西环素静脉滴注每12h1次,或克林霉素静脉滴注每8h1次+庆大霉素先2mg/kg后1.5mg/kg静脉滴注每8h1次),喹诺酮类药物与甲硝唑联合使用(左氧氟沙星静脉滴注每天1次十甲硝唑静脉滴注每8h1次),青霉素类与四环素类联合(安苄西林/舒巴坦静脉滴注每6h1次+多西环素静脉滴注每12h1次)。

(3)手术治疗:主要用于抗生素控制不满意的TOA或盆腔囊肿。手术可根据情况选择经腹手术或腹腔镜手术。原则以切除病灶为主。

四、阴道壁囊肿

(一)定义

阴道壁囊肿(vaginal cyst)是阴道良性肿瘤中最常见的,正常阴道没有腺体存在,但偶可发现孤立的迷走的隐窝,并由此形成含有液体的潴留性囊肿,并非赘生性或增生性肿瘤。

本病属中医学"癥瘕""阴户囊肿"等范畴。

(二)诊断要点

1.临床表现　阴道囊肿常无自觉症状。但生长较大者可影响性生活,引起性交痛,甚至阻碍分娩。如果囊肿较大,延伸到膀胱阴道之间或膀胱宫颈之间,则会引起膀胱刺激症状,也可引起排尿困难。因囊肿的性质不同其表现各异。囊肿的内容物多为水样,浆液性或乳白色液体,也有呈深棕色者,其颜色和黏稠度视有无囊内出血和出血量多少而不同。

2.相关检查

(1)妇科检查:阴道窥器检查,可见囊肿位于阴道的前、后壁,以及阴道的正后方或侧后方。多为单囊,呈长圆形,直径2～5cm,也有较大的类似膀胱膨出于阴道口,内含稀薄的液体。

(2)影像学检查:B超、MRI等检查,进一步明确患者囊肿大小、位置及内容物的大致情况。

(三)鉴别诊断

1.大而突于阴道口或阴唇间的阴道壁囊肿与膀胱膨出鉴别　阴道壁囊肿排尿后不见其缩小,或用金属导尿管插入后,同时用手指挤捏囊肿基底部,感觉导尿管与囊肿有一定距离。

2.位于阴道后穹窿的囊肿和子宫直肠窝疝鉴别　子宫直肠窝疝每在咳嗽时增大,或用手指上推时缩小,甚至消失;并在三合诊时嘱患者运用腹压,可有阴道直肠隔膨隆、鼓出的感觉,这是肠曲因腹压进入阴道直肠窝引起疝囊所致,而阴道囊肿则无上述变化。

3.位于前阴道壁下1/2部的囊肿和尿道憩室及尿道腺脓肿鉴别　后两者虽亦形成阴道膨隆,但均和尿道相通,当用手向前压迫时,可见有尿液或脓液自尿道流出。

(四)治疗

1.中医治疗

(1)肾气不足证:阴道囊肿,性交疼痛,也可有膀胱刺激症状,如尿频,尿急,甚至排尿困难。舌质淡,苔薄白,脉沉细,尺脉弱。

治法:补肾扶正。

方药:大补元煎加减。

(2)血瘀证:阴道囊肿,性交障碍,但一般无尿路刺激症状。舌质暗,苔薄白,脉弦涩。

治法:活血行瘀。

方药:桂枝茯苓丸加减。

2.西医治疗

(1)一般治疗:对于囊肿小,无症状者,不需治疗。

(2)对症治疗

1)如囊肿生长较大,合并感染者,应控制感染。

2)若囊肿较大,出现症状者应手术摘除。

3)手术治疗:对于囊肿较大,位于穹窿深部,挖除有困难时,可行囊肿切开后剥除囊壁,或切除部分囊壁后,将残留的囊壁切线与阴道黏膜切线用肠线缝合造口,开放囊腔。

五、宫颈上皮内瘤变

(一)定义

宫颈上皮内瘤变(CIN)是与宫颈浸润癌密切相关的一组癌前病变,它反映宫颈癌发生发展的连续过程,多发生于25～35岁的女性。CIN根据细胞异型程度分为三个级别:①CINⅠ级:轻度不典型增生。②CINⅡ级:中度不典型增生。③CINⅢ级:重度不典型增生和原位癌。

(二)诊断要点

1.临床表现 一般无明显症状和体征,部分有白带增多、赤带、接触性出血、宫颈肥大、充血、糜烂、息肉等慢性宫颈炎表现,外观正常的宫颈也占有一定比例(10%～50%),因此仅凭肉眼无法诊断CIN。

2.相关检查 主要采用细胞学-阴道镜-活检的三阶梯策略进行筛查和诊断。其中,宫颈脱落细胞学检查已成为宫颈癌普查中的首选初筛工具,目前已越来越多地采用TBS分类系统,逐渐取代了传统的"巴氏五级分类法"。若细胞学检查巴氏分类Ⅲ及Ⅲ级以上或TBS分类LSIL或以上者,应作阴道镜检查。阴道镜检查及阴道镜下的活检是诊断癌前病变和宫颈癌的主要方法。细胞学ASCUS或AGC,阴道镜检查无明显异常者;细胞学或阴道镜检查怀疑HSIL;阴道镜检查不满意,细胞学异常者可采用诊断性宫颈环形电切术(LEEP)。此外,高危型HPV检测也是一种可以应用于临床的诊断方法。

(三)鉴别诊断

依据病理学诊断及分级,无需鉴别。

(四)治疗

1.中医治疗

(1)脾虚证:带下量多,色白或淡黄,质稀薄,或绵绵不断,无异味,面色㿠白或萎黄,四肢倦怠,纳少便溏。舌淡胖苔白腻,脉细缓。

治法:健脾益气,升阳除湿。

方药:完带汤。

(2)肾阳虚证:带下量多,质地清稀,腰酸如折,畏寒肢冷,面色晦暗,小便清长,夜尿频多,大便溏薄。舌淡苔白,脉沉细。

治法:温肾培元,固涩止带。

方药:内补丸。

(3)阴虚夹湿证:带下量多,色黄或赤白相兼,质稠,伴有异味,外阴灼热感,腰膝酸软,头晕耳鸣,五心烦热,口干,烘热汗出,多梦。舌红苔少或黄腻,脉细数。

治法:滋肾养阴,清热利湿。

方药:知柏地黄汤。

(4)湿热下注证:带下量多,色黄,质稠,伴有异味,外阴瘙痒,小腹作痛,口苦,纳呆,小便短赤。舌红苔黄腻,脉滑数。

治法:清热利湿。

方药:止带方。

(5)热毒蕴结证:带下量多,色黄或赤白相兼,质黏,有异味,烦热,口苦,小便短赤,大便干结。舌红苔黄腻,脉滑数。

治法:清热解毒。

方药:五味消毒饮加减。

2.西医治疗

(1)CINⅠ:60%～85%CINⅠ可自然消退,对活检证实的CINⅠ并能每半年复查一次宫颈脱落细胞学检查或高危型HPV者可随访观察。若病变发展或持续存在2年,应进行治疗,可采用冷冻和激光等物理治疗或切除的方法治疗。

(2)CINⅡ和CINⅢ:长期随访发现,CINⅡ较CINⅢ消退的可能性更大,但两者的组织学区分极为困难,因此,为提高安全性,采用CINⅡ作为开始治疗的起端。阴道镜检查满意、组织学诊断的CINⅡ、CINⅢ可以采用切除或消融疗法,复发的建议行诊断性锥形切除术;阴道镜检查不满意者,不可行消融疗法,建议行诊断性切除术。不宜将全子宫切除术作为首要或初始的治疗方法。CINⅡ、CINⅢ治疗后可以间隔6～12个月检测HPV-DNA,也可以单独采用宫颈脱落细胞学检查或联合阴道镜检查进行随访,每2次间隔6个月。

(谢伟)

第三节　妇科杂病

一、子宫内膜异位症

(一)定义

子宫内膜异位症(endometriosis)子宫内膜组织(腺体和间质)出现在子宫体以外部位的病症。

本病属中医学"痛经""癥瘕"不孕""月经过多"范畴。

(二)诊断要点

1.临床表现

(1)痛经和下腹痛:疼痛是内膜异位症的主要症状,典型症状为继发性痛经、进行性加重。疼痛多位于下腹、腰骶及盆腔中部,有时可放射至会阴部、肛门及大腿,常于月经来潮时出现,并持续至整个经期。

(2)性交不适:性交时碰撞或子宫收缩上提而引起疼痛,一般表现为深部性交痛,月经来潮前性交痛最明显。

(3)月经异常:15%～30%患者有经量增多、经期延长或月经淋漓不尽或经前期点滴出血。

(4)不孕:引起不孕的原因复杂:①盆腔解剖结构异常。②盆腔内微环境改变。③免疫功能异常。④卵巢功能异常。⑤自然流产增加等。

(5)急腹痛:卵巢子宫内膜异位囊肿破裂,囊液流入盆腹腔引起突发性剧烈腹痛,伴恶心、呕吐和肛门坠胀。

(6)其他特殊部位症状:病变部位出现结节样肿块,伴有周期性疼痛、出血或经期经期肿块增大,月经后缩小。周期性直肠或膀胱刺激症状。

2.相关检查

(1)妇科检查:盆腔内膜异位症时子宫多后位,活动不良或固定;宫骶韧带和后穹窿有触痛性结节为特征;卵巢子宫内膜异位症者,附件区可触及与子宫或阔韧带、盆腔相粘连的囊性肿块,活动差,往往有轻度触痛。

(2)影像学检查:B超检查是诊断卵巢异位囊肿和膀胱、直肠内膜异位症的重要方法,可确定异位囊肿的位置、大小和形状,偶能发现盆腔检查时未能扪及的包块。盆腔 CT 及 MRI 检查对盆腔内膜异位症有诊断价值,但费用昂贵,不作为初选的诊断方法。

(3)血清 CA125 测定:中、重度内膜异位症患者血清 CA125 值可能会升高,多数低于100U/L。

(4)抗子宫内膜抗体:内膜异位症患者 60%以上呈阳性。

(5)腹腔镜检查:目前国际公认的内膜异位症诊断的最佳方法。

(三)鉴别诊断

1.卵巢恶性肿瘤　早期无症状,有症状时多有持续性腹痛腹胀,病情发展快,一般情况差。妇科检查除触及包块,子宫直肠窝触及质硬、无触痛结节外,多伴有腹水。B超检查显示肿瘤为搜实性或实性包块,CA125 多显著升高。

2.盆腔炎性包块　多有急性或反复发作的盆腔感染,疼痛无周期性,平时亦有下腹部隐痛,可伴发热和白细胞增高等,抗生素治疗有效。

3.子宫腺肌症　痛经症状相似,妇科检查子宫多均匀增大,呈球形,质硬,经期检查子宫触痛明显,本病常与子宫内膜异位症合并存在。

(四)治疗

1.中医治疗

(1)气滞血瘀证:经前、经期下腹胀痛、拒按,逐年加重。乳房或胸胁胀痛,经行不畅,色暗,有块,块下痛减,胞中积块,固定不移。舌暗或有瘀点,瘀斑,脉弦涩。

治法:行气活血,祛瘀止痛。

方药:膈下逐瘀汤。

(2)寒凝血瘀证:经前或经期下腹冷痛,喜温畏冷,月经或推迟,量少,色暗,有块,块下痛减,形寒肢冷,面色苍白,痛甚则呕恶。舌暗滞,苔白,脉弦紧。

治法:温经散寒,祛瘀止痛。

方药:少腹逐瘀汤。

(3)热灼血瘀证:经前或经期前后发热,腹痛拒按,痛抵腰骶,伴口苦咽干,烦躁不宁,大便干结。舌质红,有瘀点瘀斑,苔薄黄,脉弦数。

治法:清热和营,活血祛瘀。

方药:清热调血汤加减。

(4)气虚血瘀证:经前或经后腹痛,喜温喜按,月经色淡质薄,肛门坠胀,面色少华,神疲乏力,大便不实。舌淡,边有齿痕,脉细弦或涩。

治法:益气活血,祛瘀止痛。

方药:举元煎合失笑散加减。

(5)肾虚血瘀证:经行或经后小腹坠胀,腰脊酸楚,痛引下肢和阴户,头晕目眩,月经先后无定期,量或多或少,或有血块,不孕或屡孕屡堕。舌暗滞,或有瘀点,苔薄白,脉沉细而涩。

治法:补肾养血,活血化瘀。

方药:补肾祛瘀方。

2.西医治疗

(1)期待治疗:仅适用于轻度内膜异位症患者,采用定期随访,并对症处理病变引起的经期轻微腹痛,应用非甾体类抗炎药(吲哚美辛、奈普生、布洛芬等)。

(2)药物治疗:对症治疗和激素抑制治疗。

1)对症治疗:多采用非甾体类抗炎药缓解慢性盆腔疼痛和痛经。

2)激素抑制治疗

A.假孕治疗:①口服避孕药:每天1片,口服,连续应用6~9个月。②孕激素类:所用剂量为避孕剂量3~4倍,连续应用6个月,如甲羟孕酮每天口服30mg。

B.假绝经治疗:①促性腺激素释放激素激动剂:亮丙瑞林3.75mg,戈舍瑞林3.6mg,曲谱瑞林3.75mg。用法:月经第1d皮下注射,每28d注射1次,共3~6次。②达那唑:每次200mg,每天2~3次,从月经第1d开始,持续用药6个月。③孕三烯酮:每周仅用药2次,每次2.5mg,于月经第1d开始服药,连续用药6个月。④米非司酮:每天口服25~100mg。

(3)手术治疗:适用于药物治疗后症状不缓解、局部病变加剧或生育功能未恢复者,较大的卵巢内膜异位囊肿者。腹腔镜手术是首选的手术方法。

(4)药物与手术联合治疗:手术治疗前可先用药物治疗3~6个月,以使内膜异位灶缩小、软化,有利于缩小手术范围和减少手术操作。对保守性手术、手术不彻底或术后疼痛不缓解者,术后给予6个月的药物治疗,推迟复发。

二、子宫肌腺症

(一)定义

子宫肌腺症(adenomyosis)是指子宫内膜腺体和间质侵入子宫肌层中,伴周围肌层细胞的代偿性肥大和增生。多发生于30~50岁经产妇,约15%同时合并内膜异位症,约半数合并子宫肌瘤。

本病属中医学"痛经""癥瘕""月经过多""不孕"范畴。

(二)诊断要点

1.临床表现　主要症状是经量增多和经期延长,以及逐渐加剧的进行性痛经,疼痛位于下腹正中,痛经常于经前1周就开始。

2.相关检查

(1)妇科检查:子宫均匀性增大或有局限性结节隆起,质硬而有压痛,或有子宫活动度较差。

(2)B超检查:①子宫呈均匀性增大,轮廓尚清晰。②子宫内膜线可无改变,或稍弯曲。

③子宫切面回声不均匀,有时可见有大小不等的无回声区。

(3)MRI检查:常用 T_2 重影像诊断子宫腺肌病,图像表现为在正常的子宫内膜强回声外,环绕一低强带信号,>5mm 厚度的不均匀的回声带为子宫腺肌病的典型影像,月经前后对比检查,图像发生变化,对诊断有重要意义。病灶内有出血时可见大小不等的强回声信号。

(4)CA125 测定:血清 CA125 可升高,但一般不超过 100U/mL。

(三)鉴别诊断

需与子宫肌瘤相鉴别见表 9-1。

表 9-1 子宫肌腺症与子宫肌瘤的鉴别

	子宫肌腺症	子宫肌瘤
继发性痛经	常见	少见
子宫形态	多均匀增大	多结节性增大
与月经关系	随月经改变	不随月经改变
B超检查	子宫壁增厚,内部有条索状的暗影,有异于正常组织	子宫肌壁内无回声或低回声结节
血 CA125 测定	部分升高	正常

(四)治疗

1.中医治疗 参照"子宫内膜异位症"。

2.西医治疗

(1)药物治疗

1)症状轻者应用非甾体类抗炎药(吲哚美辛、奈普生、布洛芬等)或口服避孕药等治疗病变引起的腹痛或痛经。亦可放置左炔诺孕酮节育器治疗该病。

2)对年轻、有生育要求和近绝经期患者可试用促性腺激素释放激素激动剂:亮丙瑞林3.75mg,戈舍瑞林 3.6mg,曲谱瑞林 3.75mg。用法:月经第 1d 皮下注射,每 28d 注射 1 次,共 3～6 次。或者可使用达那唑、孕三烯酮。

(2)手术治疗:症状严重、年龄偏大、无生育要求或药物治疗无效者可采用全子宫切除术。

三、不孕症

(一)定义

不孕症(infertility)系指凡婚后夫妇有正常的性生活,未避孕、同居 1 年而未受孕的一种病症。婚后从未受孕者称为原发性不孕;曾有过妊娠史者又 1 年未孕,称为继发性不孕。

本病属中医学"无子""全不产""断续"范畴。

(二)诊断要点

1.临床表现 患者可伴随有闭经、痛经、稀发月经或少经、不规则阴道出血等月经失调表现;还可因生殖系统炎症导致阴道分泌物增多、腰酸腹痛、附件肿物、附件增厚或压痛;全身可伴有过度肥胖或消瘦、毛发分布异常、皮脂腺分泌旺盛、乳房溢乳、子宫发育不良或畸形、甲状腺功能亢进或甲状腺功能减退等情况。

2.相关检查(必须男女双方共同检查)

(1)男方检查:询问既往有无结核、腮腺炎等病史;有无生殖系统手术史;了解性生活情况,有无性交或射精障碍。除全身检查外,还应检查外生殖器有无畸形或病变,前列腺是否正常,尤其是精液常规检查精子数量、活力及形态(表 9-2)。

表9-2 2010年WHO颁布的《人类精液实验室检验手册》(第五版)"正常精液标准"

结果	正常参考值	结果	正常参考值
外观	正常:均匀的乳白色,呈半流体状	精子总数	不少于3900万/每次射精
精液量	1.5mL以上	精子活率	58%以上
pH	7.2以上	精子活力	40%以上(a+b+c)或32%以上(a+b)
液化时间	室温下60min内,一般不超过15min	正常形态	4%以上
精子密度	1500万/mL以上	白细胞	少于1×10/mL

(2)女方检查

1)体格检查:注意第二性征发育情况,内、外生殖器的发育,必要时排除结核病变,有溢乳或PRL异常增高者需MRI排除垂体病变。

2)卵巢功能检查:月经第3~5d检查性激素水平,阴道超声检查卵巢窦卵泡数量以评估卵巢储备;阴道超声监测、基础体温测定、宫颈黏液结晶检查、月经来潮前子宫内膜活组织检查、女性激素测定等方法可以了解卵巢有无排卵及黄体功能状态。

3)输卵管通畅试验:常用方法有输卵管通液术、子宫输卵管碘油造影及B超下输卵管造影术,宫、腹腔镜下行输卵管通液术。

4)宫颈及子宫因素检查:常规妇科检查,阴道、宫颈分泌物细胞学、细菌和病原体检查,宫颈黏液评分及性交后试验。

5)宫腔镜检查:了解宫腔内膜情况,排除宫腔粘连、黏膜下肌瘤、内膜息肉、子宫纵隔等。

6)腹腔镜检查:不明原因不孕者,可作腹腔镜直接观察子宫、输卵管、卵巢有无病变或粘连,并可结合输卵管通液术,直视下确定输卵管通畅情况,是否存在盆腔内膜异位症,必要时行病变处活检。

7)生殖免疫学检查:包括抗精子抗体、抗子宫内膜抗体、抗心磷脂抗体等。

(三)治疗

1.中医治疗

(1)肾气虚证:婚久不孕,月经不调,经量或多或少,头晕耳鸣,腰酸腿软,精神疲倦,小便清长。舌淡苔薄,脉沉细,两尺尤甚。

治法:补肾益气,填精益髓。

方药:毓麟珠。

(2)肾阳虚证:婚久不孕,月经后期,量少色淡,甚则闭经,平时白带量多,腰痛如折,腹冷肢寒,性欲淡漠,小便频数或失禁,面色晦暗。舌淡苔白滑,脉沉细而迟或沉迟无力。

治法:温肾助阳,化湿固精。

方药:温胞饮。

(3)肾阴虚证:婚久不孕,月经错后,量少色淡,头晕耳鸣,午后潮热或五心烦热,腰酸腿软,眼花心悸,皮肤不润,面色萎黄。舌红苔少,脉沉细数。

治法:滋肾养血,调补冲任。

方药:养精种玉汤。

(4)肝郁型:多年不孕,月经愆期,量多少不定,经前乳房胀痛,胸胁不舒,小腹胀痛,精神抑郁,或烦躁易怒。舌红苔薄,脉弦或紧。

治法:疏肝解郁,理血调经。

方药:开郁种玉汤。

(5)痰湿型:婚久不孕,形体肥胖,经行延后,甚或闭经,带下量多,色白质黏无臭,头晕心悸,胸闷泛恶,面色㿠白,可伴有痤疮。舌胖大苔白腻,脉滑。

治法:燥湿化痰,理气调经。

方药:苍附导痰丸。

(6)血瘀型:多年不孕,月经后期,量少或多,色紫黑,有血块,经行不畅,甚或漏下不止,少腹疼痛拒按,经前痛剧。舌紫黯,或舌边有瘀点,脉弦涩。

治法:活血化瘀,温经通络。

方药:少腹逐瘀汤。

2.西医治疗

(1)输卵管性不孕治疗:经宫腔输卵管通液术;X线下输卵管介入术;宫腔镜下插管介入术;腹腔镜下输卵管重建术。

(2)排卵障碍性不孕治疗

1)氯米芬:月经周期第5d起,50mg,每天1次,5d,3个周期为1个疗程。若无排卵可加大剂量至每天100～150mg,每天1次。来曲唑2.5mg,每天1次,5d,第10d根据卵泡大小决定是否添加人绝经促性腺素(HMG)。

2)HCG:常与氯米芬和来曲唑合用,监测优势卵泡＞18mm,HCG 8000ᵘ～10000ᵘ一次肌内注射。若有多个卵泡(＞3个14mm以上卵泡)同时发育,有多胎妊娠风险,应告诉患者并终止进程,禁止HCG诱导排卵,有发生OHSS风险。

3)HMG:含有FSH和LH,促使卵泡生长发育成熟。单独或者联合氯米芬及来曲唑,肌内注射HMG 75ᵘ～225ᵘ,测血雌激素水平,用B超监测卵泡发育。

4)GnRH脉冲疗法:适用于下丘脑性无排卵。

5)溴隐亭:属多巴胺受体激动剂,能抑制垂体分泌催乳素。适用于无排卵伴有高催乳素血症者。从小剂量(1.25mg,每天1次)开始,如无反应,1周后改为每天量2.5mg,分2次口服。一般连续用药3～4周直至血PRL降至正常范围。

(3)补充黄体分泌功能适用于黄体功能不全:B超检查及性激素检测下排卵后,每天肌内注射黄体酮10～20mg,连用5d。或地屈孕酮片10mg,每天1次,服10～14d。

(4)子宫、宫颈、阴道与外阴的治疗:根据不同病变采取手术或药物治疗。

(5)免疫性不孕治疗

1)避免抗原刺激,避孕套隔绝法或中断性交6月。

2)免疫抑制剂(月经第1～7d或月经第21～28d):甲泼尼龙琥珀酸钠32mg,每天3次,连续口服7d,封闭抗体治疗等。

(6)辅助生殖技术:人工授精,体外受精-胚胎移植。

四、子宫脱垂

(一)定义

子宫脱垂(uterine prolapse)是指子宫从正常位置沿阴道下降,宫颈外口达坐骨棘水平以下,甚至子宫全部脱出阴道口以外。

本病属中医学"阴脱""阴菌""阴挺""产后不收"等范畴。

（二）诊断要点

1.临床表现

（1）腰骶部酸痛或下坠感：尤以骶部为甚,劳动后更加明显,卧床休息后可缓解。

（2）阴道脱出肿物：患者自述有球形物自阴道内脱出,于行走、体力劳动时更加明显,卧床休息后自行回缩。脱垂严重者,终日掉在外面,不能自行还纳。

（3）泌尿道症状：重症子宫脱垂常伴有排便排尿困难,残余尿增加,部分患者可发生压力性尿失禁,随着膨出的加重,其压力性尿失禁症状可缓解或消失,取而代之的是排尿困难,需用手助压迫膨出的阴道前壁帮助排尿,并易并发尿路感染。

（4）阴道出血、白带多：暴露在外的宫颈和阴道黏膜长期与裤子摩擦,可致宫颈和阴道壁发生溃疡而出血,若继发感染则有脓性分泌物。

（5）子宫脱垂不能还纳者,临产后可出现子宫颈水肿而宫颈扩张困难致难产。

2.相关检查

（1）妇科检查：嘱患者向下屏气或加腹压（咳嗽）,判断子宫脱垂程度。注意有无溃疡存在,脱秃部位、大小、深浅、有无感染。观察宫颈长短,行宫颈细胞学检查。子宫回纳,双合诊检查子宫两侧是否有包块。

（2）膀胱充盈时咳嗽,观察有无溢尿情况,即压力性尿失禁情况。必要时行残余尿及尿动力学检查。

（3）压住阴道后壁时,嘱患者向下用力,可显示出阴道前壁膨出的程度,以及伴随的膀胱膨出和尿道走行的改变。同样,压住阴道前壁时嘱患者向下用力,可显示肠疝和直肠膨出,行直肠检查加以区别。

（三）鉴别诊断

1.阴道壁肿物或膀胱膨出　阴道壁肿物（囊性或实性）在阴道壁内,边界清楚,活动或固定。膀胱膨出可见阴道前壁有半球形块状物膨出,指诊可在肿块上方可触及宫颈和子宫体。

2.子宫颈延长　双合诊检查子宫颈的阴道部分延长,子宫体在盆腔内,屏气并不下移。子宫脱垂者不少患者同时伴有宫颈延长。

3.子宫黏膜下肌瘤　患者有月经过多病史,宫颈口外口有红色、质硬的肿块。较大的、脱出至宫颈外口的黏膜下肌瘤,视诊可见肿块上无宫颈,双合诊检查肿块上方四周有宫颈存在。

4.慢性子宫内翻　极少见,阴道内见翻出的子宫体,被覆黯红色绒样子宫内膜,易出血,其上无宫颈,两侧可见输卵管开口,双合诊或三合诊检查盆腔内无子宫体。

（四）治疗

1.中医治疗

（1）气虚证：子宫下移,或脱出阴道口外,劳则加剧,平卧则还纳,小腹下坠,神倦乏力,少气懒言,小便频数,或带下量多,色白质稀,面色少华。舌淡,苔薄,脉缓弱。

治法：补气升提。

方药：补中益气汤加减。

（2）肾虚证：子宫下移,或脱出阴道口外,小腹下坠,小便频数或不利,腰酸腿软,头晕耳鸣。舌淡,苔薄,脉沉细。

治法：补肾固脱。

方药：大补元煎加减。

2.西医治疗

(1)非手术疗法:①盆膈肌肉(肛提肌)锻炼:适用于轻度子宫脱垂者。嘱患者行收缩肛门运动,用力使盆膈肌肉收缩放松,每次 10～15min,每天 2～3 次。②放置子宫托。

(2)手术治疗:①曼氏手术:包括阴道前后壁修补、主韧带缩短及宫颈部分切除术。②经阴道子宫全切除及阴道前后壁修补术。③阴道封闭术。④盆底重建手术:通过吊带、网片和缝线将阴道穹窿或宫骶韧带悬吊固定于骶骨前韧带或骶棘韧带等可受力的部位,经阴道、经腹腔镜或经腹完成。

五、阴吹

(一)定义

阴吹系指阴道经常有气排出,状如矢气的排放,自己无法控制,严重时簌簌有声,连续不断。多指阴道壁和盆膈组织松弛及一些神经官能症。

本病属中医学"阴吹"范畴。

(二)诊断要点

1.临床表现

(1)盆膈组织损伤严重而难以恢复,当阴道形成负压(仰卧、吸气等)时,空气即进入阴道最深处(穹窿部),当起身或增加腹压时,空气即从阴道排出,并常有响声。

(2)阴道感染:有些阴道炎的妇女也会有阴道排气的现象,但这些患者,阴道排出的气流多较微弱,而更主要的是有白带增多、外阴瘙痒或阴道不适感觉。

2.相关检查 妇科三合诊检查,排除直肠阴道瘘;白带常规及培养的检查。

(三)鉴别诊断

需与直肠—阴道瘘相鉴别。由于直肠和阴道之间存在着异常通道(瘘管),当肛门排气时,小部分气体通过瘘管进入阴道,然后排出体外。

(四)治疗

1.中医治疗

(1)胃燥证:阴吹簌簌有声,口燥咽干,大便燥结,腹部胀满。舌红,苔黄,脉滑数。

治法:泄热润燥,理气导滞。

方药:麻子仁丸。

(2)气虚证:阴吹时断时续,时甚时微,志昏神疲,四肢乏力,倦怠嗜卧,胃脘痞闷,或有小腹下坠。舌淡,苔白,脉细弱。

治法:健脾益气,升清降浊。

方药:补中益气汤。

(3)痰湿证:阴吹而带下量多,色白质黏腻无臭,胸闷脘痞,口腻痰多。舌淡,苔白腻,脉滑缓。

治法:健脾温中,燥湿化痰。

方药:橘半桂苓枳姜汤加减。

2.西医治疗

(1)骨盆肌肉锻炼,有助于锻炼阴道、肛门括约肌及盆膈肌肉的收缩力,产后可每天做 2～3 次,每次以 15min 为宜。具体做法:深吸气,紧缩肛门 10～15s,然后深呼气,放松肛门,如此重复。

(2)根据白带常规及培养结果,选择阴道塞药治疗。

六、妊娠滋养细胞疾病

妊娠滋养细胞疾病(gestational trophoblastic disease,GTD)是一组源于胎盘滋养细胞的疾病,根据组织学将其分为葡萄胎、侵蚀性葡萄胎、绒毛膜癌及胎盘部位滋养细胞肿瘤。侵蚀性葡萄胎、绒癌和胎盘部位滋养细胞肿瘤又统称为妊娠滋养细胞肿瘤(gestational trophoblastic neoplasia,GTN),胎盘部位滋养细胞肿瘤少见。

本病属中医学"鬼胎"范畴。

(一)葡萄胎

1.定义　葡萄胎(hydatidiform mole,HM)是滋养细胞疾病中最常见的类型,属良性滋养细胞疾病,以绒毛间质水肿变性和滋养细胞不同程度地增生为特征,外观呈许多水泡聚集如葡萄状。特点是病变局限于子宫腔内,既不侵入肌层,也不发生远处转移。

2.诊断要点

(1)临床表现:①停经和阴道出血,这是最早最常见症状。②妊娠呕吐:出现时间比正常妊娠早,症状严重。③妊娠期高血压征象:可在妊娠24周前出现,且症状严重。④子宫异常增大,几乎半数患者可出现。⑤腹痛。不常见,子宫增大过快或葡萄胎自然排出时程度不重,若发生黄素化囊肿扭转或破裂,可出现急腹痛。⑥卵巢黄素化囊肿,常为双侧,也可单侧,大小不等。⑦甲状腺功能亢进:3%～10%可出现,葡萄胎排出后所有症状及化验均迅速恢复正常。

(2)辅助检查

1)超声是目前诊断葡萄胎的指标之一,完全性葡萄胎的典型超声表现为子宫明显增大,无妊娠囊或胎心搏动,宫腔内充满不均质密集状或短条状回声,呈"落雪状",若水泡较大形成大小不等的回声区,则呈"蜂窝状"。彩色多普勒超声检查可见子宫肌壁内血流增加,血流阻力下降,可记录到低阻力的动脉性频谱。部分性葡萄胎宫腔内可见水泡状胎块所引起的超声图像改变及正常妊娠囊结构。

2)血清HCG测定:血清HCG水平异常升高,明显高于正常妊娠,常常超过20万mU/mL,甚至高达数百万,且持续不降。

3)病理检查:大体观察下完全性葡萄胎者宫腔内全部为大小不等的水泡填充,水泡间有细蒂相连,形如未成熟的葡萄。部分性葡萄胎者除有水泡外,尚可见正常绒毛,还可见胚胎组织,如胚胎、脐带或羊膜囊等。镜下观察葡萄胎的特点:①绒毛因间质水肿空泡变而肿大。②间质血管稀少或消失。③滋养细胞有不同程度地增生。

3.鉴别诊断

(1)完全性葡萄胎应与部分性葡萄胎相鉴别:前者易诊断为葡萄胎,子宫多半大于停经月份,有时可见黄素化囊肿,恶变率为6%～32%;后者易误诊为流产,子宫小于停经月份,黄素化囊肿少见,恶变率低于5%。病理及染色体检查可鉴别。

(2)流产:葡萄胎常被误认为先兆或过期流产,因后两者也有停经出血。但先兆流产时,子宫与停经月份相符,血HCG符合正常妊娠或稍低。过期流产时,子宫小于停经月份,血HCG低。超声有助于鉴别。

(3)羊水过多:羊水过多时子宫也常大于停经月份,但无阴道出血,血 HCG 不高,临床难以鉴别可行超声检查。

4.治疗

(1)葡萄胎的处理:一经诊断,应尽早清宫。

(2)黄素化囊肿的处理:清宫后大多数黄素化囊肿会自然消失,无需处理。若发生扭转,可在超声引导或腹腔镜下穿刺吸液;如扭转时间长发生坏死,需作患侧附件切除术。

(3)预防性化疗:对难以随诊的高危葡萄胎患者需进行预防性化疗。

葡萄胎恶变的高危因素:①年龄≥40 岁。②子宫明显大于停经月份。③黄素化囊肿直径>6cm。④血 HCG 过高。

一般采用单药化疗,清宫前 2~3d 开始,清宫后继续完成该疗程。如 1 个疗程后 HCG 尚未恢复正常,应给予多疗程化疗,直至 HCG 完全降至正常为止,不需巩固化疗。具体方案如下:

1)5—FU(5—氟尿嘧啶):5—FU 28~30mg/(kg·d)+5% 葡萄糖生理盐水 500mL,静脉滴注,每天 1 次,持续 8~10h 匀速滴注。8~10d 为 1 个疗程,间隔 12~14d。

2)KSM(放线菌素 D):KSM 500μg(10~13μg/kg)+5% 葡萄糖生理盐水 250mL 静脉滴注,每天 1 次,5d 为 1 个疗程,间隔 9d。

3)MTX+CVF(四氢叶酸):MTX 1~2mg/(kg·d)+生理盐水 4mL 隔日肌内注射,(化疗第 1、3、5、7d 用);CVF 1/10MTX 量+生理盐水 4mL,隔日肌内注射,(用 MTX 24h 后开始使用,第 2、4、6、8d 用)。化疗期间用碳酸氢钠碱化尿液(口服,1g,每日 4 次),记尿量、尿 pH,要求尿量每天 2500mL 以上,尿 pH>6.5。此方案每 2 周为 1 个疗程,用药 8d,间隔 6d。

(二)侵袭性葡萄胎

1.定义 侵袭性葡萄胎(invasive mole,IM)又称"恶性葡萄胎",是滋养细胞肿瘤的一种,继发于良性葡萄胎,本病病变突破了宫腔的局限,侵入肌层或转移至其他器官。

2.诊断要点

(1)临床表现:①葡萄胎排出后,阴道不规则出血。②子宫增大。③阴道紫蓝色结节:见于阴道转移者。④咯血:可见于肺转移患者。⑤合并脑转移者可出现头痛、抽搐、偏瘫、昏迷等神经系统症状。

(2)辅助检查

1)血 HCG 测定:在葡萄胎清宫术后 8~12 周仍持续阳性或一度阴性又转阳性,则应考虑:残余葡萄胎、较大黄素化囊肿、葡萄胎恶变。

2)超声检查:侵袭性葡萄胎具有亲血管性特点,一旦病灶侵袭子宫肌层,彩色多普勒超声检查可发现广泛的肌层内肿瘤血管浸润及低阻性血流频谱。

3)盆腔动脉造影:①子宫动脉扩张、扭曲,子宫肌壁血管丰富,病灶部位出现多血管区。②子宫肌层动静脉瘘出现。③出现"肿瘤湖"征象,即造影剂大量溢出血管外,形成边缘整齐均匀的片状影。④造影剂滞留,呈头发团样的充盈,又称肿瘤着色。⑤卵巢静脉扩张。

4)胸部 X 线或肺 CT 检查:有肺转移者,可见肺内有小圆形转移阴影。

5)病理诊断:侵袭性葡萄胎的病理诊断标准主要为肉眼或镜下见到葡萄胎组织侵入子宫肌层或血管。

3.鉴别诊断 由于侵袭性葡萄胎和绒癌在很多临床表现上均无明显差异,故鉴别主要依据肉眼及镜下是否见到绒毛结构。凡在标本中肉眼或镜下找到绒毛结构或葡萄组织者为侵袭性葡萄胎;反之,如肉眼或镜下只见大片散在的滋养细胞,而不见绒毛或葡萄胎结构,才可诊断为绒毛膜癌。

对于没有手术治疗、无病理标本者,鉴别主要依据病史。继发于产后或流产后的为绒毛腹癌;而继发于葡萄胎后的,则以发病时间进行鉴别:一般在葡萄胎排出后1年之内发病者诊断为侵袭性葡萄胎,超过1年发病者,则诊断为绒毛膜癌。

4.治疗

(1)化疗:最主要的治疗方法。

(2)手术治疗:通常需要与化疗相配合,术前2～3d开始化疗,手术后再继续用药至完成1个疗程。适应证:①当原发病灶或转移瘤大出血(子宫穿孔、肝脾转移瘤破裂出血等),经保守治疗无效,常需立即手术切除出血器官,以挽救患者生命。②对年龄较大且无生育要求的患者,为缩短治疗时间,经几个疗程化疗,病情稳定后,可考虑进行子宫切除术。③对于子宫或肺部病灶较大,经多疗程化疗后,血HCG已正常,而病变消退不满意者,亦可考虑手术切除。④对于一些耐药病灶,如果病灶局限(如局限于子宫或局限于一叶肺内),亦可考虑在化疗同时辅以手术切除。

(3)放疗:主要用于脑转移和肝转移的全脑和全肝照射。

(三)绒毛膜癌

1.定义　绒毛膜癌(choriocarcinoma,CC)简称绒癌,是一种高度恶性的滋养细胞肿瘤。按照其是否继发于妊娠可以分为妊娠性绒毛膜癌和非妊娠性绒毛膜癌,临床上前者常见,它可继发于各种类型的妊娠,包括葡萄胎、足月分娩、早产或流产,甚至异位妊娠。非妊娠性绒癌与妊娠无关,因此可以发生于任何年龄,包括未婚的女性,甚至男性均可以发病。

2.诊断要点

(1)临床表现:①阴道不规则出血:葡萄胎、流产或足月产后的阴道持续不规则出血,量多少不定。有时绒癌可与妊娠同时存在,可表现为妊娠中反复出血,以经常反复大出血为多。②恶病质:肿瘤在体内多处破坏,大量消耗,可使患者极度衰竭,出现恶病质,这也是患者死亡的原因之一。③转移灶表现:阴道转移破溃出血,可发生阴道大出血。肺转移患者可有咯血、胸痛及憋气等表现。脑转移可出现头痛、喷射性呕吐、抽搐、偏瘫及昏迷等。肝脾转移可出现肝脾肿大,上腹闷胀或黄疸等。

(2)辅助检查

1)血HCG测定:一般足月产或流产后血HCG在1个月内即转为阴性,葡萄胎排出后2个月HCG亦应转阴。如果超过上述时间,血HCG仍为阳性,或一度正常后又转阳性,在除外胎盘残留、不全流产或残余葡萄胎的情况下,应考虑是否有绒癌的可能。

2)胸部X线或肺CT检查:见有转移阴影或出现其他脏器转移者,结合HCG改变,基本上可以作出绒癌的诊断。

3)病理检查:在子宫肌层或其他切除的器官中见有大片坏死组织和出血,在其周围可见大片生长活跃的滋养细胞,并可侵入血管,肉眼及镜下均见不到绒毛结构。

3.鉴别诊断　参照"侵袭性葡萄胎"。

4.治疗　参照"侵袭性葡萄胎"。

(1)中医治疗

1)气滞血瘀证:停经后小腹胀痛,阴道流血时多时少,淋漓不断,色黯红,夹血块或水泡状胎块,呕吐频作。舌黯红,苔薄白,脉弦或弦涩。

治法:理气行滞,活血化瘀。

方药:膈下逐瘀汤。

2)湿热瘀毒证:停经后腹痛剧烈,阴道流血量多,色深红,夹血块或水泡状胎块,伴呕吐酸苦水,头晕目眩,或小便短赤。舌红,苔黄腻,脉滑数。

治法:活血化瘀,清热利湿解毒。

方药:脱花煎加减。

3)元气亏虚证:葡萄胎吸刮术后腹痛绵绵,或阴道流血淋滴不断,色淡红,伴神疲乏力,气短懒言,腰膝酸软。舌质淡,苔薄白,脉沉细。

治法:益气养血,扶正祛邪。

方药:大补元煎加减。

(2)西医治疗:参照"侵袭性葡萄胎"。

(谢伟)

第十章　中医妇科疾病

第一节　月经先期、月经过多、经期延长

月经先期是指月经周期提前1~2周,连续发生两个周期或以上,亦称"经早""经行先期""经期超前""经水不及期"等。月经过多是指行经血量较正常明显增多,或每次行经总量超过80mL,而月经周期规律,带经期正常者,亦称"经水过多""月水过多"。经期延长指月经周期基本正常,行经时间超过7d,甚至淋漓不净达半月之久者,又称"月水不断""月水不绝""经事延长"。

本节所述三个病的主要病因病机相似,气虚冲任不固,或热扰冲任、血海不宁可导致月经先期、月经过多、经期延长,瘀阻冲任、经血妄行也可导致月经过多、经期延长。总的病机即冲任不固,胞宫藏泻失职(图10-1)。

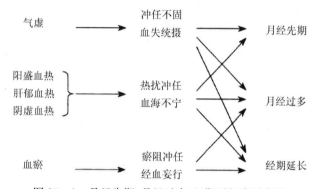

图10-1　月经先期、月经过多、经期延长病因病机

1.气虚　素体虚弱,或饮食失节,或劳思过度,损伤脾气,导致冲任不固,血失统摄,而致月经先期、月经过多或经期延长。

2.血热　素体阳盛,或过食辛辣助阳之品,或外感热邪,致阳盛血热;情志郁结,肝失疏泄,郁久化热,致肝郁血热;素体阴虚,或久病伤阴,或房劳多产耗伤阴血,致阴虚血热。热扰冲任,血海不宁,经血妄行,引发月经先期、月经过多或经期延长。

3.血瘀　情志不舒,肝气郁结,而致气滞血瘀,或感受外邪,邪与血相搏成瘀,或手术、异物伤及胞宫,致使瘀阻冲任,新血难以归经,经血妄行,导致月经过多或经期延长。

一、月经先期

(一)诊断

根据病史、临床表现、检查等可以明确诊断。

1.病史　素体气虚,或平素喜食辛辣温燥之品,或久病或有多产史,或有情志内伤史。

2.临床表现　月经提前1~2周,连续发生2个月经周期或以上,经期基本正常,可伴有月经过多。

3.检查　①妇科检查:一般无明显阳性体征。②基础体温(BBT)测定:BBT呈双向型,但

黄体期温度上升缓慢或幅度不够,或高温相小于11d。③子宫内膜活组织检查:月经来潮24h内进行,显示分泌反应至少落后2d。

(二)鉴别诊断

月经先期应注意与经间期出血和崩漏相鉴别(表10-1)。

表10-1 月经先期与其他疾病的鉴别诊断

病名	月经周期	经量	带经期	辅助检查
月经先期	提前7~14d	正常或月经量多	正常	BBT测定及子宫内膜活组织检查同上
经间期出血	周期正常卵期少量阴道出血	经期血量正常,排卵期少量阴道出血,明显少于正常经量	正常,排卵期出血持续时间≤5d	BBT呈双向型,出血发生在由低温向高温转化期间
崩漏	周期紊乱,多有停经数月的病史	经血或暴下不止或淋漓不净	持续十余日至数十日,出血不能自止	BBT呈单向型

(三)辨证治疗

本病以月经的量、色、质作为主要辨证要点,同时结合患者全身症状和舌脉。若周期提前,量或多或少,色淡质稀,舌淡红或淡黯,脉弱者,为气虚;周期提前,量多或稍少,色红或紫红,质黏稠,时有血块,舌红或紫黯有瘀点,脉数或弦或细数者,属血热。治疗上,气虚者当补脾固肾,血热者则应辨清虚实,或清热凉血,或疏肝凉血,或滋阴养血清虚热。

1.脾气虚证

[主要证候]月经周期提前,经量多,色淡红,质清稀,神疲懒言,四肢倦怠,小腹空坠,面色萎黄,纳少便溏,舌胖大有齿痕,色淡红,苔薄白,脉细弱。

[证候分析]脾主中气而统血,脾气不足,统摄无权,冲任不固,则月经提前、量多;脾气虚弱,生化无源,故经血色淡质稀,面色萎黄;中气不足,故神疲懒言,四肢倦怠,小腹空坠;运化失司,故纳少便溏;舌胖大有齿痕,色淡红,苔薄白,脉细弱为脾虚之征。

[治疗法则]益气健脾,摄血调经。

(1)常用中成药:补中益气丸、归脾丸、四君子合剂。

(2)简易药方:补中益气汤(《脾胃论》)加减。党参15g,黄芪15g,炙甘草6g,当归10g,陈皮12g,升麻10g,柴胡10g,白术15g。煎煮2次,煎液混合后分2次服用。连服7d后复诊。

2.肾气虚证

[主要证候]月经周期提前,经量多或少,色淡黯,质清稀,腰膝酸软,头晕耳鸣,面色晦黯,小便频数,舌淡黯,苔白润,脉沉细。

[证候分析]"经水出诸肾""冲任之本在肾",肾气不足,封藏失司,冲任不固,故见月经提前,经量多;肾虚精血不足,故经量可少;肾阳虚弱,血失温煦,故经色淡黯,质清稀,面色晦黯;肾主骨生髓,开窍于耳及二阴,肾虚则腰膝酸软,头晕耳鸣,小便频数;舌淡黯,苔白润,脉沉细为肾气虚之征。

[治疗法则]补益肾气,固冲调经。

(1)常用中成药:归肾丸、六味地黄丸、安坤赞育丸,调经促孕丸。

(2)简易药方:保阴煎(《景岳全书》)加减。菟丝子15g,熟地黄15g,山茱萸15g,党参15g,山药15g,炙甘草6g,五味子6g,远志6g。煎煮2次,煎液混合后分2次服用。连服7d后复诊。

3.阳盛血热证

[主要证候]月经提前,量多,色深红或暗红,质黏稠,面红唇赤,心烦,口渴喜冷饮,小便黄赤,大便秘结,舌红,苔黄,脉滑数。

[证候分析]热伏冲任,扰动血海,迫血妄行,故经行先期,量多;血为热灼,故经色深红或暗红,质黏稠;邪热扰心故心烦;热伤阴津,故口渴喜冷饮,溲黄便秘,面红唇赤;舌红,苔黄,脉滑数为热盛之征。

[治疗法则]清热凉血调经。简易药方:清经散(《傅青主女科》)。牡丹皮 15g,地骨皮 10g,白芍 15g,熟地黄 15g,青蒿 12g,茯苓 12g,黄柏 10g。水煎煮 2 次,煎液混合后分 2 次服用。连服 7d 后复诊。

4.肝郁血热证

[主要证候]经行先期,经量或多或少,经色深红或紫红,质稠,有血块,伴小腹胀痛,或经前乳房胀痛,或胸闷胁胀,情绪抑郁或烦躁易怒,口苦咽干,舌红,苔黄,脉弦数。

[证候分析]肝气不疏,郁久化热,热扰冲任,迫血妄行,故月经提前;肝失疏泄,藏血失职,故经量或多或少;血为热灼,故经色深红或紫红,质稠;气机不畅,血瘀而有血块;肝经瘀滞,其循行部位不通则痛,故小腹、乳房、胸胁胀痛;肝郁化热,故情绪抑郁或烦躁易怒,口苦咽干;舌红,苔黄,脉弦数为肝郁血热之征。

[治疗法则]疏肝清热,凉血调经。

(1)常用中成药:丹栀逍遥丸。

(2)简易药方:丹栀逍遥散(《内科摘要》)。柴胡 10g,牡丹皮 12g,栀子 6g,白芍 15g,当归 10g,白术 15g,茯苓 15g,炙甘草 6g,煨姜 3g,薄荷(后下)3g。水煎煮 2 次,煎液混合后分 2 次服用。连服 7d 后复诊。

5.阴虚血热证

[主要证候]经行提前,经量少,色红,质黏稠,两颧潮红,口燥咽干,五心烦热,舌瘦质红,苔少,脉细数。

[证候分析]或素体阴虚,或久病失血伤阴,虚热内生,热扰冲任,迫血妄行,故经行提前;阴血不足,故经量少;血热则经色红,质黏稠;虚热上浮则两颧潮红;阴虚津不上承故口燥咽干;虚火上扰故五心烦热;舌瘦质红,苔少,脉细数为阴虚内热之征。

[治疗法则]滋阴清热,凉血调经。

(1)常用中成药:知柏地黄丸、左归丸、大补阴丸。

(2)简易药方:两地汤(《傅青主女科》)。生地黄 15g,地骨皮 15g,玄参 12g,麦冬 15g,阿胶(烊化)10g,白芍 15g。水煎煮 2 次,煎液混合后分 2 次服用。连服 7d 后复诊。

(四)临证心得

1.诊断要点　月经先期主要表现是月经周期提前,或伴有经量增多,带经期正常,应注意与经间期出血和崩漏相鉴别。BBT 测定有助于明确诊断。

2.辨证要点　月经先期的辨证以月经的量、色、质为要点,结合全身症状和舌脉。临床上主要有气虚和血热两大证候,注意辨别气虚在脾还是在肾,血热是因阳盛还是肝郁抑或阴虚,然后因证施治。

3.治疗要点　月经先期的治疗须根据不同证型,或补或泻,或养或清,以使冲任得固,月经周期恢复正常。临证切忌妄用寒凉,以免损伤阴血。同时还应注意:①月经先期如伴有经量过多,长期大量失血,耗血伤阴,致虚热内生,热迫血妄行,更加重病情,造成恶性循环,故治疗时需加入滋阴养血之品。②对于黄体功能不足又有生育要求的患者,调经的同时还要促孕。依据月经周期阴阳转化的生理规律,经前期为阴消阳长期,黄体不健患者阴阳失衡,故用药上酌加温补肾气之品,使阴充阳长,胎孕乃成。

二、月经过多

(一)诊断

根据病史、临床表现、检查等可以明确诊断。

1.病史　素体气虚,或嗜食辛辣,或因情志内伤,或于放置宫内节育器或人工流产术后发病。

2.临床表现　月经量明显增多,连续2个以上月经周期,月经周期和带经期一般正常,也可伴有月经周期提前或错后,但有一定规律,或伴经期延长。病程长者,可有血虚之象。

3.检查　①妇科检查:盆腔无明显器质性病变,或子宫稍增大。②基础体温(BBT)测定:BBT呈双向型。③B超了解盆腔情况和宫内节育器位置等。④宫腔镜检查或诊断性刮宫以排除子宫内膜息肉和子宫黏膜下肌瘤。

(二)鉴别诊断

月经过多应与崩漏、癥瘕和血证所致的月经量多相鉴别(表10-2)。

表10-2　月经过多与其他疾病的鉴别诊断

病名	临床表现	辅助检查
月经过多	同上	BBT测定及B超检查同上
崩漏	月经暴下不止或淋漓不净,月经周期、经期明显紊乱	BBT呈单相型;妇科检查及B超提示无盆腔器质性病变
癥瘕	月经量多,或非经期不规则阴道出血	B超、宫腔镜检查及诊断性刮宫提示有子宫内膜息肉、子宫黏膜下肌瘤或子宫内膜癌等
血证	全身出血症状,包括皮下瘀斑、鼻衄、月经量多等	血液分析提示血小板减少或再生障碍性贫血

(三)辨证治疗

本病以月经的色、质作为主要辨证要点。经色淡,质清稀,多为气虚;经色红,质黏稠,多为血热;经血紫黯夹血块,多为血瘀。同时结合全身症状和舌脉进行辨证。治疗上,经期血量多,急则治标,当止血为主;非经期治本,以安固冲任、养血调经为主。气虚者宜益气摄血,血热者宜清热凉血,血瘀者宜祛瘀止血。

1.气虚证

[主要证候]月经量多,色淡红,质清稀,神疲懒言,四肢倦怠,小腹空坠,面色无华,纳少便溏,舌淡红,苔薄白,脉弱。

[证候分析]气虚统摄无权,冲任不固,则月经量多;气属阳,血属阴,气为血帅,气虚则血失温煦,故经血色淡质稀;阳气不布,故见神疲懒言,四肢倦怠,面色无华;胞脉失养,则小腹空坠;运化失司,故纳少便溏;舌淡红,苔薄白,脉弱为气虚之征。

[治疗法则]益气固冲,摄血调经。

(1)常用中成药:补中益气丸、人参归脾丸、四君子合剂。

（2）简易药方：安冲汤（《医学衷中参西录》）加减。黄芪 15g，白术 15g，升麻 10g，生龙骨（先下）30g，生牡蛎（先下）30g，生地黄 12g，白芍 15g，海螵蛸 10g，茜草根 10g，续断 15g。煎煮 2 次，煎液混合后分 2 次服用。连服 7d 后复诊。

2. 血热证

［主要证候］月经量多，色深红或暗红，质黏稠，面红唇赤，心烦，口渴喜冷饮，溲黄便秘，舌红，苔黄，脉滑数。

［证候分析］热扰冲任，迫血妄行，故经血量多；血为热灼，故经色深红或暗红，质黏稠；邪热扰心故心烦；热伤阴津，故口渴喜冷饮，溲黄便秘；面红唇赤，舌红，苔黄，脉滑数为血热之征。

［治疗法则］清热凉血，止血调经。

（1）常用中成药：宫血宁胶囊、荷叶丸、葆宫止血颗粒。

（2）简易药方：保阴煎（《景岳全书》）加减。生地黄 15g，熟地黄 15g，黄芩 12g，黄柏 12g，白芍 15g，山药 15g，续断 15g，地榆炭 15g。水煎煮 2 次，煎液混合后分 2 次服用。连服 7d 后复诊。

3. 血瘀证

［主要证候］经血量多，色紫黯，有血块，经行小腹疼痛拒按，舌质紫黯，有瘀点或瘀斑，脉涩。

［证候分析］瘀血阻于冲任、胞宫，新血不得归经，故经血量多；瘀血下行，故经血紫黯，有血块；瘀阻冲任、胞宫，不通则痛，故小腹疼痛拒按；舌质紫黯，有瘀点或瘀斑，脉涩为瘀血内结之征。

［治疗法则］活血祛瘀，止血调经。

（1）常用中成药：云南白药胶囊、失笑散、龙血竭胶囊。

（2）简易药方：失笑散（《太平惠民和剂局方》）加三七粉、茜草、益母草。蒲黄（包）10g，五灵脂 10g，三七粉（冲服）3g，茜草 10g，益母草 12g。水煎煮 2 次，煎液混合后分 2 次服用。连服 7d 后复诊。

（四）临证心得

1. 诊断要点　月经过多以月经量明显增多，或月经总量超过 80mL 为主要临床表现，月经周期规律，经期正常或延长。诊断时应注意排除子宫内膜息肉、子宫黏膜下肌瘤、子宫内膜癌及全身出血性疾病所引起的月经量多，以免延误病情。通过 B 超和宫腔镜等辅助检查可以鉴别。

2. 辨证要点　月经过多以月经的色、质为主要辨证依据，同时结合兼证和舌脉。临床上主要有气虚、血热和血瘀三个证型，病程长者，又兼有血虚之征。其中血热者有因阳盛或肝郁之分，血瘀者又有因气滞或寒凝之别，临证应注意详辨。

3. 治疗要点　月经过多的治疗当遵循急则治标、缓则治本的原则，经期以治标止血为主，经净则根据不同证型，治本调经。慎用辛温动血之品，以免加重病情。临床上还应注意：血虚者应加以滋养阴血的药物；因放置宫内环所引起的经量增多，如果药物治疗无效，应取出宫内环。要积极治疗本病，以免病情加重而发展为崩漏。

三、经期延长

（一）诊断

根据病史、临床表现、检查等可以明确诊断。

1.病史　素体气虚，或有饮食、情志失调史，或有计划生育手术史。

2.临床表现　月经周期基本正常，行经期超过7d，甚至达半月方净，连续出现2个或以上月经周期。或伴有月经量多、盆腔炎性疾病患者可有下腹疼痛、腰骶酸痛或带下量多等症状。

3.检查　①妇科检查：盆腔正常。②基础体温（BBT）测定：功血属黄体萎缩不全者BBT呈双向型，但经期体温下降缓慢。③B超了解盆腔情况和宫内节育器位置等。④宫腔镜检查：排除子宫内膜息肉和子宫黏膜下肌瘤等。⑤诊断性刮宫：黄体萎缩不全患者于月经第5~6d行诊刮术，病理可见增生期和分泌期内膜并存。

（二）鉴别诊断

本病应与崩漏、癥瘕所致的带经期时间长相鉴别（表10-3）。

表10-3　经期延长与其他疾病的鉴别诊断

病名	临床表现	辅助检查
经期延长	同上	BBT测定及B超检查同上
崩漏	月经暴下不止或淋漓不净，月经周期、经期明显紊乱	BBT呈单相型；妇科检查及B超提示无盆腔器质性病变
癥瘕	可有经期延长，或经量增多，或非经期不规则阴道出血	B超、宫腔镜检查及诊断性刮宫提示有子宫内膜息肉、子宫黏膜下肌瘤或子宫内膜癌等

（三）辨证治疗

本病的辨证根据月经的量、色、质及全身证候结合舌脉进行分析。经量或多或少，经血紫黯夹血块，伴腹痛拒按者，多属血瘀；经量少，色红，质黏稠，伴咽干口燥、五心烦热者，多属虚热；经量多，色淡，质稀，伴气短懒言、小腹空坠者，多属气虚。治疗上以止血调经为大法，目的在于恢复正常经期，根据不同证型辨证施治。对于宫内环所引起的经期延长，若药物治疗无效，应行取环术以去除病因。

1.气虚证

［主要证候］月经持续八至十余日，经血量多，色淡质稀，面色无华，神疲肢倦，气短懒言，小腹空坠，纳少便溏，舌淡红，苔薄白，脉沉细弱。

［证候分析］气虚统摄无权，冲任不固，则月经过期不止；气虚则血失温煦，故经血色淡质稀；阳气不布，故面色无华；中阳不振，故神疲肢倦，气短懒言，胞脉失养，则小腹空坠；气虚脾失运化，故纳少便溏；舌淡红，苔薄白，脉沉细弱为气虚之征。

［治疗法则］益气健脾，止血调经。

（1）常用中成药：补中益气丸、人参归脾丸、四君子合剂。

（2）简易药方：举元煎（《医学衷中参西录》）加阿胶、艾叶炭、海螵蛸。党参（易人参）15g，黄芪15g，白术15g，升麻10g，炙甘草6g，阿胶（烊化）10g，艾叶炭10g，海螵蛸10g。煎煮2次，煎液混合后分2次服用。连服7d后复诊。

2.虚热证

［主要证候］月经持续八至十余天方净，经量少，色红，质黏稠，颧红潮热，口燥咽干，五心

烦热,小便短黄,大便秘结,舌红,苔少,脉细数。

[证候分析]虚热内扰冲任,血海不宁,迫血妄行,故行经时间延长;阴津亏虚,血为热灼,故经量少,色红,质黏稠;虚热上扰,故颧红潮热,五心烦热;热伤阴津,故口燥咽干,溲黄便秘;舌红,苔少,脉细数为虚热之象。

[治疗法则]滋阴清热,养血调经。

(1)常用中成药:葆宫止血颗粒、荷叶丸。

(2)简易药方:两地汤(《傅青主女科》)合二至丸(《医方集解》)加茜草、海螵蛸。生地黄15g,地骨皮12g,玄参12g,麦冬15g,阿胶(烊化)10g,白芍15g,女贞子15g,墨旱莲15g,茜草10g,海螵蛸10g。水煎煮2次,煎液混合后分2次服用。连服7d后复诊。

3.血瘀证

[主要证候]月经持续八至十余天,血量或多或少,经色紫黯,有血块,经行不畅,小腹疼痛拒按,舌质紫黯,有瘀点或瘀斑,脉弦涩。

[证候分析]瘀血阻于冲任、胞宫,新血不得归经,故经期延长,血量或增多;瘀血下行,故经血紫黯,有血块;瘀阻冲任、胞宫,故经血排出不畅,血量或减少;瘀血阻滞,不通则痛,故小腹疼痛;舌质紫黯,有瘀点或瘀斑,脉弦涩为瘀血内结之征。

[治疗法则]活血祛瘀,止血调经。

(1)常用中成药:云南白药胶囊、失笑散、龙血竭胶囊。

(2)简易药方:桃红四物汤(《医宗金鉴》)合失笑散(《太平惠民和剂局方》)加茜草、益母草。桃仁10g,红花10g,当归10g,赤芍12g,川芎10g,熟地黄15g,蒲黄(包)10g,五灵脂10g,茜草10g,益母草12g。水煎煮2次,煎液混合后分2次服用。连服7d后复诊。

(四)临证心得

1.诊断要点 经期延长以行经时间延长至7~14d为主要临床表现,月经周期正常,经量正常或增多。诊断时应注意排除子宫内膜息肉、子宫黏膜下肌瘤、子宫内膜癌及全身出血性疾病所引起的月经量多,以免延误病情。通过B超和宫腔镜等辅助检查可以鉴别。

2.辨证要点 本病的辨证以月经的量、色、质为主要辨证依据,与月经过多病机相近,辨证论治上也主要分气虚、血热和血瘀三个证型,血热证多属阴虚血热。

3.治疗要点 经期延长的治疗原则为调经止血,恢复正常经期。经期止血,气虚者宜益气摄血;虚热证宜滋阴清热,凉血止血;血瘀者宜活血化瘀止血。非经期则重在去除病因,使气血充足,冲任得固。因宫内环引起的经期延长,经药物治疗无效者,当将环取出。要积极治疗本病,以免病情加重而发展为崩漏。

(史艳馨)

第二节　月经后期、月经过少

月经后期是指月经周期延后超过7d,甚至3~5个月一行,连续发生两个周期或以上者,亦称"经期错后""经行后期""经迟"等。青春期月经初潮一年内或更年期月经周期时有延后,无其他症状者,不作病论。月经过少是指月经周期正常,月经量明显减少,甚或点滴即净,或带经期不足2d,经量也较少。一般每次行经总量不超过30mL者即可诊断为月经过少,亦称"经水涩少""经量过少"等。

月经后期和月经过少的病机都有虚、实两端。虚者乃因冲任不足,血海亏虚,无血可下,导致月经周期延后或经量过少;实者则因冲任不畅,血行受阻,血不得下,而致月经后期或经量过少。虚证主要分为肾虚证、血虚证、虚寒证三种证型,实证有寒凝血瘀证、气滞血瘀证和痰湿证(图10-2)。

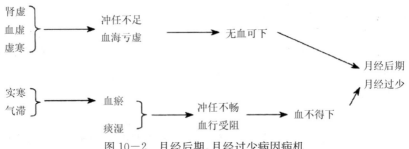

图10-2 月经后期、月经过少病因病机

1.肾虚 素体肾气虚弱,或房劳多产,久病体弱而损伤肾精,精血不充,冲任不足,血海不能按时满溢,无血可下,故致月经后期或月经过少。

2.血虚 素体气血虚弱,或大病久病,堕胎多产,数伤于血;或忧思劳倦,饮食不节,损伤脾胃,后天化源不足,冲任不充,血海不能按时满溢,无血可下,则月经后期或月经过少。

3.虚寒 素体阳虚,虚寒内生,气血生化不足,运行无力,冲任失养,血海不充,则月经后期;或经行产后感受寒邪,或涉水冒雨,或贪食生冷,寒湿内侵,血为寒凝,气血运行迟滞,而致月经逾期不至。

4.血瘀 外感寒湿之邪,或内食生冷,寒性凝滞,血脉运行不畅;或恚怒伤肝,肝气不舒,气滞血行不畅,经血不得下行,导致月经后期或经量过少。

5.痰湿 素体肥胖,脂溢胞宫胞脉,或脾失健运,水湿停聚化痰,痰湿下注,滞塞冲任,气血运行受阻,血海不能按时满溢,故月经错后或月经过少。

一、月经后期

(一)诊断

根据病史、临床表现、检查等可以明确诊断。

1.病史 先天不足、素体肾虚,或体质肥胖,或有久病伤血、房劳多产史,或有思虑过度、情志不舒、贪凉饮冷史,或有计划生育手术史。

2.临床表现 月经周期延后7d以上,甚至3～5个月一行,连续发生2个月经周期或以上,可伴有经量或经期异常。

3.检查 ①妇科检查:子宫大小正常或偏小。②基础体温(BBT)测定:排卵错后,或黄体功能不足,或无排卵型。③性激素测定了解卵巢功能。④B超检查排除盆腔的器质性病变,或可见双侧卵巢多囊样改变。⑤宫腔镜检查了解宫腔内情况。

(二)鉴别诊断

月经后期应与月经先后无定期、妊娠、胎漏和胎动不安相鉴别(表10-4)。

表 10－4　月经后期与其他疾病的鉴别诊断

病名	临床表现	辅助检查
月经后期	同上	同上
月经先后无定期	月经周期提前或错后 7d 以上,交替不定连续 3 个以上月经周期,经期及经量正常	妇科检查提示子宫大小正常或偏小;BBT 及性激素测定提示黄体功能不足或黄体萎缩不全
妊娠	月经过期不至,伴晨起恶心、呕吐、困倦乏力等早孕反应	尿妊娠试验阳性;B 超可见子宫增大,宫腔内可见胎囊、胎芽、胎心等
胎漏、胎动不安	有停经史,阴道少量不规则出血,少于正常经量,或伴腰酸腹痛,有早孕反应	尿妊娠试验阳性;血清孕酮及绒毛膜促性腺激素测定或低于正常;B 超可见宫腔内胎囊、胎芽、胎心等

（三）辨证治疗

根据月经的量、色、质特点结合全身症状和舌脉,月经后期的辨证可分为虚证和实证两大类,虚证有肾虚、血虚、虚寒,实证有实寒、气滞。月经后期量少且色淡质稀者属虚;月经后期,量少或正常,经色紫黯有血块者属实。治疗上,遵循"虚者补之,实者泻之"的原则,使冲任充足,血脉畅达,血海适时满盈,则月经周期恢复正常。应积极治疗,避免病情进展而成闭经。

1. 肾虚证

［主要证候］月经后期,经量少,色淡黯,质清稀,或有初潮延迟,腰酸腿软,眩晕耳鸣,性欲淡漠,小腹隐痛,喜暖喜按,带下稀少,面色晦暗,小便清长,大便溏泻,舌淡黯,苔薄白,脉沉细弱。

［证候分析］肾虚精亏,冲任不足,血海不能按时充盈,故月经后期量少;命门火衰,血失温煦,故经色淡,质清稀;肾气不充,冲任失养,故初潮延迟;肾虚髓亏则腰酸腿软,外府失荣则眩晕耳鸣;肾气虚衰,阳气不能外达,故性欲淡漠,小腹隐痛,喜暖喜按,带下稀少,面色晦暗,小便清长,大便溏泻;舌淡黯,苔薄白,脉沉细弱为肾虚之象。

［治疗法则］补肾养血调经。

（1）常用中成药:金匮肾气丸、六味地黄丸、安坤赞育丸、五子衍宗口服液。

（2）简易药方:当归地黄饮（《景岳全书》）。当归 15g,熟地黄 15g,山药 15g,山茱萸 15g,怀牛膝 15g,杜仲 15g,炙甘草 6g。煎煮 2 次,煎液混合后分 2 次服用。连服 7d 后复诊。

2. 血虚证

［主要证候］月经错后,经量少,色淡质稀,小腹绵绵作痛,面色㿠白或萎黄,头晕心悸,失眠健忘,唇甲色淡,舌淡,苔薄,脉细弱。

［证候分析］营血亏虚,冲任不足,血海不能按时满溢,故经行错后,经量减少,色淡质稀;血虚胞脉失养,故小腹绵绵作痛;血虚则诸脏腑髓窍失于濡养,故有面色㿠白或萎黄,头晕心悸,失眠健忘,唇甲色淡;舌淡,苔薄,脉细弱为血虚之象。

［治疗法则］补血益气调经。

（1）常用中成药:当归补血口服液、乌鸡白凤丸、复方阿胶口服液、八珍益母丸、八珍颗粒。

（2）简易药方:大补元煎（《景岳全书》）加减。党参（易人参）15g,山药 15g,熟地黄 15g,杜仲 15g,当归 10g,山茱萸 15g,枸杞子 15g,炙甘草 6g。煎煮 2 次,煎液混合后分 2 次服用。连服 7d 后复诊。

3. 虚寒证

［主要证候］月经错后,量少,色淡质稀,小腹隐痛,喜暖喜按,手足不温,面色㿠白,带下清

稀,小便清长,大便溏薄,舌淡,苔白,脉沉迟或细弱。

[证候分析]素体阳气不足,虚寒内生,气血生化运转无力,冲任失养,血海虚寒,故月经后期量少,色淡质稀;阳虚则脏腑失于温煦,脾不健运,水液不化,带脉失约,故小腹隐痛,喜暖喜按,带下清稀,小便清长,大便溏薄;阳气不能外达,故手足不温,面色㿠白;舌淡,苔白,脉沉迟或细弱为阳虚之征。

[治疗法则]温阳散寒调经。

(1)常用中成药:艾附暖宫丸、经舒颗粒。

(2)简易药方:温经汤(《金匮要略》)加减。吴茱萸 5g,桂枝 10g,当归 10g,白芍 15g,川芎 10g,牡丹皮 10g,阿胶(烊化)10g,麦冬 15g,党参 15g,半夏 10g,生姜 5g,炙甘草 6g。水煎煮 2 次,煎液混合后分 2 次服用。连服 7d 后复诊。

4.实寒证

[主要证候]经行后期,经量少,经色紫黯,有血块,伴小腹冷痛,得热痛减,畏寒肢冷,面色青白,小便清长,舌淡黯,苔白,脉沉紧。

[证候分析]寒邪内侵,或过食寒凉,血为寒凝,经血运行不畅,冲任滞涩,血海不能按时满溢,故月经错后,量少,色紫黯,有血块;寒邪凝滞,瘀阻胞脉,不通则痛,故小腹冷痛,得热痛减;寒邪迫使阳气不能外达,故畏寒肢冷,面色青白;寒邪内侵,膀胱失于温煦则小便清长;舌淡黯,苔白,脉沉紧为寒邪凝滞之象。

[治疗法则]温经散寒调经。

(1)常用中成药:少腹逐瘀颗粒。

(2)简易药方:温经汤(《妇人大全良方》)加减。当归 10g,川芎 10g,白芍 15g,肉桂心 6g,莪术 10g,牡丹皮 10g,党参 15g,牛膝 15g,炙甘草 6g。水煎煮 2 次,煎液混合后分 2 次服用。连服 7d 后复诊。

5.气滞证

[主要证候]经行后期,经量少,或时多时少,色暗红,夹血块,经前乳房、胁肋、小腹胀痛,情志不舒,舌质淡红或略红,苔薄白或薄黄,脉弦。

[证候分析]情志不畅,肝气不舒,气机郁滞,气不行血,冲任受阻,血海不能按时充盈,故经行后期量少;气滞时聚时散,故经量时多时少;胞脉瘀阻,故经血色暗红、有块;肝经不舒,其循行部位气机阻滞,不通则痛,经前乳房、胁肋、小腹胀痛;肝郁化火则有舌红,苔薄黄;舌淡红、苔薄白、脉弦为气滞之征。

[治疗法则]疏肝行气,活血调经。

(1)常用中成药:元胡止痛颗粒、舒肝颗粒、经舒颗粒。

(2)简易药方:乌药汤(《兰室秘藏》)。乌药 10g,香附 10g,木香 10g,当归 10g,甘草 6g。水煎煮 2 次,煎液混合后分 2 次服用。连服 7d 后复诊。

6.痰湿证

[主要证候]经行后期,经量少,色淡红,或夹黏液,带下清稀量多,形体肥胖,胸闷呕恶,口中黏腻,痰多,眩晕嗜睡,舌体胖大,边有齿痕,色淡红,苔白腻,脉弦滑。

[证候分析]痰湿阻滞冲任,胞脉不通,血海不能按时满溢,故经行错后量少;痰湿凝聚下焦,损伤任带,故带下清稀量多;痰湿随经血下泄,则血色淡红夹黏液;痰阻中焦,故胸闷呕恶,口中黏腻,痰多;痰湿停聚肌肤,故形体肥胖;困阻清窍,则眩晕嗜睡;舌体胖大,边有齿痕,色

淡红,苔白腻,脉弦滑为痰湿之象。

[治疗法则]燥湿化痰,健脾调经。

(1)常用中成药:二陈丸。

(2)简易药方:六君子加归芎汤(《万氏妇人科》)加减。人参10g,白术10g,茯苓10g,甘草6g,陈皮10g,半夏10g,当归10g,川芎10g,香附10g。水煎煮2次,煎液混合后分2次服用。连服7d后复诊。

(四)临证心得

1.诊断要点　月经后期以月经周期延后7d以上,但不超过6个月为主要临床表现,可伴有经量和经期的异常。须连续发生2个以上月经周期方能诊断为本病,偶尔一次的月经延后不能下此诊断。应注意与月经先后无定期、妊娠及妊娠期疾病相鉴别。此外,青春期月经初潮一年内或更年期的月经时有错后情况,不作病论。可通过妇科检查、BBT或性激素测定、B超等辅助检查明确诊断。

2.辨证要点　月经后期的病机分为虚、实两端,根据月经的量、色、质,结合全身症状和舌脉,临床主要证候有肾虚证、血虚证、血寒证、气滞证和痰湿证。

3.治疗要点　本病的治疗以恢复正常月经周期为目的,根据不同证型辨证施治,虚者补之,寒者温之,滞者行之,虚实夹杂者则应攻补兼施。临证注意分清虚实寒热,避免犯虚虚实实之戒。同时要注意:①补益脾肾非常重要,肾乃先天之本,脾为后天气血化生之源,方中加入补脾益肾之品,可有效调理气血冲任,恢复正常的月经周期。②近年来,采用中药周期疗法治疗月经失调已受到普遍认同,于经后期滋肾益阴养血,经间期益肾助阳兼理气活血,经前期平补肾气,使阴充阳长,月经期活血调经,可有效恢复机体的阴阳平衡,促进卵泡发育,增强黄体功能,使月经周期渐趋正常,并促进胎孕的形成。③平素应注意避寒保暖,饮食有节,调畅情志,有效避孕,可在一定程度上预防本病的发生。对于多囊卵巢综合征的患者,应注意控制体重,体重增长过快易加重病情或使病情反复。

二、月经过少

(一)诊断

根据病史、临床表现、检查等可以明确诊断。

1.病史　素体肾虚或体质肥胖,月经初潮延迟,或感受寒邪,或情志不舒,或有大量失血病史、多次刮宫史、结核病史。

2.临床表现　月经周期正常,月经量明显减少,甚或点滴即净,或带经期不足2d,经量也较少。一般每次行经总量不超过30mL。

3.检查　①妇科检查:子宫大小正常或偏小。②性激素测定可提示卵巢功能下降,或高泌乳素血症,或高促性腺激素血症。③B超、宫腔镜检查及子宫造影可了解子宫大小、形态和内膜情况。

(二)鉴别诊断

月经过少应与经间期出血、激经、胎漏以及异位妊娠相鉴别(表10-5)。

表 10—5　月经过少与其他疾病的鉴别诊断

病名	临床表现	辅助检查
月经过少	同上	同上
经间期出血	两次正常月经之间,于排卵期出现少量阴道出血	BBT 呈双向型,出血发生在由低温向高温转化期间;妇科检查及 B 超无明显器质性病变
激经	妊娠初期仍按月有少量阴道出血,无损于胎儿,有早孕反应	尿妊娠试验阳性;B 超可见子宫增大,宫腔内可见胎囊、胎芽、胎心等
胎漏	有停经史,阴道少量不规则出血,少于正常经量,有早孕反应	尿妊娠试验阳性;血清孕酮及绒毛膜促性腺激素测定或低于正常;B 超可见宫腔内胎囊、胎芽、胎心等
异位妊娠	有停经史,阴道少量不规则出血,少于正常经量,一侧少腹疼痛	尿妊娠试验弱阳性或阴性;血清孕酮及绒毛膜促性腺激素测定低于正常;B 超检查宫腔内无胎囊,附件区或盆腔其他部位可见胎囊、胎芽等

（三）辨证治疗

本病与月经后期病机一样有虚有实,辨证上也分为虚证、实证两类证候。一般月经逐渐减少者多为虚证,突然减少者多为实证。月经量少,色淡质稀者多属虚证;经色紫黯有血块者多属血瘀;经色淡红,质稀或黏稠,夹有黏液,多属痰湿。治疗上,虚者补之,滋肾补肾,濡养精血;实者泻之,或行气活血,或温经散寒,或化痰除湿。无论虚证还是实证,切忌妄投攻破,以免伤及气血而加重病情,甚至发展为闭经。

1.肾虚证

[主要证候]经血量少,色淡质稀,腰膝酸软,头晕耳鸣,面色晦暗,夜尿多,舌淡黯,苔薄白,脉沉细,尺脉弱。

[证候分析]肾虚精亏,冲任、血海充盈不足,故月经量少;血失温煦,故经色淡质清稀;肾虚髓窍不荣则腰膝酸软,头晕耳鸣;肾阳不足,故面色晦暗;膀胱气化无力则夜尿多;舌淡黯,苔薄白,脉沉细,尺脉弱为肾虚之象。

[治疗法则]补肾养血调经。

(1)常用中成药:归肾丸、金匮肾气丸、六味地黄丸、安坤赞育丸、五子衍宗口服液。

(2)简易药方:归肾丸(《景岳全书》)。当归 10g,熟地黄 15g,山药 15g,山茱萸 15g,茯苓 10g,枸杞子 15g,杜仲 15g,菟丝子 15g。煎煮 2 次,煎液混合后分 2 次服用。连服 7d 后复诊。

2.血虚证

[主要证候]月经量少,色淡质稀,小腹空坠,面色㿠白或萎黄,头晕心悸,失眠健忘,口唇爪甲色淡,舌淡,苔薄白,脉细无力。

[证候分析]营血衰少,冲任不足,血海不能按时满溢,故经行减少,色淡质稀;胞宫胞脉失养,故小腹空坠;血虚失养,则有面色㿠白或萎黄,头晕心悸,失眠健忘,唇甲色淡;舌淡,苔薄白,脉细无力均为血虚之象。

[治疗法则]补血益气调经。

(1)常用中成药:当归补血口服液、乌鸡白凤丸、复方阿胶口服液、八珍益母丸、八珍颗粒。

(2)简易药方:滋血汤(《证治准绳·女科》)。人参 10g,山药 15g,黄芪 15g,白茯苓 15g,当归 10g,川芎 10g,白芍 15g,熟地黄 15g。煎煮 2 次,煎液混合后分 2 次服用。连服 7d 后复诊。

3.血瘀证

[主要证候]经行量少,经色紫黯,夹血块,小腹疼痛拒按,舌质暗红或紫黯,有瘀点或瘀斑,苔薄白,脉弦或涩。

[证候分析]瘀血阻滞冲任,血海不能按时满盈,故经行量少;瘀血下行,故经色紫黯有血块;胞脉瘀阻,不通则痛,则小腹疼痛拒按;舌质暗红或紫黯,有瘀点或瘀斑,苔薄白,脉弦或涩为瘀血内阻之征。

[治疗法则]活血化瘀调经。

(1)常用中成药:血府逐瘀胶囊、少腹逐瘀颗粒、四物合剂。

(2)简易药方:桃红四物汤(《医宗金鉴》)。桃仁10g,红花10g,当归10g,川芎10g,熟地黄15g,白芍15g。水煎煮2次,煎液混合后分2次服用。连服7d后复诊。

4.痰湿证

[主要证候]经血量少,色淡红,夹有黏液,带下清稀量多或黏稠,形体肥胖,胸闷眩晕,口中黏腻,口吐痰涎,嗜睡,舌体胖大,边有齿痕,色淡红,苔白腻,脉滑。

[证候分析]痰湿阻滞冲任、胞脉,血海不能按时满溢,故经行量少;痰湿凝聚下焦,损伤任、带,故带下清稀量多或黏稠,经血夹黏液;痰阻中焦,且清窍不升,故胸闷眩晕,口中黏腻,口吐痰涎,嗜睡;痰湿壅盛,故形体肥胖;舌体胖大,边有齿痕,色淡红,苔白腻,脉滑为痰湿之象。

[治疗法则]燥湿化痰调经。

(1)常用中成药:二陈丸、苍附导痰丸、参苓白术颗粒。

(2)简易药方:二陈加芎归汤(《万氏妇人科》)。陈皮10g,茯苓10g,当归10g,川芎10g,香附10g,枳壳10g,半夏10g,滑石15g,甘草6g。水煎煮2次,煎液混合后分2次服用。连服7d后复诊。

(四)临证心得

1.诊断要点 月经过少以月经量明显减少,或带经期不足2d伴经量少为主要临床表现,一般指每次行经总量少于30mL。因出血量少,故易与经间期出血和妊娠出血性疾病相混淆。此外,子宫内膜结核、多次刮宫术后、性腺功能异常、子宫发育不良、鞍形子宫等子宫畸形等疾病均可导致月经过少,应通过妇科检查、性激素测定、B超和宫腔镜等辅助检查来查明原发疾病。

2.辨证要点 月经过少的辨证以月经的色、质及其他伴发症状为主要依据,月经量渐少者多属虚证,突发量少者多属实证,虚证又包括肾虚证和血虚证,实证主要包括血瘀证和痰湿证。临床亦有虚实夹杂之证候,当详辨。

3.治疗要点 本病的病机分虚、实两端,治疗应遵循"虚者补之,实者泻之"的原则,不可妄行攻破,以免更加损伤气血,而难以恢复正常月经。非经期应根据证候的不同而分证论治,经期再酌加活血之品,可获满意疗效。此外,因导致月经量少的疾病很多,在明确诊断的基础上,治疗原发病才能达到恢复月经量的目的,必要时需要中西医治疗结合。对于先天性子宫发育不良和性腺功能异常者可在口服中药的同时给予性激素治疗;子宫内膜结核者当积极抗结核治疗;子宫内膜粘连者应行宫腔镜下分解粘连并放置宫内环手术。性腺功能异常者采用中药周期疗法,亦有较好效果。

附：卵巢早衰

卵巢早衰是指 40 岁之前月经停闭，伴见围绝经期综合征，具有高促性腺激素和低雌激素特征的一种妇科疾病。

学无卵巢这个解剖名称，故卵巢早衰在中医文献中没有相应的病名，但根据本病的临床表现，散见于"闭经""月经过少""血枯""年未老经水断"等病证。

（一）病因病机

闭经一病的记载，最早见于《素问·阴阳别论篇》之"女子不月""月事不来"。闭经既为症，又为病。历代医家多从辨病角度出发，对本病的病因病机进行了论述，认为闭经不外虚实两端。因于虚者，古籍的记载有："肾水既乏"（《傅青主女科》）、"真阴之枯竭"（《景岳全书·妇人规》）、"脾胃久虚""形羸气血俱衰"（《兰室密藏》）；因于实者，有"血脉瘀滞"（《备急千金要方》）、"躯脂满经闭"（《丹溪心法》）、"痰湿与脂膜壅塞"（《女科切要》）、"忧愁思虑、恼怒怨恨、气郁血滞而经不行"（《万氏女科》）等。因此，属虚者多责之于肾、肝、脾之虚损，精、气、血之不足，血海空虚，经血无源以泻；属实者多责之于气、血、寒、痰之瘀滞，胞脉不通，经血无路可行。因月经的形成有赖于肾气、天癸、冲任、胞宫的生理功能的协调，故卵巢早衰之闭经多责之于肾气、天癸、冲任的失衡，证属虚为多，见图 10－3。

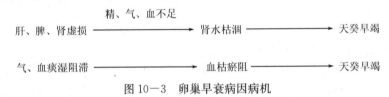

图 10－3　卵巢早衰病因病机

1.肝肾阴虚　先天肝肾不足，或房劳多产伤肾耗精，或久病及肾，肝肾乙癸同源，精血互生，肝肾亏虚则精血匮乏，精血乏源，肾水日益涸枯，导致冲任亏虚，天癸早竭则经水早断。

2.脾肾阳虚　脾肾阳气素虚，或房劳多产伤肾，饮食失宜，劳倦思虑过度伤脾，脾肾阳虚生化失期或气化失常，气血生化乏源，冲任亏虚，则天癸早竭，胞宫失养则经水早断。

3.肝郁肾虚　素性忧郁或七情内伤而致肝郁疏泄失常，气血不和而为瘀；肝为肾之子，子病及母而致肾虚，肝郁肾虚血瘀，冲任失调，天癸匮乏无以充养胞宫而致闭经；或肝郁克脾，脾虚气血生化不足，肾、肝、脾同病导致经水早断。

4.血枯瘀阻　素体阴血不足，或产时、产后亡血；或久病大病伤阴，阴血涸竭，又因久虚成瘀，血枯瘀阻，任虚冲衰，天癸早竭。

（二）诊断

根据病史、临床表现、检查等可以明确诊断。

1.病史　月经失调，常表现为月经后错、月经量少，停经及停经后围绝经期综合征，免疫性疾病病史及用药情况，以及妇科手术史及家族史。

2.临床表现　①月经失调：大多数表现为月经错后，经期缩短，月经过少而逐渐闭经，也有周期缩短或经期紊乱后经断。②不孕或不育：通常是因不孕或不育就诊而发现卵巢早衰，有原发或继发性不孕，或反复自然流产。③围绝经期综合征：伴见潮热、自汗、失眠、抑郁、心悸、乏力、焦虑、烦躁易怒、阴道干涩、性欲降低、性交困难、性交痛、骨关节痛、骨质疏松等。④相关疾病表现：部分患者同时患有一种或几种自身免疫疾病而出现相关疾病的表现。⑤体征:妇科检查可发现绝经后的患者内外生殖器及第二性征发生萎缩及退化,阴道黏膜菲薄,甚至子宫萎缩、乳房萎缩。

3.检查 ①妇科检查及全身检查:外阴阴道萎缩,黏膜苍白、变薄、点状充血等老年性阴道炎改变。全身检查可正常或发育不良。②辅助检查:性激素测定 FSH 持续在 40U/L 以上,$E_2 < 73.2 \mu mol/L$;B 超检查:子宫和卵巢缩小,子宫内膜变薄,子宫、卵巢彩超下显示血流稀少,阻力升高,严重者几乎无血流。

(三)鉴别诊断

与卵巢不敏感综合征、垂体前叶功能减退相鉴别(表 10—6)。

表 10—6 卵巢早衰与其他疾病的鉴别诊断

病名	发病原因	发病年龄	临床表现	辅助检查
卵巢早衰	自身免疫功能异常、遗传因素、促性腺激素及其受体异常、代谢异常或感染因素、损伤因素等	40 岁之前	月经错后、月经过少甚至闭经,不孕不育,围绝经期综合征	同上
卵巢不敏感综合征	某种原因使卵巢对促性腺激素的敏感性降低,卵泡处于休止状态,不能发育成熟和排卵,雌激素分泌减少,而内源性促性腺激素水平升高	多在 20 岁左右或 30 岁之前	闭经:多为原发闭经,也可见继发闭经。原发闭经大多第二性征及生殖器官发育不良,腋毛、阴毛稀少或缺如,乳房发育差;继发闭经第二性征生长发育正常,可有低雌激素症状如潮红、潮热和阴道干燥	FSH 水平显著升高,多数 40U/L;LH 升高或正常高值,E_2 呈低水平或正常低值。超声检查可见卵巢大小正常,有小卵泡,髓质回声均匀,髓质与皮质面积比例正常。阴道超声检查无损伤,剖腹或腹腔镜进行卵巢深部活检可获得病理证据,但不常用
垂体前叶功能减退	常因分娩或产后大出血而未及时补足血容量,引起垂体缺血梗死,促性腺激素水平低下,卵巢不发育而继发闭经。或其他导致垂体前叶功能减退的原发病		乏力、畏寒、乳晕颜色减退,阴毛、腋毛脱落,生殖器萎缩,性功能减退,饥饿时有晕厥倾向等,性腺、甲状腺、肾上腺功能减退症状	垂体促激素水平降低,GH、FSH、LH、PRL、TSH、ACTH 可有不同程度降低。靶腺激素水平降低,如血中甲状腺激素、皮质醇、睾酮、雌二醇降低

(四)辨证治疗

本病关键在于调气血、振衰起废。因为气、血、精与人体生命活动和寿夭关系极为密切,卵巢早衰乃肾水涸竭,涉及心、肝、脾多脏受损,使之经水早断,形与神俱衰,故重治气、血、精以滋天癸,调冲任养胞宫以振衰起废。

1.肝肾阴虚证

[主要证候]经来涩少,点滴即净,经色暗红或鲜红,或月经错后,或停闭数月不行,或月经紊乱而经断,或婚后久不孕。偶发或频发烘热汗出,失眠多梦,头晕心悸,腰膝酸软,神疲健忘,白发或脱发,舌质稍红,苔少,脉弦细或略数。

[证候分析]先天不足,或房劳多产、久病及肾,伤肾耗精,以致精血匮乏,冲任亏虚,则见经来涩少,点滴即净,或月经后错、停经数月、月经紊乱、不孕等,经色暗红或鲜红。肝肾阴虚,阴不守阳,虚阳上扰,故烘热汗出;肾水匮乏,不能上济于心,心肾不交,可见心悸健忘,失眠多梦;肾虚精亏,髓海失养,不能滋养清窍可见耳鸣;腰为肾之府,肾之精血亏少,失于濡养,故腰

膝酸软;发为血之余,肾精亏虚,阴血不足,则可见白发脱发。舌质稍红,苔少,脉弦细或略数,也为肝肾阴虚之征。

[治疗法则]滋养肝肾,养血活血。

(1)常用中成药:复方乌鸡口服液、河车大造胶囊。

(2)简易药方:加减归肾丸合大补元煎(《景岳全书》)合益精汤(《傅青主女科》)加减。党参 15g,山药 15g,熟地黄 15g,杜仲 10g,白芍 15g,山萸肉 15g,枸杞子 15g,炙甘草 6g,炒白术 15g,当归 15g,生枣仁 15g,牡丹皮 15g,沙参 15g,柴胡 10g,杜仲 10g。煎煮 2 次,煎液混合后分 2 次服用。连服 7d 后复诊。

2. 脾肾阳虚证

[主要证候]月经稀发或稀少,色淡黯,质清稀,或月经推后,或停闭数月不来,或突然经断,或婚后久不孕,或反复流产后停经;面目虚浮,时有烘热汗出,或形寒怕冷。面色萎黄。舌质淡胖,齿痕,脉沉细。

[证候分析]脾肾阳气素虚,或房劳多产伤肾、饮食劳倦思虑过度伤脾,脾肾阳虚,精血匮乏,冲任亏虚,天癸早竭,胞宫失养则月经稀发或停闭、不孕。脾肾阳虚,气化失司,津液不布,则见面目虚浮,面色萎黄;阳气虚弱则见形寒怕冷;脾肾阳虚,阳气虚浮,不能守阴,则见时有烘热汗出。舌质淡胖,齿痕,脉沉细亦为脾肾阳虚之征。

[治疗法则]补肾健脾,养血活血。

(1)常用中成药:滋肾育胎丸或温经活血片、桂附地黄丸。

(2)简易药方:肾气丸(《金匮要略》)合八珍汤(《正体类要》)加减。桂枝 10g,制附子 9g,熟地黄 15g,吴茱萸 6g,山药 15g,茯苓 15g,牡丹皮 15g,泽泻 15g,党参 15g,白术 15g,甘草 6g,当归 15g,白芍 15g,川芎 15g。水煎煮 2 次,煎液混合后分 2 次服用。连服 7d 后复诊。

3. 肝郁肾虚证

[主要证候]情绪低落,郁闷不乐,或心烦焦虑,月经推后数月不行或月经过少渐至闭经,婚久不孕,亦有七情内伤后突然停经者。伴见神疲乏力,头晕失眠多梦,或形容憔悴,脱发或枯黄,皮肤干,时有烘热汗出,关节酸痛。舌暗红或尖边有瘀斑,苔白。

[证候分析]素性忧郁或七情内伤而致肝郁疏泄失常,气血不和而为瘀;肝病及母而致肾虚,肝郁肾虚血瘀,冲任失调,天癸匮乏无以充养胞宫而致月经错后,或月经量少渐至闭经;气血失和,则见神疲乏力,形容憔悴;发为血之余,肾虚阴血不足,则可见白发脱发;肾水匮乏,不能上济于心,心肾不交,可见失眠多梦。肝郁肾虚,阴精亏虚,阴不守阳,虚阳上扰,故烘热汗出;肾主骨,肝郁肾亏,关节失于濡养,则见关节酸痛。舌暗红或尖边有瘀斑,苔白,亦为肝郁肾虚证。

[治疗法则]疏肝益肾,养血活血。

(1)常用中成药:调经活血片。

(2)简易药方:逍遥散(《太平惠民和剂局方》)合肾气丸(《金匮要略》)加减。柴胡 10g,白术 15g,当归 15g,白芍 15g,茯苓 15g,甘草 6g,薄荷 6g,煨姜 6g,桂枝 10g,制附子 6g,熟地黄 15g,吴茱萸 6g,山药 15g,牡丹皮 15g,泽泻 15g。水煎煮 2 次,煎液混合后分 2 次服用。连服 7d 后复诊。

4. 血枯瘀阻证

[主要证候]月经数月不行或突然停闭不至,或产后、大病失血后、反复人工流产后突然经

断;伴见面色萎黄,形容憔悴,神疲乏力,头晕心悸,脱发或枯黄,四肢酸楚,关节痛,皮肤干燥,舌淡苔白,脉沉细涩。

[证候分析]素体阴血不足,或产时、产后亡血;或久病大病伤阴,阴血涸竭。久虚成瘀,血枯瘀阻,任虚冲衰,天癸早竭,胞宫失养则月经停闭。血为气之母,阴血亏虚,则气亦有损,气血亏虚则见面色萎黄,神疲乏力,形容憔悴;气血亏虚,不能濡养心神清窍,则见头晕心悸;发为血之余,血枯则发脱或枯黄;血虚则筋脉、关节、皮肤失于濡养,则见四肢酸楚,关节痛,皮肤干燥;舌淡苔白,脉沉细涩亦为血枯瘀阻之征。

[治疗法则]滋阴养血,活血调经。

(1)常用中成药:乌鸡白凤丸、复方乌鸡口服液、鹿胎胶囊、八珍颗粒、复方阿胶浆、四物合剂。

(2)简易药方:人参鳖甲汤(《妇人大全良方》)加紫河车。人参10g,肉桂心6g,当归15g,桑寄生15g,茯苓15g,白芍15g,熟地黄15g,甘草6g,麦冬15g,川断15g,牛膝15g,鳖甲20g,黄芪15g,紫河车12g。水煎煮2次,煎液混合后分2次服用。连服1d后复诊。

(五)临证心得

1.诊断要点 育龄期女性月经停闭,应当注意询问病史,如月经史,孕育史,分娩史,产后病史,有无产褥感染、大出血病史,有无长期哺乳、口服避孕药、精神刺激、生活环境改变等病史,可排除垂体前叶功能减退等疾病。结合性激素、B超检查则不难诊断。

2.辨证要点 辨证首辨虚实,虚证常由月经过少、月经后期发展而来,伴全身虚象及相应舌脉,如头晕心悸,肢软乏力,失眠健忘,纳差神疲,腰膝酸软等;实证则多为病程较短,可伴下腹、两胁、乳房甚至全身胀痛,常有情志改变、感受外邪等诱因。虚证多于实证,即使为实证,亦常为短暂的。

3.治疗要点 临床各证型以肝肾阴虚血瘀最为多见。卵巢早衰以虚证或虚中夹实者为主。故不论病程长短,均要以补为通,因势利导、治疗卵巢早衰,当潮热和阴道干涩等症状消减时,常可自然来经。对于有生育要求的患者,来经后加强调经促排卵治疗和B超监测卵泡发育,或复查内分泌改善情况,以把握可能怀孕的时机。

(史艳馨)

第三节 功能失调性子宫出血

功能失调性子宫出血(简称功血),为妇科常见病。它是由于调节生殖的神经内分泌机制失常引起的异常子宫出血,全身及内外生殖器官无器质性病变存在。功血可分为排卵型和无排卵型两类。

无排卵型功血属中医崩漏的范畴,排卵型功血与中医的月经先期、月经过多、经期延长和经间期出血等病证相类似,可互相参考。

一、无排卵型功血

(一)病因病机

导致无排卵型功血的病因很多。来自机体的内外因素,如精神过度紧张、恐惧、忧伤、环境与气候骤然变化,以及全身性疾病、营养不良、贫血及代谢紊乱,均可通过大脑皮质和中枢神经系统影响下丘脑—垂体—卵巢轴的相互调节功能,最终发生功血。

无排卵型功血多发生于青春期和围绝经期妇女,但两者发病机制不完全相同。在青春期,下丘脑和垂体的调节功能未臻成熟,它们和卵巢间尚未建立稳定的周期性调节,尤其对雌激素的正反馈作用存在缺陷。此时虽有成批卵泡生长,但发育到一定程度即发生退行性变而无排卵,形成闭锁卵泡;而围绝经期妇女,由于卵巢功能衰退,卵泡几乎已耗尽,尤其剩余卵泡对垂体促性腺激素的反应性低下,雌激素分泌量锐减,对垂体的负反馈变弱,于是促性腺激素水平升高,发生无排卵功血。

无排卵型功血是由于单一雌激素刺激而无孕激素拮抗,子宫内膜不受限制地增生而引起的雌激素撤退性出血或突破性出血。在单一雌激素的持久刺激下,子宫内膜增生过长,若有一批卵泡闭锁,雌激素水平可突然下降,内膜失去激素支持而剥脱出血,属于雌激素撤退性出血。雌激素突破性出血有两种类型,其与雌激素浓度之间存在一种半定量关系。低水平雌激素维持在阈值水平,可发生间断少量出血,内膜修复慢使出血时间延长;高水平雌激素维持在有效浓度,则引起长时间闭经,因无孕激素参与,内膜增厚而不牢固,而发生自发急性突破出血,血量汹涌。且由于内膜血管缺乏螺旋化,不发生节段性收缩和松弛,子宫内膜不能同步脱落,使一处修复,另一处又脱落出血,造成出血量多,时间长不能自止。此外由于多次组织的破损活化了血内纤维蛋白溶酶,引起更多的纤维蛋白溶解,加重了出血。

中医学认为,根据无排卵型功血的临床表现主要归属于崩漏范畴,其主要病机是冲任损伤,不能制约经血。引起冲任不固的常见原因有肾虚、脾虚、血热和血瘀。

1. 肾阴亏虚,阴虚内热,热伏冲任,迫血妄行;或肾气亏虚,封藏不固,冲任失调,不能制约经血,经血非时而下,而致崩漏。

2. 脾气亏虚,血失统摄,冲任不固,经血非时而下,而致崩漏。

3. 阳盛血热,或阴虚内热,热扰冲任,迫血妄行,而致崩漏。

4. 瘀血内生,阻滞冲任,血不循经,非时而下,而致崩漏。

(二)诊断

根据病史、临床表现、检查等可以明确诊断。

1. 病史　注意患者的年龄、月经史、婚育史、避孕措施、肝脏病、血液病、甲状腺病、肾上腺疾病、垂体疾病、有无精神过度紧张或情绪打击等影响月经的因素。了解发病时间、经过、出血情况类型。

2. 临床表现　临床最常见的症状是子宫不规则出血。特点是月经周期紊乱,经期长短不一,出血量时多时少,甚至大量出血。或先有数周或数月停经,然后发生不规则出血,血量往往较多,不能自止。有时一开始即为不规则阴道出血。无明显下腹痛,多伴不同程度的贫血。妇科检查可发现子宫正常大小,质软。

3. 检查　①妇科检查:应排除器质性病变,如发现子宫颈息肉、子宫肌瘤等。②辅助检查:主要需排除生殖器肿瘤、炎症或全身性疾病(如内科血液疾病)引起的阴道出血,可根据病情的需要选做 B 超、MRI、宫腔镜检查,或诊断性刮宫、基础体温测定等。

(三)鉴别诊断

1. 全身性疾病　血液病、高血压、肝脏病和甲状腺功能低下均可引起子宫不规则出血,通过相关检查可鉴别。

2. 生殖器肿瘤　子宫内膜癌、子宫颈癌和卵巢功能性肿瘤均可引起子宫不规则出血,通过妇科检查、B超、TCT或诊断性刮宫等可以明确诊断。

3.生殖器炎症　如子宫内膜息肉、宫颈息肉、子宫内膜炎易发生不规则阴道出血。

4.异常妊娠　如流产、异位妊娠、葡萄胎等可先有停经后见阴道出血,可通过辅助检查作鉴别。

此外,不规范服避孕药或某些疾病需使用卵巢激素,也可引起子宫出血,详问病史常可确诊,见表10—7。

表10—7　功能失调性子宫出血与其他疾病的鉴别

病名			病史及临床表现	检查
功血	无排卵型功血		有月经不调史或不孕史,多发于青春期和更年期,主要表现为子宫不规则出血,可继发贫血,甚至休克。症状特点是月经周期紊乱,出血间隔长短不一,短者数日,长者数月;经期长短不一,出血量多少不定,量少者点滴淋漓,多者大量出血,不能自止	无生殖器官器质性病变,出血期子宫较软,BBT单相,阴道脱落细胞检查表现为中、低度雌激素影响,宫颈黏液结晶检查呈羊齿状或不典型,经前或经期诊断性刮宫子宫内膜可见不同程度的增生期变化,无分泌期改变
	有排卵型功血	黄体功能不足	多发生于育龄期妇女,有不孕或早孕流产史,表现为月经周期缩短,月经频发,或经前数日点滴出血	无生殖器官器质性病变,BBT双相,但排卵后体温上升缓慢,上升幅度偏低,高温期小于11d,经前子宫内膜活检显示分泌反应至少落后2d
		子宫内膜不规则脱落	多发于育龄期妇女,月经周期正常,经期延长,经量增多	生殖器官无器质性病变,BBT双相,但下降缓慢,月经第5~6d诊断性刮宫病理检查仍能见到呈分泌反应的内膜,且与出血期及增殖期内膜并存
其他妇产科疾病	先兆流产		多有停经史或早孕反应,阴道出血量少,或伴腹痛,腰酸	子宫增大,尿妊娠阳性,B超示宫内妊娠
	异位妊娠		有停经史,或急性腹痛病史,阴道出血量多或少	子宫增大不明显,宫颈举痛,宫旁或子宫直肠陷窝扪及痛性包块,尿妊娠阳性或弱阳性,B超示宫内无胚囊,宫外有混合性包块
	葡萄胎		停经后阴道不规则出血,量多少不定,或可排出水泡状物,可反复发作,伴腹痛,妊娠呕吐严重且出现时间早	子宫大于相应孕周,质软,血HCG持续高值,B超示子宫明显大于孕周,无妊娠囊或胎心搏动,宫腔内呈"落雪状",或"蜂窝状"
	产后出血		阴道出血发生于产后	子宫复旧不良,或有胎盘,胎膜残留
	生殖器官肿瘤		有肿瘤病史,阴道出血或间歇性阴道排出血性液体,可伴带下增多	子宫增大质硬,外形不规则,宫颈肥大,或息肉状、菜花样赘生物等,组织活检可确诊
	生殖器官感染		经间期出血、性交后出血、或经量增多、经期延长等,伴有带下增多呈黏液脓性,或伴下腹痛等	宫颈充血水肿,脓性分泌物附着或从宫颈管流出,宫颈举痛或子宫压痛,宫颈或阴道分泌物中见大量白细胞等
	生殖道损伤,性激素类药物使用不当及宫内节育器或异物		有生殖道损伤,性激素使用或宫内节育器史,阴道出血量或多或少	可见生殖道局部损伤,或B超见宫内节育器等
全身性疾病			有血液病、其他内分泌疾病,营养不良,心力衰竭,严重肝肾功能障碍史	相应专科检查以助鉴别

(四)治疗

1.一般治疗　患者多呈贫血貌,应加强营养,改善全身情况。可补充铁剂、维生素C和蛋白质。贫血严重者须输血。预防感染,注意休息,适当使用凝血药物以减少出血。

2.中医辨证治疗 中医学认为,无排卵型功血的表现主要属于崩漏范畴,本病以出血的量、色、质变化为辨证要点,临证时结合全身证候辨明寒、热、虚、实。治疗应根据病情的缓急轻重、出血的久暂,采用"急则治其标,缓则治其本"的原则,灵活运用塞流、澄源、复旧三法。

(五)临证心得

1.诊断要点 必须具备月经的周期、经期及经量的严重紊乱才能诊断本病,即指狭义无排卵型功血。与先兆流产、生殖器肿瘤、生殖器感染、异位妊娠、葡萄胎及全身疾病所出现的月经失调进行鉴别,主要从病史、月经表现特点进行鉴别。如发现漏下不止,有时腹痛,有时无腹痛,需与胎漏鉴别,胎漏者也有月经过期不至,伴阴道少量滴血或出血,有的有恶心泛呕、厌食,有的无早孕反应。检查尿或血妊娠试验或B超可予鉴别。如上述症状伴一侧下腹部剧烈疼痛者,警惕异位妊娠。需严密观察。

2.辨证要点 无排卵型功血以阴道出血的量、色、质变化为辨证要点,临证时结合全身证候辨明寒、热、虚、实。治疗应根据病情的缓急轻重、出血的久暂,采用"急则治其标,缓则治其本"的原则,灵活运用塞流、澄源、复旧三法。塞流、澄源、复旧有分别,又有内在联系,必须结合具体病情灵活运用。本病证情复杂,实中有虚,虚中有实,虚实夹杂者,需要知常达变。

3.治疗要点 本病的发生机制是由于冲任损伤,不能制约经血所致。初起多因火热迫血妄行,久病多因气虚血脱。本病的辨证论治,从临床实践来说,无排卵型功血以虚证为多,实证为少,或虚实并见。叶天士的妇科经验,总结十六个字,"暴崩暴漏,宜温宜补,久漏久崩,宜清宜通"有一定的临床参考价值。

无排卵型功血常反复出现或崩或漏,出血持续不止,严重影响患者健康,如暴崩出血不止又可危及生命,故无排卵型功血也是一种难治的危重病证。大出血时应及时采用中西医结合治疗迅速止血,血止后再予辨证调治,以恢复正常月经周期为最终目的,才能防止复发。

有关无排卵型功血的治疗必须根据"急则治其标,缓则治其本"的原则,灵活掌握塞流、澄源、复旧三法。即在暴崩之际,急当止血防脱,用塞流止血法。血减后进一步求因治本,标本同治,止血和调理同时进行,即用澄源法。出血完全止后,脏腑气血尚未恢复正常功能,采用复旧法进行善后调理和调整月经周期此外,不同年龄阶段妇女患无排卵型功血的病机和治疗不一样,如青春期患者多属天癸初至,先天肾气不足,治疗以补肾为主,调整月经周期。育龄期患者多见肝郁血热,治疗以疏肝理气,调补肝肾为主,调节月经周期。更年期患者多因天癸渐衰,肝肾亏损,或脾肾虚弱,治疗宜补益肝肾或健脾益肾,顺利渡过更年期。因此掌握年龄与无排卵型功血的关系,对无排卵型功血的治疗极为重要。

二、排卵型功血

排卵型功血多发生在生育年龄的妇女,有时也出现在更年期。可分为黄体功能不全、子宫内膜不规则脱落和排卵期出血三种。黄体功能不全主要是黄体发育不全,分泌功能欠佳,使孕酮分泌量不足。子宫内膜不规则脱落的排卵型功血,黄体多发育良好,因黄体未能及时全面萎缩而阴道流血过久。排卵期出血主要是排卵期由于雌激素水平短暂下降,使子宫内膜失去激素的支持而出现部分子宫内膜脱落引起有规律性的阴道出血。

(一)病因病机

黄体功能不全是因为神经内分泌调节功能紊乱,可导致卵泡期FSH缺乏,使卵泡发育缓慢,雌激素分泌减少;LH 脉冲频率虽增加,但峰值不高,LH 不足使排卵后黄体发育不足,孕激素分泌减少;FSH/LH 比率异常也可造成性腺轴功能紊乱,使卵泡发育不良,排卵后黄体发育不足,以致子宫内膜分泌反应不足。子宫内膜不规则脱落是由于下丘脑—垂体—卵巢轴调节功能紊乱引起黄体萎缩不全,内膜持续受孕激素影响,以致不能如期完整脱落。排卵期出血是由于成熟的卵泡破裂排卵后,雌激素水平急骤下降,不能维持子宫内膜生长,引起子宫内膜表层局部溃破、脱落,从而发生突破性少量出血。黄体功能不全者易流产,长期月经不调可致不孕。

中医学认为,排卵型功血的表现主要属于月经先期、经期延长、月经过多、经间期出血等范畴,其主要病机是冲任损伤,不能约束经血。引起冲任不固的常见原因有血热、气虚、肾虚、血瘀。

1. 素体阴虚,或久病伤阴,或多产房劳致阴血亏耗,阴虚内热,热扰冲任,血海不宁,经血妄行导致本病发生。

2. 气能摄血,气虚则统摄无权,冲任不固,导致本病。

3. 先天肾气不足,少女肾气稚弱,或更年期肾气渐衰,或早婚多产,房事不节,损伤肾气,封藏不固,冲任失调,不能制约经血;或肾阴亏虚,阴虚内热,热伏冲任,迫血妄行,以致本病。

4. 五志过极,七情内伤,气滞血瘀,或外邪客于子宫,邪与血相搏成瘀,瘀阻冲任,血不循经,非时而下,发为本病。

(二)诊断

根据病史、临床表现、检查等可以明确诊断。

1. 病史　注意患者的年龄、月经史、婚育史、避孕措施、肝脏病、血液病、甲状腺病、肾上腺疾病、垂体疾病、有无精神过度紧张或情绪打击等影响月经的因素。了解发病时间、经过、出血情况类型,尤其注意患者是否有月经周期缩短,不孕或早孕时流产的情况。

2. 临床表现

(1)黄体功能不全:因黄体过早退化,黄体期缩短不足 10d。临床表现为月经频发,周期缩短,经前出血和月经量过多,常合并不孕和早期流产。诊刮子宫内膜显示分泌不良,分泌反应落后于正常 2d。基础体温双相型,但排卵后体温上升缓慢,上升幅度偏低,升高时间仅维持 9～10d 即下降。

(2)子宫内膜脱落不全:患者有排卵,黄体发育良好,但萎缩过程延长,临床表现为经期延长,淋漓不净。于月经 5～6d 诊刮子宫内膜表现为增殖期与分泌期改变同时并存,月经期基础体温仍为高相,不下降或下降缓慢等。

(3)月经中期出血:即排卵期出血,因排卵期雌激素波动导致少量子宫出血 1～3d,出血不多,基础体温表现在排卵期体温上升,有子宫出血。

3. 检查　包括全身检查、妇科检查、基础体温测定、子宫内膜活检、激素测定等,可参照无排卵功血检查。

(三)鉴别诊断

1. 全身性疾病　血液病、高血压、肝脏病和甲状腺功能低下均可引起子宫出血,通过相关检查可鉴别。

2. 无排卵功血　月经周期紊乱,经期长短不一,出血量时多时少,甚至大量出血,并且无卵泡发育或排卵,BBT 单相。

3.生殖器炎症 如子宫内膜息肉、宫颈息肉、子宫内膜炎易发生不规则阴道出血,需通过妇科检查、宫腔镜检查或诊断性刮宫等进行鉴别。

4.放环后月经失调(包括月经先期) 该病表现为放置宫内环前月经正常,放环后出现月经先期或经期延长,或月经量多及伴随症状。

此外,不规范服避孕药或某些疾病需使用卵巢激素,也可引起子宫异常出血,详问病史常可确诊。

(四)治疗

本病以阴道出血的量、色、质为辨证要点,临证时结合全身证候辨明寒、热、虚、实。治疗应根据病情灵活运用。

1.血热证

[主要证候]月经失调,色红量多,或淋漓不断,血色深红,质稠,心烦少寐,渴喜冷饮,头晕面赤,舌红,苔黄,脉滑数。

[证候分析]热伤冲任,迫血妄行,故月经失调,色红量多,或淋漓不断;血为热灼,故血色深红,质稠;邪热伤津,故口渴喜饮;热扰心神,故心烦少寐;火性炎上,故头晕面赤。舌红,苔黄,脉滑数,为血热之象。

[治疗法则]清热凉血,固冲止血。

(1)常用中成药:葆宫止血颗粒、十灰丸、荷叶丸。

(2)简易药方:清热固经汤(《简明中医妇科学》)加减。生地黄 30g,女贞子 15g,墨旱莲 15g,地骨皮 15g,炙龟甲 10g,煅牡蛎 30g,阿胶 6g,黄芩 15g,藕节 15g,陈棕炭 15g,甘草 3g,焦栀子 6g,地榆炭 15g。煎煮 2 次,煎液混合后分 2 次服用。连服 7d 后复诊。

2.气虚证

[主要证候]月经失调,经行时间延长,量多,经色淡红,质稀,肢倦神疲,气短懒言,面色㿠白,舌淡,苔薄,脉缓弱。

[证候分析]气虚冲任不固,经血失于制约,故经行时间延长,量多;气虚火衰不能化血为赤,故经色淡而质稀;中气不足,故肢倦神疲,气短懒言;气虚阳气不布,故面色㿠白。舌淡,苔薄,脉缓弱,也为气虚之征。

[治疗法则]补气升提,固冲调经。

(1)常用中成药:补中益气丸。

(2)简易药方:举元煎(《景岳全书》)加减。党参 15g,黄芪 15g,白术 15g,炙甘草 6g,升麻 6g,阿胶(烊化)6g,艾叶 6g,乌贼骨 15g,仙鹤草 15g。上药煎煮 2 次,煎液混合后分 2 次服用。连服 7d 后复诊。

3.肾阴虚证

[主要证候]月经失调,出血量少或多,或淋漓不断,血色鲜红,质稠,头晕耳鸣,腰酸膝软,手足心热,颧赤唇红,舌红,苔少,脉细数。

[证候分析]肾阴不足,虚火内盛,热伏冲任,迫血妄行,故经血非时而下,出血量少或多,或淋漓不断;阴虚内热,故血色鲜红,质稠;肾阴不足,精血衰少,不能上荣,故头晕耳鸣;精亏血少,不能濡养外府,故腰腿酸软;阴虚内热,则手足心热;虚热上浮,则颧赤唇红。舌红,苔少,脉细数,也为肾阴虚之征。

[治疗法则]滋阴益肾,固冲调经。

(1)常用中成药:六味地黄丸、左归丸。

(2)简易药方:左归丸(《景岳全书》)加减。熟地黄 15g,山药 15g,枸杞子 10g,山茱萸 15g,菟丝子 15g,鹿角胶(烊化)6g,龟甲胶(烊化)6g,白芍 15g,仙鹤草 15g。上药煎煮 2 次,煎液混合后分 2 次服用。连服 7d 后复诊。

4.肾阳虚证

[主要证候]月经失调,色淡质稀,腰痛如折,畏寒肢冷,小便清长,大便溏薄,面色晦黯,舌淡黯,苔薄白,脉沉弱。

[证候分析]肾阳虚衰,冲任不固,血失封藏,故经乱无期,经血量多,淋漓不断;肾阳不足,经血失于温煦,故色淡质稀;肾阳虚衰,外府失荣,故腰痛如折,畏寒肢冷;膀胱失于温化,故小便清长;肾阳虚不能上温脾土,则大便溏薄,面色晦黯,舌淡黯,苔薄白,脉沉弱,也为肾阳不足之征。

[治疗法则]温肾助阳,固冲调经。

(1)常用中成药:右归丸。

(2)简易药方:右归丸(《景岳全书》)加减。制附子 3g,肉桂 6g,熟地黄 15g,山药 15g,山茱肉 15g,枸杞子 15g,菟丝子 15g,鹿角胶 6g,炒杜仲 15g,党参 15g,黄芪 15g,补骨脂 15g,淫羊藿 15g,巴戟天 15g,仙鹤草 15g。上药煎煮 2 次,煎液混合后分 2 次服用。连服 7d 后复诊。

5. 血瘀证

[主要证候]月经失调,或淋漓不断,色紫暗挟瘀块,经行小腹疼痛而拒按,或块下而痛减,舌质紫瘀,或色暗,或边布瘀斑,脉弦涩。

[证候分析]瘀滞冲任,血不归经,故月经失调,或淋漓不断;瘀阻冲任,经血运行不畅,故血色紫黯有块;"不通则痛",故小腹疼痛拒按。舌紫有瘀斑,脉弦涩,也为血瘀之征。

[治疗法则]活血调经,化瘀止血。

(1)常用中成药:龙血竭片、致康胶囊、云南白药。

(2)简易药方:逐瘀止崩汤(《安徽中医验方选集》)加减。当归 10g,川芎 10g,三七 3g,没药 10g,五灵脂 15g,牡丹皮炭 15g,炒丹参 15g,炒艾叶 6g,阿胶(蒲黄炒)10g,龙骨 30g,牡蛎 30g,乌贼骨 15g。煎煮 2 次,煎液混合后分 2 次服用。连服 7d 后复诊。

(五)临证心得

1.诊断要点　排卵型功血患者的病史主要有不孕史、月经周期紊乱史、月经淋漓不净史、流产史等。尤其是对已排除其他不孕因素的患者,如月经周期基本规律,且有排卵现象,应注意黄体功能不全的可能。另外,部分排卵型功血的患者也可存在正常排卵或无周期交替排卵现象,即表现出月经周期不规则或月经量过多的症状,在病史诊断中应对其综合考虑。黄体功能不全患者的典型症状为月经周期缩短、月经频发、不孕或习惯性流产,且流产常出现在孕早期,基础体温呈双相,但上升缓慢,且维持时间短,子宫内膜病检显示分泌不足;子宫内膜不规则脱落患者的典型症状为月经间隔时间正常,但经期延长,长达 9～10d,且出血量多。患者有排卵,黄体发育良好,但萎缩过程延长,导致子宫内膜不规则脱落,基础体温呈双相,但下降缓慢,子宫内膜病理检查分泌期与增生期内膜并存;排卵期出血患者的典型症状为月经中期有少量阴道出血,可伴或不伴腹痛,出血发生于基础体温开始上升时。可与其他疾病相鉴别。排卵型功血的明确诊断需依靠激素六项检测、阴道彩超检查、宫腔镜内膜病理检查。

2.辨证要点　排卵型功血以阴道出血的量、色、质为辨证要点,本病主要属于中医学中月经先期、经期延长、月经过多、经间期出血等范畴,其主要病机是肾虚、气虚、血热、血瘀导致冲任不固。临证时结合月经的量、色、质变化和全身证候辨明寒、热、虚、实。临床中单独出现一证的情况比较少见,经常是多个证型同时出现,要求治疗应根据病情,灵活运用补肾、益气、凉血、活血四法。肾虚、气虚、血热、血瘀有分别,又有内在联系,必须结合具体病情灵活运用。本病证情复杂,实中有虚,虚中有实,虚实夹杂者,需要知常达变。

3. 治疗要点　本病的发生机制是由于肾虚、气虚、血热、血瘀致冲任失调。本病的辨证论治,从临床实践来说,以虚证为多,实证为少,或虚实并见。排卵型功血反复出现易导致不孕及流产,严重影响患者身心健康,采用中医治疗以恢复正常月经周期为最终目的。

(史艳馨)

第四节　闭经

女子年逾 16 周岁,月经尚未来潮,或月经周期已建立后又中断 6 个月以上或月经停闭超过了 3 个月经周期者,称为闭经。前者称原发性闭经,后者称继发性闭经。因先天性生殖器官缺如或后天器质性损伤而无月经者(如先天性无子宫、无卵巢,或卵巢后天损坏,或垂体肿瘤,或子宫颈、阴道、处女膜、阴唇等先天性缺陷或后天性损伤造成粘连闭锁,经血不能外溢等),因非药物所能奏效,故不属于本节讨论范畴。对于青春期前、妊娠期、哺乳期、绝经前后的月经停闭不行,或月经初潮后 1 年内月经不行,又无其他不适,属生理范畴者,不作闭经论。

西医把闭经分为原发性闭经、继发性闭经,另可分为生理性闭经和病理性闭经。生理性闭经是指青春期前、妊娠期、哺乳期、绝经过渡期及绝经后的闭经。病理性闭经按部位可分为生殖道及子宫性闭经、卵巢性闭经、垂体性闭经、下丘脑性闭经及因其他内分泌腺(如肾上腺、甲状腺等)功能异常引起的闭经。一般而言,多数的先天性异常所致的闭经被血系列入原发性闭经,如先天无阴道、无子宫、子宫发育不良、Turner 综合征、单纯性腺发育不全、先天性肾上腺皮质增生等。继发性闭经则多数是由其他疾病引起的,如子宫腔粘连、卵巢功能早衰、垂体肿瘤、多囊卵巢综合征、肾上腺与甲状腺疾患引起的闭经等。

一、病因病机

月经的产生是机体脏腑、天癸、气血、冲任协调作用于胞宫的结果。月经的调节有赖于肾、天癸、冲任、胞宫的协调作用。其中任何一个环节发生功能失调都可导致血海不能满溢,月经不能按时来潮。究其原因不外虚实两端。虚者多责之于肾气不足,冲任亏虚;或肝肾亏损,经血不足;或脾胃虚弱,气血乏源;或阴虚血燥,精亏血少,导致冲任血海空虚,无血可下而致闭经;实者,多为气血阻滞,或痰湿流注下焦,使血流不畅,冲任阻滞,血海阻隔,经血不得下行而成闭经。总而言之,闭经的发病机制无外乎"血枯"与"血隔"两大类。临床常见有气血虚弱、肾气亏虚、阴虚血燥、气滞血瘀、痰湿阻滞等虚实错杂之证(图 10—4)。

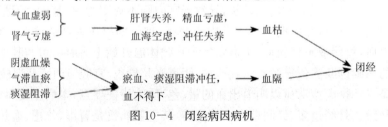

图 10—4　闭经病因病机

1.气血虚弱 素体气血不足或因思虑过度、饮食不节损伤脾胃,生化乏源,营血亏虚;或产后大出血,久病大病;或虫积噬血,耗伤气血,以致肝肾失养、冲任不充,血海空虚,无血可下而致闭经。

2.肾气亏虚 月经的产生是以肾为主导,若先天禀赋不足、精气未充,天癸亏乏不能应时泌至,则冲脉不盛,任脉不通而闭经;或房事不节,日久伤及肾气,使冲任亏损;或体质虚弱,产育过多,肾气亏损,精血匮乏,源断其流,冲任失养,血海不足而致闭经。

3.阴虚血燥 素体阴血不足,或失血伤阴,或久病大病致营阴亏耗,虚火上炎,火逼水涸,津液不生。月经乃血脉津液所化,津液既绝,血海枯竭而闭经。

4.气滞血瘀 七情所伤,肝失疏泄,气行则血行,气结则血滞,瘀血阻于脉道。或经行之际,感受寒邪,血受寒则凝,瘀阻冲任,血不得下,血海不能满溢而致闭经。

5.痰湿阻滞 素体脾虚或饮食不节伤脾,脾虚运化失司,肾虚不能化气行水,水湿内停,聚湿生痰,或痰湿之体,痰湿阻滞冲任二脉,或结块,使血不得下行而致闭经。

二、诊断

根据病史、临床表现、检查等可以明确诊断。

1.病史 女子年逾16周岁无月经来潮者,应询问生长发育过程,幼年时曾否患过急慢性疾病、家族的疾病史等。对月经已来潮又停闭者,应着重了解本次停经的时间,停经前的月经情况,初潮年龄、末次月经时间、经量、经色、经质,有无精神刺激或生活环境改变等诱因,是否服过避孕药,是否接受过激素类药物治疗和治疗后的情况,有无周期性下腹胀痛,有无头痛、视觉障碍,有无溢乳症状,过去健康状况、营养状况,其他疾病史(如甲状腺病、结核病等),有无近期分娩、流产、刮宫、产后出血史、哺乳史、不孕史和月经不调史,有无择食、恶心、晨吐等现象。

2.临床表现 女子已逾16周岁尚未月经初潮,或已建立月经周期后,现停经已达6个月以上,注意有无周期性下腹胀痛、头痛及视觉障碍,有无溢乳、厌食、恶心等,有无体重变化(增加或减轻)、畏寒或潮热或阴道干涩等症状。

3.检查 ①全身检查:观察患者体质、发育、营养状况,乳头、乳晕、腹壁等处有无毛发生长、全身毛发分布情况,挤压乳房有无溢乳,第二性征发育情况。②妇科检查:结合病史及全身症状有目的地检查外生殖器官的发育状况,有无畸形,阴道黏膜的色泽、褶皱,有无萎缩现象,子宫是否增大或萎缩,子宫附件处有无包块或结节等。有无生殖器官缺如、畸形,是否为假性闭经,如处女膜无孔或阴道闭锁,或子宫腔、子宫颈粘连以致经血不能外溢,是否为生理性闭经。③辅助检查:通过病史及检查,初步可排除生殖器官器质性病变和生理性停经,但要明确闭经的原因及病变部位,则需按诊断步骤结合辅助检查进行诊断。常用的辅助检查有:B超检查,可明确有无先天性无子宫、子宫发育不良或无卵巢所致闭经;血清性激素测定,包括FSH(卵泡刺激素)、LH(黄体生成激素)、E_2(雌二醇)、P(孕酮)、T(睾酮)、PRL(促乳激素)等。通过以上激素测定可协助诊断闭经内分泌原因。基础体温(BBT)、阴道脱落细胞检查、宫颈黏液结晶检查:此三种检查均可间接了解卵巢功能。BBT变化可显示卵巢有无排卵;头颅蝶鞍X线摄片或CT、MRI检查,用以排除垂体肿瘤致闭经;内镜检查、宫腔镜检查可直接观察子宫内膜及宫腔情况,以排除宫腔粘连所致闭经;腹腔镜检查加病理活检可提示多囊卵巢综合征、卵巢不敏感综合征;诊断性刮宫,可了解卵巢排卵情况、子宫颈与宫腔有无粘连、子宫内膜有无结核。通过以上检查可明确病变部位和属于何种闭经。④其他特殊检查:疑有先天畸形者,应进行染色体核型分析及分带检查。若考虑闭经与其他内分泌疾病有关,可做甲状腺、肾上腺功能测定。

4.闭经的诊断步骤 应详细询问病史及体格检查,初步除外器质性病变,可按图所示的诊断步骤进行。

三、鉴别诊断

1.青春期停经 少女月经初潮后,可有一段时间月经停闭,这是正常现象。因此时正常性周期尚未建立,但绝大部分可在1年内建立,一般无需治疗。

2.育龄期妊娠停经 生育妇女月经停闭达6个月以上者,需与胎死腹中鉴别。胎死腹中虽有月经停闭,但曾有厌食、择食、恶心、呕吐等早孕反应,乳头着色、乳房增大等妊娠体征。妇科检查宫颈着色、软,子宫增大,但小于停经月份、质软、B超检查提示子宫增大,宫腔内见胚芽,甚至胚胎或胎儿。闭经者停经前大部分有月经紊乱,继而闭经,无妊娠反应和其他妊娠变化。

3.围绝经期停经 年龄已进入围绝经期,月经正常或紊乱,继而闭经,可伴有面部供热汗出、心烦、心悸、失眠、心神不宁等围绝经期症状。妇科检查子宫大小正常或稍小,血清性激素可出现围绝经期变化。

此外,还需与避年、暗经鉴别。前者指月经一年一行无不适,不影响生育,后者指终身不行经,但还能生育,也无不适。避年和暗经均为极少见的特殊月经生理现象(图10-5、表10-8)。

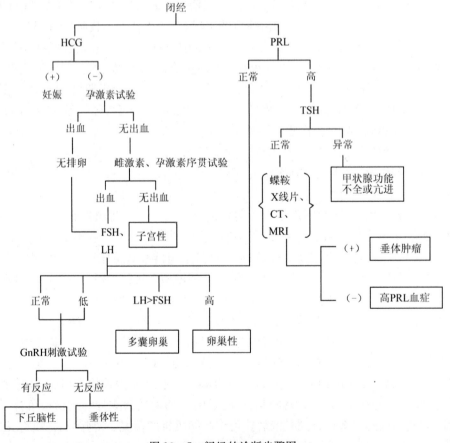

图10-5 闭经的诊断步骤图

表10—8　闭经分类

闭经名称	闭经原因
子宫性闭经	先天性无子宫或发育不良、子宫内膜损坏或子宫切除、子宫内膜反应不良
卵巢性闭经	先天性无卵巢或发育不良、卵巢损坏或切除、卵巢肿瘤、卵巢功能早衰
垂体性闭经	脑垂体损坏、脑垂体腺瘤、原发性脑垂体促性腺激素低下
下丘脑性闭经	精神神经因素、消耗性疾病、肥胖生殖无能性营养不良症、药物抑制性综合征、闭经泌乳综合征、多囊卵巢综合征、其他内分泌影响
其他内分泌功能异常闭经	甲状腺功能减低或亢进、肾上腺皮质功能亢进、肾上腺皮质肿瘤

四、辨证治疗

闭经发病率目前呈逐年上升之趋势,是妇科疾病中治疗难度较大之疾病。西医学认为闭经是妇科疾病中的常见症状,而非一种独立疾病。导致闭经原因多而杂,故治疗前必先求因。对闭经的辨证应以全身症状为依据,结合病史及舌脉,分清虚实。一般而言,年逾 16 岁尚未行经,或月经初潮偏迟,虽已行经而月经稀发,经量少,色淡质薄,渐致停经;身体发育欠佳,尤其是第二性征发育不良,或体质纤弱,久病大病后,有失血史、手术史及伴腰酸腿软、头昏眼花、面色萎黄、五心烦热或畏寒肢冷,舌淡脉弱者,多属虚证;若平素月经尚正常而骤然月经停闭,伴情志不舒,或经期冒雨涉水,过食生冷之品,或形体肥胖,胸胁胀痛,满闷,脉弦而有力者,多属实证。

闭经的治疗原则应根据病证,虚者补而通之,实者泻而通之,虚实夹杂者当补中有通,攻中有养。切不可不分虚实概以活血理气通之,犯虚虚实实之戒。特别是虚者因血海空虚、源断无血可泻,若一概泻而通之必会伤及脏腑、精血、经络,适得其反。只有通过补益之法,使气血恢复,脏腑平衡,血海充盛,则经血自行。若因病而致经闭,又当先治原发疾病,待病愈则经可复行;经仍未复潮者,再辨证治之。同时需注意用药时不可过用辛温香燥之剂,因为辛温香燥有劫津伤阴之弊,即使应用也须配以养血和阴之品,使气顺血和,则病自愈。用补药应使其补而不腻,应补中有行,以利气血化生。特别需要指出闭经治疗的目的不是单纯月经来潮,见经行即停药,而是恢复或建立规律性月经周期,或正常连续自主有排卵月经。一般应以三个正常月经周期为准。

1.气血虚弱证

[主要证候]月经周期延迟、量少、色淡红、质薄,渐致经闭不行;神疲肢倦,头晕眼花,心悸气短,纳差,毛发不泽或早见白发,面色萎黄;舌淡、苔薄、脉沉缓或细弱。

[证候分析]素体脾虚或忧思过度损伤心脾,或饮食劳倦致脾胃受损,化源不足;或久病大病,营血亏损,血虚不充,冲任亏虚,血海不能按时满溢,故月经周期延迟、量少、色淡红质薄。脏腑气血进一步损伤,血海空虚无血可下而闭经。气血不足则神疲肢倦,头晕眼花,心悸气短,纳差,毛发不泽或早见白发,面色萎黄;舌淡、苔薄、脉沉缓或细弱为气血虚弱的表现。

[治疗法则]益气养血,调补冲任。

(1)常用中成药:八珍颗粒、人参养荣丸、乌鸡白凤丸。

(2)简易药方:归脾汤(《校注妇人良方》)。党参 15g,炒白术 15g,黄芪 15g,当归 15g,炙甘草 6g,茯神 15g,远志 10g,酸枣仁 15g,木香 10g,龙眼肉 15g,生姜 6g,大枣 6g。水煎煮 2次,煎液混合后分 2 次服用。连服 7d 后复诊。

2.肾气亏损证

[主要证候]年逾 15 周岁尚未行经,或月经初潮偏迟,时有月经停闭,或月经周期建立后,由月经周期延后、经量减少渐至月经停闭;或体质虚弱,全身发育欠佳,第二性征发育不良,或腰膝酸软,头晕耳鸣,倦怠乏力,夜尿频多;舌淡黯,苔薄白,脉沉细。

[证候分析]先天禀赋不足,肾气未盛,精气未充,天癸匮乏,故月经未潮,或月经初潮偏迟,全身发育不佳,第二性征发育不良;肾气亏虚,冲任损伤,血海空虚致月经周期延后、经量少,渐至停闭;肾虚则腰酸腿软,头晕耳鸣,夜尿频多;舌淡,苔薄白,脉沉细均为肾气亏虚之兆。

[治疗法则]补益肾气,调理冲任。

(1)常用中成药:河车大造胶囊、五子衍宗丸、金匮肾气丸。

(2)简易药方:加减苁蓉菟丝子丸(《中医妇科治疗学》)。熟地黄 15g,肉苁蓉 12g,覆盆子 15g,当归 15g,枸杞子 15g,桑寄生 15g,菟丝子 15g,焦艾叶 10g。水煎煮 2 次,煎液混合后分 2次服用。连服 7d 后复诊。

3.阴虚血燥证

[主要证候]月经周期延后、经量少、色红质稠,渐至月经停闭不行;五心烦热,颧红唇干,盗汗甚至骨蒸劳热,干咳或咳嗽唾血;舌红、苔少,脉细数。

[证候分析]阴血不足,日久益甚,虚热内生,火逼水涸,血海燥涩渐涸,故月经延后,量少,色红质稠,渐至月经停闭;阴虚日久,虚火内炽,蒸津外泄则多盗汗,骨蒸劳热;热伤肺经则干咳或唾血;舌红、苔少,脉细数,均为阴虚血燥之象。

[治疗法则]滋阴养津,养血调冲。

(1)常用中成药:左归丸、麦味地黄丸。

(2)简易药方:加减一阴煎(《景岳全书》)加减。生地黄 15g,熟地黄 15g,白芍 15g,麦冬 15g,知母 12g,地骨皮 15g,炙甘草 6g,丹参 15g,黄精 15g,女贞子 15g,制香附 10g。水煎煮 2次,煎液混合后分 2 次服用。连服 7d 后复诊。

4.气滞血瘀证

[主要证候]月经停闭不行,伴胸胁、乳房胀痛,精神抑郁,少腹胀拒按,烦躁易怒,舌紫黯,有瘀点,脉沉弦而涩。

[证候分析]情志抑郁,气机郁滞,血行受阻,瘀血内阻,冲任瘀滞,胸胁阻隔故月经停闭不行,少腹胀痛拒按。气以通为顺,气机失畅,精神抑郁,烦躁易怒,乳房胀痛;舌紫黯,有瘀点,脉沉弦而涩,均为气滞血瘀之征。

[治疗法则]理气活血,祛瘀通经。

(1)常用中成药:血府逐瘀胶囊(颗粒)、逍遥丸合益母草膏(胶囊、颗粒)。

(2)简易药方:血府逐瘀汤(《医林改错》)。桃仁 10g,红花 10g,当归 15g,生地黄 15g,川芎 15g,赤芍 15g,牛膝 15g,桔梗 6g,柴胡 10g,炒枳壳 15g,生甘草 6g。水煎煮 2 次,煎液混合后分 2 次服用。连服 7d 后复诊。

5.痰湿阻滞证

［主要证候］月经延后，经量少，色淡质黏腻，渐至月经停闭；伴形体肥胖，胸闷泛恶，神疲倦怠，纳少痰多或带下量多，舌淡胖，苔白腻，脉滑。

［证候分析］脾虚运化失常，聚湿生痰，或素体肥胖，痰从中生；痰湿下注，壅滞冲任，有碍血海满盈，以致月经延后，量少，色淡质黏腻，渐至月经停闭；痰湿内停，滞于胸脘，则胸闷泛恶，纳少痰多；湿困脾阳，则形体肥胖，神疲倦怠；舌淡胖，苔白腻，脉滑为痰湿内停之象。

［治疗法则］健脾燥湿化痰，活血调经。

(1)常用中成药：苍附导痰丸、二陈丸。

(2)简易药方：四君子汤(《太平惠民和剂局方》)合苍附导痰丸(《叶天士女科诊治秘方》)加减。党参15g，茯苓15g，炒白术15g，生甘草6g，半夏12g，陈皮12g，苍术10g，胆南星10g，炒枳壳15g，生姜6g，神曲15g。水煎煮2次，煎液混合后分2次服用。连服7d后复诊。

五、临证心得

1.诊断要点　造成闭经的原因多种多样，病因复杂，临证应先行相关检查明确何种原因所致而对因诊治。

2.辨证要点　西医学认为闭经为一种症状，而非一独立的疾病。闭经的主要表现是年逾16周岁月经尚未来潮，或月经周期已建立后又中断6个月以上或月经停闭超过了3个月经周期，明确病因后，中医治疗其辨证主要根据月经停闭的情况，结合病史及月经量、色、质，伴随症状，舌脉，素体情况综合分析。临床中，闭经虚证多而实证少，也有证情复杂，实中有虚，虚中有实，虚实夹杂者，且闭经的发生也往往因多个脏腑气血失调所致，辨证需要知常达变，方能效验。

3.治疗要点　闭经病因复杂多样，近年来发病率一直呈现上升趋势，治疗闭经应首先明确病因，中医治疗应结合病史、明确病因，辨证施治。注意切不可一味温补，以免血滞不行，亦不可专事攻伐而耗气伤阴，当通补兼施，才能使气血通调，月经正常来潮。

(史艳馨)

第五节　多囊卵巢综合征

多囊卵巢综合征(polycystic ovarian syndrome，PCOS)是一种发病多因性、临床表现多态性的综合征，是妇科临床常见的内分泌紊乱性疾病。PCOS临床表现异质性，不但影响患者的生殖功能，而且雌激素依赖性肿瘤如子宫内膜癌和乳腺癌发病率上升，相关的代谢失调包括胰岛素抵抗、高雄激素血症、糖代谢异常、脂代谢异常、心血管疾病危险也增加。

中医学无"多囊卵巢综合征"病名，根据多囊卵巢综合征的临床表现将其归属于中医"闭经""月经后期""崩漏""不孕"等病的范畴。根据妇科检查有卵巢增大的特点，又可属于"癥瘕"的范畴。

一、病因病机

PCOS 的病因尚不明确。但多数学者认为,其主要是肾—天癸—冲任—胞宫轴之间关系的失调,并主要与肾、肝、脾三脏功能失调相关。其中,肾虚是主要因素。肾虚天癸迟至,脾虚内生痰湿,肝郁气机不畅,血行瘀滞,阻塞冲任,致月经停闭、稀发、量少或紊乱。常见病因有肾虚,肾虚血瘀,肾虚痰湿,肾虚肝郁等(图 10—6)。

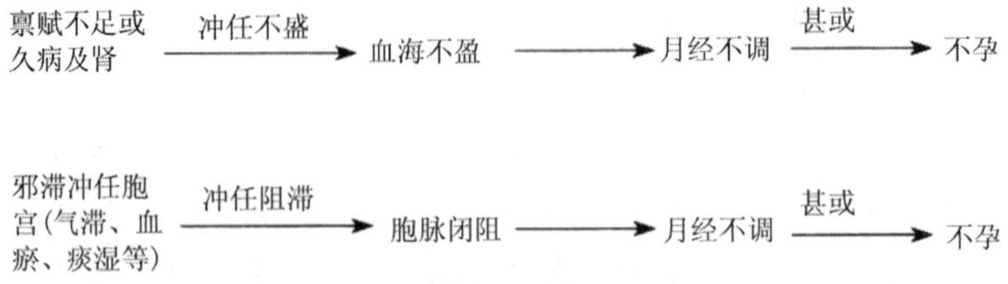

禀赋不足或 → 冲任不盛 → 血海不盈 → 月经不调 → 甚或 → 不孕
久病及肾

邪滞冲任胞宫(气滞、血瘀、痰湿等) → 冲任阻滞 → 胞脉闭阻 → 月经不调 → 甚或 → 不孕

图 10—6 多囊卵巢综合征病因病机

1.肾虚　先天禀赋不足;或少女肾气未盛,天癸未充;或年少多病,阴阳失衡,天癸迟至,或久病大病穷必及肾;肾气虚,则不能调节肾—天癸—冲任—子宫轴的功能,冲任不盛,血海不盈,而致月经后期,量少,甚至经闭不行而难以受孕。亦有素体肾阳虚,冲任失于温煦,不能摄精成孕;肾阳虚衰,不能化生精血为癸水,则冲不盛,任不通,诸经之血不能汇集冲任下注胞宫,故月经不调以致不孕;素体肾阴虚,阴精不足,冲任失于滋养,则不能孕养胚胎。

2.肾虚血瘀　经行、产后调摄不慎,情志内伤,或房事不洁致血行受阻,邪气与余血相结,瘀阻冲任,致冲任、胞脉阻塞而月经不行,或经行量少、稀发、不孕。亦有肾阳不足,胞脉虚寒,气血凝滞,肾阴亏损,虚热内生,血为热灼,皆可致肾虚血瘀,肾虚生殖无能更有瘀阻,则难成孕。

3.肾虚痰湿　肾阳虚不能温运脾土,脾失健运,水湿内停,故聚而成痰;形体丰满,脂膜壅塞胞宫脉络,经络阻滞,冲任不通,痰湿困阻血海,经血不行或量少、稀发,甚至不孕。

4.肾虚肝郁　虚者肾亏血少,胞宫、胞脉失养,实者肝郁气滞,痰热互结,闭阻胞脉,导致月经后错,甚至闭经或不孕。

二、诊断

根据病史、临床表现、检查等可以明确诊断。

1.病史

(1)家族史:家族中可有 PCOS、肥胖、糖尿病、高血压病等病史。

(2)月经不调史:出现月经稀发甚或闭经,或月经先期,伴或不伴有月经过多。

2.临床表现　PCOS 好发于青春期及生育期妇女。月经失调为其主要症状,常表现为闭经或月经稀发,渐至闭经,少数者可见月经先期,或伴月经过多;多毛,常以乳头旁、阴部、腋下、口角上唇等处为主;肥胖;婚久不孕;或痤疮,常位于额、双颊、鼻及下颌等部位;或油脂性皮肤,或出现黑棘皮症,常在腋下、腹股沟、外阴等处皮肤呈褐色。

3.检查

(1)妇科检查:阴毛较长而浓密,可布及肛周、下腹部及腹中线,子宫体大小正常,双侧或单侧卵巢增大,较正常卵巢大 1～3 倍,呈圆形或椭圆形,但质坚韧。也有少数患者卵巢并不增大。

(2)辅助检查:B 超显示子宫正常或小于正常;双侧或单侧卵巢均匀性增大,包膜回声增强,轮廓较光滑,内部回声强弱不均,可见多个大小不等的无回声区围绕卵巢边缘,有时散在分布于卵巢内。激素测定示,血清 FSH 值正常或偏低,而 LH 值升高,LH/FSH>2;血清睾酮、雄烯二酮浓度增高;10%～30%患者血清泌乳素(PRL)轻度升高。腹腔镜检查可见卵巢增大,包膜增厚,表面光滑,呈灰白色,有新生血管。包膜下显露多个卵泡,但无排卵征象(排卵孔、血体或黄体)。在诊断的同时可进行腹腔镜治疗。

三、鉴别诊断

1.无排卵性功能失调性子宫出血　经血非时暴下不止或淋漓不尽。或先有往往数周或数月停经,然后发生不规则出血,多数量多而不能自止;或一开始即表现为不规则出血。多伴有不同程度的贫血。妇科检查:卵巢大小正常,通过诊断性刮宫及病理检查和血清激素水平可确诊。

2.高泌乳素血症　临床表现亦为月经稀发,量少,甚至闭经。但是血清 FSH、LH 持续升高,PRL 明显升高,行蝶鞍 CT 或 MRI 检查,明确是否存在垂体微腺瘤或腺瘤,以资鉴别。

另外,当注意与过度运动、营养不良、精神紧张等下丘脑性闭经相鉴别。

四、中医辨证治疗

本病内因为肾、肝、脾三脏功能失调,外因以痰湿之邪侵袭为主,且两者互为因果作用于机体而致病,故临床以虚实夹杂证多见。辨证主要根据临床症状及体征,分别采用补肾调经法、补肾活血法、补肾化痰法、补肾疏肝解郁法。

1.肾虚证

[主要证候]月经初潮迟至,周期延迟,经量少,色淡质稀,渐至停闭。头晕耳鸣,腰膝疲软,乏力怕冷,大便溏薄。带下量少,阴中干涩,婚后日久不孕。偶有崩漏不止,或经期延长。舌质淡,苔薄,脉沉细。

[证候分析]肾气虚,精血不足,则天癸延迟不至,冲任不通,月经至期不行或量少,甚则停闭,亦不能摄精成孕;肾虚精血不荣,则头晕耳鸣,腰膝酸软。肾气虚,肾阳温煦力弱,则畏寒,大便溏薄;肾虚阴精不能下润,则带下量少,阴中干涩;精血不足故不能摄精成孕;舌淡苔薄,脉沉细为肾虚之征。

[治疗法则]补肾调经。

(1)常用中成药:右归丸、六味地黄丸、河车大造胶囊、苁蓉益肾颗粒。

(2)简易药方:右归丸(《景岳全书》)。肉桂 6g,制附子 6g,山药 15g,枸杞子 15g,熟地黄 15g,杜仲 10g,山茱萸 10g,鹿角胶(烊化)10g,菟丝子 15g,当归 15g。诸药煎煮 2 次,煎液混合后分 2 次服用。连服 7d 后复诊。

若阴精不足,肾阴阳两虚,可去肉桂、附子,加阿胶。兼有痰湿阻滞脉络所致月经不行或先后不定,可加半夏、陈皮、贝母、香附以理气化痰通络;兼见少腹刺痛不适,经血见血块而块出痛减者,为血滞,可酌加桃仁、丹参、卷柏以凉血活血行滞。

2.肾虚血瘀证

[主要证候]月经后期量少,经行有块,甚则经闭,或婚久不孕。头晕耳鸣,腰膝疲软,小腹胀满拒按,或胸胁满痛,乳房胀痛。舌体黯红有瘀点、瘀斑,脉沉细弦涩。

[证候分析]肾气虚,精血不足,冲任不足,则月经后期量少,肾气虚,鼓动无力,血行滞涩,则经行有块,甚则亦不能摄精成孕;肾虚精血不荣,则头晕耳鸣,腰膝酸软;舌体黯红有瘀点、瘀斑,脉沉细弦涩为肾虚血瘀之征。

[治疗法则]补肾益冲,活血调经。

(1)常用中成药:少腹逐瘀颗粒、血府逐瘀口服液。

(2)简易药方:仙蓉合剂(经验方)。淫羊藿15g,肉苁蓉10g,制何首乌15g,菟丝子15g,党参15g,黄芪15g,莪术10g,丹参15g,赤芍10g,延胡索10g,川楝子9g,牛膝15g。诸药煎煮2次,煎液混合后分2次服用。连服7d后复诊。

肾阴虚者用知母、黄精、龟甲、生地黄、熟地黄、麦冬等滋肾养阴;肾阳虚者用仙茅、淫羊藿、赤芍、柴胡、益母草、牛膝等温阳活血,并加用桃红四物汤,以期促进排卵。

3.肾虚痰湿证

[主要证候]月经后期、量少,甚则停闭。头晕耳鸣,腰膝疲软,形体丰满肥胖,多毛,头晕胸闷,多痰,四肢倦怠,疲乏无力。带下量多,婚久不孕。舌体胖大,色淡,苔厚腻,脉沉滑。

[证候分析]痰湿阻滞于冲任、胞脉,气机不畅,则月经后期、量少,甚则停闭;脾虚痰湿不化,下注冲任则带下量多;湿困子宫,则不能摄精成孕;痰湿内困,清阳不升,浊阴不降则头晕胸闷,喉间多痰;痰湿流滞于经隧不去则四肢倦怠,疲乏无力;肾虚精血不荣,则头晕耳鸣,腰膝酸软;舌体胖大,色淡,苔厚腻,脉沉滑为痰湿内盛之象。

[治疗法则]补益肾气,化痰除湿,通络调经。

(1)常用中成药:金匮肾气丸合二妙丸。

(2)简易药方:金匮肾气丸合苍附导痰丸(《万氏妇人科》)。桂枝10g,制附子6g,熟地黄15g,山药15g,山萸肉15g,牡丹皮12g,泽泻10g,苍术10g,香附15g,胆南星10g,枳壳15g,半夏10g,陈皮10g,茯苓15g,甘草6g,生姜3片。诸药煎煮2次,煎液混合后分2次服用。连服7d后复诊。

若月经不行,为顽痰闭塞,可加浙贝母、海藻、石菖蒲软坚散结,化痰开窍。痰湿已化,血滞不行加川芎、当归活血通络。脾虚痰湿不化加白术、党参以健脾祛湿。胸膈满闷加郁金、薤白以行气解郁。

4.肾虚肝郁证

[主要证候]月经至期不行或后期量少,经行有块,甚则经闭不孕。精神抑郁,心烦易怒,头晕耳鸣,腰膝疲软,小腹胀满拒按,或胸胁满痛,乳房胀痛。舌体黯红有瘀点、瘀斑,脉沉弦涩。

[证候分析]情志内伤,或外邪内侵,气机郁结,经脉瘀阻,病及冲任,则月经后期,或经闭不孕;情志伤肝,肝气郁结,则精神抑郁,心烦易怒,胸胁小腹满闷,乳房胀痛;血行阻滞,经脉不畅则疼痛不适。舌体黯红,有瘀点、瘀斑,脉沉弦涩为气滞血瘀之象。

［治疗法则］行气活血，祛瘀通经。

(1)常用中成药：加味逍遥丸、少腹逐瘀颗粒、血府逐瘀口服液。

(2)简易药方：膈下逐瘀汤(《医林改错》)。当归 15g，川芎 15g，桃仁 10g，五灵脂 10g，牡丹皮 15g，赤芍 15g，乌药 10g，延胡索 10g，甘草 6g，香附 15g，红花 10g，枳壳 10g。诸药煎煮 2次，煎液混合后分 2 次服用。连服 7d 后复诊。

若血瘀，见小腹凉，四末不温，为内有寒凝，酌加肉桂、巴戟天、淫羊藿以温阳通脉。

五、临证心得

1. 诊断要点　闭经及月经后期的育龄期女性，应当注意先排除妊娠相关疾病等，另外多囊卵巢综合征应与卵泡膜细胞增殖症、卵巢男性化肿瘤、肾上腺皮质增生或肿瘤等鉴别，以免延误病情。

2. 辨证要点　多囊卵巢综合征的主要症状是闭经或月经错后，渐至闭经，故其辨证主要根据全身症状结合月经期、量、色、质，伴随症状，舌脉，素体情况及病史综合分析。

3. 治疗要点　重视调整生活方式，减轻体重以协助改善内分泌功能。有目的地针对患者特点，分别按中医、西医治疗作用的特点有机结合。这样可以发挥各自治疗的优点，获得比单用中医或西医治疗更好的效果。

(史艳馨)

第六节　痛经

凡在经期或经行前后，出现周期性小腹疼痛，或痛引腰骶，甚至剧痛晕厥者，称为"痛经"，亦称"经行腹痛"。

西医学把痛经分为原发性痛经和继发性痛经，前者又称功能性痛经，系指生殖器官无明显器质性病变者，后者多继发于生殖器官某些器质性病变，如盆腔子宫内膜异位症、子宫腺肌病、盆腔炎性疾病后遗症等。本节讨论的痛经，包括西医学的原发性痛经和继发性痛经。功能性痛经容易痊愈，器质性病变导致的痛经病程较长，缠绵难愈。中医治疗原发性痛经疗效确切，不良反应小；对继发性痛经改善症状及不良反应方面也有西医不可比拟的明显优势。目前，中医综合治疗(包括中药口服、中药保留灌肠、中药离子导入、中药外敷等)痛经(原发及继发性痛经)为研究热点。

一、病因病机

本病的发生与冲任、胞宫的周期性生理变化密切相关。主要病机在于邪气内伏或精血素亏，更值经期前后冲任二脉气血的生理变化急骤，导致胞宫的气血运行不畅，"不通则痛"；或胞宫失于濡养，"不荣则痛"，故使痛经发作。常见的分型有气滞血瘀、寒凝血瘀、湿热瘀结、肾气亏损和气血虚弱(图 10—7)。

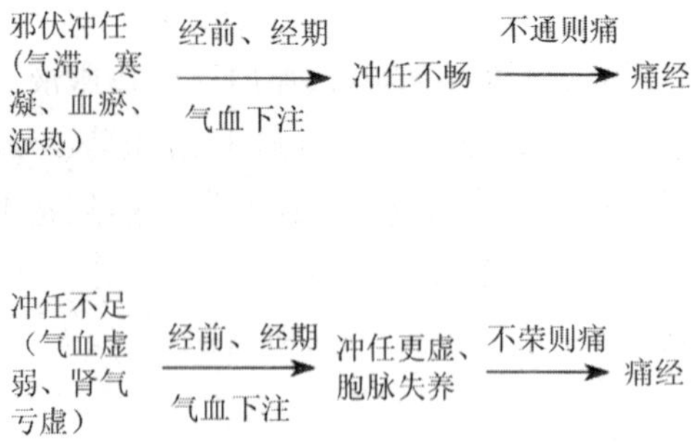

图 10-7　痛经病因病机

1. 气滞血瘀　素性抑郁，或忿怒伤肝，肝郁气滞，气滞血瘀，或经期产后，余血内留，蓄而成瘀，瘀滞冲任，血行不畅，经前、经时气血下注冲任，胞脉气血更加壅滞，"不通则痛"，发为痛经。

2. 寒凝血瘀　经期产后，感受寒邪，或过食寒凉生冷，寒客冲任，与血搏结，以致气血凝滞不畅，经前、经时气血下注冲任，胞脉气血更加壅滞，"不通则痛"，发为痛经。

3. 湿热瘀结　素有湿热内蕴，或经期产后，感受湿热之邪，与血搏结，稽留于冲任、胞宫，以致气血凝滞不畅，经行之际，气血下注冲任，胞宫气血更加壅滞，"不通则痛"，发为痛经。

4. 肾气亏损　先天肾气不足，或房劳多产，或久病虚损，伤及肾气，肾虚则精亏血少，冲任不足，经行血泄，胞宫气血愈虚，失于濡养，"不荣则痛"发为痛经。

5. 气血虚弱　素体虚弱，气血不足，或大病久病，耗伤气血，或脾胃虚弱，化源不足，气虚血少，经行血泄，冲任气血更虚，胞宫失于濡养，"不荣则痛"发为痛经。

二、诊断

根据病史、临床表现、检查等可以明确诊断，

1. 病史　见伴随月经周期规律性发作的小腹疼痛为主症史，或有经量异常、不孕、放置宫内节育器、盆腔炎性疾病等病史。

2. 临床表现　腹痛多发生在经前 1～2d，行经第 1d 达高峰，可呈阵发性痉挛性或胀痛伴下坠感，严重者可放射到腰骶部、肛门、阴道、股内侧，甚至可见面色苍白、出冷汗、手足发凉等晕厥之象。但无论疼痛程度如何，一般不伴腹肌紧张或反跳痛。也有少数于经血将净或经净后 1～2d 开始觉腹痛、后腰痛者。

3. 检查　①妇科检查：无阳性体征者属功能性痛经；如盆腔内有粘连、包块、结节或增厚者，可能是盆腔炎症、子宫内膜异位症等病所致。部分患者可见子宫体极度屈曲或宫颈口狭窄。②辅助检查：超声检查、腹腔镜、子宫输卵管碘油造影、宫腔镜检查有助于明确痛经的原因。

三、鉴别诊断

阴道出血伴腹痛的育龄期女性，应当注意先排除妊娠相关疾病等，另外痛经应与发生在经期或于经期加重的内、外、妇诸学科引起腹痛症状的疾病如急性阑尾炎、结肠炎、膀胱炎、卵巢囊肿蒂扭转等鉴别（表 10-9）。

表10-9 痛经与其他疾病的鉴别

病名	疼痛特点	临床表现	妇科检查	辅助检查
痛经	伴随月经周期出现的周期性腹痛	经行前后腹痛或下坠胀痛,或外阴、肛门坠痛,严重则面色苍白,冷汗,手足凉,甚则晕厥。一般无腹肌紧张或反跳痛	无阳性体征者为功能性痛经。继发性痛经可扪及子宫均匀增大或附件区囊性包块	B超可发现盆腔有包块、结节或子宫体增大,腹腔镜、宫腔镜检查及子宫输卵管造影有助于明确痛经的原因
先兆流产	妊娠期间下腹痛	妊娠后下腹痛,或伴阴道出血,或伴腰酸小腹下坠等症状	子宫颈口未开,胎膜未破,子宫大小与停经月份符合	尿妊娠试验阳性。血HCG、P升高。B超可见完整胎囊,或有胎心、胎动存在
异位妊娠	未破时可无腹痛或偶有轻微下腹隐痛。发生破裂或流产则突感一侧下腹部撕裂样或刀割样疼痛	未破时可仅有早孕反应。破裂则出现腹痛、阴道出血、晕厥与休克。下腹明显压痛及反跳痛,肌紧张较轻,叩诊或可出现浊音	未破裂则子宫略大稍软;破裂时后穹窿饱满触痛,宫颈抬举痛和摇摆痛明显	血HCG升高。B超宫内未见孕囊,宫外有低回声区或混合性包块,子宫直肠窝有积液。诊刮未见绒毛。阴道后穹窿穿刺出不凝血
卵巢囊肿蒂扭转、囊肿破裂	突发一侧腹痛明显,一般发生于剧烈活动后或体位改变后	突发一侧腹痛剧烈,或伴膜刺激征。下腹一侧有明显固定压痛点	可扪及一侧附件区包块,压痛明显或无明显边界包块,压痛	B超可发现一侧包块,蒂部血流改变;或有低、无回声包块,盆腔积液
盆腔炎	下腹痛,经前或经期加重	急性者下腹痛伴发热,分泌物增多,或伴恶心、呕吐、膀胱刺激征、排便困难、腹膜刺激征。非急性期则有疲乏等全身症状,下腹痛或腰痛,月经异常或不孕等	大量脓性分泌物,宫颈举痛,子宫压痛,附件区增厚压痛。或可扪及附件包块	B超显示或有盆腔包块,可有盆腔积液
泌尿系感染	排尿时淋漓涩痛,排尿时或后明显	尿频、尿急、尿痛或尿血	尿道口可充血	尿常规检查有白细胞、红细胞,甚至脓细胞。尿细菌培养有致病菌
结肠炎	左下腹或小腹隐痛或绞痛,便后缓解	反复发作腹痛、腹泻、黏液便或脓血便。可有消瘦、乏力等	无异常	粪常规有红细胞、白细胞、黏液或有巨噬细胞。钡剂放射线和内镜检查有相应表现
急性阑尾炎	转移性右下腹痛	转移性右下腹痛,伴发热;麦氏点压痛、反跳痛、肌紧张。结肠充气征阳性	子宫附件无明显异常	血常规白细胞、中性粒细胞升高B超阑尾区有渗出或有包块

四、辨证治疗

本病以伴随月经来潮而周期性小腹疼痛作为辨证要点,根据其疼痛发生的时间、部位、性质、喜按或拒按等不同情况,明辨其虚实寒热,在气在血。一般痛在经前、经期,多属实;痛在经后、经期,多属虚。痛胀俱甚、拒按,多属实;隐隐作痛、喜揉喜按,多属虚。得热痛减多为寒,得热痛甚多为热。痛甚于胀多为血瘀,胀甚于痛多为气滞。痛在两侧少腹病多在肝,痛连腰际病多在肾。其治疗大法以通调气血为主。

1. 气滞血瘀证

[主要证候]经前或经期小腹胀痛拒按,胸胁、乳房胀痛,经行不畅,经色紫黯有块,块下痛减,舌紫黯,或有瘀点,脉弦或弦涩有力。

[证候分析]肝郁气滞,瘀滞冲任,气血运行不畅,经前、经时,气血下注冲任,胞宫气血更加壅滞,"不通则痛",故经行小腹胀痛拒按;肝气郁滞,故胸胁、乳房胀痛;冲任气滞血瘀,故经行不畅,经色紫黯有块;血块排出后,胞宫气血运行稍畅,故腹痛减轻。舌紫黯或有瘀点,脉弦或弦涩有力,也为气滞血瘀之征。

[治疗法则]行气活血,祛瘀止痛。

(1)常用中成药:血府逐瘀胶囊、丹七片、妇女痛经丸、元胡止痛片(胶囊、颗粒、滴丸)、丹莪煎膏、桂枝茯苓胶囊、散结镇痛胶囊、调经丸、益母冲剂、痛经口服液、痛经灵颗粒、七制香附丸、通经甘露丸。

(2)简易药方:膈下逐瘀汤(《医林改错》)。当归10g,川芎10g,赤芍15g,桃仁10g,红花10g,枳壳15g,延胡索15g,五灵脂12g,乌药12g,香附12g,牡丹皮15g,甘草6g。煎煮2次,煎液混合后分2次服用。连服7d后复诊。

2. 寒凝血瘀证

[主要证候]经前或经期小腹冷痛拒按,得热则痛减,经血量少,色黯有块,畏寒肢冷,面色青白,舌黯,苔白,脉沉紧。

[证候分析]寒客冲任,血为寒凝,瘀滞冲任,气血运行不畅,经行之际,气血下注冲任,胞宫气血壅滞,"不通则痛",故痛经发作;寒客冲任,血为寒凝,故经血量少,色黯有块;得热则寒凝暂通,故腹痛减轻;寒伤阳气,阳气不能敷布,故畏寒肢冷,面色青白。舌黯,苔白,脉沉紧,为寒凝血瘀之征。

[治疗法则]温经散寒,祛瘀止痛。

(1)常用中成药:少腹逐瘀颗粒、温经丸、艾附暖宫丸、田七痛经胶囊。

(2)简易药方:少腹逐瘀汤(《医林改错》)或温经汤(《妇人大全良方》)。小茴香6g,干姜10g,延胡索15g,没药10g,当归10g,川芎15g,官桂6g,赤芍15g,蒲黄(包煎)15g,五灵脂15g。水煎煮2次,煎液混合后分2次服用。连服7d后复诊。

3. 湿热瘀结证

[主要证候]经前或经期小腹灼痛拒按,痛连腰骶,或平时小腹痛,至经前疼痛加剧,经量多或经期长,经色紫红,质稠或有血块,平素带下量多,黄稠臭秽,或伴低热,小便黄赤,舌红,苔黄腻,脉滑数或濡数。

[证候分析]湿热蕴结冲任,气血运行不畅,经行之际气血下注冲任,胞宫气血壅滞,"不通则痛",故痛经发作;湿热瘀结胞脉,胞脉系于肾,故腰骶坠痛,或平时小腹痛,至经前疼痛加剧;湿热伤于冲任,迫血妄行,故经量多,或经期长;血为热灼,故经色紫红,质稠或有血块;湿热下注,伤于带脉,带脉失约,故带下量多,黄稠臭秽;湿热熏蒸,故低热,小便黄赤。舌红,苔黄腻,脉滑数或濡数,为湿热瘀结之征。

［治疗法则］清热除湿，化瘀止痛。

(1)常用中成药：妇科千金片(胶囊)、妇乐颗粒、金刚藤片(糖浆)、调经止带丸、二妙丸。

(2)简易药方：清热调血汤(《古今医鉴》)加红藤、败酱草、薏苡仁。牡丹皮 15g，黄连 6g，生地黄 15g，当归 10g，白芍 15g，川芎 15g，红花 10g，桃仁 10g，延胡索 15g，莪术 15g，香附 12g，红藤 15g，败酱草 15g，薏苡仁 15g。水煎煮 2 次，煎液混合后分 2 次服用。连服 7d 后复诊。

4.肾气亏损证

［主要证候］经期或经后小腹隐隐作痛，喜按，月经量少，色淡质稀，头晕耳鸣，腰酸腿软，小便清长，面色晦黯，舌淡，苔薄，脉沉细。

［证候分析］肾气本虚，精血不足，经期或经后，精血更虚，胞宫、胞脉失于濡养，故小便隐隐作痛，喜按；肾虚冲任不足，血海满溢不多，故月经量少，色淡质稀；肾精不足，不能上养清窍，故头晕耳鸣；肾亏则外府失养，故腰酸腿软；肾气虚，膀胱气化失常，故小便清长。面色晦黯，舌淡苔薄，脉沉细，也为肾气亏损之征。

［治疗法则］补肾填精，养血止痛。

(1)常用中成药：六味地黄丸、安坤赞育丸、参茸白凤丸。

(2)简易药方：调肝汤(《傅青主女科》)。当归 10g，白芍 15g，山茱萸 15g，巴戟天 15g，甘草 6g，山药 15g，阿胶 10g。水煎煮 2 次，煎液混合后分 2 次服用。连服 7d 后复诊。

5.气血虚弱证

［主要证候］经期或经后小腹隐痛喜按，月经量少，色淡质稀，神疲乏力，头晕心悸，失眠多梦，面色苍白，舌淡，苔薄，脉细弱。

［证候分析］气血本虚，经血外泄，气血更虚，胞宫、胞脉失于濡养，故经期或经后小腹隐痛喜按；气血虚冲任不足，血海满溢不多，故月经量少，色淡质稀；气虚中阳不振，故神疲乏力；血虚不养心神，故心悸，失眠多梦；气血虚不荣头面，故头晕，面色苍白。舌淡，苔薄，脉细弱，也为气血虚弱之征。

［治疗法则］补气养血，和中止痛。

(1)常用中成药：八珍益母丸(胶囊)、乌鸡白凤丸(胶囊、片)、当归调经丸、养荣百草丸、养血调经膏。

(2)简易药方：黄芪建中汤(《金匮要略》)加当归、党参。黄芪 15g，白芍 15g，桂枝 10g，炙甘草 6g，生姜 3 片，大寒 2 枚，饴糖 10g，当归 10g，党参 15g。水煎煮 2 次，煎液混合后分 2 次服用。连服 7d 后复诊。

五、临证心得

1.诊断要点 阴道出血伴腹痛的育龄期女性，应当注意先排除妊娠相关疾病等，另外，痛经应与发生在经期或于经期加重的内、外、妇诸学科引起腹痛症状的疾病如急性阑尾炎、结肠炎、膀胱炎、卵巢囊肿蒂扭转等鉴别。

2.辨证要点 痛经的主要症状是经来腹痛，故其辨证主要根据疼痛的时间、性质、部位、程度,结合月经期、量、色、质,伴随症状,舌脉,素体情况及病史综合分析。临床中,痛经实证多而虚证少,也有证情复杂,实中有虚、虚中有实、虚实夹杂者,需要知常达变。

3.治疗要点　中医治疗原发性痛经疗效确切,不良反应小;对继发性痛经改善症状及不良反应方面也有西医不可比拟的明显优势。临证时应注意:①痛经的具体治疗方面可以分经期及非经期进行。月经期重在调血止痛以治标为主,平时辨证求因而治本为主,标本兼治贯穿始终,治疗时,应注意选择最佳时机。如实证一般疼痛在经前或经行初期,故治疗宜选择在经前5～10d,甚或在氤氲期后,用药方面以疏通气血为主,可酌情加止痛药物;虚证者多痛在经行后期或经净后数日,故治疗以经后期开始为宜,一般以调理冲任、调和气血为主。②临床应注意心理疏导,耐心消除紧张的心理,给予适当的安慰;同时注意告知经期的正确调护,如避免寒冷饮食及环境,避免情绪波动,避免游泳、涉水等。这些有利于本病的症状缓解。③对于继发性痛经,如果子宫腺肌瘤或卵巢巧克力囊肿直径大于5cm,或肿物不大,但腹痛剧烈难忍,经药物非手术治疗无效的,且患者已无生育要求,则应行手术治疗,避免延误病情,并能提高生活质量。

(史艳馨)

第七节　子宫内膜异位症

子宫内膜异位症是指有生长功能的子宫内膜出现于正常子宫内壁以外的部位。本病发生的高峰在30～40岁。子宫内膜异位的实际发生率远较临床所见为高。在因妇科其他病行剖腹探查时及对切除的子宫附件标本仔细做病理检查,可发现20%～25%患者有异位的子宫内膜。

中医学古文献中无"子宫内膜异位症"病名记载,但根据其主要临床表现可归属于中医"痛经""癥瘕""不孕"等范畴。

一、病因病机

正常情况下,子宫内膜覆盖于子宫体腔面,如因某种因素,使子宫内膜在身体其他部位生长,即可成为子宫内膜异位症。异位的子宫内膜,在月经周期中受卵巢激素的影响,亦可出现增生或分泌期改变,但这种形态上完全良性的内膜组织却可像恶性肿瘤一样播散、种植与转移,而这种病变的发生、发展和消散又是在内分泌功能控制下进行的。这种异位的内膜在组织学上不但有内膜的腺体,且有内膜间质围绕;在功能上随雌激素水平而有明显变化,即随月经周期而变化,但仅有部分受孕激素影响,能产生少量"月经"而引起种种临床现象。内异症虽为良性病变,但具有类似恶性肿瘤的局部种植、浸润生长及远处转移能力。

中医学认为,本病多由外邪入侵、情志内伤、素体因素或手术损伤等原因,导致机体脏腑功能失调,冲任损伤,气血失和,血液离经,瘀血形成,留结于下腹而发病。瘀血阻滞,脉络不通,则见痛经;瘀积日久,形成癥瘕;瘀血阻滞胞宫,两精不能结合,以致不孕;瘀血不去,新血不能归经,因而月经量多或经期延长。总之,本病的关键在于瘀,而导致瘀血形成的原因,又有虚实寒热的不同(图10－8)。

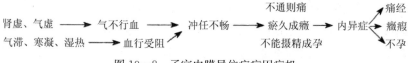

图10－8 子宫内膜异位症病因病机

1.肾虚血瘀 先天肾气不足,或房劳多产,或久病虚损,伤及肾气,肾虚则精亏血少冲任不足,经行血泻,胞宫愈虚,失于濡养,"不荣则痛",故痛经。损伤肾气,冲任虚衰,胞宫失于濡养,不能摄精成孕。

2.气虚血瘀 素体虚弱,气血不足,或大病久病,耗伤气血,或脾胃虚弱,化源不足气虚血少,经行血泻,冲任气血更虚,胞宫失于濡养,"不荣则痛",故痛经。损伤脾气,中气不足,冲任不固,血失统摄,以致经行量多。忧思伤脾,气虚而血滞,使瘀血留滞,瘀血内停,渐积成癥。

3.气滞血瘀 素性抑郁,或忿怒伤肝,肝郁气滞,气滞血瘀;经期产后,余血内留,蓄而成瘀,瘀滞冲任,血行不畅,经前、经时气血下注冲任,气血更加壅滞,"不通则痛",故痛经。七情过极,郁而化热,热扰冲任,迫血妄行,以致经量增多。情志不畅,肝气郁结,疏泄失常,血气不和,冲任不能相资,以致不能摄精成孕。暴怒伤肝,气逆血留;七情过极,肝气郁结,气血运行受阻,滞于胞宫,结块积于小腹,成为癥瘕。

4.寒凝血瘀 经期产后,感受寒邪,或过食寒凉生冷,寒客冲任,与血搏结,以致气血凝滞不畅,经前、经时气血下注冲任,胞宫气血更加壅滞,"不通则痛",故痛经。经期产后余血未净之际,涉水感寒,或不禁房事,瘀阻胞宫,以致不能摄精成孕。经期产后,胞脉空虚,加之房事不洁,或外邪侵袭,凝滞气血,积而成癥。

5.湿热蕴结 素有湿热内蕴,或经期产后,感受湿热之邪,与血搏结,稽留于冲任、胞宫,以致气血凝滞不畅,经行之际,气血下注冲任,胞宫气血更加壅滞,"不通则痛",故痛经。素体阳盛,或喜食辛辣,或感受热邪,或七情过极、郁而化热,热扰冲任,迫血妄行,以致经量增多。或感染湿热邪毒,入里化热,毒热与血搏结,瘀阻冲任,结于胞宫,而成癥瘕。

二、诊断

1.病史 有继发性进行性痛经和不孕史,常有月经过多或经期延长、性交痛及大便坠胀等。

2.临床表现

(1)不孕:子宫内膜异位症患者常伴有不孕。根据天津、北京两地报道,原发性不孕占41.5％～43.3％,继发性不孕占46.6％～47.3％。不孕与内膜异位症的因果关系尚有争论,盆腔内膜异位症常可引起输卵管周围粘连影响拾卵或导致管腔堵塞。或因卵巢病变影响排卵的正常而造成不孕。

(2)月经量过多:子宫内膜异位症患者月经量往往增多,经期延长。可能由于内膜增多所致,但多伴有卵巢功能失调。

(3)痛经:为一常见而突出的症状,多为继发性。可发生在月经前、月经时及月经后。有的痛经较重难忍,需要卧床休息或用药物镇痛。疼痛常随着月经周期而加重。受雌激素水平影响,使异位的子宫内膜增生、肿胀,如再受孕激素影响则出血,刺激局部组织,以致疼痛。月经过后,异位内膜逐渐萎缩而痛经消失。此外,在盆腔子宫内膜异位症中,可查出许多炎症过程,很可能局部的炎症过程伴有活跃的腹膜病变,从而产生前列腺素、激肽和其他肽类物质引起疼痛或触痛。但疼痛程度往往不能反映出腹腔镜检查所查出的疾病程度。临床上子宫内膜异位显著,但无痛经者,占 25% 左右。另外,妇女的心理状况也能影响痛觉。

(4)性交疼痛:发生于子宫直肠窝、阴道直肠隔的子宫内膜异位症,使周围组织肿胀而影响性生活,月经前期性交痛加重。

(5)大便坠胀:一般发生在月经前期或月经后,患者感到粪便通过直肠时疼痛难忍,而其他时间并无此感觉,为子宫直肠窝及直肠附近子宫内膜异位症的典型症状。偶见异位内膜深达直肠黏膜,则有月经期直肠出血。子宫内膜异位病变围绕直肠形成狭窄者有里急后重及梗阻症状,故与癌瘤相似。

(6)膀胱症状:多见于子宫内膜异位至膀胱者,有周期性尿频、尿痛症状;侵犯膀胱黏膜时,则可发生周期性血尿。腹壁瘢痕及脐部的子宫内膜异位症则出现周期性局部肿块及疼痛。

(7)其他部位子宫内膜异位症:皮肤下或瘢痕内子宫内膜异位症时可出现周期性结节、肿块,并有触痛,或出现周期性局部破溃,流暗红色分泌物,经后自然好转;肺部子宫内膜异位时出现周期性咯血,后鼻黏膜子宫内膜异位时出现周期性鼻衄。

3. 妇科检查　典型的子宫内膜异位症妇科体征:在子宫后上方或骶骨韧带处触及一个或数个大小不等的硬结,固定而有压痛,经前结节增大,触痛更明显,子宫大小多正常,但多数后倾固定。如合并子宫肌瘤或子宫腺肌病时子宫体增大;卵巢的子宫内膜异位症,常可在子宫的一侧或两侧扪及囊肿,壁稍厚,张力大,与周围组织紧密粘连,并有明显触痛,经前 1~2d,尤其在经期囊肿增大,触痛更明显;宫颈内膜异位时,宫颈表面可见紫蓝色结节,月经期有渗血、出血;阴道内膜异位时可在阴道壁或穹窿部,特别是后穹窿可见紫蓝色结节,或呈息肉样突起,经期可伴有表面出血。

4. 辅助检查　①B超检查:对卵巢子宫内膜异位囊肿诊断有一定帮助。②实验室检查:CA_{125}值轻度升高但未超 200U/mL。③子宫输卵管碘油造影:因子宫内膜异位症较少累及输卵管黏膜,故输卵管往往是通畅的,以此可与盆腔炎症鉴别。④腹腔镜检查:是目前确诊子宫内膜异位症最有诊断价值的重要方法。镜检直视盆腔有内膜异位病灶即可诊断。⑤药物治疗性诊断:当怀疑子宫内膜异位症而不具备上述检查手段时可采用药物治疗性诊断,即用达那唑、雄激素、孕激素连服 1~3 个月,如疼痛明显减轻,结节或肿块缩小,变软,也可帮助子宫内膜异位症的诊断。⑥活体组织检查:对可疑病灶部位做活体组织切片病理检查可明确诊断,适用于各个部位,尤其是对阴道、宫颈、皮肤、瘢痕等处浅表病灶。⑦直肠镜或乙状镜检查:怀疑肠道子宫内膜异位症时应用此项检查,可在直视下取活体组织检查以明确诊断。⑧膀胱镜检查:怀疑膀胱子宫内膜异位症时采用膀胱镜检查,可在直视下取活体组织检查以确诊。⑨剖腹探查:如条件所限不具备上述辅助检查,或腹腔镜检失败,为尽早明确诊断,可采用剖腹探查术。

三、鉴别诊断

见表10-10。

表10-10 子宫内膜异位症与其他疾病的鉴别

病名	临床表现、体征	妇科检查	辅助检查
子宫内膜异位症	1.许多患者有不同程度的盆腔疼痛疼痛包括①痛经:典型者为继发性,并渐进性加重。②非经期腹痛:慢性盆腔痛。③性交痛以及排便疼痛等。④卵巢内异囊肿破裂可引起急性腹痛。2.不孕:约40%的患者合并不孕。3.月经异常。4.盆腔包块	子宫常为后位、活动度差;宫骶韧带、直肠子宫陷凹或后穹窿触痛结节;可同时存在附件囊性不活动包块	B超附件区无回声包块,内有强光点。CA125水平多为轻中度升高
卵巢良性肿瘤	肿瘤较小,多无症状,常在妇科检查时偶然发现;当肿瘤长大时,可感腹胀。腹部或可扪及包块,但大多为囊性,表面光滑,活动,可出现压迫症状	附件或可扪及囊性包块,表面光滑、活动,与子宫无粘连	单纯性囊肿,B超多见液性暗区
卵巢恶性肿瘤	早期无症状;有症状时主要表现为持续性腹痛、腹胀;病情发展快,一般情况差。盆腔除发现包块外,往往伴有腹水;有时可在腹股沟、腋下或锁骨上触及肿大的淋巴结	可在双侧附件扪及实性或囊实性、表面凹凸不平、活动差的包块,与子宫边界不清	B超见液性暗区内有杂乱光团、光点、肿块边界不清。CA125可以>200U/mL;病理检查可确诊
盆腔炎性包块	多有急性或反复发作的盆腔感染病史;盆腔痛无周期性,呈持续性下腹疼痛	子宫常呈后位,活动受限或固定;可在子宫一侧或两侧触及增粗的条索状物,可有轻压痛;或可于子宫两侧触及囊性肿物,活动多受限	B超可见输卵管增粗、输卵管积液,伴或不伴盆腔积液,输卵管、卵巢肿块。腹腔镜检查可见盆腔炎性疾病征象
子宫腺肌病	其主症痛经与内异症相似,但部位多见下腹正中且程度更剧	妇科检查宫体呈均匀性增大,质硬,经期触痛明显	B超可见子宫呈球形增大,弥漫性腺肌病子宫肌层回声弥漫性增强,局限性腺肌病病灶与正常子宫肌层无明显分界

四、辨证治疗

1.肾虚血瘀证

[主要证候]经期或经后腹痛,腰部酸胀,月经量或多或少,或有血块,不孕,头晕目眩,大便不实,小便频数;舌质淡暗或有瘀点、瘀斑,舌苔薄白,脉沉细而涩。

[证候分析]肾虚之体,或房劳多产,或房室不节,或屡伤胎、堕胎,精血暗耗,胞脉虚损;血离经脉,流注胞外,瘀阻冲任,故少腹冷痛或刺痛。瘀阻胞宫,不能摄精成孕,故婚久不孕。腰为肾之外府,肾虚腰府失养,则腰膝酸软。肾主骨生髓,髓海空虚,则头晕耳鸣。舌略胖,紫黯,有瘀斑,脉沉细涩亦为肾虚瘀阻之象。

[治疗法则]补肾温阳,化瘀消癥。

(1)常用中成药:归肾丸合桂枝茯苓丸。

(2)简易药方:归肾丸(《景岳全书》)合桃红四物汤(《医宗金鉴》)加减。熟地黄 15g,山药 15g,山茱萸 15g,茯苓 15g,当归 15g,杜仲 15g,桃仁 10g,红花 10g,川芎 10g,白芍 15g,赤芍 15g。水煎煮 2 次,煎液混合后分 2 次服用。连服 7d 后复诊。

2.气虚血瘀证

[主要证候]经期或经后腹痛,喜按喜温,肛门坠胀,大便不实,神疲乏力,面色不华,月经量或多或少,色淡暗质稀,有块;舌体胖,舌质淡紫或有瘀点,苔薄白,脉细弱无力。

[证候分析]气血不足,冲任亦虚,经行之后,血海更虚,子宫、冲任失于濡养,故经期或经后小腹隐隐作痛,喜按,气虚下陷则空坠不适;气血两虚血海未满而溢,故经量少,色淡,质清稀;舌淡、脉细无力皆为气血不足之象。

[治疗法则]益气补阳,活血祛瘀。

(1)常用中成药:八珍益母丸(胶囊)、乌鸡白凤丸(胶囊、片)、当归调经丸。

(2)简易药方:八珍益母丸(《古今医统》)加减。党参 15g,白术 15g,茯苓 15g,当归 15g,川芎 15g,赤芍 15g,丹参 15g,益母草 15g,生黄芪 15g,生甘草 6g。水煎煮 2 次,煎液混合后分 2 次服用。连服 7d 后复诊。

3.气滞血瘀证

[主要证候]经前或经期小腹胀痛,拒按,经行不畅有块,血块排出后疼痛减轻,或不孕,经前乳房胀痛,两胁胀痛,精神抑郁或烦躁易怒;舌紫暗或有瘀点,脉弦或弦滑。

[证候分析]情志不畅,肝气郁结,木失条达,气滞血停,瘀积冲任,冲任不畅,不通则痛,故经来腹痛。瘀阻冲任,渐以成癥,则腹中结块。脉弦、舌质紫暗瘀点等均为气滞血瘀之征。

[治疗法则]疏肝理气,活血祛瘀。

(1)常用中成药:血府逐瘀胶囊、桂枝茯苓胶囊、散结镇痛胶囊、元胡止痛胶囊。

(2)简易药方:膈下逐瘀汤(《医林改错》)加减。当归 15g,赤芍 15g,川芎 10g,桃仁 10g,红花 10g,枳壳 15g,延胡索 15g,五灵脂 15g,牡丹皮 10g,乌药 15g,香附 10g,炙甘草 6g。若气滞为主,胀甚于痛者加川楝子 10g;血瘀为主,痛甚于胀,加用蒲黄 15g,重用五灵脂 20g;疼痛剧烈加全蝎 3 条,三棱 15g,莪术 15g;有癥瘕加血竭 3g,穿山甲(代)15g,皂角刺 20g,三棱 15g,莪术 15g;月经量多加蒲黄 15g,茜草 15g,三七面(冲服)3g。水煎煮 2 次,煎液混合后分 2 次服用。连服 7d 后复诊。

4.寒凝血瘀证

[主要证候]经前或经期小腹冷痛,得热痛减,经量少,色暗黑有块,块下痛减,形寒畏冷,面色苍白,痛甚则呕恶,或不孕;舌暗,苔白,脉弦紧。

[证候分析]寒客冲任,血为寒凝,瘀滞冲任,气血运行不畅,经行之际,气血下注冲任,胞宫气血壅滞,"不通则痛",故痛经发作;寒客冲任,血为寒凝,故经血量少,色黯有块;得热则寒凝暂通,故腹痛减轻;寒伤阳气,阳气不能敷布,故畏寒肢冷,面色青白。舌黯,苔白,脉沉紧,为寒凝血瘀之征。

[治疗法则]温经散寒,活血祛瘀。

(1)常用中成药:少腹逐瘀颗粒、温经丸、艾附暖宫丸、田七痛经胶囊。

(2)简易药方:少腹逐瘀汤(《医林改错》)加减。小茴香 6g,干姜 3g,延胡索 15g,五灵脂 12g,没药 10g,川芎 10g,当归 20g,蒲黄 15g,官桂 6g,赤芍 15g。水煎煮 2 次,煎液混合后分 2 次服用。连服 7d 后复诊。

5.湿热蕴结证

[主要证候]经前或经期小腹灼痛拒按,痛连腰骶,或平时小腹痛,至经前疼痛加剧,经量多或经期长,经色紫红,质稠或有血块,平素带下量多,黄稠臭秽,或伴低热,小便黄赤;舌红,苔黄腻,脉滑数或濡数。

[证候分析]湿热蕴结冲任,气血运行不畅,经行之际气血下注冲任,胞宫气血壅滞,"不通则痛",故痛经发作;湿热伤于冲任,迫血妄行,故经量多,或经期长;血为热灼,故经色紫红,质稠或有血块;湿热下注,伤于带脉,带脉失约,故带下量多,黄稠臭秽;湿热熏蒸,故低热,小便黄赤。舌红,苔黄腻,脉滑数或濡数,为湿热瘀结之征。

[治疗法则]清热除湿,化瘀止痛。

(1)常用中成药:妇科千金片、妇乐颗粒、金刚藤片、调经止带丸。

(2)简易药方:清热调血汤(《古今医鉴》)加红藤、败酱草、薏苡仁牡丹皮15g,黄连6g,生地黄15g,当归10g,白芍15g,川芎15g,红花10g,桃仁10g,延胡索15g,莪术15g,香附12g,红藤15g,败酱草15g,薏苡仁15g。水煎煮2次,煎液混合后分2次服用。连服7d后复诊。

五、临证心得

1.诊断要点　子宫内膜异位症患者痛经是由于经期异位灶出血而疼痛,特点为继发性痛经,进行性加重,以下腹及肛门坠痛明显,多于经前数天即有腹痛,出血时更重,持续至经后才消失,疼痛逐渐加剧,重者不能忍受。如果病变累及子宫肌层,影响子宫收缩或因卵巢病变引起内分泌紊乱会造成月经量过多。不孕多为继发性,主要是因盆腔内粘连,输卵管闭塞和盆腔化学环境改变所致;妇检随病变部位、范围及程度而有所不同,子宫呈不同程度的增大,常后倾屈,活动受限,盆腔有粘连。卵巢可因积血形成巧克力囊肿,与周边组织紧密粘连,固定于阔韧带后叶或直肠子宫陷窝。在宫骶韧带或后穹窿处有明显触痛,并可触及不规则结节,经期变软,增大,有时在阴道宫颈或手术瘢痕处可见紫蓝色结节,经期更明显。腹腔镜检查是诊断的金标准。还须与子宫腺肌病、盆腔炎及卵巢良恶性肿瘤相鉴别。

2.辨证要点　胞宫藏泻功能的生理表现为:平时藏而不泻,月经期泻而不藏,定期将经血排出体外。若心情抑郁、劳伤气血、房事不节或手术创伤等,导致冲任损伤,胞宫藏泻功能异常,月经期经血虽有所泻,但部分经血不循常道而逆行,以致"离经之血"蓄积体内而成瘀血。瘀血阻滞不去,新血无以归经,则产生疼痛。瘀血为本病之病理产物,又为本病之病因病机。"瘀"是产生内膜异位的关键子宫内膜异位症的主要症状是疼痛,故其辨证主要根据疼痛的时间、性质、部位、程度,结合月经期、量、色、质,伴随症状,舌脉,素体情况及病史综合分析。临床中多证情复杂,实中有虚、虚中有实、虚实夹杂者,需要知常达变。对于无痛经,仅以盆腔内"囊块"为主要表现者,一般根据"囊块"的性质、兼证及舌脉辨其在气在血,属痰湿还是湿热。若囊块较硬、触之有形、固定不移,精神抑郁,胸闷不舒,舌质紫暗或有瘀斑,脉沉弦涩多属气滞血瘀;包块按之不坚,带下量多,色白质稀,倦怠乏力,气短,便溏,面色无华,舌淡,有瘀点,脉细弦,多属气虚血瘀证;囊块触之疼痛,热痛起伏,带下量多,色黄如脓,或赤白兼杂,烦热口渴,便秘溲赤,舌暗红,有瘀斑或瘀点,苔黄,脉弦滑数,多属湿热瘀阻。

子宫内膜异位症多以瘀血论治,以虚寒、偏肾阳不足者多见。一般根据患者主症,伴随症状,结合舌脉,不难辨证,但是本病往往虚实夹杂,在临证中,虚实孰多孰少有时难以把握。由于本病病机复杂,病程往往较长,故证候常非单一,易生兼证,同时久病、久痛易伤正,都是临证中要注意的。

3.治疗要点　目前西医主要采用激素和手术治疗,有不良反应大、复发率高之弊。且内膜异位症患者多为年轻妇女,存在生育问题,故非手术治疗极受临床医师关注。子宫内膜异位症属于中医"痛经""不孕""癥瘕"及"月经不调"范畴,病机为"血瘀",而"血瘀"又有寒、热、虚、实之区别。临床治疗在立足于基本病机的基础之上,又应当辨其虚实夹杂,特别是针对其临床主要的症状表现,结合适当的辨病与辨证相结合,或补肾、活血化瘀以调经,或补肾活血促排卵助孕,或活血化瘀散结。临证时应注意:子宫内膜异位症中医治疗原则,遵《素问·至真要大论》"疏其血气,令其调达,以致和平"的原则,治疗总以活血化瘀为法,但根据不同证候,或散寒、或化痰、或行气、或通络、或补虚。补虚者以温补肾阳为主,兼有气虚者补气;同时结合月经的不同时期,治疗又各有所侧重,经期以通调为要,平时辨证求因治本为主;并可适当选用皂角刺、三棱、莪术等化瘀消癥,软坚散结之品。或选用全蝎、蜈蚣、水蛭、土鳖虫等虫类药以通络止痛。

(史艳馨)

第十一章　妇科护理

第一节　女性生殖系统炎症的护理

一、概述

(一)女性生殖器的自然防御功能

女性生殖器因解剖(阴道口直接与外界相通且邻近肛门)、生理(月经期、妊娠期、分娩期和产褥期)的不同特点,易引起病原体侵入,诱发感染。但通常情况下,女性生殖器具有较完善的自然防御功能,足以抵御病原微生物的侵袭。包括大阴唇自然合拢遮盖尿道口、阴道口;盆底肌的作用使阴道的前后壁紧贴;宫颈内口紧闭、宫颈内膜分泌黏液呈碱性并形成"黏液栓",病原体不易进入;输卵管黏膜上皮细胞纤毛的摆动以及输卵管的蠕动,可以阻止病原体的进入;宫颈阴道表面覆盖着复层鳞状上皮,有很强的抗感染能力;阴道正常 pH4~5,酸性环境能抑制弱碱性环境中繁殖的病原体,阴道上皮发生周期性的增生变厚,可以增加抵抗病原体进入的能力。育龄期妇女子宫内膜的周期性脱落可以及时消除宫腔内的感染。

(二)病原体

病原体主要有细菌、原虫、真菌、病毒、螺旋体、衣原体等。内源性病原体以厌氧菌类和需氧菌的混合感染常见。

(三)传播途径

1.沿生殖器黏膜上行蔓延　由阴道黏膜上行至子宫腔内膜,经输卵管扩散到盆腹腔。葡萄球菌、淋球菌多取此途径传播。

2.沿血液循环蔓延　为结核杆菌感染的主要途径。

3.经淋巴系统蔓延　是一般化脓菌的主要感染途径。如链球菌、大肠杆菌等。

4.直接蔓延　由邻近器官炎症病灶的病原体侵入,如阑尾炎、肠结核等。

二、外阴部炎症患者的护理

(一)外阴炎

1.病因　诱发因素主要有:经血、阴道分泌物、产后恶露的刺激;糖尿病患者的糖尿、尿瘘患者的尿液、粪瘘患者粪便的长期浸渍;长期穿化纤内裤、紧身衣致局部潮湿;外阴不洁致细菌感染等。

2.临床表现　外阴皮肤瘙痒、疼痛、烧灼感。可见红肿或溃疡。慢性炎症时局部皮肤或黏膜增厚、粗糙、苔藓化或皲裂。

3.治疗要点　消除病因,可用 1:5000 高锰酸钾溶液坐浴,每日 2 次,急性期可用微波或红外线局部物理治疗。若有破溃可涂抗生素软膏或紫草油。

4.护理措施　教会患者坐浴的方法,坐浴时高锰酸钾溶液肉眼为淡玫瑰红色,水温在40℃浸没会阴区,月经期停止坐浴。保持外阴的清洁干燥,注意卫生,少食辛辣食物,勿饮酒。不可用刺激性药物或肥皂擦洗。

5.健康教育

(1)对高危人群加强指导(如糖尿病患者)。

(2)保持外阴清洁干燥,尤其在经期、孕期、产褥期,每天清洗外阴。

(3)进行外阴清洁及疾病预防知识的教育,每天更换内裤,穿宽松的棉质内裤。

(4)患者勿搔抓皮肤,避免破溃或合并细菌感染。

(二)前庭大腺炎

1.病因　前庭大腺腺管较细,腺体开口于小阴唇内侧与处女膜之间的沟内。在月经期、分娩期或性交等情况污染外阴部时,细菌侵入腺管内致腺管充血、水肿,炎症急性发作时腺管口肿胀阻塞,渗出物不能外流,积存形成脓肿,称前庭大腺脓肿。脓肿消退后,腺管口粘连闭塞,脓液转变成黏液分泌物,形成前庭大腺囊肿。

2.临床表现　前庭大腺脓肿多发生于一侧。局部皮肤红肿、变薄、发热,有明显压痛,脓肿形成时,可触及波动感,并出现发热等全身症状,行走不便,有时会致大小便困难。囊肿单双侧都可发生,无明显自觉症状,囊肿大时可有外阴坠胀感或性交不适。

3.治疗要点　为确定病原体,取前庭大腺开口处的分泌物,做细菌培养和药敏,选用合适的抗生素,也可选用清热解毒的中药局部热敷或坐浴。脓肿形成后,可切开引流并做造口术,此方法是治疗前庭大腺囊肿最简单有效的方法,术后还能保留腺体的功能。

4.护理措施

(1)急性期卧床休息,可坐浴或局部热敷。

(2)按医嘱给予止痛药或抗生素。

(3)造口术后引流条每天更换。1:5000氯己定(洗必泰)擦洗外阴,每日2次;伤口愈合后,1:8000呋喃西林溶液坐浴,每日2次。

三、阴道炎患者的护理

(一)滴虫阴道炎

1.病因与发病机制　滴虫阴道炎是由于阴道毛滴虫引起的常见阴道炎症。滴虫适宜生长在25～40℃、pH为5.2～6.6的潮湿环境。滴虫阴道炎患者的pH为5.0～6.6,多>6.0。月经前后阴道pH发生变化,妊娠期、产后的阴道环境也较适合滴虫的生长。滴虫可以经性交直接传播,也可经坐浴、衣物、坐便器、游泳池、污染的医疗用品等间接传播。

2.临床表现　阴道毛滴虫感染致病的潜伏期为4～28d。主要症状为稀薄的泡沫状阴道分泌物增多及外阴阴道瘙痒。有混合感染时会有脓性分泌物伴臭味,阴道口及外阴瘙痒,或有疼痛、灼热、性交痛等,还可吞噬精子和阻碍乳酸生成,影响精子在阴道内存活而导致不孕。检查见阴道黏膜充血或散在出血斑点,甚至宫颈也会出现散在的出血点。有少数患者无炎症反应,但阴道内有滴虫存在,成为带虫者。

3.辅助检查　检查滴虫最简单的方法是生理盐水悬滴法,也可将阴道分泌物送培养,找到滴虫即可确诊。

4.治疗要点　切断传播途径,杀灭阴道毛滴虫,恢复阴道功能。

(1)全身用药:甲硝唑400mg,每日2～3次,连用7d。初次治疗也可单次口服2g。妊娠20周以前、哺乳期妇女禁用。性伴侣应同时治疗。

(2)局部用药:每晚用1%乳酸液或0.1%～0.5%醋酸液冲洗阴道后,甲硝唑阴道泡腾片

200mg 塞入阴道 1 次,连用 7d。

5.护理措施

(1)指导患者自我护理,注意个人卫生,用物煮沸消毒 5~10min。治疗期间禁止性生活。

(2)取送检分泌物前不做双合诊,窥器不涂润滑剂,24~48h 避免性交、阴道灌洗或局部用药。

(3)指导患者正确用药,月经期暂停坐浴、阴道冲洗及阴道用药。因甲硝唑可透过胎盘到达胎儿体内,孕 20 周前禁用此药。甲硝唑通过乳汁排泄,哺乳期妇女在用药后 24h 内不宜哺乳。用药期间应禁酒。因其主要由性行为传播,性伴侣应同时进行治疗。

(4)用药后可见胃肠反应。一旦发现头痛、皮疹、白细胞减少等,报告医师并停药。

(5)应告知患者坚持正规治疗的重要性,加强随访。治疗后检查滴虫阴性者,再于月经干净后复查 3 次白带,均阴性者方为治愈。

(二)外阴阴道假丝酵母菌病

1.病因与发病机制　假丝酵母菌生长环境为酸性,感染后阴道 pH 多为 4.0~4.7,对日光、干燥、紫外线及化学制剂的抵抗力强,60℃的环境条件下 1h 即死亡。多数妇女阴道中有此菌生长。其诱发因素有妊娠、糖尿病、大量应用免疫抑制剂、雌激素及广谱抗生素等。

2.临床表现　主要症状为外阴瘙痒(奇痒)、灼痛,伴尿频、尿痛、性交痛。急性期阴道分泌物增多时其特征为白色稠厚呈凝乳或豆腐渣样,检查见外阴皮肤抓痕,小阴唇内侧及阴道黏膜有白色膜状物附着。

3.辅助检查　典型病例根据临床表现即可诊断。将分泌物放于盛有 10%KOH(悬滴法)玻片上在显微镜下查到芽胞和假菌丝即可确诊。可用革兰染色检查,也可将分泌物送培养。阴道 PH<4.5 多为单纯感染,pH>4.5 并有大量的白细胞,可能为混合感染。

4.治疗要点　消除诱因,改变阴道酸碱度,可选用咪康唑栓剂每晚 1 粒放入阴道内,连用 7d 或制霉菌素栓剂每晚 1 粒,连用 10~14d。对未婚者或不愿采用局部用药者也可选用此类药口服。

5.护理措施　可用碱性液体(2%~4%碳酸氢钠液)冲洗阴道或坐浴,告知患者严格按照医嘱进行治疗,有症状男性应同时治疗。妊娠合并感染者禁口服,坚持局部用药至妊娠 8 个月。

6.健康教育

(1)积极治疗糖尿病,正确使用抗生素、雌激素。

(2)养成良好的卫生习惯,每日清洁外阴、更换内裤。切忌搔抓。

(3)孕妇应积极治疗,否则阴道分娩时新生儿易传染为鹅口疮。

(4)对有症状的性伴侣应同时治疗,无症状者无需治疗。

(5)此病常在月经前复发,治疗后在月经前复查白带。对复发病例应检查原因。复查白带前 24~48h 禁止阴道用药和同房,以免影响检查结果。

(三)细菌性阴道病

1.病因　是生育年龄女性最常见的阴道感染,特点为自愈性或复发性。本病不属于性传播疾病,无性经历的女性也可发生。是阴道内菌群失调所致的一种混合感染。

2.临床表现　可无症状。部分患者有白带增多伴有臭味或鱼腥味,可有轻度外阴瘙痒或烧灼感。白带稀薄,量较多,阴道黏膜无红肿或充血等炎症表现。

3.辅助检查 可进行氨试验,将阴道分泌物涂抹于玻片上,滴1～2滴 KOH 产生鱼腥臭味即为阳性。线素细胞检查超过 20％为阳性。

4.治疗要点 连续口服甲硝唑 7d;甲硝唑置于阴道内,连续 7d;对于有无症状的孕妇都应给予治疗。

5.护理措施 保持外阴清洁干燥,注意性卫生。治疗期间勤换内裤,减少性生活。因甲硝唑可透过胎盘到达胎儿体内,孕 20 周前禁用此药。

（四）老年性阴道炎

1.病因及发病机制 自然绝经妇女及卵巢去势后的妇女常可发生,手术切除卵巢、长期哺乳等也可引起。雌激素水平低,阴道上皮萎缩,黏膜变薄,上皮细胞糖原减少,阴道自净作用减弱,病菌易入侵繁殖。

2.临床表现 阴道分泌物增多,呈稀薄、淡黄色,严重时有血样脓性白带。外阴可有瘙痒、灼热感。阴道黏膜充血伴小出血点,重者浅表可见小溃疡。

3.治疗要点 乳酸液或 0.5％醋酸液冲洗阴道,冲洗后用甲硝唑 200mg 或诺氟沙星 100mg 放入阴道深部,每日 1 次,连用 7～10d。也可用雌激素全身或局部用药,但乳腺癌或子宫内膜癌患者慎用雌激素制剂。

4.护理措施 指导患者注意保持外阴清洁。告知患者严格遵医嘱用药并给予用药的指导。

四、宫颈炎患者的护理

（一）病因

宫颈炎症是妇科常见病之一,分为急性和慢性,以慢性子宫颈炎多见。急性子宫颈炎常与急性子宫内膜炎或急性阴道炎同时发生。慢性子宫颈炎多见于分娩、流产或手术损伤宫颈后,病原体侵入而引起感染,或急性宫颈炎未治疗彻底转变而来。卫生不良或雌激素缺乏,局部抗感染能力弱也可引起。葡萄球菌、链球菌、大肠埃希菌及厌氧菌为主要病原体。以下主要介绍慢性子宫颈炎。

（二）病理

1.宫颈肥大 由于慢性炎症的长期刺激,宫颈组织充血、水肿,腺体和间质增生,宫颈增大变硬,表面光滑。

2.宫颈息肉 慢性炎症长期刺激使宫颈管局部黏膜增生并向宫颈外口突出而形成。

3.宫颈黏膜炎 病变局限于宫颈管黏膜及黏膜下组织,充血、水肿、炎细胞浸润及结缔组织增生。

（三）临床表现

主要表现为阴道分泌物增多。分泌物呈乳白色黏液状、淡黄色脓性、血性。炎症扩散到盆腔时,可有腰骶部疼痛,盆腔下坠痛。当炎症涉及到膀胱下结缔组织时,可出现尿急、尿频。

妇科检查可见宫颈外口的宫颈阴道部呈细颗粒状的红色区,称为宫颈糜烂样改变,或有黄色分泌物覆盖子宫颈口;也可表现为子宫颈息肉或子宫颈肥大。

（四）治疗要点

急性子宫颈炎针对病原体选择抗生素进行及时、足量、规范、彻底的治疗。

慢性宫颈炎以局部治疗为主。

1.宫颈糜烂样改变 促使糜烂面的柱状上皮坏死、脱落,由新生的鳞状上皮代替。在治疗前做宫颈刮片或切片检查,排除宫颈癌。物理治疗是目前最常用的方法。常采用电熨、激光和冷冻治疗等。疗程短、疗效好,多数一次可治愈,适用于中、重度宫颈糜烂。治疗时间宜选择在月经干净后 3～7d。

2.宫颈肥大 一般无需治疗。

3.宫颈息肉 可用血管钳夹住蒂部扭转摘除,局部压迫止血。为预防复发,可搔刮或用碘酊、硝酸银烧灼其基底部。切除组织送病理检查。

(五)护理措施

1.对接受物理治疗的患者讲明治疗的注意事项

(1)治疗前做宫颈刮片细胞学检查。

(2)急性生殖器炎症禁做。

(3)月经干净后 3～7d 治疗。

(4)外阴清洗每日 2 次,禁性交、盆浴 2 个月。

(5)术后阴道分泌物增多,有大量黄水流出。月经干净后 3～7d 复查。

2.指导妇女定期妇检,及时治疗。避免分娩及器械的损伤,如有裂伤,及时缝合。

五、盆腔炎性疾病患者的护理

(一)急性盆腔炎

1.病因 引起急性盆腔炎的病因主要有以下几种:

(1)产后或流产后感染。

(2)宫腔内手术操作后感染。

(3)经期卫生不良。

(4)感染性传播疾病。

(5)邻近器官炎症蔓延。

(6)慢性盆腔炎急性发作。

2.临床表现 因炎症轻重及范围大小而有不同的表现。发病时下腹痛伴发热,活动后加重,寒战、高热、头痛、食欲缺乏。呈急性病容,有腹胀及腹膜刺激症状。妇科检查阴道充血,有大量脓性分泌物从宫口外流,穹隆触痛明显,宫颈充血、水肿、举痛明显,宫体活动受限、增大有压痛。有脓肿形成时有压痛并可触及包块。

3.治疗要点 支持疗法、手术治疗、药物治疗、中药治疗等,控制炎症,消除病灶。

4.护理措施 做好经期、孕期、产褥期卫生宣教。指导性生活卫生,经期禁止性交。积极治疗高热、腹胀等并发症,体温过高时给予物理降温,让患者充分休息,鼓励取半坐位,有利于脓液积聚于直肠子宫陷凹而使炎症吸收或局限。遵医嘱输液并给予足量有效抗生素。为手术患者做术前准备、术中配合和术后护理。

(二)盆腔炎性疾病后遗症

1.病因 常为急性盆腔炎未治疗彻底或患者体质较差、病程迁延所致,亦可无急性盆腔炎病史。此病病情较顽固,病程长,症状可在机体抵抗力下降、月经期加重或急性发作。

2.病理

(1)慢性子宫内膜炎:常发生于各种产后因胎盘、胎膜残留或子宫复旧不良导致感染。

（2）慢性输卵管炎和输卵管积水：多为双侧。

（3）输卵管卵巢炎及输卵管卵巢囊肿：输卵管炎波及卵巢并与其相互粘连形成炎性肿块。

（4）慢性盆腔结缔组织炎：子宫骶韧带纤维组织增生变硬，甚至使子宫固定而形成"冰冻盆骨"。炎症蔓延范围广泛。

3.临床表现

（1）全身症状不明显。

（2）下腹部坠胀、隐痛、腰骶部酸痛。于月经前后、劳累后、性交后加重。

（3）盆腔瘀血导致经量增多；卵巢功能损害导致月经失调；输卵管粘连闭塞导致不孕或异位妊娠。

4.治疗要点　采取综合性治疗方案，包括物理治疗、中药治疗、药物治疗和手术治疗，同时增加局部和全身的抵抗力。

（1）中药治疗可清热利湿、活血化瘀。

（2）物理治疗可促进盆腔局部血液循环，提高新陈代谢。

（3）西药治疗利于粘连分解和炎症吸收。

（4）手术治疗，年轻妇女以保留卵巢功能为原则。

5.护理措施

（1）心理护理。

（2）指导患者注意个人卫生，积极锻炼身体，遵医嘱执行治疗方案。

（3）必要时给予镇静止痛药缓解患者的不适。

（4）为手术患者提供术前、术后的护理。

（张婉霞）

第二节　女性生殖内分泌疾病的护理

一、功能失调性子宫出血患者的护理

（一）病因与发病机制

功能失调性子宫出血（简称功血）是由于调节生殖的神经内分泌机制失常引起的异常子宫出血，但全身及内外生殖器官无明显器质性病变。

1.无排卵型功血　是功能失调性子宫出血最常见的类型。以青春期和围绝经期多见。

（1）青春期：下丘脑和垂体的调节功能未完全成熟。

（2）围绝经期：由于卵巢功能衰退，雌激素分泌量锐减，对垂体的负反馈变弱，造成排卵障碍，最终发生无排卵型功血。

（3）生育期妇女：由于内外环境的某种刺激引起短暂阶段的无排卵。

2.排卵型功血　多见于育龄期妇女，有以下两种类型。

（1）黄体功能不足：由于神经内分泌功能紊乱，导致卵泡期 FSH 缺乏，卵泡发育缓慢，使雌激素分泌减少；LH 峰值不高，使黄体发育不全，孕激素分泌不足，导致内膜分泌反应不良。

（2）子宫内膜不规则脱落：患者有排卵，黄体发育好，但萎缩过程延长，导致子宫内膜不规则脱落。

(二)临床表现

1.无排卵型功血　子宫不规则出血,特点是月经周期紊乱,经期长短不一,出血量时多时少,甚至大出血,持续 2～3 周甚至更长时间,不易自止。有时先有数周或数月停经,然后阴道流血。也可类似正常月经的周期性出血,最较多。出血期多不伴下腹疼痛或不适。

2.排卵型功血　黄体功能不足表现为月经周期缩短、月经频发。周期正常时,卵泡期延长黄体期缩短。子宫内膜不规则脱落,表现为月经周期正常,经期延长,经量增多。

(三)辅助检查

1.诊断性刮宫　月经前 3～7d 或月经来潮 12h 内刮宫子宫内膜病理检查可见增生期变化或增生过长,无分泌期改变,为无排卵型功血。月经期第 5～6d 诊刮仍见到分泌期内膜为子宫内膜不规则脱落。

2.基础体温测定　测定排卵的简易方法。基础体温呈双相型,提示卵巢有排卵;基础体温呈单相型,提示无排卵。

3.宫颈黏液结晶检查　经前出现羊齿状结晶,提示无排卵。

(四)治疗要点

无排卵型功血:其治疗包括止血、调整周期、促进排卵三个方面,加以支持治疗,改善全身状况。

1.药物治疗　青春期少女和生育期妇女以止血、调整周期、恢复卵巢功能为原则;围绝经期妇女止血后以调整周期,减少经量,预防子宫内膜病变为原则。

(1)止血:对有一定雌激素水平的患者,采用"药物性刮宫",即用孕激素使处于增生期或增生过长的子宫内膜转化为分泌期,停药后出现撤药性出血。对于青春期功血的患者用大剂量雌激素短期内修复创面。对于围绝经期功血的患者用三合激素(黄体酮、雌二醇、睾酮)肌注。

(2)调整月经周期:常用雌、孕激素序贯疗法(人工周期),人工周期治疗时间一般为 3 个周期;也可雌、孕激素合并使用。

(3)促进排卵:适用于青春期功血和育龄期功血尤其不孕者,常用氯米芬(CC)、人绒毛膜促性腺激素(hCG)、人围绝经期促性腺激素(HMG)和促性腺激素释放激素激动剂(Gn－RHa)。

2.手术治疗

(1)以刮宫术最常用:对围绝经期患者常规刮宫,最好在宫腔镜下行分段诊断性刮宫,即可明确诊断,又可达到止血的目的。

(2)子宫切除术:对年龄超过 40 岁,病理诊断为子宫内膜复杂型增生过长甚至发展为子宫内膜不典型增生时,可行子宫切除术。

(3)子宫内膜去除术:对年龄超过 40 岁的顽固性功血,或有子宫切除术禁忌证者可通过电凝或激光行子宫内膜去除术。

排卵性出血:①黄体功能不足:以促进卵泡发育,刺激黄体功能及黄体功能替代为原则。②子宫内膜不规则脱落:以调节下丘脑—垂体—卵巢轴的反馈功能,使黄体及时萎缩为原则。

(五)护理措施

1.心理护理

(1)鼓励患者表达内心感受,了解患者疑虑。

(2)向患者介绍相关注意事项。

2.维持正常血容量

(1)出血多者卧床休息,减少出血量。

(2)观察并记录生命体征及出血量。

(3)配合医师做好配血、输血、止血的措施。

3.补充营养　宜食高蛋白、高维生素及含铁较多的食物。

4.预防感染

(1)观察与感染有关的征象(体温、脉搏、子宫体有无压痛)。

(2)做好会阴护理,保持外阴清洁。

(3)禁止盆浴、性生活。

5.使用性激素的护理

(1)按时按量服用,不得随意漏服停服。

(2)药物减量在止血后开始,3d减量1次,首次减量不超过原剂量的三分之一,直至维持量。

(3)按服药后发生撤退性出血时间确定维持服用时间。

(4)使用促排卵药治疗时应监测基础体温,以监测排卵。

(5)大剂量用雌激素时宜在睡前服用,长期用药者,注意肝功能监测。

(6)用雄激素时,每月总量不超过300mg,以免引起男性化,青春期妇女避免使用。

二、痛经患者的护理

(一)病因与发病机制

指经期或月经前后,出现下腹疼痛及其他不适,影响工作或生活质量。生殖器官无器质性病变者称为原发性痛经。由盆腔器质性病变引起者为继发性痛经。前者多见于青少年期,其发生受内分泌因素、免疫因素、遗传因素、精神因素、神经因素的影响。

(二)临床表现

主要症状是月经期下腹坠胀疼痛或痉挛痛,最早出现于经前12h,行经第一天最剧烈,2～3d后可缓解。疼痛可放射到外阴、腰骶部,伴恶心、呕吐、乏力、面色苍白、四肢厥冷。

(三)治疗要点

对症治疗为主,避免精神刺激和过度疲劳。

(四)护理措施

1.给予心理支持,减轻经期恐惧,教会患者分散注意力,减轻疼痛。

2.做好经期卫生保健的教育工作,讲述经期生理卫生知识。

3.指导合理休息与睡眠,摄取足够的营养。

4.疼痛时可热敷或进食热饮料,必要时给予止痛、镇静、解痉药。

5.遵医嘱给予口服避孕药或前列腺素合成酶抑制剂,未婚少女可采用雌孕激素序贯疗法以减轻症状。

三、围绝经期综合征患者的护理

(一)病因与发病机制

围绝经期指绝经过渡期至绝经后1年,绝经方式有人工绝经和自然绝经。围绝经期综合征以往称更年期综合征,是妇女在绝经前后由于雌激素水平波动或下降所致的以植物神经功能紊乱为主,伴有神经心理症状的一组症候群。一般发生于 45～55 岁之间。除自然绝经外,手术切除两侧卵巢或受放射线破坏,可导致人工绝经,更容易发生围绝经期综合征。可持续 2～3 年或 5～10 年。发病因素主要有内分泌因素(卵巢功能衰退,雌激素水平下降)、神经递质因素、种族因素、遗传因素等。

(二)临床表现

绝经前多出现月经紊乱、月经频发、月经稀发、闭经,阵发性潮热、潮红等。精神神经症状主要表现有抑郁、焦虑、老年痴呆、个性及情绪改变,其他有假性心绞痛、生殖器官及乳房萎缩、骨质疏松、皮肤色素沉着,偶有轻度脱发。

(三)治疗要点

心理治疗及针对全身症状治疗,谷维素调节自主神经功能,激素替代治疗来缓解症状。

(四)护理措施

1. 向患者讲解绝经的生理过程。

2. 指导减轻绝经后症状的方法,摄取维生素 D 及钙,有规律的运动可以刺激骨细胞的活动,延缓骨质疏松的发生。

3. 建立妇女围绝经期门诊,提供咨询。

4. 帮助患者了解用药的目的、剂量、适应证、禁忌证、不良反应等。若出现子宫不规则出血,及时进行妇科检查并行诊断性刮宫。

(张婉霞)

第三节　子宫内膜异位症的护理

一、概述

当具有生长功能的子宫内膜组织出现在子宫体被覆黏膜以外的身体其他部位时称子宫内膜异位症(EMT)。此病一般仅见于生育年龄妇女,以 25～45 岁妇女居多。异位子宫内膜可出现在身体不同部位,但绝大多数位于盆腔内的卵巢、子宫骶韧带、子宫下部后壁浆膜面以及覆盖直肠子宫陷凹、乙状结肠的腹膜层和阴道直肠隔,其中以侵犯卵巢者最常见,约占 80%(巧克力囊肿),其他如宫颈、阴道、外阴亦有受波及者。

二、病因与发病机制

子宫内膜异位症的发病与卵巢的周期性变化有关,还与多基因遗传有关。发病机制不清楚,有以下 3 个学说:种植学说(经血逆流、淋巴及静脉播散);体腔上皮化生学说;诱导学说。

三、临床表现

(一)症状

可因病变部位不同而出现不同症状,约 20% 患者无明显不适。

1. 痛经　继发性痛经是子宫内膜异位症的典型症状,且随局部病变加重而进行性加剧。常于月经来潮前 1～2d 开始,经期第一日最剧烈,以后逐渐减轻,月经干净时消失。疼痛多位于下腹及腰骶部,可放射至会阴或大腿,疼痛的程度与局部病灶大小并不一定成正比。

2.月经失调 多表现为经量增多、经期延长或经前点滴出血。

3.不孕 子宫内膜异位症患者不孕率高达40%。

4.性交痛。

(二)体征

典型的子宫内膜异位症在盆腔检查时,子宫多后倾固定,直肠子宫陷凹、子宫骶骨韧带或子宫后壁下段等处扪及触痛性结节,有卵巢子宫内膜异位症时,可在子宫的一侧或双侧附件处扪到与子宫相连的囊性不活动包块,有轻压痛。

四、辅助检查

1.腹腔镜检查 是目前诊断子宫内膜异位症最佳方法,在腹腔镜下对可疑病变进行活检,即可确诊子宫内膜异位症。

2.B超 可确定卵巢子宫内膜异位囊肿的位置、大小和形状。

五、治疗要点

根据患者的年龄、症状、病变部位、范围和有无生育要求等情况全面考虑。可采用药物治疗和手术治疗。腹腔镜下手术是目前治疗的重要手段。根据手术范围的不同,可分为保留生育功能、保留卵巢功能和根治性手术三类。

六、护理措施

向患者解释痛经的原因,告知患者在月经期应注意休息、保暖、保持心情愉快。痛经较重者可用下腹部热敷。宫颈及阴道手术应在月经干净后3～7d进行,以避免子宫内膜异位种植。

(张婉霞)

第四节 子宫脱垂的护理

一、概述

子宫脱垂是指子宫从正常位置沿阴道下降,宫颈外口达坐骨棘水平以下,甚至子宫全部脱出于阴道口以外。常伴有阴道前后壁膨出。

二、病因

1.分娩损伤 为子宫脱垂最主要的原因。

2.产褥期过早体力劳动 尤其是重体力劳动,致使腹压增大,过高的腹压将子宫推向阴道,出现脱垂。

3.长期腹压增加 长期慢性咳嗽,排便困难,经常重体力劳动以及腹腔的大肿瘤、腹水等,均可使腹压增加,使子宫下移,导致脱垂。

4.盆底组织发育不良或退行性变。

三、临床表现

1.症状

(1)下坠感及腰背酸痛:由于下垂子宫对韧带的牵拉,盆腔充血所致。

(2)肿物自阴道脱出:常在走路、蹲、排便等腹压增加时,阴道口有一肿物脱出。

(3)排便异常:伴膀胱、尿道膨出的患者,易出现排尿困难、尿潴留或张力性尿失禁等症状。

2.体征 患者屏气增加腹压时可见子宫脱出,并伴有膀胱、直肠膨出。可分为3度:Ⅰ度:子宫颈下垂距处女膜不足4cm,但未脱出阴道口外。Ⅱ度:子宫颈及部分子宫体已脱出阴道口外。Ⅲ度:子宫颈及子宫体全部脱出阴道口。

四、治疗要点

除非合并张力性尿失禁,无症状的患者不须治疗。治疗以安全简单和有效为原则。

1.非手术治疗 用于Ⅰ度轻型子宫脱垂、年老不能耐受手术或需生育的患者。

(1)一般治疗及支持疗法:避免重体力劳动,加强盆底肌肉锻炼,积极治疗慢性咳嗽、便秘等。

(2)子宫托治疗。

2.手术治疗 凡非手术治疗无效或Ⅱ、Ⅲ度子宫脱垂者,均可根据患者的年龄、全身状况及生育要求等分别采取阴道前后壁修补术、经阴道子宫切除术、阴道纵隔成形术、子宫悬吊术等。

五、护理措施

1.心理护理 针对其具体思想活动做好心理疏导。

2.改善患者一般情况 加强患者营养,卧床休息。教会患者做盆底肌肉、肛门肌肉的运动锻炼。

3.教会患者子宫托的放取方法 子宫托应每日早上放入阴道,睡前取出消毒后备用,避免放置过久压迫生殖道而致糜烂、溃疡,甚至坏死造成生殖道瘘。

4.做好术前准备。

5.术后护理 术后应卧床休息7~10d;留置导管10~14d;其他护理同一般外阴、阴道手术的患者。

(张婉霞)

第五节 子宫肌瘤的护理

一、概述

子宫肌瘤是女性生殖系统最常见的良性肿瘤,多见于30~50岁之间的妇女。

二、病因

子宫肌瘤确切的发病因素尚不清楚,一般认为主要与雌激素刺激有关。

三、病理

1.巨检 典型的肌瘤为实质性的球形结节,表面光滑,与周围肌组织有明显界限。肌瘤无包膜,但由于其周围的子宫肌层受压形成假包膜。

2.镜检 肌瘤由平滑肌与纤维组织交叉排列组成,成漩涡状。细胞呈梭形,大小均匀,核染色较深。

3.继发变性 ①玻璃样变:最多见。②囊性变:继发于玻璃样变后,组织液化,形成多个囊腔,也可融合成一个大囊腔。③红色变性:多发于妊娠或产褥期,肌瘤体积迅速增大,发生血管破裂。④恶性变性:称为肉瘤变,占子宫肌瘤的0.4%~0.8%。恶变后肌瘤组织脆而软,与周围界限不清,切面漩涡状结构消失,呈灰黄色,似生鱼肉,多见于年龄较大、生长较快与较大的肌瘤。对子宫迅速增大或伴不规则流血者,考虑有恶变可能。

四、分类

根据肌瘤生长的部位可分为子宫体肌瘤和子宫颈肌瘤,子宫体部的肌瘤可向不同的方向生长,按其发展过程中与子宫肌壁的关系分为三类:

1.肌壁间肌瘤 最常见,约占70%。肌瘤位于子宫肌壁内,周围均为肌层包围。

2.浆膜下肌瘤 约占20%。肌瘤向子宫体表面生长突起,上面覆盖子宫浆膜层。

3.黏膜下肌瘤 约占10%。肌瘤向宫腔方向生长,突出于子宫腔,表面覆盖子宫黏膜。

子宫肌瘤大多数为多个,各种类型的肌瘤发生于同一子宫,称为多发性子宫肌瘤。也可为单个肌瘤生长。

五、临床表现

1.症状 典型症状为月经过多和继发贫血,但多数患者无症状,仅于盆腔检查时发现。症状与肌瘤的生长部位、生长速度及有无变性有关。

(1)阴道出血:为肌瘤患者的最常见症状。浆膜下肌瘤常无出血,黏膜下肌瘤及肌壁间肌瘤表现为月经量过多,经期延长。

(2)腹部包块:浆膜下肌瘤最常见的症状。

(3)白带增多:肌瘤使子宫腔面积增大,内膜腺体分泌旺盛,故白带增多,多见于黏膜下肌瘤。

(4)腹痛、腰酸:一般情况下不引起疼痛,较大肌瘤引起盆腔瘀血出现下腹部坠胀及腰骶部酸痛,经期由于盆腔充血症状更加明显。浆膜下肌瘤发生蒂扭转时,可出现急性腹痛。肌瘤红色变性时可出现剧烈疼痛伴恶心、呕吐、发热、白细胞升高。

(5)压迫症状:压迫膀胱可发生尿频、尿急,压迫尿道可发生排尿困难或尿潴留,压迫直肠可发生便秘等。

(6)不孕:肌瘤改变宫腔形态妨碍孕卵着床,肌瘤患者也常伴有卵巢功能障碍以致不孕。

(7)全身症状:出血多者有头晕、全身乏力、心悸、面色苍白等继发性贫血表现。

2.体征

(1)腹部检查:肌瘤较大者腹部检查可扪及肿物,质硬,表面不规则,与周围组织界限清。

(2)盆腔检查:由于肌瘤生长的部位不同,检查结果各异。肌壁间肌瘤子宫呈均匀性增大,肌瘤较大时,可在子宫表面摸到突起结节或球形肿块,质硬。

六、辅助检查

根据症状及体征,诊断多无困难。对不能确诊者通过探测宫腔、子宫碘油造影、B型超声波检查、宫腔镜及腹腔镜检查等协助诊断。

七、治疗要点

应依据患者年龄、生育要求、肌瘤大小和部位、有无合并症及子宫出血程度等情况综合考虑。

1.随访观察　肌瘤较小、无症状或围绝经期妇女,一般不需治疗,可每3~6个月随访检查1次。

2.药物治疗　肌瘤不超过8周妊娠子宫大小,症状轻,近绝经年龄或全身情况不能胜任手术者,可给药物保守治疗。

3.手术治疗

(1)手术适应证:①月经量过多造成贫血保守治疗无效者。②子宫大于10周妊娠大小。③黏膜下肌瘤。④肿瘤压迫膀胱或直肠出现压迫症状者。⑤短期内肿瘤生长迅速或疑有恶变者。⑥肌瘤影响生育功能,患者有生育要求者。

(2)手术方式:①经阴道肌瘤摘除术:突出于阴道内的黏膜下肌瘤可经阴道摘除,对位于宫腔内的黏膜下肌瘤,部分病例可在宫腔镜下行电切术。②经腹肌瘤摘除术:适用于年轻希望生育且输卵管通畅、浆膜下、肌壁间单个或数量较少的肌瘤患者。③子宫切除术:对肌瘤较大,症状明显,经药物治疗无效,不需保留生育功能或怀疑恶变者行经腹子宫全切术。

八、护理措施

阴道出血较多的患者严密观察生命体征。肿瘤压迫出现排尿不畅的患者,遵医嘱给予导尿。保持外阴清洁,防止感染。妊娠合并子宫肌瘤者,如分娩时胎先露下降受阻,可行剖宫产术。给予高热量、高蛋白、高维生素、含铁丰富的食物。

九、健康教育

1.给患者及家属提供疾病相关知识,增强治疗信心。

2.密切观察病情,对症护理。

3.做好术后护理和出院指导。

4.提供随访观察,强调定期复查。

(张婉霞)

第六节 宫颈癌的护理

一、概述

子宫颈癌是最常见的女性生殖道恶性肿瘤。其发病有明显的地区差异。由于子宫颈癌癌前病变阶段长,通过宫颈细胞学检查可使宫颈癌早期发现并早期治疗,使宫颈癌的发病率及死亡率逐年下降。宫颈癌的患病年龄分布呈双峰状,即 35~39 岁和 60~64 岁。

二、病因

宫颈癌的病因至今尚不清楚,其发生与以下因素有关:

1. 经济状况低下、种族、地理环境等因素。
2. 早婚、早育、多产、性卫生不良、性生活紊乱。
3. 宫颈慢性疾患。
4. 人乳头状瘤病毒、人巨细胞病毒及疱疹病毒Ⅱ型等感染。
5. 与高危男子有性接触的妇女。高危男子是指有阴茎癌、前列腺癌或前妻患宫颈癌者。

三、正常宫颈上皮生理

宫颈阴道部表面覆盖有鳞状上皮,宫颈管内覆盖有柱状上皮,在生理情况下,宫颈的鳞－柱上皮交接处随体内雌激素水平变化而上下移动,如有某些外来致癌因素的刺激可导致宫颈鳞－柱上皮交接处反复移动,活跃的未成熟细胞或增生的鳞状上皮可向非典型方向发展形成宫颈上皮内瘤样病变,并继续发展成为镜下早期浸润癌和浸润癌。

四、病理改变

宫颈的鳞－柱上皮交接处是宫颈癌的好发部位。

1. 宫颈上皮内瘤变(CIN) 包括宫颈不典型增生和原位癌。通常 CINⅠ级指轻度不典型增生,Ⅱ级指中度不典型增生,Ⅲ级指重度不典型增生及原位癌。
2. 宫颈浸润癌 包括:①宫颈鳞状细胞癌,占宫颈癌的 90%~95%。②宫颈腺癌,占 5%~10%。

五、临床表现

不典型增生、原位癌、镜下早期浸润癌一般无症状,也无明显体征,多在普查中发现。

1. 阴道出血 最早表现为性交后或双合诊检查后少量出血,称接触性出血。以后则在月经间期或绝经后出现少量不规出血,较大血管被侵蚀会造成致命大出血。
2. 阴道排液 最初量不多,白色或淡黄色,无臭味。随着癌组织破溃和继发感染,患者常诉阴道可排出大量米汤样、脓性或脓血性液体,伴恶臭。
3. 晚期症状 根据癌瘤侵犯范围出现继发症状,如尿频、尿急、肛门坠胀、便秘、下腹痛、坐骨神经痛、下肢肿痛等。严重时癌瘤压迫或侵犯输尿管,可出现肾盂积水甚至尿毒症。终末期因长期消耗出现恶病质。

宫颈癌转移的主要途径是直接蔓延和淋巴转移。宫颈癌临床分期为5期。

六、辅助检查

1.宫颈刮片 是筛选和早期发现宫颈癌的主要方法,必须在宫颈上皮移行带区刮片检查,用巴氏染色。

2.碘试验 在碘不着色区进行宫颈活组织检查,可提高宫颈癌前病变及宫颈癌的检查准确率。

3.阴道镜检查 对宫颈刮片细胞学检查Ⅲ级或Ⅲ级以上者,根据检查所见确定活检部位,以提高活检的正确率,阴道镜下多点活检准确率可达98%左右。

4.宫颈和宫颈管活组织检查 是确诊宫颈癌前病变和宫颈癌的最可靠的方法。一般分别在宫颈鳞—柱上皮交接处的12、3、6和9点处取活检,或在碘试验不着色区及阴道镜指导下,或肉眼可见的可疑癌变部位行多点活检并送病检。

七、治疗要点

以手术治疗为主,配合放疗及化疗。

八、护理措施

1.提供预防保健知识 宣传宫颈癌发病的高危因素以及早发现、早治疗的重要性。

2.增强治疗信心 做好患者及其家属的心理工作,配合治疗。

3.做好术前准备 术前3d需每日行阴道冲洗2次。肠道按清洁灌肠准备。教会患者盆底肌肉锻炼的方法。

4.协助膀胱功能恢复 术后尿管一般保留7~14d,最长21d,加强盆底肌肉及膀胱肌肉的锻炼。

5.术后观察 除按一般术后观察外,注意双侧腹股沟有无淋巴囊肿。一般术后48~72h后拔除引流管。

6.饮食与营养 鼓励患者进高能量、高维生素及营养素全面的食物。

7.出院指导 制订好切实可行的院外康复计划,定期随访。

(张婉霞)

第七节　子宫内膜癌的护理

一、概述

子宫内膜癌又称子宫体癌,发生在子宫体的内膜。多见于老年人。是女性生殖系统三大恶性肿瘤之一。发病年龄在58~61岁,其平均发病年龄为60岁左右。子宫内膜癌多数生长慢,转移晚,直接蔓延和淋巴转移为主要方式。晚期可血行转移。

二、病因

子宫内膜癌的病因尚不清楚。可能与下列因素有关:

1.子宫内膜长期受雌激素刺激而无孕激素对抗。

2.体质因素　子宫内膜癌患者常伴有肥胖、高血压、糖尿病及其他心血管疾病等危险因素。

3.与子宫内膜增生性病变有关。

4.遗传因素　约 20% 子宫内膜癌患者有一定的家族史。

三、病理

1.巨检　根据病变形态和范围分为两种类型：

(1)局限型：常发生于宫底部，病灶常发生于部分黏膜，呈息肉状或小菜花状，表面有溃疡，易出血。

(2)弥漫型：在内膜内蔓延，子宫内膜大部分或全部被癌组织侵犯，使之增厚或呈不规则息肉状，质脆，色灰白或浅黄色，表面有出血及坏死。

2.镜检　按组织细胞学特征分为：

(1)内膜样腺癌：最常见，占子宫内膜癌的 80%～90%。

(2)浆液性乳头状腺癌。

3.透明细胞癌。

4.其他　包括鳞状细胞癌、黏液性癌。

四、临床表现

极早期患者可无明显症状，一旦出现症状则可表现为：

1.阴道流血　是最重要和最早出现的症状，常在绝经后出血，血量不多。绝经前患者月经周期紊乱。

2.阴道排液　早期往往为浆液性或浆液血性白带，合并感染可出现脓性或脓血性排液，有恶臭。

3.疼痛　晚期肿瘤盆腔受累可引起剧烈疼痛，多为下腹及腰骶部疼痛，并可向腿部放射。

4.全身症状　晚期患者可出现贫血、消瘦、恶病质、全身衰竭等。

5.妇科检查　早期患者子宫正常大小，稍晚子宫可无萎缩或增大变软。有时可扪及转移性结节或肿块。

五、辅助检查

1.分段诊断性刮宫　是最常用、最可靠的确诊方法。

2.宫腔细胞学检查　可作为内膜癌的筛选手段。

3.宫腔镜检查　宫腔镜可直接观察宫腔情况、估计肿瘤的范围，并可直视下取材做组织学检查。

4.B型超声检查　子宫增大，内膜增厚，失去线性结构，宫腔内有不规则回声增强光团，内膜与肌层边界模糊，内部回声不均。有时 B 超还可判断肌层浸润等情况。

5.其他　有条件或必要时可选用 MRI、CT、血清 CA_{125} 等检查以协助诊断。

六、治疗要点

尽早手术为原则，首选全子宫及双侧附件切除术。对不能耐受手术、转移复发或者晚期癌,可辅以放疗、化疗及高效孕激素等综合治疗。

七、护理措施

1.积极宣传定期妇科普查的重要性。生育期、绝经期女性一般1年应做1次妇科检查。

2.应综合评估患者的情况,做好心理护理,提高应对能力。

3.对放疗及化疗的患者,做好其常规护理。

4.对患者所用药物做好其相关的护理,说明可能出现的副作用,必要时报告医师。

5.做好出院指导,一般出院后随访2年,间隔3~6个月1次,以后间隔6~12个月1次。

(张婉霞)

第八节　卵巢肿瘤的护理

一、概述

卵巢肿瘤为女性生殖系统三大恶性肿瘤之一。卵巢癌死亡率高居妇科恶性肿瘤首位,严重威胁妇女健康和生命。

二、组织学分类

1.上皮性肿瘤。

2.生殖细胞肿瘤。

3.性索间质肿瘤。

4.转移性肿瘤。

三、临床表现

卵巢癌转移的特点是扩散早且广泛。主要途径是肿瘤直接蔓延以及腹腔种植。淋巴也是重要的转移途径。最初为盆腔及腹主动脉旁淋巴结转移,晚期可累及左锁骨上淋巴结。血行转移少见,晚期可转移到肝及肺等。

1.早期无症状　肿瘤较小,患者常无症状,部分患者无意中摸到下腹部包块或妇科检查时偶然发现。

2.腹痛　一般无明显腹痛。当出现并发症如蒂扭转、破裂时可出现下腹部疼痛。

3.月经失调　除功能性卵巢肿瘤外,一般不影响月经。偶因卵巢组织被破坏而出现月经失调或闭经。

4.压迫症状　肿瘤压迫膀胱可引起尿频、压迫直肠可引起便秘。有腹水时可出现腹胀。卵巢肿瘤压迫膈肌可出现呼吸困难、心悸。

5.其他　随着肿瘤的增大和出现腹水,患者自觉腹围增大,晚期可出现乏力、消瘦、贫血等恶病质表现。

6.腹部检查　肿瘤增大时可见下腹部隆起,并可触及肿物。触诊时应注意肿物的大小、质地、活动度、有无压痛、表面情况等。叩诊肿瘤部位为浊音,而无移动性浊音。

7.妇科检查　宫旁触及包块。良性肿瘤多为单侧,表面光滑,囊性,可活动。恶性肿瘤多为双侧,表面不规则,实性或囊性,活动差。但早期恶性肿瘤与良性肿瘤易于混淆。

四、并发症

1.蒂扭转　最常见。

2.破裂　因囊压增高、坏死或外伤引起。有自发性破裂和外伤破裂。破裂后,囊液流入腹腔,产生剧烈疼痛和腹膜刺激症状者,应立即剖腹探查,切除肿瘤并彻底清洗腹腔。

3.感染　较少见,患者有腹痛、发热、腹部有压痛及肌紧张,白细胞计数明显增高。应先控制感染后,再行肿瘤切除术。

4.恶变　早期多无症状,如肿块迅速长大或出现腹水,高度怀疑有恶变。

五、辅助检查

1.B型超声检查　B超可明确肿瘤的大小、位置、形态、内部结构等,准确率可达90%。

2.细胞学检查　腹腔或后穹隆穿刺以及手术中取腹水或腹腔洗液细胞学检查可进行卵巢恶性肿瘤的诊断、鉴别诊断和分期。腹水细胞学检查的阳性率为60%～70%。

3.腹腔镜检查　可直视盆、腹腔脏器,明确有无肿瘤及肿瘤的具体情况,并作临床分期。必要时取活组织进行病理检查。

4.肿瘤标记物测定　测 CA_{125}、甲胎球蛋白(AFP)、绒毛膜促性腺激素(hCG)、乳酸脱氢酶(LDH)等对恶性卵巢肿瘤的诊断有帮助。

5.放射学诊断　腹部平片检查对卵巢成熟性畸胎瘤可显示牙齿及骨质。消化道造影可了解盆腔肿物是否为消化道转移癌。

6.其他　计算机断层扫描(CT)和核磁共振成像(MRI)能清楚显示肿物的图像及各脏器、盆腔淋巴结有无转移,对卵巢肿瘤的诊断、分期、随访观察起到一定作用。

六、治疗要点

卵巢肿瘤以手术为主,恶性肿瘤还应辅以化疗或放疗。

1.良性卵巢肿瘤的治疗　卵巢肿瘤一经确诊,应及早手术治疗,手术范围根据患者年龄、有无生育要求及双侧卵巢情况决定,术中应尽量避免肿瘤破裂,仔细区分肿瘤性质,排除恶性的可能,必要时送快速冰冻切片病理检查。

2.恶性卵巢肿瘤的治疗　以手术治疗为主,辅以化学治疗、放射治疗、免疫治疗等。

(1)手术治疗:是确定诊断、明确分期的必要手段,也是最有效的治疗方法。一旦怀疑为卵巢恶性肿瘤,应及早手术。即使晚期患者,也应尽可能行常规范围的手术外,还应切除所有的癌灶,使癌细胞减少到最低限度,称为肿瘤细胞减灭术。

(2)化疗:是卵巢癌的主要辅助治疗手段,有可能使癌灶完全消退,延长患者生存期。化疗多用在术后,也可术前化疗使手术易于进行。大多数卵巢癌对化疗比较敏感,一般主张大剂量、多疗程、多途径联合化疗。

七、护理措施

1.做好心理护理,树立治疗信心

(1)为患者提供舒适的环境,耐心地向患者讲解病情,解答患者的提问。鼓励患者尽可能参与护理活动,以适当方式表达自身的压力,维持其独立性和生活自控能力,协助患者尽快度过紧急生存期。同时鼓励家属、亲友积极参与照顾患者。

(2)尽快将良性肿瘤诊断结果及时告诉患者及家属,消除患者猜疑,同时让家属放心。对恶性肿瘤患者,应根据其个性特点采取适当沟通方式。

2.根据不同治疗,提供相应护理

(1)手术患者:按腹部手术护理常规护理。巨大肿瘤者,可先准备沙袋压腹部,以防术后腹压突然下降引起休克。

(2)需放腹水的患者:备好腹腔穿刺用物,协助医师完成操作。放腹水过程中,注意观察患者的反应、生命体征变化及腹水的性质。放腹水速度不宜过快,每次放腹水量一般不超过3000mL。期间若出现不良反应,及时报告医师,并协助处理。

(3)腹腔化疗的患者:恶性卵巢肿瘤患者术后往往需要进行腹腔化疗。化疗前一般先抽腹水,然后将化疗药物稀释以后注入腹腔。注入后,协助患者更换体位,让药物接触腹腔全部。化疗结束后,留置化疗药管者要保持药管的固定及局部敷料的干燥,穿刺者保持穿刺点处敷料的干燥。同时,观察并记录患者有何反应,若有异常,及时报告医师进行处理。

3.做好随访

(1)未手术者:3～6个月随访1次,观察肿瘤大小、变化情况。

(2)良性肿瘤术后:按一般腹部手术后1个月常规进行复查。

4.恶性肿瘤术后　易于复发,应长期随访。术后1年每个月1次,术后第2年每3个月1次,术后第3～5年每3～6个月1次,以后可1年1次。

5.合理饮食及营养　疾病及化疗往往使者营养失调。应鼓励患者进食营养素全面、富含蛋白和维生素的食物。必要时可静脉补充高营养液及成分血等,保证治疗顺利进行。

6.加强预防工作　卵巢恶性肿瘤虽难预防,若能积极采取措施对高危人群监测随访,早期治疗,可改善预后;日常生活中,尽量避免高胆固醇饮食;30岁以上妇女每年进行1次妇科检查,若能同时进行B超、CA_{125}等检测更好;发现卵巢实性肿块直径≥5cm者,应及时手术;乳腺癌、胃肠道肿瘤患者治疗后应定期接受妇科检查,确定有无卵巢转移。

(张婉霞)

第九节　妊娠滋养细胞疾病的护理

一、葡萄胎患者的护理

(一)概述

因妊娠后胎盘绒毛滋养细胞增生,绒毛间质水肿,而有大小不一的水泡形成,水泡间借细蒂相连成串,形如葡萄而得名。葡萄胎分完全性葡萄胎和部分性葡萄胎两类,大多数为完全性葡萄胎。

(二)病理改变

1.大体检查　整个宫腔充满大小不等的相连成串的水泡状组织为完全性葡萄胎。宫腔内仅部分绒毛变成水泡,可见胚质及胎儿附属物组织为部分性葡萄胎。因滋养细胞增生,产生大量的hCG,它刺激卵巢发生过度的黄素化反应,形成囊肿,多为双侧性,称卵巢黄素囊肿。

2.组织学检查 完全性葡萄胎的特点为:滋养细胞增生;绒毛间质水肿;绒毛间质内胎源性血管消失。

(三)临床表现

1.停经后阴道出血 为最常见的症状。多数患者常在停经后 12 周左右出现间断性、不规则阴道出血,量时多时少,反复发生。有时可发生大量出血,导致休克、死亡。葡萄胎组织可自行排出,但在排出之前和排出时常伴大量出血。

2.子宫异常增大及腹痛。

3.妊娠呕吐及妊娠期高血压疾病征象常出现得较早且症状较重,持续时间长。

4.甲状腺功能亢进征象 大约 7%患者出现甲状腺功能亢进表现。

查体可见:子宫异常增大、变软,子宫增大至妊娠 5 个月大小时仍无胎动、胎心。卵巢因黄素化囊肿而出现囊性增大,多为双侧,大小不一,在葡萄胎排空数周或数月后自行消失。

(四)辅助检查

1.血、尿 hCG 的测定 由于绒毛膜滋养细胞高度增生产生了大量 hCG,血 $\beta-$hCG 在 100kU/L 以上,通常超过 1000kU/L,且持续不降。

2.B 型超声检查 是诊断葡萄胎重要的辅助检查方法。B 超可见异常增大的子宫内无胎囊及胎心搏动,宫腔内的光点回声呈落雪状影像。

(五)治疗要点

1.清除宫腔内容物 葡萄胎确诊后,应及时清宫。一般选用吸刮术。葡萄胎清宫时不强调一次吸刮干净,一般于 1 周后再次刮宫,每次刮出组织均送病理检查。

2.预防性化疗 对年龄大于 40 岁,具有葡萄胎排出前 hCG 值异常升高、子宫体积明显大于相应孕周、卵巢黄素化囊肿直径>6cm 等高危因素的患者和随访困难的患者可给予预防性化疗。

3.手术治疗 对年龄大于 40 岁、有高危因素、无生育要求的患者可行全子宫切除术,但两侧卵巢应予保留。手术后同样需定期随访。

4.卵巢黄素囊肿的处理 黄素囊肿一般不需特殊处理,因囊肿在葡萄胎排空后会自行消退。如发生囊肿蒂扭转,可在 B 超或腹腔镜下穿刺吸液,囊肿多能自然复位。如扭转时间长导致坏死者,需行患侧附件切除术。

(六)护理措施

1.心理护理 与患者建立良好的护患关系,鼓励患者表达内心的感受,解除患者的顾虑,增强患者治病的信心。

2.一般护理 保证患者的休息与睡眠。指导患者进食营养丰富、易消化的食物。

3.严密观察病情 观察患者的生命体征、腹痛及阴道出血情况,对阴道大出血者应配合医师并及时采取抗休克措施。

4.做好刮宫手术的配合 术前常规配血备用,建立静脉通道,做好抢救准备。遵医嘱用缩宫素,一般在充分扩张宫颈管和大部分葡萄胎组织排出后开始使用,以避免滋养细胞被压入子宫血窦,引起转移和肺栓塞。术后要注意挑选靠近子宫壁且较小的葡萄状组织送病检。

5.预防感染 使用消毒会阴垫,保持外阴清洁。遵医嘱用抗生素。

6.健康教育 完全性葡萄胎具有局部侵犯和远处转移的危险,故要重视随访,葡萄胎排空后每周测血 hCG 1 次,直到降至正常水平,随后在 3 个月内每周随访 1 次,此后的 3 个月每

2周随访1次,然后每月随访1次,持续半年,第二年起每半年随访1次,共随访2年。随访期间必须严格避孕1～2年,首选避孕套。

二、侵蚀性葡萄胎患者的护理

（一）概述

侵蚀性葡萄胎是葡萄胎组织侵蚀子宫肌层或转移至子宫以外者。

（二）病理改变

侵蚀性葡萄胎大体检查可见子宫肌壁内有大小不等的水泡状组织。镜下可见绒毛结构及滋养细胞增生和分化不良。

（三）临床表现

多数侵蚀性葡萄胎发生于葡萄胎排空后的6个月内。原发灶表现如下:

1.阴道出血　主要表现为葡萄胎清宫术后出现不规则阴道出血,量多少不等。长期反复阴道出血的患者可继发贫血。

2.腹痛　当侵入子宫肌层的病灶穿破浆膜时,可发生腹腔内出血,出现急性腹痛。卵巢黄素化囊肿发生蒂扭转或破裂时也可出现急性腹痛。

3.子宫复旧不良或不均匀性增大　常在葡萄胎排空后4～6周子宫未恢复到正常大小,质地较软。因受肌层内病灶部位和大小的影响,子宫可出现不均匀性增大。

4.卵巢黄素化囊肿　由于滋养细胞分泌hCG的持续作用,在葡萄胎排空、流产或足月产后,两侧或一侧卵巢黄素化囊肿可持续存在。

转移灶表现:侵蚀性葡萄胎主要经血行播散。转移的部位依次为肺、阴道、盆腔、脑和肝。最常见和较早转移的部位是肺,主要表现为咳嗽、咯血、胸痛和呼吸困难。这些症状通常呈急性发作,但也有呈慢性持续状态达数月之久;阴道转移灶常位于阴道前壁,表现为紫蓝色结节,破溃后可引起阴道出血;脑转移较少见,但为主要死亡原因。

（四）辅助检查

1.血、尿hCG测定　血、尿hCG值在葡萄胎排空后9周以上,仍持续高水平,或曾出现一度下降后又升高者,在排除妊娠残留或再次妊娠后,结合临床表现可诊断为滋养细胞肿瘤。

2.胸部X线片检查　对诊断肺转移有价值。胸片表现为片状及结节状阴影。

3.B超检查　可见子宫增大,宫壁病灶区可见高回声或回声不均的光团。

4.脑部CT检查　有神经系统症状的患者,脑部CT检查可显示转移灶。

5.组织学检查　在子宫外转移灶或子宫肌层内病灶中若见到绒毛结构或退化的绒毛阴影,则诊断为侵蚀性葡萄胎。

（五）治疗要点

化疗为主,手术和放疗为辅。

1.化疗　侵蚀性葡萄胎对化疗药的敏感性很强,化疗后大部分患者能取得根治的效果。

一般认为化疗应持续到症状、体征消失,原发和转移灶消失,hCG每周测1次,连续3次正常,再巩固2～3个疗程方可停药。随访5年无复发者为治愈。

2.手术　对控制大出血,消除耐药病灶,减少肿瘤复发等方面有作用。如子宫切除、肺切除等。

3.放疗　目前较少应用,主要用于脑转移和肺部耐药病灶的治疗。

（六）护理措施

1.心理护理　让患者了解疾病的发展过程,告之滋养细胞疾病对化疗均很敏感,且疗效好,增强患者战胜疾病的信心。

2.一般护理　嘱患者注意卧床休息,并适当运动。鼓励患者进高营养、高蛋白、高维生素、易消化的食物。

3.观察病情　注意观察患者的生命体征、阴道出血量及性质;观察患者腹痛的位置、强度;注意患者有无咳嗽、咯血、头痛、头晕等转移灶症状。

4.预防感染　保持外阴清洁,定时通风,定期消毒病房及患者物品,遵医嘱给予抗生素。

5.转移灶患者的护理　应让患者卧床休息,严密观察病情,对阴道转移发生大出血者用长纱条填塞阴道压迫止血,肺转移发生大量咯血者应避免发生窒息、休克,脑转移者应注意观察有无脑出血及颅内压升高的征象,并及时将病情通知医师,配合治疗。

三、绒毛膜癌患者的护理

（一）概述

绒毛膜癌在滋养细胞疾病中恶性程度最高。早期就可通过血行转移到全身,破坏组织或器官。患者多为育龄妇女,其中50%继发于葡萄胎,其他发生于足月产、流产及以异位妊娠之后。

（二）病理改变

大体检查可见肿瘤常位于子宫肌层内,也可突向宫腔或穿破浆膜,单个或多个病灶,质地软而脆,伴出血和坏死。镜下可见滋养细胞成片高度增生,无绒毛结构,病灶中央常有出血和坏死。

（三）临床表现

绒癌发病距前次妊娠的时间长短不一,继发于葡萄胎的绒癌绝大多数在葡萄胎排空后12个月以上发病,继发于流产、足月产后的绒癌约50%在1年内发病。

1.原发灶表现　基本相同于侵蚀性葡萄胎,包括:阴道出血为主要症状、腹痛、子宫复旧不良或不均匀性增大、卵巢黄素化囊肿等。

2.转移灶表现　绒癌也主要经血行播散。绒癌发生转移早且范围广,症状更严重,破坏性更强。尤其是继发于非葡萄胎妊娠后绒癌。转移的部位也相同于侵蚀性葡萄胎,依次为肺、阴道、盆腔、脑和肝。最常见和较早转移的部位是肺。

（四）辅助检查

血、尿 hCG 测定、胸部 X 线片检查、B 超检查、脑部 CT 检查、组织学检查方法均相同于侵蚀性葡萄胎。

组织学检查结果二者的区别在于:在子宫外转移灶或子宫肌层内病灶中若见到绒毛结构或退化的绒毛阴影,则诊断为侵蚀性葡萄胎;若见成片的滋养细胞浸润,未见绒毛结构者,则诊断为绒癌。若原发灶和转移灶诊断不一致时,只要在任何一组织切片中见到绒毛结构,均诊断为侵蚀性葡萄胎。

（五）治疗要点

同侵蚀性葡萄胎。

（六）护理措施

同侵蚀性葡萄胎。

四、化疗患者的护理

（一）常用药物的种类

滋养细胞肿瘤化疗药物很多，现国内常用的一线化疗药物有氨甲喋呤（MTX）、放线菌素－D、国产更生霉素（KSM）、5－氟尿嘧啶（5－Fu）、环磷酰胺（CTX）、长春新碱（VCR）、依托泊苷（VP－16）等。

（二）常见化疗副反应

常见的化疗副反应有：消化道反应、肝肾功能受损、膀胱炎、造血功能障碍、皮疹和脱发及神经系统受损。

（三）化疗中的护理

1.化疗药的给药途径　以静脉给药为主，还可用口服、腔内、鞘内、动脉插管、瘤内等给药方式，护理人员应积极配合各种给药方式。

2.应用化疗药物时应注意

（1）准确测量体重。

（2）根据医嘱严格"三查七对"，药物现用现配，必要时包好避光罩。

（3）合理选择静脉，从远端开始，有计划地穿刺并尽量减少穿刺次数。

（4）先用生理盐水穿刺静脉，确定针头在静脉内再注化疗药，化疗药滴完后，再输一定量的生理盐水后方可换非化疗药。

（5）严格控制化疗药物的滴液速度，保证在规定时间内滴完。

（6）如遇药液外渗，立即停止滴入，局部冷敷，并用生理盐水或普鲁卡因局部封闭，以减轻疼痛，防止局部坏死。

（四）化疗副反应的护理

1.消化道反应　食欲不振、恶心、呕吐是常见的症状，给患者提供可口饮食并鼓励吐后再进食，制订个体化的止吐方案，呕吐严重者补充液体，以防电解质紊乱；如有腹痛、腹泻，要注意大便次数及性状，及时送检，以警惕伪膜性肠炎；注意预防和治疗口腔溃疡，要注意保持口腔清洁，进温凉的流质饮食，鼓励多进食、多讲话，促进咽部活动，少量多餐，避免刺激性的食物。

2.肝、肾功能受损　观察肝、肾功能受损的症状及体征，及时予以保护。

3.膀胱炎　出现尿频、尿急、血尿等膀胱炎症状时，应予多饮水、输液，并告之医师处理。

4.造血功能障碍　遵医嘱定期测白细胞及血小板计数。注意消毒及做好保护性隔离，预防交叉感染，必要时输新鲜血液。观察患者生命体征，尤其是体温的变化，及时发现感染征象。

5.皮疹和脱发　应用 MTX 易出现皮疹，严重者可引起剥脱性皮炎；MTX 和 KSM 易导致脱发，但停药后可重新长出新发。

6.神经系统受损　如出现肢体麻木、肌肉软弱无力、偏瘫等症状，应立即报告医师，积极治疗。

（张婉霞）

第十二章　妊娠诊断与孕产期检查

第一节　妊娠诊断

根据妊娠不同时期胎儿生长发育的特点以及母体的适应性变化,妊娠诊断可分为早期妊娠诊断及中、晚期妊娠诊断。

一、妊娠早期

许多孕妇能在妊娠之初即察觉身体异常而考虑妊娠,如乳房改变、恶心、饮食改变、尿频、腰骶部不适等。而这些改变并非孕期所特有,缺乏特异性,实验室检查更灵敏而准确。

(一)病史

生育年龄已婚健康妇女,平时月经周期规律,一旦月经过期 10d 以上,应疑为妊娠。若停经已达 8 周,妊娠可能性更大。虽然停经是妇女妊娠最早与最重要的症状,但是并不是妊娠特有症状,应予以鉴别。有时妊娠可在没有月经来潮或月经紊乱的情况下发生,也需与内分泌紊乱、哺乳期、口服避孕药引起的闭经相鉴别。

(二)临床表现

1. 早孕反应　约有半数以上妇女在停经 6 周左右开始出现头晕、疲乏、嗜睡、食欲缺乏、偏食、厌恶油腻、恶心、晨起呕吐等症状,称早孕反应。该反应可能与体内 hCG 增多、胃肠功能紊乱、胃酸分泌减少及胃排空时间延长有关。症状严重程度和持续时间因人而异,多数在孕 12 周左右自行消失。

2. 尿频　由于妊娠早期增大的子宫,尤其是前位子宫,在盆腔内压迫膀胱及盆腔充血刺激所致尿频,一般孕 12 周后子宫上升进入腹腔,尿频症状消失。

3. 生殖器官变化　妊娠后阴道黏膜及宫颈充血水肿、变软呈紫蓝色,称为 Chadwick 征。子宫体饱满,前后径增宽呈球形。由于子宫颈变软子宫峡部极软,妊娠 6～12 周双合诊检查时,感觉宫颈与宫体似不相连,称为黑加征(Hegar sign)。随着妊娠进展,子宫体也相应增大变软,至孕 8 周时,子宫约为非孕时的 2 倍;孕 12 周时,子宫为非孕时的 3 倍,子宫超出盆腔,可在耻骨联合上方触及。同时经阴道触诊侧穹窿可触及子宫动脉搏动,称 Osiander 征。

4. 乳房变化　早孕时在雌激素作用下腺管发育及脂肪沉积,孕激素促进腺泡发育。催乳激素、生长激素、胰岛素、皮质醇和上皮生长因子协同作用,使腺体干细胞分化为腺泡细胞和肌上皮细胞。在复杂的神经内分泌调节下使乳房增大,肿胀疼痛,乳头乳晕着色加深,乳头周围出现蒙氏结节。

(三)辅助检查

1. 妊娠试验　胚胎着床后滋养层分泌 hCG,一般受精后 7d 即可在血清中检测出 hCG。常用放射免疫法检测 hCG-β 亚型。临床上也常用试纸法检测尿中 hCG,该方法是采用酶联免疫吸附法(ELISA),简便快速。妊娠试验阳性,要结合临床表现与体征综合分析,才能明确妊娠诊断。

2.超声检查

(1)B型超声:是检查早孕和确定胎龄最快速、准确的方法。最早可在孕5周时做出早期诊断。阴道超声较腹部超声可提前5～7d确诊早期妊娠。正常早期妊娠超声图像:①妊娠囊(gestational sac,GS)。妊娠的最早标志,形态为圆形或椭圆形。阴道B超最早在妊娠4～5周时可测到GS。②卵黄囊是子宫内妊娠的标志,位于妊娠囊内一个亮回声环状结构,中间为无回声区。③胚芽与原始心管的搏动。阴道超声早在妊娠5周时可观察到胚芽,孕8周可见原始心管搏动。④妊娠8周后可测定头臀长(crown－rump length,CRL),根据其大小可以预测胎龄。早孕B超声像图见图12－1。

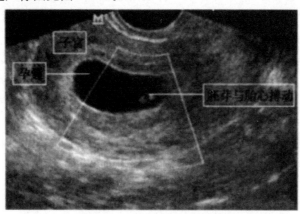

图12－1 早孕B超声像图

(2)超声多普勒法:在增大的子宫区内可听到有节律的单一高调胎心音,胎心率一般在110～160/min,孕11～12周后可探测到,最早可出现在妊娠7周时,还可以听到脐带杂音。

3.宫颈黏液检查 因早孕与女宫颈黏液含蛋白量多,而水与钠盐少,故宫颈黏液量少而黏稠,形成宫颈黏液栓。取少量涂在玻璃片上,干燥后光镜下可见到排列成行的椭圆体,无羊齿植物叶状结晶,早期妊娠可能性大。

4.基础体温(BBT)测定 如BBT呈双相型,而体温升高持续18d不下降,早孕的可能性大;如果持续3周仍不下降,应考虑早孕。

5.黄体酮试验 对可疑为早孕的妇女,可以每日肌内注射黄体酮20mg,连用3～5d,停药后2～7d出现阴道流血,可以排除妊娠。其原理为当体内有一定量雌激素,注射孕激素后使增殖期子宫内膜转变为分泌期,停药后子宫内膜脱落,出现阴道流血。若停药后7～10d仍未出现阴道流血,妊娠的可能性大。

二、妊娠中、晚期

妊娠中期以后,子宫随妊娠月份而增大,可扪及胎体及感到胎动,听到胎心音,临床诊断并不困难。

(一)病史

经历早期妊娠的经过,逐渐感到腹部增大和自觉胎动。

(二)临床表现

1.子宫增大 子宫随妊娠进展逐渐增大,根据手测宫底高度及尺测耻上子宫长度,可以粗略判断妊娠周数。

2.胎动　胎儿在子宫内的活动称胎动,是妊娠诊断依据,也是胎儿宫内安危的重要指标。胎动可分为转动、翻转、滚动、跳动及高频率活动。正常初孕孕妇于妊娠 18～20 周开始自觉胎动,而经产妇常在 16～18 周自觉胎动。随孕周增加,胎动也逐渐增多,孕 32～34 周达高峰,孕 38 周后胎动逐渐减少。临床上常采用胎动自测法:孕妇每天早、中、晚 3 次卧床计数胎动,每次 1h,相加乘以 4 即为 12h 胎动。若胎动≥30/12h 或≥4/h 为正常;若连续 2d 胎动≤3/h,则为异常。

3.胎儿心音　妊娠 10 周应用 Doppler 可听到胎心音,18～20 周用听诊器经孕妇腹壁能听到胎心音。胎心音呈双音,第 1 音和第 2 音很接近,似钟表"滴答"声,速度较快。正常胎心率在 110～160/min,<110/min 或>160/min 表示胎心率异常。胎心音应与子宫杂音,腹主动脉音、胎动音及脐带杂音相鉴别。

4.胎体　妊娠 20 周以后,经腹壁可触到子宫内的胎体。妊娠 24 周后,能区别胎头、胎背、胎臀及胎儿肢体。胎头圆而硬,有浮球感;胎臀宽而软,形状略不规则;胎背宽而平坦,肢体小且有不规则活动。妊娠相关症状和体征见表 12-1。

表 12-1　妊娠相关症状和体征

临床表现			妊娠期出现时间	鉴别诊断
可能妊娠	早期乳房改变(尤其初孕妇)		3～4 周+	服用避孕药
	闭经		4 周+	内分泌紊乱、情绪紧张、疾病状态
	晨吐		4～14 周	胃肠失衡、发热性疾病、脑刺激
	膀胱刺激症状		6～12 周	尿路感染、盆腔肿瘤
	胎动		16～20 周	肠蠕动
大概妊娠	血或尿 hCG 阳性		9～14d	葡萄胎、绒癌
	Hegar sign		6～12 周	
	Chadwick sign		8 周+	
	Osiander sign		8 周+	盆腔充血
	子宫增大		8 周+	肿瘤
	皮肤色素沉着		8 周+	
	子宫杂音		12～16 周	当巨大子宫肌瘤或卵巢肿瘤时子宫血供增加
	Braxton Hicks 宫缩		16 周	
	产科检查触及胎儿		16～28 周	
肯定妊娠	超声检查	经阴道	4.5 周	查见孕囊
		经腹部	5.5 周	查见孕囊
	超声检查	经阴道	5 周	查见胎心搏动
		经腹部	6 周	查见胎心搏动
	胎心	多普勒	11～12 周	
		胎心听筒	20 周+	
	胎动	触诊	22 周+	
		视诊	妊娠后期	
	胎体触诊		24 周+	

（三）辅助检查

1.超声检查

（1）应用 B 超可检测出胎儿数目、胎产式、胎先露、胎方位，有无胎心搏动及胎盘位置及分级，同时能测量胎儿双顶径、腹围、胸围、顶臀径、股骨长度及羊水池深度等。

（2）应用超声多普勒，尤其是彩色超声多普勒测定脐动脉血流速度，以监护、预测胎儿情况。胎盘为低阻力器官，如脐血管循环阻力增加，往往提示胎盘及脐带异常。一般在妊娠 18～20 周应做系统超声筛选胎儿畸形。在此期间能筛查出 70％的胎儿结构畸形，对无脑儿、脑积水、脑脊膜膨出、脊柱裂、肾积水、肠道畸形和心脏畸形的诊断也有帮助。应用多普勒超声心动图对监护胎儿生长发育和早期诊断先天性心血管畸形有重要临床价值。

2.胎儿心电图（fetal electrocardio－graphy，FECG）　可反映胎儿心脏的活动情况。一般在妊娠 12 周以后即可能显示出，妊娠 20 周后成功率更高。FECG 表现为 ST 段偏高，反映胎儿宫内急、慢性缺氧；当 FECG 出现严重的节律或速度异常、QRS 波群增宽、传导阻滞或胎儿心律不齐，应考虑先天性心脏病的可能。

三、胎产式、胎先露及胎方位

胎儿在子宫内取一定的位置和姿势，简称胎姿势。由于胎儿在子宫内的位置不同，故有不同的胎产式、胎先露及胎方位。

（一）胎产式

胎体纵轴与母体纵轴的关系称胎产式（fetal lie）。两纵轴平行者称纵产式，占妊娠足月分娩总数的 99.75％；两纵轴垂直者称横产式，占妊娠足月分娩总数的 0.25％（图 12－2）。两纵轴交叉呈角度称斜产式，属暂时的，在分娩过程中多数转为纵产式，偶尔转成横产式。

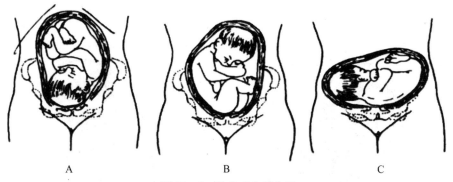

图 12－2　胎产式和胎先露
A.纵产式：头先露；B.纵产式：臀先露；C.横产式：肩先露

（二）胎先露

最先进入骨盆入口的胎儿部分为胎先露（fetal presentation）。纵产式有头先露和臀先露，横产式为肩先露。头先露因胎头屈伸程度不同又分为枕先露、前囟先露、额先露及面先露（图 12－3）。臀先露因入盆的先露部分不同，又分为混合臀先露、单臀先露、单足先露和双足先露（图 12－4）。偶尔头先露或臀先露与胎手或胎足同时入盆，称复合先露（图 12－5）。

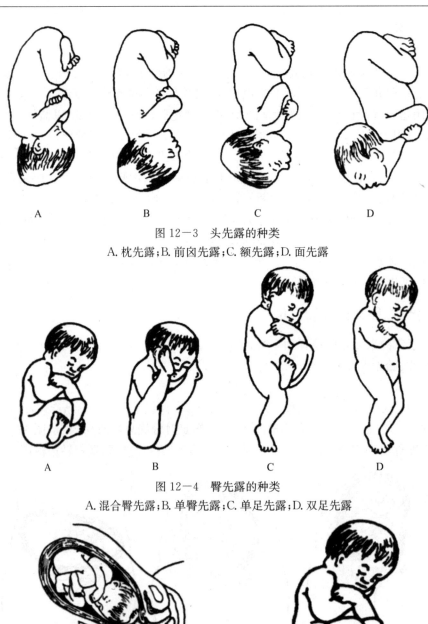

图 12-3　头先露的种类

A. 枕先露;B. 前囟先露;C. 额先露;D. 面先露

图 12-4　臀先露的种类

A. 混合臀先露;B. 单臀先露;C. 单足先露;D. 双足先露

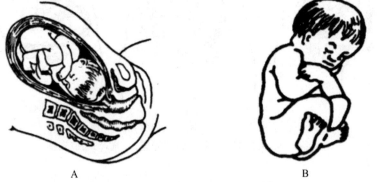

图 12-5　复合头先露(A)与复合臀先露(B)

（三）胎方位

胎儿先露部的指示点与母体骨盆的关系称胎方位(fetal position),简称胎位。枕先露以枕骨、面先露以颏骨、臀先露以骶骨、肩先露以肩胛骨为指示点。根据指示点与母体骨盆前、后、左、右、横的关系而有不同的胎方位,以枕先露为例说明(图 12-6)。

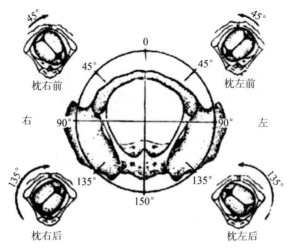

图 12—6　枕先露胎方位种类

（李利娟）

第二节　孕产期检查解析

妊娠期女性生理和代谢产生显著变化,期间生理和化验值与非妊娠时有很大不同,且随妊娠进程而发生改变。

一、血、尿、白带常规

（一）血常规

1. 解析

（1）妊娠期间血容量增加,与非孕期相比,增加 30%～45%,血容量从妊娠初期开始增加,孕中期增加最快,孕晚期增长速度减慢,至最后几周达平稳状态。血容量增加包括血浆与红细胞增加,血浆容量增加较早、较多,约为 1000mL,红细胞增加较少、较晚,约为 450mL,由于血浆增加较红细胞增加多,所以血液呈稀释状,孕妇易出现生理性贫血。

（2）孕足月时红细胞计数由非孕期的 $4.2×10^{12}/L$ 下降至 $3.6×10^{12}/L$ 左右,血红蛋白由非孕时的 130g/L 下降为 110g/L,血细胞比容由 0.40～0.42 下降为 0.31～0.34,上述改变常在产后 6 周恢复。孕妇储铁约 0.5g,为适应红细胞增加和胎儿生长发育及孕妇各器官生理变化的需要容易出现缺铁性贫血,应在妊娠中、晚期开始补充铁剂,防止血红蛋白降低。

（3）白细胞从妊娠 7～8 周开始轻度增加,妊娠 30 周达高峰,为 $(5～12)×10^9/L$,有时可达 $15×10^9/L$ 主要为中性粒细胞增多,单核细胞和嗜酸粒细胞几乎无改变。

（4）正常非孕妇血小板计数为 $(100～300)×10^9/L$,多数妇女在妊娠期血小板计数可较孕前降低 10% 左右,血小板下降可能与整个孕期血小板的消耗增加有关。

2. 小结

（1）红细胞计数 $3.6×10^9/L$,血红蛋白值约为 110g/L,血细胞比容 0.31～0.34,孕妇储备铁 0.5g,易缺铁,妊娠中、晚期开始补充铁剂。

（2）白细胞计数 $(5～12)×10^9/L$。

(3)血小板计数$(100\sim300)\times10^9/L$,可较孕前降低 10％左右。

（二）尿常规

1. 解析　妊娠期肾小球滤过率及肾血浆流量增加,这种增加从妊娠早期即开始。妊娠期约 1/6 妇女可出现糖尿,发生糖尿的原因与肾小球对葡萄糖的滤过增加,而肾小管吸收不能相应增加有关,尽管如此,但孕妇在出现糖尿时应进一步检查,特别在孕早期,以排除妊娠期糖尿病的可能。妊娠后期,尿中可出现少量的蛋白,可视为生理性蛋白尿,主要为白蛋白,即使有其他蛋白成分,其相对含量也很低。尿中白蛋白系从肾小球漏出增加所致,但总量有限,若妊娠期出现大量尿蛋白,尤其是尿中出现血红蛋白、球蛋白和转铁蛋白等,则预示肾脏已受损。通过尿蛋白成分分析和尿蛋白定量,可了解尿蛋白的相对分子质量,判断肾脏损伤的部位和程度。尿酮体见于妊娠剧吐、产程过长及糖尿病患者。

2. 小结　妊娠期可出现糖尿及少量尿蛋白。

（三）白带常规

1. 解析　妊娠期间由于阴道上皮糖原含量增多,经乳酸杆菌作用变成乳酸,因此,阴道 pH 为 3.6～6,保持酸性,不利于致病菌生长,有利于防止感染。生殖道病原体微生物上行性感染可导致胎膜早破,故应在孕前、孕早期、孕晚期进行白带常规检查,阴道炎包括滴虫性阴道炎、外阴阴道假丝酵母菌病、细菌性阴道病,并应及时治疗各类阴道炎。

2. 小结

(1)孕期阴道 pH 为 3.6～6。

(2)孕前、孕早期、孕晚期进行白带常规检查,并应及时治疗各类阴道炎。

二、凝血功能

1. 解析　妊娠期血液处于高凝状态,因子Ⅶ、Ⅷ、Ⅹ增加,仅因子Ⅺ降低,血浆纤维蛋白原(Fib)在非孕妇女为 3g/L,妊娠后期增加约 50％,平均达 4.5g/L。凝血时间无明显改变,随妊娠进展,妊娠后期凝血酶原时间(PT)及活化部分凝血活酶时间(APTT)可轻度缩短。

2. 小结　妊娠期 PT、APTT 可轻度缩短,Fib 可增加。

三、肝肾功能

1. 解析

(1)妊娠期肝脏组织结构及大小无明显变化,肝血流量不增多,孕晚期肝功检查白蛋白下降,球蛋白量轻度增加,白蛋白与球蛋白比例下降,球蛋白量增多的原因系妊娠期网状内皮系统功能亢进所致,同时有碱性磷酸酶升高,一般认为碱性磷酸酶来自于胎盘,产后可恢复正常。

(2)妊娠后期血浆碱性磷酸酶(AKP)大约增加 1 倍,血清 γ-谷氨酰转移酶(GGT)和转氨酶(AST、ALT)水平在孕期无明显变化。胆红素水平保持正常成人范围内。

(3)妊娠期肾略增大,肾血浆流量增加 35％,肾小球滤过率增加 50％,尿素和肌酐滤过增多,故较非孕妇女减少。孕期空腹血糖降低,在 4～6 个月和 7～9 个月会进一步降低。在孕早期血清尿酸盐水平降低,在孕晚期,足月时血清尿酸盐水平会增高,比非孕期值要高,产后 12 周仍然保持高水平。

2. 小结

(1)肝功能:白蛋白下降,球蛋白量轻度增加,碱性磷酸酶升高。

（2）肾功能：尿素和肌酐降低。

四、乙肝检查

乙肝检查包括乙肝表面抗原（HBsAg）、乙肝表面抗体（HBsAb）、乙肝 e 抗原（HBeAg）、乙肝 e 抗体（HBeAb）、乙肝核心抗体（HBcAb）、乙肝核心抗体 IgM（HBcAb－IgM）三对六项。

（一）解析

1. HBsAg 阳性　表示感染了乙肝病毒，并不反映病毒有无复制、复制程度、传染性强弱。

2. HBsAb 阳性　表示对乙肝病毒的感染具有保护性免疫作用，乙肝疫苗接种者，若仅此项阳性，应视为乙肝疫苗接种后正常现象。

3. HBeAg 阳性　说明传染性强。

4. HBeAb 阳性　说明病毒复制减少，传染性弱，但并非没有传染性。

5. HBcAb 阳性　说明既往感染过乙肝病毒。

6. HBcAb－IgM　提示仍有病毒复制。

目前，如孕前乙肝病毒 DNA（HBV DNA）超过 10^6 不宜妊娠，如果孕前未行检查，在就诊第 1 次即应查乙肝三对，对慢性乙型肝炎患者查血清中乙肝病毒 DNA 复制量，若乙肝病毒 DNA 荧光定量为阴性者，孕期严格监测肝功能，若肝功正常则可不予特殊治疗。孕期不建议进行 HBIG 治疗。尽管有报道乳汁中可检测 HBsAg 和 HBV DNA，但新生儿采取正规的暴露后预防策略，母乳喂养并不增加感染 HBV 的风险。

（二）小结

1. 孕期　建议不要进行 HBIG 治疗。

2. 孕前　HBV DNA 超过 10^6 不宜妊娠。

3. 母乳喂养　只要新生儿采取正规的暴露后预防策略，母乳喂养并不增加感染的风险。

五、血型

人类血型有多种，最主要的是 ABO 血型和 Rh 血型。ABO 血型包括 A、B、O、AB 四种类型，Rh 血型包括 Rh 阳性和 Rh 阴性两种类型。Rh 阴性血型在汉族中罕见，孕期一旦发现应引起高度重视。

1. 当胎儿具有孕妇所缺乏的血型抗原，母亲的血型抗体就会通过胎盘引起胎儿、新生儿红细胞破坏，称为母婴血型不合溶血病。母婴血型不合溶血病分为 ABO 溶血病和 Rh 溶血病。

2. 当孕妇为 O 型血，胎儿父亲为 O 型血以外其他血型时，胎儿、新生儿遗传父亲血型，为非 O 型血时容易发生 ABO 溶血病。

3. 当孕妇血型为 Rh 阴性，胎儿父亲为 Rh 阳性血型，胎儿、新生儿遗传父亲血型为 Rh 阳性时容易发生 Rh 溶血病。

4. 当孕妇血型为 Rh 阴性，孕期可进行母体血型抗体检测，其血中抗 D 效价高于 1∶32 时，新生儿溶血病的发病率增高。

5. 如在孕期未发现明确胎儿宫内溶血的临床症状，如 B 超未提示胎儿水肿、胎盘增厚、胎儿胸腹水、胎儿大脑中的动脉异常等，不建议常规对孕妇进行 ABO 血型抗体筛查及治疗，但分娩后应行脐血 ABO 血型抗体筛查。

六、B 超检查

妊娠全程中,超声可以观察大部分宫内变化过程,孕期超声检查目的:一为观察胎儿形态结构有无发育异常;二为测量大小,判断生长状况;三是了解胎儿附属结构有无异常。

(一)解析

1.妊娠早期 B 超重点是观察子宫内有无妊娠囊,妊娠囊结构是否正常,囊内有无胚胎,胚胎是否存活,发育与停经周数是否相符,有无形态异常。妊娠早期 B 超有以下特点:①子宫随停经周数相应增加、饱满。②宫腔内出现妊娠囊的环状回声。③停经 5 周时可出现妊娠囊,停经 6～7 周可出现胚芽、胎心搏动、卵黄囊。

2.妊娠 13 周以后可直接观察胎儿、胎盘等结构。建议在孕 11～13^{+6} 周进行超声检查胎儿颈项部透明层厚度(NT)及主要器官发育情况,可初筛约 1/4 胎儿畸形。孕中期胎儿系统超声常在孕 24～28 周进行,可筛查出 70% 胎儿结构异常。孕晚期 B 超主要是观察胎儿生长情况、羊水指数、S/D 值等。

(二)小结

1.孕早期　确定是否宫内妊娠,核实孕周。

2.孕 11～13^{+6} 周　检查胎儿颈项部透明层厚度(NT)及主要器官发育情况。

3.孕 24～28 周　筛查 70% 胎儿结构异常。

4.孕晚期　观察胎儿生长情况、羊水指数、S/D 值等。

七、心电图检查

妊娠期孕妇循环系统会发生一系列变化,随着孕周的增大会使正常妊娠期血流动力学发生改变,从而使孕妇心脏负担加重,因此,心电图检查可以及时发现一些孕妇心脏异常,在一定程度上保证孕妇妊娠期安全。

1.解析

(1)自孕早期心电图即有轻度改变,可出现窦性心律不齐、窦性心动过速及部分期外收缩等改变。妊娠 32～34 周心排出量达高峰,血容量进一步增加,心率进一步增快(平均每分钟增加 10～15 次),致使心脏负荷加大,需氧量增加,部分出现心肌供血不足,可出现各种心律失常及 ST－T 改变。另外,妊娠中晚期子宫增大,心脏向左上移位,大血管扭曲,机械性地增加了心脏负担,因而出现电轴左偏的正常变异及左室高电压等变化,因此,孕晚期异常心电图发生率明显升高。

(2)对妊娠期心电图改变的诊断要慎重,应结合临床综合分析。较明显的心律失常需寻找病因,适当处理。对于心功能不良的患者,应注意早期心力衰竭的识别,不要因妊娠期常见下肢水肿、胸闷、气短而忽略,并应积极寻找诱因与病因,心功能损害明显者尽早住院治疗。

(3)妊娠期的大部分心电图改变为可逆性,较严重的心律失常和心肌损害者应在产科、内科共同监护下,据具体情况做出及时适当的处理,以利孕妇安全度过妊娠和分娩期,确保母婴安全。

2.小结　孕期心电图可出现生理性的改变,无须特殊处理,但须排除明显的心律失常和心肌损害。

(李利娟)

第十三章　产前保健与孕产期用药

第一节　概述

产前保健包括对孕妇的定期产前检查,指导孕期营养和用药,尽早发现高危妊娠,并及时给予相应的治疗;对胎儿宫内情况的监护,并检查胎盘功能,保障孕妇和胎儿的健康,直到安全分娩,以降低孕妇和新生儿的死亡率。美国妇产科学院(2002 年)把产前保健定义为:从妊娠开始到分娩前的整个时期,对孕妇及胎儿健康的检查和对孕妇社会心理上的指导,包括孕前检查、早孕及时诊断、首次产前检查和随后的产前检查,我国指的是首次产前检查和随后的产前检查。

一、产前保健的重要意义

围生期(perinatal period)是指产前、产时和产后的一段时期,这段时期孕、产妇要经历妊娠期、分娩期和产褥期 3 个阶段。围生期的规定有 4 种。①围生期Ⅰ,从妊娠满 28 周至产后 1 周。②围生期Ⅱ,从妊娠满 20 周至产后 4 周。③围生期Ⅲ,从妊娠满 28 周至产后 4 周。④围生期Ⅳ,从胚胎胎成至产后 1 周。我国现阶段采用的是围生期Ⅰ,临床上围生期死亡率是用来衡量产科和新生儿科质量的重要指标,所以,围生期保健是产前保健的关键。

根据卫生部的要求,我国已普遍实行孕产期系统的三级管理,在城市开展医院三级分工(市、区、街道)和妇幼保健机构三级分工(市、区、基层卫生院),在农村也开展了三级分工(县医院和县妇幼保健站、乡卫生院、村妇幼保健人员),实行孕、产妇划片分级分工,健全了相互间的挂钩、转诊等制度,尽早发现高危孕妇并转至上级医院进行监护处理;并建立了孕、产妇系统保健手册制度,加强对孕、产妇的系统管理;通过系统的产前检查,尽早筛查出中、高危因素的孕妇,尽早给予诊治,以不断提高高危妊娠管理的"三率"(高危妊娠检出率、高危妊娠随诊率、高危妊娠住院分娩率),降低孕、产妇死亡率、围生儿死亡率和病残儿出生率。

二、建立围生期保健手册

围生期保健手册是从确诊早孕时开始建立,记录自早孕登记检查开始直至产褥期结束为止母婴各种主要病史、体征及处理情况,是孕、产期全过程的病史摘要或索引,同时又是进行保健管理分析的原始数据资料。通过记录孕妇以往健康状况、患病经过、婚姻家庭情况、有无遗传病史、既往妊娠分娩史等,并进行一般体检和产科检查,包括化验血、尿、肝功能,测量骨盆、血压、宫高、腹围、胎心等情况,筛查出高危妊娠并适时治疗。它是孕期全过程的档案,到医院分娩时应交给医务人员;以便了解孕期情况,针对异常妊娠做相应的处理,保证母婴安全。出院时医师会将住院分娩经过及产后母婴情况填写完整,再转交给有关保健部门,以利于访视产妇恢复及新生儿生长情况,指导母乳喂养,保证母婴健康。围生保健卡(册)的使用和运转要求如下。

1.一级机构负责对所管辖地区内的怀孕妇女建围生保健卡(册),并填写围保登记册。

2.将卡(册)交孕妇自己或由医疗保健机构保管,以后由各级保健、医疗单位在孕、产妇进行检查时摘要填写。

3.孕妇入院分娩时将卡交出或由保管单位抽出,出院时应将住院分娩及产后母婴情况填写完整,预约好产后检查日期,将卡送交产妇所居住地区的基层医疗保健机构(一级机构)。

4.一级机构接卡后即进行产后访视并填卡(册)。

5.产后检查时收回卡并将新生儿期情况小结转儿保机构继续进行婴幼儿系统管理,围保卡集中交区妇幼保健院、所(站)妥善保存。

三、产前检查时间和项目

孕期监护主要是通过定期的产前检查(antenatal care)来完成的。产前检查时间应从确诊早孕时就开始,首次产前检查(6~8周时)未发现异常者,12周时做B超检查,此后在妊娠20~36周为每4周检查1次,妊娠36周以后每周检查1次,即在妊娠12、20、24、28、32、36、37、38、39、40周共行产前检查10次。高危孕妇应酌情产前检查次数。常规检查时间和项目如下。

1.孕前3个月　门诊进行孕前检查及咨询。

2.第1次产前检查　最好在孕12周内。

(1)建立保健手册。

(2)常规保健咨询、遗传咨询。

(3)血常规(观察 MCV、MCH、RDW－SD,珠蛋白生成障碍性贫血筛查)、肝肾功能、尿常规、血型(ABO、Rh 血型)、乙肝全套、丙肝、梅毒、艾滋病检查。

(4)B超检查,以判断孕龄。

3.妊娠 11~13^{+6}周　超声检查胎儿颈项透明层。

4.妊娠 14~21周　最好在孕 16~18 周筛查唐氏综合征。

5.妊娠 18~24 周

(1)胎儿系统超声检查。

(2)抽羊水做染色体和 FISH 检查(孕 16~21 周,医师建议时)。

(3)抽羊水做基因诊断(医师建议时)。

6.妊娠 24~36 周

(1)糖尿病筛查(OGTT)。

(2)骨盆外测定。

7.妊娠 30~36 周

(1)复查血常规、肝功能、甘胆酸(皮肤瘙痒时必查)。

(2)甲状腺功能(医师建议时)。

(3)抗 A 或抗 B 效价(孕妇血型为 O 型,丈夫为 A/B/AB)、抗 D 效价(孕妇血型为 Rh 阴性)。

(4)B超检查。

(5)心电图检查。

8.妊娠 34 周后　胎心监护(NST)每周 1 次,妊娠 35~37 周后进行 B 超检查、脐血流 S/D 值测定,每次检查均测血压、体重、宫高、腹围、胎心,本检查方案会根据孕妇情况有所增加。

四、孕前及孕期检查流程

所有孕前及孕期检查流程详见表 13－1。

表 13－1　所有孕妇孕前及孕期检查流程

孕前检查			
孕前 3个月	常规检查	产前检查项目	(1)询问既往史、孕产史,配偶及本人家族史和遗传病史等 (2)进行体格检查,体重指数评估 (3)妇科检查(包括筛查生殖道畸形),宫颈癌筛查 (4)不宜继续妊娠者应及时告知
		诊断试验	血常规、总胆汁酸、肝功能、肾功能、乙肝项目、TORCH 检查(IgG,IgM)、心电图检查、X线胸片、生殖道分泌物、B超
	备查项目		(1)血脂检查 (2)激素检查(甲状腺功能、黄体功能、泌乳素等) (3)口腔检查
	健康教育		(1)计划妊娠、避免大龄生育 (2)围孕期叶酸(或含叶酸的多种维生素)摄入、孕期用药指导 (3)疫苗接种(风疹、乙肝、流感等) (4)孕前筛查意义(特别是高遗传风险夫妇)、孕期保健 (5)营养、优育指导(环境、生活方式、运动)
孕期检查			
孕 6～8 周	常规检查(已完成孕前检查的孕妇酌情增减)	产前检查项目	(1)询问既往史、孕产史,配偶及本人家族史和遗传病史等 (2)仔细询问月经史,推算预产期。确定妊娠大小(核实孕周) (3)进行体格检查,体重指数评估 (4)妇科检查(包括筛查生殖道畸形) (5)筛查妊娠并发症 (6)不宜继续妊娠者应及时告知,并终止 (7)筛查高危妊娠,必要时转诊
		诊断试验	血常规、尿常规(尿蛋白、尿糖)、血型(ABO、Rh)、肝功能、肾功能、乙肝、丙肝、血梅毒螺旋体、HIV 筛查、阴道分泌物检查、B超检查(确定宫内见卵黄囊胚芽及血管搏动)、心电图检查
	备查项目		(1)CV 检测 (2)宫颈细胞学检查(孕前 12 个月未查者) (3)Rh(阴性)者行抗体效价筛查 (4)风疹抗体筛查(孕前未查者)
	健康教育		(1)多种维生素摄入 (2)生活方式指导(饮食、性生活、锻炼) (3)妊娠生理、孕期监护 (4)家庭暴力询问

			孕前检查
9～14周	常规检查(针对所有孕妇)	产前检查项目	(1)血压、体重 (2)测量宫底高度、腹围、胎心率 (3)注意双下肢有无水肿 (4)筛查高危妊娠,必要时转诊
		备查项目	(1)唐氏筛查(血清学) (2)胎儿超声检查(NT测量) (3)10～12周绒毛膜活检(高危人群) (4)血红蛋白110g/L以下者筛查血清铁、铁蛋白 (5)珠蛋白生成障碍性贫血筛查(针对高发地区、排除缺铁性贫血、小细胞低色素型贫血)
		健康教育	(1)妊娠生理 (2)指导孕期卫生和营养 (3)血红蛋白110g/L以下补充铁,珠蛋白生成障碍性贫血孕期管理
孕15～24周	常规检查(针对所有孕妇)	产前检查项目	(1)血压、体重 (2)测量宫底高度、腹围、胎心率 (3)注意有无双下肢水肿 (4)宫颈评估 (5)筛查高危妊娠,必要时转诊
		诊断试验	(1)唐氏筛查(血清学) (2)尿蛋白 (3)18～24周系统超声检查
	备查项目		(1)18～22周羊水穿刺检查胎儿染色体(预产期时孕妇年龄≥35岁,或高危人群) (2)宫颈、胎盘位置评估(B超测量宫颈长度、内口宽度,胎盘位置等) (3)早产因素筛查 (4)宫颈黏液查淋病奈瑟菌和衣原体(高危孕妇或有症状者)
	健康教育		(1)妊娠生理 (2)指导孕期卫生和营养 (3)孕期自我监护、胎动计数 (4)血红蛋白110g/L以下补充铁,珠蛋白生成障碍性贫血孕期管理
孕24～28周	常规检查(针对所有孕妇)	产前检查项目	(1)血压、体重 (2)测量宫底高度、腹围、胎心率 (3)注意有无双下肢水肿 (4)筛查高危妊娠,必要时转诊
孕24～28周	常规检查(针对所有孕妇)	诊断试验	(1)妊娠糖尿病筛查 (2)尿常规(尿蛋白)
		备查项目	(1)Rh(D)孕妇抗体再次检查 (2)宫颈评估(B超测量宫颈长度、内口宽度等) (3)早产高危者宫颈阴道分泌物ffN检查 (4)早产风险评估
	健康教育		(1)Rh阴性孕妇给予预防性抗D治疗 (2)血红蛋白105g/L以下补铁,珠蛋白生成障碍性贫血孕期管理 (3)孕期自我监护、胎动计数

（续表）

孕前检查			
孕30～32周	常规检查（针对所有孕妇）	产前检查项目	(1)血压、体重 (2)测量宫底高度、腹围、胎心率及骨盆出口径、骶耻外径 (3)胎位(确诊臀位) (4)注意有无双下肢水肿 (5)筛查高危妊娠必要时转诊
	备查项目	诊断试验	(1)B超检查 (2)血常规 (3)尿常规(尿蛋白)
	健康教育		(1)宫颈、胎盘位置评估(B超测量宫颈长度、内口宽度,胎儿位置等) (2)早产高危者宫颈阴道分泌物 ffN 检查
			(1)旅行(驾驶、飞行等)、性行为 (2)孕妇自我监护、胎动计数 (3)胎动计数 (4)臀位纠正胎位指导(膝胸卧位等)
孕34～36周	常规检查（针对所有孕妇）	产前检查项目	(1)血压、体重 (2)测量宫底高度、腹围、胎心率 (3)确认胎位 (4)注意有无双下肢水肿 (5)筛查高危妊娠,必要时转诊
		诊断试验	尿常规(尿蛋白)、血常规
	备查项目		(1)B型链球菌阳性孕妇肛周与阴道口间分泌物培养 (2)总胆汁酸、甘胆酸、肝功能(近36周ICP高危孕妇或全身瘙痒) (3)心电图复查(高危) (4)NST 检查 (5)Rh(D)孕妇第2次抗体注射 (6)臀位纠正胎位指导(膝胸卧位等)
孕34～36周	健康教育		(1)分晚期妊娠症状、分娩计划、无痛分娩 (2)母乳喂养指导、产后护理、新生儿护理 (3)维生素K应用、新生儿疾病筛查 (4)产后抑郁症
孕38～41周	常规检查（针对所有孕妇）	产前检查项目	(1)血压、体重 (2)测量宫底高度、腹围、胎心率 (3)确认胎位 (4)注意有无双下肢水肿
		诊断试验	血常规、凝血三项、阴道分泌物检查
	备查项目	NST 检查	
	健康教育		(1)分娩方式、科学度过产褥期 (2)产后婴儿疫苗接种,婴儿喂养、管理

（续表）

		孕前检查		
孕41周	常规检查（针对所有孕妇）	产前检查项目	(1)血压、体重 (2)测量宫底高度、腹围、胎心率 (3)确认胎位 (4)注意有无双下肢水肿	
		诊断试验	(1)B超：胎儿大小、羊水指数、S/D值测量等 (2)NST	
	备查项目	B超测宫颈管长度		
	健康教育	(1)产后婴儿疫苗接种 (2)分娩诱导		

五、首次产前检查

要求在孕6～8周进行首次产前检查，内容包括医患双方交换信息；详细询问妊娠相关病史；确定孕龄，推算预产期；评定是否存在影响妊娠的危险因素，并尽早发现此期并发症；远离致畸因素。

1.不良生活方式　孕妇吸烟（包括二手烟）可导致低出生体重儿，自然流产和早产的概率也增加，新生儿暴露于吸烟的环境中易增加上呼吸道感染和婴儿猝死综合征的概率，应劝其戒除，但在孕期没有足够的证据支持使用药物戒除。乙醇是明确的致畸因子，对胎儿面部以及中枢神经系统的发育均有害。虽然两者之间有明确的剂量依赖性，但尚未明确提出孕期饮酒的安全阈值。在孕期非法吸食、注射毒品对胎儿的健康以及生长发育有害，孕晚期早产及胎儿生长受限的风险增加，母体成瘾、感染 HIV、肝炎的概率也增加。胎儿出生之后更要面对新生儿戒断症状，及随之而来的发育迟缓、学习障碍、行为问题。因此在孕期对是否使用违禁药品应做周期性的筛查。

2.家庭暴力　这在西方国家是一个普遍存在的问题，近年来在我国也不罕见。研究提示家庭暴力应作为影响不良妊娠结局的因素之一，应在孕8周、24周、32周产前检查时常规询问，并进行适当干预。

3.血尿常规及肝肾功能　初次产前检查时应进行血尿常规及肝肾功能检查，结果异常或有相关高危因素的孕妇，孕中、晚期还要进行复查。英国国立临床规范研究所（NICE）推荐每次产前检查均应行尿常规检查，结合血压及尿蛋白量，评估罹患妊娠期高血压疾病的风险。

4.口腔检查　牙周病是与早产相关的炎性口腔病，可引起菌血症，致病菌导致生殖道感染，从而诱发早产。已有较多流行病学研究支持牙周病与早产的关系，与低出生体重儿密切相关。但目前国内口腔厌氧菌感染性牙周病是一个尚未被充分认识的危险因素。因此，育龄期妇女在孕前及孕期应进行口腔检查。

5.Rh 及 ABO 血型　初次产前检查时应检测孕妇血型全套。在 Rh 阴性同种免疫中，只有1%～2%的病例发生于第1胎新生儿；而 ABO 血型不合有40%～50%发生于第1胎，但一般症状较轻微，很少引起严重的胎儿后遗症（死产、胎儿积水、严重贫血等），除极少数重症需要宫内治疗外，绝大多数 ABO 溶血病患儿的治疗在出生后进行。

6.乙肝项目　妊娠合并乙肝可导致早产、肝功能衰竭、围生期垂直传播。孕前或第 1 次产前检查时应行筛查,有高危因素孕妇(静脉吸毒、有乙肝接触史、患性传播疾病、文身,输血史等)在孕期应重点筛查。

7.HIV　第 1 次产前检查时应初次筛查,对高风险或第 1 次拒绝测试者在孕中期也应进行筛查。HIV 的感染是否增加妊娠不良结局,尚存在争议。美国妇产科医师学会(ACOG)报道无症状 HIV 感染孕妇,罹患各种妊娠并发症的概率并不增加。但妊娠后期因免疫抑制可能会加速 HIV 感染者从无症状期发展成艾滋病。

8.妊娠期生殖道感染(RTI)　近年来 RTI 在我国日益增多,包括细菌性阴道炎、滴虫性阴道炎、阴道假丝酵母菌病、沙眼衣原体感染、淋病、尖锐湿疣、梅毒等,对母儿危害均大,易导致胎膜早破、羊膜腔内感染(IAI)、胎儿生长受限(FGR)、产后感染及新生儿感染等疾病。因此对有生殖道感染高危因素的孕妇应常规筛查 RTI。

9.宫颈细胞　我国宫颈癌的发病率逐年升高,且趋于年轻化,应予以足够重视。孕前或初次产前检查应进行宫颈细胞学检查,根据结果考虑是否行阴道镜检查及局部活检。对于妊娠期宫颈病变,如排除宫颈癌,原则均不在孕期治疗,延迟至产后 6～8 周后复查,根据结果再决定后续治疗。

六、妊娠早期、中期产前检查

妊娠 11～13^{+6} 周间超声测定胎儿颈部透明层厚度(NT)或者联合筛查 NT、β－hCG 和妊娠相关血浆蛋白 A(PAPP－A),可提高唐氏综合征的检出率。孕中期(15～20 周)应进行血清学三联筛查(AFP、β－hCG、E$_3$)以及四联筛查(加上抑制素 A);另外胎儿鼻骨测量也是超声筛查染色体异常的一项指标。若筛查为阳性,应做系统超声进行风险评估并决定是否需做侵袭性的产前诊断。

1.胎儿系统超声检查(妊娠 20～24 周)　系统超声检查有助于发现胎儿结构畸形,胎儿超声软指标(NT 增厚、双侧肾盂轻度扩张、脉络膜囊肿、心室内强回声、肠回声增强、侧脑室轻度增宽等)有助于筛查胎儿染色体异常。

2.羊膜腔穿刺术(妊娠 16～22 周)　羊膜腔穿刺诊断染色体异常疾病的可靠性＞95％。对于血清学筛查为高危、年龄＞35 岁、以前生育过出生缺陷儿、有出生缺陷分娩家族史以及孕妇本人或丈夫是出生缺陷儿者,妊娠 16～22 周时均应做羊膜腔穿刺术检查。

3.脐静脉穿刺术(妊娠 22～30 周)　脐血穿刺适用于中、晚期妊娠者,但其技术要求相对较高,且引起胎盘早期剥离、羊水栓塞、皮下血肿及胎儿损伤等并发症的概率较羊膜腔穿刺术大。但可用于快速核型分析、胎儿感染、胎儿血液系统疾病的宫内诊断,还可对胎儿溶血性贫血进行宫内输血治疗。

七、妊娠后期产前检查

1.妊娠 28～37 周

(1)妊娠期糖尿病(GDM)筛查(妊娠 24～28 周):妊娠 24～28 周应进行 75g 糖(OGTT)筛查。空腹血糖＞5.1mmol/L,1h＞10mmol/L,2h＞8.5mmol,应诊断妊娠期糖尿病。

(2)复查血尿常规及肝肾功能(妊娠 28～30 周):在此期间应予以复查,结合早期检查结果,评估有无贫血、妊娠期高血压疾病、肝肾功能损害。

(3)早产评估及预测(妊娠 28～34 周):在此期间产前检查时每次都要询问有无早产的迹象或者症状,确定有无早产危险因素,提供孕期宣教包括早期临床症状以及适当的处理。可利用超声检测宫颈长度及宫颈内口有无开大联合测定阴道后穹隆分泌物中胎儿纤维连接蛋白(ffN)来预测早产发生率,目前尚缺乏充足证据支持对所有的孕妇常规进行此项筛查。

(4)妊娠 32～36 周:B 超检查确定胎盘位置、胎先露、胎方位。

(5)B 族链球菌(GBS)筛查(妊娠 35～37 周):具有高危因素的孕妇(多个性伴侣、合并糖尿病、前次新生儿有 GBS 感染等)应在妊娠 35～37 周进行 GBS 的筛查,培养阳性的孕妇在产时应予以静脉滴注抗生素,可降低新生儿败血症发生率。

2.妊娠 38～41 周　每周均进行一次产前检查,内容包括:血压,电子胎心监护(NST)、超声监测羊水量,宫颈成熟度检查,母乳喂养和孕期锻炼宣教。超过 41 周应收住院。

3.妊娠 42 周　过期妊娠胎儿窘迫及胎儿死亡的风险增高。因此应超声监测羊水量,每周至少 2 次的 NST,必要时行 CST。AFI<5cm 或 NST 无反应型应考虑尽快终止妊娠。

八、常规检查及健康教育内容

(一)常规检查

1.体重测量　每周 1 次。每次产前检查应测量孕妇体重,必要时计算体重指数(BMI)。

2.胎心音听诊　妊娠 12 周开始,每次产前检查均应听胎心。<110/min 或>160/min 提示胎儿窘迫可能。结合 NST 异常,应当及时处理。

3.测量宫高及腹围　妊娠 20 周后。宫高及腹围增长是胎儿生长的指标。宫高与腹围若与孕周不符,特别是孕 20～36 周,常提示胎儿生长异常或羊水量异常。推荐在孕中、晚期每次产前检查测宫高及腹围。

4.妊娠期高血压疾病筛查　孕 20 周后,测量血压及尿常规检查,有助于早期诊断妊娠期高血压疾病。

5.胎动计数　孕妇自妊娠 30 周开始应自数胎动,于每天早、中、晚固定时间各数 1h,也可将早、中、晚 3 次胎动次数的和乘以 4,即为 12h 的胎动次数。

(二)健康教育

1.母乳喂养宣教　产前是宣教母乳喂养优点的最好机会。母乳对于婴儿来说是最佳的食物,对母婴均有好处,可以增加母婴的感情,降低中耳炎以及胃肠道疾病等的发生率。亦可以减少产后出血,更快地恢复产前体重,并降低患卵巢癌及乳腺癌的风险。

2.孕期锻炼宣教　在最近几十年来,对于孕期锻炼的态度已有显著的改变。在孕期进行适度有规律的锻炼是安全且有益的。并无证据证明产前锻炼与胎儿宫内窘迫或者无法解释的死亡有关。

3.孕期营养指导　孕期营养供给对妊娠非常重要,不仅保证孕妇正常新陈代谢的需要,也是胎儿发育所必需。但孕期盲目营养补充不仅可导致妊娠并发症(妊娠期糖尿病、妊娠期高血压疾病、巨大儿）增加，带来剖宫产率及难产率升高。推荐产前检查时为孕妇提供合理的个体化的营养指导。

（李利娟）

第二节　孕产期首次检查和复诊检查

首次检查应详细询问病史，进行系统的全身检查、产科检查和必要的辅助检查；以后的检查可根据孕妇具体情况选择项目和有针对性地安排。

一、病史

1.年龄　年龄过小容易发生难产；35 岁以上的初孕妇容易并发妊娠高血压疾病、产力异常等。

2.职业　如接触有毒物质的孕妇，应检测血常规和肝功能。

3.推算预产期（the expected date of confinement，EDC）　按末次月经（the last menstrual period，LMP）第 1d 算起，月份减 3 或加 9，日数加 7。如末次月经第 1d 是 9 月 10 日，预产期是 6 月 17 日。若孕妇只知农历日期，应先换算成公历再推算预产期。实际分娩日期与推算的预产期有可能相差 1～2 周。如孕妇记不清末次月经时间或哺乳期尚无月经而受孕者，可根据早孕反应出现的时间、胎动开始的时间、手测宫底高度、尺测子宫长度和早期妊娠时 B 超所示的顶臀径等值来核实预产期。

4.月经史和孕产史　月经史很重要，月经周期规律，为 28d 左右时，排卵一般都在中期，如此，孕期就能从末次月经开始算起。但如果月经周期明显多于 28d，或者月经周期不规则的女性，排卵就不一定在末次月经后 2 周左右，这时预产期推算就不准了。经产妇还应该详细了解过去的孕产史：有无难产、死胎、妊娠并发症等，了解分娩方式、新生儿的情况，因为许多妊娠并发症很可能在以后妊娠中发生。另外，应了解怀孕前有无服用过激素类避孕药，因为在撤退性出血后的 2 周不一定会恢复排卵，排卵会发生在月经后期或者是在完全不同的时间内，这时用末次月经推算孕期和预产期也是错误的。

5.既往史和手术史　了解妊娠前有无高血压、心脏病、糖尿病、血液病、肝肾疾病、结缔组织疾病等和做过何种手术。

6.社会心理行为因素　有无吸烟（吸烟会导致胎儿畸形、胎膜早破、早产、胎儿宫内生长受限甚至死胎）、酗酒（乙醇是一种致畸物质，能引起胎儿面部畸形、中枢神经系统发育不全等）、违法药物（包括阿片类药物、巴比妥类、安非他明，会引起胎儿宫内窘迫、低体重胎儿）。

7.本次妊娠早期情况　有无病毒感染及相应的药物治疗史。

8.家族史　询问家族中有无妊娠并发症、双胎妊娠及其他遗传性疾病等。

9.丈夫健康状况　着重询问有无遗传性疾病等。

二、全身检查

观察孕妇发育、营养及精神状态；注意步态及身高，身材矮小（<145cm）者常伴有骨盆狭

窄;注意心脏有无病变,必要时应在妊娠 20 周以后行胸片检查;注意脊柱及下肢有无畸形;检查乳房发育情况、乳头大小及有无乳头凹陷;测量血压,正常血压≤140/90mmHg;注意有无水肿,正常情况是妊娠后期仅踝部或小腿下部水肿,并且经过休息后能消退;测量体重,体重每周增加不应超过 500g,否则多有水肿或隐性水肿。

三、产科检查

包括腹部检查、产道检查和阴道检查等。

四、辅助检查

常规检查 RBC 计数、Hb 值、WBC 总数及分类、血小板数、血型及尿蛋白、尿糖、尿沉渣镜检,根据具体情况做下列检查:①出现妊娠期并发症,按需求进行肝功能、血液生化、电解质测定、心电图、乙型肝炎抗原抗体等项检查。②对于死胎死产史、胎儿畸形史和患遗传性疾病的孕妇,应检测血 AFP、羊水细胞培养(行染色体核型分析)。③对胎位不清、听不清胎心者,应行 B 超检查。

五、产前复诊检查

每次复诊,都是为了确定孕妇和胎儿的健康状况,在众多检查中,确定孕期和测量血压是最重要的。

1.胎儿检查　胎心、胎儿大小(包括生长速度)、羊水量、目前的胎方位和胎动。

2.孕妇检查　血压、体重(包括增长速度)、临床症状(有无头痛、眼花、腹痛、恶心呕吐、阴道出血、阴道分泌物增多和排尿困难等)、测量宫底高度和妊娠后期的阴道检查(确定胎先露部位、胎方位、宫颈容受度、扩张情况等)。

3.实验室检查　首次产前检查正常的指标,有许多可以不用重复检查。

(李利娟)

第三节　胎儿监护

一般有高危因素的孕妇,32～34 周就应该开始胎儿健康监测。胎儿宫内状况的监护包括确定是否是高危胎儿和胎儿宫内情况的监护。高危胎儿的主要特征:①孕龄＜37 周或≥42 周,出生体重＜2500g。②大于孕龄儿,生后 1min Apgar≤3 分。③高危产妇或产时感染所产的新生儿、手术产儿,以及有新生儿期死亡可能的胎儿。

(李利娟)

第四节　高危妊娠常见危险因素、主要筛查方法与管理措施

高危妊娠,是指凡妊娠时具有各种危险因素,可能危害孕妇、胎儿或新生儿健康或导致难

产妊娠都称为高危妊娠。高危妊娠管理是围生保健工作的重点,早期筛查高危孕妇,是为高危孕妇家庭提供优生优育知识,协助上级医院对高危孕妇进行系统管理;也是降低围生期母婴患病率、死亡率及远期致残率,提高母婴健康素质和生活质量的一项有效措施。

一、常见危险因素

(一)孕妇自身因素

1.基本情况　年龄<18岁或≥35岁,早孕建卡时体重≤40kg或>70kg、身高≤145cm,先天发育异常或有遗传病家族史。

2.异常妊娠分娩史　流产≥2次,有早产史、多年不孕、死胎、死产、新生儿死亡史、难产史、产后出血史、畸形儿史、新生儿溶血病史。

3.心理因素　焦虑、恐惧、精神障碍、抑郁症。

4.妊娠合并症　妊娠合并心脏病、糖尿病、高血压、肾脏病、肝病、肺结核、甲状腺功能亢进或低下、血液病、贫血(血红蛋白<100g/L)等。

5.妊娠并发症　妊娠高血压综合征、产前出血、前置胎盘、胎盘早期剥离、先兆早产、胎膜早破、羊水过多或过少、胎儿宫内发育迟缓、过期妊娠、母儿血型不合等,以及孕早期病毒感染,吸烟及服用过孕妇禁忌药物史,放射线及可疑致畸物、职业毒物接触史等。

6.可能与分娩有关的因素　如胎位异常、巨大胎儿、胸廓畸形、骨盆异常、软产道异常、多胎妊娠、盆腔肿瘤等。

(二)非孕妇自身因素

如经济困难(人均年收入低于当地最低生活保障线)、孕妇或丈夫为文盲或半文盲、丈夫长期不在家、交通不便(由居住地到卫生院需要1h以上)等。

二、主要筛查方法

孕妇在建卡单位初诊时,通过详细询问病史、体格检查、常规化验、产前筛查等进行高危筛选,各级医疗保健单位在每次产前检查时发现新的高危因素,也要及时筛查。对于非高危妊娠者一般在妊娠24~28周和32周进行两次筛查和评分。所有孕妇在妊娠24~28周必须进行一次高危筛查,城市三区应到经市级卫生行政部门批准的市级医疗保健单位、农村三县应到经县级卫生行政部门批准的县级医疗保健单位进行高危筛查。各级医疗保健机构在检查中发现高危者应在孕、产妇保健手册"孕期检查记录"页的"高危妊娠评分"栏内记录高危代号及评分(表13-2),并在"孕期异常情况记录"中详细记录发生、治疗、处理、转归的全过程。同时在孕册的封面上做高危妊娠的标识,以便引起各级医疗保健机构医务人员的重视。

表 13-2 高危妊娠评分标准

项目	异常情况	评分	项目	异常情况	评分
一般情况	年龄≤18 岁或≥35 岁	5	本次妊娠异常情况	孕晚期胎位异常	10
	身高≤1.45cm	5		多胎	10
	体重≤40kg 或≥85kg	10		先兆早产	10
	骨盆异常	10		羊水过多或过少	10
	子宫、软产道异常	10		胎儿生长受限	10
过去史	不孕史	10		胎儿窘迫	10
	子宫肌瘤剔除或子宫修补术史	10		胎盘功能异常	10
	心脏病手术史	10		估计巨大儿	10
	生殖道瘘修补术史	10		临产头浮	10
	高血压病史	10		胎膜早破	10
本次妊娠异常情况	孕 41 周至不足 42 周	5		辅助生殖技术受孕	10
	过期妊娠(孕周≥42 周)	10		孕妇本人及一级亲属遗传病	10
	妊娠期高血压疾病	10		孕期接触可疑致畸物质	10
	前置胎盘	10		临产前无接受产前检查	10
	胎盘早期剥离	10		头盆评分≤6 分	10
	孕期阴道出血原因未明	10			
孕产史	人工或自然流产 2 次	5	严重合并症	肝炎或肝损害	10
	产次≥3 次	5		活动性肺结核	10
	人工或自然流产≥3 次	10		糖尿病	10
	早产史	10		甲状腺功能亢进症	10
	先天异常儿史	10		精神病或神经系统疾病	10
	死胎死产史	10		妊娠合并免疫系统疾病	10
	新生儿死亡史	10		卵巢或子宫肿瘤	10
	阴道难产史	10		孕期感染性疾病	10
	剖宫产史	10		性传播疾病(含艾滋病)	10
	产后出血史	10		其他严重内外科疾病	10
严重合并症	贫血(Hb≤90g/L)	10	社会因素	家庭贫困	5
	心脏病	10		孕妇或丈夫为文盲或半文盲	5
	肾脏疾病	10		丈夫长期不在家	5
	血液系统疾病	10		由居住地到卫生院需要 1h 以上	5

注:同时占上表两项以上者,其分数累加。分级,轻:5分;中:10~15分;重:≥20分

三、主要管理措施

(一)登记、管理与监护矫治、转诊与处理

所有筛查出的高危孕妇均要专册登记,专案管理,并根据程度实行分级管理。

1.高危评分 5 分 一般由基层卫生院检查、监护、治疗,同时做好定向分娩,督促提早住

院。重度高危孕妇需及时转县(区)级及以上医疗保健单位的高危门诊处理(必要时陪同),发现高危孕妇立即填写"重度高危妊娠报告卡",报县(区)级妇幼保健机构进行重点管理。

2.累计高危评分 10～15 分　由县(区)级医疗保健机构负责检查、监护、治疗,同时做好定向分娩。

3.累计高危评分 20 分　由市级和市级以上医疗保健机构负责保健、分娩。

4.在治疗中未按约定时间继续复诊　应采取各种方式进行追踪随访。凡经治疗后症状未见缓解或病情加重应尽快转入上级医疗保健单位,并及时填写"重度高危妊娠报告卡"报到同级妇幼保健机构。

5.会诊　由于危重孕、产妇抢救的特殊性,凡派出参加会诊、抢救的医师,要求农村由具有丰富临床经验的主治医师及以上的医师担任,城市由副主任医师及以上的医师担任。

6.转诊　危重孕、产妇需转诊时,应与上级医院联系,并派出医师护送,转出单位要有转院小结。上级医疗机构对下级医疗机构转入的高危孕、产妇应由高年资主治医师以上的医师认真检查治疗。

(二)高危妊娠的监护、转诊与处理

1.妊娠合并贫血　对于 60g/L≤血红蛋白<100g/L 的孕妇给予积极治疗,观察进展,经 3 周治疗无效城市三区转市级、农村三县转县级医疗保健单位高危门诊处理。血红蛋<60g/L 应及时转送市、县级医疗保健单位的高危门诊,尽快输血。基层单位需做好追踪管理工作。

2.内科并发症　每次产前检查均应常规问病史及检查,如合并有心脏病、糖尿病、肾脏病、肺结核、肝炎等疾病应转送到市、县级医疗保健机构的高危门诊及有关的内科门诊接受治疗。基层单位及时追踪结局,病情转归后,及时入户随访,或督促患者定期到当地门诊复查。

3.肝功能异常　表抗阳性、SGPT 偏高、小三阳、大三阳应登记入册,并转市、县级医疗保健单位的高危门诊做出治疗复查意见。如 SGPT 超过 200U,应考虑急性肝病可能,及时转送市、县级医疗保健单位或感染科医院诊治、住院、监护;做好结局追踪。

4.产科严重并发症　前置胎盘、胎盘早期剥离、不明原因产前出血、妊娠肝内胆汁淤积症等重度高危症,应及时转市、县级医疗保健单位诊断、监护、治疗。

5.一般产科并发症　胎儿生长受限、先兆早产、胎膜早破、胎动、胎心异常应及时转市、县级医疗保健单位的产科门诊治疗。

6.臀位　孕 28 周后产前检查发现为臀位,应登记入册,纠正治疗,1 周后复查仍未转归,需转市、县级医疗保健单位产科门诊处理。

7.妊娠期高血压疾病

(1)妊娠期高血压疾病,140/90mmHg≤血压<150/100mmHg、尿蛋白阴性、无临床症状者在当地治疗 1 周后仍未好转,应转市、县级医疗保健单位高危门诊治疗,通过信息反馈,视病情管理。

(2)轻度子痫前期,发现后登记入册,报送县(区)级妇幼保健机构,及时转市、县级医疗保健单位的高危门诊治疗,追踪结局,如有好转,1 周后高危门诊复查 1 次,正常后在当地定期产前检查。

(3)重度子痫前期及子痫,一经发现,登记入册,报送县(区)级妇幼保健机构,立即专人护送至市、县级医疗保健单位住院、监护、治疗。

（三）医疗保健机构的职责

1. 中心卫生院、乡镇（街道）卫生院或保健站

（1）及时掌握本辖区内的孕情，督促辖区内孕妇在妊娠 12 周前建立《孕、产妇保健手册》，认真详细填写保健册内容，做好高危筛选评定，督促定期产前检查，督促每例孕妇在妊娠 24～28 周到市、县级妇幼保健机构进行高危筛查，至少 1 次。做好定向分娩。

（2）定期与县（区）级妇幼保健机构核对高危孕妇，掌握情况，追踪结局。

（3）定期参加例会，及时报告当地高危孕妇动态情况。

（4）高危孕妇应专册登记，同时对重度高危进行个案登记管理，做好高危孕妇的转诊、追踪随访、报告、结案等工作。凡评分 10 分及以上的高危孕妇按照分级管理原则应全部在县（区）级或以上医院分娩，产时高危应及时转诊，并亲自做好高危孕、产妇的产后访视工作。

2. 县（区）级以上医院

（1）有专人负责孕、产妇保健工作，掌握本院高危孕、产妇情况，定期参加县（区）级例会。

（2）健全产前检查门诊常规，提高产前检查质量，认真填写保健手册，做到无缺项，数据真实可信。

（3）对基层转送的妊娠 24～28 周高危筛选的孕妇，应由主治医师以上医务人员进行严格筛查，在保健手册的"孕期异常情况记录"页盖上"XX 医院"或"县（区）或市级高危评定"章，并做出高危评定（正常、一般、重度），记录详细情况。对新筛选出的高危孕妇情况及时反馈给当地妇幼保健机构。

（4）设立高危门诊及高危病房，接收高危孕、产妇转诊，实行首诊负责制，对基层转入的高危孕、产妇必须及时反馈病情。

（5）对重度高危应及时填写"重度高危妊娠报告卡"报同级妇幼保健机构。

（6）做好高危孕妇初诊登记、追踪、报告、结案工作，并定期进行分析。

（7）成立由院医务科、妇产科、内科、外科、儿科、急诊科、麻醉科、辅助科室等相应科室组成的围生抢救小组，负责院内外重度高危孕、产妇的会诊、抢救工作。

3. 各县（区）妇幼保健院（所）　除承担县（区）级医院职责外，还需做好以下几点工作。

（1）专人负责本辖区高危妊娠管理工作，掌握高危情况，定期召开例会，沟通全地区高危孕妇动态的情况，针对高危管理中存在的问题提出改进措施。

（2）掌握本地区重度高危孕妇情况，督促落实治疗、监护，了解个案动态情况，追踪结案。督促基层人员对高危情况定期核对，协助基层处理重度高危孕妇的转诊。

（3）发现毗邻县（区）高危孕、产妇，及时与所属县（区）级妇幼保健机构联系。

4. 市妇幼保健院　除承担市级医院职责外，还需做好以下几点工作。

（1）专人负责全市高危妊娠管理工作，掌握全市高危妊娠管理动态，定期召开会议，总结经验，分析高危管理情况，进行质量控制和评价，以提高高危妊娠筛选、保证质量，同时对各地高危妊娠管理中存在的问题提出干预措施。

（2）负责严重并发症及并发症的会诊，及时请专家诊治。

（3）负责对下级医疗保健单位的围生保健、产科质量等技术指导。

（4）组织每年市级孕、产妇死亡评审，提出降低死亡率的干预措施。

（李利娟）

第五节　孕产期用药

一、药物代谢特点

孕妇在妊娠期间可因患病而使用药物。由于妊娠期是特殊的生理期,药物在孕妇体内发生药代动力学和药效变化,还可通过胎盘屏障,对胚胎、胎儿甚至出生的新生儿产生不良影响,所以孕产期要合理用药。

（一）孕妇体内药物代谢的变化

妊娠期间,孕妇体内雌、孕激素水平大幅度增加,使肠蠕动减弱,药物在消化道内停留时间延长。有些药物在解毒时,葡萄糖醛酸药物的结合能力被抑制,而导致药物在体内蓄积增加。雌激素水平增加,胆汁在肝脏内淤积,也使药物在肝脏的清除速度下降。妊娠期间肾脏滤过率会有所增加,使药物经肾排出加快。但如果发生妊娠并发症导致肾功能受损,药物排出会受影响。另外,妊娠期血容量增加使有些药物在血中的浓度下降,而血容量增加也会使白蛋白浓度降低,白蛋白同一些药物的结合量也会减少,使血中游离药物浓度相对增加。

（二）药物对妊娠的影响

妊娠期间,药物可以通过影响母体内分泌、代谢等间接影响胚胎、胎儿,也可以通过胎盘屏障直接影响。最严重的药物毒性是影响胚胎分化和发育,导致胎儿畸形和功能障碍,其不仅与药物有关,还与用药时的胎龄密切相关。

1.妊娠早期　从女性发育成熟到卵子受精时期。在这一期间,使用药物一般比较安全。但要注意在体内半衰期长的药物,可能影响胚胎正常生长。

2.着床前期　指卵子受精至受精卵着床于子宫内膜前的这段时期。此期受精卵与母体组织尚未直接接触,还在输卵管腔或宫腔的分泌液中,故着床前期用药对其影响不大,药物影响囊胚的必备条件是药物必须进入分泌液中达到一定剂量,若药物对囊胚的毒性极强,可以造成极早期流产。用药时胎龄与损害性质有密切关系。受精后2周内;孕卵着床前后,药物对胚胎的影响是"全"或"无"的;"全"表现为胚胎早期死亡导致流产;"无"则为胚胎继续发育,不出现异常,受精后3～8周以内(停经5～10周以内),胚胎器官分化发育阶段,胚胎开始定向发育,受到有害药物作用后,即可产生形态上的异常而形成畸形,称为致畸高度敏感期。具体地说,如神经组织于受精后15～25d;心脏于20～40d;肢体于24～46d易受药物影响。

3.囊胚着床后期至12周左右　该期是经典的致畸期,是胚胎、胎儿各器官处于高度分化、迅速发展、不断形成的阶段,首先是心脏、脑开始分化发育,继而是眼、四肢等。此时孕妇用药,其毒性能干扰胚胎、胎儿组织细胞的正常分化,任何部位的细胞受到药物毒性影响,均可能造成某部位组织或器官发生畸形。而且一般药物毒性作用越早,发生畸形可能越严重。

4.孕12周至分娩　胎儿各器官已形成,药物致畸作用明显减弱,但对于尚未分化完全的器官,如生殖系统,某些药物还可能对其产生影响,而神经系统因在整个妊娠期间持续分化发育,故药物对神经系统影响可以一直存在。

5.分娩期　用药也应考虑到对即将出生的新生儿有无影响。

（三）妊娠期用药危险性分级

美国食品和药物管理局(FDA)根据药物对胎儿的致畸情况,将药物对胎儿的危害等级分为五级(表13-3)。

表13-3　美国食品和药物管理局(FDA)根据药物对胎儿的致畸作用进行的危害分级

分级	主要依据
A级	经临床对照研究,无法证实药物在妊娠早期与中晚期对胎儿危害作用,所以对胎儿伤害可能性最微小;是没有致畸性的药物,如适量的维生素
B级	经动物实验研究未见对胎儿有危害。无临床对照实验,没有得到有害证据。可以在医师观察下使用,如青霉素、红霉素、地高辛、胰岛素等
C级	动物实验表明对胎儿有不良影响。由于没有临床对照实验,只能在充分权衡药物对孕妇的好处、胎儿潜在的利益和对胎儿的危害情况下,谨慎使用,如庆大霉素、异丙嗪、异烟肼等
D级	有足够证据证明对胎儿有危害性。只有在孕妇有生命威胁或患严重疾病,而其他药物又无效的情况下考虑使用,如硫酸链霉素、盐酸四环素等
X级	各种实验证实会导致胎儿异常。在妊娠期间禁止使用,如甲氨蝶呤、己烯雌酚等

注:在妊娠前12周,以不用C、D、X级药物为好

二、用药原则

1.避免"忽略用药"　有受孕可能的妇女用药时,须注意月经是否过期,医师在接诊时应当询问患者末次月经及受孕情况,从而避免"忽略用药"。

2.合理用药

(1)孕期可用可不用的药物尽量少用,尤其是在妊娠前3个月;必须用药时,应选用有效且对胎儿比较安全的药物。

(2)能用单药,避免联合用药;能用结论比较肯定的药物,就避免用尚未肯定对胎儿是否有不良影响的新药;能用小剂量药物就避免用大剂量药物。

(3)严格掌握用药剂量,及时停药。

(4)使用对胎儿有影响的药物时,应当权衡利弊。

3.应对策略

(1)如孕妇已用了某种可能致畸的药物,应根据用药剂量、用药时妊娠月份等因素综合考虑处理方案。

(2)烟、酒、麻醉药均属药物范畴,可对胎儿造成危害。

(3)哺乳期用药一般不需中断哺乳,可选择在哺乳后立即服药,尽可能延迟下一次哺乳时间,以减轻乳汁中的药物浓度。

(4)中药或中成药一般可按药物说明书孕妇"慎用"或"禁用"执行。

三、药物选择

(一)抗生素类药物

1.青霉素类　为B类药,毒性小,是对孕妇最安全的抗感染药物,包括广谱青霉素如氨苄西林、哌拉西林、美洛西林等其他β-内酰胺制剂。

2.头孢菌素类　为B类药。此类药可通过胎盘,但目前无此类药致畸的报道,由于孕期肾清除率增高,在孕期血浆半衰期较非孕期短。孕期可用。

3.林可霉素类　包括林可霉素、克林霉素等,为B类药。可通过胎盘并进入乳汁,无对胚

胎不良影响的记录,相对安全。

4.氨基糖苷类　为D类或C类药。此类药物易通过胎盘,脐血药物浓度明显升高,对孕妇及胎儿有一定危害,链霉素(D)肾毒性和耳毒性(第Ⅷ脑神经受损)较常见,孕期禁用。庆大霉素(C)孕期可用。

5.大环内酯类　多为B类,因分子量较大,不易通过胎盘。可用于青霉素过敏者和衣原体、支原体感染者。红霉素(B)毒性小,可用。螺旋霉素(C)未见到对孕妇和胎儿有害的报道,常用于弓形虫感染。交沙霉素(C)属慎用药。

6.四环素类　包括四环素(D)、土霉素(D)、多西环素(D)、米诺环素(D)等。此类药容易通过胎盘和进入乳汁,为致畸药。四环素荧光物质可沉积于牙釉质及胎儿骨骼,影响胎儿牙釉质及体格发育,导致胎儿宫内发育迟缓。当孕妇肾功能不全时,可致孕妇急性脂肪肝,孕期禁用。此类药物在乳汁中浓度较高,哺乳期需权衡利弊使用或暂停哺乳。

7.酰胺醇类　氯霉素(C)可通过胎盘并进入乳汁,对骨髓有抑制作用,用于早产儿可引起"灰婴综合征"。孕期和哺乳期禁用。

8.喹诺酮类　多为C类药,孕期禁用。包括吡哌酸、诺氟沙星、环丙沙星、氧氟沙星、司帕沙星等。此类药物作用机制为抑制细菌DNA螺旋酶,此类药物对骨和软骨有很强的亲和力,可引起动物不可逆的关节病,或影响胎儿软骨发育。

9.磺胺类　多为C类,孕期慎用,分娩前禁用。如磺胺甲噁唑,本类药物易通过胎盘,动物实验有致畸作用,但人类无报道。孕晚期应用可使新生儿血小板减少、溶血性贫血。同时还可竞争性抑制胆红素与白蛋白的结合,引起新生儿高胆红素血症。

10.甲硝唑　过去分类为C类。有报道1700例早孕妇女应用后并未增加畸胎率,近来FDA已将其列为B类药。美国疾病预防控制中心已推荐其用于孕期阴道滴虫病的治疗。但替硝唑为C类药,孕期慎用。奥硝唑动物实验无致畸性,但在孕妇中无对照研究,慎用。

11.抗结核药　异烟肼为C类药,此药脂溶性高,分子量低、几乎不与血浆蛋白结合,故容易通过胎盘,脐血中浓度高于母血。但对4900名使用异烟肼的孕妇回顾性资料分析显示其胎儿畸形率并未增加,目前认为妊娠合并结核者可用。利福平(C)动物实验有致畸,人类未发现,应谨慎用药,但乳汁中药物浓度低,哺乳期可用。孕期结核首选乙胺丁醇(B)。

12.抗真菌药　制霉菌素和克霉唑,均为B类药,孕期可用;咪康唑、氟康唑为C类药;两性霉素B用于治疗全身性真菌感染,未见增加先天性畸形的报道。伊曲康唑(C)缺乏在人类早期妊娠的研究,孕期慎用。大剂量氟康唑可致动物胎儿畸形,但无人类孕期致畸的报道。

13.抗病毒类药物

(1)利巴韦林:即三氮唑核苷,为X类药,动物实验发现几乎所有种类的受试动物应用本品后,都出现致畸和杀胚胎作用,本品在体内消除很慢,停药4周尚不能自体内完全清除,孕期禁用。

(2)阿昔洛韦:为B类药,本品可抑制DNA的合成,用于疱疹病毒感染,有报道:581例孕期使用此药者,畸形发生率未增加。万乃洛韦为B级,更昔洛韦为C类,干扰素孕期最好不用,拉米夫定、齐多夫定为C级,可用于孕期AIDS的治疗。

(二)镇静、催眠及抗抑郁药

1.地西泮(D)　即安定,动物实验有致畸作用;人类有个例报道致腭裂及肢体畸形,但大样本研究未发现其致畸率增加。由于胎儿排泄功能较差,地西泮及其代谢产物在胎儿血中的浓度较母体为高,且聚集在胎儿心脏较多,可引起胎心率减慢,还可引起新生儿高胆红素血症、肌张力降低及 Apgar 评分降低等。

2.巴比妥类(D)　动物实验表明有致畸性,孕妇长期大量应用可出现胎儿宫内发育迟缓,新生儿药物撤退综合征,属孕期慎用药。

3.锂盐　过去认为是致畸药物,可引起严重心脏畸形及开放性神经管畸形。1992 年一项包括 148 例患者的研究表明,新生儿心脏畸形发生率为 2.8%。现 FDA 将其分为 D 级。

4.抗抑郁药　三环类抗抑郁药多为 C 或 D 类药,在早孕期用药可能致畸,另外此类药可引起体位性低血压,减少子宫的血流灌注。但有人调查 100 万名以上用过该药的妇女,先天性畸形的发生率并未增加。选择性 5－羟色胺再摄取抑制药为 B 或 C 类药,不增加先天性畸形的发生率。为孕期抑郁症患者的首选药物。

5.抗精神病药　氯丙嗪(C)并不增加先天性畸形的发生率,但分娩过程中应用,应注意对新生儿呼吸产生抑制作用,且对新生儿肌张力的影响。

(三)解热镇痛药

1.阿司匹林　为 C 或 D 类药。过去认为可引起腭裂及心脏畸形,但大样本研究证明早孕期应用不增高致畸率。但孕晚期应用,影响孕妇凝血功能并可致羊水过少、胎儿动脉导管过早关闭等。有人观察了 66 例自孕 15 周起使用小剂量阿司匹林的患者,并未发现其对动脉导管的不良反应。认为孕期小剂量长期应用是安全的。

2.对乙酰氨基酚　为 B 类药。对 500 余例的调查显示,不增加胎儿先天性畸形的发生率,亦无阿司匹林的不良反应,相对安全。

3.吲哚美辛、布洛芬　这两种药物并不致畸,但可引起胎儿动脉导管收缩致胎儿肺动脉高压及羊水过少,吲哚美辛还可引起胎儿脑室内出血,肺支气管发育不良及坏死性小肠结肠炎。孕早中期为 B 类,孕晚期为 D 类。

4.麻醉性止痛药　吗啡及哌替啶:FDA 分为 C 类,但长期大量使用时为 D 类;不增加致畸率,但能迅速透过胎盘屏障使胎儿成瘾,产时应用可对新生儿呼吸有抑制作用,应在用药 4h 后结束分娩。

(四)降压药

1.硫酸镁　安全,对胎儿无致畸作用。分娩前大量应用,可致新生儿肌张力低下,嗜睡及呼吸抑制,应慎用。

2.肼屈嗪(肼苯达嗪)　为 C 类药。动物发现有致畸作用,但在人类妊娠早期应用本品未发现有致畸作用。其降压效果不稳定,现妊娠期少用。

3.利血平　可通过胎盘产前应用可致新生儿肌张力降低及鼻塞,产前不宜应用。

4.甲基多巴　为 B 类药。本品可用于妊娠期高血压疾病的治疗,尤其妊娠合并原发性高血压,未发现对胎儿有严重不良影响。

5.硝苯地平(心痛定)　为 C 类药。动物实验有致畸作用,人类无报道,孕早期慎用。本品不降低子宫胎盘的血流灌注。但舌下含化可引起母亲严重低血压和胎儿抑制。

6.拉贝洛尔　为 C 类药。在人类中无致畸报道。口服不减少子宫胎盘血流灌注,但静脉注射可致胎盘血流减少,孕期不宜静注。

7.酚妥拉明　为 C 类药。孕期可用,尤其适用于妊娠高血压疾病合并左心衰竭者。

8.硝普钠为　C 类药。可通过胎盘,用量过大可引起胎儿氰化物中毒及颅内压增高,还可影响胎盘血流量而危及胎儿。

9.血管紧张素转换酶抑制药　为高度可疑致畸药。可引起胎儿肾脏畸形,肾毒性及新生儿无尿,孕期禁用。

10.普萘洛尔　孕期长期应用可引起胎儿宫内发育迟缓、新生儿呼吸抑制、心动过缓和低血糖,应慎用。

(五)利尿药

1.呋塞米(速尿)　为 C 类药。无致畸报道,可使母血流量减少,影响胎盘灌注,长期应用可致胎儿宫内发育迟缓或电解质紊乱。

2.氢氯噻嗪　为 C 类药。无致畸报道,长期应用可致电解质紊乱。

(六)抗甲状腺药及碘制剂

1.丙硫氧嘧啶(PTU)　为 D 类药。与血浆蛋白结合率较高,可通过胎盘,为孕期甲亢首选药。但人类应用有致胎儿畸形的个案报道。乳汁内浓度低,哺乳期可用。

2.甲硫氧嘧啶　为 D 类药。易通过胎盘,孕期应用不良反应发生率为 8%,现已少用。

3.甲巯咪唑　为 D 类药。很少与血浆蛋白结合,能很容易通过胎盘,可致胎儿畸形。

4.碘制剂　可通过胎盘,长期应用可致胎儿甲状腺功能低下。

5.甲状腺素及左甲状腺素　为 A 类药。不通过胎盘,对胎儿几乎无影响。

(七)激素类药物

1.己烯雌酚为　明确的致畸药。可使胎儿生殖器官发育异常,子代女婴或在青春期发生宫颈透明细胞癌或阴道腺病。孕期禁用。

2.孕激素　黄体酮为 D 类药。动物实验有致畸作用,但人类未发现。甲羟孕酮及炔诺酮均为 D 类,为人工合成的孕激素,有弱致畸作用,孕期避免应用。

3.雄激素　可致女婴外生殖器男性化。孕期禁用。

4.口服避孕药　过去报道可使胎儿染色体畸变及胎儿致畸。扩大样本后与对照组相比致畸率无显著差异。现在认为只要是孕期不用即可。

5.米非司酮　催经止孕失败后,若胚胎继续发育有致畸报道,服药失败者应终止妊娠。

6.毓婷　TERIS 报道了几百例使用毓婷后怀孕的患者,未见胎儿畸形发生率增加。

(八)抗凝药物

1.肝素　分子量大,不易通过胎盘,对胎儿几乎无影响,孕期可用。

2.华法林　为 D 类药,可致畸。分子量小,可通过胎盘,早孕期应用 15%~25% 致畸,孕中、晚期应用可致胎儿宫内发育迟缓及凝血机制异常。

(九)降糖药物

1.胰岛素　分子量大,不易通过胎盘,对胎儿影响小,为孕期首选。

2.口服降糖药　可通过胎盘,抑制胎儿的胰岛功能,致新生儿低血糖。

(十)预防接种制剂

几乎所有的免疫接种制剂均被 FDA 划为 C 类。孕妇及接种后 3 个月内可能妊娠的妇女不应接种活病毒疫苗和活菌苗。

1.乙型肝炎灭活疫苗　为 C 类药。现多为基因重组的乙肝表面抗原亚单位成分,无活性,安全、高效,孕期可用。

2.甲肝灭活疫苗　为 C 类药。动物实验未见不良影响,对胎儿安全性的研究未见报道。

3.狂犬病疫苗　为C类药。现常用的狂犬病疫苗均为灭活疫苗,有报道,孕期使用本疫苗后未见新生儿畸形率增加。妊娠期用于接触后的预防接种不是禁忌。

4.风疹病毒疫苗　为C类药。为活疫苗。孕期及孕前3个月应避免接种。但对于接种本疫苗后3个月内妊娠者,不必常规终止妊娠,在对患者详细解释及在孕妇自愿的情况下可继续观察。

5.其他　如果孕期有下列传染病风险者,可以使用霍乱、甲肝、乙肝、麻疹、腮腺炎、流感、鼠疫、脊髓灰质炎、狂犬病、破伤风、白喉、伤寒、水痘和黄热病的疫苗。

(十一)子宫收缩药物

1.前列腺素　是一类具有广泛生理活性的不饱和脂肪酸,分布于身体各组织和体液。对心血管的平滑肌有显著的抑制作用,可降低血压;对非血管的平滑肌有显著的兴奋作用。与子宫收缩有关的主要是前列腺素E(PGE)和F(PGF)两型,其中PGE$_2$和PGF$_{2\alpha}$的活性最强,对各期妊娠子宫均有收缩作用。PGF$_{2\alpha}$及PGE$_2$对妊娠各期的子宫均有收缩作用,还有使宫颈软化作用。妊娠早期妇女阴道内给药,可引起强烈宫缩而致流产。用于诱发流产、中期引产和产后出血。避免同时使用宫缩药或缩宫素,否则宫缩过强会导致子宫破裂。在用药前或同时服用止吐和止泻药,可降低胃肠道不良反应。

2.米索前列醇　是PGE$_1$衍生物,口服片剂每片200μg,主要与米非司酮序贯应用,用于终止早期妊娠。米索前列醇为PGE$_1$衍生物,选择性较高,不良反应少。能强烈收缩子宫平滑肌,还能软化和扩张子宫颈管,制剂为阴道栓剂,每枚1mg,临床用于人流术中扩宫颈及中期引产。硫前列酮是PGE$_2$衍生物,对子宫平滑肌选择性较高,有较强的子宫收缩作用,且作用时间较长,肌注吸收迅速,针剂有每支0.25mg、0.5mg、1mg,主要用于中期引产。卡前列素是PGF$_{2\alpha}$的衍生物,其兴奋子宫平滑肌的作用比PGF$_{2\alpha}$强20~100倍,有扩张子宫颈和刺激子宫收缩的双重作用,针剂每支2mg,栓剂含8mg,海绵块含6mg,用于引产。卡前列甲酯是PGF$_{2\alpha}$的衍生物,栓剂每粒1mg,主要用于终止早期和中期妊娠。地诺前列酮是PGE$_{2\alpha}$,对各期妊娠子宫都有收缩作用,以妊娠后期子宫最为敏感,用于中期妊娠、足月引产,栓剂3mg。地诺前列素是PGF$_{2\alpha}$,主要用于妊娠中期流产,针剂每支20mg。

3.缩宫素　由丘脑下部某些神经细胞合成后从神经垂体分泌的多肽类激素,对子宫平滑肌有较强的兴奋作用,可引起子宫收缩,共有两种激素:缩宫素和加压素(又称抗利尿激素)。垂体后叶素从动物脑垂体后叶中提取,针剂每支5U、10U,但因含加压素较多,现在产科不用。

(1)缩宫素由动物的垂体后叶提取或化学合成而得,仅有少量的加压素。针剂有每支2.5U、5U、10U;缩宫素作用于子宫收缩的强度和性质,取决于子宫的生理状态和用药剂量。妊娠早期的子宫,对缩宫素不甚敏感;随着孕周增加,子宫对它的反应也逐渐增强;临产时达高峰,产后又逐渐减弱,这是由于雌激素能提高子宫对缩宫素的敏感性,而孕激素则降低对缩宫素的敏感性。小剂量缩宫素可激发并增强子宫的节律性收缩,其性质和正常分娩相似,故可用于引产和临产后子宫收缩无力时加强宫缩;大剂量则引起子宫强直性收缩,压迫子宫肌内的血管而止血,可用于产后出血或不可避免流产及不全流产后的出血,但可能引起高血压和脉率加快。缩宫素还能促使乳腺的腺泡导管周围的肌上皮细胞收缩,使乳汁排出。

(2)缩宫素用于引产、催产、产后及流产后因宫缩无力或缩复不良引起的子宫出血;进行缩宫素激惹实验;滴鼻可促使排乳。分娩时明显的头盆不称、脐带先露或脱垂、完全性的前置胎盘、胎儿窘迫、宫缩过强或子宫收缩乏力长期用药无效。

4. 麦角新碱　为常用的子宫收缩药物,有马来酸麦角新碱和马来酸甲麦角新碱,针剂有每支 0.2mg、0.5mg,片剂有每片 0.2mg、0.5mg。麦角新碱直接作用于子宫平滑肌,作用强而持久。其作用的强弱与子宫的生理状态和用药剂量有关。妊娠子宫对麦角新碱比未孕子宫敏感,临产或产后子宫更敏感;稍大剂量可引起子宫强直性收缩,对宫体和宫颈均有兴奋作用。大剂量时可使子宫强直性收缩,机械压迫肌纤维中的血管达到止血作用。主要用于治疗产后出血、子宫复旧不良、月经过多等。孕妇有心血管疾病、妊娠高血压疾病、胎盘未娩出之前禁用。

(十二)抑制子宫收缩抗早产药物

1. β₂ 肾上腺素受体激动药　盐酸利托君和沙丁胺醇为选择性 β₂ 受体激动药,子宫含有大量 β₂ 肾上腺素受体,受体的激活可抑制子宫平滑肌的收缩,减少子宫的活动,以延长妊娠期,主要用于治疗先兆早产,禁忌证为<20 周的妊娠、妊娠高血压疾病、死胎、绒毛膜羊膜炎、孕妇有心脏病和未控制的高血压、支气管哮喘等。

2. 硫酸镁　至今仍是广泛应用于抑制子宫收缩的传统药物。镁离子能抑制运动神经－肌肉接头乙酰胆碱的释放,阻断神经肌肉连接处的传导,降低或解除肌肉收缩作用,同时对血管平滑肌有舒张作用,使痉挛的外周血管扩张,降低血压,因而对子痫有预防和治疗作用。对子宫平滑肌收缩也有抑制作用,用于治疗早产的循证医学证据不足。可用于妊娠高血压疾病和抗早产。肾功能不全、心肌损害、心脏传导阻滞禁用。每次用药前和用药过程中,定时做膝反射、测呼吸次数、观察排尿量,备葡萄糖酸钙。

3. 前列腺素合成酶抑制药　吲哚美辛通过抑制体内前列腺素(PG)合成而产生解热、镇痛及消炎作用。肠溶片剂有每片 25mg。栓剂有每粒 25mg、50mg、100mg。妇产科可以用于治疗月经痛。舒林酸是吲哚美辛的衍生物。片剂有每片 100mg、200mg。主要用于治疗类风湿关节炎。

(十三)枸橼酸氯米芬

为人工合成的非甾体类制剂,化学结构与己烯雌酚相似。口服片剂,每片 50mg。具有较强的抗雌激素作用和较弱的雌激素活性。低剂量能促进垂体前叶分泌促性腺激素,从而诱发排卵。高剂量则明显抑制垂体促性腺激素的释放。对男性则有促进精子生成作用,用于治疗少精症有效。主要治疗体内有一定雌激素水平的功能性闭经;无排卵性功能失调性子宫出血;多囊卵巢综合征及黄体功能不全等所致的不孕症。原因不明的不规则阴道流血、子宫内膜异位症、子宫肌瘤、卵巢囊肿、肝功能损害、精神抑郁、血栓性静脉炎禁用。

(十四)溴隐亭

溴隐亭是麦角生物碱的衍生物,多巴胺 D₂ 受体激动药。口服片剂为每片 2.5mg。溴隐亭作用于下丘脑,增加催乳激素抑制因子的分泌,抑制垂体合成和分泌催乳激素,也直接作用于腺垂体,抑制催乳激素细胞活性,使血中催乳激素水平下降而达到终止泌乳;溴隐亭还能解除催乳激素对促性腺激素分泌的抑制,恢复卵巢排卵。主要的不良反应是胃肠道不适。用于闭经－溢乳综合征、高催乳素血症、垂体微腺瘤及产后回奶等。

(十五)其他

1. 乙醇　乙醇干扰胎儿胎盘循环导致胎儿缺氧,损害胎儿脑组织,其代谢产物乙醛有致畸作用,常致流产及胎儿乙醇综合征。表现为异常面容、肢体畸形、心脏畸形、身体语言发育障碍、智力低下等。有报道子代白血病发病率增加，无有效治疗措施，目前尚不了解乙醇的安全剂量。

2.吸烟　可影响胎儿发育，导致流产早产、胎盘早期剥离、胎儿生长受限等，还可致子代体格及智力发育障碍。被动吸烟相当于低水平自动吸烟。

3.咖啡因　研究表明每天喝>7~8杯咖啡可致死产、早产、新生儿低体重及自发性流产。对照研究表明口服小剂量咖啡因(约1杯左右)没有致畸作用。

（李利娟）

第十四章　产前腹部体检、盆骨测量与胎儿评估

第一节　腹部体检

腹部检查的目的主要是为了判断胎儿在宫内生长发育情况是否与孕周相符,同时观察妊娠的特殊征象、估计胎儿大小、听诊胎心音、判断胎位、发现妊娠的异常情况等。进行腹部检查前,嘱孕妇排空膀胱,取仰卧位,头部稍垫高,双腿屈曲分开,双手放于身体两侧,尽量放松腹部肌肉。腹部检查过程中,孕妇会感到紧张和不舒适,检查者应主动与孕妇进行交流以缓解她们的紧张情绪。

一、望诊

通过望诊,可以估计胎儿大小,但是如果孕妇膀胱未排空或孕妇比较肥胖则可能影响对胎儿大小的判断。望诊时应注意腹部外形、大小及皮肤颜色等。初产妇子宫外形常呈椭圆形而经产妇则无此特点;纵产式时子宫纵轴直径大于横轴,横产式时子宫纵轴直径小于横轴;皮肤会出现粉红色的妊娠纹,经产妇妊娠纹则为银灰色,腹白线可见色素沉着。望诊时还可见到胎儿背部或肢体,也可观察胎动。胎儿和骨盆不相适应时可能出现悬垂腹等。

二、触诊

检查前,检查者应洗净双手并保持双手暖和,以免引起孕妇宫缩并使孕妇感觉不舒适。检查者双手放松,应用指腹而非指尖轻轻在孕妇腹部滑动进行检查。

(一)腹围与宫底高度

用塑料软尺经孕妇脐部绕腹一周所测得的数值即为腹围。妊娠后期,孕妇腹围每周平均增长约 0.8cm。检查宫底高度的方法为检查者将手放于孕妇剑突下,向下移动直到触到子宫底。妊娠满 12 周时子宫底位于耻骨联合上 2~3 横指,满 16 周时位于脐耻之间,满 20 周时位于脐下 1 横指,满 24 周时位于脐上 1 横指,满 28 周时位于脐上 3 横指,满 32 周时位于脐与剑突之间,满 36 周时位于剑突下 2 横指,满 40 周时位于脐与剑突之间或略高(图 14-1)。腹围与宫底高度均可用于估计胎儿大小,其简易的方法为:胎儿体重(g)=宫底高度(cm)×腹围(cm)+200。

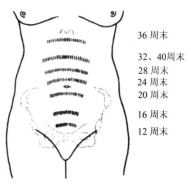

36 周末

32、40周末
28 周末
24 周末
20 周末

16 周末

12 周末

图 14-1　妊娠周数与宫底高度

（二）胎产式、胎先露、胎方位

通过四步触诊法可判断胎产式、胎先露、胎方位及胎先露是否衔接（图 14-2），在做前 3 步手法时，检查者面对孕妇，做第 4 步手法时，检查者面对孕妇双足。

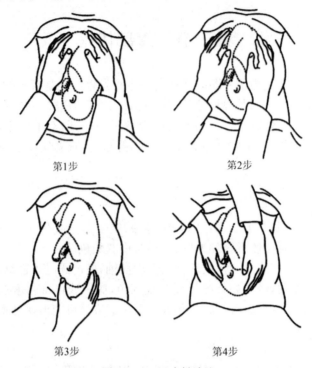

第1步   第2步

第3步   第4步

图 14-2　四步触诊法

第 1 步　检查者双手置于孕妇宫底部以触摸宫底高度，估计胎儿大小是否与妊娠周数相符；然后以双手指腹相对交替轻推以判断宫底部的胎儿部分。如果为胎头则硬而有浮球感，如为胎臀则大而软且形状不规则。

第 2 步　检查者双手分别置于孕妇腹部左右两侧，其中一手固定而另一手轻轻深按检查，然后两手交替。触到平坦而饱满的部分则为胎背，可确定胎背的朝向；凹凸不平的部分则是胎儿的肢体。

第 3 步　检查者右手拇指与其余四指分开，置于孕妇耻骨联合上方并握住胎先露部，判断先露部为胎头还是胎臀，同时左右推动以确定是否衔接。如果胎先露部仍然浮动，表示尚未衔接，如已衔接则不能推动先露部。

第 4 步　检查者面对孕妇双足方向，以左右两手分别置于胎先露的两侧，向骨盆入口方向往下深按，以进一步确定胎先露及胎先露入盆的程度。

三、听诊

听诊胎心音是腹部检查的一项重要内容。妊娠 18～20 周时，在孕妇腹壁可听到胎心音，一般在靠近胎背上方的孕妇腹壁听得最清楚。枕先露时在孕妇的脐左/右下方听得最清楚，臀先露时在孕妇的脐左/右上方听得最清楚；肩先露时在靠近脐部下方听得最清楚。正常胎心率为 120～160/min（图 14-3）。

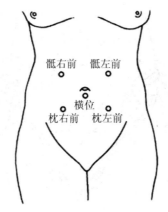

骶右前　　骶左前

横位

枕右前　　枕左前

图 14-3　不同胎方位胎心音听诊位置

（李利娟）

第二节　骨盆测量

一、骨盆外测量

骨盆大小及其形状对分娩有直接影响,通过测量骨盆外径可间接判断胎儿能否经阴道分娩。通常测量的径线有髂棘间径、髂嵴间径、骶耻外径、出口横径、出口后矢状径等。

1.髂棘间径　孕妇取仰卧位,双腿伸直,测量两髂前上棘外缘的距离(图 14-4),正常值为 23~26cm。

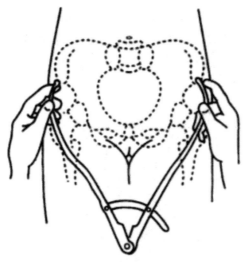

图 14-4　测量髂棘间径

2.髂嵴间径　孕妇取伸腿仰卧位,测量两髂嵴外缘最宽的距离(图 14-5),正常值为 25~28cm。

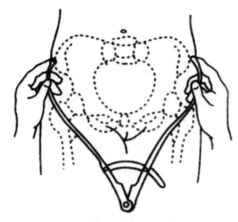

图 14－5　测量髂嵴间径

3. 骶耻外径　孕妇取左侧卧位,右腿伸直,左腿屈曲,测量第 5 腰椎棘突下至耻骨联合上缘中点之间的距离(图 14－6),正常值为 18～20cm。此条径线可间接推测骨盆入口前后径长度,是骨盆外测量中最重要的径线。

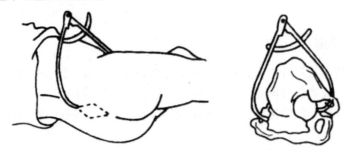

图 14－6　测量骶耻外径

4. 坐骨结节间径或出口横径　孕妇取仰卧位,双腿尽量向腹部弯曲,两手抱膝,测量两侧坐骨结节内侧缘之间的距离(图 14－7),正常值为 8.5～9.5cm。也可用检查者的手拳测量,如果能容纳成人横置手拳则属正常。

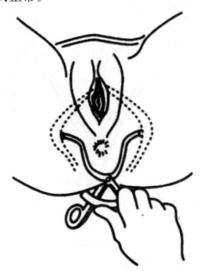

图 14－7　测量坐骨结节间径或出口横径

5. 出口后矢状径　为坐骨结节间径中点至骶骨尖端的距离。检查者需用戴手套的右手示指伸入孕妇肛门向骶骨方向,拇指则置于孕妇体外骶尾部,两指共同找到骶骨尖端,用骨盆出口测量器一端放在坐骨结节间径的中点,另一端放在骶骨尖端处,即可测得后矢状径长度(图 14－8),正常值为 8～9cm。如果出口后矢状径值较大则可弥补稍小的坐骨结节间径;如果出口后矢状径值与坐骨结节间径值之和>15cm,表明骨盆出口狭窄不明显。

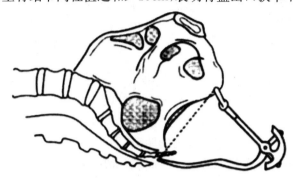

图 14－8　测量骨盆出口后矢状径

6. 耻骨弓角度　检查者双手拇指指尖斜着对拢,放在耻骨联合下缘,两拇指分别放在两侧耻骨降支上,测得两拇指之间的角度(图 14－9)即为耻骨弓角度,正常值为 90°,<80°为异常。此角度反映骨盆出口横径的宽度。

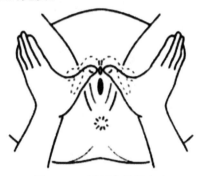

图 14－9　测置耻骨弓角度

二、骨盆内测量

经阴道测量骨盆内径能较准确地判断骨盆大小,主要用于骨盆外测量有狭窄者。测量时,孕妇需取膀胱截石位,消毒外阴部,检查者需戴消毒手套并涂润滑油。主要测量的径线有对角径、坐骨棘间径、坐骨切迹宽度。

1. 对角径　自耻骨联合下缘至骶岬上缘中点之间的距离。检查者将一手示指和中指伸入阴道,中指指尖触到骶岬上缘中点,示指上缘紧贴耻骨联合下缘,另一手示指标记好此接触点,抽出阴道内手指,测量中指尖至示指上标记点之间的距离(图 14－10),正常值为 12.5～13cm,如果中指尖触不到骶岬上缘则表示对角径>12.5cm。对角径减去 1.5～2cm 即为真结合径值(正常值 11cm)。

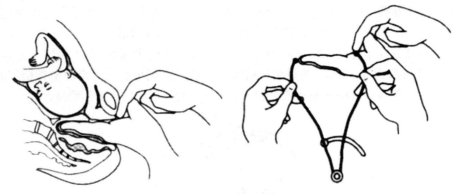

图 14—10 测量对角径

2.坐骨棘间径或中骨盆横径 两侧坐骨棘之间的距离。检查者将一手示指和中指伸入孕妇阴道,分别触及两侧坐骨棘,估计其间的距离(图 14—11),正常值 10cm。如果用中骨盆测量器测量则更为准确。坐骨棘间径/中骨盆横径是中骨盆最短的径线,此径线过小可影响分娩过程中胎头的下降。

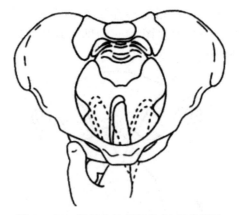

图 14—11 测量坐骨棘间径/中骨盆横径

3.坐骨切迹宽度 坐骨棘与骶骨下部之间的距离,即骶棘韧带宽度,代表中骨盆后矢状径。检查者将一手的示指伸入孕妇阴道并置于韧带上移动,估计坐骨切迹宽度(图 14—12),若能容纳 3 横指即 5～5.5cm 则正常,否则属中骨盆狭窄。

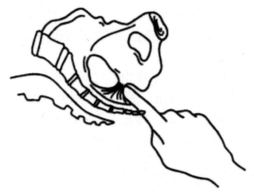

图 14—12 测量坐骨切迹宽度

（李利娟）

第三节　胎儿监测与评估

一、胎儿宫内情况

妊娠期间,助产士应根据产前检查结果及从孕妇处获得的信息对胎儿在宫内生长发育情况进行评估,这对于安全妊娠和分娩具有重要意义。

(一)妊娠早期

进行妇科检查,确定子宫大小是否与孕周相符;B超检查可提供胎儿状况的重要信息,妊娠早期测量妊娠囊、顶臀长并结合 hCG 值是估计孕周比较准确的方法。最早在孕 5 周时见到妊娠囊;超声多普勒最早在孕 7 周时能探测到胎心音。

(二)妊娠中晚期

1.腹围和宫底高度　根据腹围和宫底高度判断胎儿大小是否与孕周相符,其简易的方法为胎儿体重(g)=宫底高度(cm)×腹围(cm)+200。

2.B超检查　测量胎头双顶径值、腹围及股骨长度,可对胎儿宫内生长及发育情况进行评估。妊娠 18～20 周做产前超声检查可发现胎儿畸形。胎头双顶径值从妊娠 22 周起每周增加 0.22cm;于妊娠 20、24、28 周行产前检查时监测胎心率。

3.胎动计数　胎动计数是评价胎儿在宫内状况的最简便而有效的方法之一,是孕妇自我监护胎儿宫内安危的一种手段。随着妊娠周数的增加,胎动逐渐增强,至妊娠足月时又因羊水量的减少和空间减小而逐渐减弱。孕妇于妊娠 18～20 周开始可自觉胎动,每小时 3～5 次。12h 胎动计数在 30 次以上表明胎儿情况良好,10 次以下提示胎儿有缺氧。

4.胎心音　听诊胎心音是判断胎儿宫内情况的简单有效的方法之一。妊娠 18～20 周时,在孕妇腹壁可听到胎心音,正常胎心率为 120～160/min。

5.连续胎儿电子监护　可连续观察并记录胎心率的动态变化,也可了解胎心与胎动及宫缩之间的关系,估计胎儿宫内安危情况。

(1)基线胎心率:在无宫缩或宫缩间歇期间记录的胎心率,需持续观察 10min 以上。正常足月胎儿的胎心率波动在 110～160/min,>160/min 并持续 10min 称为心动过速,<120/min 并持续 10min 称为心动过缓。正常情况下,胎心率基线有 6～25/min 的波动。这种周期性的波动为基线的变异,反映胎儿的脑活动,是提示胎儿总体情况的重要线索,但胎儿睡眠、镇痛药、麻醉药、镇静药等可导致其降低或静止。

(2)胎心率一过性变化:受胎动、宫缩、声响等刺激,胎心率可发生暂时性的增快或减慢,随后又恢复到基线水平,是判断胎儿宫内安危的重要指标。加速:指宫缩时胎心率基线暂时增加 15/min 以上,持续>15s,是胎儿宫内良好的表现。减速:指随宫缩出现的暂时性胎心率减慢。

①早期减速(early deceleration,ED):胎心减速与子宫收缩几乎同时开始,子宫收缩后迅速恢复正常,下降幅度<50/min,时间短,恢复快(图 14-13)。一般发生于第 1 产程后期,与宫缩时胎头受压、脑血流量一过性减少有关,不受孕妇体位及吸氧而改变。

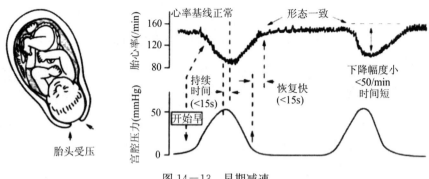

图 14—13　早期减速

②变异减速(variable deceleration，VD)：宫缩开始后胎心率不一定减速，胎心率减速与宫缩之间无恒定关系。然而一旦出现则下降迅速且下降幅度大(>70/min)，持续时间不定，恢复快(图 14—14)。一般认为与子宫收缩时脐带受压兴奋迷走神经有关，嘱孕妇左侧卧位可减轻症状。

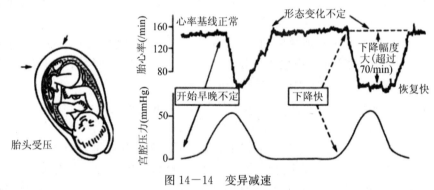

图 14—14　变异减速

③晚期减速(late deceleration，LD)：子宫收缩开始后一段时间才出现胎心率减慢，下降缓慢，下降幅度<50/min，持续时间长，恢复慢(图 14—15)。一般认为是胎儿宫内缺氧的表现，应予以高度重视。

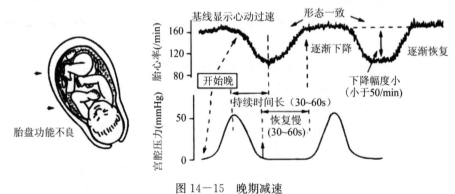

图 14—15　晚期减速

(3)预测胎儿宫内储备能力

①无应激试验(non stress test，NST)：是指在无宫缩、无外界负荷刺激的情况下，观察和记录胎儿胎心率和宫缩图的一种试验。本试验以胎动时伴有一过性胎心率加快为基础，通过观察胎动时胎心率变化来了解胎儿的储备能力。连续监测 20min，如果有 3 次以上胎动并伴胎心率加速>15/min，持续时间>15s 为正常，称为反应型；胎动与胎心加速少于前述值，称

为无反应型,1 周后复查。

②宫缩应激试验/缩宫素激惹试验(contraction stress test/oxytocin challenge test, OCT):是通过子宫收缩造成胎盘一过性缺氧的负荷试验,可用于检测胎儿宫内储备能力。用胎儿监护仪连续描绘宫缩与胎心率共 10min 作为基数,无宫缩则用缩宫素诱导规律子宫收缩。如果多次宫缩后连续重复出现晚期减速,胎心率基线变异减少,胎动后无胎心率增快,为 OCT 阳性。反之为阴性。阳性提示胎盘功能减退,阴性则提示胎盘功能良好,1 周内无胎儿死亡的危险。

6.羊膜镜检查 应用羊膜镜观察羊水情况。正常羊水为乳白色或淡青色,混有胎脂。如果混有胎粪为黄绿色甚至棕黄色。

7.胎儿生物物理监测 1980 年,Manning 利用胎儿电子监护仪和 B 超联合检测胎儿宫内缺氧和胎儿酸中毒情况(表 14-1)。Manning 评分法满分为 10 分,10~8 分无急、慢性缺氧,8~6 分可能有急性或慢性缺氧,6~4 分有急性或慢性缺氧,4~2 分有急性缺氧伴慢性缺氧,0 分有急、慢性缺氧。

表 14-1 Manning 评分法

项目	2 分(正常)	0 分(异常)
无应激试验(20min)	≥2 次胎动伴胎心加速≥15/min,持续≥15s	<2 次胎动伴胎心加速<15/min,持续<15s
胎儿呼吸运动(30min)	≥1 次,持续≥30s	无;或持续<30s
胎动(30min)	≥3 次躯干和肢体活动(连续出现计 1 次)	≤2 次躯干和肢体活动
肌张力	≥1 次躯干和肢体伸展复屈,手指摊开合拢	无活动;肢体完全伸展;伸展缓慢、部分复屈
羊水量	羊水暗区垂直直径≥2cm	无;或最大暗区垂直直径<2cm

8.胎盘功能检查 通过测量孕妇尿或血清中某些物质的含量检查胎盘功能,从而间接判断胎儿宫内状态,早期发现隐性胎儿窘迫。

(1)孕妇尿中雌三醇值:>15mg/24h 尿为正常,10~15mg/24h 尿为警戒值,<10mg/24h 尿为危险值。若妊娠后期多次检测都<10mg/24h 尿则表示胎盘功能低下。也可用孕妇随意尿测定雌激素/肌酐(E/C)比值,如>15 为正常值,10~15 为警戒值,<10 为危险值。

(2)孕妇血清胎盘生乳素(HPL)值:采用放射免疫法。妊娠足月时该值为 4~11mg/L,<4mg/L 或突然下降 50% 提示胎盘功能低下。

(3)孕妇血清中妊娠特异性 β-糖蛋白值:妊娠足月时,若该值<170mg/L,提示胎盘功能低下。

(4)孕妇阴道脱落细胞检查:如果舟状细胞成堆、无表层细胞、嗜伊红细胞指数<10%、致密核少者,提示胎盘功能良好;如果舟状细胞极少或消失、有外底层细胞出现、嗜伊红细胞指数>10%、致密核多者,则提示胎盘功能减退。

(5)胎动、胎儿电子监护仪与 B 超联合生物物理监测,可提示胎盘功能。

二、胎儿成熟度

胎儿成熟度监测的方法除了计算胎龄、测量宫高和腹围以及 B 超检查测定胎儿大小外,还可根据条件通过羊膜腔穿刺抽取羊水进行以下检测。

1.卵磷脂/鞘磷脂比值(L/S) 若该值>2,则表示胎儿肺已成熟。

2.羊水泡沫试验 是一种快速测定羊水中表面活性物质的方法。通过羊膜腔穿刺抽取羊水,放入两试管中,若两试管羊水液面均有完整的泡沫环为阳性,相当于 L/S>2,提示胎儿肺成熟。

3.羊水肌酐值　若该值≥176.8μmol/L,则提示胎儿肾已成熟。

4.羊水胆红素类物质　若用 ΔOD_{450}测该值<0.02,表示胎儿肝已成熟。

5.羊水淀粉酶值　碘显色法测该值≥450U/L,表示胎儿唾液腺已成熟。

6.羊水含脂肪细胞出现率　该值达 20%,表示胎儿皮肤已成熟。

三、胎儿先天畸形及其遗传性疾病

1.胎儿遗传学检查　在妊娠早期取绒毛或在妊娠 16～20 周时取羊水或脐血,也可取孕妇外周血分离胎儿细胞作遗传学检查,以了解胎儿染色体的数目与结构的改变。

2.胎儿影像学检查　妊娠 18～20 周时进行产前超声筛查,可发现部分胎儿畸形。

3.羊水中酶、蛋白测定　测定羊水中的酶可诊断代谢性缺陷病,测定羊水中甲胎蛋白可诊断开放性神经管缺陷。

4.内镜检查　用胎儿镜可直接观察胎儿体表畸形。

(李利娟)

第十五章　出生缺陷的筛查和预防

出生缺陷（birth defects）是指因遗传、环境或遗传与环境共同作用，使胚胎发育异常引起的个体器官结构、功能代谢和精神行为等方面的先天性异常。因此出生缺陷可能在胎儿出生时即有临床表现，也可能在出生后多年才发病。我国是出生缺陷高发国家，其发生率为 4% ~ 6%，它是围生儿、婴幼儿发病与死亡的主要原因，也是成年残疾的重要原因。努力提高出生人口素质，降低出生缺陷的发生率是我们面临的重要任务。

根据出生缺陷干预措施采取的时间不同，可分为三级干预：一级干预指在妊娠前采取干预措施，预防出生缺陷胚胎、胎儿的形成；二级干预指在妊娠期胎儿能够存活前，阻止严重缺陷儿活产分娩；三级干预指在胎儿娩出后，采取措施预防缺陷儿发病。

第一节　受孕前咨询和出生缺陷的一级预防

受孕前咨询包括婚前咨询和婚后孕前咨询。咨询内容不但包括遗传咨询，即由医学遗传学专业人员或咨询医师对咨询者家庭中遗传性疾病的发病原因、遗传方式、诊断、预后、发病风险率、防治等问题予以解答，并对其婚育问题提出建议与指导；而且还包括遗传病以外的健康咨询，即对计划妊娠的夫妇提出健康促进的生活方式，对患疾病的夫妇评估该病对婚育的可能影响，提出处理意见等。其目的是通过受孕前咨询，实现一级干预来减少缺陷胚胎的形成。

（一）婚前咨询

通过询问病史、详细体格检查、必要时进行家系调查和家谱分析，提出对结婚、生育的具体指导意见。这是防止子代出生缺陷的第一站。对影响婚育的先天性畸形、遗传性疾病或感染性疾病，按暂缓结婚、可以结婚但禁止生育、限制生育和不能结婚 4 种情况处理。

1. 暂缓结婚　性传播性疾病需等治愈后再结婚；急性传染病控制之前暂缓结婚；影响结婚的生殖道畸形在矫正之前，暂缓结婚。

2. 可以结婚但禁止生育　①男女一方患严重常染色体显性遗传病，目前尚无有效治疗方法，而产前正确诊断困难者。②男女双方均患相同的常染色体隐性遗传病，如男女均患白化病，若致病基因相同，其子女发病概率几乎是 100%。③男女一方患严重的多基因遗传病，如精神分裂症、躁狂抑郁型精神病、原发性癫痫等，又属于该病的高发家系，后代再现风险率高。

3. 限制生育　对产前能作出准确诊断或植入前诊断（preimplantation genetic diagnosis，PGD）的遗传病，可在确诊后，选择健康胎儿继续妊娠，或选择正常胚胎移植。对产前不能作出诊断的 X 连锁隐性遗传病，可进行性别诊断，选择性生育。

4. 不能结婚　①直系血亲和三代以内旁系血亲。②男女双方均患有相同的遗传病，或男女双方家系中患相同的遗传病。③严重智力低下，生活不能自理，男女双方均患病无法承担养育子女的义务，其子女智力低下概率也大，故不能结婚。

（二）婚后孕前咨询

指导计划怀孕的夫妇在双方身心健康、家庭及工作环境良好的状况下妊娠。在详细询问病史及体格检查后,评估夫妇双方健康状况,对患者提出治疗建议,对未发现明显疾病者指导落实健康促进措施。

1.本人或家族中有不良孕产史,如畸胎史、死胎死产史、习惯性流产或早产史等,应尽可能查明原因。如,一对α地中海贫血高发区的夫妇曾怀孕过严重水肿的胎儿,在下次妊娠前,应确定夫妇双方是否为α地中海贫血疾病基因携带者,明确诊断后,在下次妊娠时可进行PGD,避免再次怀孕患儿。

2.患心脏病、高血压病、慢性肾炎、糖尿病、甲亢、自身免疫性疾病的计划妊娠妇女,应确定疾病类型、疾病的控制情况、评价目前器官功能状况、能否胜任妊娠,以及所用药物对未来妊娠的影响等。

3.患结核、梅毒、急性病毒性肝炎等传染病的计划妊娠妇女,应积极治疗,康复后再妊娠。一些病毒原发感染时应在获得保护性抗体后再妊娠。对免疫接种可获得终身免疫的某些病原体如风疹病毒,提倡婚前即接种疫苗。

4.患生殖器官肿瘤,如卵巢肿瘤应先手术明确肿瘤性质,如为良性则剥除肿瘤后再妊娠,以减少妊娠期的并发症。宫颈上皮内瘤样病变应根据其严重程度决定是否需作相应处理后再妊娠。

5.改变不良的生活方式,如戒烟、控制饮酒。众多研究表明妊娠期吸烟与出生缺陷、低体重儿有关;胎儿及新生儿乙醇综合征对其将来的神经系统发育和精神行为有不良影响。

6.避免有害有毒物质接触,如从事某种职业长期接触铅、镉、汞等有毒重金属元素者,应注意体内有无蓄积,待这些物质排泄至正常水平后再考虑妊娠。

7.补充叶酸或含有叶酸的多种维生素,循证医学的证据表明,孕妇在妊娠前以及妊娠早期补充叶酸或含叶酸的多种维生素可明显降低神经管畸形的风险,也可减少脐膨出、先天性心脏病等发病风险。目前我国已在妊娠早期免费推广补充 0.4mg/片的低剂量叶酸至妊娠 8 周。

孕前咨询除详细询问病史、体格检查外,可考虑进行必要的实验室检查,如血常规、尿常规、ABO 及 Rh 血型、肝功能、乙肝病毒标志物、梅毒血清学检测、艾滋病抗体检测、胸片等以帮助评估健康状况。

(三)咨询注意事项

1.对咨询者应做到"亲切、畅言、守密",医务人员要有责任心、同情心,要热情,取得咨询者及其家属的信任与合作。

2.谈话时应避免刺激性语言,避免伤害咨询者的自尊心。实事求是地解答问题。

3.对遗传性疾病估算再发风险,只能表示下一代发病几率,要依靠产前诊断来回答下一个孩子是否发病。

4.应建立个案记录,以便查找,以利于再次咨询时参考。

(李利娟)

第二节　产前筛查

产前筛查(prenatal screening)是通过母血清学、影像学等非侵入性方法对普通妊娠妇女进行筛查,从中挑选出可能怀有异常胎儿的高危孕妇进行产前诊断,以提高产前诊断的阳性率,减少不必要的侵入性产前诊断。因此,产前筛查必须满足以下条件:①为疾病而筛查,禁止为选择胎儿性别进行性别筛查。②该疾病在筛查人群中具有较高的发病率且危害严重。③能为筛查阳性者提供进一步的产前诊断及有效干预措施。④筛查方法无创、价廉,易于为被筛查者接受。产前筛查是出生缺陷二级干预的重要内容。

评估筛查试验优劣的主要指标有:敏感性、特异性、阳性预测值、阴性预测值,还有合理的成本/效益比。其中,敏感性和特异性是反映检测方法有效性的指标,敏感性为患者检测结果阳性的概率,特异性为非患病者检测结果阴性的概率;阳性预测值为检测结果阳性者中患病的概率,阴性预测值是检测结果阴性者中非患病的概率,两者均为评价实用性的指标,它们除与筛查方案有关外,还与发病率有关。筛查的综合评价指标是阳性似然比,即患患者群试验呈阳性的概率与非患患者群呈阳性概率的比;阳性试验优势比即已知筛查阳性,根据阳性预测值计算的患病概率与不患病概率之比。因为产前筛查面向普通孕妇群体,其方案必须符合卫生经济学原则(表15-1)。

表15-1　评价筛查试验的关键指标

检测指标	患者	非患者	
阳性	A	B	A+B
阴性	C	D	C+D
敏感性	A/(A+C)		
特异性	D/(B+D)		
阳性预测值	A/(A+B)		
阴性预测值	D/(C+D)		

阳性似然比=敏感性/(1-特异性);阴性似然比=(1-敏感性)/特异性
发病率=(A+C)(A+B+C+D);优势比=发病率/(1-发病率)

目前在临床成熟应用的筛查方法有胎儿非整倍体的早、中孕期母血清学筛查及胎儿结构畸形的超声影像学筛查。

一、胎儿非整倍体产前筛查

1. 母血清学筛查是最常用方法,早孕期常用指标为游离绒毛膜促性腺激素β亚单位(free-βhCG)、妊娠相关血浆蛋白-A(PAPP-A);中孕期为甲胎蛋白(AFP)、hCG、游离雌三醇(uE3)、抑制素A(inhibin A)等,根据孕妇血清中上述标志物高低,结合孕妇年龄、孕周、体重等综合计算出胎儿21三体和18三体的发病风险,中孕期还可筛查出胎儿开放性神经管缺陷的风险。因孕妇上述标志物的血浓度随孕龄而改变,故风险计算一定要参照准确孕龄,常用早孕期胎儿头臀长计算孕周作为参照。

2. 超声测量胎儿颈项后透明层厚度(neuchal translucency,NT),通常在妊娠11~13+6周(胎儿CRL为45~84mm)时进行。非整倍体患儿因颈部皮下积水,NT增宽,常处于相同孕周胎儿第95百分位数以上。该技术质控要求高,如果结合母血清PAPPA、f-βHCG检测,可进一步提高检出率、降低假阳性率。

随着母血浆(清)中胎儿游离DNA富集技术以及新一代测序技术的飞速发展与联合应用,孕12周后采母血产前检测胎儿21、18、13三体及性染色体异常,准确率可达70%~99%。

该技术称无创产前检测(non invasive prenatal tesl),但目前检测价格昂贵,尚不适合低危孕妇的产前筛查。

二、胎儿结构畸形筛查

胎儿结构畸形涉及机体所有器官,占出生缺陷的 60%~70%。超声筛查是最常用的方法,多数胎儿畸形超声下可发现:①正常解剖结构的消失。②梗阻后导致的扩张。③结构缺陷形成的疝。④正常结构的位置或轮廓异常。⑤生物测量学异常。⑥胎动消失或异常。

1. 妊娠早期超声影像学筛查 除 11~13⁺⁶ 周胎儿 NT 测量外,部分无脑儿、全前脑、脊柱裂等畸形可在早中期妊娠时被发现。

1. 妊娠早期超声影像学筛查 除 $11\sim13^{+6}$ 周胎儿 NT 测量外,部分无脑儿、全前脑、脊柱裂等畸形可在早中期妊娠时被发现。

2. 妊娠中期超声影像学筛查 检测孕周通常为 18~24 周,此时胎动活跃,羊水相对多,胎儿骨骼尚未钙化、脊柱声影影响小,便于多角度观察胎儿结构。胎儿结构筛查在胎儿头面、颈、胸、腹及脊柱、四肢均有规定的检查内容;还包括胎盘、脐带的检查。中孕期结构筛查由经过培训合格的超声师或产科医师进行。不断提升一线检查者技术水平是提高检出率的关键。

(李利娟)

第三节　产前诊断

产前诊断(prenatal diagnosis)是指在胎儿期应用各种检测手段,诊断其有无明显畸形、染色体病甚至基因病等遗传综合征。为宫内治疗或选择性终止妊娠提供依据。

一、产前诊断的对象

1. 夫妇一方为染色体平衡易位者。

2. 生育过染色体异常胎儿的孕妇。

3. 产前筛查确定的高风险人群。

4. 生育过开放性神经管缺陷、唇裂、腭裂、先天性心脏病儿者。

5. X 连锁隐性遗传病基因携带者。

6. 夫妇一方有先天性代谢疾病,或已生育过病儿的孕妇。

7. 在妊娠早期接受较大剂量化学毒物、辐射或严重病毒感染的孕妇。

8. 有遗传病家族史的孕妇。

9. 有反复原因不明的流产、死产、畸胎和有新生儿死亡史的孕妇。

10. 本次妊娠羊水过多、疑有畸胎的孕妇。

11. ≥35 岁的高龄孕妇。近年一些国家已不再对这类孕妇常规侵入性产前诊断,而是先筛查,计算风险后决定是否侵入性产前诊断。

二、产前诊断常用方法

1. 胎儿结构检查超声影像是最常用的检查方法,包括超声二维、三维、实时三维成像、彩色多普勒、脉冲多普勒等,对筛查怀疑胎儿结构异常者进一步检查,也常需磁共振辅助诊断。

2. 染色体核型分析利用绒毛、羊水或胎儿血细胞培养,检测染色体核型。

3. 基因检测利用胎儿 DNA 分子杂交、限制性内切酶、聚合酶链反应(PCR)、测序技术等检测基因序列有无异常;目前基于芯片的比较基因组杂交技术在产前诊断中广泛应用,二代测序技术在该领域的应用也初见端倪。

4.基因产物检测利用羊水、绒毛或胎儿血液检测特定的蛋白质、酶和代谢产物,用于确定胎儿某些代谢疾病。

三、产前诊断的疾病

1.染色体病包括染色体数目和结构异常。染色体数目异常有多倍体(polyploidy)和非整倍体(aneuploidy)。染色体结构异常以缺失、重复、倒位、易位常见。患染色体病的胎儿可死于宫内,反复流产,或体格/智力发育异常。早期自然流产中染色体异常约占一半。

2.性连锁遗传病以 X 连锁隐性遗传病居多,如红绿色盲、血友病等。致病基因在 X 染色体上,携带致病基因的男性发病;携带致病基因的女性为携带者,生育的男孩 50% 是患者,50% 为健康者。因此,在无法诊断疾病基因时,可根据性别考虑是否终止妊娠。性连锁隐性遗传病的男性患者与正常女性婚配,生育的男孩不会患病,生育的女孩均为携带者。

3.先天性代谢缺陷病多为常染色体隐性遗传病。因基因突变导致某种酶缺失,引起代谢抑制、代谢中间产物累积而出现临床表现。除少数几种疾病在出生早期能通过饮食控制法(如苯丙酮尿症)或药物治疗(如先天性甲状腺功能减退)使其不发病外,多数尚无有效治疗方法,故进行产前诊断极为重要。

4.先天性胎儿结构畸形包括全身各器官的结构异常,如先天性心脏病、唇腭裂、开放性神经管缺陷及骨骼异常等,胎儿结构畸形染色体核型不一定异常。

四、染色体病的产前诊断

染色体病的产前诊断主要依靠细胞遗传学方法,即细胞培养、中期染色体显带、核型分析。近年,分子核型分析技术快速发展,基因芯片检测染色体微缺失或扩增等结构异常已成为常用手段。常用的检测样本及合适采样时间如下:

1.羊水细胞制备 染色体羊水穿刺最佳时间为妊娠 17~21 周,此时羊水量相对多,活细胞所占比大,培养容易成功。

2.绒毛制备 染色体绒毛采样最佳时间为妊娠 9~12 周,培养时间相对短。因约 1% 绒毛染色体出现嵌合核型,而胎儿核型正常即所谓"自救",故绒毛核型为嵌合体时,最好在妊娠中期再行羊水培养。

3.胎儿血细胞培养制备 染色体妊娠晚期常用胎儿血样本,主要用于胎儿血红蛋白病的诊断。

五、性连锁遗传病的产前诊断

过去对性连锁遗传病因不能诊断疾病基因,需确定胎儿性别,决定是否继续妊娠。目前高通量测序技术使疾病基因分析成为可能,使性连锁遗传病产前诊断水平提升。

六、基因病的产前诊断

如有先证者,明确疾病基因及其产物,利用胎儿细胞扩增目的基因进行 DNA 序列分析。如高度怀疑但不确定目的基因者可用全基因组测序技术。

七、胎儿结构畸形

目前主要通过超声、彩色多普勒、磁共振等对胎儿结构畸形进行诊断。然而,这一技术"发现与识别异常"难度较大,加上"发育"因素影响,故常需经验丰富者利用高分辨超声诊断仪动态观察,即使如此,还有一定的误诊、漏诊率。因此检查前应向孕妇及家属说明产前诊断的局限性,在知情同意基础上检查。此外,当前对绝大多数先天畸形还不能进行病因诊断。

(李利娟)

第四节　孕期用药

孕妇在妊娠期可能因并发各种疾病而使用药物。由于妊娠期特殊性,孕妇药代动力学有所不同;药物也可能通过胎盘屏障,对胚胎、胎儿产生影响。

一、妊娠期母、儿药物代谢动力学的特点

孕妇体内孕激素、松弛素大量增加使胃肠蠕动减慢,胃排空时间延长,故口服药物达峰时间延迟,如果早孕期呕吐,则口服药物吸收不完全;妊娠期雌激素水平的增加,胆汁在肝脏淤积,也可使药物在肝脏的廓清速度下降;由于妊娠期血容量增加以及胎儿胎盘循环的建立,使孕妇的药物分布容积增加,如果与非妊娠期相同剂量给药,孕妇血药浓度降低;又由于妊娠期血浆白蛋白有所减少,结合药物能力降低,游离药物浓度增加;妊娠期肾血浆流量、肾小球滤过率明显增加,使药物经肾脏排泄速度加快,药物半衰期缩短,故孕妇用药频率可能需增加。

胎儿吸收药物主要经过胎盘、脐静脉进入体内,一部分药物经羊膜进入羊水,胎儿吞咽羊水后胃肠道吸收药物,而药物经肾脏再排泄到羊水中,可再经胎儿的吞咽重吸收,形成羊水—肠道循环。因胎儿血液循环特点,药物在胎儿体内的分布不均匀,肝、脑分布较多,而肺则很少。由于胎儿的血浆蛋白含量明显低于成人,故未结合游离状态的药物增加,加上胎儿肝脏微粒体酶活性低,代谢药物的能力差;而且药物通过胎盘进入胎体的速度远大于通过胎盘排出的速度,故胎儿体内的药物容易蓄积。

二、药物对胎儿的影响

孕妇用药可对胎儿产生有利或有害影响。前者,如妊娠期梅毒,青霉素治疗可预防和治疗胎儿先天性梅毒;后者,如早孕妇女口服沙利度胺,造成胎儿短肢畸形。本节主要讨论妊娠期用药对胎儿的安全性问题。

临床评估药物对胚胎、胎儿的安全性需要考虑的几个问题

1.胚胎、胎儿暴露于药物时所处的发育阶段　排卵后的 17d 内,即使暴露的药物是致畸原,存活胚胎的畸形发生率与未暴露者相似,因此时胚胎细胞为全能细胞,损伤轻者可被其他细胞替代而正常存活,损伤较重者因无法修复损伤而死亡,此时胚胎自救措施倾向于死亡而不是畸形,故致畸风险降低。受精 17d 后至 54d,是器官形成阶段,细胞增殖、分化、迁移活跃,如胚胎受致畸原作用,易引起结构缺陷。由于各器官分化和发育迟早不一,不同时间暴露受累,畸形的器官有所不同。如人类受精后 21~40d 时,胚胎心脏发育最易受累;受精后 24~46d 四肢和眼睛易受影响;此外,由于各器官致畸敏感期有交叉,常可出现多发性畸形或综合

征。受精8周后至分娩前，是胎儿宫内生长阶段，器官体积逐步增大，功能不断完善，致畸因子作用于胎儿，较少发生严重结构畸形，但会影响器官功能完善及生长发育受限等。

2. 药物本身的因素　根据药物对胚胎、胎儿危害性的不同，美国食品和药品管理局(FDA)将药物分成A、B、C、D、X类，可供妊娠期用药参考：

A类：经临床对照研究，不能证实药物对胎儿有害，此类药对胎儿安全。但品种很少。

B类：经动物实验研究未见药物对胎儿的危害。无临床对照试验，是妊娠期使用相对安全的药物。

C类：动物实验表明药物对胎儿有不良影响，但对孕妇的治疗作用可能超过对胎儿的不良影响，故在充分权衡利弊后，谨慎使用。

D类：已有足够证据证明药物对胎儿有害，只有在孕妇患严重疾病，而其他药物又无效的情况下考虑使用。

X类：各种实验证实药物会导致胎儿异常，除对胎儿造成危害外，几乎没有益处，是孕前或妊娠期禁用的药物。

妊娠期推荐使用A、B类，慎用C类，不用D及X类。

3. 药物疗程的长度　致畸原在相同致畸剂量下，急性暴露可能很少致畸，而长期慢性暴露能使致畸风险显著增加。故妊娠期用药尽可能短疗程。

4. 药物暴露剂量　通常剂量越大毒性越大。由于胚胎对有害因子较成人敏感，故当致畸因素的强度对母体尚未引起明显毒性作用时，可能已对胚胎产生不良影响。剂量受到母儿两方面多种因素的影响，包括：剂量－效应关系、阈值、药物代谢动力学特征、孕妇本身代谢状态、胎盘转运效率、胎盘上的特殊受体、母胎基因型、药物在胎儿体内的分布情况等。在如此复杂的情况下，很难确定个体安全剂量。胎盘对药物的转运受药物理化性质影响，分子量小、脂溶性高、血浆蛋白结合率低、非极性的药物容易达到胎儿。胎盘上有多种内源性、外源性受体表达，受体的存在增加了胎盘转运量。胎盘的生物转化作用可使某些药物的中间产物或终产物获得致畸活性，如苯妥英、利福平、抗组胺药、己烯雌酚等。也有药物经胎盘转化失活，对胎儿影响小如皮质醇、泼尼松等，而地塞米松则不经胎盘代谢直接进入胎体。

5. 遗传易感性　常见到人群在相同暴露时产生完全不同的结局，基因多态性会导致某一人群比另一人群更容易产生畸形。母胎的基因型均能影响药物的吸收、转运、代谢、分布、与受体的结合，从而影响化合物的致畸效应。但这方面的知识我们还很缺乏。

药物对胎儿的影响复杂，同一种药物的不同剂量、用药途径、用药孕周等因素的不同，对生长发育影响可以完全不同，妊娠期各种原发疾病的存在也增加了安全性评估的复杂性。暴露后是否发生不良反应，需要流行病学的研究，但可能因研究中的各种偏倚而误解。新药不断上市，其远期效应无法得到及时评价。故产科倾向于用老药。目前临床上评价妊娠期药物安全性最常用的仍然是美国FDA药品分类标签，但该分类比较模糊、粗糙，不能对影响程度等重要的临床情况进行评价。

（李利娟）

第十六章　正常分娩

第一节　影响分娩的因素

决定分娩的因素是产力、产道、胎儿及精神心理因素,若上述各因素均正常并能相互协调,胎儿经阴道顺利自然娩出,称为正常分娩。

一、产力

将胎儿及其附属物由子宫内逼出的力量,称为产力。产力包括子宫收缩力(简称宫缩)、腹肌及膈肌收缩力(统称腹压)和肛提肌收缩力。

(一)子宫收缩力

子宫收缩力是临产后的主要产力,贯穿于分娩的全过程。临产后的正常宫缩能使宫颈管变短直至消失、宫口扩张、胎儿先露部下降、胎儿胎盘娩出。正常宫缩具有以下特点。

1. 节律性　临产的重要标志为出现节律性宫缩。正常宫缩是宫体肌不随意、规律的阵发性收缩,且伴有疼痛的感觉。每次收缩由弱到强(进行期),持续一段时间(极期),然后逐渐减弱(退行期),直至宫缩完全消失进入间歇期,间歇时子宫肌肉松弛。阵缩如此反复直至分娩结束(图 16—1)。

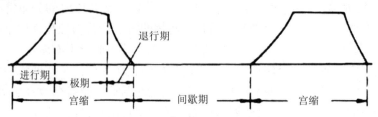

图 16—1　临产后正常宫缩节律性

临产后随产程的进展,宫缩持续时间逐渐延长,由临产开始时的 30s 延长至宫口开全后的 60s;间歇期逐渐缩短,由临产开始时的 5~6min 缩短至宫口开全后的 1~2min。宫缩强度也随产程进展逐渐加强,宫缩时的宫腔内压力在临产初期为 3.3~4.0kPa(25~30mmHg),第一产程末增至 5.3~8.0kPa(40~60mmHg),于第二产程可达 13.3~20.0kPa(100~150mmHg),而间歇期宫腔压力仅为 0.8~1.6kPa(6~12mmHg)。宫缩时子宫肌壁血管及胎盘受压,子宫血流量及胎盘绒毛间隙的血流量减少;间歇期,子宫肌肉松弛,子宫血流量恢复到原来水平,胎盘绒毛间隙的血流重新充盈,胎儿得到充足的氧气供应,对胎儿有利。

2. 对称性和极性　正常宫缩受起搏点控制起自两侧宫角部,左右对称,协调的向宫底中间集中,而后向下扩散,速度为 2cm/s,约在 15s 内均匀协调地扩散至整个子宫,称为宫缩的对称性。宫缩以宫底部最强且持续时间最长,向下则逐渐减弱,称为宫缩的极性。宫底部收缩力的强度约为子宫下段的 2 倍,此为宫缩的极性(图 16—2)。

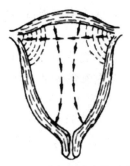

图 16－2　子宫收缩力的对称性

3.缩复作用　宫体平滑肌与身体其他部位的平滑肌和骨骼肌有所不同,即宫缩时,宫体部肌纤维缩短变宽,间歇期宫体部肌纤维虽又重新松弛,但不能完全恢复到原来长度,随着产程进展,经过反复收缩,宫体部肌纤维越来越短,称为缩复作用。缩复作用使宫腔逐渐缩小,迫使胎先露部逐渐下降及宫颈管逐渐缩短直至消失。

（二）腹肌及膈肌收缩力

腹肌及膈肌收缩力是第二产程娩出胎儿的重要辅助力量。当宫口开全时,胎先露部下降至阴道。每当宫缩时,前羊水囊或胎先露部压迫直肠及盆底组织,引起反射性排便感。产妇表现为主动屏气,向下用力,腹肌及膈肌强力收缩使腹内压增高,配合子宫收缩力,促使胎儿娩出。合理使用腹压的关键时机是在第二产程,特别是在第二产程末期子宫收缩时运用最有效,过早使用腹压则会使产妇疲劳和宫颈水肿,导致产程延长。腹肌及膈肌收缩力在第三产程还可协助已剥离的胎盘娩出。

（三）肛提肌收缩力

肛提肌收缩力可协助胎先露部在骨盆腔进行内旋转的作用。胎头枕部下降至耻骨弓下时,能协助胎头仰伸及娩出;当胎盘降至阴道内时,能协助胎盘娩出。

二、产道

产道是指胎儿娩出的通道,分为骨产道、软产道两部分。

（一）骨产道

骨产道指真骨盆。是产道的重要组成部分,其大小、形状与胎儿能否顺利娩出有着密切的关系。为便于了解分娩时胎先露通过骨产道的过程,将骨盆分为 3 个假想平面,每个平面又有多条径线组成。

1.骨盆入口平面(pelvic inlet plane)　骨盆入口平面为骨盆腔上口,呈横椭圆形。其前方为耻骨联合上缘,两侧为髂耻缘,后方为骶岬上缘。有 4 条径线(图 16－3)。

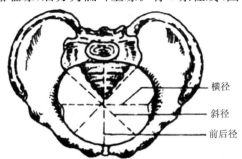

图 16－3　骨盆入口平面各径线

(1)入口前后径:即真结合径。耻骨联合上缘中点至骶岬上缘正中间的距离,正常值平均为11cm,其长短与分娩有着密切的关系。

(2)入口横径:左右两髂耻缘间最宽距离,正常值平均为13cm。

(3)入口斜径:左右各一。左斜径为左骶髂关节至右髂耻隆突间的距离;右斜径为右骶髂关节至左髂耻隆突间的距离,正常值平均为12.75cm。

2.中骨盆平面(mid plane of pelvis) 中骨盆平面为骨盆的最小平面,是骨盆腔最狭窄部分,呈前后径长的椭圆形。其前为耻骨联合下缘,两侧为坐骨棘,后为骶骨下端。有2条径线(图16—4)。

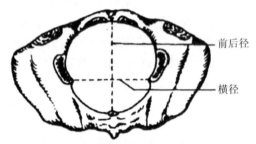

图16—4 中骨盆平面各径线

(1)中骨盆前后径:耻骨联合下缘中点通过两侧坐骨棘连线中点至骶骨下段间的距离,正常值平均为11.5cm。

(2)中骨盆横径:其也称坐骨棘间径。为两坐骨棘间的距离,正常值平均为10cm,其长短与分娩机制关系密切。

3.骨盆出口平面(pelvic outlet plane) 骨盆出口平面为骨盆腔下口,由两个在不同平面的三角形组成。两个三角形共同的底边为坐骨结节间径。前三角形的顶端为耻骨联合下缘,两侧为左右耻骨降支;后三角形的顶端为骶尾关节,两侧为左右骶结节韧带。有4条径线(图16—5)。

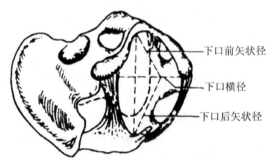

图16—5 骨盆出口平面各径线(侧面观)

(1)出口前后径:耻骨联合下缘至骶尾关节间的距离,正常值平均为11.5cm。

(2)出口横径:也称坐骨结节间径。两坐骨结节末端内侧缘间的距离,正常值平均为9cm,其长短与分娩机制关系密切。

(3)出口前矢状径:耻骨联合下缘至坐骨结节间径中点的距离,正常值平均为6cm。

(4)出口后矢状径:骶尾关节至坐骨结节间径中点间的距离,正常值平均为8.5cm。若出口横径稍短,而出口后矢状径较长,两径之和>15cm,正常大小的胎头可通过后三角区经阴道娩出。

4.骨盆轴(pelvic axis) 骨盆轴是连接骨盆各平面中点的一条假想曲线。正常的骨盆轴上段向下向后,中段向下,下段向下向前,经阴道分娩时,胎儿沿骨盆轴娩出,助产时也应根据此轴的方向协助胎儿娩出(图16-6)。

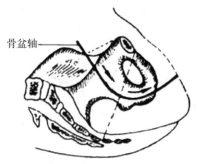

图 16-6 骨盆轴

5.骨盆倾斜度(inclination of pelvis) 骨盆倾斜度指妇女直立时,骨盆入口平面与地平面所形成的角度,一般为60°。若倾斜角度过大,将影响胎头衔接。

(二)软产道

软产道是由子宫下段、宫颈、阴道及骨盆底软组织构成的弯曲通道。

1.子宫下段的形成 其由非孕时长约1cm的子宫峡部随妊娠进展逐渐被拉长,妊娠12周后已扩展成宫腔的一部分,至妊娠末期形成子宫下段。临产后子宫收缩使子宫下段进一步拉长达7~10cm,肌壁变薄成为软产道的一部分。由于子宫肌纤维的缩复作用,子宫体部肌壁越来越厚,子宫下段肌壁被牵拉越来越薄(图16-7)。由于子宫体和子宫下段的肌壁厚薄不同,在两者间的子宫内面有一环状隆起,称为生理缩复环(图16-8)。

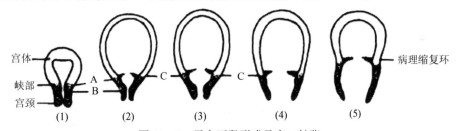

图 16-7 子宫下段形成及宫口扩张

(1)非妊娠子宫;(2)足月妊娠子宫;(3)分娩期第一产程子宫;(4)分娩期第二产程子宫;(5)异常分娩第二产程子宫;A.解剖学内口;B.组织学内口;C.生理缩复环

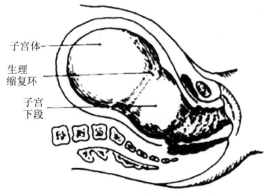

图 16-8 临产后软产道的变化

2.宫颈的变化

（1）宫颈管消失：临产前宫颈管长 2～3cm,临产后由于规律宫缩的牵拉、胎先露部及,羊水囊的直接压迫,宫颈内口向上向外扩张,宫颈管呈漏斗形,随后逐渐变短、消失,成为子宫下段的一部分。初产妇多是宫颈管先消失,而后宫颈外口扩张；经产妇则多是宫颈管消失与宫颈外口扩张同时进行（图 16－9）。

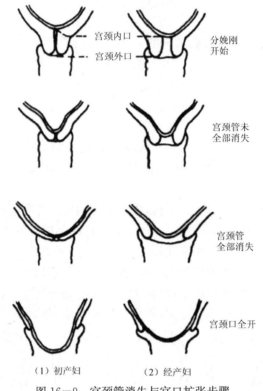

图 16－9 宫颈管消失与宫口扩张步骤

（2）宫口扩张：临产前宫颈外口仅能容 1 指尖,经产妇可容 1 指。临产后,在子宫收缩和缩复牵拉、前羊水囊压迫和破膜后胎先露直接压迫下,宫口逐渐扩张,直至宫口开全（宫颈口直径约 10cm）。

3.骨盆底、阴道及会阴体的变化　前羊水囊及胎先露部下降使阴道上部扩张,破膜后胎先露部进一步下降直接压迫骨盆底,使软产道下段扩张成为一个向前弯曲的通道,阴道黏膜皱襞展平使腔道加宽。肛提肌肌束分开,向下、向两侧扩展,肌纤维拉长,5cm 厚的会阴体变成 2～4mm,以利于胎儿通过。临产后,会阴体虽能承受一定压力,若分娩时会阴保护不当,也易造成裂伤。

三、胎儿

在分娩过程中,除产力、产道因素外,胎儿能否顺利通过产道,还取决于胎儿大小、胎位及有无胎儿畸形。

（一）胎儿大小

胎儿大小是决定分娩难易的重要因素之一。胎儿过大致胎头径线过人,或胎儿过熟使胎头不易变形时,即使骨产道正常,也可出现相对性头盆不称,造成难产。胎头主要径线有:

1. **双顶径**　双顶径是胎头最大横径，为两顶骨隆突间的距离。妊娠足月时平均值约为9.3cm(图16－10)。临床上常用B型超声检测此值估计胎儿大小。

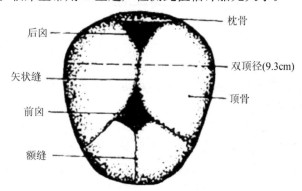

图16－10　胎儿颅骨、颅缝、囟门及双顶径

2. **枕额径**　枕额径为鼻根上方至枕骨隆突间的距离，胎头以此径衔接，妊娠足月时平均值约为11.3cm。

3. **枕下前囟径**　枕下前囟径又称小斜径，为前囟中央至枕骨隆突下方间的距离，胎头俯屈后以此径通过产道，妊娠足月时平均值9.5cm。

4. **枕颏径**　枕颏径又称大斜径，为颏骨下方中央至后囟顶部间的距离，妊娠足月平均值13.3cm。

(二)胎位

产道为一纵行管道。若为纵产式(头先露或臀先露)时，胎体纵轴与骨盆轴一致，容易通过产道。枕先露是胎头先通过产道，较臀先露易娩出，矢状缝和囟门是确定胎位的重要标志。头先露时，在分娩过程中颅骨重叠，胎头周径变小有利于胎头娩出；臀先露时，较胎头周径小且软的胎臀先娩出，阴道未经充分扩张，胎头娩出时无变形机会，使胎头娩出发生困难；肩先露时，胎体纵轴与骨盆轴垂直，妊娠足月胎儿不能通过产道，对母儿威胁极大。

(三)胎儿畸形

若胎儿畸形造成胎儿某一部分发育异常，如脑积水、联体儿等，由于胎头或胎体过大，常发生难产。

四、精神心理因素

影响分娩的因素除了产力、产道、胎儿之外，还包括产妇的精神心理因素。分娩对产妇是一种持久的、强烈的应激源，可产生生理上及心理上的应激，产妇的精神心理因素可影响机体内部的平衡、适应力和产力。紧张、焦虑、恐惧等不良精神心理状态，可导致呼吸急促，气体交换不足，心率加快，循环功能障碍，神经内分泌发生异常，交感神经兴奋，使子宫收缩乏力，产程延长，造成难产；子宫胎盘血流量减少，胎儿缺血缺氧，出现胎儿窘迫。

在分娩过程中，产科工作者应耐心安慰产妇，鼓励产妇进食，保持体力，讲解分娩是生理过程，教会孕妇掌握必要的呼吸技术和躯体放松技术，尽可能消除产妇的焦虑和恐惧心情。同时，开展家庭式产房，允许丈夫或家人陪伴分娩，以便顺利度过分娩全过程。

(孙美珍)

第二节 枕先露正常分娩机制

一、定义

胎儿先露部随骨盆各平面的不同形态,被动地进行系列的适应性转动,以其最小径线通过产道的全过程,称为分娩机制。

枕先露分娩占头位分娩总数的 95.75%～97.75%,其中以枕左前位最多见。如前所述,骨盆轴方向代表胎儿娩出的路线,是通过骨盆各假想平面中点的连接线,上段向下、向后,中段向下,下段向下、向前。且骨盆入口平面横径大于斜径大于前后径,中骨盆平面和骨盆出口平面均为前后径大于横径。分娩时,胎儿适应骨盆的特点在下降过程中被动地进行衔接、俯屈、内旋转、仰伸、复位、外旋转,以胎头最小径线通过产道,从而完成分娩过程。

二、枕先露正常分娩机制

以枕左前位为例,枕先露正常分娩机制如下。

(一)衔接

胎头双顶径进入骨盆入口平面,胎儿颅骨最低点接近或达到坐骨棘水平,称为衔接。胎头进入骨盆入口时呈半俯屈状态,以枕额径(11.3cm)衔接,由于枕额径大于骨盆入口前后径(11cm),胎头矢状缝坐落在骨盆入口的右斜径(12.75cm)上,胎儿枕骨在骨盆左前方(图 16-11)。

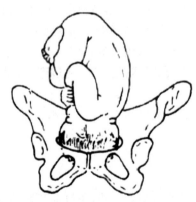

图 16-11 胎头衔接

部分初产妇可在预产期前 1～2 周内胎头衔接。若初产妇分娩开始而胎头仍未衔接,应警惕有无头盆不称。经产妇多于临产后胎头衔接。

(二)下降

下降指胎头沿骨盆轴前进的动作。下降呈间歇性,贯穿于整个分娩过程中,与其他动作相伴随。促使胎头下降的动力有:

1.宫缩时通过羊水传导的压力由胎轴传至胎头。

2.宫缩时子宫底直接压迫胎臀。

3.腹肌收缩的压力。

4.胎体由弯曲而伸直、伸长,使胎头下降。

初产妇因为子宫颈扩张缓慢以及盆底软组织大,故胎头下降的速度较经产妇慢。临床上将胎头下降的程度作为判断产程进展的重要标志。伴随着胎头下降过程,胎儿受骨盆底的阻力作用,同时发生俯屈、内旋转、仰伸、复位及外旋转等分娩动作。

（三）俯屈

胎头衔接进入骨盆入口时,呈半俯屈状态。当胎头以枕额径(11.3cm)进入骨盆腔后沿骨盆轴继续下降至骨盆底,处于半俯屈状态的胎头枕部遇肛提肌的阻力,借杠杆作用进一步俯屈,胎儿下颌紧贴于胸部,变胎头衔接时的枕额径为枕下前囟径(95cm),以胎头最小径线适应产道的最大径线继续下降(图 16－12)。

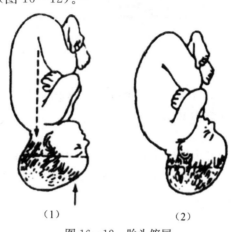

图 16－12　胎头俯屈
(1)未俯屈;(2)俯屈

（四）内旋转

胎头沿骨盆的纵轴旋转,使矢状缝与中骨盆及骨盆出口前后径相一致以适应中骨盆平面及出口平面前后径大于横径的特点,此过程称为内旋转(图 16－13)。胎头的内旋转动作一般于第一产程末完成。

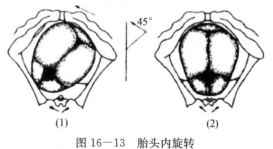

图 16－13　胎头内旋转
(1)未内旋转;(2)内旋转

枕先露时,胎儿的枕部位置最低,枕左前位时遇到骨盆底肛提肌的阻力,肛提肌收缩将胎儿枕部推向骨盆阻力较小、空间较宽的前方,向前向中线旋转 45°,使胎头小囟门转至耻骨弓下方。

（五）仰伸

胎头到达阴道外口后,宫缩、腹肌及膈肌的收缩力迫使胎头继续下降,而骨盆底肛提肌收缩力又将胎头向前推进,上下合力共同作用使胎头沿骨盆轴下段向下向前,再转向上,当胎头的枕骨下部到达耻骨联,合下缘时,以耻骨弓为支点,胎头逐渐仰伸,胎头的顶、额、鼻、口、颏相继娩出(图16-14)。当胎头仰伸时,胎儿双肩径处在骨盆入口左斜径上。

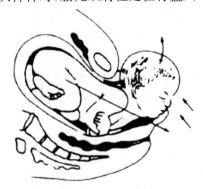

图16-14 胎头仰伸

(六)复位

胎头娩出时,胎儿双肩径沿骨盆左斜径下降。胎头娩出后,枕部向左旋转45%使胎头与胎肩保持正常位置,这一过程称为复位。

(七)外旋转

胎头娩出后,胎肩在骨盆腔内继续下降时向中线旋转45°,使双肩径与骨盆出口前后径一致,而胎头为保持其矢状径与胎肩径的垂直关系随即在外继续向左转动45°,称为外旋转(图16-15)。

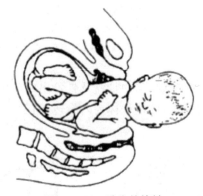

图16-15 胎头外旋转

(八)胎儿娩出

胎头完成外旋转后,前肩(右肩)在耻骨弓下先娩出,随即后肩(左肩)从会阴前缘顺利娩出。胎头是胎体周径最大的部分,亦是分娩最困难的部分,当胎头及胎肩娩出后,胎体及四肢顺势滑出产道。

枕先露分娩机制详见图16-16。

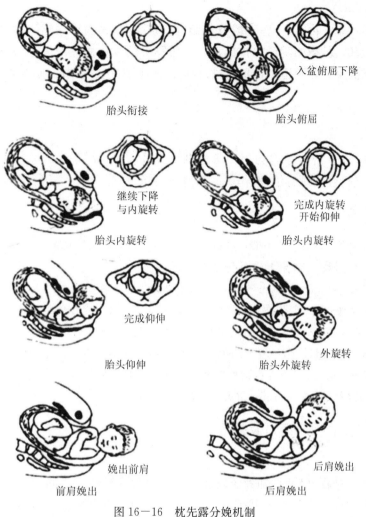

图 16-16　枕先露分娩机制

（孙美珍）

第三节　分娩的临床经过及处理

一、先兆临产

在临产前,出现一些预示孕妇不久将临产的症状,称为先兆临产(threatened labor)。

（一）假临产(false labor)

临产前 1～2 周子宫较敏感,常有不规则收缩,称为"假临产"。特点是:宫缩常在夜间出现而于清晨消失;持续时间短(<30s),且不恒定,间歇时间长且不规律,宫缩强度不增加;宫颈管不缩短,宫口不扩张;给予强镇静药物能抑制宫缩。

（二）胎儿下降感(lightening)

多数孕妇在临产前 1～2 周,会感到上腹部受压感消失,表现为呼吸较前轻快,进食量较前增多,系胎儿先露部进入骨盆入口,使宫底位置下降的缘故。

（三）见红（show）

在临产前 24~48h 内，因子宫下段及宫颈内口扩张，宫颈内口周围的胎膜与该处的子宫壁分离，毛细血管破裂，孕妇阴道内排出混有颈管黏液的少量血性液体称为见见红是分娩即将发动的较可靠征象。若阴道出血量超过月经量，应考虑妊娠晚期出血，如前置胎盘，胎盘早剥等异常情况。

二、临产

临产（in labor）开始的标志为规律且逐渐增强的宫缩，持续 30s 或 30s 以上，间歇 5~6min，同时伴随进行性宫颈管缩短、消失、宫口扩张和胎先露下降。

三、产程分期

分娩全过程简称为总产程（total stage of labor），是指从出现规律宫缩开始，直至胎儿、胎盘娩出为止的整个过程。临床上将其分为 3 个产程。

第一产程（first stage of labor）：又称宫颈扩张期，是指临产开始至宫口完全扩张即开全（10cm）为止。初产妇宫口扩张缓慢，需 11~12h；经产妇宫口扩张较快，需 6~8h。

第二产程（second stage of labor）：又称胎儿娩出期，是指从宫口开全至胎儿娩出的过程。初产妇需 1~2h，不应超过 2h；经产妇通常仅需数分钟，也有长达 1h 者，但不应超过 1h。

第三产（third stage of labor）：又称胎盘娩出期，是指从胎儿娩出后至胎盘胎膜娩出，即胎盘剥离和娩出的过程，需 5~15min，不应超过 30min。

四、第一产程的临床经过及处理

（一）临床表现

1.规律宫缩　产程开始时，随着子宫收缩产妇出现阵发性的疼痛，习称"阵痛"。开始时宫缩持续时间较短（约 30s）且弱，间歇期较长（5~6min）。随产程进展，持续时间逐渐延长（50~60s）且强度增加，间歇期渐短（2~3min）。当宫口近开全时，宫缩持续时间可长达 1min 或以上，间歇期缩短为 1~2min。

2.宫口扩张（dilatation of cervix）　随着宫缩逐渐增强及频率加快，宫颈管逐渐缩短直至消失，宫口逐渐扩张。通过肛检或阴道检查，可以确定宫口扩张程度。潜伏期宫口扩张速度较慢，活跃期宫口扩张速度明显加快。若临床观察发现宫口不能如期扩张，可能存在宫缩乏力、胎位不正、头盆不称等原因。当宫口开全（10cm）时，子宫下段及阴道形成宽阔管腔，有利于胎儿通过。

3.胎头下降程度　胎头下降程度是决定胎儿能否通过阴道娩出的重要指标。通过肛门检查或阴道检查，能明确胎头颅骨最低点与坐骨棘平面的关系，判断胎头下降程度，并能协助判断胎位。

4.胎膜破裂（rupture of membranes）　简称破膜。宫缩时，子宫羊膜腔内压力增高，胎先露部下降，将羊水阻断为前后两部，在胎先露部前面的羊水量约 100mL，称前羊水，形成的前羊水囊称胎胞，有助于扩张宫口。宫缩继续增强，当羊膜腔压力增加到一定程度时胎膜自然破裂。破膜多发生在宫口近开全时。

（二）产程观察及处理

1.子宫收缩　产程中必须连续定时观察并记录宫缩规律性、持续时间、间歇时间及宫缩强度。简单的观察方法是由助产人员将一手掌放于产妇腹壁上,凭触觉感知,宫缩时宫体部隆起变硬,间歇期松弛变软。目前临床上常用的是采用胎儿监护仪描记宫缩曲线,可全面、客观、详实的记录宫缩的强度、频率、每次宫缩的持续时间、间歇时间等。

2.胎心　胎心监测是产程中极其重要的观察指标。

（1）听诊器听取:听诊器有普通听诊器、木制胎心听诊器、电子胎心听诊器3种,目前临床上常使用电子胎心听诊器。听取胎心应在宫缩间歇时。潜伏期每隔1～2h在宫缩间歇期听取胎心一次,活跃期宫缩较频繁时,应每15～30min听取胎心一次,每次听诊1min。正常胎心率为120～160次/min,如胎心率<120次/min或>160次/min,或宫缩后减慢的胎心率不能迅速恢复,均为胎儿缺氧的异常表现,应及时对症处理,并尽可能找出原因,采取有效措施予以治疗。此法能方便获得每分钟胎心率,但不能分辨胎心率变异、瞬间变化及其与宫缩、胎动的关系。

（2）使用胎儿监护仪:多用外监护描记胎心曲线。通过该曲线观察胎心率变异及其与宫缩、胎动的关系,了解胎心率变异及其与宫缩、胎动的关系。将测量胎心的探头置于胎心音最响亮的部位,并固定于腹壁上,一般每隔15min对胎心监护曲线进行1次评估,宫缩频繁时每隔5mm评估1次。此法能较客观地判断胎儿在宫内的状态。

3.宫口扩张与胎头下降　为了细致观察产程,做到检查结果记录及时,发现异常能尽早处理,目前多采用产程图（图16－17）。产程图横坐标为临产时间（h）,纵坐标左侧为宫口扩张程度（cm）,纵坐标右侧为先露下降程度（cm）,描记出的宫口扩张曲线及胎头下降曲线,是产程图中重要的两项指标,使产程进展一目了然,能及时指导产程的处理。

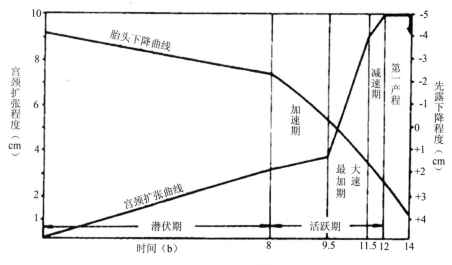

图16－17　产程图

（1）宫口扩张曲线:根据宫口扩张程度,将第一产程分为潜伏期和活跃期。潜伏期是指从临产出现规律宫缩至宫口扩张3cm。此期间宫口扩张速度较慢,平均2～3h扩张1cm,初产妇一般约需8h,最大时限为16h。活跃期是指从宫口扩张3cm至宫口开全（10cm）。此期间扩张速度明显加快,约需4h,最大时限为8h,活跃期又分为3期:加速期是指宫口扩张3～4cm,约需1.5h;最大加速期是指宫口扩张4～9cm,约需2h;减速期是指宫口扩张9～10cm,

约需 30min。

(2)胎头下降曲线:以胎头颅骨最低点与坐骨棘平面的关系来表明胎头下降程度。坐骨棘平面是判断胎头高低的标志。胎头颅骨最低点平坐骨棘平面时,以"0"表达;在坐骨棘平面上 1cm 时,以"−1"表达;在坐骨棘平面下 1cm 时,以"+1"表达,依此类推(图 16−18)。潜伏期胎头下降不明显,活跃期下降加快。胎头下降程度可作为评估分娩难易的有效指标。

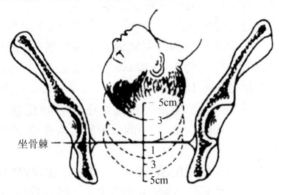

图 16−18　胎头下降高低的判定

4.胎膜破裂　胎膜多在宫口近开全时自然破裂,前羊水流出,此时应立即听胎心,并观察羊水性状、颜色和流出量,记录破膜时间。若为头先露,羊水呈黄绿色、胎心变慢,需警惕胎儿窘迫,应立即行阴道检查,判断有无脐带脱垂等异常,并给予紧急处理。破膜超过 12h 仍未结束分娩者,应给予抗生素预防感染。

5.精神安慰　产妇的精神状态影响宫缩和产程进展。初产妇产程长,容易产生焦虑、紧张和急躁情绪。助产人员应安慰产妇并耐心讲解分娩是生理过程,增强产妇对自然分娩的信心,以便能顺利分娩。若产妇精神过度紧张,宫缩时喊叫不安,应在宫缩时指导深呼吸动作,或用双手轻揉下腹部。若产妇腰骶部胀痛时,用手拳压迫腰骶部,常能减轻不适感。

6.血压　宫缩时血压可升高 0.7～1.3kPa(5～10mmHg),间歇期恢复原状。产程中应每隔 4～6h 测血压 1 次,若血压升高,应增加测量次数并给予相应处理。

7.饮食、活动与休息　为保证精力和体力充沛,鼓励产妇少量多次食用高热量易消化的食物,摄入足够水分,必要时可静脉补液支持,以维持产妇体力。临产后未破膜且宫缩不强者,可在待产室内适当活动,有助于加速产程进展。

8.排尿与排便　临产后,应鼓励产妇每 2～4h 排尿 1 次,以免膀胱充盈影响宫缩及胎先露部下降。因胎头压迫引起排尿困难者,应警惕头盆不称,必要时给予导尿。若初产妇宫口开大<4cm、经产妇<2cm 时,无特殊情况可行温肥皂水灌肠或开塞露塞肛,既能清除粪便减少污染,又能通过反射作用刺激宫缩,加速产程进展。但胎膜早破、阴道出血、胎头未衔接、胎位异常、有剖宫产史、宫缩过强及心脏病者等,均不宜灌肠。

9.肛门检查　适时进行肛门检查,可了解宫颈软硬度、宫口扩张程度、是否破膜、骨盆腔大小,骶尾关节活动度、坐骨棘是否突出、确定胎位及胎头下降程度等。临产初期 4h 左右检查 1 次,活跃期 2h 左右检查 1 次。对宫缩频繁或经产妇应缩短肛检间隔时间。肛查方法:产妇仰卧,两腿屈曲分开。检查者站在产妇右侧,右手食指戴指套蘸肥皂水轻轻伸入直肠内,食指向后触及尾骨尖端,了解尾骨活动度,再触摸两侧坐骨棘是否突出并确定胎头高低,然后用指端掌侧探查子宫颈口,摸清其周围边缘,估计宫颈管消退情况和宫口扩张的厘米数。当宫口开全时,则摸不到宫口边缘。未破膜者在胎头前方可触及有弹性的前羊水囊。已破膜者能直接触到胎头,若无胎头水肿,还能摸清颅缝及囟门位置,有助于确定胎位。

10.阴道检查 阴道检查能直接触清宫口扩张程度及胎先露部,若先露为头,还能触清矢状缝及囟门,确定胎方位,适用于肛查不清、宫口扩张及胎头下降程度不明、疑有脐带先露或脐带脱垂、轻度头盆不称经试产 4h 产程进展缓慢者。阴道检查应严格消毒后进行,应注意尽量避免接触肛周和减少手指进出次数。

11.其他 外阴部备皮,剃除阴毛。初产妇及有难产史的经产妇,应再次行骨盆外测量。有妊娠合并症或并发症者,应给予相应的治疗。

五、第二产程临床经过及处理

(一)临床表现

胎膜多已自然破裂,若宫口开全后仍未破膜,应行人工破膜以免影响胎头下降。宫口开全后宫缩持续时间达 1min 或更长,间歇 1~2min。当胎头下降至骨盆出口压迫骨盆底组织时,产妇出现排便感,不自主向下屏气。随着产程的进展,会阴逐渐膨隆和变薄,肛门括约肌松弛。于宫缩时胎头露出于阴道口,露出的部分逐渐增大,在宫缩间歇期,胎头又缩回阴道内,称为胎头拨露(head visible on vulval gapping)。当胎头双顶径越过骨盆出口,宫缩间歇时胎头不再回缩,称为胎头着冠(crowning of head)。产程继续进展,会阴极度扩张,胎头枕骨从耻骨联合露出,开始仰伸、复位、外旋转,胎肩、胎体和四肢相继娩出,随之羊水涌出。经产妇的第二产程短,上述的临床表现不易截然分开,有时仅需几次宫缩即可完成上述动作。

(二)观察产程及处理

1.密切监测胎心 第二产程宫缩强而频繁,密切监测胎儿有无急性缺氧,应每 5~10min 听一次胎心,使用胎儿监护仪能更有效的观察胎心率及其基线变异等情况。如出现胎心异常应尽快结束分娩。

2.指导产妇屏气 正确运用腹压是缩短第二产程的关键。指导产妇双足蹬在产床上,两手握住产床上的把手,宫缩时深吸气屏住,然后如解大便样向下用力以增加腹压。宫缩间歇时,产妇呼气并使全身肌肉放松、安静休息。宫缩再出现时,再做同样的屏气动作,能加速产程进展。

3.接产准备 初产妇宫口开全,经产妇宫口扩张 4cm 且宫缩规律有力时,应将产妇送至分娩室,并做好接产准备。让产妇仰卧于产床上,两腿屈曲分开,露出外阴部,臀下置清洁便盆或塑料布,用消毒纱布球蘸肥皂水擦洗外阴部,顺序是大阴唇、小阴唇、阴阜、大腿内上 1/3、会阴及肛门周围(图 16-19),再用温开水将肥皂冲洗干净。冲洗时先用消毒干纱球堵住阴道口,以免冲洗液流入阴道内。最后用 0.1% 苯扎溴铵液冲洗,或聚维酮碘进行消毒,取下阴道口纱球及臀下便盆或塑料布,铺无菌巾于臀下。

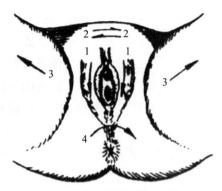

图 16—19 外阴部擦洗顺序

接产者按无菌操作常规洗手、戴手套及穿手术衣,然后打开产包,铺好无菌巾,准备接产。

4.接产

(1)会阴撕裂的诱因:会阴水肿、会阴过紧缺乏弹性、耻骨弓过低、胎儿过大、胎头娩出过快等,均可造成会阴撕裂,接产者在接产前应做出正确判断。

(2)接产的时机及要领:当胎头拨露使阴唇后联合张力较紧时,开始保护会保护会阴的同时,协助胎头俯屈,让胎头以最小径线即枕下前囟径,在宫缩间歇期缓慢通过阴道口,是预防会阴撕裂的关键。在接产者指导下,产妇适时屏气完成分娩。胎肩娩出时,也要注意保护好会阴。

(3)接产步骤:接产者站于产妇右侧,在会阴部铺盖一块无菌巾,接产者右手肘部支撑在产床上,右手大拇指与其余4指分开,利用手掌大鱼际肌顶住会阴部。当宫缩时,向上内方托压,左手则轻压胎头枕部使其保持俯屈缓慢下降。宫缩间歇时,保护会阴的右手稍放松,以免压迫过久引起会阴水肿。当胎头枕骨在耻骨弓下露出时,胎头即将娩出,产妇常有不自主地过分运用腹压,此时,是保护会阴避免破裂的关键时刻,助产士右手保护会阴、左手协助胎头仰伸,嘱产妇在阵缩时张口哈气,勿用力屏气,让胎头缓慢于阵缩间歇时娩出。娩出后,保护会阴的手不可松开,左手从胎儿鼻根向下挤压出口鼻内的黏液和羊水,再协助胎头复位及外旋转,让胎肩径与骨盆出口前后径一致,左手向下轻压胎颈,协助前肩自耻骨弓下先娩出,再上托胎颈,使后肩自会阴前缘缓慢娩出。两肩娩出后,保护会阴的右手方可松开,然后,双手协助胎体及四肢相继侧位娩出(图 16—20)。在距脐轮 10～15cm 处,用两把止血钳夹住脐带,在两钳间剪断。胎头娩出时,若发现脐带绕颈,应先将其从胎肩推下或从胎头滑下,若绕颈过紧或数圈时,可用两把止血钳夹住其中一圈剪断,注意勿伤及胎儿颈部(图 16—21)。

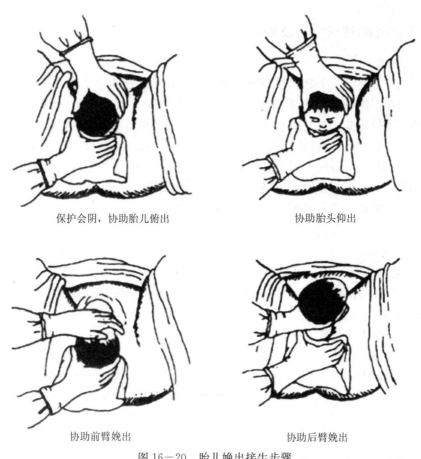

保护会阴，协助胎儿俯出　　　　　协助胎头仰出

协助前臂娩出　　　　　　协助后臂娩出

图 16—20　胎儿娩出接生步骤

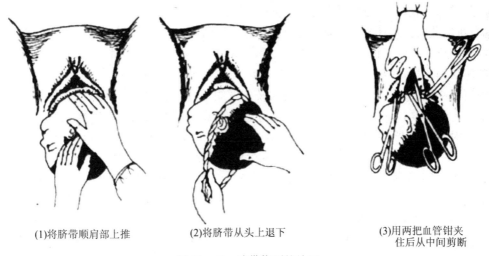

(1)将脐带顺肩部上推　　(2)将脐带从头上退下　　(3)用两把血管钳夹
　　　　　　　　　　　　　　　　　　　　　　　　住后从中间剪断

图 16—21　脐带绕颈的处理

　(4)会阴切开指征:对会阴过紧或胎儿过大,估计分娩时会阴撕裂不可避免者,或母儿有病理情况急需,结束分娩者,应行会阴切开术。

六、第三产程的临床经过及处理

（一）临床表现

胎儿娩出后，宫底降至平脐，产妇感到轻松，宫缩暂停数分钟后又出现宫缩。由于宫腔容积突然缩小，胎盘不能相应缩小而与子宫壁发生错位剥离。剥离面出血，形成胎盘后血肿。子宫继续收缩，致使胎盘完全剥离而排出。胎盘剥离的征象有：①子宫体变硬呈球形，胎盘剥离后降至子宫下段，宫底升高达脐上。②阴道外露脐带自行延长。③阴道少量出血。④用手掌尺侧在耻骨联合上方，轻压子宫下段时，宫体上升而外露的脐带不再回缩。胎盘剥离及排出的方式有两种：①胎儿面先娩出：多见，胎盘从中央开始剥离，而后向四周剥离，其特点是胎盘胎儿面先排出，随后少量阴道出血。②母体面先娩出：少见，胎盘从边缘开始剥离，血液沿剥离面流出，其特点是先有较多的阴道出血，胎盘后排出。

（二）处理

1. 新生儿处理

（1）清理呼吸道：胎儿娩出后立即清理呼吸道的黏液和羊水，用新生儿吸痰管或导管轻轻吸出咽部及鼻腔的羊水和黏液，以免发生吸入性肺炎。当确认呼吸道通畅而新生儿仍未啼哭时，可用手轻拍新生儿足底。新生儿大声啼哭表示呼吸道已通畅。

（2）处理脐带：用两把止血钳钳夹脐带，两钳相距 2～3cm，在其中间剪断。用 75% 乙醇消毒脐带根部及其周围，在距脐根 0.5cm 处用粗线结扎第一道，再在结扎线外 0.5cm 处结扎第二道，在第二道结扎线外 0.5cm 处剪备脐带，挤出残余血液，用 5% 的聚维酮碘溶液或 20% 高锰酸钾液消毒脐带断面，待脐带断面干燥后，以无菌纱布覆盖，再用脐带布包扎。在处理脐带时应注意：既要扎紧脐带防止出血，又要避免过度用力造成脐带断裂；消毒液不可接触新生儿皮肤，以免灼伤新生儿皮肤；处理脐带过程中新生儿应保暖。目前，多数医院用气门芯、脐带夹、血管钳等方法取代双重结扎脐带法，效果良好。

（3）新生儿阿普加评分（Apgar score）及其意义：新生儿 Apgar 评分法用以判断新生儿有无窒息及窒息的程度。该评分法是以出生后 1min 内的心率、呼吸、肌张力、喉反射及皮肤颜色 5 项体征为依据，每项为 0～2 分，满分为 10 分（表 16－1）。8～10 分属正常新生儿，需清理呼吸道等一般处理；4～7 分为轻度窒息，又称发绀窒息，需清理呼吸道、人工呼吸、吸氧、用药等措施才能恢复；0～3 分为重度窒息，又称苍白窒息，需紧急抢救，行喉镜直视下气管插管并给氧。对缺氧较严重的新生儿，应在出生后 5min、10min 时再次评分，直至连续评分均≥8 分。1min 评分是出生当时的情况，反映胎儿在宫内的情况；5min 及 10min 评分是反映复苏效果，与新生儿预后关系密切。新生儿阿普加评分以呼吸为基础，皮肤颜色最灵敏，心率是最终消失的指标。临床恶化顺序为皮肤颜色→呼吸→肌张力→反射→心率。复苏有效的顺序为心率反射→皮肤颜色→呼吸→肌张力。

（4）处理新生儿：擦净新生儿足底胎脂，在新生儿病历上，打上新生儿足印及产妇拇指印。对新生儿做详细体格检查，系以标明新生儿性别、体重、出生时间、母亲姓名和床号的手腕带和包被，将新生儿抱给母亲，进行首次吸吮乳头。

表 16－1　新生儿阿普加评分法

体征	0 分	1 分	2 分
每分钟心率	0	<100 次	≥100 次
呼吸	0	浅慢,不规则	佳
肌张力	松弛	四肢稍稍屈	四肢屈曲,活动好
喉反射	无	有些动作	咳嗽、恶心
皮肤颜色	全身苍白	躯干红润,四肢发绀	全身红润

2.协助胎盘娩出　正确协助胎盘娩出,能够减少产后出血的发生。接产者不应在胎盘尚未完全剥离时用力揉压、下压宫底或牵拉脐带,以免引起胎盘部分剥离而出血或拉断脐带,甚至造成子宫内翻。当确认胎盘已完全剥离时,于宫缩时左手握住宫底并按压,同时右手牵拉脐带,协助胎盘娩出。当胎盘娩出至阴道口时,接生者双手捧住胎盘,向一个方向旋转并缓慢向外牵拉,协助胎膜完整剥离排出。若胎膜部分断裂,可用止血钳夹一住断裂上端的胎膜,继续向原方向牵引旋转,直至胎膜完全排出。胎盘胎膜娩出后,按摩子宫刺激其收缩,以减少出血。

3.检查胎盘胎膜是否完整　将胎盘铺平,先检查胎盘母体面胎盘小叶有无缺损,然后将胎盘提起,检查胎膜是否完整,再检查胎儿面有无血管断裂,及时发现副胎盘。若有副胎盘、部分胎盘残留或较多胎膜残留时,应在无菌操作下徒手或用卵圆钳伸入宫腔内,取出残留组织。若确认仅有少许胎膜残留,可给予子宫收缩剂待其自然排出。

4.检查软产道　胎盘娩出后,应仔细检查会阴、小阴唇内侧、尿道口周围、阴道、阴道穹隆及宫颈有无裂伤。若有裂伤,应立即缝合。

5.预防产后出血　正常分娩出血量多数不超过 300mL。遇有产后出血高危因素如既往有产后出血史、多次分娩、多胎妊娠、羊水过多、巨大儿、滞产等产妇,可在胎儿前肩娩出时,静脉注射缩宫素 10～20U,以加强宫缩,促使胎盘迅速剥离减少出血。若第三产程超过 30min,胎盘仍未排出且出血不多时,应排空膀胱后,再轻轻按压子宫,静注缩宫素,仍不能使胎盘排出时,应行手取胎盘术。若胎盘娩出后出血较多时,可经下腹部直接在宫体肌壁内注入缩宫素 10U 或麦角新碱 0.2～0.4mg,并将缩宫素 20U 加于 5％葡萄糖液 500mL 内静脉滴注。

6.观察产后一般情况　分娩结束后,产妇应在产房内观察 2h,协助产妇首次哺乳。注意观察产妇子宫收缩、子宫底高度、膀胱充盈与否、阴道出血量、会阴及阴道有无血肿等,并测量血压、脉搏。若子宫收缩不佳,应注射宫缩剂并按摩子宫底;膀胱不充盈而宫底上升,表示宫腔内有积血,应挤压子宫,排出宫腔内积血,再注射宫缩剂;若产妇自觉有肛门坠胀感,多有阴道后壁血肿,应行肛查确诊后给予处理。产后 2h 无异常者,将其送回病室。鼓励产妇产后 2～4h 内排尿,因膀胱膨胀易致宫缩乏力,而发生产后出血。

（孙美珍）

第十七章　正常产褥

第一节　产褥期的处理及保健

一、产褥期的临床表现及处理

产妇会因回味产时的状况而兴奋、激动、紧张等而影响休息,产后的观察和及时而恰当的指导和处理直接影响产妇产后的康复,不可忽视。

(一)生命体征

每日两次测体温、脉搏、呼吸、血压。由于产程中的消耗和脱水,产后最初的 24h 内体温略升高,一般不超过 38℃;产后由于子宫胎盘血液循环停止及卧床休息等因素,脉搏略缓慢,60~70 次/min;产后呼吸深慢,14~16 次/min;血压比较平稳。以上体征出现异常,应积极寻找原因并处理。

(二)子宫复旧及恶露

产后应根据子宫复旧的规律,观察并记录宫底高度,以了解子宫复旧过程。测量前嘱产妇排尿并先按摩,使其收缩后再测。产褥早期由于子宫的收缩会引起下腹剧烈痛,称为产后宫缩痛。一般不需特殊处理,严重者可用针灸或止痛药物。

产后随子宫蜕膜的脱落,含有血液、坏死蜕膜组织等经阴道排出,称为恶露。恶露分为以下几种。

1.血性恶露　色鲜红,含大量的血液和少量的胎膜及坏死蜕膜组织,持续 1 周左右。

2.浆液性恶露　淡红色,似浆液,血量减少,含有少量血液而有较多的宫颈黏液、坏死蜕膜组织和细菌,也持续 1 周左右。

3.白色恶露　黏稠,色泽较白,血量更少,含大量的白细胞、退化蜕膜、表皮细胞和细菌等,可持续 2~3 周。

正常恶露有血腥味,但无臭味,持续约 4~6 周。每天应观察恶露的量、颜色及气味。若恶露量多,色红且持续时间长,应考虑子宫复旧不良,给予子宫收缩剂;若恶露有腐臭味且有子宫压痛,应考虑合并感染或胎盘胎膜残留,给予宫缩剂同时加抗生素控制感染。

(三)外阴

保持外阴清洁干燥,每日用 0.1% 苯扎溴铵或 1:5000 高锰酸钾清洗外阴 2~3 次,拭干后放消毒会阴垫。外阴水肿者可用 50% 硫酸镁湿热敷,每日两次,每次 15min。会阴切开缝合者,除常规冲洗外,大便后随时冲洗,向健侧卧位,每日检查伤口周围有无红肿、硬结及分泌物。于产后 3~5d 拆线,若伤口感染,应提前拆线引流或行扩创处理。

(四)乳房

母乳营养丰富,易于消化,是婴儿最理想的食品。必须正确指导哺乳,推荐母乳喂养。于产后半小时内开始哺乳,此时乳房内乳量虽少,通过新生儿吸吮动作刺激泌乳;生后 24h 内,每 1~3h 哺乳 1 次或更多;生后 2~7d 内是母体泌乳过程,哺乳次数应频繁些。哺乳期以 10 个月至 1 年为宜。同时应随时观察乳房大小、有无红肿、发热及硬块等。常见乳房异常有以下几种。

1.乳房胀痛　系因乳腺管不通致使乳房形成硬结,哺乳前热敷乳房,两次哺乳间冷敷乳房,减少局部充血,用电按摩器或用两手从乳房边缘向乳头中心按摩。婴儿吸吮力不够时,可借助吸奶器吸引,也可用散结通乳中药。

2.乳头皲裂　主要由于婴儿含吮不正确,或过度地在乳头上使用肥皂和乙醇等刺激物,轻者可继续哺乳。哺乳前可湿热敷乳房和乳头3~5min,哺乳后挤出少量乳汁涂在乳头上,暂时暴露和干燥乳汁,起到修复表皮的功能;皲裂严重者,可暂时停止哺乳24h,并将乳汁挤出喂养婴儿。

3.乳汁不足　如前所述,乳汁分泌与多种因素有关。要使产妇乳汁充足,必须保持精神愉快,睡眠充足、营养丰富,多指导产妇正确哺乳,并可用针刺或催乳中药促使乳汁分泌。

4.退奶产妇因某种原因不能授乳者　应限制进汤类食物,停止吸奶。可用己烯雌酚5mg,每天3次,连服3~5d;皮硝250g捣碎后装在布袋内,分别敷于两乳房上并固定;也可用生麦芽60~90g煎服,每日1剂,连服3d。对已有大量乳汁分泌者,用溴隐亭2~5mg,每日2次,连用14d,效果较好。

(五)其他

产后应给予富于营养、清淡易消化食物;24h内应卧床休息,无异常情况者即可下床活动,但应避免长时间站立及重体力劳动,以防子宫脱垂;产后4h应鼓励产妇排尿,6h未能自行排尿者应按尿潴留处理。若产后48h无大便,可服用缓泻剂或使用开塞露;产褥早期,出汗较多,应注意卫生及避免着凉或中暑;产后24h即可开始产后锻炼,帮助子宫复旧及腹肌、盆底肌和形体的恢复;产褥期严禁性交,产后6周应采用避孕措施,并做一次全面的母婴查体。

二、产褥期保健

(一)临床表现

1.生命体征　产妇产后体温多在正常范围内,部分产妇体温可在产后最初24h内略升高,一般不超过38产后3~4d因乳房血管、淋巴管极度充盈也可发热,体温可达37.8~39℃,称泌乳热,一般持续2~16h,体温即下降,不属病态。产后脉搏略缓慢,为60~70次/min,与子宫胎盘循环停止及卧床休息等因素有关,约于产后;周恢复正常。产后腹压降低,膈肌下降,由妊娠期的胸式呼吸变为胸腹式呼吸,使呼吸深慢,14~16次/min。

2.产后宫缩痛　在产褥早期因宫缩引起下腹部阵发性剧烈疼痛称产后宫缩痛。子宫在疼痛时呈强直性收缩,于产后1~2d出现,持续2~3d自然消失。多见于经产妇。哺乳时反射性缩宫素分泌增多,使疼痛加重。

3.乳房胀痛或皲裂　产后哺乳延迟或没有及时排空乳房,产妇可有乳房胀痛,触之有坚硬感,且疼痛重。哺乳产妇特别是初产妇在产后最初几日容易出现乳头红、裂开,有时有出血,哺乳时疼痛。

4.恶露　产后随子宫蜕膜层(特别是胎盘附着处蜕膜)脱落,含有血液、坏死蜕膜等组织的液体经阴道排出,称恶露。恶露分为①血性恶露:色鲜红,含大量血液,量多,有时有小血块,少量胎膜及坏死蜕膜组织,持续3~4d。②浆液性恶露:色淡红,似浆液,含少量血液,但有较多的坏死蜕膜组织、宫颈黏液、阴道排液,持续10d左右。③白色恶露:黏稠,色泽较白,含大量白细胞、坏死蜕膜组织、表皮细胞,持续3周干净。正常恶露有血腥味,但无臭味,持续4

～6周。

5.褥汗 产褥早期,皮肤排泄功能旺盛,排出大量汗液,以夜间睡眠和初醒时更明显,不属病于产后1周内自行好转。

(二)产褥期处理

1.产后2h内处理 产后2h内极易发生产后出血、子痫等严重并发症,处理好此期非常重要,连续观察阴道出血量、宫底高度、子宫收缩等;注意测量脉搏、血压;若发现宫缩乏力,应及时按摩子宫并肌内注射子宫收缩剂。同时协助产妇哺乳,促使子宫收缩。

2.尿潴留 产后5d内尿量较多,产后4h内鼓励产妇自解小便。若排尿困难,可用热水熏洗外阴或温开水冲洗尿道口,诱导排尿;也可针刺关元、气海、三阴交等穴位;必要时可给予新斯的明或加兰他敏肌内注射。如上述方法无效,应及时导尿,留置导尿管,并给予抗生素预防感染。

3.观察子宫复旧及恶露 每日测量宫底高度,并观察恶露量、颜色及气味。若子宫复旧不全,恶露量增多,持续时间延应及时给予子宫收缩剂。若同时合并感染,恶露量增多,持续时间长而有臭味,应在给予子宫收缩剂的同时使用抗生素,控制感染,并注意保持外阴清洁。

4.会阴处理 产后1周内,特别是会阴有伤口者,每日用1:5000的高锰酸钾或1:2000苯扎溴铵溶液冲洗或擦洗外阴,每日2～3次/d。嘱产妇向会阴切口的对侧卧。会阴切口于产后3～5d拆线。会阴部有水肿者,可用50%硫酸镁液湿热敷,或用红外线照射外阴。若伤口感染,应提前拆线引流或行扩创处理,产后在1周以上者,可用1:5000高锰酸钾温开水坐浴。如会阴切口疼痛剧烈或产妇有肛门坠胀感,应及时配合医生检查,排除阴道壁和会阴血肿。

5.乳房处理

(1)常规护理:第一次哺乳前,应将乳房、乳头用温肥皂水及温开水洗净。以后每次哺乳前均用温开水擦洗乳房及乳头。母亲要洗手。每次哺乳必须吸尽双乳,乳汁过多不能吸尽时,应将余乳挤出。

(2)哺乳时间及方法:于产后30min内开始哺乳,按需哺乳,生后24h内,每1～3h哺乳一次。哺乳时,母亲及新生儿均应选择最舒适位置,需将乳头和大部分乳晕含在新生儿口中,用一手扶托并挤压乳房,协助乳汁外溢,防止乳房堵住新生儿鼻孔。让新生儿吸空一侧乳房后,再吸吮另侧乳房。每次哺乳后,应将新生儿抱起轻拍背部1～2min,排出胃内空气以防吐奶。哺乳期以10个月至1年为宜。乳汁确实不足时,应及时补充按比例稀释的牛奶。

(3)乳房异常:①乳胀的处理:为防止乳房胀痛,产后应尽早哺乳,哺乳前热敷、按摩乳房。两次哺乳期间冷敷、佩戴乳罩,以减少乳房充血。婴儿吸吮力不足时,可延长哺乳时间,增加哺乳次数,也可借助吸奶器吸引。若发生乳房胀痛,多因乳腺管不通致使乳房形成硬结,可服维生素片或散结通乳中药。②乳汁不足的护理:指导哺乳方法,调节饮食,可针刺穴位或服用中药。③乳头皲裂的护理:多因哺乳方法不当,轻者可继续哺乳,每次哺乳后,可涂10%的鱼肝油铋剂、蓖麻油糊剂或抗生素软膏;严重者停止哺乳,按时将奶挤出。

(4)退奶的护理:产妇因病不能哺乳。退奶方法有以下几种:①停止哺乳,不排空乳房,少进汤汁,佩戴合适胸罩,乳房胀痛者,可口服镇痛药,2～3d后疼痛减轻。②生麦芽60～90g,水煎当茶饮,1次/d,3～5d。③芒硝250g分装两纱布袋内,敷于两乳房并包扎,湿硬时更换。④溴隐亭2.5mg,2次/d,早晚与食物共服;雌激素己烯雌酚5～10mg,3次/d,连服3d,必要时重复,肝功能异常者忌用。目前不首先推荐溴隐亭或雌激素退奶。

（三）产褥期保健

1.产后活动 经阴道自然分娩者,产后 5～12h 轻微活动,24h 后可下床活动。如有特殊情况,如会阴切开、剖宫产,可适当延迟起床时间。产后健身操有助于腹部和盆底肌肉的恢复及体质恢复。

2.饮食 产后初期宜进流质或清淡半流质饮食,根据产妇消化情况,以后可进普通饮食。食物以富含蛋白质、维生素、纤维素、足够热量和水分为宜。

3.产后访视及检查 为了解产妇及新生儿健康状况,产后至少要做 3 次访视。分别在产妇出院后 3d 内,产后 14d 和 28d 进行。产后健康检查是产妇产后 42d 去医院检查,检查内容包括哺乳情况、血压、妇科检查(了解子宫是否已恢复至非孕状态)、血及尿常规。

4.计划生育 产妇产褥期内禁忌性生活,恢复性生活者应避孕。产后避孕的原则是哺乳者以工具避孕为宜,不哺乳者选用药物和工具避孕均可。

(孙美珍)

第二节 泌乳生理

乳房为泌乳的准备经历了 3 个主要的活跃期。①乳房的发育:从胚芽期开始到孕期达顶点。②泌乳:从孕期开始生乳,分娩时增加。③维持泌乳:从产后数天开始,在存在对乳房刺激的条件下保持已建立的泌乳。

乳房的发育和泌乳需要多种激素的相互作用(表 17-1)。泌乳的开始和维持又需要下丘脑-垂体轴发挥作用(图 17-1 及图 17-2)。

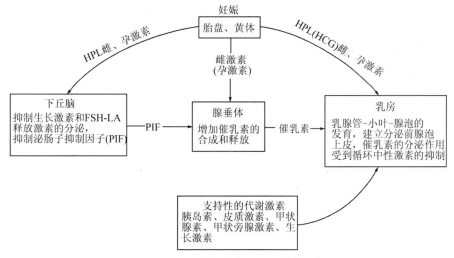

图 17-1 妊娠期乳房泌乳的激素准备

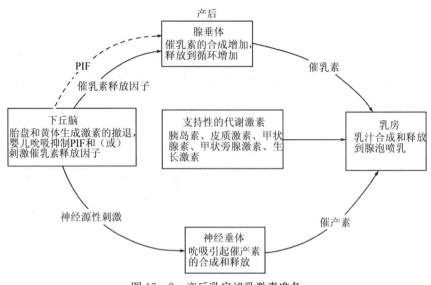

图 17-2 产后乳房泌乳激素准备

表 17-1 乳房发育和泌乳中多种激素的作用

乳房的发育	泌乳	维持泌乳
雌激素	催乳素	生长激素
孕酮	雌激素 ↓	吸吮(催产素、催乳素)
催乳素	孕酮 ↓	生长激素
生长激素	胎盘生乳素 ↓	糖皮质激素
糖皮质激素	糖皮质激素	胰岛素
上皮生长因子	胰岛素	甲状腺素和甲状旁腺激素

注:↓表示激素水平必须低于正常方能起作用

孕期雌激素促使腺管组织和腺泡芽生,而孕激素则促使腺泡的成熟。腺体干细胞在催乳素、生长激素、胰岛素、皮质醇和上皮生长因子的作用下,分化为分泌腺泡细胞和肌上皮细胞。催乳素是产乳的专性激素,但产乳尚需要一个低雌激素环境。虽然催乳素水平随着孕期增加而增加,但胎盘的性激素阻断催乳素所诱发的腺上皮分泌功能,提示在乳房的发育中,性激素和催乳素起协同作用,但在维持泌乳中,两者表示拮抗作用。孕激素抑制乳糖和 α-乳清蛋白的生物合成,雌激素对催乳素所引起的泌乳作用,有直接拮抗作用。同样胎盘生乳素(HPL)通过与腺泡催乳素受体的竞争结合,对催乳素也具有拮抗作用。泌乳的过程包括两个阶段。第一阶段,从分娩前 12 周开始,出现乳糖,总蛋白质和免疫球蛋白明显增加和钠、氯的减少,为一个泌乳基质的收集过程。第二阶段包括血供、氧供和葡萄糖的摄入及柠檬酸盐浓度的增加。临床表现为产后 2~3d 时,出现大量的乳汁分泌,血 α-乳清蛋白的水平达高峰。仅 α-乳清蛋白是特殊蛋白质,它能催化乳糖的合成。在此期内,乳汁的成分出现重要改变,持续 10d,而后分泌成熟乳。

随着胎盘的娩出,胎盘催乳素,雌孕激素急剧下降。胎盘催乳素在分娩后 72h 内即消失,孕激素在数天内下降,雌激素在 5~6d 间下降到基线水平。非哺乳妇女,催乳素在产后 14d 时达基线水平。孕激素是抑制泌乳的关键,因而有人认为血孕激素值的下降是泌乳第二阶段的触发因素。吸吮为催乳素释放提供一个持续性的刺激。吸吮刺激催乳素和催产素的分泌,此两激素为刺激人乳汁合成和乳汁喷射的代谢激素。至于催乳素值和乳量之间的关系,目前尚无一致的意见。

促使乳汁开始分泌和保持其分泌必须具备一个完整的下丘脑－垂体轴,调节催乳素和催产素水平,授乳的过程需要乳汁的合成和释放到腺小泡,再到输乳窦。如乳汁不能排空,可使毛细血管血供减少,抑制授乳的过程。没有吸吮刺激,就意味着垂体不释放催乳素,难以维持泌乳。吸吮刺激乳头和乳晕上的感觉神经末梢,由此传入神经反射弧引起下丘脑分泌和释放催乳素及催产素,下丘脑还抑制催乳素抑制因子(PIF)的分泌,使腺垂体释放催乳素。

(孙美珍)

第三节　母乳喂养

1989 年,联合国儿童基金会(UNICEF)在有关母乳喂养的研讨会上确定了按母乳喂养的不同程度,将母乳喂养分为三大类:①全部母乳喂养,包括纯母乳喂养,指除母乳外,不给婴儿任何其他液体或固体食物;几乎纯母乳喂养,指除母乳外,还给婴儿少量维生素和水果汁,每天不超过 1~2 次。②部分母乳喂养,包括高比例母乳喂养,指母乳占全部婴儿食物不低于80%;中等比例母乳喂养,指全部婴儿食物中,母乳占 20%~79%;低比例母乳喂养,指母乳占婴儿全部食物的比率低于 20%。③象征性母乳喂养,母乳量少,几乎不能提供婴儿需要的热量。

一、母乳喂养的优点

母乳喂养经济,使乳母能从孕期向非孕期状态的生理过渡顺利地完成。吸吮时所产生的催产素,促进子宫收缩,减少产后出血,加速产后复旧。哺乳期的闭经,使母体内的蛋白质、铁和其他所需的营养物质得到储存,有利于产后康复和延长生育间隔。根据流行病学的调查研究,母乳喂养尚有利于预防乳腺癌和卵巢癌。

对婴儿来说,接受母乳喂养的优点更为突出。母乳易于消化,温度适宜,无细菌污染,母乳具有理想的成分和抗感染的特性。母乳喂养婴儿过敏性问题的发生率小,生长和营养适宜,不至出现人工喂养儿那样的肥胖。吸吮使婴儿与母亲多接触,有利于促进母子间的感情交流,并促进婴儿的心理发育。

二、人乳的组成和特殊性

人乳中的糖类主要为乳糖。乳糖的来源是葡萄糖和半乳糖,后者有来自葡萄糖－6－磷酸盐(G－6－P－D),α－乳清蛋白为乳糖的催化剂。在孕期,此调节酶受到孕激素的抑制。胎盘娩出后,雌孕激素下降,催乳素上升,α－乳清蛋白的合成增加,产生大量的乳糖及时地满足新生儿的营养需要。

(一)脂肪

脂肪是在内质网内合成。腺细胞可合成短链脂肪酸,长链脂肪酸来自血浆。人乳中的脂肪超过 98% 为三酰甘油的脂肪酸。三酰甘油主要来自血浆和在细胞内由葡萄糖氧化而合成。催乳素、胰岛素促进腺细胞葡萄糖的摄入,并刺激三酰甘油的合成。澳大利亚学者通过对乳母接受不同量胆固醇膳食的观察,发现胆固醇低的膳食仅使乳母血胆固醇降低,而不影响血中三酰甘油的量。乳汁中的胆固醇含量,并不因不同膳食的组合而异。

(二)蛋白质

乳汁中绝大部分的蛋白质来源于血浆中的氨基酸,由乳腺分泌细胞分泌入乳汁。胰岛素和皮质激素刺激蛋白和乳腺酶的合成。营养良好的乳母,其乳汁中蛋白质的含量正常值为 0.8~0.9g/100mL,营养不良乳母的乳之中,蛋白质的含量与正常值相差不大。增加膳食中的蛋白质,可增加泌乳量,但不增加其蛋白质含量。持续哺乳 20 个月的乳母,其泌乳量略减少而乳的质量不变。随着婴儿体重的增加和乳母乳量的减少,婴儿所得有效的总蛋白由每日 2.2g/kg 体重下降到 0.45g/kg,提示 1 岁后的幼儿需要添加蛋白质。

(三)电解质

钠、钾、氯化物、镁、钙、磷酸盐、硫酸和柠檬酸盐等都以双方向通过腺细胞膜。人乳中的钙含量一般是稳定的,即使乳母钙的摄入不足,但通过动用母体骨骼组织中的钙可维持钙的稳定性。不论乳儿是否有佝偻病的表现,从母乳中所摄入的乳钙含量相同。乳母每日膳食中应供应 1200~2000mg 钙才能满足需要而不至于在哺乳 6 周内动用骨骼钙。乳碘水平随乳母膳食中含碘量而异,而且乳碘浓度高于血碘水平。其他无机盐,如钠、镁、磷、铁、锌和铜在人乳中的含量均不受乳母膳食总量增减的影响。

(四)水分

水分也双方向通过腺细胞膜,其通向取决于细胞内葡萄糖的浓度。当乳母感到口渴时,应自然地增加水分的摄入,此时如限制水分,首先出现的是乳母尿量的减少而并非泌乳量的减少。不同于其他哺乳动物的乳汁,人乳的单价离子浓度低而乳糖浓度高。

(五)维生素

水溶性维生素容易经血清进入乳汁中,因而人乳中的水溶性维生素,如维生素 B_1、维生素 B_2、维生素 B_{12} 尼可酸和泛酸的水平随着乳母膳食的改变而升或降。维生素 C 虽属于水溶性,但它在人乳中的浓度与乳母所摄入的维生素 C 量并不密切相关,即使乳母摄入 10 倍的维生素 C 剂量,乳汁中浓度并未发现有相应的增加,而尿中排泄却和摄入量相关,提示乳房组织有一个饱和界限。

(六)脂溶性物质

乳汁中的脂溶性物质经脂肪转运,其浓度不易为膳食的改变而得到改变,如维生素 A、维生素 D 储藏于组织中,补充膳食所造成的影响,难以测定。往往在组织中的储藏达到一定水平后,方可影响乳汁中的浓度。但在营养不良的妇女中,增加膳食中的维生素 A,乳汁中的维生素 A 浓度亦增加。

(七)酶

人乳中含有多种酶,如淀粉酶、过氧化氢酶、过氧化物酶、脂酶、黄嘌呤氧化酶、碱性和酸性磷酸酶,其中最重要的为脂酶,可起到分解三酰甘油的作用。人乳各种组成部分的分布为糖类(乳糖)7%,脂肪 3%~5%,蛋白质 0.9%,矿物质 0.1%。组成部分的比例不受种族、年龄或产次的影响。人乳中内容物的变化,一般认为可分为 3 期:即初乳、过渡乳和成熟乳。在这 3 期中,乳汁成分相对有一些变化,对出生后婴儿的生理性需要具有重要意义。初乳指产后 7d 内所分泌的乳汁,由于含有 β 胡萝卜素而呈黄色。初乳中的蛋白质,脂溶性维生素和矿物质的含量均高于成熟乳,并有高蛋白、低脂肪和低乳糖的特点,还含有丰富的免疫球蛋白,特别是分泌型 IgA(SIgA)。初乳还含有大量的抗体,对产道的细菌和病毒具有防御作用。过渡乳是产后 7～14d 间所分泌的乳汁,其免疫球蛋白和总蛋白的含量减少而乳糖、脂肪和总热量增加,水溶性维生素增加而脂溶性维生素减少。产后 14d 以后的乳汁称为成熟乳。在绝大多数的哺乳类动物中水分为乳汁中的重要部分,其他成分均溶解、弥散或混悬于水分中。

三、人乳量的变化

最近的研究表明新生儿有食欲控制的功能,最终根据婴儿的需要调节乳量。当婴儿停止吸吮时,乳房内尚剩有 10%～30% 的乳总量。出生 6d 后的婴儿已具有表达饱享感的能力。如在第二侧乳房哺喂时,其摄入量通常显著地少于第一侧。摄入量低和摄入量中等的婴儿,哺喂后所剩余的乳量相仿,提示产乳量的调节取决于婴儿的需要,而非产乳量控制婴儿的摄入。

四、人乳的特殊性能

最近的研究结果均支持人乳的成分是无法为其他营养源所替代。临床营养学家认为人乳是新生儿最理想的食品,因人乳具有的独特的双重作用:①其营养素具有典型作用,如提供辅酶因子、能量或组成结构的底质。②具有复杂的功能作用组成部分,提供婴儿生长需要。人乳中存在所有的主要有机营养素成分。蛋白质提供生长所需要的氨基酸,以多肽形式存在,有助于消化、防御和其他功能。脂肪除提供热能外,尚有些抗病毒作用。糖类提供能量,亦可能加强矿物质的吸收,调剂细菌的生长和防止某些细菌吸附于呼吸道和肠道的上皮细胞。人乳的主要成分及特殊性能,分别叙述如下。

(一)蛋白质的营养和功能特性

成熟乳的蛋白质含量约为 0.8%～0.9%。随着哺乳时间的延长,蛋白质浓度有所改变。产后 2 周时,蛋白质浓度约为 1.3%,第 2 个月末下降到 0.9%。非蛋白氮的浓度亦降低但下降的幅度低于蛋白质。人乳中目前共测得游离氨基酸 18 种,以牛磺酸和谷氨酸、谷氨酰胺等最丰富。构成蛋白质的氨基酸 17 种,以谷氨酸、谷氨酰胺和亮氨酸及门冬氨酸最丰富。谷氨酰胺为条件必需氨基酸,是核苷酸(ATP、嘌呤、嘧啶)和其他氨基酸合成的前质,是快速分化细胞的能源,有特殊营养,特别对小肠黏膜的生长,防御等有主要作用。

(二)脂肪的营养和功能特性

人乳中的总脂肪成分约占 3.5%。在哺乳的最初几个月中,脂肪的含量保持相当稳定。脂肪所提供的热量为人乳热量的 50%。乳母的膳食决定其乳汁中的脂肪组成。

当乳母的热量至少 30%～40% 来自脂肪时,其乳汁的脂肪来自血中的三酰甘油;当膳食热量不足时,乳汁的脂肪组成即反应乳母的储备脂肪组织。足月儿的脂肪吸收系数为 95%,极低体重儿通常为 80% 或更少些。

人乳中的三酰甘油具有独特的脂肪酸分布,能补充胰脂酶对某些脂肪酸的水解作用。早产儿和足月儿母乳中各脂肪酸的绝对含量逐渐增加,初乳中总不饱和脂肪酸百分含量较高。足月儿母乳中 AA、DHA、亚油酸、亚麻酸初乳中高,6 个月逐渐下降(酶逐步成熟的适应)。早产儿母乳中 AA 是足月儿母乳的 1.5 倍,早产儿母乳中 DHA 是足月儿母乳的 2 倍,越早产,越要鼓励生母母乳喂养。

(三)糖类

乳糖是人乳中的主要糖类,提供 50% 的热能。乳糖几乎仅存在于乳汁中,是决定婴儿胃肠道菌群的一个主要因素。人乳还含有丰富的糖类,包括微量葡萄糖、低聚糖、糖脂、糖蛋白和核苷糖,这些糖类部分参与调整肠道菌丛,促使双歧杆菌的生长,从而限制其他细菌的生长。其所形成的共栖菌丛占据为数有限的结合点,使之不为致病菌所占,起到一个保护作用。国际上在母乳中已分离 100 多种低聚糖,是母乳中含量仅次于乳糖和脂肪的固体成分。在初乳中占 22g/L,成熟乳中占 12g/L。低聚糖作用于小肠上皮细胞刷状缘;合成糖蛋白和糖脂;经尿液排出体外。在结肠菌群正常的作用下生成短链脂肪酸,保持肠道内低 pH,有利于双歧杆菌和乳酸杆菌的生长;为肠道致病菌的可溶性受体,对肠道致病菌产生的毒素起直接抑制作用;可与外来抗原竞争肠细胞上的受体。

五、哺乳期的营养

哺乳是生育周期的结束。在孕期,不但乳房已为泌乳做准备,而且母体亦储备了额外的营养素和热能。泌乳量、乳中蛋白质含量和钙含量与乳母营养状况和膳食无相关性。氨基酸中赖氨酸和蛋氨酸、某些脂肪酸和水溶性维生素的含量,随着乳母的摄食而异。钙、无机物质和脂溶性维生素的储存需要补充。营养不良的乳母在膳食中进行补充,能改善其乳量和质。一个不需要过多补充额外营养素的平衡膳食对保证良好泌乳既符合生理情况,也最经济。

有些孕产妇具有诱发营养不良的高危因素,包括:①体重或身高状况和孕期的体重增加代表着营养的储存。②哺乳期热量摄入可反映体重的下降率。③膳食的营养质量。④吸烟、嗜酒和滥用咖啡因。⑤内科并发症,如贫血或任何影响营养素的消化、吸收和利用的内科疾病。例如超体重(>135%的标准范围)、低体重(<90%标准范围);孕期体重增加不足(正常体重妇女孕期体重增加少于 11.35kg,低体重妇女少于 12.71kg);产乳期体重下降加速,如产后 1 个月时体重下降超过 9.0kg;贫血,产后 6 周内血红蛋白 110g/L,红细胞比容 0.33 等。

(孙美珍)

第四节　产褥期母体的生理变化

一、生殖系统

生殖系统在产褥期的变化最大。子宫从胎盘娩出后到恢复至未孕状态的过程称为子宫复旧,主要包括子宫体肌纤维的缩复和子宫内膜的再生。在子宫复旧的过程中,其重量减轻,体积减小。子宫肌纤维的缩复是指肌细胞长度和体积缩减,而肌细胞数目并未减少。细胞内多余的胞浆蛋白在胞内溶酶体酶系作用下变性自溶,最终代谢产物通过血液和淋巴循环经肾脏排出体外。分娩后的子宫重约 1000g,17cm×12cm×8cm 大小;产后 1 周的子宫重约500g,如 12 孕周大;产后 10d 子宫降至骨盆腔,腹部触诊不能扪及;产后 2 周子宫重约 300g;6周约 50g,大小亦恢复至未孕时状态。分娩后 2～3d,子宫蜕膜分为浅、深两层。浅层蜕膜发生退行性变,坏死、脱落,成为恶露的一部分,随恶露排出。深部基底层的腺体和间质迅速增殖,形成新的子宫内膜。到产后 3 周,新生的子宫内膜覆盖了胎盘附着部位以外的子宫内壁。胎盘附着部位的子宫内膜至产后 6 周才能完全由新生的子宫内膜覆盖;产后宫颈松弛如袖管,外口呈环状。产后 2d 起,宫颈张力才逐渐恢复,产后 2～3d,宫颈口可容 2 指,宫颈内门10d 后关闭,宫颈外形约在产后 1 周恢复,宫颈完全恢复至未孕状态约需 4 周。但宫颈由于分娩中 3 点或 9 点不可避免的轻度裂伤,外口由未产时的圆形变为经产后的一字形;产后阴道壁松弛,阴道皱襞消失,阴道腔扩大。产褥期阴道壁张力逐渐恢复,产后 3 周阴道皱襞开始重现,阴道腔逐渐缩小,但在产褥期末多不能恢复至原来的弹性及紧张度;会阴由于分娩时胎头压迫,多有轻度水肿,产后 2~3d 自行吸收消失。会阴裂伤或切口在产后 3~5d 多能愈合;处女膜在分娩时撕裂形成处女膜痕,是经产的重要标志,不能恢复;盆底肌肉和筋膜由于胎头的压迫和扩张,过度伸展而致弹性降低,并可有部分肌纤维断裂。若产褥期能坚持正确的盆底肌锻炼,则有可能恢复至正常未孕状态。但盆底组织有严重裂伤未能及时修补、产次多,分娩间隔时间过短的产妇,可造成盆底组织松弛,也是造成子宫脱垂,阴道前后壁膨出的主要原因。

二、循环系统

胎盘娩出后子宫胎盘循环终止,子宫肌的缩复使大量血液进入母血液循环,加之妊娠期水钠潴留也被重吸收进入血液。因此,产后第 2~3d,母血液循环量可增加 15%~25%。心功能正常的产妇尚可耐受这一变化。若心功能不全可由于前负荷的增加诱发心力衰竭。循环血量经过自身调节在产后 2~6 周可恢复至未孕时水平。

三、血液系统

产褥早期产妇的血液仍呈高凝状态,这对于减少产后出血,促进子宫创面的恢复有利。这种高凝状态在产后 3 周才开始恢复。外周血中白细胞数增加,可达(15~30)×10⁹/L,以中性粒细胞升高为主,产后 1~2 周恢复正常。产褥期贫血较常见,经加强营养和药物治疗后可逐渐恢复。血小板数在产后增多。红细胞沉降率加快,产后 3~4 周恢复正常。

四、呼吸系统

产后膈肌下降,腹压减低,产妇的呼吸运动由妊娠晚期的胸式呼吸变为胸腹式呼吸。呼吸的幅度较深,频率较慢,每分钟 14~16 次。

五、消化系统

产妇体内孕酮水平下降,胃动素水平增加,胃肠道的肌张力和蠕动力逐渐恢复,胃酸分泌增加,于产后 1~2 周恢复至正常水平。因此,产褥早期产妇的食欲欠佳,喜进流食,以后逐渐好转。由于产妇多卧床,活动较少,膳食中的纤维成分少,盆底肌和腹肌松弛,胃肠动力较弱,易发生便秘。

六、泌尿系统

产后循环血量增加,组织间液重吸收使血液稀释,在自身调节机制的作用下,肾脏利尿作用增强,尿量增加,尤以产后第 1 周明显。妊娠期肾盂和输尿管轻度生理性扩张,于产后 4~6 周恢复正常。膀胱在分娩过程中受压,组织充血、水肿,处于麻痹状态,对尿液的刺激不敏感,再加上会阴伤口疼痛,产妇不习惯卧床排尿等因素,易发生尿潴留,多发生在产后 12h 内。

七、内分泌系统

胎儿娩出后,胎盘分泌的激素在母体中的含量迅速下降。雌激素 3d、孕激素 1 周降至卵泡期水平。人绒毛膜促性腺激素(HCG)一般在产后 2 周消失。胎盘生乳素(HPL)的半衰期为 30min，其消减较快，产后 1d 已测不出。其他的酶类或蛋白，如耐热性碱性磷酸酶(HSAP)、催产素酶(CAP)、甲胎蛋白(AFP)等，在产后 6 周均可恢复至未孕时水平。妊娠时的高雌、孕激素水平，负反馈抑制了下丘脑促性腺激素释放激素(Gn−RH)的分泌，使垂体产生惰性，产后恢复也较慢，恢复的时间与是否哺乳有关，一般产妇于产后 4～6 周逐渐恢复对 Gn−RH 的反应性。不哺乳的产妇，产后 6～8 周可有月经复潮，平均在产后 10 周恢复排卵。哺乳产妇的月经恢复较迟，有的在整个哺乳期内无月经来潮。但月经复潮晚来潮前有排卵的可能，应注意避孕。

妊娠过程中母体的甲状腺、肾上腺、胰岛、甲状旁腺等内分泌腺体的功能均发生一系列改变，多在产褥期恢复至未孕前状态。

八、免疫系统

妊娠是成功的半同种异体移植，孕期母体的免疫系统处于被抑制状态，以保护胎儿不被排斥，其表现有抑制性 T 淋巴细胞与辅助性 T 淋巴细胞的比值上升等。产后免疫系统的功能向增强母儿的抵抗力转变，母血中的自然杀伤细胞(NK 细胞)、淋巴因子激活的杀伤细胞(LAK 细胞)、大颗粒细胞(LGLs)数目增加，活性增强。但产褥期机体的防御功能仍较脆弱。

九、精神心理

产妇的心理变化对产褥期的恢复有重要影响。产妇的心理状态多不稳定且脆弱。在产后 1 周，绝大多数产妇都有不同程度的焦虑、烦闷等情绪，严重者可能发生产后忧郁综合征。对产妇进行社会心理护理，特别是产妇丈夫和家庭的支持和关怀，有利于避免产后不良心理反应。

十、泌乳

妊娠期胎盘分泌大量雌激素促进了乳腺腺管发育，大量孕激素促进了乳腺腺泡发育，为产后泌乳准备了条件，但同时也抑制了孕期乳汁的分泌。分娩后，产妇血中雌、孕激素水平运速下降，解除了对泌乳的抑制，同时母体内催乳激素(prolactin，PRL)水平很高，这是产后泌乳的基础。此后乳汁的分泌在很大程度上依赖于婴儿吸吮，当婴儿吸吮时，感觉冲动从乳头传至大脑，大脑底部的腺垂体反应性地分泌催乳素，催乳素经血液到达乳房，使泌乳细胞分泌乳汁。同时感觉冲动可经乳头传至大脑底部的神经垂体反射性地分泌缩宫素，后者作用于乳腺腺泡周围的肌上皮细胞，使其收缩而促使乳汁排出。乳房的排空也是乳汁再分泌的重要条件之一。此外，乳汁分泌还与产妇的营养、睡眠、精神和健康状态有关。

乳汁是婴儿的最佳食品。它无菌、营养丰富、温度适中，最适合婴儿的消化和吸收。母乳的质和量随着婴儿的需要自然变化，产后最初几日内分泌的乳汁称为初乳，质较黏稠，因其含较多的胡萝卜素，色偏黄，蛋白的含量很高。此后分泌的乳汁称成熟乳，蛋白含量较初乳低，脂肪和乳糖的含量较高。乳汁中除含有丰富的营养物质、多种微量元素、维生素外，还含有免疫物质，对促进婴儿生长、提高婴儿抵抗力有重要作用。

(孙美珍)

第五节　哺乳期的用药问题

随着人们对母乳喂养认识的提高和母乳喂养日益普遍,对乳母用药应加以重视。药物可以:①刺激或抑制泌乳。②改变乳汁的成分。③进入人乳损害婴儿。据有关乳母用药的资料,绝大多数的药物在乳母服用后,都在某种程度上从人乳中排泄,但量很少,约占乳母用药量的1%～2%。对于药物在人乳中的影响问题,可以从乳母和婴儿药物动力学方面评估。

一、新生儿和婴儿的药物动力学

新生儿和婴儿,自母乳所摄入的药物的重要性由下列因素决定:①母乳中所含的药量。②药物经婴儿肠道的生物效力。③新生儿中药物与蛋白结合的功能,药物的半衰期,代谢,分布量和排泄。④婴儿的受体对药物的敏感性和耐受性。

二、药物的母乳中的运送

影响药物进入母乳的因素,见表17-2。

表17-2　影响药物进入母乳的因素

1.药物	3.离子化程度
给药途径:口服、肌内或静脉注射	4.基质的 pH
吸收率	5.溶解性
半衰期或血浆高峰值时间	水溶
离解常数	脂溶
分布量	6.蛋白结合
2.分子质量大小	血浆蛋白结合大于乳蛋白

母乳中的药物浓度,取决于母体血浆中游离药物的浓度,而游离药物的浓度又取决于药物的剂量、吸收、组织分布、蛋白结合、代谢和排泄。通常认为生物效力高,蛋白结合低,分布量少和半衰期长的药物,具有较大的向乳汁排泄的倾向。在向母乳运送的过程中,药物的物理化学性能又起到重要的作用。非离子化药物易通过乳腺泡上皮的基膜板,因而在人乳中的含量大于离子化的化合物。人乳的 pH 在 6.8～7.3 之间,平均为 7.0。母血浆 pH 则为 7.4,因而由血浆排泄到人乳的药物量取决于药物的 pH。弱酸性的药物,在母血浆中离子化程度高,蛋白结合更广泛,不易进入人乳,因而母血浆中的药物浓度高于母乳。相反,弱碱性药物在母血浆中非离子化程度高,易进入母乳;因而在母乳和血浆中的浓度相仿,或前者的浓度可高些。离子化程度又随着血浆和人乳的 pH 变异而改变,如 pH 下降,弱碱性药物更趋向于离子化而使人乳中的离子成分增加。相对分子质量大的药物,例如胰岛素,肝素等,不进入母乳。此外,乳房中的血的流速,产乳功能,催乳素分泌的变化都是影响人乳中药物浓度的重要因素。

药物的乳/血浆(M/P)为母乳与同时期母血浆中的药物浓度之比,为一个常数。可估量婴儿每日或每次摄入的药量。因计算时未将不同时间母乳的药物浓度,给药时间,药物的分布,代谢和乳量的改变,蛋白质和脂肪成分等变化因素全面考虑,在大部分情况下,M/P 值有相应的差异。例如多次给药的 M/P 值高于一次性给药；M/P 值大于 1 的药物变异较 M/P 值小于 1 者为大。目前认为人乳中药物排泄的数据仍有一定的参考价值，但必须加以更详细的分析解释(表 17－3)。

表 17－3　药物的乳/血浆浓度比(M/P)的预测

药物的成分	M/P 值
高脂溶性药物	－1
小相对分子质量水癌性药物，相对分子质量小于 200	－1
弱酸性	≤1
弱碱性	≥1
主动运送的药物	>1

三、药物对哺乳婴儿的影响

乳母用药对婴儿的影响取决于婴儿所吸收入血液循环的药物量，每次哺乳婴儿所吸收的药物量又受到母乳中药物在肠道中的生物有效度、肝脏的解毒和结合、泌尿道及肠道的排泄等因素的影响。如新生儿出生 7d 内，胃酸量少，使那些在酸性环境下不稳定的药物，如青霉素、氨苄西林等吸收量增加。婴儿出生时的胎龄具有重要意义，胎龄越小，对药物的耐受性越差。不仅是因体内脏器系统的发育不成熟，尚有体内组织成分的差异。如出生时蛋白质占体重的 12％，但能应用于结合的蛋白质绝对值不一婴儿越小，其蛋白质的绝对量越少。一个出生体重为 1000g 的婴儿，其体脂肪占 3％；而出生体重为 3500g 的足月儿，体脂肪占 12％。因而高脂溶性药物易在前者的脑内沉积。低体重早产儿相对地缺乏血浆蛋白结合点，致使循环中存在有更多的游离活性物质。婴儿：肾脏发育不成熟和廓清功能效率低，诸此因素均可造成药物的累积。对于脂溶性药物，乳中的脂肪成分是一个重要的变异因素。虽然每 24h 内母乳的总脂肪量是相仿的，但不同时期的乳内脂肪量不同。晨间的每次哺乳总脂肪量低，中午时达高峰，傍晚又下降。每次哺乳时，前乳汁的含脂肪量仅是后乳汁的 1/5～1/4。

为了尽量减少乳母用药对婴儿的影响，提出：①不应使用长效剂型，此类药物需肝脏解毒，使婴儿排泄产生困难，造成药物累积。②适当地安排服药时间，使进入母乳的药量减少到最低限度，为此需清查药物的吸收率和血浓度邊高峰。最安全的是哺乳后即应服药。③观察婴儿有无异常症状，如哺乳行为、睡眠的改变、烦躁、皮疹等。④如可能，选择使用进入母乳量最小的药物。

(孙美珍)

第十八章　病理妊娠

第一节　妊娠剧吐

多数孕妇在妊娠早期常伴有轻度恶心、呕吐、头晕、倦怠等症状,如果不影响基本生活和工作,可不需特殊处理。少数孕妇频繁呕吐,严重影响进食,导致水、电解质紊乱及酸、碱平衡失调,甚至肝肾功能损害,严重可危及孕妇生命,称为妊娠剧吐(hyperemesis gravidarum),其发生率为 0.35%～0.47%。

一、病因

尚未明确,可能与下列因素有关:

1.绒毛膜促性腺激素(human chorionic gonadotropin,hCG)水平增高　早孕反应出现和消失的时间与孕妇血清 hCG 值上升、下降时间一致;多胎妊娠、葡萄胎患者 hCG 值显著增高,发生妊娠剧吐的比率也增高,而终止妊娠后,呕吐消失。说明妊娠剧吐与血 hCG 增高密切相关,但症状的轻重与血 hCG 水平并不一定呈正相关。

2.精神、社会因素　临床上发现精神紧张、情绪不稳、经济条件差的孕妇易患妊娠剧吐。

3.幽门螺旋杆菌感染　近年研究发现妊娠剧吐的患者与同孕周无症状孕妇相比,血清抗幽门螺旋杆菌的 IgG 浓度升高。

4.其他因素　维生素缺乏,尤其是维生素 B_1 缺乏可导致妊娠剧吐。研究发现几种组织胺受体亚型与呕吐有关,临床上抗组胺治疗呕吐有效,因此认为可能与过敏反应有关。

二、病理生理

1.水、电解质平衡失调　频繁呕吐导致机体脱水、血容量不足、血液浓缩、细胞外液减少,钾、钠等离子丢失使电解质平衡失调。

2.代谢性酸中毒　严重呕吐不能进食,机体热量摄入不足,发生负氮平衡,使血浆尿素氮及尿酸升高;由于机体动用脂肪组织供给热量,脂肪氧化不全,导致丙酮、乙酰乙酸及 β-羟丁酸聚集,产生代谢性酸中毒。

3.肝肾功能损害　由于脱水、缺氧可使肝细胞缺血缺氧,血清转氨酶值升高,严重时血胆红素升高,机体血液浓缩及血管通透性增加。另外,钠盐丢失,不仅尿量减少,尿中可出现蛋白及管型。肾继发性损害,肾小管有退行性变,部分细胞坏死,肾小管的正常排泄功能减退,终致血浆中非蛋白氮、肌酐、尿酸的浓度迅速增加。肾功能受损和酸中毒使细胞内钾离子较多地移到细胞外,出现高钾血症,严重时心脏停搏。

4.其他　病程长达数周者,可致严重营养缺乏,由于维生素 C 及维生素 K 缺乏,可致视网膜等出血。

三、临床表现

1.恶心、呕吐　多见于年轻初孕妇,一般停经 6 周左右出现恶心、呕吐,逐渐加重直至频繁呕吐不能进食,呕吐物为胆汁或咖啡样物。

2. 水、电解质紊乱和酸、碱平衡失调　严重呕吐、不能进食导致失水、电解质紊乱及酸碱失衡。营养摄入不足可致负氮平衡,使血浆尿素氮及尿素增高。机体动用脂肪组织供给能量,使脂肪代谢中间产物酮体增多,引起代谢性酸中毒。孕妇明显消瘦,嘴唇燥裂,皮肤弹性差,精神萎靡,面色苍白,呼吸酮味。病情发展,可出现意识模糊。

3. 维生素缺乏　频繁呕吐、不能进食可引起维生素 B_1 缺乏,导致 Wernicke—Korsakoff 综合征。维生素 K 缺乏可致凝血功能障碍,常伴血浆蛋白及纤维蛋白原减少,增加孕妇出血倾向。

四、辅助检查

1. 尿液检查　患者尿比重增加,尿酮体阳性,肾功能受损时,尿中可出现蛋白和管型。

2. 血液检查　血液浓缩,红细胞计数增多,血细胞比容上升,血红蛋白值增高;血酮体可升高;二氧化碳结合力降低;肝、肾功能受损时胆红素、转氨酶、肌酐和尿素氮升高。

3. 眼底检查　严重者出现眼底出血、视力障碍等。

4. 神经系统检查　共济失调、膝反射消失等。

五、诊断及鉴别诊断

根据病史、症状、体征及实验室检查,诊断并不困难。可用 B 型超声检查排除葡萄胎,此外尚需与可引起呕吐的疾病,如急性病毒性肝炎、胃肠炎、胰腺炎、胆道疾病、脑膜炎、脑血管意外及脑肿瘤等鉴别。另外,妊娠剧吐可并发高甲状腺素血症,称为妊娠剧吐并发暂时性甲状腺功能亢进(transient hyperthyro—idisminhyperemesis gravidarum)。是由于高水平 hCG 具有刺激促甲状腺素(thyroidstimulating hormone,TSH)受体的能力,在其水平较高或活性增强的情况下,可使甲状腺素水平增高和 TSH 浓度受抑制。妊娠剧吐并发暂时性甲状腺功能亢进一般不需要抗甲状腺药物治疗,高甲状腺素血症及 TSH 可自行恢复正常。

六、并发症

1. Wernicke—Korsakoff 综合征　发病率为妊娠剧吐患者的 10%,是由于妊娠剧吐长期不能进食,导致维生素 B_1 缺乏引起的中枢系统疾病,Wernicke 脑病和 Korsakoff 综合征是一个病程中的先后阶段。

维生素 B_1 是糖代谢的重要辅酶,参与糖代谢的氧化脱羧代谢,维生素 B_1 缺乏时,体内丙酮酸及乳酸堆积,发生糖代谢的三羧酸循环障碍,使得主要靠糖代谢供给能量的神经组织等代谢出现严重障碍。病理变化主要发生在丘脑、下丘脑的脑室旁区域、中脑导水管的周围区灰质、乳头体、第四脑室底部、迷走神经运动背核,可出现不同程度的神经细胞和神经纤维轴索或髓鞘的丧失,伴有星形细胞和小胶质细胞的增生,毛细血管扩张,血管的外膜和内皮细胞明显增生,有散在小出血灶。

临床表现主要为眼球震颤、眼肌麻痹等眼部症状,躯干性共济失调及精神障碍可同时出现,但大多数患者精神症状迟发。Korsakoff 综合征表现为严重的近事记忆障碍,表情呆滞、缺乏主动性,产生虚构与错构。部分伴有周围神经病变。严重时发展为永久性的精神、神经功能障碍,出现神经错乱、昏迷甚至死亡。

2.Mallory—Weis综合征　胃—食管连接处的纵向黏膜撕裂出血,引起呕血和黑粪。严重时可使食管穿孔,表现为胸痛、剧吐、呕血,需急症手术治疗。

七、治疗

治疗原则:休息,心理支持,适当禁食,纠正脱水、酸中毒及电解质紊乱,补充营养。

1.补液　每日应补充葡萄糖液、生理盐水、平衡液,总量3000ml左右,加入维生素B_6、维生素C,每日肌内注射维生素B_1,维持每日尿量≥1000ml。为了更好地利用输入的葡萄糖,可适当加用胰岛素。根据血钾、血钠情况决定补充钠、钾剂量。根据二氧化碳结合力值或血气分析结果,予以静脉滴注碳酸氢钠溶液。

一般经上述治疗2~3日后,病情大多迅速好转。待呕吐停止后,可试进少量流食,以后逐渐增加进食量,调整静脉输液量。也可给全静脉营养治疗。研究表明,序贯营养支持疗法对孕妇营养和应激状态有极大的改善,使得孕妇和胎儿能够顺利渡过困难时期。

2.终止妊娠　经上述治疗后,若病情不见好转,反而出现下列情况,应迅速终止妊娠:①持续黄疸。②持续蛋白尿。③体温升高,持续在38℃以上。④心率≥120次/分。⑤多发性神经炎及神经性体征。⑥出现Wernicke—Korsakoff综合征等。

3.妊娠剧吐并发Wernicke—Korsakoff综合征的治疗　维生素B_1 400~600mg分次肌内注射,以后每日100mg肌内注射至能正常进食为止,然后改口服,并给予多种维生素(在未补给足量维生素B_1前,静脉滴注葡萄糖会进一步加重三羧酸循环障碍,使病情加重,导致患者昏迷甚至死亡)。同时应对其内分泌及神经状态进行评价,对病情严重者及时终止妊娠。早期采取大量维生素B_1治疗,上述症状可在数日至数周内有不同程度的恢复,但仍有60%的患者不能得到完全恢复,特别是记忆恢复往往需要1年左右的时间。

八、预后

绝大多数妊娠剧吐患者预后良好,仅少数病例因病情严重而需终止妊娠。对胎儿方面,曾有报道妊娠剧吐发生酮症者所生后代智商较低。Wernicke—Korsakoff综合征如治疗不及时,死亡率高达50%,即使积极处理,死亡率也可达17%。

(王艳丽)

第二节　自然流产

流产(abortion)是指妊娠不足28周、胎儿体重不足1000g而终止者。妊娠12周前终止者,称为早期流产(early abortion);妊娠12周至不足28周终止者,称为晚期流产(late abortion)。自然因素导致的流产称为自然流产(spontaneous abortion),用人工方法终止妊娠称为人工流产(artifical abortion)。本节内容仅涉及自然流产。自然流产占妊娠总数的10%~15%,其中80%以上为早期流产。

一、病因

(一)胚胎因素

胚胎染色体异常是早期自然流产的常见原因,在自然流产中,胚胎检查50%~60%有染色体异常。染色体异常包括数目异常和结构异常。数目异常以三体(trisomy)最常见,其次是单体X(monosomy X,45X),三倍体及四倍体少见。结构异常主要是染色体异位、缺失、嵌合体等。研究证实,乙型肝炎病毒(hepatitis B virus,HBV)、人类巨细胞病毒(human cytomegalovirus,HCMV)和单纯疱疹病毒(herpes simplex virus,HSV)感染可使早期胚胎组织细胞染色体着丝粒点(cemromeric dots,Cd)变异率增高,使染色体复制错误或丢失而形成非整倍性畸变。

(二)母体因素

1. 内分泌异常　黄体功能不足可引起妊娠蜕膜反应不良,影响孕卵着床和发育;多囊卵巢综合征患者由于高浓度的LH可能导致卵细胞第二次减数分裂过早完成,从而影响受精和着床过程出现流产;高催乳素血症高水平的催乳素可直接抑制黄体颗粒细胞增生及功能;糖尿病妊娠早期高血糖可能是造成胚胎畸形的危险因素;甲状腺功能低下亦可导致流产。

2. 生殖器官异常　子宫畸形如单角子宫、双角子宫、双子宫、子宫纵隔等,可影响宫腔内环境造成流产;宫腔粘连子宫内膜不足可影响胚胎种植,导致流产;宫颈功能不全在解剖上表现为宫颈管过短或宫颈内口松弛,多引发胎膜破及晚期流产。

3. 免疫功能异常　可以是自身免疫引起,由于体内产生过多抗磷脂抗体,它不仅是一种强烈的凝血活性物质,导致血栓形成,同时可直接造成血管内皮细胞损伤,加剧血栓形成,影响胎盘循环,导致流产。也可以是同种免疫引起,妊娠是半同种移植过程,孕妇免疫系统会产生一系列的适应性变化,如产生抗磷脂抗体(anti-phospholipid antibody,APLA)、人白细胞抗原(human leucocytic antigen,HLA),从而对宫内胚胎移植物产生免疫耐受,当免疫抑制因子或封闭因子不足,使胚胎遭受免疫损伤,导致流产。另外,正常妊娠是子宫蜕膜局部出现明显的适应性反应,自然杀伤细胞(natural killer cell,NK)亚群会发生表型转换,如果子宫局部生理性免疫反应不足,而NK细胞仍然以杀伤型为主,这可能直接与流产发生有关。

4. 全身疾病　孕妇感染时高热可促进子宫收缩引起流产。生殖系统感染如弓形虫、单纯疱疹病毒、巨细胞病毒、流感病毒、支原体、衣原体、梅毒螺旋体等感染可导致流产;孕妇患结核病和恶性肿瘤不仅导致流产,并可威胁孕妇生命;严重贫血、心脏病可引起胎儿胎盘单位缺氧,慢性肾炎、高血压可使胎盘发生梗死,亦可导致流产。

5. 不良习惯　过量吸烟、酗酒,吗啡、海洛因等毒品均可导致流产。

6. 创伤刺激　焦虑、紧张、恐吓、忧伤等严重精神刺激均可导致流产;子宫创伤(手术、直接撞击)、性交过度亦可引起流产。

(三)环境因素

过多接触放射线、砷、铅、甲醛、苯、氯丁二烯、氧化乙烯等化学物质,均可引起流产。

二、病理

流产的过程为妊娠物逐渐与子宫剥离直至排出子宫的过程。妊娠8周以前的流产,胚胎多已死亡,此时绒毛发育不全,着床还不牢固,妊娠物多可完全排出,标本常是囊胚包于蜕膜内,切开可在胚囊中仅见少量羊水而不见胚胎,有时可见结节状胚、圆柱状胚、发育阻滞胚。妊娠8～12周时绒毛发育旺盛,与底蜕膜关系较牢固,流产时妊娠物不易完全排出,部分滞留在宫腔内,排出后的妊娠物大体上可分为血肿样或肉样胎块、结节性胎块及微囊型胎盘。晚期流产有时可见正常胎儿,也可见以下几种病理状态:压缩胎儿、纸样胎儿及浸软胎儿,也可以形成肉样胎块,或胎儿钙化后形成"石胎"。脐带病变则有脐带扭曲、脐带缠绕、脐带打结、脐带过短或过长。

三、临床表现

1.停经 多数患者均有停经史。但是,如果妊娠早期发生流产,可没有明显的停经史。有些妇女未知妊娠就已发生受精卵死亡和流产。

2.阴道流血 早期流产患者,由于绒毛和胎膜分离,血窦开放,出现阴道出血。妊娠8周以前的流产,阴道出血不多。妊娠8~12周时,阴道出血量多,而且持续时间长。妊娠12周以后,胎盘已完全形成,流产时如胎盘剥离不全,残留组织影响子宫收缩,血窦开放,可引起大量阴道出血、休克,甚至死亡。胎盘残留过久,可形成胎盘息肉,引起反复阴道出血、贫血及继发感染。

3.腹痛 剥离的胚胎及血液如同异物刺激子宫收缩,排出胚胎,产生阵发性下腹痛。早期流产时,首先胚胎绒毛与底蜕膜剥离,导致剥离面出血,然后分离的胚胎组织刺激子宫收缩引起腹痛,因此表现为先出现阴道出血,后出现腹痛。晚期流产的临床过程与足月产相似,经过阵发性子宫收缩,排出胎儿和胎盘,因此表现为先出现腹痛,后阴道流血。

四、临床分型

临床上根据流产发展的不同阶段,分为以下类型:

1.先兆流产(threatened abortion) 可有少量阴道出血或血性白带、阵发性下腹痛或腰背痛,无妊娠物排出。妇科检查宫颈口未开,胎膜未破,子宫大小与停经周数相符合。经休息及治疗,症状消失,可继续妊娠。如症状加重,可发展为难免流产。

2.难免流产(inevitable abortion) 流产将不可避免,在先兆流产的基础上,阴道出血增多,但月经量或超月经量,胎膜破裂可伴有阴道流液,阵发性下腹痛加重。妇科检查宫颈口已扩张,有时可见妊娠物堵塞于宫颈口内,子宫大小与停经周数相符或略小。B型超声检查仅见妊娠囊,无胚胎或无胚胎心管搏动。

3.不全流产(incomplete abortion) 部分妊娠物已排出宫腔,部分仍残留在宫腔内或嵌顿于宫颈口内,或胎儿排出后胎盘滞留宫腔或嵌顿于宫颈口内。由于宫内残留物影响子宫收缩,故阴道出血量多,甚至休克。妇科检查可见宫颈口已扩张,宫颈口有妊娠物嵌顿和持续的血液流出,子宫小于停经周数。

4.完全流产(complete abortion) 妊娠物已经完全从宫腔排出,阴道出血明显减少并逐渐停止,腹痛缓解。常发生在妊娠8周以前。妇科检查宫颈口已关闭,子宫大小接近正常。上述流产类型的临床发展过程如图18-1所示:

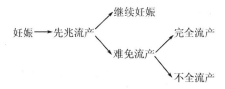

图18-1 流产的发展过程示意图

流产有三种特殊情况:

1.稽留流产(missed abortion) 指胚胎或胎儿已死亡,未及时排出,而滞留于宫腔。早孕反应消失,有先兆流产症状或无任何症状;子宫不再增大反而缩小。若已到妊娠中期,孕妇腹部不继续增大,胎动消失。妇科检查宫颈口未开,子宫较妊娠月份小,未闻及胎心。

2.复发性流产(habitual abortion) 指连续自然流产 3 次或 3 次以上者。其特点为每次流产多发生于同一妊娠月份,临床经过与一般流产相同。引起早期复发性流产的原因多是胚胎染色体异常、孕妇免疫功能异常、黄体功能不足、甲状腺功能异常等。引起晚期复发性流产的常见原因有子宫畸形或发育不良、宫颈内口松弛、子宫肌瘤等。宫颈内口松弛引起的流产常发生在妊娠中期,随着胎儿长大,羊水增多,宫腔内压力增加,羊膜囊突到宫颈内口,宫颈管逐渐扩张、缩短。多数患者无自觉症状,一旦胎膜破裂,胎儿随即娩出。

3.流产合并感染(septic abortion) 流产过程中阴道出血时间过长,或者宫腔有胚胎组织残留,引起宫腔内感染,严重时扩展到盆腔、腹腔,甚至全身,引起盆腔炎、腹膜炎、败血症以及感染性休克。

五、诊断

根据病史、症状及妇科检查做出初步诊断,然后结合辅助检查确诊流产的临床类型。

(一)病史

详细询问患者有无停经、早孕反应以及出现的时间、阴道出血的量及持续时间、有无阴道流液和妊娠物排出。有无腹痛,腹痛的部位、性质、程度。了解有无发热、阴道分泌物有无臭味、有无流产史。

(二)体格检查

测量体温、脉搏、呼吸、血压。检查有无贫血及感染征象。消毒外阴后行妇科检查,了解宫颈有无息肉,出血来自息肉还是宫腔,注意宫颈口是否扩张,有无羊膜囊膨出,有无妊娠物堵塞,子宫大小是否与停经周数相符,有无压痛;双附件有无压痛、增厚或包块。疑为先兆流产患者操作应轻柔。

(三)辅助检查

1.B 型超声波检查 通过测定妊娠囊的大小、形态,有无胎芽、胎儿、胎心搏动,宫颈内口宽度及宫口扩张情况,可辅助诊断流产类型。若妊娠囊形态异常或位置下移,提示预后不良。附件的检查有助于异位妊娠的鉴别诊断。

2.妊娠试验 用早孕试纸法可判断是否妊娠。连续进行血 $\beta-hCG$ 定量检测,观察其动态变化,有助于流产的诊断和预后判断。妊娠 6~8 周时,血 $\beta-hCG$ 是以每日 66% 的速度增加,如果 48h 增加不到 66%,则提示妊娠预后不良。

3.其他检查 血孕酮水平、人胎盘催乳素有益于判断妊娠预后。复发性流产的患者有条件可行妊娠物的染色体检查。

4.血常规检查 可帮助判断出血量的多少,是否有感染现象。

六、鉴别诊断

首先鉴别流产的类型,见表 18-1。早期自然流产应与异位妊娠、他萄胎、功能性子宫出血及子宫肌瘤等疾病相鉴别。

表 18-1 流产类型的鉴别诊断

	出血量	下腹痛	组织排出	宫颈口	子宫大小
先兆流产	少	无或轻	无	关闭	与妊娠周数相符
难免流产	中→多	加剧	无	扩张	相符或略小
不全流产	少→多	减轻	部分排出	扩张或有物堵塞小于孕周或关闭	
完全流产	少→无	无	全部排出	关闭	正常或略大

七、处理

应根据流产类型的不同进行相应处理。

（一）先兆流产

治疗原则：保胎治疗。

1.休息、镇静 应卧床休息,禁止性生活,对精神紧张者可给予少量对胎儿无害的镇静剂。

2.激素治疗 对黄体功能不全引起的先兆流产者可给予黄体酮肌内注射或孕酮口服;或绒毛膜促性腺激素隔日肌内注射。症状缓解后 5~7 天停药。

3.其他药物治疗 维生素 E 为抗氧化剂,有利于胚胎发育,可每日口服。甲状腺功能减退者可口服甲状腺素片。

4.晚期先兆流产患者,可口服前列腺素合成酶抑制剂,如吲哚美辛。孕 20 周以上晚期先兆流产患者可使用盐酸利托君注射液＋5％葡萄糖液 500ml 静脉滴注。静脉滴注结束前 30min 开始口服盐酸利托君片(安宝)治疗,最初 24h 口服剂量为每 2h1 片(10mg),此后每 4~6h1~2 片,每日总量不超过 12 片,每天常用维持剂量在 8~12 片,或遵医嘱。

5.B 超和动态血 β-hCG、孕酮监测 了解胚胎发育情况,避免盲目保胎造成稽留流产。若 B 超提示胚胎发育不良,血 β-hCG 持续不升或下降,表明流产不可避免,应终止妊娠,必要时做胚胎绒毛染色体检查。

（二）难免流产

治疗原则：确诊后尽早使妊娠物排出。

1.妊娠子宫≤8 周,可直接行刮宫术。

2.妊娠子宫＞8 周,可用缩宫素静脉滴注,或使用米非司酮和米索前列醇促进子宫收缩,使胚胎组织排出。出血多者可行刮宫术。

3.出血多伴休克者,应在纠正休克同时行刮宫术。

4.刮宫后要对刮出物仔细检查,注意胚胎组织是否完整,并送病理检查,必要时做胚胎染色体检查。术后可行 B 超检查。

5.出血多者可使用缩宫素肌内注射以减少出血。

（三）不全流产

治疗原则：一旦确诊,立即刮宫。

1.出血多合并休克者,应抗休克、纠正贫血,同时行刮宫术。

2.刮宫标本应送病理检查,术后行 B 超检查。

（四）完全流产

行 B 超检查,如宫腔无残留物而且没有感染,可不予特殊处理。

（五）稽留流产

处理原则：检查凝血功能，预处理后刮宫。

1.死亡的胚胎及胎盘组织在宫腔内稽留过久，可导致凝血功能障碍，可能发生弥散性血管内凝血（disseminated intravascular coagulation，DIC）。因此，应首先检查血常规、出凝血时间、血纤维蛋白原、凝血酶原时间、血浆鱼精蛋白副凝试验（3P试验）等。

2.若凝血功能正常，在备血、输液条件下行刮宫术；若凝血功能异常，可用肝素、纤维蛋白原、新鲜血、血小板等纠正后再行刮宫术。

3.稽留流产时，妊娠物及胎盘组织机化与子宫壁粘连致密，刮宫困难，为提高子宫肌层对缩宫素的敏感性，刮宫前可口服雌激素，3～5日后行刮宫术。

4.术后常规行B超复查。

（六）复发性流产

处理原则：针对病因进行治疗。

1.有复发性流产病史的妇女，应在怀孕前做全面检查，包括卵巢功能、夫妇双方的染色体检查、血型鉴定及其丈夫精液检查、女方生殖道的详细检查，有无支原体、衣原体感染，有无子宫肌瘤、宫腔粘连及宫颈口松弛等情况，可做宫腔镜或腹腔镜检查。明确女方有无生殖道畸形、肿瘤、宫腔粘连等，妊娠前施行矫正手术。染色体异常的夫妇孕前进行咨询，确定可否妊娠。

2.黄体功能不全者，妊娠后给予黄体酮肌内注射，至妊娠10周或超过以往发生流产的月份。

3.宫颈口松弛者应在妊娠14～18周时行宫颈环扎术，术后定期随诊，待分娩前拆除缝线。若环扎术后有流产征象，经治疗失败时，及时拆除缝线，以免造成宫颈裂伤。

4.免疫治疗　对不明原因的复发性流产患者可行主动免疫治疗，将丈夫或他人的淋巴细胞在女方前臂内侧或臀部作多点皮内注射，妊娠前注射2～4次，妊娠早期加强免疫1～3次，有报道妊娠成功率达86%以上。

（七）流产合并感染

处理原则：迅速控制感染，尽快清除宫内残留物。

1.轻度感染或阴道出血多，可在静脉滴注有效抗生素的同时进行刮宫，以达到止血的目的。

2.感染较严重但出血不多时，可用广谱抗生素控制感染后再行刮宫术。同时做细菌培养＋药物敏感试验选择敏感抗生素。刮宫时用卵圆钳夹出残留组织，忌用刮匙全面搔刮，以免感染扩散。术后继续用广谱抗生素，待感染控制后再行彻底刮宫。

3.对合并感染性休克者，应积极进行抗感染、抗休克治疗，待病情稳定后再行彻底刮宫；对感染严重或盆腔脓肿形成者，应行引流手术，必要时切除子宫。

（王雁）

第三节　异位妊娠

受精卵在子宫体腔之外着床称为异位妊娠（ectopic pregnancy），根据受精卵在子宫体腔外种植的部位不同，异位妊娠分为输卵管妊娠、卵巢妊娠、阔韧带妊娠、腹腔妊娠、宫颈妊娠、剖宫产瘢痕妊娠、残角子宫妊娠等(图18－2)。异位妊娠是妇产科急腹症之一,发病率约1％,是孕产妇的主要死亡原因之一。最常见为输卵管妊娠,占异位妊娠95％左右。

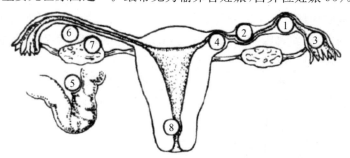

图18－2　各种异位妊娠发生的部位

1.输卵管壶腹部妊娠;2.输卵管峡部妊娠;3.输卵管伞部妊娠;4.输卵管间质部妊娠;5.腹腔妊娠;6.腹腔妊娠;7.卵巢妊娠;8.宫颈妊娠

一、输卵管妊娠

输卵管妊娠(tubal pregnancy)多发生于壶腹部,约占78％,其次为峡部,伞部、间质部较少见。

(一)病因

1.输卵管异常

(1)输卵管炎症和输卵管周围粘连:是输卵管异位妊娠的主要病因,输卵管黏膜炎可致管腔皱褶粘连、管腔部分堵塞,或致纤毛功能异常;盆腔结核、腹膜炎、阑尾炎及子宫内膜异位症可致输卵管周围粘连,输卵管扭曲、僵直及伞端闭锁,导致输卵管腔狭窄、部分阻塞或蠕动异常。以上因素均可干扰受精卵正常运行,而使受精卵着床于输卵管。

(2)输卵管发育异常:发育不良的输卵管较正常者细、薄而长且弯曲,壁肌层发育差,内膜纤毛缺乏,双管输卵管或有输卵管副伞等,可影响受精卵的正常运行,容易发生输卵管妊娠。

(3)输卵管手术后:输卵管粘连分解术、输卵管整形术、输卵管妊娠保守性手术、输卵管结扎术瘘管形成或再通,均可延迟或阻止受精卵进入宫腔,从而发生输卵管异位妊娠。

(4)盆腔包块压迫:盆腔肿瘤如子宫肌瘤、阔韧带肌瘤、卵巢肿瘤等的牵拉或压迫可致输卵管改变走行、管腔变细、迁曲、管腔狭窄或部分堵塞,影响受精卵正常运行,引起输卵管妊娠。增大的卵巢子宫内膜异位囊肿也可压迫输卵管,增加受精卵着床于输卵管的可能性。

2.受精卵游走　卵子在一侧输卵管受精,经宫腔进入对侧输卵管后种植,称受精卵内游走;如果受精卵向腹腔运行,并在腹腔内游走,被对侧输卵管伞捡拾后种植在对侧输卵管内,称受精卵外游走。如游走时间长,受精卵发育长大,不能通过输卵管并在该处着床,就引起输卵管妊娠。

3.避孕失败　使用宫内节育器(IUD)并不增加输卵管妊娠的发生率,但IUD避孕失败而受孕时,发生输卵管妊娠机会较大。复合型口服避孕药对宫内、宫外妊娠都可起到抑制作用,但纯孕激素避孕药可明显抑制输卵管蠕动,增加异位妊娠可能。

4.辅助生殖技术　促排卵药物应用、体外受精(IVF)后移植多个胚胎、移植在宫腔位置过高、注入培养液过多等,使输卵管妊娠发生率增加,尤其是宫内、宫外同时妊娠发病率明显增高。

5.其他　内分泌异常及精神因素可引起输卵管痉挛和蠕动异常,干扰受精卵运送而致输卵管妊娠发生。

(二)病理

1.输卵管妊娠的病理特点　输卵管管腔狭小,管壁薄且缺乏黏膜下组织,其肌层远不如子宫肌壁厚与坚韧,受精卵着床后,妊娠时不能形成完好的蜕膜,不利于胚胎的生长发育,常发生以下结局:

(1)输卵管妊娠流产(tubal abortion):常见输卵管壶腹部妊娠,多于妊娠8～12周发病。孕卵种植于输卵管黏膜皱襞内,因蜕膜形成不完整,发育中的囊胚向管腔内突出生长,最终突破包膜而出血,导致囊胚与管壁分离;若囊胚完全掉入管腔,可刺激输卵管逆蠕动而挤入腹腔,形成输卵管妊娠完全流产,腹腔内出血一般不多;如囊胚剥离不完整,部分组织滞留管腔,形成输卵管妊娠不全流产,滋养细胞继续侵蚀输卵管壁而致反复出血,形成输卵管血肿或输卵管周围血肿。血液流至盆腔可形成盆腔血肿或盆腹腔积血,量多时甚至流向腹腔(18-3)。

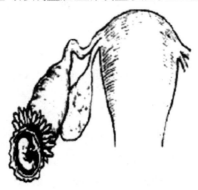

图18-3　输卵管妊娠流产

(2)输卵管妊娠破裂(rupture of tubal pregnancy):常见于输卵管峡部妊娠,多于妊娠6周左右发病。随着囊胚在输卵管内发育长大,滋养细胞向管壁侵蚀肌层及浆膜,一旦穿破浆膜,导致管壁破裂(图18-4),形成输卵管妊娠破裂。妊娠物流入腹腔,也可破入阔韧带而形成阔韧带妊娠。输卵管肌层血管丰富,破裂出血时量多且迅速,短期内可发生腹腔内大出血使患者休克。出血量远较输卵管妊娠流产多,腹痛剧烈,也可反复出血,形成盆腔血肿或盆腹腔积血。输卵管间质部妊娠较少见(图18-5),但一旦发生,后果严重,其结局几乎均为破裂,由于输卵管间质部管腔周围肌层较厚,血运丰富,因此破裂常发生在妊娠12～16周,其破裂如同子宫破裂,失血非常严重,往往在短时间内出现致命性腹腔内出血。

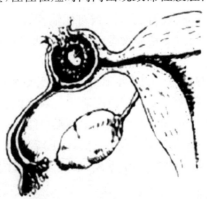

图18-4　输卵管妊娠破裂

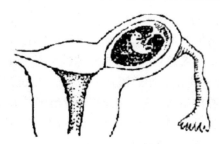

图 18—5 输卵管间质部妊娠

(3)继发性腹腔妊娠:输卵管妊娠流产或破裂后,胚胎从输卵管排入腹腔内或阔韧带内,多数死亡,偶有存活者,若存活胚胎的绒毛组织附着于原位或重新种植而获得营养,可继续生长形成继发性腹腔妊娠。

(4)陈旧性异位妊娠:输卵管妊娠流产或破裂,若长期反复出血形成盆腔血肿,且血肿机化变硬并与周围组织粘连,临床上称为陈旧性异位妊娠,也称陈旧性宫外孕。

(5)持续性异位妊娠(persistent ectopic pregnancy):输卵管妊娠保守性手术时,若术中未完全清除胚囊,或有残留的滋养细胞继续生长,致术后 β—hCG 不降或上升,称为持续性异位妊娠。其临床诊断靠术后 β—hCG 监测结合 B 型超声检查。

(6)输卵管妊娠合并宫内妊娠:比较少见,由于近年来辅助生育技术的开展,输卵管妊娠合并宫内妊娠发生率有所增加。

2.子宫的变化

(1)子宫体变化:输卵管妊娠时,妊娠合体滋养细胞产生的 hCG 使黄体甾体激素分泌增加,盆腔充血,子宫体变软并呈现与停经月份不相符的增大。

(2)子宫内膜的变化:输卵管妊娠与正常妊娠变化相似,妊娠滋养细胞产生的 hCG 使子宫内膜出现蜕膜反应,但蜕膜下的海绵层和血管系统发育较差,当胚胎受损或死亡时,滋养细胞活力下降,hCG 水平下降,蜕膜自宫壁剥离,蜕膜碎片随阴道出血排出。如蜕膜完整剥离,则排出三角形蜕膜管型,但见不到绒毛。

子宫内膜的组织形态学改变呈多样性,若胚胎死亡已久,内膜可见增生期改变,有时可见 Arias—Stella(A—S)反应,可能为甾体激素过度刺激所致。镜检见腺上皮细胞增大,核深染,胞浆富含空泡,细胞边界不清,腺细胞突入腺腔。

(三)临床表现

输卵管妊娠的临床表现与受精卵的着床部位、有无流产或破裂、出血量多少以及出血时间的长短有关。典型的临床表现为停经后腹痛及阴道流血。

1.症状

(1)停经:停经时间根据受精卵着床部位不同而各异,输卵管壶腹部及峡部妊娠一般停经6~8 周,输卵管间质部妊娠停经时间较长。20%~30%的患者无明显停经史。有的可在月经延期几日后出现不规则阴道出血,常被误认为月经。

(2)腹痛:大多数输卵管妊娠患者以腹痛为主诉就诊。腹痛性质及时间差异性较大,腹痛可出现在阴道出血前或后,也可和阴道出血同时发生。由于胚囊在输卵管逐渐增大,一般表现为一侧下腹部隐痛或酸胀感。当输卵管妊娠流产或破裂时,常表现为一侧下腹部持续性或阵发性的撕裂样疼痛;疼痛多位于下腹部,血液刺激腹膜可引起恶心、呕吐;若血液积聚于直肠子宫陷凹时,可出现肛门坠胀;若血液较多,向全腹扩散,血液刺激横膈可引起肩胛部放射性疼痛(称 Danforth 征)及胸部疼痛。

(3)阴道出血:阴道出血可能与胚胎死亡、流产、雌激素撤退有关。表现为停经后阴道流血,量少,淋漓不净,暗红色或深褐色,持续性或间隙性。部分患者阴道出血量较多,似月经量,可伴有蜕膜管型或蜕膜碎片排出。阴道流血一般在病灶去除后方能完全停止。

(4)晕厥与休克:由于腹腔内出血及剧烈腹痛,轻者出现晕厥,严重者可出现失血性休克。出血量越多、越快,症状出现越迅速、越严重,但与阴道流血量不成正比。

(5)腹部包块:输卵管妊娠流产或破裂时形成血肿,时间较长者,由于血液凝固并与周围组织或器官(如子宫、输卵管、卵巢、肠管及大网膜等)发生粘连形成包块,包块较大或位置较高者,腹部可扪及。

2.体征

(1)一般情况:腹腔内出血多时可出现休克前或休克症状,患者呈贫血貌,面色苍白,脉搏快而细弱,血压下降等休克表现。一般体温正常,休克时体温可降低,少数患者因腹腔内血液吸收可出现体温略升高,但不超过 38℃。

(2)腹部体征:出血量不多时表现为患侧下腹部压痛、反跳痛,轻度肌紧张。出血较多时可出现全腹压痛、反跳痛,移动性浊音阳性。若反复出血并与周围组织或器官发生粘连形成包块,可于患侧扪及触痛的包块。

(3)盆腔检查:妇科检查可见阴道内少量血液,阴道后穹窿饱满,有触痛;轻抬宫颈或左右摆动宫颈引起剧烈疼痛,即为宫颈举痛或摇摆痛;子宫略大、较软,腹腔内出血多时,子宫有漂浮感;子宫后方或一侧可扪及压痛性包块,边界多不清楚,其大小、质地、形状随病变差异而不同。如输卵管妊娠未破裂,可扪及胀大的输卵管伴压痛;输卵管妊娠流产或破裂时,可扪及张力不高、边界不清、质囊性或偏实性的包块,包块欠活动伴有压痛、牵扯痛或触痛。输卵管间质部妊娠时,子宫大小与停经月份基本相符,但子宫不对称,一侧角部突出,破裂所致征象与子宫破裂相似。

(四)诊断

典型的输卵管妊娠流产或破裂多数有典型的临床表现。根据停经、腹痛、阴道出血,晕厥或休克及腹部包块等症状和体征,临床上易于诊断。输卵管妊娠未发生破裂和流产时,临床表现不明显,诊断较困难,需采用辅助检查协助诊断。

1.血 $\beta-hCG$ 测定 $\beta-hCG$ 测定是早期诊断异位妊娠的重要方法,也是保守治疗过程中重要的效果评价指标。输卵管妊娠时,滋养细胞发育不良,合成 hCG 的量显著减少,患者体内 hCG 水平明显低于宫内妊娠,且上升缓慢,其在 48h 内亦升高不足 66%,动态观察血 $\beta-hCG$ 的变化对诊断异位妊娠及评价保守治疗的效果极为重要。

2.超声检查 B 型超声检查是诊断输卵管妊娠的主要方法之一,阴道 B 型超声检查较腹部 B 型超声检查准确性高。B 超检查输卵管妊娠的典型表现为:①子宫腔未发现孕囊,内膜增厚。②宫旁一侧可见边界不清、回声不均的混合性包块,有时可见胚囊样结构甚至胚芽及原始心管搏动,是输卵管妊娠的直接证据。③直肠子宫陷凹及盆腹腔内可见低回声、流动的液体影像,有时见低回声团块,为腹腔内的积血块。但有 10%~20% 的异位妊娠患者因蜕膜管与血液形成假妊娠囊,容易误诊为宫内妊娠。临床上 $\beta-hCG$ 测定与超声检查结合,更能提高诊断的准确率。

3.阴道后穹窿(或腹腔)穿刺 是诊断腹腔内出血的一种简单快速、可靠的传统方法。腹腔内出血量易积聚于直肠子宫陷凹,即使出血量较少,也能经阴道后穹隆穿刺出血液。若后穹隆穿刺抽出陈旧不凝血液,说明有血腹症存在。如抽出的血液静置 10min 内凝固,表明误入血管;当阴道后穹隆穿刺阴性时,有可能为输卵管妊娠未发生流产或破裂,无腹腔内出血或内出血较少,也可能为血肿位置高,或直肠子宫陷凹粘连;当出血多,移动性浊音阳性时,也可直接经腹行腹腔穿刺术抽出不凝血,即可证实有腹腔内出血。

4.腹腔镜检查 目前腹腔镜检查为异位妊娠诊断的金标准,可在腹腔镜直视下检查,同时可进行治疗。适用于原因不明的急腹症鉴别及输卵管妊娠尚未破裂或流产的早期,出血量多或伴严重休克者不宜作腹腔镜检查。早期异位妊娠患者,腹腔镜下可见一侧输卵管肿大,表面紫蓝色,腹腔内无血液或有少量血液。

5.子宫内膜病理检查 诊断性刮宫的目的主要是排除宫内妊娠流产或同时合并宫内妊娠者,通过对子宫内膜的变化进行分析,协助诊断。目前此方法的应用明显减少,主要用于阴道出血较多的患者。将刮出物进行病理检查,如见到绒毛,可诊断为宫内妊娠;仅见蜕膜或 A－S 反应,未见绒毛,有助于诊断异位妊娠。

（五）鉴别诊断

输卵管妊娠应与流产、急性输卵管炎、急性阑尾炎、黄体破裂及卵巢囊肿蒂扭转鉴别,见表 18－2。

表 18－2 输卵管妊娠鉴别诊断

	输卵管妊娠	流产	急性输卵管炎	急性阑尾炎	黄体破裂	卵巢囊肿蒂扭转
停经	多有	有	无	无	多无	无
腹痛	突然撕裂样剧痛,下腹一侧开始向全腹扩散	下腹中央阵发性坠痛	两下腹持续性疼痛	持续疼痛,上腹开始,经脐周转至右下腹	下腹一侧突发性疼痛	下腹一侧突发性疼痛
阴道流血	量少,暗红,可有蜕膜管型排出	开始少,后多,鲜红,有绒毛排出	无	无	无或月经量	无
休克程度	与外出血不成正比	程度与外出血成正比	无	无	无或轻度休克	无
体温	正常或低热	正常	升高	升高	正常	稍高
盆腔检查	宫颈举痛,直肠子宫陷凹有肿块	宫口稍开,子宫增大、变软	举宫颈时两侧下腹疼痛	无肿块触及,直肠指检右侧高位压痛	无肿块触及,一侧附件压痛	宫颈举痛,卵巢肿块边缘清,蒂部触痛明显
白细胞计数	正常或稍高	正常	升高	升高	正常或稍高	稍高
血红蛋白	下降	正常或稍低	正常	正常	下降	正常
阴道后穹隆穿刺	抽出不凝血液	阴性	可抽出渗出液或脓液	阴性	可抽出血液	阴性
β－hCG 检测	多为阳性	多为阳性	阴性	阴性	阴性	阴性
B 型超声	一侧附件低回声区,其内有孕囊	宫内见孕囊	两侧附件异常回声	子宫附件无异常回声	一侧附件低回声区	一侧附件低回声区,边缘清晰,有条索状蒂

(六)治疗

治疗原则以手术治疗为主,其次是非手术治疗。根据病情缓急,采取相应措施。

1.紧急处理 输卵管异位妊娠并发大量腹腔内出血致休克时,应快速备血,建立静脉通道、输血、吸氧等抗休克治疗,并尽快行手术治疗。快速开腹后,迅速钳夹患侧输卵管病灶,暂时控制出血,同时继续纠正休克。

2.手术治疗 手术治疗分为保守手术和根治手术,手术方式分为开腹手术和腹腔镜手术。手术指征:①生命体征不稳定或有腹腔内出血征象者。②诊断不明确者。③异位妊娠有进展者(如血β—hCG处于高水平,附件区大包块等)。④随诊不可靠者。⑤期待疗法或药物治疗禁忌证者。

(1)输卵管切除术:适合腹腔大量出血,伴有休克的急性患者或没有生育要求的患者。行患侧输卵管切除术,可达到迅速止血、挽救生命的目的。输卵管间质部妊娠时可行子宫角部及患侧输卵管切除术,必要时切除子宫。

病情危重及缺乏血源时,自体输血是抢救严重内出血伴休克的有效措施之一。符合以下条件的腹腔血液可回收:妊娠<12周、胎膜未破、出血时间<24h、血液未受污染、镜下红细胞破坏率<30%。每100ml血液加入3.8%枸橼酸钠10ml抗凝,经6~8层纱布或经20μm凹微孔过滤器过滤,方可输回体内。每自体输血400ml应补充10%葡萄糖酸钙10ml。

(2)保守性手术:适用于有生育要求的年轻患者。是指清除妊娠物,但保留患侧输卵管及其功能的手术。手术方式包括:输卵管造口术、输卵管切开术及输卵管伞部压出术。具体术式应根据输卵管妊娠部位、输卵管损伤情况而定:伞部妊娠可挤压出妊娠物,局部止血;壶腹部妊娠可纵向切开壶腹部,清除血块和妊娠物,切口止血,称造口术或开窗术;峡部妊娠可切除病灶,行输卵管端端吻合术。输卵管妊娠行保守手术后,残余滋养细胞有可能继续生长,出现持续性异位妊娠。术后应密切监测血β—hCG水平,及早诊断,及时给予氨甲喋呤(methotrexate,MTX)治疗,很少需要再手术。

(3)腹腔镜手术:是近年治疗异位妊娠的主要方法。腹腔镜手术创伤小,腹腔镜下可行输卵管切除或保守性手术。

3.期待疗法 部分输卵管妊娠可自然流产或被吸收自然消退,症状较轻而无须手术或药物治疗。期待疗法适用于:①腹痛轻微,阴道出血少。②随诊方便。③无输卵管妊娠破裂证据。④血β—hCG<1000U/L,并持续下降。⑤输卵管妊娠包块<3cm或未探及。⑥无腹腔内出血;在期待过程中应密切监测生命体征及临床表现变化,并进行B型超声和血β—hCG监测,如连续两次血β—hCG不降或升高,或患者出现内出血征象,均应及时改行药物治疗或手术治疗。

4.药物治疗

(1)适应证:适用于未破裂型输卵管妊娠、要求保留生育功能、符合下列条件的年轻患者:①无明显腹痛。②输卵管妊娠包块≤4cm。③血β—hCG≤5000U/L。④无明显内出血。⑤肝肾功能正常。⑥无MTX使用禁忌证。

(2)用药方法:化疗一般采用全身用药,也可采用局部用药。常用药物有MTX,治疗机制是抑制滋养细胞增生、破坏绒毛,使胚胎组织坏死、脱落、吸收。治疗方案很多,常用的全身用药方案包括:①MTX 0.4mg/(kg·d),肌内注射,5日为一疗程。②MTX单次用药,1mg/kg或50mg/m²,肌内注射;间隔一周可开始第二疗程,用药4~7天,如血β—hCG下降<15%或

继续升高,应重复剂量治疗。

局部用药方案包括:①MTX 腹腔镜下局部注射,10～20mg 溶于 2～4ml 生理盐水中,腹腔镜直视下注入输卵管妊娠部位。②B 超引导 MTX 局部注射,B 超引导下经后穹窿穿刺进入输卵管妊娠的孕囊,先抽出囊液及部分内容物,再将 MTX 10～20mg 溶于 2～4ml 生理盐水中注入孕囊内。

(3)监测:应用药物治疗输卵管异位妊娠,未必每例均获成功,故应在 MTX 治疗期间应密切监测患者生命体征及临床表现变化,并注意观察药物的毒副作用。若用药后 14 日,β—hCG 下降并连续 3 次阴性,腹痛缓解或消失,阴道流血减少或停止者为显效。若病情无改善,甚至发生急性腹痛或输卵管破裂症状,则应立即进行手术治疗。

二、其他部位妊娠

(一)剖宫产瘢痕妊娠(caesarean scar pregnancy,CSP)

CSP 指受精卵在子宫下段剖宫产、子宫峡部瘢痕处着床、生长和发育。孕囊部分或完全位于子宫腔外,周围被子宫肌层及纤维瘢痕组织所包围,引起局部菲薄、破裂、出血,严重时危及患者生命的一种特殊类型的异位妊娠。随着我国剖宫产率的居高不下,CSP 逐年呈上升趋势,剖宫产子宫切口瘢痕处已不再是孕囊异位种植的罕见部位。CSP 的发病机制尚不明确,可能为受精卵通过子宫内膜和剖宫产瘢痕间的微小腔道着床在瘢痕组织中,而后胚囊被瘢痕组织的肌层和纤维组织包绕,完全与子宫腔隔离。目前认为,除剖宫产外,其他子宫手术如刮宫术、肌瘤挖出术等也可形成子宫内膜和手术瘢痕间的微小腔道。目前临床认为 CSP 可分为两种:一种是胚胎表浅种植在子宫瘢痕部位,孕囊向宫腔生长,有关继续妊娠的可能,但往往发生前贤胎盘并胎盘植入,常常至中、晚期发生子宫破裂及严重出血等并发症;另一种是绒毛深深地植入瘢痕部位肌层中,向子宫浆膜层方向生长,孕早期即发生出血甚至子宫破裂。CSP 的主要临床表现为妊娠 5～16 周无痛性少量阴道流血,部分患者伴有轻度腹痛。

诊断:CSP 诊断尚无统一标准,主要依靠子宫手术病史、临床表现及相关辅助检查,但因发生率低、症状及体征不典型、与其他部位异位妊娠表现存在差异,极易与先兆流产、早孕、宫颈妊娠相混淆,误诊率较高。经阴道彩色多普勒超声检查(transvaginal color doppler ultrasound)是诊断 CSP 最主要的手段。B 超检查可见:①子宫腔与颈管内均未见孕囊。②孕囊位于子宫峡部的前部。③约 2/3 的患者孕囊和膀胱壁间肌性组织厚度<5mm,且有缺损。④偶见子宫下段肌性组织断损,孕囊突于其间。必要时也可借助磁共振、子宫镜以及腹腔镜检查协助诊断。血 β—hCG 检测也有助于诊断,剖宫产子宫瘢痕妊娠时,由于瘢痕局部血运较差,其 48h 的血 β—hCG 滴度上升低于 50%,这一特征有助于该病的早期诊断。

治疗:可开腹或腹腔镜下手术楔形切除瘢痕处妊娠胎块,并修补子宫。近年来,还有行选择性子宫动脉栓塞(同时应用栓塞剂和 MTX);或 MTX 全身用药;也可以超声引导下孕囊内局部注射 MTX;或配合宫腔镜清除病灶。

(二)宫颈妊娠(cervical pregnancy)

宫颈妊娠指受精卵在宫颈管内着床、生长和发育,极罕见。随着近年来辅助生殖技术的大量应用,宫颈妊娠发病率有所增高。多见于经产妇,主要临床表现为停经、早孕反应、无痛性阴道出血或血性分泌物,也可为间歇性阴道大量流血。妇科检查:宫颈显著膨大呈桶状,紫蓝色、软,宫颈外口扩张,边缘很薄,可见胚胎组织,内口紧闭,子宫体大小及硬度正常。B 超检查见宫颈管内妊娠囊可以确诊。

诊断标准：①妇科检查发现在膨大的宫颈上方为正常大小的子宫。②妊娠产物完全在宫颈管内。③分段刮宫，宫腔内未发现任何妊娠产物。

治疗：确诊后可行刮宫术，术前应做好输血准备，刮除宫颈管内胚胎组织，局部压迫或缝合止血。但是此方法止血困难，常出现大出血。近年来，可先行子宫动脉栓塞（同时应用栓塞剂和 MTX）。若无生育要求可直接行子宫切除术；当阴道出血较少或无出血时，首选 MTX 全身用药，MTX 每日肌内注射 20mg 共 5 日，或采用 MTX 单次肌内注射 50mg；或将 MTX 经宫颈管注射到孕囊内；待血 $\beta-hCG$ 值明显下降后行刮宫术，刮宫时出血明显减少。

（三）卵巢妊娠（ovarian pregnancy）

卵巢妊娠指受精卵在卵巢组织内着床、生长和发育。发病率占异位妊娠的 0.36%～2.74%。临床表现与输卵管妊娠极相似，常被诊断为输卵管妊娠或卵巢黄体破裂。腹腔镜对诊断极有价值，但确诊需要做病理检查。

诊断标准：①双侧输卵管必须完整。②囊胚必须位于卵巢组织内。③卵巢与囊胚必须以卵巢固有韧带与子宫相连。④囊胚壁上有卵巢组织。治疗可行腹腔镜下或开腹行卵巢楔形切除术。

（四）腹腔妊娠（abdominal pregnancy）

腹腔妊娠指位于输卵管、卵巢及阔韧带以外的腹腔内的妊娠，其发生率为 1：15000 次妊娠。分为原发性和继发性两种。原发性腹腔妊娠指受精卵直接种植于腹膜、肠系膜、大网膜等处，极少见，其诊断标准为：①两侧输卵管和卵巢必须正常，无近期妊娠的证据。②无子宫腹膜瘘形成。③妊娠只存在于腹腔内，无输卵管管妊娠等的可能性。继发性腹腔妊娠往往发生于输卵管妊娠流产或破裂后，偶可继发于卵巢妊娠时胚胎落入腹腔。患者多有停经、早孕反应，可有输卵管妊娠流产或破裂的症状，然后腹痛缓解、阴道出血停止，以后腹部逐渐增大，胎动时孕妇常感到腹部疼痛、不适，眼部检查发现子宫轮廓不清，但胎儿肢体易触及，胎位异常。腹腔妊娠由于胎盘附着异常，血液供应不足，胎儿不易存活至足月。若胎儿死亡，妊娠征象消失，月经恢复来潮，粘连的脏器和大网膜包裹死胎，日久可干尸化或石胎。偶有腹腔妊娠足月，足月后难以临产，宫颈口不开，胎先露不下降。B 型超声检查子宫内无胎儿，或胎儿位于子宫以外。

腹腔妊娠确诊后，应立即剖腹取出胎儿。胎盘附着于子宫、输卵管或阔韧带，可将胎盘及其附着器官一并切除；若胎儿死亡，胎盘循环停止已久，可试行胎盘剥除术；若胎盘附着于重要器官而不宜切除或无法剥除者，可留置胎盘在腹腔内，术后逐渐吸收。

（五）子宫内子宫外同时妊娠（heterotopic pregnancy）

子宫内子宫外同时妊娠指子宫内妊娠与异位妊娠同时存在，极为罕见，发生率为 1：30000～1：15000 妊娠。由于近年来辅助生殖技术的开展和促排卵药物的应用，其发生率有所上升。临床诊断较困难，B 型超声有助于诊断，但确诊需要病理检查。

处理：如有生育要求，去除异位妊娠，并给予保胎；如要求终止妊娠，切除异位妊娠后适时终止妊娠。

（六）辅助生殖技术后异位妊娠

由于辅助生殖技术中输卵管原因致不孕的患者多见，辅助生殖过程中激素药物应用的影响或移植胚胎的技术因素等，均可导致辅助生殖技术后异位妊娠的发生。B 型超声及血 $\beta-$

hCG 检测有助于诊断,或直接行腹腔镜诊断及治疗。治疗以手术治疗为主,多行双侧输卵管切除术,预防胚胎移植时再次发生异位妊娠。

(七)子宫残角妊娠(pregnancy in rudimentary horn)

残角子宫是子宫畸形的一种类型,残角子宫多与发育好的一侧子宫腔不相通或有狭细管腔相通。子宫残角妊娠指受精卵于子宫残角内着床、生长和发育,多发生于初产妇。残角子宫壁发育不良,不能承受胎儿生长发育,多在早孕时发生胚胎死亡而出现类似流产的症状,如妊娠到中期时,往往发生残角自然破裂,引起严重的内出血;偶有妊娠达足月者,分娩期亦可出现宫缩,但因不可能经阴道分娩,胎儿往往在临产后死亡。B 型超声显像可协助诊断,一旦确诊,应及早手术,切除残角子宫。若为活胎,应先行剖宫产,然后切除残角子宫及同侧输卵管。

(范丽丝)

第四节 早产

一、早产的定义和发生率

我国采用的早产定义为:发生于妊娠满 $28\sim36^{+6}$ 周的分娩。美国的研究资料显示 70% 左右的早产发生在妊娠 34~36 周,25% 左右在 28~33 周,其他 5% 发生在 28 周前。

孕龄与出生体重有关。根据新生儿出生体重分为:低出生体重儿(low birth weight,LBW):出生体重<2500g;极低出生体重儿(very low birth weight,VLBW):出生体重<1500g;超低出生体重儿(extremely low birth weight,VLBW):出生体重<1000g。几乎各国都有根据孕龄和体重绘制的体重增长曲线,体重小于同孕周第十百分位数者称为小于孕龄儿。

二、早产对婴儿的影响

近期影响:呼吸窘迫综合征、脑室内出血、支气管肺发育不全、动脉导管持续开放、早产儿视网膜病变、坏死性小肠结肠炎、呼吸暂停、高胆红素血症、低血糖、红细胞减少、视觉和听觉障碍等疾病发生风险增加。

远期影响:脑瘫、慢性肺部疾病、感知和运动障碍、视觉和听觉障碍、学习能力低下等概率增加。

三、早产的病因和分类

影响因素包括生活习性、环境、生物学和心理社会因素,以及医疗条件和遗传因素,还存在明显的种族和社会经济学差异。根据早产发生原因分为自发性早产(spontaneous preterm birth,SPB)和医源性早产(medically indicated preterm birth)。自发性早产占80%,又可分为胎膜完整的自发性早产和胎膜早破早产(preterm premature rupture of membranes,PPROM)即妊娠 37 周以前胎膜早破后临产。宫颈机能不全所致的早产常归类于自发性早产。医源性早产占 20%,包括治疗子痫前期、胎盘早剥等妊娠并发症和合并症的早产,也包括挽救或放弃胎儿造成的早产,如胎儿窘迫、胎儿生长受限和胎儿畸形等。

四、早产的发病机制

确切的早产病因和发病机制并不清楚。

1.感染 包括局部蜕膜－羊膜炎、无症状性细菌尿、细菌性阴道病以及全身感染等。多种炎症通路激活,引起促炎因子如 $IL-1\beta$、$TNF-\alpha$,$IL-6$、$IL-8$ 以及 $G-CSF$ 等表达增加,前列腺素(PG)释放,导致早产。

2.前列腺素合成增加 PGE_2 主要在羊膜产生,其产量在分娩发动时增加。绒毛膜中存在的 15－羟前列腺素脱氢酶(PGDH)被认为能及时降解自身和羊膜中生成的 PG,防止 PG 到达蜕膜和肌层。在一些早产者绒毛膜中,PGDH 活性消失,来自绒毛膜或羊膜的 PG 有可能刺激子宫平滑肌收缩。

3.促肾上腺皮质激素释放激素(corticotropin－releasing hormone,CRH)增加 母体紧张、胎儿窘迫以及胎盘着床异常时,母体或胎儿的下丘脑－垂体－肾上腺轴异常活跃,导致胎盘及蜕膜细胞分泌促肾上腺激素释放激素增加,雌激素增加,子宫对缩宫素敏感度增加。

4.蜕膜出血 蜕膜出血,导致局部凝血酶及抗凝血酶Ⅲ复合物增加,激活局部细胞因子网络或蛋白分解酶网络或直接引发宫缩。

5.子宫过度膨胀 多胎妊娠、羊水过多、子宫畸形患者妊娠期子宫扩张快于其自身的生长速度时,直接机械性激活羊膜细胞因子网络,亦可导致胎膜细胞外基质降解,胎膜抗张能力下降。胎儿纤维连接蛋白(fetal fibronectin,FFN)从蜕膜和绒毛膜分离处释出,成为早产的标志物。

五、早产的风险因素

1.前次早产史 有早产史的孕妇再发早产风险比一般孕妇高 2.5 倍,前次早产越早,再次早产的风险越高。

2.宫颈手术史 宫颈锥切、LEEP 刀治疗、反复人工流产扩张宫颈等与早产有关。

3.子宫、宫颈畸形增加早产风险。

4.孕妇<17 岁或>35 岁、文化层次低、经济状况差或妊娠间隔短。

5.孕妇体质量指数 $<19kg/m^2$,或孕前体重<50kg,营养状况差,工作时间长>80 小时/周。

6.接受辅助生殖技术后妊娠、多胎妊娠、胎儿异常、阴道流血、羊水过多/过少者。

7.孕妇患高血压病、糖尿病、甲状腺疾病、自身免疫病、哮喘、腹部手术史、有烟酒嗜好或吸毒者。

8.孕妇患细菌性阴道病、滴虫性阴道炎、衣原体感染、淋病、梅毒、尿路感染、严重的病毒感染、宫腔感染。

9.妊娠 14～28 周,宫颈缩短。

10.妊娠 22～34 周,宫颈或阴道后穹窿分泌物检测 FFN 阳性。

11.反复出现规则性的宫缩。

六、早产风险评估和预测

1.妊娠前 对有早产史、复发性流产史者,在孕前查找原因,必要时进行宫颈内口松弛状况检查。如有生殖系统畸形需要行外科手术矫正。指导孕期规律产前检查。

2.妊娠期

(1)对宫颈机能不全者,在妊娠 13～14 周后行预防性宫颈环扎术。

(2)存在早产风险因素的病例,或临床出现痛性或无痛性的子宫收缩、腹下坠或盆腔压迫感、月经样腹绞痛、阴道排液或出血以及腰骶痛等症状时,应进行早产的预测。

1)经阴道超声测量宫颈长度(cervical length,CL)预测早产:研究证据表明,在妊娠 20～24 周经阴道超声测量 CL 无论对有早产症状者、无症状低风险者,或有早产高危因素者,均能较好地预测早产。有研究报道若以 CL≤25mm 为界值,预测 34 周前分娩的敏感性、特异性、阳性预测值、阴性预测值分别为 76%、68%、20%、96%。

2)宫颈/阴道后穹窿分泌物检测 FFN 预测早产:FFN 阴性者发生早产的风险降低。1 周内不分娩的阴性预测值为 98%,2 周内不分娩的阴性预测值为 95%。FFN 检测前不宜行阴道检查及阴道超声检测,24h 内禁止性生活。检测时机:妊娠 22～35 周。

3)超声与 FFN 联合应用:因单纯宫颈长度≤25mm 或者 FFN 阳性的阳性预测值均较低,当筛查发现其中一个指标阳性时可增加检测另一个指标预测早产。有证据表明 CL≤25mm 结合 FFN 阳性,48h 内分娩者为 7.9%,7 天内分娩者为 13%,预测敏感性、特异性、阳性预测值、阴性预测值分别为 42%、97%、75%、91%。

七、早产的诊断

早产的诊断标准尚有争论。早产分娩(preterm delivery)发生前可以历经三个时段:先兆早产(threatened premature labor)阶段、早产临产(preterm labor)阶段和难免早产(inevitable preterm delivery)阶段。临床方面的三个阶段主要从宫缩、宫颈变化和临床病程可否逆转来区分。早产临产进行性发展进入不可逆转阶段,并且对干预治疗无应答时将不可避免地发生早产分娩。尽管有关些病例直接发展到不可避免早产阶段,但识别和诊断早产临产、及时干预和阻断临产、延迟和避免早产分娩的发生仍然是抗早产关键。随着阴道超声测量 CL 和宫颈/阴道后穹窿分泌物检测 FFN 的普及,标准比较明确的有先兆早产和早产临产:

1.先兆早产　妊娠在 28～37 周出现腹痛、腰酸、阴道流液、流血,宫缩≥6 次/小时,宫颈尚未扩张,但经阴道超声测量 CL≤20mm,或 20mm＜CL≤30mm 同时 FFN 阳性者。

2.早产临产　1997 年美国儿科学会(American Academy of Pediatrics,AAP)和美国妇产科医师协会(American Congress of Obstetricians and Gynecologists,ACOG)将早产临产的诊断标准定为妊娠 20～37 周间,出现每 20min 有 4 次或 60mm 有 8 次的规律宫缩,并伴随宫颈进行性的变化,宫颈消失≥80%,伴宫口扩张＞1cm。

八、早产的预防

做好孕前宣教:避免低龄或高龄妊娠;两次妊娠间隔最好＞6 个月;避免多胎妊娠;孕前口服叶酸 1 年或以上;平衡营养摄入,避免体重过低(如 BMI＜19kg/m²)妊娠;完成疫苗接种如风疹、乙肝疫苗等;戒烟酒;控制好原发病,如高血压、糖尿病、甲状腺功能异常、红斑狼疮等自身免疫病;停止服用可能致畸的药物。

九、早产的处理

早产处理应该包括早产风险评估和预测、早产分娩发生的迫切性评估以及治疗性医疗干预几方面。

（一）治疗目的

主要是针对自发性早产,实施医疗干预,延缓早产分娩发生,赢得宫内转运时间;使得单疗程皮质类固醇应用48h发挥作用,促使胎儿进一步生长发育和成熟,改善结局。

（二）治疗时机

由于34周以后的新生儿近远期生存率提高、发病率明显降低,目前治疗对象主要是针对34孕周之前的早产危险者。抗(自发性)早产基本指征(并非起始条件):胎儿存活,无窘迫表现,估计出生后其生活能力低下;宫口扩张<6cm;若伴有内外科合并症或产科并发症,继续妊娠并不加重母亲病情亦不影响胎儿生存;无感染存在。

（三）处理措施

1.卧床休息和查找病因　对于因为胎先露过早衔接以及过度劳累导致的频繁宫缩或宫颈变化,卧床休息可减少对子宫的刺激,减轻子宫压力。临床情形复杂,还没有明显的证据支持卧床休息可以防止早产。注意血栓风险增加和医疗支出。查找诱发早产的病因,采取有针对性的干预。

2.孕酮　预防早产的孕酮包括天然孕酮阴道栓(天然孕酮凝胶90毫克/支、微粒化孕酮胶囊200毫克/粒)和17α羟孕酮(250毫克/支注射剂)。研究表明,在单胎无早产史的孕妇妊娠24周时CL<20mm,应用天然孕酮凝胶90mg或微粒化孕酮胶囊200mg每天一次阴道给药,从24周开始至36周,能减少围生期病死率。对单胎以前有早产史者,可应用17-α羟孕酮250mg每天一次肌内注射,从16~20周开始至36周。孕酮使用总体安全,但有报道应用17-α羟孕酮可增加中期妊娠死胎风险,也会增加妊娠糖尿病的发病风险。

3.糖皮质激素促胎肺成熟治疗　在妊娠24~34周7天内有早产分娩危险的孕妇,无论是单胎还是双胎均应给予单疗程的糖皮质激素治疗;妊娠32周以下PPROM患者如果无母儿禁忌证存在,应当给予单疗程的糖皮质激素治疗;对于妊娠32~33周的PPROM患者糖皮质激素治疗可能有益。用于促胎肺成熟的糖皮质激素有倍他米松和地塞米松,两者效果相当。所有≤34周估计7天内可能发生早产者应当给1个疗程的糖皮质激素:倍他米松12mg肌内注射,24h重复一次,共2次;或地塞米松5mg肌内注射,12h重复一次,共4次。近期有mate分析表明,如果7天前曾使用过一疗程糖皮质激素未分娩,目前仍有34周前早产可能,重复一疗程糖皮质激素能明显改善新生儿结局。不主张两个疗程以上的给药。如果早产在即,糖皮质激素使用后不足24h,或者一个疗程不能完成就可能分娩者,糖皮质激素的使用仍然能让新生儿获益,故仍建议给药。

4.抗生素　对于胎膜完整的早产,预防性给予抗生素不能预防早产,除非分娩在即,而下生殖道B族链球菌(GBS)阳性,应当用抗生素预防感染,否则不推荐预防性应用抗生素。

5.宫缩抑制剂

（1）宫缩抑制剂的作用:对于早产临产,宫缩抑制剂能延迟分娩,完成促胎肺成熟治疗,以及为转诊孕妇到有早产儿抢救条件的单位分娩赢得时间。

（2）宫缩抑制剂的应用指征:宫缩抑制剂只应当用于符合上述先兆早产和早产临产诊断标准者、胎儿能存活且无继续妊娠禁忌证者。当孕龄≥34周时,一般情况下多不再推荐应用宫缩抑制剂。在发生较早期的早产或不足34周出生的新生儿发病率和死亡率主要与未成熟而不是与感染有关时,如果没有感染证据,应当对不足32周(也有推荐34周以前)的PPROM

患者使用宫缩抑制剂。

（3）宫缩抑制剂的选择：目前临床使用的宫缩抑制剂有六大类：β受体激动剂、硫酸镁、前列腺素合成酶抑制剂、钙通道阻滞剂、缩宫素受体拮抗剂和一氧化氮。不同地区和同家临床常规选用的宫缩抑制剂略有不同。

1）钙通道阻滞剂：作用机制是在子宫平滑肌细胞动作电位的复极阶段，选择性地抑制钙内流，使胞浆内的钙减少，从而有效地减少子宫平滑肌收缩。常用药物是硝苯地平。副作用包括：母体一过性低血压、潮红、头晕、恶心等；胎儿无明显副作用。禁忌证包括：左心功能不全、充血性心力衰竭、血流动力学不稳定者。给药剂量：尚无一致看法，通常首剂量为 20mg，口服，90min 后重复一次；或 10～20mg 口服，每 20min 一次，共 3 次，然后 10～20mg 每 6h 一次，维持 48h。

2）β_2 受体激动剂：通过作用于子宫平滑肌的 β_2 受体，激活细胞内的腺苷酸环化酶，使环腺苷酸(cAMP)增加，降低肌浆蛋白轻链激酶的活性，细胞内钙离子浓度降低，平滑肌松弛。主要有利托君(Ritodrine)。母体副作用较多，包括：恶心、头痛、鼻塞、低钾、心动过速、胸痛、气短、高血糖、肺水肿，偶有心肌缺血等；胎儿及新生儿的副作用包括：心动过速、低血糖、低血钾、低血压、高胆红素，偶有关脑室周围出血等。禁忌证包括：明显的心脏病、心动过速、糖尿病控制不满意、甲状腺功能亢进。用药剂量：利托君起始剂量为 50～100μg/min 静脉滴注，每10min 可增加剂量 50μg/min，至宫缩停止，最大剂量不超过 350μg/min，共 48h。用药过程中应观察患者的心率及主诉，必要时停止给药。

3）硫酸镁：从 1969 年开始硫酸镁作为宫缩抑制剂应用于临床，产前使用硫酸镁可使早产儿脑瘫严重程度及发生率有所降低，有关脑神经保护作用，故建议对 32 周前在使用其他宫缩抑制剂抗早产同时加用硫酸镁。副作用包括：恶心、潮热、头痛、视物模糊，严重者有关呼吸、心跳抑制。应用硫酸镁过程中要注意呼吸＞16 次/分、尿量＞25ml/h、膝反射存在，否则停用。镁中毒时可静脉推注钙剂解救。给药方法与剂量：硫酸镁负荷剂量 5g 加在 5％葡萄糖溶液 100ml 中，30min 滴完，此后 1～2g/h 维持。

4）前列腺素合成酶抑制剂：用于抑制宫缩的前列腺素合成酶抑制剂是吲哚美辛(非特异性环氧化酶抑制剂)。母体副作用：恶心、胃酸反流、胃炎等；胎儿副作用：在妊娠 32 周前给药或使用时间不超过 48h，则副作用很小，否则应注意羊水氧、动脉导管有无狭窄或提前关闭。禁忌证包括：血小板功能不良、出血性疾病、肝功能不良、胃溃疡、对阿司匹林过敏的哮喘。给药方法：50mg 口服或 100mg 阴道内或直肠给药，接以 25mg 每 4～6h 给药一次，用药时间不超过 48h。

5）催产素受体拮抗剂(oxytocin－receptor antagonists)：阿托西班是一种选择性催产素受体拮抗剂，在欧洲应用较多。阿托西班抑制早产宫缩的研究结果不一致。其效果有待进一步的证据积累。阿托西班对母儿的副作用轻微。无明确禁忌证。剂量：负荷剂量 6.75mg 静脉输注，继之 300μg/min 维持 3h，接着 100μg/h 直到 45h。

6）一氧化氮(nitricoxide，NO)供体制剂：NO 为平滑肌松弛剂，三硝酸甘油为 NO 的供体，用于治疗早产。硝酸甘油的头痛症：状较其他宫缩抑制剂发生率要高，但是其他副作用较轻，其副作用主要是低血压。

6.胎膜早破早产的处理

处理原则：2007 年，ACOG 推荐＜24 孕周，如果有羊膜炎、临产、胎儿宫内情况不明确时，不论胎儿出生后能否存活，应当考虑引产；无以上情况发生，严密监测感染征象；妊娠24～32周，给予保守性管理，卧床休息、短期应用宫缩抑制剂、使用糖皮质激素及广谱抗生素，监测感染及胎儿生长情况；保胎达到28孕周，不主张在停用宫缩抑制剂后再次使用，如有感染发生则终止妊娠；妊娠32～34周则要考虑胎肺成熟情况，必要时行羊水穿刺了解胎肺成熟度，短期给予保守性治疗以允许糖皮质激素发挥作用，可考虑终止妊娠；妊娠34～36周鼓励即时终止妊娠。

抗生素应用：推荐静脉给予48h氨苄西林和红霉素治疗后，继以口服阿莫西林或红霉素5天；如果发生感染，立即静脉给予抗生素并尽快终止妊娠。所有GBS感染者以及产前携带者应当预防性治疗。对于远离足月的PPROM处理要考虑新生儿支持救治医疗条件和情况。

PPROM的保胎处理关键是预防感染，宫内感染诊断标准基于临床：

产妇体温升高>38℃并具有以下标准中的2项或2项以上者为临床宫内感染：产妇心率>100次/分以上，宫体有压痛，产妇血白细胞总数>15.0×10⁹/L及中性粒细胞>0.95，胎心率>160次/分，羊水有臭味，实验室检查的宫颈分泌物培养阳性，宫腔或新生儿口咽、外耳道培养阳性或胎盘病理检查提示感染者。

宫内感染监测：母体监测：体温、脉搏，子宫体压痛，阴道分泌物量及味，血象及C反应蛋白，GBS，培养及宫颈菌群培养，尿培养；胎儿状态评估：胎心、胎动计数，羊水指数、生物物理评分，胎儿脐血流测定。

宫内感染处理原则：处理重在临床过程监测、阻断和及时果断终止妊娠。

使用糖皮质激素促胎肺成熟：见前述。

7.宫颈环扎术　宫颈环扎术时间有孕期环扎和孕前环扎之分，孕前环扎仅适用于不适合孕期实施环扎术者。术式有经阴道环扎及经腹环扎两种。经阴道环扎术是最常用的术式，经腹环扎又分为开腹环扎术和经腹腔镜术式。针对不同病情实施的环扎术分为预防性环扎和治疗性环扎；根据手术实施的紧迫性又有紧急环扎术概念；根据实施的环扎方式又有单线环扎和双重线环扎。

8.联合治疗　早产临产者存在宫缩和宫颈双重变化，既存在机械性改变又存在生物化学效应，单纯的宫缩抑制剂和单纯的宫颈环扎都不可能有效阻断病程，此时双重阻断尤为重要。此外，注意针对病因和风险因素、诱发因素实施相应治疗。

（范丽丝）

第五节　过期妊娠

既往月经周期规则（28～30日），妊娠达到或超过42周（≥294日）尚未分娩者称为过期妊娠（prolonged pregnancy）。其发生率国内外报道差异较大，占妊娠总数的3%～15%不等。过期妊娠使胎儿窘迫、胎粪吸入综合征、成熟障碍综合征、新生儿窒息、围生儿死亡、巨大儿以及难产等发生率增高，并随孕期延长而增加。

一、病因

目前尚不清楚，可能与下列因素有关：

1.雌、孕激素比例失调　因内源性前列腺素和雌二醇分泌不足、孕酮水平增高，抑制前列腺素和缩宫素的作用,抑制子宫收缩,宫颈无明显软化,延迟分娩发动。

2.子宫收缩刺激反射减弱　头盆不称时,由于胎先露部不能紧贴宫颈内口及子宫下段,对其产生有效刺激,反射性子宫收缩减少、易发生过期妊娠。

3.胎儿畸形　如无脑儿,由于胎儿无下丘脑,使垂体-肾上腺轴发育不良或缺如,由胎儿肾上腺皮质产生的肾上腺皮质激素及雌三醇的前身物质 16α-羟基硫酸脱氢表雄酮不足,同时小而不规则的胎头,不能紧贴宫颈内口及子宫下段而诱发宫缩,可使孕周延长。

4.遗传因素　既往有关过期妊娠史的妇女再次妊娠时发生过期妊娠的概率为30%～40%,也常常见于同一家族中,可能与遗传因素有关。胎盘硫酸酯酶缺乏症是一种罕见的伴性隐性遗传病,均见于怀男胎病例。发生机制是因胎盘缺乏硫酸酯酶,胎儿肾上腺与肝产生的 16α-羟基硫酸脱氢表雄酮不能将活性较弱的脱氢表雄酮转变为雌二醇及雌三醇,使子宫对缩宫素的敏感性降低,从而发生过期妊娠。

5.孕妇甲状腺功能低下。

二、病理生理

(一)对胎儿的影响

过期妊娠可引起胎盘功能不良、胎盘老化,此外还常合并羊水过少,引起脐带受压,胎儿宫内窘迫发生率/围生儿患病率和死亡率升高2～3倍,增加新生儿智力发育迟缓和神经系统后遗症的风险。

1.胎盘功能正常　除重量略有增加外,胎盘外观和镜检均与妊娠足月胎盘相似,胎儿可继续正常生长或成为巨大胎儿,颅骨钙化明显,不易变形,经阴道分娩困难,新生儿患病率增加。

2.胎盘功能减退　肉眼观察胎盘母体面呈片状或多灶性梗死及钙化,胎儿面及胎膜常被胎粪污染,呈黄绿色。镜下见胎盘绒毛内血管床减少,绒毛间腔变窄,绒毛上皮与血管基底膜增厚。另外,有绒毛间血栓、胎盘梗死、绒毛周围纤维素或胎盘后血肿增加等胎盘老化现象。这些变化均明显降低胎盘合成、代谢、运输及交换等功能。胎儿不易再继续生长发育。临床分为三期:第Ⅰ期为过度成熟,表现为胎儿脂肪减少或消失,皮肤干燥松弛、多皱褶,头发浓密,指(趾)甲长,身体瘦长,容貌似"小老人"。第Ⅱ期为胎儿缺氧,肛门括约肌松弛,有胎粪排出,羊水及胎儿皮肤黄染,羊膜和脐带绿染,围生儿患病率及围生儿死亡率最高。第Ⅲ期为胎儿全身因粪染历时较长呈广泛黄色,指(趾)甲和皮肤呈黄色,脐带和胎膜呈黄绿色。此期胎儿已渡过第Ⅱ期危险阶段,其预后反较第Ⅱ期好。

3.羊水过少　继发于胎盘功能减退、胎盘血流灌注不足,使胎儿肾血流减少,胎尿生成减少,羊水量明显减少。临产后子宫收缩,羊水缓冲作用减少,加重胎儿缺氧,显著增加胎儿宫内窘迫及新生儿窒息,围生儿患病率及围生儿死亡率增加。因此过期妊娠一旦合并羊水过少,应尽快终止妊娠。

(二)对母亲的影响

因胎儿窘迫、巨大儿等对母亲可造成难产,产程停滞,头盆不称,增加产伤及手术率。

三、诊断

因为诊断过期妊娠的前提是孕妇末次月经后2周发生排卵并受精,但正常妇女无法准确判断排卵时间,按末次月经第 1 日推算的孕周可能与实际孕龄不完全一致,因此过期妊娠的诊断需结合病史、产前检查及其他辅助检查加以判断。

1.既往经周期规律(28~30 日)及末次月经确定的孕妇,自末次月经第 1 日起计算,妊娠达到或超过 42 周即可诊断。

2.若平时月经周期不规则,建议行 B 型超声检查校正胎龄。目前推荐所有关孕妇均应在妊娠 11~13+6 周接受 B 超检查。此时若测量胎儿头臀径,正确测量推算的胎龄与真实胎龄的误差可在 1 周以内。孕周=胎儿头臀径(cm)+6.5。孕 14~20 周则应测量胎儿双顶径及股骨长估算胎龄,但准确性不及头臀径。

3.若平时月经周期不规则并缺乏早孕期 B 超检查,还应询问:①有无使用延迟排卵的药物。②孕前基础体温升高情况。③性交日期。④妊娠初期血或尿 hCG 升高时间。⑤开始出现早孕反应的时间。⑥妊娠早期妇科检查子宫大小以及经腹壁听到胎心的时间。⑦自觉胎动时间。

4.判断胎盘功能

(1)胎动计数:若胎动计数<10 次/12 小时或逐日下降超过 50%,应视为胎盘功能减退。

(2)胎儿电子监护仪监测:包括无应激试验(NST)和催产素激惹试验(OCT),每周 1~2 次。因 NST 存在较高假阴性率,需结合 B 型超声检查,估计胎儿安危。若 OCT 出现多次反复胎心晚期减速,提示胎儿宫内明显缺氧。

(3)B 型超声检查:每周进行胎儿生物物理评分 1~2 次,若评分≤3 分,提示胎儿宫内明显缺氧。另外,胎儿脐动脉血流 S/D 比值可协助判断胎盘功能与胎儿安危。

(4)尿雌激素与肌酐(E/C)比值:隔日检查一次,若尿 E/C 比值<10 提示胎盘功能减退。

四、处理

力求避免过期妊娠的发生,争取在妊娠足月时处理。

(一)产前处理

1.孕 41~42 周 目前普遍认为可于孕 41 周时实施引产,尽量避免妊娠时限超过 42 周。引产前通过胎儿生物物理评分,判定胎儿宫内安危情况。

2.一旦确诊过期妊娠应尽快终止妊娠。同时根据胎盘功能、胎儿大小、宫颈成熟度综合分析,选择恰当的分娩方式。

(二)终止妊娠的方法

1.引产 对确诊过期妊娠,无头盆不称及胎儿宫内窘迫征象者可考虑引产。

(1)宫颈成熟度评估:宫颈成熟度对预测引产成功与否起重要作用。通常采用 Bishop 评分法,7 分以上引产成功率>80%;若评分<7 分,引产前应先给予促宫颈成熟治疗。近几年来有使用 FFN 进行引产成功率的评估。

(2)促宫颈成熟:机械方法包括宫颈管内置宫颈球囊、Foley 尿管、昆布棒等。药物方法包括阴道后穹窿放置地前列酮栓或小剂量米索前列醇(25μg);或小剂量低浓度缩宫素 1U+500ml 葡萄糖注射液静脉滴注促宫颈成熟,但效果不佳。

(3)宫颈条件成熟且无生殖道感染者可行人工破膜,观察无自发宫缩后加用缩宫素静脉滴注诱发宫缩,在严密监护下阴道分娩。

(4)缩宫素静脉滴注引产:推荐使用小剂量、慢速度,开始应用葡萄糖注射液 500ml+缩宫素 2.5U,以 8 滴/分(2.5mU/min)开始,根据宫缩情况调整滴速,一般间隔 30min 增加 4 滴/分,直至理想宫缩模式(即 10min3～4 次宫缩,持续 30～60s),最大剂量为 64 滴/分 (20mU/min)。应用缩宫素时应专人守护,密切监测产妇的主诉和生命体征、宫缩频率、强度、胎心率及测量血压。一旦发生宫缩过强,胎心率改变,或出现胸闷、憋气等异常症状,应立即停用,必要时应用地塞米松 20mg 静脉滴入,警惕缩宫素过敏或羊水栓塞。

2.剖宫产　具有下列情况之一,考虑剖宫产终止妊娠:①引产失败。②产程长,胎先露部下降不满意。③产程中出现胎儿窘迫征象。④头盆不称。⑤胎盘功能不良,胎儿储备能量差,不能耐受宫缩者。⑥巨大儿。⑦臀先露伴骨盆轻度狭窄。⑧高龄初产妇。⑨同时存在妊娠合并症及并发症,如糖尿病、慢性肾炎、重度子痫前期等。

(三)产时处理

过期妊娠常伴有胎儿窘迫、羊水粪染、产程异常,应加强产程中的监测。

1.第一产程　鼓励产妇左侧卧位、吸氧;连续监测胎心;注意羊水性状,必要时测胎儿头皮血 pH,及早发现胎儿窘迫并及时处理。

2.第二产程　持续吸氧,要求有经验的新生儿科医生在场,在胎头娩出后立即清理口咽部黏液,对胎粪污染的新生儿,娩出后无活力(呼吸不规律、心率<100 次/分、无张力)应立即进行新生儿窒息复苏,并作详细记录。

(四)过期儿的护理

过期儿患病率和死亡率均增高,应按高危儿处理。做好监护,早吸吮早开奶,防止低血糖,监测呼吸、黄疸,及时发现和处理新生儿窒息、脱水、低血容量及代谢性酸中毒等并发症。

(王艳丽)

第六节　妊娠期肝内胆汁淤积症

妊娠期肝内胆汁淤积症(Intrahepatic cholestasis of pregnancy,ICP)是妊娠晚期特有的肝脏疾病。以皮肤瘙痒,血中肝酶、胆汁酸水平升高为其主要临床表现;偶有患者可伴黄疸、脂肪痢、恶心、呕吐、厌食、肝脾肿大。ICP 对多数母亲是一个良性过程,妊娠终止后瘙痒及肝功能损害迅速恢复正常。ICP 最大的危害是明显增加了早产、羊水粪染、胎儿宫内窘迫、死胎、新生儿窒息的风险。

一、命名和流行病学的变迁

该病曾有过许多命名,反映出不同阶段对疾病某些特征的认识。1883 年 Ahlfeld 首次报道一种妊娠期复发性黄疸并在妊娠终止后消失的妊娠并发症,曾先后被命名为妊娠黄疸 (jaundice in pregnan－cy)、妊娠期复发性黄疸(recurrent jaundice of pregnancy)、特发性妊娠期黄疸(idiopathic jaundice of pregnancy);20 世纪 50 年代发现这类疾病往往有明显的瘙痒,伴或不伴黄疸,被称为妊娠瘙痒(pruritus in pregnancy)。基于该病主要为母亲的肝功能异常,又被称为产科肝病(obstetric hepatosis,hepatosis gestationalis)。妊娠期肝内胆汁淤积症 (ICP)和产科胆汁淤积症(obstetrics cholestasis)是目前公认的命名。前者符合该病肝脏的病理改变:肝细胞无损害,以毛细胆管扩张、胆汁淤积为主。随着对该病研究的深入,发现胎盘胆汁酸转运障碍、胎儿体内胆汁淤积是其重要的病理生理改变,产科胆汁淤积症应该更能全面反映疾病的本质。我国教科书、指南及国际上多数文献均采用 ICP 这一命名,英国,澳大利亚等采用产科胆汁淤积症这一命名。

ICP 发病具有明显的区域性、复发性及家族聚集倾向。16% ICP 孕妇有家族史,其复发率为 45%～70%。不同国家、地区 ICP 的发病率差异很大。几十年前智利、玻利维亚是高发地区,分别为 15.6% 和 13.8%(1975 年前),特别是 Araucanos 印第安人的 ICP 发生率最高达 27.6%;但近年报道 ICP 在智利的发病率下降为 1.5%～4%,可能与智利人血清硒水平较前明显升高有关。北欧的瑞典、芬兰发病率居中,为 1%～1.5%。北美 ICP 的发病率小于 1%;但随着移民的增多,这些地区 ICP 患者也逐渐增加,有研究报道美国的拉丁籍孕妇 ICP 发病率为 5.6%,10～100 倍于全美的发病率。英国报道的 ICP 发生率为 0.1%,但亚洲血统(印度、巴基斯坦)人群中发病率达 1.2～1.5%。我国无确切的 ICP 流行病学资料,长江流域包括四川、重庆、上海、安徽、江西、江苏等地为 ICP 高发区,报道的 ICP 发生率约为 1%～4%。以上流行病学特点提示此病的发生与种族遗传及环境因素有关。

二、发病机制的认知、演变及启示

ICP 的病因复杂,至今尚未十分明确。遗传、激素、免疫以及环境因素均与 ICP 的发生密切相关,也是多年来 ICP 病因及发病机制研究的切入点。ICP 发病的流行病学特点支持遗传因素在其中的先决作用,寻找 ICP 的易感基因成为多年来病因学研究的重点。而围产儿不良妊娠结局的病理机制是制约 ICP 诊治的关键,是近年来基础与临床研究的热点。

(一)从家系中寻找遗传易感基因

胆汁淤积是 ICP 最基本的病理改变。胆汁酸转运蛋白的分子遗传学变化成为许多研究的焦点。借鉴非妊娠期胆汁淤积症—进行性家族性胆汁淤积症(progressive familial intrahepatic cholestasis,PFIC)相关基因的研究成果,有关 ICP 相关基因突变和多态性的研究很多。PFIC 是一种常染色体隐性遗传性胆汁淤积性肝脏疾病,研究已经证实 ATP8B1(FIC1)MCBU(BSEP)和 ABCB4(MDR3)的基因缺陷可分别导致 PHC I 型、II 型和 III 型的发生。ABCB4 是 ICP 遗传病因学研究中涉及最多的基因。De Vree 等报道其多药耐药基因 3(MDR3)突变所致的 PFIC3 与 ICP 同时存在于一个家系中,是最早涉及 ICP 与 ABCB4 基因相关性的研究报道;此后多项研究均发现 MDR3 多种基因突变与 ICP 患者的发病有关。有关 ICP 胆盐输出泵(BSEP)基因变化的研究结果不一致。一个芬兰进行的研究认为是 ICP 的易感基因。Mullenbach 等发现少数病例的 ICP 患者为 FIC1 基因突变的杂合子携带者,提示 FIC1 也可能为 ICP 的易感基因。FXR 是核受体超家族成员之一,也是多种胆汁酸的受体;对胆汁酸代谢的多种酶、胆盐载体进行着精密的调控,最近 Van Mil SW 等发现 ICP 患者存在 FXR 四种基因变异,其中 3 个与 ICP 的易感性关系密切。尽管不少的研究支持胆汁酸转运载体相关基因缺陷与 ICP 发病的相关性,但一个同样在芬兰进行的样本量更大、种族背景更多样化的研究未证实上述结果,说明 ICP 的病因学具有基于家系或群体的遗传异质性,应采取不同的病因学研究策略。

(二)胎儿不良妊娠结局的关键因素——一个临床研究给我们的启示

ICP 的最大危害是围产儿发病率和死亡率增加。只有认清 ICP 胎儿病理机制,即导致胎儿不良妊娠结局的关键因素,才是解决临床诊治中困惑的关键。尽管研究还不够完善、还缺乏临床的循证证据,越来越多的基础研究,特别是以 2004 年瑞典人 Glantz A 的一项大样本前瞻性研究为代表的一些临床研究提示,胎儿体内胆汁酸淤积是 ICP 胎儿不良妊娠结局的关键因素,胆汁酸可能为 ICP 胎儿风险的相关指标。

离体胎盘滋养细胞的研究显示,ICP 胎儿胆汁酸经胎盘向母体的转运功能障碍,胆汁酸由母体循环向胎儿循环的逆流增加,引起胆汁酸在胎儿体内蓄积。ICP 患者羊水、胎粪、脐血中胆汁酸水平均明显增加。

1. 基础研究提示胆汁酸可能与 ICP 围产儿的不良结局有关

(1)胆汁酸与胎儿宫内缺氧、死胎:离体实验表明,胆汁酸对培养的肝细胞、红细胞和心血管内皮细胞等均具有浓度依赖性细胞毒作用。高水平的胆汁酸,尤其是胆酸可使人离体胎盘绒毛表面血管痉挛,绒毛静脉阻力增加,推测可导致胎儿血流灌注急剧下降。近年来研究发现胆汁酸对心肌的毒性在 ICP 胎儿猝死过程中可能起重要的作用。研究发现不同浓度的牛磺胆酸作用于离体新生鼠的心肌细胞后,其收缩率减少,并丧失了同步收缩性;ICP 大鼠模型中记录到胎鼠死亡前出现短暂的心律失常阶段。这些研究表明,胆汁酸对心脏有直接毒性作用,可能诱发胎儿心律失常,进而突然死亡。

(2)胆汁酸与早产:研究发现胆酸可增加正常子宫肌纤维对催产素的敏感性以及催产素受体的表达,ICP 子宫肌纤维对催产素刺激的反应性高于正常子宫肌纤维;啮齿类动物实验还显示胆酸可剂量相关性增加子宫肌纤维的收缩性以及羊水胎粪污染和早产的几率;Campos GA 等发现给羊注射胆酸可增加自然早产率;这些都是升高的胆汁酸可诱发早产的证据。

(3)胆汁酸与羊水粪染:ICP 羊水中胆汁酸浓度明显增高,ICP 死胎病例几乎 85%～100% 有羊水胎粪污染。动物实验显示,羊注射胆酸后胎羊出生时 100% 伴有羊水粪染,提示胆汁酸与羊水粪染的发生密切相关,其可能的机制为胆汁酸可刺激胎儿肠运动增加致使羊水胎粪污染;羊水中胆汁酸弥散到胎盘表面收缩脐带血管和胎盘绒毛血管,进一步导致胎儿宫内缺氧及促进羊水胎粪污染。

2. 临床研究报道提供了一些胆汁酸与 ICP 不良围产儿结局的直接证据

Zecca E 等于 2004 年首次报道 ICP 近足月新生儿(36～37 周)发生难以解释的 RDS。进一步的系列研究发现 ICP 新生儿 RDS 发生率为 28.6%,在 10 例患 RDS 的 ICP 新生儿肺泡灌洗液中都有高水平的胆汁酸,其中 2 例新生儿气管内给予表面活性物质后改善了症状;推测胆汁酸可能对抗磷脂酶 A_2,减少肺泡表面活性物质;由此提出"胆汁性肺炎"的诊断。

Glantz A 等于 1999—2002 年在 45485 名瑞典孕妇中筛查出 693 例 ICP 患者进行前瞻性队列研究,通过简单 logistic 回归分析,发现当母血中总胆汁酸 $\geq 40 \mu mol/L$ 时,每 $1 \mu mol/L$ 总胆汁酸增加 1%～2% 胎儿并发症(早产、胎儿窒息、羊水胎盘粪染)的发生率;总胆汁酸 $< 40 \mu mol/L$ 不增加 ICP 胎儿的并发症。作者建议将 ICP 分为轻度(胆汁酸 $< 4 \mu mol/L$)和重度(胆汁酸 $\geq 40 \mu mol/L$),轻度 ICP 可采取期待治疗。尽管非随机对照研究,这是一个大样本量的前瞻性研究,也是首个运用相关性统计分析直接寻找与 ICP 不良妊娠结局相关指标的研究。而此之前的临床报道均为回顾性资料,几乎无相关性统计分析,一些报道对 ICP 进行的临床分度也是作者自己根据临床经验进行的分度,并无统计学依据。从某中意义上讲,Glantz A 的研究可谓一个"里程碑",它使之前的一系列基础研究及小样本临床研究的结果广为接受,该研究报道也是被相关研究引用最多的文章。2008 年 Lee 等的一项回顾性分析,运用该分级标准并未证实发生胎儿并发症的差别。2009 年的一项样本量 187 例的回顾性研究,运用二元多变量回归性分析,发现总胆汁酸水平及胎儿高胆汁酸暴露时间分别为预测胎儿窒

息(新生儿5分钟APgar评分<7)的独立参数;2012年Book等的一项101例回顾性分析结果显示,当总胆汁酸水平>100μmol/L时与胎儿并发症的发生相关,且例数极少(3例)。因此,临床上仍然期待大样本、前瞻性、随机对照试验。

三、现行诊、治的要点及面临的困惑

随着近几年ICP研究的迅猛进展,有关其诊断及治疗达成的共识越来越多。2011年英国皇家妇产科保师协会(Royal College of Obstetricians and Gynaecologists,RCOG)更新了ICP指南,同年中华医学会妇产科学分会产科学组公布了我国第一版ICP指南。由于ICP发病机制和死胎的原因目前仍不确切,目前尚缺乏足够的临床循证证据,使这些指南在一些细节的指导上尚有一定的局限性。

(一)诊断的要点及争议

1. 妊娠中、晚期出现的瘙痒 瘙痒往往是ICP的首发症状。无皮疹性瘙痒,有时有抓痕,常见部位在手掌和脚掌为其主要特征。妊娠瘙痒中仅约28%~60%确诊为ICP。因此,妊娠中、晚期出现的瘙痒仅为筛查ICP的指征。

2. 血清转氨酶和(或)胆汁酸水平升高 不能用其他原因解释的肝功能异常是ICP最重要的诊断依据。多数ICP患者的转氨酶2~10倍增高,以ALT及AST升高为主,一般不超过1000U/L。妊娠晚期碱性磷酸酶增高为胎盘源性,不具有诊断价值。血清胆汁酸水平目前被认为是ICP重要的诊断及监测指标。虽然胆酸或胆酸:鹅去氧胆酸(CA:CDCA)早期诊断的敏感性更高,临床上仍多以总胆汁酸(TBA)>10μmol/L为诊断标准。

胆汁酸正常水平不能排除ICP的诊断,需要定期复查肝功能。仅有胆汁酸的升高能否诊断ICP尚有争议。最近,有学者提出无症状高胆汁酸血症(asymptomatic hypercholanemia of pregnancy,AHP),即无临床症状,肝酶正常,仅胆汁酸升高者。据报道10%妊娠可诊断为AHP,仅2%~3%在妊娠晚期发展为ICP;轻度AHP者妊娠结局同正常妊娠。但此类的报道较少,尚需更多的临床资料。

3. 排除其他原因导致的瘙痒及肝功能异常 ICP是一个排除性诊断。诊断前需筛查甲、乙、丙肝炎病毒及EB、巨细胞病毒,行肝胆B超检查,以排除其他疾病(如病毒性肝炎、原发性胆汁淤积性肝硬化、胆道疾病、子痫前期、妊娠期急性脂肪肝)所致的肝功能异常。

在我国无症状的乙型肝炎病毒感染者(乙肝病毒携带者)妊娠的人群较多。临床上该类孕妇出现孕期的瘙痒,肝酶轻度升高,胆汁酸水平升高,无明显消化道症状,分娩后肝功能恢复正常,对这类患者能否诊断为ICP存在争议。英国RCOG指南认为丙肝携带者及胆囊结石为ICP的高危因素,国外不少临床研究资料也将上述两类患者列入ICP进行分析。我们认为其临床经过及预后同ICP,可作为ICP进行诊断及管理。

4. 分娩后2~4例内症状消失及血液生化改变恢复正常 所有诊断为ICP的孕妇需进行产后随访。有报道正常产褥期10天内肝酶可生理性升高,因此ICP肝功能复查应在产后10天以上。产后持续存在的胆汁瘀积应排除ICP的诊断。

(二)药物治疗的要点及胎儿监测的困惑

ICP治疗的要点为:①药物治疗:以期减轻母亲的症状,延长孕周。②ICP的监护:每周复查肝功能,加强胎儿监护。③适时终止妊娠。

1.药物治疗的要点

(1)表面润滑剂:尽管没有系统研究确定表面润滑剂的疗效,但孕期使用炉甘石液、薄荷醇水乳等润肤剂是安全的。临床经验也表明它们可短暂地改善孕妇瘙痒症状。

(2)熊去氧胆酸:尽管目前尚缺乏熊去氧胆酸预防死胎以及对胎儿、新生儿安全性的有力证据,但能改善母亲瘙痒症状及肝脏生化指标,目前为广泛接受的治疗ICP的一线药物。常用剂量为15mg/(kg·d)或1g/d。常规剂量疗效不佳,又无明显的副作用时,可加大剂量为每日1.5～2.0g。

(3)S-腺苷蛋氨酸:目前尚无足够的证据显示S-腺苷蛋氨酸改善母体症状及胎儿结局的有效性,RCOG指南不推荐使用;我国指南推荐为ICP的二线药物,或与熊去氧胆酸联合用药。

(4)维生素K:ICP患者食物中脂肪的吸收减少,可影响脂溶性维生素K的吸收。既往常规建议ICP患者每日口服水溶性维生素K 10mg,以预防产后出血及胎儿和新生儿出血。但英国国家处方集建议妊娠晚期及分娩期慎用维生素K,以避免增加新生儿溶血性贫血及核黄疸的风险。新版的HCOG指南建议ICP患者凝血酶原时间延长或有明显脂肪泻者,可每日口服水溶性维生素K 10mg。

2.亟待解决的问题-缺乏监测病情的有效手段

(1)ICP的临床分度问题:尽管不少的研究提示胆汁酸是ICP胎儿不良结局的相关指标,该结果在临床运用中还存在不少的困惑,如母血中总胆汁酸、不同的胆汁酸成分或胎儿的胆汁酸水平,哪个是与围产儿结局最密切的关键指标?胆汁酸是否为预测ICP预后的唯一或重要的指标?总胆汁酸40μmol/L是否就是分级的标准?只有这些问题得到满意的答复后,才能对ICP进行临床分度,并根据病情进行分级管理。

(2)缺乏有效预防胎儿宫内死亡的监护措施:ICP最大的危害是突然发生的死胎。临床观察ICP往往无胎盘功能不良的证据(如胎儿宫内生长受限、羊水过少、脐带血流异常),提示ICP胎儿宫内缺氧是一个急性过程。常规的胎儿监护手段:胎儿电子监护、B型超声检查、胎儿生物物理评分以及孕妇自数胎动均不能有效预测胎儿宫内急性缺氧。在目前缺乏有效胎儿监护手段的条件下,每周监测肝酶、胆汁酸水平的变化,每周1～2次胎心电子监护,必要时行胎儿生物物理评分仍是临床常用的ICP监护手段。多胎妊娠、阳性家族史、既往ICP死胎史及高总胆汁酸水平(如≥40μmol/L)可作为估计ICP胎儿高风险的参考。

(三)分娩方式及时机-避免过度治疗

1.ICP死胎的风险有多大 由于缺乏有效预测ICP胎儿宫内缺氧/死胎的手段,对ICP死胎的担心是临床的焦点。RCOG指南指出,与正常妊娠相比,经过医院治疗后,ICP增加了多少死胎几率尚无报道,但应该较少。以英文文献报道的数据统计,70年代的ICP围产儿死亡率约为10.6‰,80年代约为9.0‰。2001—2011年报道为5.7%。随着医疗水平的进步,总的围产儿死亡率也呈下降趋势。也许,随着我们对ICP的早期发现,积极药物治疗及加强监护,其死胎的风险将趋于一般人群。期待相关的文献报道。

2.什么样的分娩时机合适 ICP发生早产的风险几率增加,包括自然早产及医源性早产。文献报道,ICP早产多为医源性(7%～25%),而自然早产率(4%～12%)仅较一般人群轻度增加。医源性早产中医生、助产士及患者的担心占了一定比例。我国临床上普遍存在对ICP分娩时机及方式的过度干预,ICP剖宫产率极高。既往曾有学者建议对"重度ICP"于34

～35 周积极终止妊娠。这种医源性早产对新生儿的危害不容忽略。

ICP 死胎可发生在整个妊娠期,但多发生在妊娠晚期,多数文献报道提示 ICP 死胎常发生 37～39 周;因此,鉴于不能预测死胎的发生,英国 88% 的产科医生和助产士选择在妊娠 37 ～38 周对 ICP 积极引产,终止妊娠。医源性提前终止妊娠可增加新生儿呼吸系统发病率。研究报道,妊娠 37 周、38 周、39 周择期剖宫产术后新生儿转 NICU 的几率分别为 7%～11%、6% 及 1.5%。这种积极终止妊娠的方式对 ICP 新生儿的影响尚无研究进行评价。有学者认为 ICP 新生儿呼吸系统发病率与其本身引起的"胆汁性肺炎"也有关系。

3. 积极管理 ICP 的积极管理包括一系列的处理方案:有效剂量的熊去氧胆酸治疗,加强胎儿监护及肝功能检测,37～38 周积极引产、终止妊娠。2 项分别为 7 年和 8 年资料的总结显示,通过 ICP 的积极管理,胎儿窒息率及死胎发生率降低,且未增加剖宫产率。一项最新完成的多中心、随机对照研究显示,37～38 周积极终止妊娠未增加剖宫产率。

四、解决问题的思路与研究方向

近十年来 ICP 受到国内外学者的关注,有关 ICP 的基础及临床的研究成果使我们越来越接近疾病的本质。但 ICP 胎儿不良结局(死胎、早产、羊水粪染、胎儿宫内窒息)病理机制的不确切以及缺乏有效的临床监测、预测指标仍是制约 ICP 规范化诊治的关键。期待今后更多高质量的基础及临床研究能解疑释惑。

(一)多中心的临床科研协作

今后临床研究的目标是寻找 ICP 发病相关的高危因素、影响 ICP 围产儿不良结局的关键指标以及熊去氧胆酸治疗 ICP 有效性的循证证据。因而需要大样本、前瞻性的研究结果。这些研究应该是:

1. 多中心的临床合作研究 由于 ICP 的发病率较低,特别是围产儿死亡的例数较少,因此需要多中心的科研协作以获取足够的样本和检验效能,以及可靠的结论。

2. 多因素相关分析 选择合理的统计分析方法从大量临床资料总结中获得更多与 ICP 相关的信息(如高危因素、判断病情的指标、治疗方案的选择等)。

3. 随机、双盲、对照研究 是评价治疗方案有效性的基础。

4. 观察指标全面 对于治疗方案有效性的评价应包括母儿两个方面。围产儿结局应是重点观察的指标,新生儿的结局还应包括近期和远期效果。

英国于 2009 年启动了一个 PITCH(Pregnancy Intervention Trial in Cholestasis)计划。这是一个多中心、随机对照研究;包括观察对 ICP 患者熊去氧胆酸和安慰剂治疗的比较(双盲),以及 ICP 患者 37～37^{+6} 周积极终止妊娠和期待自然分娩发作的比较(非双盲);期望探索 ICP 胎儿的危险因素以及上述干预措施的效果和可能的风险。2012 年该计划的初步试点研究结果显示,熊去氧胆酸治疗 ICP 可改善瘙痒及羊水粪染,但进一步改善胎儿结局的证据尚需扩大样本量研究;积极终止妊娠未增加剖宫产率,但此干预措施对新生儿的影响观察需更大样本量的研究,且可行性差。

(二)切入问题实质的基础研究

医学基础研究的目的是能为进一步解决临床难题奠定基础。如从分子遗传学角度探索 ICP 发病相关的基因型及其表型,有助于今后筛查出 ICP 的易患人群;研究胎盘胆汁酸转运的调节机制、胎儿体内胆汁酸信号通路的调节以及熊去氧胆酸对上述机制的影响,均有助于

ICP 胎儿病理机制的探讨,并为治疗提供依据。

(王艳丽)

第七节　产前出血

在妊娠 20 周后,胎儿娩出之前,有明显的阴道出血时称为产前出血(antepartum hemorrhage)。产前出血的病因包括前置胎盘、胎盘早剥、先兆早产、宫颈病变(息肉、糜烂、癌)或下生殖道炎症、溃疡、静脉曲张、创伤等,帆状胎盘血管前置破裂、胎盘边缘血窦破裂为较罕见的原因。而前置胎盘和胎盘早剥不但是产前出血的主要原因,同时也是妊娠期严重的并发症,如处理不当则直接危及母儿的生命安全。

一、前置胎盘

(一)定义

正常的胎盘附着位置应在子宫体部的前、后、侧壁。当胎盘附着在子宫下段或覆盖于子宫颈内口处,胎盘的位置低于胎儿的先露部时,称前置胎盘(placenta previa)。是产前出血最常见的原因之一,是妊娠期危及母儿生命的严重并发症,也是导致孕产妇及围生儿死亡的主要原因之一。若前置胎盘患者既往有剖宫产手术史,且胎盘位于前壁,因其合并胎盘植入的发生率较高,称为凶险型前置胎盘,易发生威胁产妇生命的大出血。

前置胎盘的发病率国外报告为 0.3%~0.9%,国内报告为 0.24%~1.57%。

(二)病因

发病原因还不十分清楚,可能与以下原因有关。

1.子宫内膜损伤　子宫内膜损伤或瘢痕(如穿透肌层的子宫肌瘤剔除史、子宫成形术后、剖宫产史、产褥感染史、多胎经产史、多次流产刮宫史、子宫内膜炎等)导致子宫内膜发育不良,影响子宫蜕膜血管生长,造成血液供应不足,当受精卵植入时,为摄取足够的营养而扩大胎盘的面积,使其伸展到子宫下段。

2.胎盘面积大或胎盘形状异常　当胎盘面积过大(巨大儿或多胎)或副胎盘(accessory placenta)时,胎盘虽主要附着在子宫体部,但过大的面积或副胎盘可延伸至子宫下段。

3.受精卵发育迟缓　当受精卵到达宫腔,其分化与子宫内膜不同步而继续下移植入在子宫下段。

4.宫腔形态异常　子宫畸形或子宫肌瘤等原因使宫腔的形态改变致胎盘附着在子宫下段。

5.其他　吸烟、吸毒可引起胎盘的血流减少,缺氧使胎盘代偿性增大,从而增加胎盘前置的危险性。

(三)分类

分为四种类型(图 18-6)。

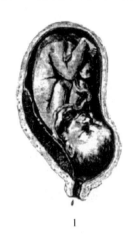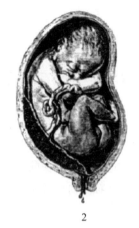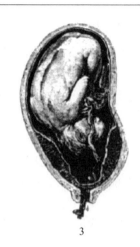

1　　　　　　　　2　　　　　　　　3

图 18－6　前置胎盘的类型

1.完全(中央)性前置胎盘(total placenta previa)　宫颈内口完全被胎盘组织所覆盖。

2.部分性前置胎盘(partial placenta previa)　宫颈内口部分被胎盘组织所覆盖。

3.边缘性前置胎盘(marginal placenta previa)　胎盘的边缘附着在宫颈内口的边缘。

4.低置胎盘(low－lying placenta)　胎盘附着在子宫下段,其下缘接近宫颈内口(一般<7cm)。

胎盘边缘与宫颈内口的关系,目前均以处理前最后一次检查时的状况而定。

(四)临床表现

1.症状　妊娠晚期或临产时出现无诱因的无痛性、反复性阴道出血,是前置胎盘的主要症状。由于妊娠晚期或临产后,子宫下段逐渐伸展,而附着于子宫下段或宫颈内口的胎盘不能相应地伸展,导致前置部分的胎盘自其附着处出现不同程度的剥离,使血窦破裂,引起出血。出血常在无任何刺激时发生,也可以在盆腔检查、性交或临产后发生。初次出血一般血量不多,剥离面的血液凝固后,出血可停止。但随着子宫下段的不断伸展,出血可以反复发生,并且出血量可越来越多。当严重出血时,可发生休克。“醒来躺在血泊中”是对前置胎盘严重出血特点及凶险性的经典描述。

出血发生的时间及严重程度与胎盘的类型有关。

(1)边缘性前置胎盘:有宫缩时引起出血,初次出血常发生较晚,多在 37～40 周临产时或临产后,量也较少。

(2)部分性前置胎盘:常有无痛性出血,出血时间及血量介于边缘性前置胎盘和中央性前置胎盘之间。

(3)完全(中央)性前置胎盘:初次出血时间常较早,量较少,在妊娠 28 周左右,个别病例可发生在妊娠 20 周。出血常呈反复、多次,甚至一次大量出血而导致休克。

边缘性或部分性前置胎盘如在破膜后胎先露迅速下降可直接压迫前置部位的胎盘,使出血停止。

2.体征　患者由于失血量的不同,临床表现的贫血程度不同。出血少,生命体征无变化;反复出血者可表现贫血貌;急性大量的出血,可使患者陷入休克状态。胎儿情况与出血多少有密切关系,失血过多时,可出现胎儿窘迫或胎死宫内。

腹部检查子宫大小符合孕周,子宫体软,无压痛,胎位清楚,胎先露高浮,约有 15% 伴有胎位异常,臀位多见。如已临产,宫缩规律,弛缓好。出血少时胎心正常,出血多时胎心可消失。当胎盘附着在子宫前壁下段时,耻骨上可听到胎盘血管血流杂音。

（五）诊断

1. 根据病史及临床表现均可考虑前置胎盘可能性。

2. 阴道检查　现已不主张采用。只有在近预产期出血不多时,要立即终止妊娠前,需要除外其他出血原因或明确诊断以决定分娩方式时方可考虑使用,操作一定要在有输液、输血及手术条件下进行。阴道检查时应避免触及宫颈口,沿穹窿可触及海绵样胎盘组织。

3. 辅助诊断

（1）超声检查:超声是目前最安全、有效的首选诊断方法。可清楚显示胎盘和宫颈内口的关系。定位准确率在$93\%\sim97\%$,其操作简单,并可重复检查,应用已普及。超声在妊娠中期发现胎盘覆盖子宫颈内口时,如无症状,不宜过早诊断。随着妊娠周数的增加,子宫下段在逐渐地形成,可使影像上看似在子宫下段的胎盘随着子宫体上移。有近$1/3$在妊娠中期超声显示前置胎盘者到妊娠晚期胎盘可移行至正常位置,但中央性前置胎盘到晚期则改变很少。若无症状,可随诊至34周,再作诊断。当阴道有活动性出血,超声未明确显示前置胎盘时,临床上仍不能排除此诊断。

（2）产后检查胎盘及胎膜:阴道分娩者胎膜破口距胎盘边缘$<7cm$可诊断为边缘性前置胎盘。剖宫产时可在术中直接了解胎盘位置。

（六）鉴别诊断

前置胎盘出血主要应与胎盘早剥作鉴别。并要及时除外其他出血原因,如胎盘边缘血窦破裂、胎盘前置血管破裂、宫颈疾患等。以上情况经过病史、查体、B超及产后胎盘及胎膜的检查都可得到确诊。

（七）对母儿影响

1. 产时、产后出血　胎儿娩出后由于子宫下段肌肉组织菲薄、收缩力差,胎盘剥离面的血窦不易被闭合而发生出血。

2. 胎盘植入　占前置胎盘中的15%。由于胎盘绒毛植入子宫下段肌层,使胎盘剥离不全,而引发大出血。

3. 产褥感染　胎盘的剥离面接近宫颈外口,细菌自阴道上行易侵入胎盘剥离面而引发感染;当出血多致母亲贫血时,体质虚弱也是感染原因之一。

4. 早产率及围生儿死亡率高　由于大多数前置胎盘出血发生在妊娠中晚期而被迫终止,致早产率增加。早产儿的生命力差、并发症多,加之因出血致胎儿宫内缺氧,甚至宫内死亡等因素影响,使围生儿死亡率明显升高。

（八）预防

推广避孕措施,防止多次人流、引产,避免发生子宫内膜炎及宫内感染。加强孕期宣教,提高保健意识,对孕期出血的症状要加以重视,做到及早就诊、及早诊断及正确处理。

（九）治疗

1. 期待疗法　在保证母亲安全的情况下,尽量延长孕龄,使胎儿能够达到或接近成熟,减少因早产而致围生儿死亡。患者一般情况好,阴道出血少,孕周不足36周,胎儿未成熟,应住院观察。出血期间要绝对卧床休息,采取侧卧位;严密观察阴道出血量及宫缩,腹部检查要轻柔,避免刺激,禁做肛查或阴道检查。需长期保留配血标本。纠正贫血,补充铁剂或输血。可应用镇静剂苯巴比妥、地西泮。必要时可给予宫缩抑制剂(如硫酸镁、β受体激动剂等)以防止宫缩所致出血。在期待治疗过程中,还要监测胎儿宫内状态,必要时给地塞米松促胎肺成熟,提高生后存活率。

2.终止妊娠　根据产妇情况对于临床上所有威胁生命的出血,分类已不重要,要以抢救母亲为主,及时终止妊娠,而剖宫产则为首要的分娩方式。

(1)阴道分娩:适用于边缘性前置胎盘,出血不多,宫口已开大者。可先行人工破膜利用胎头或胎臀的下降来压迫胎盘剥离面,以达到止血及促进宫缩的作用。若破膜后胎先露不下降,仍有活动出血或产程进展不顺利,则应改为剖宫产终止妊娠。

(2)剖宫产术:剖宫产能迅速结束分娩,并可在直视下止血,对母、儿相对安全。完全性前置胎盘必须以剖宫产结束分娩,部分性及边缘性前置胎盘如有活动出血,亦应行剖宫产终止妊娠。选择性剖宫产最理想的时间是妊娠37周。在术前应纠正贫血、备血,必要时输血纠正休克。术中尽量避开胎盘附着处,选择子宫下段切口尽快娩出胎儿,以减少出血。胎儿娩出后,子宫肌壁内注射宫缩剂,及时娩出胎盘,使子宫下段血窦尽快闭合,减少出血。若出血多可行"8"字缝扎血窦止血,有胎盘植入时可楔形切除局部病灶;热盐水纱垫热敷及按摩子宫;如仍出血,应结扎子宫动脉。若以上方法仍不能止血,为母亲的生命安全,应考虑行子宫全切术或子宫次全切除术(连同胎盘附着的出血部位一并切除)。产褥期继续纠正贫血,适当应用抗生素预防产褥感染。

二、胎盘早剥

(一)定义

正常位置的胎盘,在妊娠20周以后、胎儿娩出之前,从子宫壁部分或全部剥离称胎盘早剥(placental abruption)。是产科的一种严重的妊娠并发症,特点是发病急、危害大,对其诊断及处理的延误均可造成母婴的死亡。胎盘早剥也是导致产科凝血障碍的常见原因。胎盘早剥的发病率国内报道为0.46%～2.1%,国外报道为0.51%～2.33%,发病率的高低与产后检查胎盘时对于轻型早剥的及时诊断或漏诊有关。

(二)病因

胎盘早剥的发病机制尚未完全阐明,可能与下列因素有关。

1.血管病变　孕妇患妊娠期高血压疾病、慢性肾脏疾病及糖尿病等可导致全身血管病变的疾病者居多。当子宫底蜕膜螺旋小动脉发生痉挛或硬化时,即可引起远端毛细血管缺血坏死而导致破裂出血,当血液流到底蜕膜层形成血肿,即可引起胎盘与子宫壁的剥离。

2.机械因素　腹部直接受到外力的撞击,外倒转矫正胎位时手法粗暴,都可导致血管的破裂而发生胎盘早剥;在分娩过程中发生胎盘早剥多是由于脐带过短或脐带绕颈。

3.子宫内压力突然下降　羊水过多,胎膜破裂羊水流出过快时,或双胎分娩在第一个胎儿娩出后,子宫收缩均可使宫腔明显缩小而发生胎盘错位引起剥离。

4.子宫静脉压突然增高　妊娠晚期时由于子宫增大、重量增加,如果孕妇长时间处于仰卧位时可发生仰卧综合征。巨大子宫压迫下腔静脉,阻碍静脉血的回流,回心血量减少,血压下降,同时子宫静脉压突然升高并传导到绒毛间隙导致蜕膜静脉床淤血或破裂,而引起部分或全部的胎盘早剥。

5.有胎盘早剥史,再次妊娠时复发者约有10%;胎盘早剥患者的亲姐妹怀孕发生早剥的风险是普通人的 2 倍。

6.其他　吸烟、营养不良、吸毒(如吸可卡因)与胎盘早剥有关。血栓栓塞性疾病患者风险增加。还有部分患者原因不明。

(三)类型及病理生理变化

胎盘早剥分为显性、隐性及混合性剥离三种类型(图 18－7)。

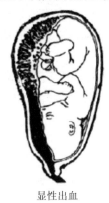 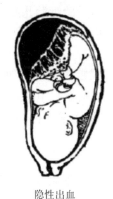 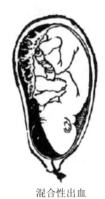

显性出血　　　　　　　隐性出血　　　　　　混合性出血

图 18－7　胎盘早剥类型示意图

胎盘早剥的主要病理变化是由于底蜕膜血管破裂出血后形成血肿,血肿致胎盘自附着处剥离。胎盘剥离的严重程度与剥离面的大小及剥离部位的位置有关。

1.显性剥离(revealed abruption)　血液冲开胎盘边缘,并沿着胎膜与子宫壁之间自宫颈流出,失血程度与外出血量成正比。

2.隐性剥离(concealed abruption)　剥离面小,血液凝固,出血可自行停止,可无临床症状。如继续出血,血液在胎盘后形成血肿使剥离面逐渐扩大。当血肿不断增大,胎盘边缘仍然附着在子宫壁上,或胎膜与子宫壁未分离,或胎头固定于骨盆入口,均使胎盘后的血液不能外流而积聚在胎盘与子宫壁之间。此时子宫容积增大,宫底升高。失血程度与外出血量不成正比。

3.混合性出血(mixed hemorrhage)　胎盘后的血肿达到一定程度时,血液冲破了胎盘边缘,经宫颈管流出时则称混合性出血。

(四)临床表现

临床表现主要与胎盘剥离面积的大小及出血的严重程度有关。

1.轻型　以外出血为主(占胎盘早剥的 80%),胎盘剥离面<1/3 胎盘面积,且在胎盘的边缘。主要症状为阴道流血,最较多,色暗红,可有轻微的腹痛或无腹痛,无明显贫血征,如在分娩期则产程进展较快。腹部检查:子宫软,压痛不明显或局部有轻压痛,宫缩有间歇,子宫大小与孕周相符,胎位清楚,胎心正常或异常。分娩后检查胎盘时发现母面有血块压迹者占 35%。

2.重型　内出血为主(占胎盘早剥的 20%),胎盘剥离面>1/3 胎盘而积。多伴有严重的妊娠期并发症。主要症状为突然发生的持续性腹痛和(或)腰酸、腰痛,疼痛的程度与胎盘后积血的多少有关,积血越多,疼痛越重。严重时可出现恶心、呕吐、面色苍白、出汗、脉细数及血压下降等休克症状,皮肤可见出血点及牙龈出血。可无或少量阴道出血。当血液经羊膜渗入羊水中时,可致血性羊水,破膜时有血性羊水流出。贫血程度与失血量不成比例。腹部检查:子宫张力大,宫缩不迟缓或舒张不完全,严重者硬如板状,压痛明显。若胎盘附着在子宫后壁,压痛可不明显。随胎盘后血肿的增大,宫底也随之升高,子宫大于孕周。因子宫张力大,致胎位触不清。胎儿宫内缺氧严重,大部分胎儿在宫内死亡。

（五）辅助检查

1. 超声检查 超声可协助诊断,诊断率为 20%～25%,图像显示胎盘与子宫壁间出现液性暗区,界限不清楚。若血肿较大时显示胎盘胎儿面向羊膜腔凸出。如血液流出未形成血肿时则无特异图像。因诊断率较低,所以一定要结合临床体征全面考虑,不能完全依赖超声检查,不可盲目排除胎盘早剥诊断。

2. 实验室检查 常规检查有血、尿常规及凝血功能,主要了解贫血程度及凝血功能有无障碍。重型患者应进一步筛查 DIC,包括血浆鱼精蛋白副凝试验(3P 试验)、纤溶确诊试验(Fi 试验即 FDP 免疫试验)、凝血酶时间及优球蛋白溶解时间等。还应做相关病因(疾病)的检查,如肾功能等。

（六）诊断

主要根据病史、临床症状及体征。轻型胎盘早剥的临床症状与体征不够典型,诊断常有一定困难,临床上需仔细的观察分析。重型胎盘早剥常具有典型症状与体征,临床诊断多无困难。超声检查主要在与前置胎盘的鉴别上更有意义。胎盘附着子宫体后壁的早剥,因腹痛可能以腰痛代替,腹部压痛也不很明显,极易被忽视,排除诊断时应特别谨慎。

（七）鉴别诊断

1. 重型胎盘早剥主要与前置胎盘(无痛性出血、腹软、胎先露浮、超声图像示胎盘在子宫下段)及先兆子宫破裂(产程中腹痛剧烈、病理缩复环、血尿、下段压痛或有剖宫产及肌瘤剔除史)鉴别。

2. 轻型胎盘早剥伴有稀疏宫缩者,易误诊为先兆早产或临产,在未明确诊断之前,要慎用宫缩抑制剂,防止掩盖病情。

（八）并发症

1. 弥散性血管内凝血(DIC) 严重的胎盘早剥可导致凝血功能的障碍。剥离处胎盘绒毛和蜕膜释放大量组织凝血活酶进入母体循环,激活凝血系统导致 DIC,肺、肾等脏器的毛细血管内有微血栓形成造成脏器损害。随着促凝血因子不断进入母体,DIC 继续发展,激活纤维蛋白溶解系统,产生大量的纤维蛋白降解产物(FDP),引起继发性纤溶亢进。由于发生胎盘早剥后,使凝血因子大量消耗,并产生了高浓度的 FDP,最终导致凝血功能障碍。临床表现为皮下、黏膜或注射部位出血,侧切及腹部伤口渗血,阴道出血不凝或仅有较软的凝血块,有时可出现血尿、咯血、呕血和便血。

2. 产后出血、失血性休克 在隐性出血时,血肿积聚在胎盘与子宫壁之间,由于胎盘后血肿的压力加大,使血液渗入子宫肌层,引起肌纤维的分离、断裂、变性,当血液浸及子宫肌层至浆膜层时,子宫表面呈紫蓝色的瘀斑,在胎盘附着处更明显,此种情况称子宫胎盘卒中(utero－placental apoplexy)。此时子宫肌纤维失去正常收缩功能导致产后出血。

3. 急性肾衰竭 由胎盘早剥所致失血性休克及 DIC,可使肾血流量减少致双侧肾皮质及肾小管缺血坏死,表现为少尿、无尿及急性肾衰竭。

（九）预防

及时治疗妊娠期并发症。避免宫腔压力骤减,羊水过多需人工破膜时,应行高位破膜,使羊水缓慢流出。双胎分娩时,一个胎儿娩出后,腹部扶正第二胎胎位,听胎心,有活动出血时应立即娩出第二个胎儿。提倡侧卧位以减轻增大的妊娠子宫对下腔静脉的压迫,使静脉回流阻力降低。

（十）治疗

1.纠正休克　重型患者应立即开放静脉,及时配、输新鲜血,补充血容量,积极纠正休克。

2.终止妊娠　胎盘早剥一旦诊断,为抢救母亲及胎儿生命,应尽快终止妊娠,减少并发症的发生。分娩方式包括：

(1)阴道分娩:适合轻型或经产妇在宫口已开大,估计短时间内迅速结束分娩时。应先行人工破膜以减少子宫内张力,防止胎盘继续剥离及子宫胎盘卒中的发生。

(2)剖宫产:轻型初产妇胎儿可存活,但不具备短期内阴道分娩的条件;重型无论胎儿是否存活,均应立即剖宫产终止妊娠。剖宫产娩出胎儿、胎盘后,立即子宫肌壁注射缩宫剂。当出现子宫胎盘卒中致宫缩不良时,要按摩子宫、热盐水纱垫湿敷子宫,如仍无好转可"8"字缝合卒中部位的浆肌层,出血不凝时应考虑子宫动脉结扎或子宫切除术,同时补充凝血因子。产后处理可参考"产后出血章节"。

3.防止产后出血　分娩前配血备用,分娩时即开放静脉。胎儿娩出后及时应用宫缩剂,若出血控制不住,输血的同时准备子宫切除术。出现血不凝时,应按凝血功能障碍处理。

4.凝血功能障碍治疗　胎盘早剥持续时间越长,发生凝血功能障碍的概率越高,所以及时终止妊娠是减少 DIC 的重要手段。

(1)补充凝血因子:配、输新鲜血,冰冻血浆及纤维蛋白原。

(2)肝素:有较强的抗凝作用,适用于 DIC 的早期高凝阶段。DIC 后期应用只能加重出血,故应慎重使用。

(3)抗纤溶:DIC 由高凝阶段转入纤溶亢进阶段时,应使用抗纤溶的药物(6－氨基己酸 4 ～6g、氨甲环酸 0.25～0.5g 或氨甲苯酸 0.1～0.2g 溶于 5％葡萄糖液 100ml 内静脉滴注)。

5.预防急性肾衰竭　在治疗中,尿量的多少可直接反映血容量及肾功能状况。若血容量不足时,每小时尿量可少于 30ml,需及时给予补充;当可疑肾衰竭时,每小时尿量则少于 17ml或表现为无尿,此时应静脉注射呋塞米（速尿）40mg,尿量仍不增加可重复使用,一般在 1～2日内症状可好转。若在短期内尿量不增多,血尿素氮、肌酐、血钾增高,CO_2 结合力下降,提示肾功能已严重衰竭。如出现尿毒症应及时抢救孕妇的生命,进行血液透析。

三、胎盘植入

（一）定义

胎盘植入(placenta accreta)为胎盘异常牢固地黏附种植于子宫肌壁上的情况的总称。国外报道胎盘植入的发生率为每 2500 次分娩发生 1 例。而实际情况可能更高。近些年我国胎盘植入的发生率不断增加,而胎盘植入极易导致产时及产后大量出血,其结局多为子宫切除,使患者丧失生育能力,严重时会导致孕产妇死亡,是产科近些年来出现的十分凶险的一种并发症。胎盘植入一般分为三种类型：

1.粘连型(placenta accreta)　由于底蜕膜部分或全部缺失以及细胞滋养层和子宫蜕膜之间的纤维蛋白样沉积层－尼塔布赫层(Nitabuch layer)发育欠佳,导致胎盘绒毛黏附于子宫肌层。

2.植入型(placenta increta)　胎盘绒毛浸润子宫肌层。

3.穿透型(placenta percreta)　胎盘绒毛穿透子宫肌层。

(二)危险因素

一般认为与既往接受剖宫产或刮宫手术,导致子宫下段蜕膜形成缺陷有关。包括:①前置胎盘。②剖宫产史。③刮宫手术史。④多次妊娠史。⑤高龄(大于35岁)。

(三)临床表现

在早孕期,异常的肌层浸润常表现为瘢痕妊娠。如果任其发展,瘢痕处的胎盘绒毛继续生长可导致临产前子宫破裂的发生。胎盘植入常引起产前出血,且往往是由于合并了前置胎盘。在某些病例,直到第三产程胎盘无法娩出手取胎盘时,发现胎盘与子宫肌壁之间无界限,才发现胎盘植入。

(四)诊断

结合病史、临床表现及彩色多普勒超声检查或磁共振检查,目前的诊断率很高。

彩色多普勒超声可发现胎盘边缘血流信号与子宫浆膜层或膀胱反折腹膜之间的宽度小于1mm;胎盘内可见多个大小不一、形态不规则的液性暗区(血池);严重者,与子宫相邻的膀胱浆膜层强回声带消失,可见不规则无回声结构突向膀胱;胎盘后方子宫肌层内弓状动脉血流中断或消失。

磁共振检查作为超声的一个有益补充,可协助诊断高度可疑病例。可发现膀胱内面膨隆,胎盘与肌层之间的低信号层发生局部缺失。

病理检查为金标准。显微镜下可见绒毛直接植入肌层。

(五)处理

1.宜剖宫终止妊娠　分娩时机选择:若无明显出血或其他产科指征,可待孕35周胎儿基本成熟后终止;否则应根据患者病情综合判定终止妊娠时机。

2.术前充分评估病情　备血。请妇科、泌尿科医师会诊,做好子宫切除准备,必要时转至三级医院治疗。

3.可术前行髂内动脉插管,于胎儿娩出后予球囊封堵髂内动脉以减少术野出血,必要时可行子宫动脉栓塞减少出血。

4.术中具体处理措施取决于胎盘种植部位、肌层浸润深度和胎盘植入面积的大小。对于胎盘植入深、范围大的患者,最安全的方法为直接切除子宫,可明显减少出血量及孕产妇死亡率。对于出血少、植入浅、范围小的患者行保留生育功能的保守性手术,即保留植入部分胎盘,术后予化疗或子宫动脉栓塞;其缺点是常见阴道流血及感染,需长期超声或磁共振检查随访,部分患者最终因明道出血而行子宫全切术。

四、前置血管

(一)定义

附着在胎膜间的脐带血管横越子宫下段,在胎先露之前,跨过宫颈内口时称其为前置血管(vasa previa)。

(二)发生原因及危害

常发生于帆状胎盘(velamentous insertion of cord),即脐带附着在胎膜上,脐带血管通过羊膜与绒毛膜之间到达胎盘。当前置血管被胎儿的先露部压迫时,可引起胎儿脐带血循环的减少而发生胎儿宫内缺氧甚至死亡。胎膜自然破裂或人工破膜时如致血管破裂出血是胎儿死亡的主要原因。孕妇发生前置血管破裂出血的时间多在妊娠晚期,故常易与前置胎盘或胎盘早剥的出血相混淆。

（三）诊断

前置血管在胎盘娩出前作出诊断是较困难的,但临床符合以下情况时可提示为前置血管。

1.阴道检查时,通过已扩张的宫颈扪及搏动的索条状物。

2.彩色多普勒超声检查可探及宫颈内口处平行的或环状的血管样回声,其多普勒波形表现为典型的脐动脉样,其频率与胎心率一致。

3.胎膜破裂时发现阴道流血并伴有胎心率的改变,甚至消失。

4.在阴道血的涂片中可找到胎儿的有核红细胞或幼红细胞。

5.在阴道血的蛋白电泳中发现胎儿血红蛋白带。

（四）处理

若确定血管前置破裂,无论出血多少,只要胎儿仍存活,应立即剖宫产终止妊娠。

（王艳丽）

第八节　产后出血

胎儿娩出后 24h 内失血量>500ml,剖宫产时>1000ml,称产后出血(postpartum hemorrhage),主要发生在第三产程和产后 2h 内,发生率占分娩总数的 2%~6%,为分娩期严重并发症,在我国是构成孕产妇死亡的第一位原因,同时临床估计出血量较实际出血量低。轻度产后出血可致使产妇继发贫血,抵抗力降低,易发生产后感染;重度可导致失血性休克、死亡,而存活者可因垂体缺血坏死,致垂体功能低下,即席汉综合征(Sheehan's syndrome),严重影响生活质量。

一、病因

产后出血最常见的四大原因为:子宫收缩乏力、胎盘因素、软产道裂伤、凝血功能障碍,以子宫收缩乏力最为常见,占产后出血的 70%~80%,随着人工流产或宫腔操作次数的增多,胎盘因素导致的产后出血比例有上升趋势,应引起重视。

（一）子宫收缩乏力(uterine atony)

产前或产后影响子宫收缩或缩复的原因,均可引起产后出血。

1.全身因素　孕妇患有急慢性全身性疾病,身体虚弱,贫血;产程中精神过度紧张,休息、摄入不足;产程延长,体力消耗过大;产程中应用过多镇静药或麻醉药。

2.子宫局部因素

(1)子宫发育异常:子宫先天发育不良、畸形子宫,如单角子宫、双子宫、残角子宫。

(2)子宫肌病变:妊娠高血压疾病、严重贫血致子宫肌水肿或缺血;胎盘早剥、子宫胎盘卒中;前置胎盘致产后子宫下段收缩不良;多产、子宫感染史致子宫肌纤维退行性变;子宫肌瘤剔除术后宫体部瘢痕。

(3)子宫过度膨胀:多胎妊娠、羊水过多、巨大胎儿等。

（4）子宫肿瘤：妊娠合并子宫肌瘤等。

（二）胎盘因素

由于胎盘未能及时娩出，致使子宫不能完全收缩，胎盘剥离面的血窦开放出血。根据胎盘剥离的情况，可分为：

1.胎盘滞留（retained placenta）　由于子宫收缩乏力，完全剥离的胎盘滞留在子宫腔内。

2.胎盘粘连（placenta accreta）　既往子宫内膜的损伤或炎症，导致胎盘部分或完全粘连在子宫壁，未能及时完整剥离。

3.胎盘嵌顿（placenta incarceration）　常因第三产程处理不当，过早牵拉脐带、揉挤子宫，或宫缩剂使用不当，使已经剥离的胎盘嵌顿在子宫颈口。

4.胎盘残留（remained placenta）　大部分胎盘娩出，部分胎盘小叶或副胎盘残留在子宫壁上。

5.胎盘植入（placenta increta）　少见。多因子宫内膜的损伤或炎症，蜕膜的海绵层缺如或缺陷，胎盘绒毛部分或全部植入到子宫肌层，蜕膜层正常的裂缝线消失。

（三）软产道裂伤（genital tract injury）

常发生在急产、产程过快、巨大胎儿分娩或手术助产中。包括会阴、阴道、子宫颈，向上可延续到子宫下段，或在子宫旁阔韧带内形成血肿。

1.会阴裂伤　会阴裂伤根据裂伤程度不同可分为会阴Ⅰ～Ⅲ度裂伤。修补止血不良，可导致产后出血。

2.阴道裂伤　可位于阴道双侧侧壁或穹窿，隐匿性出血形成阴道壁血肿。

3.宫颈裂伤　小裂伤可小于2cm，宫颈3点、9点处裂伤可上延至阴道穹窿或子宫下段，严重者形成阔韧带血肿或腹膜后血肿。

4.血肿　阴道壁血肿、阔韧带血肿或腹膜后血肿。

（四）凝血功能障碍（coagulation disorders）

可分为两类：

1.孕前或孕期合并有凝血功能障碍的疾病，如血液病、肝病等。

2.孕期并发症致凝血功能障碍，如胎死宫内、稽留流产、胎盘早剥、重度子痫前期、羊水栓塞等。

凝血功能障碍的出血一旦发生，出血凶险。在产后大量出血后，常可继发消耗性的凝血功能障碍；在大量失血补充成分血和晶体时，凝血因子补充不足，也可出现稀释性凝血功能障碍，加重产后出血。

二、临床表现及诊断

产后出血的主要临床表现为：胎儿娩出后或胎盘娩出后大量出血，可出现休克、继发贫血。产后出血一旦发生，病因常不是单一的。根据出血的时间、出血的原因、病因间的相互关联进行诊断。

（一）子宫收缩乏力

1.出血多发生在胎盘娩出后，出血特点可有三种：

（1）"快"：随胎盘娩出，突然大量的、流水样的出血，产妇迅速进入休克。

（2）"慢"：持续少量出血，常被忽视，达到一定量时，出现临床休克表现。

(3)"隐性":潜在出血或子宫腔内的积血,常因膀胱充盈,宫底升高,影响子宫收缩,产妇出现早期休克表现;或在排尿时,突然排出大量血及血块,迅速进入休克。

2.休克表现 面色苍白、恶心、呕吐、出冷汗,烦躁不安、口渴,脉搏快(超过100次/分)、弱,血压下降(收缩压<100mmHg或脉压≤20mmHg),呼吸加快。

3.查体 宫底升高,轮廓不清,子宫软、收缩弱,压挤子宫可有大量血及血块排出。

(二)胎盘因素

胎盘因素的产后出血,患者常有宫腔操作史,常伴有子宫收缩乏力。

出血发生在胎儿娩出后,首先徒手进宫腔探查,明确是胎盘嵌顿、胎盘滞留还是胎盘粘连、胎盘植入。胎盘粘连,可经手将胎盘自子宫壁完全剥离。胎盘植入时,手探不到胎盘与子宫壁的界限,胎盘与子宫壁融为一体,无法进行剥离。出血发生在胎盘娩出后,应认真、仔细检查胎盘是否完整,有无胎盘小叶的缺损,胎盘边缘有无断裂的血管,以明确是否有胎盘小叶或副胎盘的残留。

(三)软产道裂伤

出血发生在胎儿娩出后,血呈鲜红色,持续不断地流出,有血凝块。在娩出胎盘,排除胎盘因素后,认真检查软产道,进行诊断。

1.会阴阴道的裂伤 多发生在阴道的两侧,根据裂伤的深浅分为:Ⅰ度裂伤,会阴皮肤、黏膜的裂伤;Ⅱ度裂伤,会阴皮肤、黏膜及肌层(肛提肌或会阴深、浅横肌)的裂伤;Ⅲ度裂伤,涉及肛门括约肌的断裂;Ⅳ度裂伤,在Ⅲ度裂伤基础上,伴有直肠黏膜的裂伤。

2.子宫颈裂伤 多发生在产妇用力过早、过猛或急产中;阴道助产手术也是高危因素。裂伤多发生在子宫颈两侧,充分暴露,认真检查,发现宫颈裂伤并伴有活动性出血,可以明确诊断。

3.子宫下段裂伤(子宫破裂) 少见。

4.血肿 产后未见活动性阴道出血,但患者有休克表现,面色苍白、表情淡漠、血压下降。阴道血肿患者主诉阴道疼痛,或肛门坠胀、有排便感。肛查或阴道检查可在阴道侧壁触及肿块。血肿也可自阴道向上蔓延,形成阔韧带或腹膜后血肿,确诊需行超声或CT等影像学检查。

(四)凝血功能障碍

1.孕前合并有凝血功能障碍性疾病或孕期并发症有导致凝血功能障碍的可能,临床有出血倾向,或有肝病相关表现。

2.分娩时,临床化验血小板、纤维蛋白原、部分凝血活酶时间、凝血酶原、纤维蛋白分解产物(D-二聚体或FDP),出现异常。

3.胎盘娩出后出血,伤口渗血,并伴有血不凝。

三、治疗原则

针对出血原因止血、补充血容量以纠正休克,防治感染。根据出血的速度及出血量,尽快开放静脉通道,快速补充血容量,先晶体后胶体或成分血或全血并监测脉搏及血压,应用休克指数估计出血量,防治休克。

(一)止血措施

1.子宫收缩乏力

(1)有效按摩子宫:为最为简单有效的止血方法。可经腹单手法按摩子宫;也可用双手法,经腹经阴道联合持续有效地按摩挤压子宫前后壁(图18-8)。

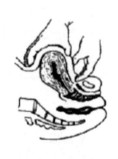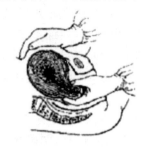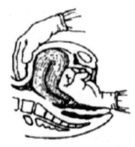

图18-8 按摩子宫方法

(2)子宫收缩剂的应用

1)缩宫素:10U肌内注射或子宫肌层直接注射或宫颈注射或小壶内注入或稀释后静脉缓慢推注,而后10~20U加入500~1000ml晶体液静脉滴注。

2)麦角新碱:0.2mg稀释后静脉或直接肌内注射或经腹子宫体部注射。可促进子宫体和子宫下段的收缩。心脏病、高血压、严重贫血者禁用。

3)长效缩宫素-卡贝缩宫素(carbetocin),是一种合成的具有激动剂性质的长效催产素九肽类似物,临床和药理特性与天然产生的催产素类似。对催产素过敏、有血管疾病者禁用。

4)前列腺素制剂:常用的有卡前列素氨丁三醇(hemabate,15-甲基 PGF_{2a})、米索前列醇(PGE_1)(misoprostol),卡前列甲酯(PGF_{2a}),注意哮喘和心脏病产妇禁用。

(3)宫腔填塞法

1)宫腔纱布填塞法:应用4层纱布做成(4~8cm)×3m的纱条,甲硝唑或碘伏浸透拧干后填满子宫腔一直到阴道上段,保留24~36h取出。可以作为减少子宫出血、保留子宫、为转院或介入治疗赢得时间的一种有效止血方法。

2)宫腔水囊填塞法:阴道分娩产后出血应用水囊填塞更方便。应用特制的水囊或用尿管和双层避孕套做成的水囊,消毒后放入宫腔,注入生理盐水填充宫腔,阴道内填塞无菌纱布,24~48h后取出,并预防性使用抗生素。

(4)手术止血

1)B-lynch缝合术或称背带式子宫缝合术,多适用于剖宫产术中子宫收缩乏力性子宫出血。

2)结扎(栓塞)血管:剖宫产术中依次结扎子宫动脉上行支、下行支以及卵巢动脉子宫支,或采用放射介入技术经股动脉行双侧子宫动脉栓塞或双侧髂内动脉栓塞术,可以明显减少出血并保留子宫。

3)子宫全/次全切除术,适用于出血凶猛、应用各种止血方法仍无效,已经危及产妇生命时,应果断行子宫全/次全切除术。

2.胎盘因素

(1)胎盘滞留:在胎儿娩出后阴道出血,应先助娩胎盘,排除胎盘因素。在判断胎盘已经剥离,滞留在宫内时,则牵引脐带,耻骨联合上方上推子宫,协助娩出胎盘。经处理,胎盘仍未娩出,应徒手进宫腔探查,明确诊断并行处理。

(2)胎盘嵌顿:静脉缓慢推注地西泮(安定)10mg,或阿托品0.5~1mg宫颈注射,或行全身麻醉,解除宫颈痉挛,取出胎盘。

（3）胎盘粘连：行人工剥离胎盘术，将部分或全部粘连在宫壁的胎盘剥离娩出，并认真检查完整情况。

（4）胎盘残留：应徒手进子宫腔剥离残留的胎盘组织，必要时卵圆钳钳夹或大刮勺清宫，有条件可在 B 超引导下进行。

3.软产道损伤　及时准确缝合或修补裂伤，达到有效止血的目的。

（1）子宫下段裂伤或宫颈裂伤延及到子宫下段时，应开腹探查，进行修补缝合处理（见子宫破裂处理）。

（2）宫颈裂伤：在宫颈任何部位出现＞1cm 的裂伤、伴有活动性出血，应予缝合。缝合时应超越裂伤顶端 0.5～1cm，子宫颈外口留有 0.5cm，防止子宫颈外口狭窄。

（3）阴道裂伤：缝合时应超越裂伤顶端 0.5～1cm；缝合黏膜下组织以防止留有死腔，但又要避免穿透直肠。

（4）会阴裂伤：逐层缝合肌层、黏膜和会阴皮肤，缝合后应常规行直肠检查。

（5）软产道血肿：清创引流血肿、缝合，酌情放置引流条。

4.凝血功能障碍出血的止血方法

（1）解除病因：如因死胎、胎盘早剥、妊娠高血压疾病等致凝血功能障碍，应尽快结束妊娠。

（2）补充凝血因子：可以输入血小板、纤维蛋白原、凝血酶原复合物、冰冻干血浆或新鲜血浆、冷沉淀等，补充缺乏的凝血物质，改善凝血功能。

（二）抗休克

补充血容量，纠正休克。

1.失血量的估计　尽量准确测量出血量，目测估计法常常是实际出血量的 48%。应用生命体征的监测和实验室血象的变化，可以为我们诊断产后出血提供一个客观依据。正确估计出血量对于产后出血抢救十分重要。

（1）休克指数（脉搏/收缩压，SI）：正常＜0.5；如＞0.5 但＜1，失血量＜20%（500～750ml）；＝1，失血量 20%～30%（1000～1500ml）；＞1，失血量 30%～50%（1500～2500ml 以上）。

（2）Hb 每下降 10g/L，失血 400～500ml。

（3）红细胞下降 1000×10^9/L，Hb 至少下降＞30g/L。

2.补充血容量　以先晶体液后胶体液或血、先快后慢的原则补充血容量。

四、预防

产后出血可以发生在无任何危险因素的产妇中，对每一次分娩，均应做好预防工作。一旦发生，应做到及早诊断、及早治疗，快速补足血容量，降低严重出血的罹患率及死亡率。

（一）孕期保健

1.做好健康教育，减少人工流产次数，严格掌握初产妇的剖宫产指征。

2.孕期及时发现、积极治疗贫血、积极治疗妊娠合并症。

3.科学孕期营养，控制孕期体重增长，降低巨大儿发生率。

4.对产后出血高危孕妇，应到有血源条件的医疗机构住院分娩。

（二）产时

1.及时发现、处理异常产程，防止产程过长。

2.掌握缩宫素点滴催产适应证,避免产程过快和急产。

3.孕期血液病、肝病患者根据其缺乏情况提前准备血小板、新鲜冰冻血浆、凝血因子,在产时或术中输注。

4.第二产程至少开通一条静脉,胎儿前肩娩出时静脉注射缩宫素10~20U。

5.积极处理第三产程 胎儿娩出,清理呼吸道黏液45~90s后,再钳夹脐带;有控制地、以持续的张力(约1kg力)、轻柔地牵拉脐带,另一只手置于耻骨联合上方按压子宫下段,并上推宫体部(可以预防子宫内翻),促进胎盘的剥离;此时如果出血多或30min仍不能娩出胎盘时,应行人工剥离胎盘术,后行单手或双手持续按摩子宫,预防产后出血。产后仔细检查胎盘及软产道,认真、及时、准确缝合伤口。

(三)产后第四产程(产后2h)

在产房观察2h,准确测量阴道出血量,监测生命体征,观察子宫收缩、膀胱充盈情况,及时排空膀胱,及早诊断、及早鉴别出血原因,积极处理。

(王艳丽)

第九节 剖宫产术

一、切口的选择及进腹

(一)下腹中线直切口

取下腹正中直切口长为12~13cm,切口的下缘距离耻骨联合上缘2~3cm。此切口操作简单迅速,暴露好,实用于所有剖宫产,尤其适用于急症手术、前置胎盘,多胎妊娠及横位者。

(二)耻骨上横切口

选择腹壁脂肪较厚处和较薄处形成的自然皱褶(位于耻骨联合上3~5cm)以中线为中点,对称向两侧弧形延伸。因为此切口美观,目前最为常用,实用于多数初次剖宫产及横切口的重复剖宫产。横切口的暴露不及竖切口,娩胎头的技术相对要求较高,对于初学者而言,如果胎头高浮或胎儿过大,宜选择纵切口。

(三)腹直肌鞘及部分腹直肌切口

切口位于两侧髂前上棘连线下3cm,呈直线,较传统的横切口位置高,术中需要切断腹直肌鞘,部分患者需要切断部分腹直肌。主要实用于多次重复剖宫产,前置胎盘,胎头高浮或肩先露估计娩出困难者。便于术中子宫下段选择较高切口或者子宫体部切口。

(四)进腹手术方式

在急诊剖宫产时,多数熟练操作的医师进腹所用时间平均在2~5min。与妇科进腹手术比较,剖宫产进腹的不同点如下:腹直肌内缘多数自行暴露;如果不是盆腔炎症和前次剖宫产手术导致腹腔粘连,进腹时可以直接提起腹膜,剪刀剪开。这是因为增大的子宫使腹直肌分离,而且肠管自行滑到子宫周围,多数腹膜后面直接与子宫紧贴。

二、避免手术刀片划伤胎儿的技巧

(一)手+刀片

暴露好子宫下段后用圆刀片于下段处划4cm,划大一点没关系。就是在切开子宫时边切边用左手示指边摸子宫切口,一方面可以擦拭血迹,看清切口大小和方向;另一方面也可以感觉到切开子宫的厚度和距离宫腔的距离,要很薄时只用手指一拱就可以进入宫腔了这样是一定不会损伤胎儿的。而感觉到很薄时用血管钳子去拱,也是一个方法,但是还是有可能损伤胎儿,如果胎儿是前不均倾位,而羊水过少时,可以很容易地拱到胎儿的眼睛。

(二)艾利斯钳

下段肌层较厚时,或前置胎盘时,出血多且羊水少时可用艾利斯钳夹住,再用刀片划基本上不会划伤胎儿。

(三)刀片+血管钳

一般用刀只划开下段肌层的一半,然后用钳子钝性分开一个 2cm 的口子,再撕开肌层,当然钳子要有角度的不能垂直分离。

(四)吸引器+血管钳

先在吸引器帮助下,边吸边切,勿切透,视野清晰,剩余较薄时,用血管钳弯头向上,钝性撑开,至见到羊膜囊,用血管钳夹破,吸引器吸净羊水。

三、取胎头时避免子宫切口撕裂

1. 一般情况下,取头时尽量要枕横位取出,这样胎肩一般和切口垂直,好娩肩。遇到羊水过少,或巨大儿,因为活动余地少,胎肩没转过来,是和切口平行(胎儿是趴着的),这样娩肩切口容易裂伤,而且由于用力相对会加大,胎儿也容易受伤。这时不要着急出肩,用左手扳住胎儿锁骨处向上旋转 90°,再出肩就好了。但记住方向一定要正确,就是抬胎儿面部对着的肩。

2. 胎头深嵌于骨盆中的做法是先将产妇体位摆成头低脚高位,以利胎头松动。子宫切口可选在周基杰教授所描述的:取子宫下段位置稍高处紧绷发亮区,剪切口弧度大一些,向两侧圆韧带方向(切忌用手撕开切口),即使切口延裂,也不会向下及两侧累及子宫血管。膀胱向下和两侧外推均要充分,避免膀胱撕裂;也可以在缝合子宫肌层时避免缝合输尿管。

取胎头时,右手轻柔地从胎头与宫壁之间向下插入,间隙较小时,可步步为营,直到胎头最低点,充分超过胎头,让手指尽可能到对侧,手掌托住胎头枕顶部,肘关节尽可能伸直,用整个上臂的力量将胎头上托至切口,必要时可换手,切记不可将切口作为支点撬头!如果胎头固定,可以先用手指拨动,多数自然转为横位取出,这样胎肩一般和切口垂直。如果固定的枕后位胎头无法松动,助手可以双手向上缓推胎肩,主刀医师一手按压胎儿下颏,一手下插入胎头与宫壁之间直到胎头最低点,双手协助胎头俯曲,由枕颏径转变为较小的枕下前囟径娩出,减少子宫下段撕裂的风险。用力一定要均匀,不能太快(用一定的恒力)。

助手从阴道将胎头向上推也不失为一种好方法。不到万不得已,尽量不要用此方法,缺点有:导致子宫下段撕裂伤,引起大出血;易导致宫内严重感染,可以在出院后发生感染性大出血。

适当使用辅助工具:用单叶产钳撬头比用手占用空间小,造成下段撕裂可能较小,又省力,只是放置时千万小心,一定不能压迫胎儿的面部,因此更适合枕后位或枕横位时应用。

3. 胎头高浮的做法 在麻醉患者平躺后,术者要充分估计麻醉的效果,胎头的位置,胎儿的大小及患者的肥胖程度决定合适的切口方式及切口大小。对于没有经验的年轻医师,可以选择相对容易的纵切口。切开子宫下段肌层后,打开羊膜囊之前,助手在宫底部固定并下推胎儿躯干,协助胎头下降,一般情况下术者破膜吸尽羊水后能够顺利娩出胎头。如果患者过于肥胖或麻醉效果欠佳,可以延长切口或切断部分腹直肌。对于高浮的胎头或斜头位,小产钳(短臂 Simpson)可以很好地帮助娩出高浮的胎头。

4.胎儿臀位及横位的分娩方法　臀位时剖宫产比头位时剖宫产难度大,特别是羊水少的时候,因为臀部比头要软,臀部紧贴子宫壁,切开子宫肌层时感觉不是很好,不注意就会切到宝宝的臀部。切开子宫肌层一般很少直接切开,先切一部分肌层再用止血钳分开,因此一定要格外小心。切开子宫下段肌层后,破膜,吸羊水,手术者探查子宫有无畸形、明确胎先露及胎方位,按臀位分娩机转助娩,不可随意勾取肢体和牵出胎臀。对于单臀先露的先像托头一样托出部分臀部,然后双手示指牵引腹股沟,娩出胎体,对于完全臀先露的胎儿可以先牵一足,依次掏出宝宝的双腿,并在牵引过程中旋转成骶前位用纱垫包裹宝宝的身体,娩出胎体,以洗脸式先后娩出肩及上肢,术者将胎体骑跨在右前臂上,同时右手中指伸入胎儿口中,上顶上腭,示指及无名指附于两侧上颌骨;先向上牵拉,同时助手在子宫底施以适当压力,使胎儿保持俯屈。当胎儿枕部抵于子宫切口上缘时,逐渐将胎体上举,以枕部为支点,使胎儿下颌、口、鼻、眼、额相继娩出。从胎儿脐部娩出到胎头娩出时间应严格控制在 2min 以内。

任何违反分娩机制的胎儿娩出,均可导致新生儿窒息、颅内出血、内脏损伤和长骨骨折。托臀部易致生殖器损伤,要避免。要钩取关节不能钩取骨骼,否则易引起股骨干骨折。牵引时着力点在踝关节及胎足,旋转胎体时着力点应在髋关节,不能握持腹部,以防止骨折及内脏损伤。当胎儿股骨出骨盆入口平面时,一定要将股骨落在骨盆入口横径或者斜径上,切忌股骨落在骨盆入口前后径上,否则易致股骨干骨折。

如为足或膝先露且已深入骨盆,娩出下肢时先一手入盆推压儿腿腘窝,使髋、膝关节在骨盆斜径或横径上牵出;如果同时胎儿臀部也已完全入盆,需先使膝关节向胎儿腹部屈曲,紧贴胎儿腹部轻轻转动股骨,并沿关节自然屈曲方向牵出胎儿下肢。

胎儿横位剖宫产难度大,一般由有经验的医师主持,建议选择纵切口。在未破膜之前或破膜之后,实行内倒转,然后按照臀位分娩机制娩出胎儿。切忌牵拉胎儿上肢。

由于胎位异常(横位或臀位)往往合并子宫畸形或胎盘位置异常,所以术前要充分估计手术难度和做好产后出血的预防工作。

5.子宫下段的缝合　第一层可以间断或者连续缝合,第二层连续缝合。

6.重复剖宫产注意事项　随着国家二胎政策放松,临床医师面临越来越多的重复剖宫产。重复剖宫产较初次剖宫产技术难。

切口的选择及进腹:一般选择原切口,除非患者合并前置胎盘,或者合并妇科及外科急症需要腹腔探查者应该避免原横切口,重新选择纵切口,纵横切口交叉可能会形成"奥特曼"切口,术前要和患者及家属沟通好。打开腹壁时主要是锐性切割和分离为主,钝性的撕拉较困难。进腹时注意解剖层次,勿伤及膀胱及肠管。进腹后检查子宫下段的厚度,膀胱的位置,原来的手术瘢痕的位置。子宫下段的切口选择原则上应避开原来的手术瘢痕,减少子宫切口愈合不良可能。如果膀胱和子宫下段粘连致密,不要强行推开膀胱,可以选择较高的切口,避免损伤和出血。延长子宫切口时用绑带剪,剪切口弧度大一些,向两侧圆韧带方向,避免切口撕裂下延损伤膀胱及子宫血管。子宫的缝合方法一般同第一次剖宫产,但如果子宫下段薄,张力大,缝合第二层浆肌层时可以选择间断缝合或者褥式包埋缝合。

四、腹膜外剖宫产

腹膜外剖宫产术原用于有宫内感染或有潜在感染的产妇。由于术式较腹膜内子宫下段剖宫产术困难、复杂,手术开始至胎儿娩出所需的时间较长,尤其膀胱反褶腹膜分离的不充分,使子宫切开不够大,高浮或深嵌的胎头,容易发生捞取胎头困难,子宫切口撕裂出血,损伤膀胱、输尿管等并发症。腹膜外子宫下段剖宫产采用顶入式或侧入式。这里介绍侧入式两指快速分离法:分离腹直肌后将左侧腹直肌向左拉开,于膀胱侧窝寻找膀胱外侧黄色脂肪堆,将脂肪堆向外推移,分离部分膀胱与腹膜,就可显露子宫下段,在刺破羊膜前用一纱布垫置于膀胱侧窝内。

五、古典式剖宫产

(一)古典式剖宫产术

此术适用于:①子宫下段严重粘连,无法暴露。②子宫下段有肌瘤或被肿瘤侵蚀难分。③横位,胎背在下者更易于取胎。④前置胎盘或部分前置胎盘附着于下段前壁,为避免胎盘打洞者。

(二)采用腹部正中线纵切口进腹

操作方法与子宫下段剖宫产相同。取子宫壁正中纵切口,位于两侧圆韧带之间,其下端达腹膜反褶以上。根据需要可向上延长,全长为12~13cm。先在宫体正中切一长为4~5cm的小口,注意保持胎囊完整,以左手示、中两指伸入宫壁与胎囊之间作引导,右手握钝头剪刀向上、下延长切口。刺破胎膜时要及时吸净溢出的羊水。不论何种胎位,扩大胎膜破口后,术者右手伸入宫腔,握住胎足(单足或双足),以臀牵引方式娩出胎儿。如为单臀,则术者用手指勾胎儿腹股沟向外牵引,娩出臀部后按臀助产完成分娩。因胎盘大部分附着于宫体部,故切口下遇到胎盘的机会较多,应迅速将胎盘推向一侧娩出胎儿,一般都无困难。若切口下没有胎盘也无大出血,应等待宫缩,待胎盘自然剥离后娩出。传统操作系用卵圆钳钳或艾利斯钳夹创缘止血,但因子宫壁肌层厚,钳夹止血对组织创伤大,使解剖关系破坏以致难于对合,影响切口愈合。现主张用小拉钩或助手用示指钩住切口上端,将整个切口拉紧,或在切口两端各缝一针肠线提起拉紧,迫使血管及血窦闭合止血。

(三)缝合子宫切口

用大圆针及1-0号铬制肠线,第一层缝合肌层的内2/3,间断或者连续缝合,不穿透内膜,在子宫肌层与内膜交界处出针及进针,助手必须拉紧缝线,使内膜既不被缝入而又需能包盖肌组织。第二层间断或连续缝合浆肌层,由浆膜面距切缘0.5cm进针,深达肌层2/3,在对侧相应处出针,要包括第一层缝合的肌肉,缝在第一层两针距之间。为减少线结及节省时间,亦可采用"8"字形间断缝合。第三层连续褥式内翻缝合浆膜层,进针应稍深,进针与出针间距不宜过长,保证浆膜内翻而不被撕裂。第三层也可用伦勃特(Lembert)连续缝合法,使切口边缘内翻并包埋缝线。若遇到子宫肌层水肿、组织脆弱,内翻缝合组织易被缝线切断时,可采用"棒球缝合法"。

(王艳丽)

第十九章　产科 DIC

第一节　概论

一、产科易于发生 DIC 的原因

弥散性血管内凝血(DIC)是指在某些致病因素的作用下,凝血因子和血小板被激活,大量凝血物质进入血循环,引起血管内广泛性的微血栓形成,凝血因子大量被消耗,并继发纤溶亢进,引起凝血功能障碍性出血,继而发生循环功能障碍及组织坏死的一种综合征。DIC 是一种产科严重并发症,产科意外约占 DIC 总病例的 8.6%~20%,DIC 是产科并发症中引起大出血和病死比较常见的原因之一。那么,为什么产科是 DIC 发生的高危科室呢? 以下是目前所知的原因:①妊娠期的凝血及纤溶异常,包括妊娠中后期纤维蛋白原、因子Ⅶ、因子Ⅷ、因子Ⅸ、因子Ⅹ的含量及活性增加,血小板活性及代谢增高,纤溶活性降低致使孕妇血液呈高凝状态。②妊娠期 AT-Ⅲ浓度及活性下降,蛋白 C(APC)浓度及活性增加,提示体内有抗凝系统紊乱,也可能是孕期高凝状态发生的原因,孕妇血液呈高凝状态是生物进化的结果,可防止产后大出血,但同时也可导致 DIC。③妊娠期纤溶活性降低,尽管妊娠期妇女纤溶酶原降低,组织(型)纤溶酶原活化剂(t-PA)活性略有增加,但由于纤溶酶原活化剂抑制物-1(PAI-1)的增加更为显著,因此总体上孕妇表现为纤溶活性下降。④羊水及其内容物、胎盘及其变性产物,具有组织因子(TF)样活性,在分娩等特定情况下,一旦大量进入母体,可启动外源性凝血系统,促进血栓形成。⑤妊娠及分娩过程中因多种因素的影响,易致各种感染,特别是革兰氏阴性菌感染。⑥病理产科中的多种疾病,常涉及全身或局部血管内皮损伤,如妊高征、胎盘早剥等,一方面可致内皮细胞中 TF 释放,同时又可导致血小板聚集、活化及因子Ⅻ的接触性激活等。通过内外凝血系统启动而致 DIC 发生。

二、产科 DIC 的病因、发病机制及病理生理变化

引起产科 DIC 的主要原因有妊高征、胎盘早剥、羊水栓塞、死胎滞留、感染性休克以及严重的产科大出血、妊娠合并重症肝炎、宫内感染、HELLP 综合征、葡萄胎及植入性胎盘、子宫破裂、刮宫术、剖宫产、母婴血性不合而有大量血进入母体循环时或孕妇接受不同血型的输血时均可以触发 DIC 瀑布机制。

(一)妊娠高血压综合征

妊高征时由于小血管痉挛,导致周围血管阻力增加,各种组织器官灌注不良,血管内皮细胞受损,管壁胶原纤维暴露,引起血小板黏附、聚集,释出血小板因子,使纤维蛋白原变为纤维蛋白;血小板过度聚集引起血小板减少;肝脏功能减退,凝血因子因合成减少、消耗过多而减少,重度妊高征患者 AT-Ⅲ水平比正常情况降低 24.4%。

（二）胎盘早期剥离

胎盘早剥时 DIC 的发生率约为 14.6%，胎盘早剥在胎盘后形成的血肿消耗了凝血因子，同时来自胎盘坏死组织、胎盘剥离部位的胎盘绒毛及蜕膜组织，产生大量组织凝血活酶和纤溶酶原激活剂进入母体血循环激活凝血系统而引起 DIC。若胎盘早剥与重度妊高征或羊水栓塞并发，则病情更为严重。

（三）死胎滞留

死胎滞留子宫内超过 4 周，大约 25% 的妇女可有凝血功能障碍，胎儿病死后变性自溶的胎盘和羊水释放大量组织凝血活酶进入母体循环，激活凝血系统引起 DIC。关于多胎之一死亡，多数学者认为未发现有凝血异常的证据。但 Cheschier 和 Seeds(1988) 发现在双胎中死一个胎儿及滞产的患者中，有逐渐发展的但为一过性的母体纤维蛋白原水平下降及纤维蛋白降解产物增加。

（四）产科感染性休克

在严重产后感染及非法流产感染后，大量细菌产生的内毒素使毛细血管壁通透性增加，释放血管活性物质，如组胺、儿茶酚胺、血浆激肽及 5-羟色胺，微循环血流淤滞。细菌产生的内毒素可破坏血小板，激活凝血系统，并抑制巨噬细胞使之不能清除被激活的各种凝血因子及促凝物质，还可使血管内皮损伤，胶原组织暴露于血浆中，从而激活内源性凝血系统，可使血小板解聚，释放出血小板第Ⅲ因子。感染性休克时，微循环障碍、血流瘀滞、酸中毒、组织缺氧等均可使 DIC 加重。

（五）羊水栓塞

羊水可直接激活因子 X 为 Xa，加速凝血进程；在肺脏，羊水成分可阻塞肺循环，或直接在肺毛细血管内形成以纤维蛋白和血小板为主要成分的微血栓；血小板在肺微循环中聚集，释放 5-羟色胺及形成血栓素 A_2，促使血小板聚集和血管收缩；羊水中的胎粪、胎儿皮脂等物质可引起母体速发型过敏反应，使肺毛细血管扩张、通透性增强和肺水肿；并导致灌注减少、气体弥散障碍及血管收缩，使得右心衰竭，最终减少左心血流，引起心输出量减少，组织缺血、缺氧，代谢性酸中毒及心源性休克。由于大量凝血因子在血栓形成中被消耗，纤溶系统被激活，血液逐渐转化为低凝状态而导致严重出血。羊水栓塞可引起过敏性及失血性休克，故其休克特别严重，一般的抗休克治疗无效。

（六）妊娠合并重症肝炎

妊娠合并重症肝炎时，肝细胞大量坏死，肝功能减退以致衰竭，肝内及全身微血管内凝血引起凝血因子的消耗增加及肝内合成凝血因子明显减少是造成出血的原因。AT-Ⅲ值测不出或仅为正常的 20%，而 AT-Ⅲ减少又促使凝血酶引发活跃的凝血过程。

（七）产科大出血、休克

由于产科病理情况发生大出血及失血性休克时，血容量减少，脏器缺血，组织缺氧。如治疗不及时，休克拖延时间过长，最终可发生 DIC，加以继发消耗性的血凝障碍，往往又进一步加重 DIC，而 DIC 本身又可造成出血不止，二者互为因果，形成恶性循环，加重病情。

羊水、胎膜、胎盘或死胎组织、内毒素等成分，进入母体血循环后，可使母体发生 DIC，导致全身小血管痉挛,使肺、心、脑、肾、肝等重要脏器,因缺血缺氧而发生瘀血、出血、水肿、坏死,功能受到损害。

三、产科 DIC 的临床表现和特点

(一)产科 DIC 的主要特点

1.绝大多数起病急骤,发展甚为迅猛。常在短时间内危及生命,也可能与亚急性型及慢性 DIC 病例漏诊较多有关。

2.多以阴道倾倒性大出血及休克为主要甚至唯一表现,但休克的严重程度与出血量不成比例,其他部位出血相对较少,亦可见注射部位及手术创口渗血不止。

3.DIC 病程发展及分期不明显,常可由高凝期直接进入纤溶亢进期,故阴道流出的血多不凝固,提示患者可能已进入消耗性低凝血期。

4.病因较为明确并易于祛除,预后相对较好。

(二)主要临床表现

DIC 的临床表现主要为出血、低血压与休克、脏器功能障碍及溶血。

1.出血 妊娠并发 DIC 时大多都有出血症状,以阴道出血最为多见,急性型发生率约84%~100%,慢性型出血并不严重,但其表现不一,DIC 高凝血期可无出血,静脉采血常出现针管内血液凝固现象。在消耗性低凝血期尤其伴发继发性纤溶时则出现严重而广泛的出血,全身皮肤黏膜呈现紫癜、淤斑和血肿,并可见消化道、泌尿生殖道或其他部位出血,严重者可出现胸腔、心包或呼吸道、关节腔、颅内出血,注射部位或手术创口渗血不止。

产科 DIC 出血的特点:

(1)出血并不与 DIC 的发展相平行。部分病例,出血症状可不明显,而以微循环衰竭的表现为主或为首发症状,因此,对临床上无明显出血的 DIC 病例更应警惕。

(2)羊水栓塞、胎盘早剥并发 DIC 时的出血多为子宫大出血;死胎滞留病例,严重者在孕期出现皮肤淤斑,牙龈出血,甚或出现广泛性黏膜出血(血尿、呕血、黑便);过期流产、子痫患者,多在子宫刮除术或胎儿娩出后出现子宫大出血或渗血不止。

(3)急性发作性 DIC,如羊水栓塞并发 DIC,出血症状尚不明显时,即有呼吸窘迫、休克的发生,成为患者突然的或首发症状,严重病例因重要脏器功能的衰竭而早期病死,此类患者的出血可能被掩盖。

(4)急性 DIC 患者,可同时具有 3 个或 3 个以上无关部位的出血。

2.低血压与休克 急性型发生率约 42%~83%,休克程度与出血量不成比例,DIC 时由于纤维蛋白性微血栓或血小板团块阻塞了微循环,引起急性循环衰竭,轻者表现为低血压,重者发生休克。休克特点:突然出血,伴严重广泛的出血及四肢末梢发绀,有多脏器功能不全综合征表现;一般的抗休克治疗无效。

3.循环障碍 DIC 时由于重要脏器微循环血栓形成,阻塞微血管,造成重要脏器微循环灌流障碍,严重者因缺血坏死导致重要脏器功能衰竭。DIC 时由于微循环血栓形成,阻塞微血管,静脉血回流量急剧减少,加以失血,使循环发生障碍,血压下降,发生休克;而大量血小

板被破坏、组胺和 5—羟色胺的释放,使微血管收缩,加重缺氧,严重影响主要脏器功能,肾脏最易受损,其他依次是皮肤、肺、心脏及肾上腺和中枢神经系统。肾脏受累表现为急性肾功能不全,血尿、少尿或无尿;皮肤黏膜微血栓表现为血栓性坏死;肺部则因肺毛细血管广泛栓塞、出血、肺水肿而发生成人呼吸窘迫综合征(ARDS);DIC 时心肌收缩受抑制,心功能不全、有心律不齐,甚至发生心源性休克;肝受累表现为黄疸和肝功能损害;消化道受累可发生恶性呕吐或消化道出血;脑组织受累可发生神智模糊、谵妄、惊厥甚至昏迷;肾上腺 DIC 可导致肾上腺皮质坏死出血;脑垂体坏死出血可导致席汉综合征,脱发、闭经、次级性征减退。静脉受累发生静脉血栓栓塞的症状。

4.溶血　在 DIC 形成的过程中,毛细血管有纤维蛋白形成,加上缺氧、酸中毒,使红细胞变性能力降低,红细胞在通过纤维蛋白网时发生破碎而溶血;红细胞可呈盔形、三角形或棘形,流经脾脏时遭破坏,可引起贫血,也称微血管病性溶血性贫血。

内毒素、纤溶降解产物、D 碎片可以通过激活补体—粒细胞—自由基途径损伤红细胞参与溶血过程,可出现黄疸、血红蛋白尿,周围血涂片可见异形红细胞及其碎片。

急性溶血时,有发热、腰背酸痛、血红蛋白尿等;慢性溶血时,可见黄疸、进行性贫血。

(李利娟)

第二节　产科 DIC 的诊断

一、DIC 的分型及分期

(一)分型

分为急性、亚急性与慢性三种临床类型。

1.急性型　多见于感染性流产、胎盘早剥及羊水栓塞等引起的 DIC。其发病急骤,多于数小时或 1~2d 起病,病情发展变化迅速,预后凶险。原发疾病的表现常常掩盖 DIC 的症状或 DIC 的症状未及充分表现即导致死亡。由于大量外源性促凝物质短时间内进入母体血循环,引起血液凝固高度障碍,出血症状较明显和严重,常伴短暂或持久的血压下降。实验室检查常有明显改变。

2.亚急性型　多见于死胎滞留等,多于数天至数周发病,病程发展较为缓慢,临床 DIC 症状可以明显或较轻,凝血功能轻度障碍。

3.慢性型　可见于妊高征、部分死胎滞留等患者。病程发展甚为缓慢,病程较长,可持续数周以上,临床表现常不典型,以血栓栓塞为多见,早期出血不严重,可以仅仅只有实验室检查改变,其发生可为全身性或局部性。

(二)分期

DIC 分为临床前期、早期 DIC(高凝血期)、中期 DIC(消耗性低凝血期)、晚期 DIC(继发性纤溶期)(见图 19—1)。

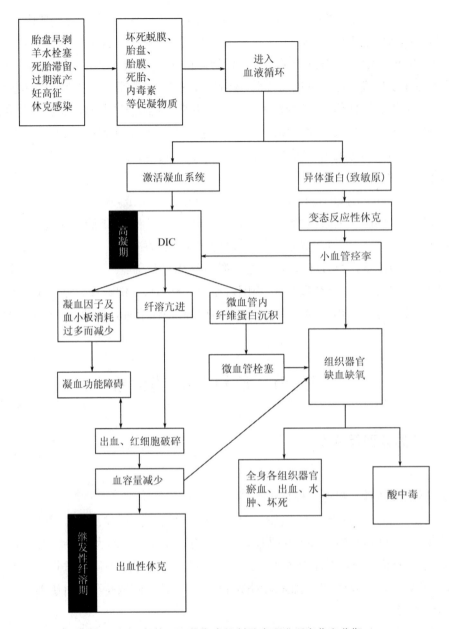

图 19-1　产科 DIC 的发病机制及病理生理变化和分期

1.临床前期　DIC 临床前期亦称前 DIC，是指在 DIC 基础疾病存在的前提下，体内与凝血、纤溶过程有关各系统或血液流变学等发生了一系列病理变化，但尚未出现典型 DIC 临床症状及体征，或尚未达到 DIC 确诊标准的一种亚临床状态。一般存在于 DIC 发病前的 7d 之内，血液呈高凝状态，血小板活化，凝血过程的激活已经开始，但尚无广泛微血栓形成，纤溶过程尚未或刚刚启动，血小板、凝血因子的消耗及降解均不明显，根据凝血相关的分子标志物有助于诊断。

2.早期 DIC　促凝物质进入血循环，血液处于高凝状态，血小板和凝血因子被激活。微循环中广泛发生微血栓形成。临床上无明显出血，抽血时易凝固。皮肤黏膜可有栓塞性损害。休克及脏器功能衰竭表现较轻,呈可逆性。

实验室检查特点:

(1)采血时,标本易凝固。

(2)PT、APTT 及 TT 可缩短。

(3)血小板及多种凝血因子如Ⅷ:C、因子Ⅴ、凝血酶原、纤维蛋白原等水平在正常范围但可呈进行性下降。血小板活化及凝血激活分子标志物含量明显增高,如 PF－4、β－TG、TXB$_2$、GMP－140、F$_{1+2}$、TAT、FPA 等。

(4)纤溶试验多在正常范围,如纤溶酶原、3P 试验、D－二聚体及 SFMC 等。

此期临床上持续时间短,难于发现和识别。治疗应以抗凝为主。

3.中期 DIC 由于广泛性微血栓的形成,消耗了大量的血小板和凝血因子,血液呈低凝状态。此期有广泛出血、微循环衰竭、休克,以及微血栓栓塞的临床表现。

实验室检查特点:

(1)血液呈低凝状态,采血后不易凝固。

(2)PT、APTT 及 TT 延长。

(3)血小板及多种凝血因子水平低下并呈进行性下降。血小板活化、凝血因子激活之分子标志物水平进行性升高。

(4)纤溶试验:提示纤溶亢进,如 FDP、D－二聚体及 SFMC 升高等。此期持续时间较长,临床诊断 DIC 时,约 70％以上处于此期。治疗应以抗凝、血小板、凝血因子补充及适度抗纤溶等综合措施为主。

4.晚期 DIC 由于过度凝血,引起纤溶功能亢进,产生高纤溶酶血症。纤溶酶降解了纤维蛋白(原)及其他凝血因子,使出血更严重。

实验室检查特点:

(1)血液呈低凝状态,非抗凝全血不易凝固。

(2)血小板及多种凝血因子水平低下,但不呈急骤进行性下降,其活化及代谢分子标志物水平仍高,但可逐渐下降。

(3)纤溶试验:各项纤溶指标强烈提示纤溶亢进。纤维蛋白原显著降低,3P 试验阳性,FDP、D－二聚体及 SFMC 显著升高等。但由于纤维蛋白原极度低下,FDP 过度降解,晚期小碎片大量形成等原因,3P 试验可阴性。

DIC 诊断确立时,约 20％患者处于此期。后期治疗应以抗纤溶及补充血小板及凝血因子为主。

需要着重强调的是,各期往往互相重叠、交错。DIC 各期实验室检查结果比较见表 19－1。

表 19－1　DIC 早、中、晚期实验室检查结果比较

项目		早期	中期	后期
血小板计数		正常或升高	降低＊＊	降低＊
血小板活化标志物	PF－4	均轻度升高	均中度显著升高＊＊	均中度升高＊
	β－TG			
	TXB₂			
	GMP－140			
凝血因子及激活标志物	纤维蛋白原	正常或升高	降低＊＊	降低＊
	PT	正常或缩短	延长＊＊	延长＊
	Ⅷ:C	正常或升高	降低＊＊	降低＊
	TAT	三项轻度升高＊＊	三项中度以上升高＊＊	三项中度升高＊
	F₁₊₂			
	FPA			
纤溶相关试验	纤溶酶原	正常	降低	显著降低
	3P 试验	阴性或弱阳性	阳性	强阳性
	D－二聚体	正常	中度升高	显著升高

＊＊进行性；＊非进行性

二、产科 DIC 实验室检查

（一）产科 DIC 实验室检查应注意的几个问题

1. 存在发生 DIC 的高危因素如妊高征、死胎滞留等患者,应监测体内凝血功能的情况,前后对照进行动态观察,以利于诊断。

2. 产科 DIC 多数为危急重症,故实验室检查应力求简单、快速、先易后难。一般先作筛选试验,然后再作确诊试验;对少数疑难病例,再行特殊检查。一般情况下,检测项目应在 1～2h 内获得试验结果。

临床资料表明有 92％的 DIC 患者,可通过 PLT 计数、PT、纤维蛋白原定量、3P 试验及 D－二聚体等五项实验室检查确诊。而需要其他检查方法帮助诊断者仅 7％。

3. 病情危急又高度怀疑 DIC 的患者,如羊水栓塞等,在实验室结果出来前,应开始 DIC 的治疗。

4. 对实验室检查尚未达到诊断标准者,可给予预防治疗或试验性治疗。

5. 妊娠期虽有凝血功能的异常改变,但分娩后很快会恢复到正常水平;如分娩后凝血功能不能迅速恢复,结合临床表现应考虑 DIC 的存在。

（二）一般检查

1. 血小板计数及功能检测　PLT 治疗前 99％呈进行性减少,若反复查大于 $150×10^9$,可排除此病。

2. 纤维蛋白原测定。

3. 凝血酶原时间测定(PT)及活化部分凝血酶时间(APTT)。

4. 全血凝块试验　抽取患者静脉血液 5mL,正常应该在 6min 内凝固。若 10～15min 不凝固表示凝血功能轻度异常,若超过 30min 不凝固者则说明凝血功能严重异常。

5.血浆鱼精蛋白副凝试验(简称 3P 试验) 正常时血浆内可溶性纤维蛋白单体复合物(SFMC)含量少,3P 试验阴性。而 DIC 时,可溶性纤维蛋白单体增多,鱼精蛋白虽可使之分解,但单体复合物可再聚合成不溶性纤维蛋白凝块而成胶冻状,3P 试验阳性。本方法简单、准确,但敏感性和特异性均较差,阳性时已是显性 DIC,且在 DIC 的早期和晚期均可阴性,阴性不能排除 DIC。

6.纤维蛋白(原)降解产物(FDP) 85%~100%的 DIC 患者血浆 FDP 升高,反映了纤溶酶对纤维蛋白原及纤维蛋白的水解作用。结果分析时应排除其他引起 FDP 升高的因素。

7.D-二聚体测定 几乎所有 DIC 患者的 D-二聚体测定值均高于正常人,但该指标的敏感性很高,特异性较低,结果判定时需排除其他引起其升高的因素。原发性纤溶时纤维蛋白原的降解产物是 FDP,而继发性纤溶时其降解产物为 FDP 和 D-dimer。可见,D-dimer 是鉴别原发性纤溶和继发性纤溶的关键性指标,同时还是血栓溶解疗法效果判定的重要监测指标。

8.凝血因子活性的检测 由于凝血因子的大量消耗,严重出血症状发生时可有多种凝血因子的活性降低。

9.动脉血气分析提示低氧血症和酸中毒,外周血涂片可有红细胞变性或有碎片,超过 10%时有诊断参考价值。

(三)分子标志物检测

由于 DIC 的早期临床表现缺乏特异性,而常规检查项目在 DIC 的早期呈现阳性的测试几乎没有,而分子标志物的测定不但可以诊断早期 DIC,还可以推测 DIC 的进展阶段,对确诊价值较大。检查主要针对 DIC 的病理生理变化涉及到的四大方面,即凝血及抑制系统、纤溶及抑制系统、血小板系统、血管内皮系统来进行。

1.凝血及抑制系统 凝血系统启动的最直接的物质——凝血酶的生成在 PT、APTT 产生变化之前,但凝血酶的测定非常困难。为此,可采用分子标志物来证实凝血酶生成,证实凝固亢进状态和血栓倾向的早期指标有 F_{1+2}、TAT、FPA、SFMC,其中,F_{1+2} 的浓度直接反映凝血酶生成的全量,是反映凝血酶生成最敏锐的指标,TAT、FPA、SFMC 反映凝血酶生成的一部分。

(1)凝血酶原片段(F_{1+2}):F_{1+2} 是在因子 Xa 裂解凝血酶原生成凝血酶过程中释放的一个多肽片段。F_{1+2} 血中浓度增高反映体内凝血酶生成的亢进,是血管内血栓形成的前奏。这是早期 DIC 进行抗凝治疗并防止多脏器功能衰竭的最佳时机。存在的问题:测定时间较长(约 2h)、试剂昂贵、敏感度太高、其浓度与年龄呈正相关等,故需要参考其他项目进行综合判断。

(2)凝血酶——抗凝血酶Ⅲ复合物(TAT):体内凝血酶一旦生成,很快与体内的 AT-Ⅲ 结合生成 TAT。测定 TAT 的含量可反映体内凝血酶的生成。存在的问题:酶标法测定所需时间较长。

(3)纤维蛋白肽 A(FPA):FPA 是在凝血酶使纤维蛋白原(Fg)转换成纤维蛋白过程中释放出的一种肽。通过 FPA 的测定可反映凝血酶的生成。DIC 患者使用肝素治疗时增高的 FPA 会下降,因此可作为抗凝效果的监测指标。

(4)可溶性纤维蛋白单体复合物(SFMC):SFMC 是由纤维蛋白单体(FM)与纤维蛋白原(Fbg)和纤维蛋白降解产物(FDP)相互聚合后形成,其检测 FM 的敏感性是 3P 试验的 20 倍以上。血液中检出 SFMC 提示凝血酶生成并导致纤维蛋白原向纤维蛋白的转换,是继而引起继发性纤溶的初级阶段,可作为 DIC 早期诊断指标之一。优点:敏感度和特异性高。缺点:酶标法测定时间较长。

(5)抗凝血酶Ⅲ(AT-Ⅲ):AT-Ⅲ与肝素结合后抗凝血酶作用可以提高 1000 倍。在 DIC 等血栓性疾病时,AT-Ⅲ由于消耗而减少,应当注意的是在肝病的蛋白合成功能障碍时,或肾病综合征所致的 AT-Ⅲ从肾脏漏出时,AT-Ⅲ的浓度也可降低。特别应当强调的是在 DIC 使用肝素治疗时,有条件应当测定 AT-Ⅲ的活性(DIC 时,由于消耗,AT-Ⅲ的浓度往往降低),当 AT-Ⅲ的活性低于 80% 时,肝素抗凝作用较差。

2.血小板系统

(1)血小板血栓球蛋白(β-TG)和血小板第 4 因子(PF-4):血小板 α 颗粒中的特异蛋白质 β-TG 和 PF-4 的血浆水平增高是血小板活化的直接标志。DIC 时,血小板大量被破坏,血小板释放出 β-TG、PF-4,血浆中 β-TG 含量可显著上升,β-TG/PF-4 比率升高;当 β-TG 和 PF-4 同时升高时在试管内血小板被激活的可能性较大。另外,当使用肝素时,PF-4 从血管壁游离出来,血中浓度升高。

(2)P-选择素(GMP-140):P-选择素存在于血小板 α 颗粒膜上。DIC 时血小板活化,血浆中 GMP-140 含量增高。敏感性大于 85%,特异性约 70%。

3.纤溶及抑制系统

(1)纤维蛋白降解产物(FDP)和 D-二聚体(D-dimer)。

(2)纤溶酶抗纤溶酶复合物(PIC):纤溶系的主体是纤溶酶,但纤溶酶形成后很快被处纤溶酶抑制物 α_2-PI 所中和而很难直接测定纤溶酶,中和后的产物即是 PIC。PIC 的半衰期仅数小时,而正常人血中不存在此物质,故血中测出 PIC 即可证实了纤溶反应的存在。

4.血管内皮系统 DIC 时,血管内皮细胞受到破坏,对以上三大系统的调节发生障碍,从而导致血小板激活的亢进、凝血的亢进、纤溶的亢进或紊乱。

(1)血栓调节蛋白(TM):TM 表达于血管内皮细胞表面,TM 与凝血酶 1:1 结合后,发挥抗凝作用。发生 DIC(尤其在合并多脏器衰竭),TM 呈异常高值,可作为判断 DIC 严重程度的指标。再者,在伴有多脏器功能不全(MOF)的 DIC 时,TM 与凝固纤溶系的指标(PIC、TAT、vW 因子、PAI-Ⅰ、t-PA)不呈相关关系,故可把 TM 作为独立的血管损伤的分子标志物。

(2)组织因子途径抑制物(TFPI):DIC 患者血浆游离 TFPI 水平显著降低,这提示前 DIC 存在高凝状态及 TFPI 的大量消耗。

(3)组织(型)纤溶酶原活化剂(t-PA)/纤溶酶原活化剂抑制物-1(PAI-1):DIC 和前 DIC 患者血浆 PAI-1、t-PA/PAI-1 水平明显增高,尤其伴有器官功能衰竭的患者增高最明显,而纤溶活力的增强可能是预防 DIC 患者发生 MOF 的重要防御机制,t-PA 和 PAI 水平增高则是 DIC 患者预后不良的标志。

另外,组织因子(TF)是外源性凝血途径的启动因子,在产科疾病并发 DIC 的发病机制中占重要地位。如羊水栓塞、胎盘早剥时大量 TF 进入血液,可以激发 DIC 的发生。可作为一个检测指标。

三、如何提高产科 DIC 的早期诊断率

当有引起 DIC 原发疾病存在的前提下,对于不易以原发病解释的循环衰竭或严重休克,

其程度与出血量明显不成比例,或休克时间长、不易纠正者,则应积极查找原因,及时结合实验室检查,动态检测,要想到 DIC 的可能,按照诊断标准,及早诊断。

前 DIC 的诊断标准:

1. 存在易致 DIC 的疾病基础。

2. 有以下一项以上临床表现　①皮肤、黏膜栓塞、灶性缺血坏死及溃疡形成等。②原发病的微循环障碍,如皮肤苍白、湿冷及发绀等。③不明原因的肺、肾、脑等轻度或可逆性器官功能障碍。④抗凝治疗有效。

3. 下列三项以上实验异常　①正常操作条件下采集的血标本易凝,或 PT 缩短 3s 以上或 PT 缩短 5s 以上。②血浆血小板活化分子标志物含量增加:如 P−TG、PF−4、TXB_2 及 GMP−140。③凝血激活分子标志物含量增加:F_{1+2}、TAT、FPA 及 SFMC。④抗凝活性降低:AT−Ⅲ活性降低,PC 活性降低。⑤血管内皮细胞分子标志物增高:ET−1,TM。

四、DIC 的诊断标准

(一)存在易引起 DIC 的基础疾病

如感染、恶性肿瘤、病理产科、大型手术及创伤等。

(二)有下列二项以上临床表现

1. 严重或多发性出血倾向。

2. 不易用原发病解释的微循环衰竭或休克。

3. 广泛性皮肤、黏膜栓塞,灶性缺血坏死、脱落及溃疡形成,或不明原因的肺、肾、脑等脏器功能衰竭。

4. 抗凝治疗有效。

(三)实验室指标同时有下列各项中三项以上异常

1. 血小板计数$<100\times10^9$/L 或进行性下降(肝病、白血病者血小板计数$<50\times10^9$/L),或以下 4 项中 2 项以上血浆血小板活化产物升高:$\beta-$TG、PF−4、TXB_2、GMP−140。

2. 血浆纤维蛋白原含量<1.5g/L 或进行性下降,或>4.0g/L(在白血病及其他恶性肿瘤<1.8g/L,肝病<1.0g/L)。

3. 3P 实验阳性或血浆 FDP>20mg/L(肝病 FDP>60mg/L),或 D−二聚体阳性。

4. PT 延长 3s 以上或呈动态变化(肝病延长 5s 以上),APTT 延长 10s 以上或缩短 5s 以上。

5. 血浆纤溶酶原抗原<200mg/L。

6. AT−Ⅲ活性$<60\%$或蛋白 C(PC)活性降低(不适用于肝病)。

7. 血浆因子Ⅷ　C 活性$<50\%$(肝病必备)。

8. 血浆内皮素−1(ET−1)水平>8ng/L 或凝血酶调节蛋白(TM)较正常增高 2 倍。

(四)疑难病例应有下列二项以上异常

1. 血浆凝血酶原碎片(F_{1+2})、凝血酶抗凝血酶Ⅲ复合物(TAT)或纤维蛋白肽 A(FPA)水平增高。

2. 血浆可溶性纤维蛋白单体复合物(SFMC)水平增高。

3. 血浆纤溶酶抑制复合物(PIC)水平增高。

4. 血浆组织因子(TF)水平增高或组织因子途径抑制物(TFPI)水平下降。

为有利于 DIC 的诊断,采用积分法见表 19－2。

表 19－2　DIC 和 pre－DIC 的积分诊断标准

	失代偿性(显性)	代偿性(非显性)
原发疾病		
存在	＋2 分	＋2 分
不存在	0 分	0 分
Plt($\times 10^9$/L)	＞1000 分	＞1000 分
	＜100＋1 分	＜100＋1 分
	＜50＋2 分	动态观察:升高－1 分,稳定 0 分,降低＋1 分
SFMC/FDP	不升高 0 分	不升高 0 分
	中度升高＋2 分	升高＋1 分
	高度升高＋3 分	动态观察:升高－1 分,稳定 0 分,不升高＋1 分
PT(s)	未延长或延长＜30 分	未延长或延长＜30 分
	延长 3～6＋1 分	延长＞3＋1 分
	延长＞6＋2 分	动态观察:缩短－1 分,稳定 0 分,延长＋1 分
Fg(g/L)	≥1.00 分	特殊检查:AT 正常－1 分,降低＋1 分
	＜1.0＋1 分	PC 正常－1 分,降低＋1 分
		TAT 正常－1 分,降低＋1 分
		PAP 正常－1 分,降低＋1 分
		TAFI 正常－1 分,降低＋1 分

判断标准:积分＞5 分者,符合显性 DIC 诊断(2 分≤积分＜5 分,提示非显性 DIC。每日需要重复测定记分,以作动态观察 Plt(血小板);SFMC/FDP[可溶性纤维蛋白单体复合物/纤维蛋白(原)降解产物];PT(凝血酶原时间);Fg(纤维蛋白原);AT(抗凝血酶);PC(蛋白 C);TAT(凝血酶——抗凝血酶Ⅲ复合物);PAP(纤溶酶——抗纤溶酶复合物);TAFI(凝血酶活化纤溶抑制物)

五、基层医院 DIC 的诊断标准

同时有下列三项或三项以上即可确诊 DIC:

1. 血小板＜100×10^9/L 或呈进行性下降。

2. 血浆纤维蛋白原含量＜1.5g/L 或进行性下降。

3. 3P 试验阳性或血浆 FDP＞20mg/L。

4. 凝血酶原时间缩短或延长 3s 以上或呈动态性变化。

5. 外周血破碎红细胞＞10%。

6. 不明原因的血沉降低或血沉应增快的疾病但其值正常。

7. 血凝块静置 2h 内出现溶解现象;血凝块变小,或完整性破坏,或血块周边血清呈毛玻璃样混浊。

六、DIC 的鉴别诊断

DIC 需与重症肝病及原发性纤维蛋白溶解亢进相鉴别(见表 19－3)。

表 19-3　DIC 与重症肝病及原发性纤维蛋白溶解亢进鉴别要点

类别	DIC	重症肝病	原发性纤溶亢进
发生率	易见	多见	罕见
血小板计数	重度减低	正常或减低	正常
血小板活化分子标志物(PF-4、β-TG、TXB$_2$、GMP-140)	显著增加	正常或轻度增加	正常
红细胞形态	碎片、棘刺状、头盔状	正常	正常
3P 试验	阳性	阴性**	阴性
FDP	增加	正常**	正常
Ⅷ:C	减低	正常	正常
凝血因子激活标志物(TAT、F$_{1+2}$、FPA)	显著增加	正常	正常
D-二聚体	升高	正常**	正常

** 如肝病并发纤溶亢进,则可为阳性或增加

（一）重症肝病

血小板生成减少或消耗过多,血小板功能受到抑制,凝血因子或纤溶成分的合成减少或消耗增多,或循环抗凝物质生成增多或消耗减少而引起出血。临床上可有广泛的出血,尤以皮肤、黏膜和内脏出血多见。

（二）原发性纤溶症

较罕见,是由于激活纤溶系统的组织型纤溶酶原活化物(t-PA)、尿激酶型纤溶酶原活化物(u-PA)的活性增强或由于抑制 t-PA、u-PA 的纤溶酶原活化抑制物(PAl)的活性减低所引起。临床出血表现类似 DIC,止血需要抗纤溶剂而不是肝素。须与 DIC 作鉴别。

（李利娟）

第三节　产科 DIC 的治疗

DIC 治疗的总原则及目的是:①去除产生 DIC 的基础疾病及诱因。②阻断血管内凝血及继发性纤溶亢进过程。③恢复正常血小板及凝血因子水平。④纠正休克及控制出血量。

一、原发病的治疗或诱因的去除

治疗原发病的目的在于阻止促凝物质的释放,阻断 DIC 的诱发因素。密切监测凝血功能的变化,并根据凝血功能的改变程度,选择合适的产科处理措施。在产前合并 DIC 的患者,对于病情发展迅速且短期内难以结束分娩者应考虑手术终止妊娠。尽早娩出胎儿胎盘和清除宫腔内容物。DIC 较为明显者在给予肝素治疗及补充凝血因子的基础上进行引产。

二、抗生素的合理应用及抗休克治疗

细菌产生的内毒素是诱发 DIC 的因素,及时控制感染,减少内毒素的产生直接有利于 DIC 的治疗,亦可为去除诱因而行手术治疗时创造条件。及时清除感染病灶,并给予大剂量抗生素治疗。抗生素应用需注意:①抗菌治疗应及早开始,一步到位。②宜选用广谱抗菌药或两种以上联合应用,如有细菌学监测,可给予敏感抗生素,否则应选择对革兰氏阴性杆菌有

效的药物。③应根据患者临床情况,特别是肝、肾功能状态,确定用药方法及剂量。④密切观察病情,及时调整抗菌药物的种类和剂量。

休克造成机体微循环灌流不足,组织缺氧引起酸中毒等,应及时用5％碳酸氢钠予以纠正,低血容量造成的休克可补充输液或输血纠正,同时给予吸氧,纠正电解质紊乱。

抗休克必须采用扩血管升压药物。对DIC本身微循环衰竭引起的休克,一般抗休克治疗效果差,有待DIC的控制。

三、抗凝治疗及其注意事项

(一)肝素的合理应用问题

1.普通肝素的使用 DIC时,肝素可防止血小板及各种凝血因子的消耗,阻断血栓形成,改善微循环,修复受损的血管内皮细胞。但肝素对于已形成的微血栓无效。肝素不通过胎盘,对胎儿是安全的。肝素的适应证与用量随病情而异。以下几点可作为参考:

(1)导致严重DIC的病因尚未很快去除。

(2)需要补充凝血因子和血小板或选用纤溶抑制剂时,若尚难判定血管内凝血是否停止,可提前或同时应用肝素。

(3)肝素用于慢性或亚急性DIC更为有效。

(4)在DIC的早期处于高凝血状态,肝素可阻止血管内凝血的进展。

(5)用量随病情而定。酸中毒时肝素灭活快,用量宜偏大;肝肾功能障碍时肝素灭活排除缓慢,用量宜小;血小板、凝血因子明显低下时应减少用量。

急性羊水栓塞时DIC的发生较急,多在数分钟内出现严重症状,如急性呼吸衰竭、低血压、子宫强烈收缩及昏迷等,应及时处理。不应等实验室检查即可静脉注射,首剂50mg,然后再采用连续静脉滴注,滴注剂量以每小时25～35U/kg体重(肝素1mg＝125U)。死胎滞留而伴有严重凝血功能障碍者,可静脉滴注肝素50mg,每4h重复给药,24～48h后停用肝素再行引产。对妊娠高血压综合征患者,如存在慢性DIC或凝血功能亢进时,可早期开始肝素治疗。败血症诱发DIC时,早期肝素治疗可挽救患者的生命。

肝素的用药方法,一般采用连续静脉滴注效果较好。剂量按每小时滴入100mg左右计算,24h给予200～400mg。

2.低分子量肝素的应用 低分子量肝素保留了抗因子Ⅹa的活性而抗凝血酶的作用减弱,具有抗凝作用强、出血危险小、生物利用度高、不良反应少、安全等优点。但低分子量肝素可促进纤溶酶原活化剂的释放,增强纤维蛋白溶解作用,这对已有明显纤溶亢进的DIC患者的影响尚不了解。另一方面,标准肝素的抗凝血酶作用是DIC治疗的重要部分,低分子量肝素的抗凝血酶作用减弱从理论上讲不一定对DIC的治疗有利,其效果和优越性有待进一步证实。

每日200U/kg体重,分两次皮下注射,用药间隔时间8～12h,疗程5～8d。

3.肝素过量的表现及处理

(1)肝素治疗过程中,一般情况恶化,出血现象加重,或已停止、减轻的出血现象再度加重而且能排除DIC加重的出血症状。

(2)试管法凝血时间超过30min,KPTT超过100s。

肝素过量可用鱼精蛋白对抗,剂量与末次肝素剂量相同。用法:硫酸鱼精蛋白加入25％

葡萄糖液 20mL 静脉缓慢注入(约 3~10min),每次注入鱼精蛋白剂量不宜超过 50mg。若为低分子肝素则用 0.6mL 鱼精蛋白中和 0.1mL 低分子肝素。

4.肝素治疗有效的指标

(1)出血停止或逐步减轻。

(2)休克改善或纠正,如血压回升、脉压增大、肢体转暖及发绀减轻或消失。

(3)尿量明显增加。

(4)PT 比治疗前缩短 5s 以上,纤维蛋白原及血小板计数不再进一步下降或有不同程度的回升。

(5)其他凝血象检查逐步改善。

肝素治疗有效的 DIC 患者,各项凝血指标恢复时间为:PT 约 24h;纤维蛋白原 1~3d;优球蛋白溶解时间 12~72h,F_{1+2} 效价下降约需数日至 1 周,血小板计数回升则需要数日至数周不等。

5.停用肝素的指征和方法

(1)诱发 DIC 的原发病已控制或缓解。

(2)病情明显改善,如出血停止、休克纠正、发绀消失、尿量大于 30mL/h,有关脏器功能恢复正常。

(3)PT 缩短至接近正常,纤维蛋白原升至 100~150g/L 以上,血小板数量逐渐回升。

(4)凝血时间超过肝素治疗前 2 倍以上,或超过 30min,或 KPTT 延长接近 100s。

(5)出现肝素过量的其他症状、体征及实验室检查异常,如出血征象加重等。

肝素停药需逐步进行,一般取逐日减半的方式以免 DIC 复发。停药 6~8h 应复查 DIC 有关指标,以后每日检查 1 次,连续 3~5d,以观察凝血紊乱是否消失或 DIC 是否复发。经治疗稳定后至少仍宜每日监测血小板数量、凝血酶原时间、纤维蛋白原、3P 试验。

若肝素治疗效果不满意,要考虑:①病因未除。②可能原发病太严重,DIC 进展迅猛,肝素尚未充分发挥作用,患者已死于顽固休克或多器官功能障碍综合征。③血小板大量破坏,血小板第Ⅳ因子(PF-4)大量释放于血循环拮抗肝素的作用。④抗凝血酶Ⅲ(AT-Ⅲ)减少,肝素必须通过 AT-Ⅲ 发挥作用,AT-Ⅲ 活性在 85% 以上,DIC 治疗效果最佳。⑤酸中毒未纠正或者肝素剂量不合适。

6.使用肝素注意事项

(1)以下情况慎用肝素:①既往有严重遗传性或获得性出血性疾病,如血友病等。②手术后 24h 以内,或大面积创伤开放伤口未经良好止血。③严重肝病,多种凝血因子合成障碍,如纤维蛋白原低于 0.5g/L。④近期有咯血的活动性肺结核、有呕血或黑便的活动性溃疡病。

(2)以下情况禁用肝素:感染性休克、胎盘早剥、颅内出血或晚期 DIC 进入纤溶亢进状态时禁用肝素。

(3)经常检查血 pH,及时纠正酸中毒,必要时补充叶酸及维生素。

(4)严密观察肝素出血的毒副作用。最早出血为肾脏和消化道出血。

(二)丹参或复方丹参注射液

有扩张血管、抑制血小板聚集及抗凝作用。用法:30~60mL,溶于 5% 葡萄糖液 200mL 中,快速静脉滴注,每日 2~3 次,7~10d 为一疗程。可单独使用,重症 DIC 亦可与肝素合并应用,而且不需减少肝素用量。不良反应小,无明显禁忌证。

(三)AT-Ⅲ

在生理条件下,血浆中的 AT-Ⅲ 占血浆抗凝活性的 $75\% \sim 80\%$,凝血酶可以与 AT-Ⅲ 相结合,生成凝血酶抗凝血酶复合物(TAT),从而使凝血酶失活。DIC 时 AT-Ⅲ 降低,足量的 AT-Ⅲ 可使肝素充分发挥作用,提高疗效。用法:第一天输注 $1000 \sim 2000U$,以后每日给予 $500 \sim 1000U$,疗程 $5 \sim 7d$,使其在体内的活性达到 $80\% \sim 160\%$ 为宜。

(四)活化蛋白 C

在凝血启动过程中,凝血酶与血管内皮释放的 TM 结合成复合物,降解 PC,使之转变成有活化的 PC(APC)。在蛋白 S 存在时,APC 通过对因子 Ⅴa 及 Ⅷ:C 的灭活而发挥抗凝作用,此外 APC 还能阻滞因子 Ⅹa 与血小板的结合及促进纤维蛋白的溶解。APC 已经通过Ⅲ期临床试验,取得良好的效果。

四、抗血小板药物的应用

(一)右旋糖酐

低或中分子右旋糖酐(肝素加入右旋糖酐内静滴效果较好)可以降低患者红细胞和血小板的黏附和凝聚,并有修复血管内皮细胞的作用,用量 $500 \sim 1000mL/d$;在严重出血倾向时,以选用中分子右旋糖酐为宜。

(二)双嘧达莫

双嘧达莫可抑制血小板磷酸二酯酶的活性,从而抑制血小板的聚集和释放反应。每次 $400 \sim 600mg$,置于 $100mL$ 液体中静脉滴注,每 $4 \sim 6h$ 重复一次,$24h$ 剂量可达 $1000 \sim 2000mg$。与阿司匹林合用可减半。

(三)阿司匹林

阿司匹林主要阻断血栓素的产生而对 PGI-2 合成酶无影响,大剂量二者都要受到抑制,因血栓素酶对阿司匹林的敏感性高于前列腺素环氧酶,用量 $60 \sim 80mg/d$。

五、血小板及凝血因子的补充

(一)补充血容量

新鲜全血。为防止 DIC 的加重及复发,在全血中加入适量肝素,每毫升全血中加入 $5 \sim 10U$,并计入全天肝素治疗总量。

(二)新鲜血浆

所含血小板及凝血因子与新鲜全血一致,由于去除了红细胞,一方面可减少输入容积,另一方面可避免红细胞破坏产生红细胞素等促凝血因素进入 DIC 患者体内,故是 DIC 患者较理想的血小板及凝血因子的补充制剂。

(三)纤维蛋白原

特别是用于有明显低纤维蛋白原症的 DIC 患者。每次用量 $2 \sim 4g$,静脉滴注,以后根据血浆纤维蛋白原含量而补充,以使血浆纤维蛋白原含量达到 $1.0g/L$。输纤维蛋白原 $5 \sim 6g$ 才增加 $1g$ 纤维蛋白原。

(四)血小板悬液

当血小板低于 $50 \times 10^9/L$ 而出血明显加剧时,可给予浓缩血小板,需要在充分抗凝治疗的基础上进行且需要足够量的血小板,首次剂量至少在 $8U$ 以上,$24h$ 用量最好在 $10 \sim 16U$。

（五）维生素 K

为肝脏合成第 II、VII、IX、X 因子所必需，每日静滴维生素 K_1 40mg 可促进维生素 K 依赖的凝血因子的合成。

用中心静脉压监护补液速度与用量，以防补液过慢过少，达不到迅速补充血容量的目的；又防补液过快过多，发生心力衰竭。

六、如何促进脏器功能的恢复

（一）保持适度的纤溶活力

保持适度的纤溶活力有助于防止和清除微循环内的纤维蛋白栓塞，对于维护组织灌流，防止栓塞坏死，具有重要意义。所以纤溶抑制剂不常规应用，只有当 DIC 的基础病因及诱发因素已经去除、DIC 处于纤溶亢进阶段且在肝素治疗的同时才能用适量的纤溶抑制剂。常用的有抑肽酶、6－氨基己酸、氨甲苯酸及氨甲环酸。

（二）溶栓治疗

只适用于纤溶功能低下，弥散性微血栓形成持续时间过长患者。可用促纤溶药物溶解血栓，改善组织血液供应，恢复脏器功能。常用链激酶、尿激酶。

（三）强心、升压

对伴有休克者，可给予多巴胺、间羟胺，增强心肌收缩力，增加心输出量，升高血压。

（四）脱水疗法

重症者，须早行脱水疗法，并及时补充营养和热量，以利脏器功能的恢复。

20％白蛋白与大剂量呋塞米静脉滴注，白蛋白可提高胶体渗透压，使渗透到间质中的水转移到血管内来提高血容量，防止发生低血压和减少钾、钠的丧失，而呋塞米则将多余的水经肾脏排除。

呋塞米与多巴胺合用，可增加心肌的收缩力，又有利尿、升压、降低血肌酐的作用。连续动静脉血滤器（CAVH）的应用：应在肾功能损害的早期应用，特别是在注射呋塞米后，尿量仍不增多时采用。CAVH 能滤出体内过多的水分、尿素氮、肌酐、尿酸和过高的钾、镁离子及各种酸性终末代谢产物，并能补充营养、热能和钠、钙等电解质，维持机体内环境的相对平衡，为脏器功能恢复创造条件。

七、关于 DIC 患者的终止妊娠方式问题

一般认为，除有产科指征或需紧急终止妊娠外，阴道分娩比剖宫产或子宫切除好，因为手术可使切口严重出血及腹腔内广泛出血。阴道分娩时尽量避免会阴侧切和软组织的损伤，产后应及时使用宫缩剂以减少出血。如需手术则应尽量在手术前纠正凝血机制紊乱。当有明显的血小板减少性紫癜或持续的凝血障碍存在时，手术需推迟至补充新鲜血或凝血因子、待凝血功能改善后再实施手术。术中如子宫有损伤或出血，最好采取综合措施修补及止血，而不首先考虑切除子宫。

八、子宫切除术的选用

急性羊水栓塞、重型胎盘早剥引发的 DIC，因促凝物质对子宫壁的刺激和发生在宫壁内微血管的栓塞与出血，均可减低子宫的收缩力，加重子宫出血。此种出血，注射宫缩剂和按压

子宫,或宫腔内添纱布等措施,非但不能止血,反而将宫壁内的促凝物质挤入母血,加重 DIC;结束分娩后,留在子宫壁内的凝血活酶,仍有随血流经下腔静脉入右心和肺循环的可能,故在子宫出血不能控制时,需创造条件及早切除子宫。

(李利娟)

第四节　产科 DIC 的预防

一、加强孕期检查

及时发现妊高征、妊娠合并高血压、妊娠合并肝病、胎盘早剥、前置胎盘等病理妊娠,及时予以有效的治疗,尽可能减少发生产科 DIC 的诱因。

二、避免使用促凝药物

妊娠中后期,血液处于高凝状态,应尽力避免使用可促进血小板凝聚的药物,如肾上腺素、高渗葡萄糖与高分子右旋糖酐。

三、适时终止妊娠

终止妊娠的目的是去除诱因,对重度妊高征、胎盘早剥等,应及早终止妊娠。可依据病情选择分娩方式。

四、严密观察和处理产程

严密观察与处理产程中的异常,避免宫缩过强过密,对急产与宫缩过强者,及时予以镇静剂。

五、合理应用缩宫素

用缩宫素静滴引产或增强宫缩时,必须有专人守护,严密观察宫缩的频率与强度,随时调整滴速。

六、防止羊水进入母血

避免在宫缩高峰时人工刺破胎膜,分娩中尽量减少和减轻软产道损伤,以防较多量羊水进入母体,发生急性羊水栓塞。

七、严格手术操作

严格掌握手术指征、禁忌证和手术条件。按照手术常规操作,术中尽量减少产伤,尤其应避免对胎盘的损伤。

八、预防感染

加强无菌消毒术,严防继发感染。如已有感染病灶存在应使用足量的敏感抗生素治疗,及时控制感染。

九、其他

积极纠正休克、酸中毒及水电解质平衡。

综上所述，DIC 病因多，临床表现多样复杂，且各期交叉存在，必须提高警惕，早期发现，早期诊断。产科 DIC 应以预防为主，应提高高危妊娠、分娩的认识和处理，防止 DIC 的发生。产科 DIC 发病急，一旦发生 DIC 应积极结束分娩，去除子宫内容物，阻断外源性凝血物质，病情可迅速好转，自然缓解，必要时不失时机地使用抗凝剂防止 DIC 的发展。

（李利娟）

第二十章　产科护理

第一节　妊娠并发症的护理

一、流产患者的护理

（一）概念

妊娠不满 28 周,胎儿体重不足 1000g 而终止者,称为流产。流产发生于 12 周前者称为早期流产,发生在 12 周至不足 28 周者,称为晚期流产。

（二）病因、病理

1.病因　①染色体异常为早期流产最常见的原因。②母体患有急慢性疾病、接触有毒物质、黄体功能不全、生殖器官畸形、宫颈内口松弛、内分泌失调、免疫因素、母儿血型不合、劳累、吸烟、酗酒、吸毒等不良习惯均可刺激子宫收缩而引起流产。③胎盘因素。

2.病理　流产时多数为胚胎或胎儿先死亡,继之底蜕膜出血,造成胚胎的绒毛与蜕膜层分离。已剥离的胚胎组织如同异物,引起子宫收缩而被排出。

（三）临床分型及表现、治疗原则

1.先兆流产　停经后少量阴道流血,伴轻微下腹痛,子宫大小与妊娠月数相符,宫颈口未开,胎膜未破,妊娠产物未排出,尿妊娠试验阳性。治疗原则为卧床休息、减少刺激为主的保胎治疗。

2.难免流产　流产已不可避免,阴道出血量增多,下腹痛加剧,子宫大小与妊娠月数相符或略小,宫颈口已开,妊娠产物未排出,晚期流产可有羊水流出,有时可见胚胎或胎囊堵塞于宫颈口。一旦确诊,立即清理宫腔内容物。

3.不全流产　指妊娠产物已部分排出,部分残留在宫腔内,影响子宫收缩。阴道持续流血不止,严重时可引起休克,宫颈口已开,子宫小于停经周数。确诊后立即清理宫腔残留物。

4.完全流产　宫腔内妊娠物已全部排出,阴道流血逐渐停止,腹痛消失,子宫接近正常大小,宫颈口已关闭。无须特殊处理。

5.稽留流产　指胚胎或胎儿在子宫内死亡,滞留在宫腔内超过 2 个月尚未自然排出者。子宫缩小,胎动消失,子宫小于妊娠周数,宫颈口关闭。确诊后应尽早排出宫腔内容物。此类型由于胎盘组织稽留时间较长,易发生凝血机制异常,故清宫前应常规检查凝血功能,做好输血准备。

6.习惯性流产　指自然流产连续发生 3 次或 3 次以上者。临床表现与一般流产相同。应查明原因,对因治疗。

7.流产合并感染　流产过程中,若阴道流血时间长,有组织残留于宫腔内或非法坠胎等,有可能引起宫腔感染。治疗原则为积极控制感染,若出血不多,应首先控制感染,待感染控制后再行刮宫;若出血多,应在输血和抗感染的同时,将残留在宫腔内的组织夹出,不可刮宫。

（四）护理措施

1.卧床休息,减少刺激。

2.做好心理护理,稳定情绪,减轻焦虑。

3.加强营养,防止贫血,增强抵抗力。

4.严密观察阴道出血量,若妊娠不能继续,及早处理。

5.监测生命体征,加强会阴护理,保持清洁,必要时抗生素预防感染。

6.阴道大量出血时,给予输血输液,肌注缩宫素,促进收缩,减少出血。

7.做好术前、术中、术后护理,协助手术,将妊娠产物排出。

(五)健康教育

1.先兆流产孕妇的护理需要卧床休息,避免刺激,禁止性生活。

2.指导有习惯性流产的孕妇在下次妊娠确诊后应卧床休息,加强营养。

3.稳定流产孕妇情绪,增强保胎信心。

二、异位妊娠患者的护理

(一)概念

受精卵在子宫体腔以外着床,称异位妊娠。按照其发生部位不同,分为输卵管妊娠、卵巢妊娠、腹腔妊娠、宫颈妊娠等。以输卵管妊娠最常见,并以壶腹部最多见。

(二)病因、病理

1.病因 慢性输卵管炎症是最常见原因;输卵管发育异常、过长、过短、黏膜纤毛缺乏;输卵管再通手术后;孕卵外游等可导致宫外孕。

2.病理 是由于输卵管管腔狭窄,壁薄缺乏黏膜下组织,可发生输卵管妊娠流产、破裂、继发性腹腔妊娠、陈旧性宫外孕。

(三)临床表现

1.停经史及早孕反应 停经多为6～8周。

2.腹痛 在破裂前表现为一侧下腹部隐痛或酸胀痛。破裂时突发一侧下腹部撕裂样剧痛,继之疼痛遍及全腹,当血液积聚于子宫直肠陷凹时,可出现肛门坠胀感。

3.阴道少量流血 胚胎死亡之后,子宫蜕膜组织剥离,可伴有蜕膜管型或碎片排出。

4.晕厥与休克 急性大出血及腹痛刺激引起晕厥与休克。

5.腹部检查 下腹部可有压痛及反跳痛,移动性浊音。

6.阴道检查 后穹隆饱满,触痛,宫颈举痛。

(四)辅助检查

1.妊娠试验、HCG测定有助于诊断。

2.B超检查宫内无妊娠物、宫旁可见液性或实质性包块、见有妊娠囊或胎心搏动可诊断宫外孕。

3.阴道后穹隆穿刺,若抽出不凝血液,结合病史是诊断宫外孕简便而较可靠的又一种方法。

4.腹腔镜检查,既可诊断又可作为治疗手段,大量内出血或伴休克者禁做。

(五)处理要点

以手术治疗为主,其次是药物保守治疗。

(六)护理措施

1.接受手术治疗患者的护理 严密观察生命体征,做好输血输液的准备。建立静脉通道、交叉配血，按要求做好术前准备。

2.接受非手术治疗患者的护理　严密观察生命体征，注意阴道出血量与腹腔出血量不成比例。卧床休息，避免腹压过大，腹痛加剧时及时报告医师，给予处理。出院后加强营养，注意休息，预防感染。

（七）健康教育

1.做好心理疏导，让患者以平常心态接受妊娠失败的现实。

2.指导患者合理饮食，摄取足够营养。

3.避免增加腹压的动作，如用力咳嗽、大便等，保持大便通畅，禁止灌肠，避免造成宫外孕妊娠破裂从而危及生命。

4.注意个人卫生，养成良好的卫生习惯，勤洗浴、勤换衣，性伴侣稳定。

5.告诫患者，再次妊娠时要及时就医。

三、妊娠期高血压疾病患者的护理

（一）概念

妊娠期高血压疾病是妊娠期特有的疾病，多为妊娠20周后出现高血压、水肿、蛋白尿，严重时出现抽搐、昏迷、心肾衰竭甚至发生母婴死亡。是孕产妇及围生儿死亡的重要原因。

（二）病因、病理

具体病因尚未阐明。主要病理变化是全身小血管痉挛。

（三）临床表现及分类

高血压、水肿、蛋白尿是妊娠期高血压疾病的三大主要症状。此病分为以下五类：

1.妊娠期高血压　其特征为血压≥140/90mmHg，一般在妊娠期首次出现，产后12周恢复正常；床蛋白（-）；可伴有上腹部不适或血小板减少。

2.子痫前期

（1）轻度：于妊娠20周后出现血压≥140/90mmHg；尿蛋白（+）或定量测定尿蛋白≥0.3g/24h尿；伴上腹部不适、头痛等。

（2）重度：血压≥160/110mmHg；尿蛋白（++）或定量测定尿蛋白≥2.0g/24h尿；血肌酐>106μmol/L；血小板<100×10^9/L；伴持续性头痛或其他脑神经症状或视觉障碍，持续性上腹部不适。

3.子痫　子痫前期的孕妇发生抽搐不能用其他原因解释者称子痫。可发生在产前、产时及产后，以产前子痫为多见。抽搐时呼吸暂停，面色青紫。持续1～1.5min，抽搐临发作前及抽搐期间，患者神志丧失。病情轻时，抽搐次数少，抽搐后很快苏醒，但有时抽搐频繁且持续时间较长，患者可陷入深昏迷状态。在抽搐过程中易发生唇舌咬伤、摔伤甚至骨折等多种创伤，昏迷时呕吐可造成窒息或吸入性肺炎。

4.慢性高血压并发子痫前期　高血压孕妇妊娠20周前无蛋白尿，若出现蛋白尿≥0.3g/24h；或高血压孕妇妊娠20周前突然尿蛋白增加，血压进一步升高或血小板<100×10^9/L。

5.妊娠合并慢性高血压　血压≥140/90rmnHg，妊娠前、妊娠20周前或妊娠20周后首次诊断高血压并持续到产后12周后。

另外尚有沿用以下分类方法：即分为轻度、中度和重度，重度又分为先兆子痫和子痫。

水肿多表现为凹陷性，可分为四度：Ⅰ度（+）水肿局限于小腿以下；Ⅱ度（++）水肿局限于大腿以下；Ⅲ度(＋＋＋)水肿涉及外阴及腹部；Ⅳ度(＋＋＋＋)全身水肿伴有腹水。如体表无水肿，妊娠晚期每周体重增加≥0.5kg，称稳性水肿。

(四)辅助检查

1.血液检查 测定血红蛋白、血细胞比容、血浆及全血黏度，了解血液浓缩程度，重症患者测血小板、出凝血时间。

2.尿液检查 24h蛋白定量测定，有无管型。蛋白尿的多少反映病情的严重程度，根据镜检出现管型判断肾功能受损程度。

3.肝肾功能测定 谷丙转氨酶、白蛋白、尿素氮、肌酐及尿酸等。

4.眼底检查 眼底小 A：V 比值，正常 2：3 变为 1：2 甚至 1：4，或出现视网膜水肿、渗出、出血、剥离、一时性失明等。

5.其他检查 心电图、B 超、胎盘功能、胎儿成熟度检查等。

(五)处理要点

1.妊娠期高血压 可在门诊治疗，加强产前检查，注意休息，尽被左侧卧位，加强营养，可给少量镇静剂，间断吸氧。

2.子痫前期 应住院治疗。行解痉、镇静、降压、合理扩容及必要时利尿，适时终止妊娠。

(1)卧床休息：保证充足睡眠，左侧卧位。

(2)解痉：首选药物为 25％硫酸镁，预防和控制抽搐，应注意硫酸镁的毒性反应，用药时膝反射须存在、呼吸每分钟不少于 16 次，尿量 24h 不少于 600mL，或每小时不少于 25mL，用药过程中应监测镁离子的浓度。

(3)镇静：用于重症患者，常用地西泮或冬眠合剂，用药时严密观察。

(4)降压：适用于血压过高的患者，肼屈嗪、卡托普利等为常用药。

(5)利尿：只用于全身水肿、急性心衰、肺水肿、脑水肿患者，常用速尿、甘露醇。

(6)扩容：重症、血容量减少和血液浓缩时，可用白蛋白、全血、平衡液或低分子右旋糖酐扩容治疗。

(7)适时终止妊娠：终止妊娠的指征有：子痫前期经积极治疗，24～48h 无明显好转；孕周已超过 34 周；胎龄未满 34 周，胎盘功能减退而胎儿已成熟；胎龄未满 34 周，但胎盘功能减退而胎儿未成熟，给予地塞米松促胎儿肺成熟后，以及子痫控制 2h 后，均可考虑终止妊娠。终止妊娠的方式：根据情况选用小剂量静脉滴注缩宫素引产或剖宫产术。

3.子痫的处理 控制抽搐，纠正缺氧和酸中毒，控制血压，抽搐控制后终止妊娠。常用 25％硫酸镁、冬眠合剂、甘露醇等。

(六)护理措施

1.妊娠期高血压疾病的预防 加强孕期保健，做好产前检查，合理饮食，加强营养，注意休息，取左侧卧位，增强胎盘绒毛的血液供应，保持心情愉快，避免过度劳累。

2.子痫前期 绝对卧床休息，保持安静，避免刺激，每 4h 测 1 次血压，严密观察有无自觉症状、临产先兆，注意胎心及胎动的变化，记出入量，及时测定尿蛋白及肝、肾功能等。

3.子痫的护理

(1)专人护理：禁食、避免各种刺激，以防诱发抽搐的发作。

(2)防止损伤：床边应加床档或适当约束，抽搐时勿强行按压患者肢体，以免发生骨折。

(3)保持呼吸道通畅：昏迷者平卧位，头偏向一侧，取出义齿，随时清除呼吸道分泌物及呕吐物,给氧。

(4)准确记录出入量,导尿管保留至完全清醒时。

(5)及时送检血、尿及各种标本。

(6)观察、记录抽搐次数,持续、间歇时间。

(7)严密观察有无产兆、生命体征。

(8)按急诊手术做好术前准备。

(七)健康教育

1.重视产前检查,一旦发现有高血压、水肿、蛋白尿时,应及时就诊。

2.保持心情愉悦,避免各种刺激。

3.指导孕妇合理饮食,保证足够蛋白质、维生素、钙和铁,尤其是钙的摄入。可从妊娠20周开始,每日补充钙剂2g,可降低本病的发生率。

4.指导左侧卧位,改善胎盘血供。

四、前置胎盘患者的护理

(一)概念

正常胎盘附着于子宫体部的前壁、后壁或侧壁。孕28周后若胎盘附着于子宫下段或覆盖子宫颈内口位置低于胎儿先露部,称前置胎盘。

(二)病因、病理

目前尚不明确,可能与子宫内膜病变或损伤、胎盘面积过大、受精卵的滋养层发育迟缓而着床于子宫下段形成前置胎盘。

(三)临产表现及分类

1.分类

(1)完全性前置胎盘(中央性):宫颈内口全部由胎盘组织覆盖。

(2)部分性前置胎盘:宫颈内口部分为胎盘组织所覆盖。

(3)边缘性前置胎盘:胎盘附着于子宫下段,边缘不超越宫颈内口。

2.临产表现 妊娠晚期或临产时,反复发生无诱因无痛性阴道流血是其主要症状。完全性前置胎盘出血时间早、可反复、多次少量或大量流血,边缘性前置胎盘往往出血时间较晚,出血量较少,部分性前置胎盘出血时间、出血量介于两者之间。出血量多时可有贫血及休克征象;腹部检查时,子宫与孕月相符,可伴有胎头高浮、胎位异常。

(四)辅助检查

1.B超 可诊断前置胎盘并作出分类。

2.产后检查胎盘胎膜 有陈旧性血块附着,胎膜破口距胎盘边缘在7cm内即可证实为前置胎盘。

3.阴道检查 不主张应用,若手指与先露部之间有较厚的胎盘组织,有助诊断。怀疑前置胎盘者禁止做肛诊。

(五)处理要点

原则为止血、防止感染、纠正贫血。

1.期待疗法 适用于妊娠小于36周或估计体重小于2300g者,阴道流血不多,一般情况好,胎儿存活,应绝对卧床休息,镇静,避免刺激。

2.终止妊娠　适用于大量出血休克的患者、胎龄达 36 周以上者、胎龄未达 36 周但出现胎儿窘迫者,可根据病情选择剖宫产或阴道分娩。剖宫产为处理前置胎盘的主要手段。

（六）护理措施及健康教育

1.绝对卧床休息　减少刺激,禁做阴道检查及肛查,避免诱发出血。间断吸氧,提高胎儿的血氧供给。

2.纠正贫血　除口服用药或输液等措施外,还应加强饮食指导,多食高蛋白及含铁丰富的食物,如动物肝脏、绿叶蔬菜等。

3.监测病情变化　严密观察并记录孕妇生命体征,阴道流血的量、色、时间及一般状况;监测胎儿宫内状态;做好输血、输液及手术的准备。

4.预防产后出血和感染　胎儿娩出后及时给予宫缩剂,以免产后出血。

5.加强管理和宣教　指导围孕期妇女避免吸烟、酗酒等,避免多次刮宫、引产或宫内感染,防止多产。如妊娠期出血,无论量多少均及时就医。

五、胎盘早剥患者的护理

（一）概念

妊娠 20 周后或分娩期,正常位置的胎盘在胎儿娩出前,部分或全部从宫壁剥离者,称为胎盘早期剥离。

（二）病因

目前尚不明确。可能与下列因素有关:

1.血管病变　妊娠期高血压疾病、慢性高血压和肾炎等疾病的孕妇。

2.机械性因素　腹部撞击、挤压、摔伤、外倒转术、羊水过多、多胎妊娠均可导致胎盘早剥。

3.子宫静脉压突然升高　引起蜕膜静脉充血、瘀血或破裂,致胎盘从宫壁剥离。

4.其他　与吸烟、吸毒、营养不良等因素有关。

（三）病理及分类

主要病理变化是底蜕膜出血,形成胎盘后血肿使胎盘从附着处剥离。根据出血类型分为:

1.显性出血　胎盘剥离后形成血肿,血液冲开胎盘边缘向外流出,为显性出血。

2.隐性出血　胎盘剥离后血液不能流出,积聚于胎盘与胎膜之间可并发子宫胎盘卒中,为隐性出血。

3.混合性出血　剥离面积大、血液较多时血液冲开胎盘边缘流出,为混合性出血。

（四）临床表现

1.轻型　以显性出血为主,剥离面不超过胎盘面积的 1/3,轻微腹痛、贫血与出量成里达。胎心、胎位清楚,胎心率正常。产后检查胎盘有凝血块压迹。

2.重型　以隐性出血为主,胎盘剥离面超过 1/3,主要症状为持续性腹痛和腰酸背痛、贫血与外出血不成正比,伴休克症状,检查子宫硬如板状、压痛。子宫大于孕月,胎心、胎位不清,胎儿常因缺氧而死亡。

（五）辅助检查

1.B 超　胎盘与宫壁之间有液性暗区,重型者胎心、胎动消失。

2.实验室检查　血常规、血小板,出凝血时间,凝血酶原等检查了解凝血功能。

（六）处理要点

止血,纠正休克,及时终止妊娠为原则,积极补充血容量,输血、输液,防止并发症并积极进行处理。

（七）护理措施

1.纠正休克,输血、输液,补充血容量。

2.严密观察病情变化,监测生命体征并记录胎心、胎动情况,及时发现并发症并进行处理。

3.预防感染,遵医嘱使用抗生素,保证足够的营养,增强抵抗力。

4.为终止妊娠做好准备。

5.预防产后出血,分娩后给予宫缩剂,按摩子宫,必要时可做好切除子宫的准备。

（八）健康教育

1.做好心理护理,给予心理安慰,帮助患者接受妊娠失败的现实。

2.产褥期应加强营养,纠正贫血,注意休息,增强抵抗力,保持会阴清洁,防止感染,做好母乳喂养及指导,死产者可给予退乳措施。

3.告诫患者,再次妊娠要及时就诊。

六、早产患者的护理

（一）概念

妊娠28周至不满37周分娩者,称为早产。

（二）病因

主要包括母体、胎儿及附属物三方面的因素。

1.母体因素　急慢性疾病,妊娠合并症、子宫畸形、子宫肌瘤、宫颈内口松弛等。

2.胎儿及其附属物因素　胎儿畸形、多胎妊娠、羊水过多、胎盘功能不全、绒毛膜羊膜炎、前置胎盘及胎盘早剥。

3.其他　外伤、妊娠晚期性交、过重体力劳动、吸烟酗酒、精神刺激等。

（三）临床表现

先兆早产时,有不规律宫缩,伴少量阴道流血,逐渐发展为规律宫缩,并逐渐加强;宫颈管消失,宫口扩张,胎膜破裂,羊水流出,即为临产。

（四）处理要点

1.先兆早产　若胎儿存活,在保证胎儿安全的前提下尽量延长孕周,采用积极保胎治疗,左侧卧位,减少刺激,镇静;抑制子宫收缩,同时抗感染等措施。

2.早产临产　应提高胎儿存活率,减少并发症。预防新生儿呼吸窘迫综合征及防止颅内出血等措施。

（五）护理措施及健康教育

1.预防早产　做好产前检查,注意休息,避免过劳,积极治疗合并症,宫颈内口松弛者应尽早(于孕14~18周)做宫颈内口缝扎术。

2.药物治疗护理　抑制宫缩的同时,给予抗生素预防感染,应用宫缩抑制剂应观察其副作用。

3.严密观察病情 早产临产后,绝对卧床休息,给予地塞米松,促进胎儿肺成熟,吸氧,观察胎心音变化,宫颈口开全应做好行会阴切开的准备。

4.做好心理支持和护理 帮助孕妇建立再次妊娠的信心。

5.预防新生儿合并症 在先兆早产保胎治疗过程中,教会孕妇自我监测胎儿的方法,自数胎动,严密行胎心监护,及时发现异常问题。

七、过期妊娠患者的护理

凡平时月经周期规则,妊娠达到或超过 12 周尚未分娩者,称过期妊娠。

(一)病因

尚未明确,可能与下列因素有关:①雌孕激素比例失调。②胎儿畸形。③头盆不称。④遗传因素。

(二)病理

1.胎盘、胎儿 过期妊娠的胎盘有两种表现:一种是胎盘功能正常型:胎儿继续发育,胎儿体重增加成为巨大儿,易导致难产。另一种是胎盘功能减退型:胎盘钙化梗塞出现老化现象,使胎盘物质交换功能降低,供血不足,胎儿营养缺乏,生长缓慢,容貌似"小老人"。

2.羊水 由于胎儿缺氧,羊水呈黄绿色,黏稠,在妊娠 38 周时羊水开始减少,至妊娠 42 周可减少至 300mL 以下,使羊水、脐带、胎盘、胎儿皮肤出现粪染现象。

(三)辅助检查

1.B 超 了解羊水量、胎儿各方面情况。

2.胎动计数 12h<10 次或逐时下降 50%,提示胎盘功能减退。

3.胎心监护 NST 无反应,OCT 出现晚期减速,提示胎盘功能减退。

4.尿雌三醇/肌酐(E/C)比值测定 <10 或下降超过 50%提示胎盘功能减退。

5.羊膜镜检查 观察羊水颜色,了解胎儿是否存在缺氧。

(四)处理要点

1.产前处理 确诊后根据情况适时终止妊娠。宫颈成熟者:人工破膜静滴缩宫素,严密观察下引产;宫颈未成熟者:可应用促宫颈成熟药物,再行终止妊娠。

2.产时处理 严密观察胎心音、吸氧、缩短第二产程,紧急情况下可选择剖宫产术。

3.产后处理 做好抢救新生儿的准备,清理呼吸道,加强新生儿的护理。

(五)护理措施

1.孕期监护知识宣教,加强营养,注意休息。

2.严密观察、吸氧,观察胎心音及羊水性状,做好抢救新生儿的准备。

3.做好心理护理及防止并发症的发生。

八、羊水量异常患者的护理

(一)羊水量过多

凡妊娠任何时期羊水量超过 2000mL 者,称为羊水过多。

1.病因 可能与以下情况有关:①多胎妊娠。②胎儿畸形。③孕妇各种疾病。④胎盘脐带病变。⑤特发性羊水过多。

2.临床表现

(1)急性羊水过多:多发生在妊娠 20～24 周,羊水量急剧增加,呼吸困难,不能平卧,发绀,痛苦表情,下肢浮肿,静脉曲张等压迫症状。

(2)慢性羊水过多:多发生于妊娠晚期,症状缓慢出现,羊水量逐渐增多,多能适应,子宫明显大于孕周,腹部隆起,皮肤发亮,张力大,胎位不清,胎心遥远或听不清。

3.处理要点

(1)合并胎儿畸形,及时终止妊娠。

(2)胎儿无畸形,症状严重者,可穿刺缓慢放出羊水。速度不宜过快,量不宜过多,一次不超过 1500mL,腹部加压以防血压骤降引起休克。

(3)产时、产后防止出血、感染及产后休克。

4.护理措施

(1)一般护理:卧床休息,取左侧半卧位,减轻压迫症状,低盐饮食,防止便秘。

(2)做好心理护理及产前检查:给患者及家属介绍羊水过多的原因及注意事项,减轻压力、延长妊娠的时间,使胎儿逐渐成熟。

(3)严密观察,防止并发症:观察孕妇生命体征,宫高、腹围,有无宫缩、胎儿宫内缺氧及早产现象。严密观察产后子宫收缩及阴道流血,防止并发产后出血和感染。羊水过多易发生胎位异常、胎膜早破以及脐带脱垂,一旦破膜应取头低臀高位,防止脐带脱垂。

5.健康教育

(1)指导产妇低钠低盐饮食,减少增加腹压的活动以防发生胎膜早破、脐带脱垂等并发症。

(2)教会孕妇自我监测的方法和技巧。

(3)做好心理安慰,稳定孕妇情绪。

(二)羊水量过少

妊娠足月时,羊水量少于 300mL 者,称羊水过少。

1.病因　①母体因素。②羊膜病变。③胎儿畸形。④胎盘功能异常。

2.临床表现

(1)症状:胎动时孕妇感腹痛,胎动减少,敏感性高,轻微刺激可引起宫缩、腹痛、宫缩不协调,宫口扩张缓,产程延长。

(2)体征:宫高、腹围小于正常孕月,因羊水过少,胎体粘连可造成胎儿畸形,可伴胎位异常、胎儿宫内窘迫、新生儿窒息。

3.处理要点

(1)期待疗法:可行羊膜腔内灌注法,将 0.9％氯化钠溶液以 15～20mL/min 速度缓慢灌注羊膜腔内,可解除脐带受压,胎儿宫内缺氧。必要时应用宫缩抑制剂,防流产和早产。

(2)终止妊娠:羊水最少,胎儿畸形;无畸形胎儿足月;羊水污染、胎儿宫内缺氧;胎盘功能严重低下者等以上情况,可选择引产及剖宫产术终止妊娠。

4.护理措施

(1)做好心理护理:给精神安慰,缓解紧张情绪。

(2)病情观察:观察孕妇生命体征,监测宫高、腹围、体重、宫内胎儿情况及羊水情况等。

(3)协助治疗:注意无菌操作,做好引产和剖宫产手术的准备。

5.健康教育

(1)教会孕妇自我监测的方法和技巧。

(2)指导孕妇定期进行产前检查,做好孕妇监护工作。

(3)稳定孕妇情绪,避免情绪激动。有异常情况及时就医。

九、多胎妊娠及巨大儿产妇的护理

(一)概念

1.多胎妊娠　一次妊娠宫腔内同时有两个或者两个以上的胎儿。其中以双胎最常见。多胎妊娠在妊娠期、分娩期并发症较多,围生儿死亡率高,故属高危妊娠范畴。

2.巨大儿　胎儿体重达到或超过 4000g,男胎多于女胎,分娩时胎儿通过产道常发生困难,形成难产,属于高危妊娠的一种。

(二)病因

1.多胎妊娠　①遗传因素。②年龄及产次。③促排卵药物的使用。④内源性促性腺激素。

2.巨大儿　①过期妊娠或羊水过多。②孕妇营养过剩。③遗传因素。④孕妇患有糖尿病。

(三)临床表现

1.多胎妊娠

(1)症状:早孕反应重,持续时间长。孕 10 周后,子宫体积明显大于单胎妊娠,孕 24 周后增长迅速。孕晚期,常有呼吸困难、下肢及腹壁水肿,妊娠期间并发症较多,包括流产、胎儿畸形、胎儿宫内发育迟缓、贫血、妊娠期高血压疾病等。

(2)体征:子宫体积明显大于相应孕周;触及 3 个或 3 个以上胎体;在子宫不同部位听到频率相差 10 次/min 以上的胎心音。

2.巨大儿　孕期体重增加迅速,孕晚期可有呼气困难、腹部沉重、两肋胀痛等症状。产科检查表现为胎体较大,宫底明显升高,先露部高浮,听诊胎心音位置稍高。

(四)辅助检查

1.多胎妊娠

(1)B超检查是确诊多胎妊娠的最主要、常用的方法。在妊娠早期可以见到两个胎囊;妊娠中晚期依据胎儿颅骨及脊柱等声像图,B超诊断符合率达 100%。

(2)多普勒超声检查。孕 12 周后,通过多普勒胎心仪可听到频率不同的胎心音。

2.巨大儿　B超检查胎体大,测量胎头双顶径>10cm,胎儿股骨长≥8cm,应考虑巨大儿的发生。

(五)处理要点

1.多胎妊娠

(1)妊娠期:定期产前检查,双胎妊娠系高危妊娠,母儿结局与孕期保健关系密切,一旦确诊,应做好保健和管理。妊娠 30 周后应多卧床休息,积极预防妊娠并发症,避免早产的发生。超声监测胎儿宫内生长发育情况。

(2)分娩期:根据孕妇及胎儿情况选择分娩方式。做好输血、输液等抢救孕妇的应急措施,并熟练掌握新生儿抢救和复苏的技术。

（3）分娩后预防产后出血：第二胎儿娩出后立即给予缩宫素促进子宫收缩；产后严密观察子宫收缩及阴道出血量，尤其注意产后 2～4h 内的迟缓性出血。必要时抗生素预防感染。

2.巨大儿

（1）产前检查孕妇有无糖尿病，若为糖尿病孕妇，应积极治疗。

（2）在分娩过程严密观察产程，产时监护，不宜试产过久。

（3）产后预防出血与感染，常规检查产道有无损伤。

（六）护理措施

1.多胎妊娠

（1）妊娠期：加强营养，注意补充足够的蛋白质、铁剂、维生素、叶酸、钙剂等。尽量避免过度劳累。

（2）分娩期：产程中注意宫缩及产程进展和胎心变化，若出现宫缩乏力，可以给予低浓度的缩宫素缓慢点滴。当第一个胎儿娩出后，在胎盘侧脐带端立即夹紧，以防第二胎儿失血。同时助手在腹部将第二胎儿固定成纵产式并听胎心。若无阴道出血，胎心正常，等待自然分娩，一般在 20min 左右第二胎儿可以娩出。若等待 10min 仍无宫缩，可以给予人工破膜或给予低浓度缩宫素点滴促进子宫收缩。若发现脐带脱垂、可疑胎盘早剥或胎心异常，立即用产钳或臀牵引术，尽快娩出胎儿。

（3）分娩后：产后出血的发生率高，第二胎娩出后，及时应用缩宫素，按摩子宫。腹部放置沙袋，以防腹压骤降引起休克。

（4）新生儿护理：做好早产儿护理，预防新生儿硬肿症及肺出血，出生后注意保暖。血糖低于 2.25mmol/L 应给予葡萄糖静脉滴注。必须控制氧气浓度，新生儿体重＜1500g，出生 4～6 周应常规检查眼底。

2.巨大儿

（1）妊娠期：肥胖孕妇应适当控制体重，糖尿病孕妇控制血糖，定期产前检查。

（2）分娩期：严密观察产程，产时监护，不宜试产过久。

（3）分娩后：检查软产道有无损伤，预防产后出血。

（4）新生儿护理：预防新生儿低血糖，生后 1～2h 开始喂糖水，尽早开奶。为预防新生儿发生低血钙症，可用 10％葡萄糖酸钙 1mL/kg 加入葡萄糖溶液中静脉滴注补充钙剂。

（孙美珍）

第二节　胎儿窘迫的护理

胎儿在宫内有缺氧现象并危及胎儿健康和生命者称为胎儿窘迫，是产科常见合并症。主要发生在临产过程，也可发生在妊娠后期。

一、病因、病理

（一）病因

1.母体因素　母体血液含氧量不足是重要原因，导致胎儿缺氧的母体因素有微小动脉供血不足、红细胞携氧量不足、急性失血、子宫胎盘血运受阻等。

2.胎儿因素　胎儿心血管系统功能障碍如严重的先天性心血管疾病、颅内出血、胎儿畸形等。

3. 脐带、胎盘因素　主要有脐带血运受阻如脐带打结、胎盘功能低下、胎盘形状异常、胎盘感染等。

（二）病理

胎儿窘迫的基本病理生理是缺血、缺氧引起的一系列变化。缺氧初期通过自主神经反射引起血压上升及心率加快；若缺氧继续加重，则兴奋迷走神经，导致血管扩张，心功能失代偿，有效循环血量减少，主要脏器功能由于血流量不能保证而受损，胎心率减慢。缺氧继续发展下去，可引起严重的脏器功能损害，尤其引起缺血性脑病，甚至胎死宫内。

二、临床表现

胎儿窘迫的主要表现为胎心音改变、胎动异常及羊水胎粪污染或羊水过少，严重者胎动消失。根据其临床表现，可分为：

（一）急性胎儿窘迫

主要发生于分娩期，主要表现在胎心率改变，羊水胎粪污染，胎动过频，胎动消失及酸中毒。

1. 胎心率＞160 次/min，尤其是＞180 次/min，为胎儿缺氧的初期表现（孕妇心率不快的情况下）；胎心率＜120 次/min，尤其是＜100 次/min，为胎儿危险征。

2. 出现胎心晚期减速、变异减速或（和）基线缺乏变异。

3. 羊水胎粪污染和胎儿头皮血 pH 下降，出现酸中毒，羊水呈绿色、黄绿色进而呈混浊的棕黄色，即羊水Ⅰ度、Ⅱ度、Ⅲ度污染。头先露时羊水有胎粪污染提示胎儿窘迫，臀先露则可能胎腹受压所致，不一定是胎儿缺氧。

（二）慢性胎儿窘迫

多发生在妊娠末期，往往延续至临产并加重。可致胎儿宫内发育迟缓。主要表现为胎动减少或消失，NST 基线平直，胎儿发育受限，胎盘功能减退，羊水胎粪污染等。

三、辅助检查

（一）胎盘功能检查

出现胎儿窘迫的孕妇一般 24h 尿雌三醇值急剧减少 30%～40%，或于妊娠末期连续多次测定在 10mg/24h 以下。

（二）胎儿头皮血血气分析

血气分析 pH＜7.20。

（三）胎心监测

胎动时胎心率加速不明显，基线变异率＜3 次/min，出现晚期减速、变异减速等。

四、处理要点

出现胎儿窘迫应积极寻找病因并给予纠正：如宫颈尚未完全扩张胎儿窘迫情况不严重，可予吸氧（面罩供氧），通过提高母体血氧含量以改善胎儿血氧供应，同时嘱产妇左侧卧位，观察 10min，若胎心率变为正常可继续观察；若因使用缩宫素宫缩过强造成胎心率异常减缓者，应立即停止滴注，病情紧迫或经上述处理无效者，应立即行剖宫产结束分娩。慢性胎儿窘迫者,应针对病因,视孕周、胎儿成熟度和窘迫的严重程度决定处理方案。首先应指导孕妇采取左侧卧位,间断吸氧,积极治疗各种合并症或并发症,密切监护病情变化。如果无法改善,则应在促使胎儿成熟后迅速终止妊娠。

五、护理措施

1. 孕妇左侧卧位,间断吸氧。严密监测胎心变化,一般每 15min 听 1 次胎心或进行胎心监护。

2. 为手术者做好术前准备,如宫口开全、胎先露已达坐骨棘平面以下 3cm 者,应尽快阴道助娩。

3. 做好新生儿抢救和复苏的准备。

4. 心理护理。孕产妇夫妇因为胎儿的生命遭遇危险而发生焦虑,对需手术结束分娩产生犹豫、无助感。所以应将真实情况、可能发生的情况告知孕产妇,有助于减轻焦虑。对于胎儿不幸死亡的孕产夫妇,护理人员应给予关怀。

(孙美珍)

第三节　妊娠合并症的护理

一、妊娠合并心脏病患者的护理

(一)妊娠与分娩对心脏病的影响

1. 妊娠期　妊娠时血液总量增加,每分钟心搏出量增加,至妊娠 32～34 周达最高峰,此时心脏负担亦最重。

2. 分娩期　心脏负担的增加更为明显,第一产程每次宫缩时,增加了周围血循环的阻力和回心血量。第二产程除宫缩外,腹肌与膈肌亦收缩,周围循环阻力更增,加上产时用力屏气,肺循环压力显著增高,同时腹压加大,使内脏血涌向心脏,故心脏负担此时最重。第三产程胎儿娩出后子宫缩小,血窦关闭,胎盘循环停止。存在于子宫血窦内的大量血液突然进入血循环中,使回心血急剧涌向心脏,易引起心衰;另一方面,由于腹内压骤减,大量血液都淤滞于内脏血管床,回心血量严重减少,造成周围循环衰竭。

3. 产后 1～3d 内　组织内潴留的水分进入血循环,致体循环血量再度短暂地增加,心脏负荷又有所加重。

由于上述原因,心脏病孕妇在妊娠 32～34 周时、分娩期及产后 3d 内心脏负荷最重,易发生心力衰竭。

(二)心脏病对胎儿的影响

心脏病对胎儿的影响,与病情严重程度及心脏功能代偿状态等有关。病情较轻、代偿机能良好者,对胎儿影响不大;如发生心衰,可因子宫淤血及缺氧而引起流产、早产或死产,新生儿窒息比正常产妇高。

(三)诊断

1. 患者既往大都有心慌气短史,妊娠后加重。在心前区可听到舒张期杂音或二级以上收缩期杂音,严重者可有奔马律或心房纤颤等。

2.心脏病对妊娠和分娩的影响程度与心脏代偿功能有关,心脏的代偿功能分为四级:Ⅰ级:一般体力活动不受限制;Ⅱ级:一般体力活动略受限制,参加日常体力活动后有疲乏无力、心慌气短等表现,休息时无症状;Ⅲ级:一般体力活动明显受限,轻微活动时即出现疲劳、心慌、气急等心力衰竭症状,以往有过心衰史,均属此级;Ⅳ级:休息时仍有心慌、气急等明显心力衰竭表现。

3.早期心力衰竭诊断　轻微活动即有心慌、胸闷、气短,睡眠时因胸闷而憋醒,脉搏在 110 次/min 以上,呼吸在 20 次/min 以上及肺底部可听到少量持续性湿啰音等。

(四)治疗要点及护理措施

1.做好计划生育宣传工作　对患有心脏病的妇女,应注意避孕,并对已有子女者动员行绝育术。凡有以下情况者,应终止妊娠:

(1)心脏病较重,代偿功能在三级以上者。

(2)既往妊娠有心衰史或妊娠早期即发生心衰者。

(3)风湿性心脏病有中、重度二尖瓣病变伴有肺动脉高压者或紫绀型先心病。

(4)患有活动性风湿热、亚急性细菌性心内膜炎及有严重的心律失常者。

(5)严重的先天性心脏病及心肌炎。

2.终止妊娠的方法　妊娠在 3 个月以内可行人流术,>12 周而<15 周者,必要时可慎重考虑用钳刮术终止妊娠。中孕引产,有较大危险性,应尽量避免。如有条件,可在积极治疗观察下,使妊娠继续下去。凡出现心衰者,必须在控制心衰后,再终止妊娠。

3.妊娠期处理　对心功能二级以下患者应加强产前检查,至少每 2 周 1 次。患者应有足够的休息,避免较重的体力劳动,进低盐饮食,注意预防呼吸道感染,有贫血者应积极治疗,于预产期前 2 周入院待产。有心衰者应立即入院治疗。

4.分娩期处理　心功能不好者,可考虑在硬膜外麻醉下行剖宫产,同时心脏监护,术后心脏情况可好转。经阴道分娩者,第一产程,做好产妇的心理护理,稳定其情绪。患者可取半坐卧位,每半小时测血压、脉搏、呼吸 1 次。适当应用镇静剂使其获得精神安慰,消除恐惧紧张情绪。如有心衰先兆,取半卧位、吸氧及用西地兰等,抗生素用至产后 1 周;第二产程,宫口开全后,用胎头吸引器或产钳助产,尽快结束分娩,以免产妇过度用力;第三产程,注意防治产后出血。胎儿娩出后,腹部立即置放 1~2kg 重的沙袋,以防因腹压骤减致大量血液倾注内脏血管引起周围循环衰竭。为防治产后出血,必要时可肌注催产素,避免使用麦角新碱。

5.产褥期处理　产后勿立即移动产妇,严密观察,2h 后情况稳定,可送回病房。产后 3d 内,尤其是前 24h 内必须加强观察,警惕发生心衰,并做好一切抢救准备。

产后应卧床休息 2 周,有心衰者应酌情延长。一般以不哺乳为宜。对不宜再生育者,应行绝育手术。手术可在产后 1 周左右进行。有心衰者,先行控制后,再择期绝育。

二、妊娠合并糖尿病患者的护理

(一)糖尿病与妊娠的相互影响

1.妊娠对糖尿病的影响　妊娠可使隐性糖尿病显性化,使既往无糖尿病的孕妇发生妊娠期糖尿病,使原有糖尿病患者病情加重。分娩过程中体力消耗较大,同时进食减少,若不及时减少胰岛素的用量容易发生低血糖和发展为酮症酸中毒。产褥期胰岛素的需要量相应减少,应及时调整。

2.糖尿病对孕妇、胎儿及新生儿的影响　糖尿病孕妇易并发妊娠期高血压疾病、羊水过多、巨大儿、合并感染,易发生糖尿病酮症酸中毒;畸形儿、死胎、死产、早产、胎儿生长受限等的发生率升高。新生儿低血糖、低血钙、高胆红素血症、新生儿呼吸窘迫综合征发生率及新生儿死亡率增高。

(二)辅助检查

1.血糖测定　2次空腹血糖≥5.8mmol/L可确诊为糖尿病。

2.50g葡萄糖耐量试验　常于妊娠24～28周用于筛查妊娠期糖尿病。

3.并发症检查　24h尿蛋白定量,尿糖,尿酮体等。

(三)处理要点

1.饮食控制　是糖尿病患者治疗的基础。

2.药物治疗　根据孕妇的血糖情况,应用胰岛素来控制血糖水平。

3.孕期加强胎儿监护　定期进行产前检查,及时了解胎儿宫内情况、胎儿成熟度及胎儿胎盘情况,防止死胎的发生。

4.分娩期　遵医嘱监测血糖,以便随时调整胰岛素的用量。

(四)护理措施

1.妊娠期　协助摄取适当的营养,并给胰岛素,使细胞获得充分的葡萄糖,以供胎儿生长发育;注意监测胎儿宫内情况;指导孕妇正确控制血糖;维持产妇的自尊。

2.分娩期　遵医嘱监测血糖,以便随时调整胰岛素的用量;注意听胎心,做好助产准备。

3.产褥期　注意测血糖、尿糖,预防产后出血、感染,协助建立亲子关系,鼓励母乳喂养。对新生儿均应按早产儿护理,并注意低血糖的发生。

三、妊娠合并贫血患者的护理

(一)贫血与妊娠的相互影响

贫血孕妇的抵抗力低下,对分娩、手术和麻醉的耐受力降低,对失血的耐受力降低,易发生休克与感染。严重贫血者影响胎儿生长,可发生胎儿窘迫及早产或死胎。

(二)辅助检查

血液中红细胞及血红蛋白值均低于正常,缺铁性贫血者血清铁降低;骨髓象显示红系造血轻度或中度活跃,以中晚幼红细胞为主。

(三)治疗要点

缺铁性贫血者以口服补充铁剂为主,严重贫血者可少量多次输血,产时及产后应防止产程延长、预防产后出血及感染,遵医嘱应用药物。

(四)护理措施

1.孕前积极治疗失血性疾病,加强营养。

2.孕期摄取高铁、高蛋白及富含维生素C的食物,指导正确服用铁剂的方法,严密观察贫血的程度及胎儿情况。

3.产后应密切注意产后出血情况,出血多时及时给予输血,注意速度和量,严重者不宜哺乳。

(孙美珍)

第四节　异常分娩的护理

一、产力异常患者的护理

产力是分娩的动力,包括子宫收缩力、腹肌和膈肌收缩力以及肛提肌收缩力,其中以子宫收缩力为主。

（一）病因

1. 子宫收缩乏力　常见的原因有头盆不称或胎位异常、子宫因素、精神因素、内分泌失调、药物影响等。

2. 子宫收缩过强　常见原因有急产、缩宫素使用不当、胎盘早剥、精神紧张、过度疲劳、阴道内操作过多或不当等。

（二）临床表现

1. 协调性宫缩乏力（低张性子宫收缩乏力）　子宫收缩力弱,持续时间短,间歇期长且不规律。此种宫缩乏力多属继发性宫缩乏力,于第一产程活跃期后期或第二产程时宫缩减弱。

2. 不协调性宫缩乏力（高张性子宫收缩乏力）　子宫收缩的极性倒置,节律性异常,属无效宫缩。

3. 协调性子宫收缩过强　子宫收缩力过强过频。总产程<3h 称为急产,经产妇多见。

4. 不协调性子宫收缩过强　产妇烦躁不安,持续性腹痛,拒按。胎位触不清,胎心听不清。有时可出现先兆子宫破裂征象。子宫痉挛性狭窄环可发生在宫颈、宫体的任何部分（胎儿较细的部位）,多在子宫上下段交界处,查体可触及不随宫缩上升的狭窄环。

5. 产程曲线异常　①潜伏期延长:从临产规律宫缩开始至宫口开大 3cm 为潜伏期,超过 16h 为潜伏期延长。②活跃期延长:从宫口开大 3cm 开始至宫口开全为活跃期,超过 8h 为活跃期延长。③活跃期停滞:进入活跃期后,宫口不再扩张达 2h 以上,为活跃期停滞。④第二产程延长:第二产程初产妇超过 2h,经产妇超过 1h 尚未分娩,为第二产程延长。⑤第二产程停滞:第二产程达 1h 胎头下降无进展,为第二产程停滞。⑥胎头下降延缓:活跃期晚期至宫口扩张 9～10cm,胎头下降速度初产妇<1cm/h,经产妇<2cm/h,称胎头下降延缓。⑦胎头下降停滞:活跃期晚期胎头停留在原处不下降达 1h 以上,称胎头下降停滞。⑧滞产:总产程超过 24h 称为滞产。

（三）对母儿的影响

1. 子宫收缩乏力　产程延长,易引起产后大出血、胎儿窘迫甚至胎死宫内。

2. 子宫收缩过强　可致初产妇宫颈、阴道以及会阴撕裂伤,胎儿窘迫、新生儿窒息甚至死亡,子宫破裂,产褥感染,新生儿颅内出血等。

（四）治疗要点

1. 协调性宫缩乏力　若发现有头盆不称,评估不能经阴道分娩者,应及时行剖宫产术;若无头盆不称和胎位异常,评估能经阴道分娩者,应加强宫缩。

2. 不协调性宫缩乏力　处理原则是调节子宫收缩,恢复正常节律性及其极性。在宫缩恢复协调前,可酌情使用镇静药,严禁应用缩宫素。伴胎儿宫内窘迫或伴有头盆不称,应行剖宫产术。

3.协调性宫缩过强　注意预防急产和发生急产后进行抢救。

4.不协调性宫缩过强　应立即停用缩宫素,停止阴道内操作和给予宫缩抑制药。若仍不缓解,应立即行剖宫产术。

(五)护理问题

1.子宫收缩乏力　①疲乏:与产程延长、孕妇体力消耗及水、电解质紊乱有关。②有体液不足的危险:与产程延长、过度疲乏影响摄入有关。③焦虑:与宫缩乏力、产程时间长有关。④恐惧:与惧怕难产和担心胎儿的安危有关。

2.子宫收缩过强　①疼痛:与过频过强的子宫收缩有关。②焦虑:与担心自身与胎儿安危有关。③潜在并发症:子宫破裂。

(六)护理措施

1.协调性宫缩乏力　注意改善孕妇全身情况,加强宫缩,做好剖宫产准备,预防产后出血及感染。

2.不协调性宫缩乏力　保证产妇充分休息,稳定情绪,提供心理支持,防止精神紧张。

3.预防急产　产妇应提前住院待产;一旦发现临产,卧床休息,左侧卧位,提供心理支持;临产后做好接生与抢救新生儿的准备。

4.做好产后处理　分娩时注意保护母儿,避免产伤及意外情况发生。

(七)健康教育

1.子宫收缩乏力

(1)提供心理支持,减少焦虑与恐惧。产妇的心理状态是直接影响子宫收缩的重要因素。

(2)耐心细致地向产妇解释疼痛的原因,指导产妇宫缩时做深呼吸、腹部按摩及放松等技巧,减轻疼痛。

(3)对不协调性宫缩乏力的产妇,稳定其情绪,多数产妇均能恢复为协调性宫缩。

(4)第一产程,可指导孕妇进食易消化、高热量饮食,以补充体力。

2.子宫收缩过强

(1)有急产史的孕妇提前2周住院待产。卧床休息,最好左侧卧位。需排大小便时,先查宫口大小及胎先露的下降情况。

(2)鼓励产妇做深呼吸,提供背部按摩,嘱其不要向下屏气,以减慢分娩过程。

二、产道异常患者的护理

产道异常包括骨产道异常和软产道异常。

(一)骨产道及软产道异常的临床表现

1.骨盆入口平面狭窄(扁平骨盆)　骶耻外径<18cm(正常值:18~20cm),入口前后径<10cm(正常值:11cm),对角径<11.5cm(正常值:12.75cm)。①胎头衔接受阻。②骨盆临界性狭窄,表现为潜伏期及活跃期早期延长,活跃期后期产程进展顺利。③骨盆绝对性狭窄,常发生梗阻性难产。这种情况可出现病理缩复环(随宫缩上升)甚至子宫破裂。

2.中骨盆及骨盆出口平面狭窄　两侧骨盆壁向内倾斜,状似漏斗,坐骨棘间径<10cm(正常值:10cm),坐骨结节间径<8cm(正常值:9cm),耻骨弓角度<90°。①胎头能正常衔接,潜伏期及活跃期早期进展顺利。常出现继发性宫缩乏力,活跃期后期及第二产程延长甚至第二产程停滞。②胎头受阻于中骨盆,严重时可发生胎儿脑组织损伤、颅内出血及胎儿宫内窘迫。

3.骨盆三个平面均狭窄(均小骨盆) 骨盆各平面径线均小于平均值 2cm 或以上。

4.畸形骨盆 骨盆形态异常,失去对称性。

5.软产道异常 软产道包括子宫下段、宫颈、阴道及骨盆底软组织构成的弯曲管道。主要临床表现为外阴异常、阴道异常及宫颈异常。

(二)护理问题

1.有感染的危险 与胎膜早破、产程延长、手术操作有关。

2.有新生儿窒息的危险 与产道异常、产程延长有关。

3.潜在并发症 子宫破裂、胎儿窘迫。

(三)护理措施

1.有明显头盆不称,不能从阴道分娩者,遵医嘱做好剖宫产术的术前准备与护理。

2.有轻度头盆不称,在严密监护下可以试产。试产中护理要点为:专人守护,保证良好的产力;少做肛查,禁灌肠;试产过程一般不用镇静、镇痛药;密切观察胎儿情况及产程进展,试产 2～4h,胎头仍未入盆并伴有胎儿窘迫者停止试产;注意子宫破裂的先兆,发现异常时,立即停止试产,及时通知医师及早处理,预防子宫破裂。

3.中骨盆和出口平面狭窄者,遵医嘱做好阴道手术助产和剖宫产的术前准备。

4.提供心理支持,做好产妇心理护理。

5.预防产后出血和感染,胎儿娩出后及时注射宫缩剂。遵医嘱使用抗生素,保持外阴清洁,每天冲(擦)洗会阴 2 次。胎先露长时间压迫阴道或出现血尿时,应及时留置导尿 8～12d,必须保证通畅,防止发生生殖道瘘。定期更换橡皮管和接尿袋,防止感染。

6.新生儿护理,胎头在产道压迫时间过长或经手术助产的新生儿,应按产伤处理,严密观察颅内出血或其他损伤的症状。

(四)健康教育

1.向产妇及家属讲明产道异常对母儿的影响,使产妇及家属解除对未知的焦虑,以取得良好的配合。

2.胎儿娩出后,按医嘱使用抗生素,保持外阴清洁,每日冲(擦)洗会阴 2 次,使用消毒会阴垫。

三、胎位异常患者的护理

胎位异常是造成难产的原因之一,分娩时除枕前位为正常胎位外,其余均为异常胎位。

(一)持续性枕后位、枕横位的临床表现

在分娩过程中,胎头枕部持续位于母体骨盆后方,于分娩后期仍不能向前旋转,致使分娩发生困难者,称为持续性枕后位或持续性枕横位。表现为产程延长,产妇自觉肛门坠胀及排便感(胎头压迫直肠),致使宫口尚未开全而过早使用腹压,产妇疲劳,宫颈前唇水肿,胎头水肿,影响产程进展。常致第二产程延长。

(二)臀先露的临床表现

臀先露是最常见的异常胎位。表现为孕妇常感肋下或上腹部有圆而硬的胎头,宫底部可触到胎头;若未衔接,耻骨联合上方可触到胎臀,胎心在脐上方听得最清楚;衔接后,胎臀位于耻骨联合之下,胎心听诊以脐下最明显。由于胎臀不能紧贴子宫下段及宫颈,常导致子宫收缩乏力,产程延长,手术产机会增多。

（三）治疗要点

临产前提前 1 周住院，以决定分娩方式。临产后，以对产妇和胎儿造成最少的损伤为原则，采取阴道助产或剖宫产术。

（四）护理问题

1.有新生儿窒息的危险　与分娩因素有关。

2.恐惧　与难产有关。

（五）护理措施

1.明显胎位异常的孕妇，做好剖宫产术前准备。

2.阴道分娩的孕妇应鼓励进食，指导合理用力。防止胎膜早破，减少活动。一旦破膜，抬高床尾，及早发现脐带脱垂情况。协助医师做好阴道助产和新生儿抢救的准备。

（孙美珍）

参考文献

[1]冯文,何浩明.妇产科疾病的检验诊断与临床[M].上海:上海交通大学出版社,2012.

[2]张颖.子宫动脉栓塞术治疗子宫腺肌病51例临床分析[J].国际妇产科学杂志,2014(02):178—179.

[3]石一复.实用妇产科诊断和治疗技术 第2版[M].北京:人民卫生出版社,2013.

[4]李锦,吴瑞瑾.子宫内膜腺肌瘤样息肉91例临床分析[J].实用妇产科杂志,2014(05):358—361.

[5]沈方,陈奇,肖建平.脱落滋养细胞在子痫前期发病机制中的作用[J].国际妇产科学杂志,2014(04):443—447.

[6]余艳红,钟梅.临床妇产科急诊学[M].北京:科学技术文献出版社,2010.

[7]田秀兰,翟建军,冯碧波,王慧香.紫杉醇联合奥沙利铂治疗复发性或晚期宫颈癌临床疗效分析[J].国际妇产科学杂志,2014(03):304—306.

[8]邹积艳.妇产科经典病例分析[M].北京:人民军医出版社,2012.

[9]伍思玲,邵勇,何芳.妊娠期肝内胆汁淤积症对母儿的影响及其机制[J].国际妇产科学杂志,2014(02):154—157.

[10]郭艳巍,朱艳菊.14例妊娠期急性胰腺炎回顾性分析[J].国际妇产科学杂志,2014(03):272—273.

[11]马丁.妇产科疾病诊疗指南[M].北京:科学出版社,2013.

[12]马小萍,杨永秀,葛艳.热放化疗治疗晚期宫颈癌有效性和安全性的Meta分析[J].国际妇产科学杂志,2014(03):298—303.

[13]顾美娇.临床妇产科学[M].北京:人民卫生出版社,2011.

[14]王丹丹,毕芳芳,杨清.腹腔镜在诊断和治疗盆腔炎症性疾病方面的应用[J].国际妇产科学杂志,2014(05):555—557.

[15]孙建衡.妇科肿瘤学[M].北京:北京大学医学出版社,2011.

[16]李爱华,张争,张学红.盆腔炎性疾病与胰岛素抵抗[J].实用妇产科杂志,2013(10):742—744.

[17]许兰芬.妇科炎症[M].北京:中国医药科技出版社,2014.

[18]甄鑫,孙海翔.子宫内膜异位症与不孕症[J].国际妇产科学杂志,2014(01):18—21.

[19]凌玲,苏晓萍,钮彬,史佃云.新编妇产科常见病防治学[M].郑州:郑州大学出版社,2012.

[20]王玉东,程蔚蔚.妇产科应用解剖与手术技巧[M].上海:上海科学技术文献出版社,2014.

[21]贺国丽,王雪,杨舒盈.子宫颈癌术前和术后诊断结果的临床对比分析[J].国际妇产科学杂志,2014(01):82—83.

[22]王宏丽,李丽琼,李玉兰.妇产科学[M].武汉:华中科技大学出版社,2011.

[23]闻强,方素华.宫颈腺癌治疗进展[J].国际妇产科学杂志,2014(03):247—251.

[24]吴晓华.产前检查在妊娠晚期胎盘早剥诊断中的临床应用[J].中国妇幼保健,2014(12):1838—1839.

[25]万福英,邹忠香,崔爱香,陈云荣.临床实用妇产科学[M].上海:第二军医大学出版社,2010.

[26]程蔚蔚,黄勇.妇科炎症[M].北京:中国医药科技出版社,2013.

[27]张慧英,薛凤霞.子宫肌瘤药物治疗进展[J].国际妇产科学杂志,2013(04):339—342.

[28]刘悦新,忻丹帼.妇产科护理指南[M].北京:人民军医出版社,2011.